本套丛书被国家新闻出版广电总局评为：

向全国推荐优秀古籍整理图书

□明清名医全书大成

万密斋医学全书

主　　编　傅沛藩　姚昌绶　王晓萍

副 主 编　成肇仁　周玉萍　邵金阶

　　　　　王岱平　汪正宜　秦建国

编　　委　王岱平　王咏初　王晓萍　阎　群

　　　　　成肇仁　汪正宜　何先国　邵金阶

　　　　　张景荣　林　飞　周玉萍　姚昌绶

　　　　　秦建国　傅沛藩

中国中医药出版社

·北　京·

图书在版编目（CIP）数据

万密斋医学全书 / 傅沛藩等主编 .—2 版 .—北京：中国中医药出版社，2015.2（2024.3 重印）
（明清名医全书大成）
ISBN 978-7-5132-2343-0

Ⅰ．①万…　Ⅱ．①傅…　Ⅲ．①中国医药学—古籍—中国—明代
Ⅳ．① R2-52

中国版本图书馆 CIP 数据核字（2015）第 013960 号

中国中医药出版社出版
北京经济技术开发区科创十三街 31 号院二区 8 号楼
邮政编码　100176
传真　010-64405721
山东临沂新华印刷物流集团有限责任公司印刷
各地新华书店经销

开本 787×1092　1/16　印张 55.5　字数 1326 千字
2015 年 2 月第 2 版　2024 年 3 月第 5 次印刷
书号　ISBN 978-7-5132-2343-0

定价　268.00 元
网址　www.cptcm.com

服务热线　010-64405510
购书热线　010-89535836
维权打假　010-64405753

微信服务号　zgzyycbs
微商城网址　https://kdt.im/LIdUGr
官方微博　http://e.weibo.com/cptcm
天猫旗舰店网址　https://zgzyycbs.tmall.com

明清名医全书大成丛书编委会

前言

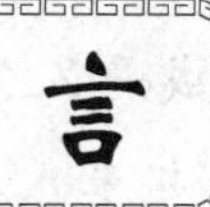

《明清名医全书大成》系列丛书是集明清30位医学名家医学著作而成。中医药学是一个伟大的宝库，其学术源远流长，发展到明清时期，已日臻成熟，在继承前代成就的基础上，并有许多发展，是中医的鼎盛时期。突出表现在：名医辈出，学派林立，在基础学科和临床各科方面取得了很大成就，特别是本草学和临床学尤为突出。同时著书立说很活跃，医学著作大量面世，对继承发扬中医药学起到了巨大的推动作用。

本草学在明代的发展达到了空前的高峰，其著述之多，内容之丰，观点之新，思想之成熟，都是历代难以与之媲美的。尤其是明代李时珍的《本草纲目》被誉为“天下第一药典”。全书52卷、62目，载药1892种，附本草实物考察图谱1110幅，附方万余首。他“奋编摩之志，僭纂述之权”，“书考八百余家”，“剪繁去复，绳谬补遗，析族区类，振纲分目”，在药物分类、鉴定、生药、药性、方剂、炮制、编写体例等许多方面均有很大贡献，其刊行以来，受到国内外医药界的青睐，在中国药学史上起到了继往开来的作用，多种译本流传于世界诸多国家，其成就已远远超出医药学的范围，曾被英国生物学家达尔文誉为“中国的百科全书”。除时珍之卓越贡献之外，还有缪希雍的《神农本草经疏》，是对《神农本草经》的阐发和注释，与其一生药学经验的总结，详明药理及病忌、药忌，为明代本草注疏药理之先。更有清代张璐的《本经逢原》，其药物分类舍弃《神农本草经》三品窠臼，而遵《本草纲目》按自然属性划分，体例以药物性味为先，次以主治、发明，内容广泛，旁征博引，参以个人体会。全书以《神农本草经》为主，引申发明，凡性味效用，诸家治法以及药用真伪优劣的鉴别，都明确而扼要地作了叙述，使“学人左右逢源，不逾炎黄绳墨”而“足以为上工”也。另外，尚有薛己的《本草约言》，汪昂的《本草备要》，徐灵胎之《神农本草经百种录》，陈修园之《神农本草经读》，张志聪之《本草崇原》等，这些书也都各具特点，流传甚广。

明清时期基础理论的研究仍以《内经》以来所形成的自发唯物论和朴素辩

证法理论体系为基础，不断地总结医疗实践经验，有所发明，有所创造，从不同方面丰富和发展了中医学的理论。如明代的张景岳等十分强调命门在人体的重要作用，把命门看成是人体脏腑生理功能的动力，并受朱震亨相火论的影响，把命门、相火联系起来，在临床上对后世医学有相当影响。清代叶天士、吴鞠通、王孟英等对温热病发生、发展规律的探讨，以及对卫气营血辨证和三焦辨证的创立等。关于人体解剖生理的认识：有些医家对脑的功能有新的记述。如李时珍有“脑为元神之府”，汪昂记有“人之记性在脑”，喻嘉言有“脑之上为天门，身中万神集会之所”等记述，对于中医学理论体系的丰富和发展，都作出了很大的贡献。

临床各科在明清时期得到了很大发展，因此时医学十分注意临床观察，临床经验丰富。很多医家都非常重视辨证论治及四诊八纲，如李时珍的《濒湖脉学》，是这一时期重要的脉学著作，该书以歌诀形式叙述介绍了27种脉象，便于学习、理解、诵读和记忆，流传甚广。孙一奎在《赤水玄珠·凡例》中概括地指出：“凡证不拘大小轻重，俱有寒热、虚实、表里、气血八个字。苟能于此八个字认得真切，岂必无古方可循?”张景岳在《景岳全书》中强调以阴阳为总纲，以表里、虚实、寒热为六变。他使中医基础理论和临床实践结合得更加紧密，形成了理、法、方、药的完整理论体系。

内科医著明清时期很多。薛立斋的《内科摘要》一书，首开中医“内科”书名之先河。也正式明确中医内科的概念，使内科病证的诊治有了很大提高。具有代表性的著作有王肯堂的《证治准绳》，张景岳的《景岳全书》等。从学术理论方面，以温补学派的出现和争论为其特点。其主要倡导者有薛立斋、孙一奎、张景岳、李中梓等，主要观点是重视脾肾。薛立斋注重脾肾虚损证，重视肾中水火和脾胃的关系，因而脾肾并举，注重温补。温补派的中坚张景岳的《类经附翼》《景岳全书》，原宗朱震亨说，后转而尊崇张元素和李杲，反对朱说，力倡“阳非有余，阴常不足”。极力主张温补肾阳在养生和临床上的重要性。李中梓则在薛立斋、张景岳的影响下，既重视脾胃，也重滋阴养阳。温补之说，成为明清时期临床医学发展上的一大特点。

温病学派的兴起是明清时期医学的突出成就之一。叶天士的《温热论》，创温病卫气营血由表入里的传变规律，开卫气营血辨证论治法则。吴鞠通的《温病条辨》，乃继承叶氏温病学说，但提出了温病的传变为“三焦由上及下，由浅入深”之说，成为温病三焦辨证的起始。其他如王孟英的《温热经纬》等著作都丰富了温病学说。

骨伤科、外科在明清时期也有了一定的发展。这一时期外科闻名的医家和医学专著空前增多。如薛立斋的《外科枢要》，汪石山的《外科理例》等，记述外科病证，论述外科证治，各有特点。骨伤科有王肯堂的《疡医证治准绳》，是继《普济方》之后对骨伤科方药诊治的进一步系统归纳。

妇产科在明清时期发展很快，成就比较显著。如万密斋的《广嗣纪要》对影响生育的男女生殖器畸形、损伤，以及妊娠等做了记述。薛立斋在《保婴撮要》中强调妇科疾病之养正，记述有烧灼断脐法，以预防脐风；王肯堂的《女科证治准绳》收录和综合前人对妇产科的论述。武之望的《济阴纲目》列述了经、带、胎、产等项，纲目分明，选方实用。

儿科在明清时期内容较前更加充实，专著明显增多。如万密斋的《全幼心鉴》《幼科发挥》《育婴秘诀》《广嗣纪要》《痘疹世医心法》等儿科专著，继承了钱乙之说，强调小儿肝常有余，脾常不足的特点，治疗重视调补脾胃，除药物外，还注意推拿等法。王肯堂的《幼科证治准绳》综合历代儿科知识，采集各家论述，对麻痘、热症等多种小儿疾病论述颇详，流传甚广。

眼、耳鼻咽喉及口腔科在这一时期也有一定的进展。如王肯堂的《证治准绳》论述眼疾171症，详述证治，是对眼病知识的较好汇集。薛立斋的《口齿类要》记述口、齿、舌、唇、喉部的疾患，注重辨证治疗，简明扼要，介绍医方604首，为现存以口齿科为名的最早专书之一。

气功及养生方面，在此期也较为重视，出现了不少有影响、有特色的养生学专著。如万密斋的《养生四要》。张景岳在《类经·摄生》中也阐发了《内经》的有关养生论述，对养神和养形做了精辟论述，富有唯物辩证精神。另如叶天士在《临证指南医案》中记述300例老年病的验案，强调颐养功夫，寒温调摄和戒烟酒等。

清朝末年，西方医学开始传入中国，因此，西医学术对中医学术产生很大影响，在临床上中西医病名相对照，并以此指导临床诊治，中西医汇通学派形成。如其代表人物唐容川，立足中西医汇通，发扬祖国医学，精研中医理论，遵古而不泥古，建立了治疗血证的完整体系。

综上所述，明清时期名医辈出，医学确有辉煌成就，在中医药学发展的长河中占有重要的位置，这就是我们编辑出版《明清名医全书大成》之目的所在。

全书共收录了30位医家，集成30册医学全书，其中明代13位，清代17

位。收录原则为成名于明清时期（1368～1911）的著名医家，其医学著作在两部以上（包括两部）；每位医家医学全书的收书原则：医家的全部医学著作；医家对中医经典著作（《内经》《难经》《神农本草经》《伤寒论》《金匮要略》）的注疏；其弟子或后人整理的医案。整理本着搞清版本源流、校注少而精，做到一文必求其确。整理重点在学术思想研究部分，力求通过学术思想研究达到继承发扬的目的。

本书为新闻出版署“九五”重点图书之一，在论证和编写过程中，得到了马继兴、张灿玾、李今庸、郭霭春、李经纬、余瀛鳌、史常永等审定委员的指导和帮助，在此表示衷心感谢。本书30位主编均为全国文献整理方面有名望的学科带头人，经过几年努力编撰而成。虽几经修改，但因种种原因，如此之宏篇巨著错误之处在所难免，敬请各位同仁指正。

编著者

1999年5月于北京

内容提要

万全（号密斋，1499~1582），湖北罗田人，是我国明代著名医家，以擅长治疗儿科、妇科、痘疹病症著称于世。其所著《万密斋医学全书》对临床医学具有较高参考价值，内容除儿、妇、内科常见病证辨治以外，也包括对《伤寒论》等经典著作的研究及养生保健、优生优育等方面的论述。子目名称为：《养生四要》《保命歌括》《伤寒摘锦》《广嗣纪要》《万氏女科》《片玉心书》《育婴家秘》《幼科发挥》《片玉痘疹》《痘疹心法》共10种，108卷。

原书无标点，经历代刊刻颇多讹误，此次印行以万全五世孙万达刻本为底本，详加校注。书末附“万密斋医学学术思想研究”，论述其生平、著作及儿科、妇科、伤寒、温病、养生等方面的学术思想。此书可供广大医务人员及中医爱好者阅读。

校注说明

万全一生著述颇丰，明·嘉靖时即有手抄本流传，而从明·隆庆后刊刻以来，种类陆续增加，影响日盛。

此次整理的万氏著作共10部，108卷，分别为：《养生四要》5卷、《保命歌括》35卷、《伤寒摘锦》2卷、《广嗣纪要》16卷、《万氏女科》（又名《万氏妇人科》《女科要言》）3卷、《片玉心书》5卷、《育婴家秘》（又名《育婴秘诀》）4卷、《幼科发挥》2卷、《片玉痘疹》13卷、《痘疹心法》23卷。这10部著作即清·顺治万达辑刻的"万氏全书"和乾隆六年定名的《万密斋医学全书》（关于各书版本源流，详见本书之"万密斋医学学术思想研究"）。

万达本是现存《万密斋医学全书》的最早版本，后世曾据以多次刊刻，遂有视履堂、清畏堂、敷文堂、忠信堂诸多刻本。然据《全国中医图书联合目录》载，各有关图书馆现存万达本均非全本，除收藏重复者外，目前仅能见到其中5种。近年来有在万氏家乡发现万达刻本之报道，为此，我们又作了进一步的版本调查工作。经过考证与鉴别共搜集到除《万氏女科》外的万达刻本9种。鉴于万达刻本基本齐全，又是以后各套全书之祖本，故本次校注即以其作为底本。所缺的《万氏女科》则用略晚于万达本但与之属同一版本体系的视履堂本代之，以保持底本的系统性。

应该说明的是，在社会上流传的万全著作多达十余种，其多出者如《幼科指南家传秘方》《点点经》《外科心法》等，因内容与上述10种书或多所重复，或掺杂大量他人著述，或真伪难辨，尚存疑义。故此次整理仅以万达本所收10种书为准，其余从略。

此次校注刊行，各书所用底本、校本如下：

《养生四要》　清·顺治万达刻本为底本；清·雍正二年清畏堂刻本，敷文堂重印本为主校本；乾隆四十三年（后）忠信堂刻本为参校本。

《保命歌括》　清·顺治万达刻本为底本；清·康熙五十一年视履堂刻本为主校本；清·乾隆四十三年（后）忠信堂刻本为参校本。

《伤寒摘锦》　清·顺治万达刻本为底本；清·雍正二年胡略清畏堂刻本为主校本；清·乾隆四十三年（后）忠信堂刻本及王氏武江抄本（湖北中医学院图书馆庋藏）为参校本；明·赵开美复刻宋本《伤寒论》、金·成无已《注解伤寒论》（1956年人民卫生出版社影印本）为他校本。

《广嗣纪要》　清·顺治万达刻本为底本；清·康熙五十一年视履堂本为主校本；清·乾隆四十三年（后）忠信堂本为参校本。

《万氏女科》　清·康熙五十一年视履堂刻本为底本；清·乾隆四十三年（后）忠信堂刻本及经纶堂（合订妇科达生编）本为主校本；清·康熙五十三年西昌裘琅氏世德堂

本及清·咸丰承荫堂刻本为参校本。

《片玉心书》　清·顺治万达刻本（含欧阳氏修补重印本）为底本；清·乾隆四十三年（后）忠信堂刻本为主校本；清·康熙五十一年视履堂本为参校本。

《育婴家秘》　清·顺治万达刻本为底本；清·康熙五十一年视履堂本为主校本；清·乾隆四十三年（后）忠信堂本为参校本。

《幼科发挥》　清·顺治万达刻本为底本；清·康熙五十一年视履堂本及清·乾隆四十三年（后）忠信堂本为主校本；清·康熙五十四年《幼科发挥大全》保婴堂梓本为参校本。

《片玉痘疹》　清·顺治万达刻本为底本；清·康熙五十一年视履堂本为主校本；清·乾隆四十三年（后）忠信堂本为参校本。

《痘疹心法》　清·顺治万达刻本（含欧阳氏修补重印本）为底本；清·雍正二年胡略清畏堂刻本，敷文堂重印本为主校本；明万历三十八年《痘疹全书·痘疹世医心法》彭端吾刻本，清·康熙五十六年修补重印本（两淮运库本）为参校本。

尚有几点校注通例，记述于下：

1. 底本与校本有异，文义均通者，不予改动，不出注；校本义长者，出注说明。

2. 凡属繁体字、异体字、俗字、古今字，今一并改为现行标准简化汉字，不出校语。

3. 由于排版版式的变更，原文中的“右”字一律改为“上”字，“右上”、“右以上”改为“以上”，不再出注。原文作“已上”者，径改为“以上”，亦不出注。

4. 底本与校本方剂中药物炮制、剂量有异，不予改动，不出注。

5. 诸如“黄檗”、“朱砂”等药物名称，也予规范为“黄柏”、“朱砂”，不出校语。

限于校注者水平，错误之处在所难免，敬请同道指正。

校注者

1999年3月

刘一炅叙

事有出于仁人孝子者，虽千万年犹赫赫也。尝观昔之亮采奋庸以及秉铎宣教，彼多功德福人著作于昭，要皆救济为怀焉，矧外此而摄生保命，又古皇所必欲传哉。然则仁人之言之赫赫者，斯世之幸，而孝子之不欲秘惜之者，又万世之幸矣。吾罗密斋万氏全书，久重海内，后藏板以书林火失，而邑中所存之书，又以明季荒残失，怀青囊者，未尝不叹恨也。幸五世孙万通之获秘藏于千百泥砖，盖鲁壁之经，天直不欲绝此道于后祀焉者。邑人士当方悦李师棠荫之暇，佥请付梓公世，而虑工浩难成。余与诵友谋曰：通之有小儿《片玉痘疹》，乃家世所秘传，而全书未经载者，曷先刊以为全书之藉。通之欣然，乃出属诵友考订授梓，逾半载而始就，嗣后全书渐次刊行。然是小儿一书，图歌方症，探妙钩玄，洵卢扁之精微，肯堂之未及阐悉者，如许奇珍，宁不宝世。父母斯人、小儿又幸矣。虽然，仁寿之世，老幼咸康，怀仁者济世之心，断不忍有一夫不获之事。余意后来全书一出，将民无疵疠，而物无夭札，嬉嬉于于，俱游于尧天舜日中矣。谁谓医之书非采庸教铎之功德哉，谁谓万氏之书不成于仁人孝子之阐扬哉。企传全璧，以志不朽云。

时顺治之甲午岁季夏谷旦邑人召藜刘一炅书题

祝 昌 序

万子密斋，古罗儒医也。夫以儒而徙为医，其医之精可知也。以儒医而勒为书，其书之精又可知也。先是曾公海内，亦既青囊宝之，而肘后悬之矣。不佞无容更赞一辞。独是累年来广明灰烬，湮没无余。幸其子若孙，壁而藏之，犹可复视。然苦贫，力难重镌，以永其传，不佞惜焉。爰谋诸邑令吕君，吕君遂欣然从事，捐俸助梓，凡三十五卷，次第鸠工。呜呼！此书之得，不沦灭于朽蠹残蟫，而复为海内所慰睹，谓非吕君之力哉！抑不佞尤有嘉者：古圣人爱养斯民，无不备至，既为之饮食以遂其生，复为之药饵以防其死。神农辨性，雷伯制宜，尚矣。周官医师，掌凡邦之疾病，疕疡者造而治之。暴嬴燔书，惟医卜等编不废。他如眕图而灭笞法，刊方以惠万民，医之为道，实与治相表里。则兹刻之翻，未必非仁心仁政之一验云。不佞固乐观厥成，是序。

时顺治己亥年孟夏月天中祝昌山公甫题于竹楼公署

吕鸣和序

余莅罗三年，未尝得一日读书，自觉面目语言为古人憎。间有一二问业者持帖括进，非不欣然接之，牒诉倥偬，去复不能志也，况复有余力及医药诸书哉。丙申秋谒防宪于蕲阳，中州赵公曰：“知子邑有密斋乎？人云古矣，厥书可购也”。余愧无以应。归而询诸邑绅先生，啧啧称：“密斋万生，歧黄名手，噪闻于隆万间，今其书恐弗全也”。余乃益愧。夫古人宰一邑，一邑之名山大川，奇人杰士，无不夙具胸中，收诸药笼；今瑰琦如许，曾不晓其姓字，宁不愧得人之义，又何以为地方解此嘲哉。乃取其书，进其孙达而询之，始知万生名全，别字密斋，邑廪庠，以不得志于八股，弃而就青囊之业。业辄精，试辄效，以其效者志诸编文，成数十卷。先为樵川太守李公付梓，一时纸贵三湘。因兵燹后，板毁无存，其孙达仅存一帖，置墙壁中，赖以免。凡官兹土者无不知此书，无不购此书，然缮写告艰，又进其孙达而谋之，搜括锱铢，益以清俸，募梓人，凡八阅月卒工，得卷一十有八。书成，展而思之：夫医者意也，意之所至，医者不自知其为工，而方已传于后。然则世之所为医书，皆方之积也。今之医者，皆欲有医之名，欲有医之名，而不得不求乎书者，其势也然。欲有医之名，而不善读医之书，无益于医而究咎于书，是书之灵不能益于医，而医之名乃能变化其书也。医而名矣，何难于著书。然世所号一代名手，类就习之所近，业之所传，顿欲竦一世之人而以名予之，今读其书何如哉。万生之为医，似其为学，非惟不使人知，而若不敢以名医自处者，此其所以能为医也，此其所以能为书而可传也！余读而服之，详其著书之意，宁使医至而名不我追，毋使名至而医追之者也。吾辈治一邑不能有济于世，则已幸而有济于世。念今之世，犹有君子其人广传其书者乎？以快吾心，而矢吾力，翻而刻之可也。

顺治己亥初夏之闰三月都门吕鸣和识

张坦议叙[①]

医非余业也，而余性癖嗜医。诵读之余，辄旁及歧黄。自侍家大人遊都门秦豫间，凡历来名医所著述，如赵氏《医贯》、叔和《脉诀》、《薛氏医案》，以及《证治准绳》诸书，靡不究心披阅。即时人间有一二验应奇方，亦必购得而笔之于帙。余之嗜医若此，惜不能窥其秘，探其蕴，仅能识其大略而已。然从吾嗜也，非以专吾业也。虽堂奥之不臻，庸何伤？独于万先生密斋全书，凡数十余卷，其类多，其理该，其辞达，而著之为方者，试无不应，应无不神。余尝逐卷精研，细心体认，历有年所，始能窥探先生之秘蕴于万一。真寿世保元之珍，男女居室之所不可须臾离者。老耆得是以寿终，幼孤得是以遂长，先生之仁及天下后世者，其功为何如。然不得吕公纂辑而刊行之，亦将与残篇断简共湮没于笥簏中，又安能使余爱慕流连，如晤诸羹墙也耶。是先生利济之心得吕公而始传也。无何历年既久，刷印繁多，字跡朦糊，不无鲁豕之误。在善医者，固能心解意会，而知其非真；彼学步邯郸者，势将以讹传讹，差之毫厘，谬以千里，几何不以仁天下之书为戕生之具也哉！余不欲吕公倡于前而遂莫为之后也。因与诸名公订正讹误，竭绵力付剞梓，鸠工而再新之。阅十有五载，始竣厥功。俾后之准绳是书者，无按舟求剑之失。非敢曰先生著是书之旨，吕公刻是书之心，得余而不殁，亦聊以毕吾嗜医之癖云尔。若夫神而明之，变而通之，循是书而不泥于书，又在业医者之继先生而起，非余说之所能尽也。是为序。

时康熙壬辰年嘉平月柏泉张坦议恪斋叙于视履堂

---

① 此序底本无，据于清·康熙五十一年视履堂刻本补人。

胡略叙①

医之为道难矣哉。微论《素问》、《难经》诸书，理窟深奥，非浅学人所能领悟，即阴阳虚实四字，求其耳然而无窒碍者，亦百不得一。无惑乎误人之多也。予素知其故，缘攻举子业，欲究心焉而未暇。丙申春，司铎吉水，偶于友人处得罗田万先生书。课士之余，稍加披阅，见其理解精确，辨论明畅，依方治病，试无不验，诚歧黄家之津梁也。惜乎洛阳纸贵，得览是书者鲜于。今新天子励精图治，百废惟正，尤念人命至重，调剂维艰。勅直省督抚，访求名医，咨送入院，以备采择。大哉王定！诚欲跻斯世于仁寿之域矣。属在臣子畴，不当仰体其德意耶！爰捐俸重刊，广为流布，俾业是术者，口诵心维，动罔不效。则老者安，少者寿，普天率土，感受其福，是则予之志也夫，是则万先生之志也夫！

时雍正二年岁在甲辰蒲月云林胡略澹斋叙于清畏堂

---

① 此序底本无，据清·雍正二年胡略清畏堂刻本、敷文堂重印本补入。

张任大、张任佐重印本跋①

医道也，仁道也。谓其本恻隐之心而以救济为务也。忆自先祖通奉公抚藩中州，惟以活人为事，先考中宪公继述前志，康熙壬辰年增刻《万密斋书》行世，迨后出守陕之甘郡，板藏于家，予辈旋亦从公。蜀中坊间，遂有翻刻，字迹舛错，今更朦糊，与万先生所著书旨，多相刺谬。关人躯命者，良匪浅鲜。追维祖若考校刻之心，而何忍听其讹误至此耶！用启原板，家藏近七十年矣，复为检刷，俾习是书者展卷了然。先知所以养生，次知所以保命，继知所以广嗣、保产、育婴，是即万先生之功也夫，是即先通奉公及先中宪公之愿也夫。

乾隆岁次戊戌孟夏张任大张任佐谨跋视履堂

① 此跋底本无，据清·乾隆四十三年（后）忠信堂刻本补入。

总 目 录

养生四要

阎 群　汪正宜　校注

养生四要序①

书之义，屏嗜好，适寒暄，顺翕张，调滋渗，该少长，等贤愚，得要者昌，反之舛也。予以为少年丈夫子，宜置一通座隅。夫识者情之导，盛者欲之潢，识不确则逸伺，盛不辑则殒随，却顾者却步，考祥者考终，卮漏而补，鲜不决矣。始予总角，修博事业，会见曾大母、大父大母，几杖弗戒，星星充庐。迨孝廉时，先大夫王母，鹤发承莱彩，化日融融，春风涣燠，何其恬耶。则岂非葆真孕素，不凿不摇之所召乎。居有间，再从阿宜称为玄朗者一大儿，穿贯经坟，初试即驰誉国中，再试食会馔，三试战棘围，拟高等暂辍，次亦不失计然才。然皆弱冠骈骈，以衷损逝，青阳不暇，兰芽蚤折。悲夫！维其时，使蚤通降性之诀，复有长虑，引而掖之，以不凿不摇，第无论青紫，无论什一，声音笑貌，至今存可也。予为此惧，行梓是书，遗之家塾。盖书云：要要养也，予去要要，少也，始之愉愉，其终也戚，识其戚而豫焉，虽不老聃氏之如，尚可篯篂也如也，老聃天定，篯篂人定。

---

① 万达刻本所载此序无落款。据李茂如等《历代史志书目著录医籍汇考》、清·王闻远《孝慈堂书目》所载“万氏养生四要，万全，五卷。李之用序，一册。”疑此序为李之用所撰。

目　　录

卷之一

全按：养生之法有四，曰寡欲，曰慎动，曰法时，曰却疾。夫寡欲者，谓坚忍其性也；慎动者，谓保定其气也；法时者，谓和于阴阳也；却疾者，谓慎于医药也。坚忍其性则不坏其根矣；保定其气则不疲其枝矣；和于阴阳则不犯其邪矣；慎于医药则不遇其毒矣。养生之要，何以加于此哉。

寡欲第一[①]

夫食色，性也。故饮食、男女，人之大欲存焉。口腹之养，躯命所关；不孝有三，无后为大；此屋庐子[②]之无解于任人难也。设如方士之说，必绝谷，必休妻，而后可以长生，则枵腹之瘠，救死不赡，使天下之人坠厥宗者，非不近人情者之惑欤。

孔子曰：少之时，血气未定，戒之在色。盖男子八岁，肾气实，发长齿更，二八肾气盛，精气溢焉。精者，血之液，气者，精之导也。少之时，气方盛而易溢。当此血气盛，加以少艾之慕，欲动情胜，交接无度，譬如园中之花，早发必先痿也。况禀受怯弱者乎。古人三十而娶，其虑深矣。

古男子三十而娶，女子二十而嫁。大衍之数五十，天地之中数也，阳数二十五，阴数二十五。男子三十而娶，因其阳常不足，故益之以五；女子二十而嫁，因其阴常有余，故损之以五也。是故长男在上，少女在下，则震兑交而为归妹也。少男在上，长女在下，则艮巽交而为蛊也。归妹之吉，帝乙[③]以之。蛊之凶，晋侯之疾，不可为也。

人能知七损八益，则形与神俱，而尽终其天年，不知此者，早衰之道也。何谓七损八益？盖七者，女子之数也，其血宜泻而不宜满。八者，男子之数也，其精宜满而不宜泻。故治女子者，当耗其气以调其血，不损之则经闭而成病矣。男子者，当补其气以固其精，不益之则精涸而成疾矣。古人立法，一损之，一益之，制之于中，使气血和平也。

八益丸　男子常服，补气固精。

熟地黄酒拌，九蒸九晒，焙干，忌铁器，八两　黄柏去皮，盐水炒褐色，四两　知母去毛皮，四两　莲肉去心，二两　芡实肉二两

共为细末，炼蜜杵千余下，如梧子大，每服五十丸，空心食前温酒下，以米膳压之，忌萝卜。

七损丸　女子宜服，抑气调血。

香附米童便浸三日，一日一换，取起舂烂焙干，净一斤　当归酒洗，四两　川芎六两

为细末，酒煮糊面为丸，如梧桐子大，每服五十丸，空心食前茴香汤送下。

今之男子，方其少也，未及二八而御

---

① 标题“寡欲第一”原书脱，据前后文加。

② 屋庐：复姓。战国时孟子有位弟子，姓屋庐，名连，晋之贤人，人称屋庐子。

③ 帝乙：商代君主。

女，以通其精，则精未满而先泻，五脏有不满之处，他日有难形状之疾。至于半衰，其阴已痿，求女强合，则隐曲未得而精先泄矣。及其老也，其精益耗，复近女以竭之，则肾之精不足，取给于脏腑，脏腑之精不足，取给于骨髓。故脏腑之精竭，则小便淋痛，大便干涩，髓竭则头倾足软，腰脊痠痛。尸居于气，其能久乎。故吕纯阳仙翁有诗云：

二八佳人体如酥，腰间伏剑斩愚夫，
分明不见人头落，暗里教君髓骨枯。

其男子伤精，病小便淋痛，大便干涩者，以肾开窍于二阴。前溺塞者，气病也，后阴病难者，血病也。宜补其气，则津液行而溺自长；补其血，则幽开通而便自润也，宜补肾利窍丸主之。

熟地黄制，四两　生地黄　当归　川芎　白芍各二两　山药一两半　丹皮去心　白茯苓各一两　五味　桂心各五钱　人参七钱

炼蜜为丸，梧桐子大，每服五十丸，空心食前温酒下。

男子梦交而泄精，女子梦交而成孕；或有淫气相感，妖魅为祟，神志昏惑，魂魄飞扬，日久不愈，如颠如狂，乃召巫觋[①]以逐之，抑末矣。苟非得道，如许旌阳萨守坚[②]者，必不能驱治之也。惟务诚子萤火丸，方可除也。

上三条，皆不能清心寡欲之病。

萤火丸　主辟疾病，瘟疫恶气，百鬼邪祟，五兵盗贼。

萤火　鬼箭削取皮羽　白蒺藜各一两　雄黄　雌黄各二两　矾石枯，二两　羚羊角　煅灶灰各一两半　铁锤柄入铁处烧焦，一两半

为末，以鸡子黄及丹雄鸡头一个，毛无间色者，捣和为丸，如杏仁大，样做作三角，以绛囊盛之，带在左臂，或挂在户上，若从军者系于腰中，勿离其身。

孟子曰："养心莫善于寡欲。"寡之者，节之也，非若佛老之徒，弃人伦，灭生理也。构精者，所以续纲常也。寡欲者，所以养性命也。予常集《广嗣纪要》，一修德，二寡欲。然则寡欲者，其延龄广嗣之大要乎。予尝读《易》，泽上有水曰节。满而不溢，中虽悦慕，若险在前，心常恐陷，节之时，义大矣哉。若或反之，水在泽下，则以渐渗，泄其涸也，可立而待矣。困于坎中，犹有悦心，困而又困，虽有卢扁，不可治也。生，人所欲也，所欲复有甚于生者乎？死，人所恶也，所恶复有甚于死者乎？惟其溺于声色之中，蛊惑狂悖，由是而生有不用也，由是而死有不辟也。诗云："士也罔极，二三其德。"此之谓也。

有人于此，尝语人曰：欲不可纵，纵欲成灾，乐不可极，乐极生哀。可谓知养生矣。至于暗居独处之时，目有所接，心火欻起，虽有灾害，亦莫之顾。故曰寡欲，只在谨独。

今之养生者曰：心，神之主也，肾者，精之府[③]也，脾者，谷气之本也。三者交养，可以长生。苟神太烦则困，精太用则竭，谷太伤则减，虽有补益之功，不能胜其旦暮之牿矣。广成子曰：服药千朝，不如独宿一宵。诚哉是言也。

今指利刃语人曰：是可蹈乎？曰：不可。指鸩毒语人曰：是可咽乎？曰：不可。因语人曰：佳丽之色，利于刃也；膏粱之味，毒于鸩也。远而疏之，不可狎也，则群笑而起。一朝病生，迎医治之，贶以百金不爱也。噫，曲突徙薪无恩泽，焦头烂额为上客，其此之谓也。

---

① 巫觋：觋，音（xí）。古时祷祝鬼神的男巫师。

② 旌阳萨守坚：旌阳，三国时地名，今湖北枝江一带。萨守坚，疑为旌阳地方名巫的名字。

③ 府：原作"腑"，据忠信堂本改。

夫男子十六而精通，至六十四岁而精竭。女子十四而经行，至四十九岁而经断。初生之时，形体虽具，精血犹未生也，必待乳哺之养，水谷之气，日生月长。男子十六而精始溢，女子十四而血乃泻，成之何其难也。男子八八而精竭，女子七七而血尽，败之何其易耶。夫以十年所生之精血，尚不满于百半之用。譬诸草木，气聚于春者，复败于秋也，虽欲留之，只有许多分数。况以难成易败之精血，不知爱惜，反暴弃之，此所以不待八八、七七之期而早毙矣。

交接多，则伤筋，施泄多，则伤精。肝主筋，阴之阳也，筋伤则阳虚而易痿。肾主精，阴中之阴也，精伤则阴虚而易举。阴阳俱虚，则时举时痿，精液自出，念虑虽萌，隐曲不得矣。当是时也，猛省起来，远色断想，移神于清净法界，歌舞以适其情，谷肉以养其身，上药以补其虚，则屋破犹堪补矣。苟不悔悟，以妄为常，乃求兴阳之药，习铸剑之术，则天柱折，地维绝，虽有女娲氏之神，终不能起塚中之枯骨也。

今人好事者，以御女为长生之术。如九一采战之法，谓之夺气归元，还精补脑。不知浑浊之气，渣滓之精，其机已发，如蹶张之弩，孰能御之耶。己之精，自不能制，岂能采彼之精气耶。或谓我神不动，以采彼之气，不知从入之路何在也，因此而成淋漓者有之。或谓我精欲出，闭而不泄，谓之黄河逆流，谓之牵转白牛。不知停蓄之处，为疽为肿者有之，非以养生，适以害生也。

古人有见色不动，如鸠摩罗付之受宫人。这是铁汉，如何学得。必如司马公之不置姬妾，关云长之屏美女，刘琦之却名姝，然后可养此心不动也。坚白不至，而欲自试于磨涅，其有不磷缁者几希。

项羽喑哑叱咤千人，自废垓下之变，乃与虞姬对泣。汉高祖见太公置俎上，略无戚容，诛戮功臣，何其忍也。病革之时，乃枕戚姬之膝，而垂涕焉。苏武在匈奴，吞毡啮雪，所持节旄尽落，而志不屈，何其强也。乃纳胡妇生子。虽曰项羽之泣虞姬，恨别也；汉高祖之泣戚姬，防患也；苏武之纳胡妇，为养也。然尤物移人，终是不完。

古人教子，舞刀、舞剑、学文，朝习夕游焉，所以涵养德性，禁其非心也。故能气质清明，德业成就，福寿绵长。今之人则不然，所以福德不及古者远矣。

配匹之际，承宗祀也；婚姻以时，成男女也；夫妇有别，远情欲也。故身无疴疾，生子贤而寿。今人不知宗祀为重，交接以时，情欲之感，形于戏谑，燕婉之私，朝暮阳台，故半百早衰，生子多夭且不肖也。故曰：寡欲者，延龄广嗣之第一紧要也。

《内经》曰："天食人以五气，地食人以五味。"谷、肉、菜、果，皆天地所生以食人者也。各有五气五味，人食之，先入本脏，而后养其血脉筋骨也。故五谷为养，五畜为助，五菜为充，五果为益，不可过也，过则成病矣。

又曰："阴之所生，本在五味，阴之五宫，伤在五味。"阴者，五脏也。酸生肝，苦生心，甘生脾，辛生肺，咸生肾，此五脏之生，本在五味也。多食酸则伤肝，多食苦则伤心，多食甘则伤脾，多食辛则伤肺，多食咸则伤肾，此阴之五宫伤在五味也。故五味虽所以养人，多食则反伤人也。

四方之土产不同，人之所嗜，各随其土之所产也。故东方海滨傍水，其民食鱼而嗜咸。西方金玉之域，其民食鲜美而嗜脂肥。北方高陵之域，其民野处而食乳酪。南方卑湿之域，其民嗜酸而食胕。中央之地，四方辐辏，其民食杂。故五域之民，喜食不同，若所迁其居，变其食，则生病矣。孔子养生之備，卫生之严，其饮食之节，万世之法程也，何必求之方外哉。

孔子之慎疾，曰：肉虽多，不使胜食气，尚澹泊也；不为酒困，慎礼节也；不多食，示俭约也。平日之养生者，无所不慎如此，故康子馈药则不尝，自信其无疾也。子路请祷则不听，自知其不获罪于天也。苟不能自慎，而获罪于天，虽巫医何益。

人之性有偏嗜者何如？鲁哲嗜羊枣之类是也。然嗜有所偏，必生有所偏之疾。观其多嗜鹧鸪，常食鸠子者，发皆咽喉之病。使非圣医知为半夏之毒，急以生姜解之，则二人未必不以所嗜丧其生也。

“饮食自倍，脾胃乃伤”。自倍者，过于常度也。肠胃者，水谷之所藏也。饮食多少，当有分数，苟过多则肠胃狭小不能容受，不能容受则或溢而上出，不上出则停于中而不行。水不行则为蓄水，食不化则为宿食，蓄水宿食变生诸病。邵子曰：“爽口物多终作疾，快心事过必为殃。”岂虚语哉。

因而大饮则气逆，饮者，酒也，味甘辛苦，气大热，苦入心而补肾，辛入肺而补肝，甘入脾和气血而行荣卫。诗云：“为此春酒，以介眉寿。”酒者，诚养生之不可阙。古人节之于酒器以示警，曰爵者，有差等也；曰钟者，中也。卮之象觞，云有伤之义，犹舟以载物，亦可以覆物也。若因而大饮，是不知节矣。大饮则醉，醉则肺先受伤。肺主气，肺受伤则气上逆而病吐衄也。岂不危乎！岂不伤乎！信哉，颠覆而杀身矣。

酒虽可以陶情，通血脉，然耗气乱神，烂肠胃、腐胁，莫有甚于此者。故禹恶脂酒，周公作酒诰，卫武公诵宾筵，谆谆乎，戒人不可沉湎于酒也。彼昏不知，壹醉日富。

丹溪云，醇酒宜凉饮。醇酒谓不浓不淡，气味之中和者也。凉谓微凉也。昔司马公晚年得一侍妾，问其所能，答曰：“能暖酒。”即是此意。盖胃喜寒而恶热，脾喜温而恶寒。醇酒凉饮，初得其凉以养胃，次得其温以养脾。人之喜饮热酒者，善病胃脘痛。此热伤胃，瘀血作痛也。喜饮冷酒者，善病腹痛，不嗜食而呕，寒伤脾也。夫寒凝海，惟酒不冰[①]。酒入气中，无窍孔得出。仲景云：酒客中风，不可服桂枝汤，谓有热也。夫中风乃宜桂枝之症，而以桂枝为禁，何也？以酒也。日醇于酒，宁无呕血之病乎。

今人病酒者，与伤寒相似，切不可误作伤寒治之，反助其热，亦不可以苦寒之药攻之。盖酒性之热，乃无形之气也，非汗之何以得散。酒体之水，乃有形之质也，非利之何以得泄乎。故宜以葛花解酲[②]汤主之。所谓上下分消以去其湿也。

葛花　白豆蔻　砂仁各五钱　木香五分　青皮三钱　陈皮　人参　白茯苓　猪苓各一钱半　白术　神曲　泽泻　干生姜各二钱

为细末，每服三钱，白汤调下，但得发汗，酒病去矣。

酒客病酒，酒停不散，清则成饮，浊则成痰。入于肺则为喘，为咳。入于心则为心痛，为怔忡，为噫。入于肝则胁痛，为小腹满痛，为呕苦汁，为目昧不明。入于脾为胀，为肿，为吞酸，为健忘。入于肾为溺涩，赤白浊，为腰痛，为背恶寒。入于胃为呕吐，为泄痢，为胃脘当心而

---

① 冰：原作“水”，据视履堂本改

② 酲：原作“醒”，据忠信堂本改。

痛。有诸症疾，种种难名，不亟去之，养虎为患。以十枣汤主之。只一剂根株悉拔，勿畏其峻，而不肯服。书曰：若药不瞑眩，厥疾弗瘳。

芫花炒研末　甘遂末　大戟末强者三分，弱者折半　大枣肥者十个

水一钟半，煮枣至八分，去枣入药末，搅匀服之，得快下清水，其病去矣，不动再作一服，动后糜粥自养。

因而饱食，筋脉横解，肠澼为痔。饱食者，太过也。食过常分则饱，饱则肠满，满则筋脉皆横，则解散不相连属矣。肠澼者，泄利也。痔者积也①。肠澼为痔，即便血也，近则为痢，久则为脾泄，为肠风，为脏毒矣。

脾者，卑职也，乃卒伍使令之职，以司转输传化者也。故脾谓之使。胃者，仓禀之腑，乃水谷之所纳出，故胃谓之市。人以谷气为主者，脾胃是也。脾胃强则谷气全，脾胃弱则谷气绝。全谷则昌，绝谷则亡。人于脾胃可不知所养乎。养脾胃之法，节其饮食而已。

脾胃者，土也。土寄旺于四季，脾胃寄养于四脏。故四时非土，无以成生长收藏之功；四脏非土，无以备精气筋脉之化。然有阳土有阴土者，阴土坤也，万物之所归藏也，阳土艮也，万物之所以成始成终也。阴土阳土非戊己之谓也，阳土备化，阴土司成。受水谷之入而变化者，脾胃之阳也，散水谷之气，以成荣卫者，脾胃之阴也。苟得其养，无物不长，苟失其养，无物不消，此之谓也。

古人制食，早曰昕食，晏曰旰食，夕曰晡食，谓之三餐。三餐之外不多食也。孙真人曰：早晨一碗粥，饭莫教人足，恐其过饱，伤脾胃也。

《周礼》曰："乐以侑食。"故有初饭、亚饭、三饭、四饭之官。脾好乐，管弦之音一通于耳，脾即磨矣。叔和云："磨谷能消食"。是以声音皆出于脾。夏月戒晚食者，以夜短难消化也。

五味稍薄，则能养人，令人神爽，稍多，随其脏腑各有所伤。故酸多伤脾，辛多伤肝，咸多伤心，苦多伤肺，甘多伤肾，此乃五行之理。初伤不觉，久则成患也。

古人食必兼味者，相因欲其和也。无放饭无流歠者，节之礼，谨防其过也。凡人食后，微觉胸中不快，此食伤也。即服消导之剂，以助脾之传② 化，不可隐忍，久则成积矣。加味二陈汤主之。

橘红　白茯苓各七分　半夏制，一钱　炙甘草三分　川芎　苍术　白术各八分　山楂肉一钱半　砂仁五分　神曲另研末炒，七分　香附一钱　上除③ 麦蘖炒为末另包

余药细切，水二盏，姜三片，大枣三枚，煎一钟去渣，调上神曲、麦芽末服之。

凡有喜嗜之物，不可纵口，常念病从口入，惕然自省。如上古之人，饥则求食，饱则弃余可也。苟不知节，必餍足而后止，则气味之偏，害其中和之气。传化之迟，斯成菀茎之积矣，为辟为满为痛。纵一时之欲，贻终身害，善养生者，固如是乎。即当明以告医，攻去之可也。宜分冷积热积，用原物汤，攻而去之。

如伤肉食面食，辛辣④ 厚味之物，此热积也，宜三黄枳术丸。

原物汤

即以所伤之物，同韭菜捣烂作团，火烧存性，取起研细，煎汤作引，故曰原物

---

① 痔者积也：原作"痔也积者"，据上下文义乙正。

② 传：原作"腑"，据忠信堂本改。

③ 上除：疑为衍文。

④ 辣：原作"疏"，据忠信堂本改。

汤，又曰溯源汤，送三黄枳术丸。

黄芩酒洗 黄连酒洗 大黄湿纸包煨焙干，各一两 神曲 橘皮 白术各七钱半 枳实麸炒，五钱

为细末，汤浸蒸饼为丸，如绿豆大，每服五十丸，食前服。

如伤瓜桃生冷冰水之类，此冷积也，宜木香清积丸。即以所食生冷物，用韭菜同捣作丸，如前法煎下。

木香清积丸

木香去苞 益智仁各二钱 青皮 陈皮各三钱 三棱煨 莪术煨，各五钱 牙皂烧存性，一钱半 巴豆肉醋煮干，另研，五钱

为末，醋打面糊为丸，绿豆大，每服二十丸至三十丸，食前服。

凡人早行，宜饮醇酒一二杯，或食糜粥，不可空腹而出者。昔三人晨行，一人饮酒，一人食饭，一人空腹。后空腹者死，食饭者病，饮酒者无恙。

凡辛热、香美、炙煿、煎炒之物，必不可食，多食令人发痈。《内经》云："膏粱之变，足生大疔。"足，太过也，大疔，疽之最毒者。凡人发疽，如麻如豆，不甚肿大。惟根脚坚硬如石，神昏体倦，烦躁不安，食减嗌干，即疔毒也。其外如麻，其里如瓜，宜真人活命散主之，多多益善。

瓜蒌根一钱 甘草节 乳香各一钱 穿山甲蛤粉炒，三大片 赤芍 白芷 贝母各一钱 防风七分 没药 皂角各五分 归尾酒洗 金银花三钱 大黄酒煨，一钱 木鳖肉八分

用金华酒二盏煎服，服药后再饮酒数杯，以助药力。体重者加黄芪一钱，减大黄五分，大便溏者勿用大黄。

卷之二

慎动第二

《易》曰："吉凶悔吝生乎动。"动以礼则吉，动不以礼则凶。君子修之吉，小人悖之凶。悔者吉之萌，吝者凶之兆。君子修之吉也，小人悖之凶也。

周子曰："君子慎动。"养生者，正要在此，体认未动前是甚么气象，到动时气象比未动时何如？若只一样子，便是天理，若比前气象少有差讹，便是人欲，须从此处慎将去却，把那好生恶死的念头，莫要一时放空才好。

慎动者，吾儒谓之主敬，老氏谓之抱一，佛氏谓之观自在，总是慎独工夫。独者，人所不知，而己所独知之处也。方其静也，即喜怒哀乐未发时，所谓中也。与天地合其德，与日月合其明，与四时合其序，与鬼神合其吉凶。君子于此，戒慎乎其所不睹，恐惧乎其所不闻，不使离于须臾之顷，而违天地日月四时鬼神也。及其动也，正是莫见莫显之时，如喜怒哀乐，发开中节，这便是和。和者，与中无所乖戾之谓也。略有不和，便是不中，其违于天地日月四时鬼神远矣。到此地位，工夫尤难，君子所以尤加戒谨于独也。故曰君子而时中。

广成子[①]曰："必清必静，无劳汝形，无摇汝精，乃可长生。"庄子曰："夫失性有五，一曰五色乱目，使目不明；二曰五声乱耳，使耳不聪；三曰五臭熏鼻，困惱中颡；四曰五味浊口，使口厉爽；五曰趣心滑心，使心飞扬。"此五者皆性之害也。

人之性常静，动处是情，人之性未有不善，乃若其情，则有不善矣。心纯性情，吾儒存心养性，老氏修心炼性，佛氏明心见性，正养此心，使之常清常静，常为性情之主。

《悟真篇》[②]云：西山白虎正猖狂，东海青龙不可当，两手捉来令死斗，化成一块紫金霜。谓以此心降伏性情也。

人身之中，只有此心，便是一身之主，所谓视听言动者，此心也。故心常清静则神安，神安则七神皆安。以此养生则寿，殁世不殆。心劳则神不安，神不安则精神皆危，便闭塞而不通，形乃大伤。以此养生则殃。

心之神发乎目，则谓之视；肾之精发于耳，则谓之听；脾之魂发于鼻，则谓之臭；胆之魄发于口，则谓之言。是以俭视养神，俭听养虚，俭言养气，俭欲养精。

五色令人目盲者，目淫于色则散于色也。五声令人耳聋者，耳淫于声则散于声也。五味令人口爽者，口淫于味则散于味也。五臭令人鼻塞者，鼻淫于臭则散于臭

---

① 广成子：广成子有二。一为传说黄帝时代人，居空洞山中，黄帝曾特地拜访过他。二是老子的别号。依意推测，及按《圣济经》序言记载，此处指传说中的广成子。《圣济经》，医书，十卷，宋徽宗撰。

② 《悟真篇》：一卷，宋·张伯端撰。为道教书。

也。是故古人目不视恶色，耳不听淫声者，恐其神之散也。

暴喜伤心，暴怒伤肝，暴恐伤肾，过哀伤肺，过思伤脾，谓之五伤。

久视伤血，久卧伤气，久坐伤肉，久立伤骨，久行伤筋，谓之五劳所伤。

视过损明，语过损气，思过损神，欲过损精，谓之四损。

人有耳目口鼻之欲，行住坐卧之劳，虽有所伤，犹可治也。惟五志之发，其烈如火，七情之发，无能解于其怀。此神思之病，非自己乐天知命者，成败利钝，置之度外，不可治也。

喜伤心，恐胜喜；恐伤肾，思胜恐；思伤脾，怒胜思；怒伤肝，悲胜怒；悲伤肺，喜胜悲。所谓一脏不平，所胜平之，故五脏更相平也。

百病主于气也，恐则气上而呕血，喜则气缓而狂笑，悲则气消而息微，思则气结而神困，怒则气下而溲便遗。凡此类者，初得病也，积久不解，或乘其所胜，或所不胜者乘之，或所胜者反来侮之，所生者皆病也。故曰：他日有难名之疾也。

凡此五志之病，《内经》有治法，但以五行相胜之理治之。故悲可治怒，以怆恻苦楚之言感之。喜可以治悲，以谑浪亵狎之言娱[①] 之。恐可以治喜，以迫蹙死亡之言怖之。怒可以治思，以污辱欺罔之言触之。思可以治恐，以虑彼思此之言夺之。凡此五者，必诡诈谲怪无所不至，然后可动人之耳目，易人之视听。若胸中无材，负性使气，不能体此五法也。

人之怒者，必因其拂逆而心相背，受其污辱，而气相犯，及发则气急而上逆矣。其病也，为呕血，为飧泄，为煎厥，为薄厥，为湿厥，为胸满胁痛，食则气逆而不下，为喘渴烦心，为消痹，为耳暴闭，筋纵；发于外，为痈疽。宜四物平肝汤主之：

川芎　当归各五分　白芍一钱　生地黄三分　甘草一钱　栀子仁炒，七分　人参五分　香附米童便煮，焙焦黑，杵碎，七分　青皮五分　瓜蒌根五分　阿胶炒，三分

水一盏，煎八分，食远服。

人之喜者，偶有非常之遇，乍得非常之福乃发也。喜则志扬气盈，意不在人而缓漫矣。其病也，为笑不休，为毛革焦，为阳气不收，甚则为狂。宜用黄连安神丸主之：

黄连一两　炙甘草五分　栀子仁炒，五分

共杵和丸如弹子大，每服一丸，麦冬汤下。

人之思者，谋望之事未成，探索之理未得，乃思也。思则心存不放，念久难释，而气结不行矣。其病也，为不嗜食，口中无味，为嗜卧，为躁扰不得眠，为心下痞，为昏瞀，为白淫，女子不月，为长太息，为健忘。宜加减二陈汤主之：

陈皮去白　白茯苓各一钱　半夏制，五分　甘草三分　香附制，一钱　苍术米泔浸，七分　贝母　川芎　青皮各五分

水一盏，生姜三片，煎八分，食远服。

人之悲者，或执亲之丧，而惨切于中，或势位之败，而慨叹于昔，乃悲也。悲则哽咽之声不息，涕泣之出不止，而气消矣。其病也，为目昏，为筋挛，为肉痹，为胸中痛。男子为阴缩，为溺血；女子为血崩。宜加味四君子汤主之：

人参五分　白术五分　白茯苓五分　炙甘草五分　黄芪炙，三分　麦冬七分　桔梗三分

水一盏，大枣三枚，煎七分，食后

---

① 娱：原作“悮”，据忠信堂本改。

服。

人之恐者，死生之际，躯命所关，得丧之时，荣辱所系，乃恐也。恐则神色俱变，便溺遗失而气下矣。其病也，为心跳，为暴下绿水，为面热肤急，为阴痿，为目失明，为舌短，为声喑，为骨痠，破䐃脱肉。宜定志丸主之：

熟地黄一两　人参五钱　远志肉　白茯苓各七钱　酸枣仁　桂心　柏子仁去壳，各三钱

共为末，炼蜜丸，如梧桐子大，每服三十丸，空心食前温酒下。

人之好动者，多起于意，遂于必，留于固，成于我。意之初，犹可慎也，至于必则无所忌惮矣。故曰：人悖之凶者，小人而无忌惮也。

古砚铭云：笔之寿以日计，墨之寿以月计，砚之寿以世计。岂非静者寿而动者夭乎。《内经》曰："阴精所奉，其人寿；阳精所降，其人夭"。抑亦动静之谓欤。

湍水无纵鳞，风林无宁翼，动也。动而不止，非聚福之道也。

地下有山，谦，夫地静也。山在地下，安于所止，而亦同归于静，故曰谦。谦者，盈之反也。山在地下，则为剥，过于盈也。故曰：天道恶盈而好谦，地道亏盈而流谦，鬼神祸盈而福谦。

震：动也。艮，止也。震艮者，动静之反也。震：有虩虩之象，慎也；笑言哑哑，不丧匕鬯，慎之效也。艮：其背，不获，其身，行其庭，不见其人。动亦静也，所以能无咎也。

慎动者，匪真爱身，所以爱亲。身体发肤，父母全而生之，子全而归之，孝也。鲁子曰："战战兢兢，如临深渊，如履薄冰。"慎之至也，见其平日保身之难也。而今而后，吾知免夫，至于殁而后，幸其保之全焉。

慎动主静之用，主静慎动之体。动静不失其常，艮之义也。瞽者，天下之至明也；聋者，天下之至聪也。其心专一，故善视者莫如瞽，善听者莫如聋也。观此则知养生之道矣。

人之学养生，曰打坐，曰调息，正是主静工夫。但到打坐调息时，便思要不使其心妄动，妄动则打坐调息都只是搬弄，如何成得事。孟子曰："夭寿不贰，修身以俟之。"这便是长生秘诀。

打坐，正是养生一件事。养生者，养其性情也。打坐者，收敛此心，不使放去也，岂是呆坐。昔达摩[①]面壁九年，目无所视，耳无所闻，口无所语，此心常在腔子，无思无为，不尘不垢，所以得成证果。承光立雪不动，乃见善学达摩处。

古仙教人打坐说：垂其帘，塞其兑。人学打坐时，只说垂帘者，微瞑其目，不可紧闭也；塞其兑者，闭口勿吐气，但令鼻呼吸而已。曾不知垂其帘者，教人勿视也，塞其兑者，教人勿语也。从打坐时做起[②]，做得熟时，虽不打坐，此目常不妄视，此口常不妄语，自然习与性成，此心自不妄动也。今之学长生者，到打坐时，瞑目闭口，放下打坐，依旧妄视妄语，如何收得此心住。更有一等方士，静静打坐做科范，心下却东西南北走去了，只当弃下个死尸，兀坐在这里。人一身之间，目之于色，耳之于声，口之于味，心之于思，纷纷扰扰，那得一时休息。到得夜来，恩爱之缠，邪辟之私，又无一念自在。古仙照见世人，苦被魔障，所以设法度人，教人打坐，可以长生。此心若是常清常静，虽日夜不眠，也当打坐，若是不能清静，亦似不能打坐。

① 摩：原作"磨"，据忠信堂本改。
② 起：原作"时"，据忠信堂本改。

吾常学打坐，内观其心，是甚么样子，只见火焰起来，收煞不住。乃学古人投豆之法，以黑白二豆分善恶。不问子后午前，但无事便静坐一时，只是心下不得清静凉快。却又将一件事，或解悟经义，或思索诗文，把这心来拘束，才得少定。毕竟系着于物，不能脱洒。到今十年，稍觉得心下凉快一二分，虽不拘束他，自是收煞得住。

有一方士尝教人以打坐法，坐定以目观脐，似一团规，霎时规中现出景象，如春光明媚，以鼻徐徐吸之，舌腭咽之，下于重楼，直下丹田，如一轮红日出北海，历尾闾，循脊直上泥丸，自然神清气爽。此法子，亦是守中，做得熟时，也有受用。但道无存，相存相是，妄无作为，作为是惟据其存想景象出入升降，如梦如幻，不特动其心，反把心来没死了。

学长生者，皆自调息，为入道之门。命门者，息之根本也；脉者，息之橐龠也；口鼻者，息之门户也；心者，息之主也。有呼吸之息，有流动之息，有止息之息，而皆统于肾焉。动则息出乎脉，静则息入于肾，一动一静，心实主之。智者动静皆调，昧者只调其静，至于动，息则乱矣。故曰：今夫蹶者趋者，是气也，而反动其心。

《易》曰：天行健，君子以自强不息。夫健者，阳之德也。乾为天，纯阳之精，至大至刚，故一日一夜，行三百六十五度，二百三十五分，强其可见者，日月之差分。四时之行，万物之生长收藏，如环无端，未尝一息之停。君子体之自强，以致其刚大之气，终日乾乾夕阳[①]，若与天同运。一夕尚存，此志不宜少懈。诗曰：“维天之命，于穆不已。”盖曰天之所以为天也，于乎不显文王之德之纯，纯亦不已。纯亦不已者，缉熙敬止[②]。

《易》曰：“何思何虑。”《书》曰：思作睿。君子非不思也，思无邪，思无斁，故能至于睿，此缉熙敬止之功也。不识不知，顺帝之则，文王之德之纯也。佛家善知识者，预知舍宇。只缘此心不妄动，养得心之本体，虚灵不昧，自然明睿，所照无所障碍。

今人静坐，正一件吃紧处，只怕外若静而中未免搅扰者。六祖卢能既参五祖[③]受衣钵，却又去从猎者逐兽，正是吃紧为人处，外若搅扰，其中却静。尝闻南岳，昔有住山僧，每夜必秉烛造檀林，众僧打坐者数百人，必拈竹篦痛箠之，或袖中出饼果置其前，盖有以窥其中之静不静，而为之惩劝也。人能尝自惩劝，则能自静。故曰：心为严师。

《素问》道经曰：至真之要，在乎天玄。天玄者，先天太玄之真息，浑沦渊然，何思何为。形既生矣，神发智矣，天玄之息泄矣。人能忘嗜欲，定喜怒，一念不动，如在母腹之时，凝神以养其气，闭气以固其精，使精气自结，名曰圣胎。天玄之息，自归其间。故曰：还元至真之要也。

人一呼一吸为一息，一日一夜凡百刻，计一万三千五百息。人身之脉，共八百一十丈，一呼脉行三寸，一吸脉行三寸，一息共行六寸，一日一夜五十周于身。自子初刻，至巳终刻，行阳二十五度；自午初刻，至亥终刻，行阴二十五度。此自然流动之息，与天地同运者也。故养生者，顺之则昌，逆之则亡。每刻至一百三十五息。

---

① 终日乾乾夕阳：谓自强不息貌。
② 缉熙敬止：集渐至于光明也。
③ 五祖六祖：为佛教禅宗。五祖为弘忍，其弟子惠能，神秀称为六祖。

息者气也，人物之生，莫不有窍为之出入也。惟口鼻之气，有出有入，人皆知之，若目之气泄于视，耳之气泄于听，前后二阴之气泄于便溺，玄府之气泄于沛空，人则不知也。故俭其视听，节其饮食，避其风寒，此调气之要也，岂特调其呼吸而已哉。

善养生者，必知养气。能养气者，可以长生。故调气者，顺其气也，服其气者，纳其气也，伏其气者，闭其气也，皆曰养气。

今人服气者则不然，乃取童男童女，呵其气而咽之，此甚可叹。殊不知天地之气，从鼻而入，水谷之气，从口而入。利则养人，乖则害人。此等服气之法，乃是一团浊气，其养人乎？其害人乎？可以自喻矣。

养生之诀云：调息要调真息。真息者，胎息也。儿在胎中，无吸无呼，气自转运。养生者，呼吸绵绵，如儿在胎之时，故曰胎息。

人之空窍，元气之门户也。塞其窍则病，闭其窍则死。凡胎生卵生者，初在胎谷中，空窍闭塞，何以不死？曰：缘这团真气，伏藏于中，长养形髓，空窍未开不泄，及其生也，啼[①]声一发，则真气泄而百窍开矣。

人之真气，伏藏于命门之中，即火也。听命于心，以行君火之令。故主安则捍吸与天同运，不失其常。主危则相火衰息，逆贲而死至矣。故曰：

南山猛虎一声雷，撼动乾坤橐籥开，

惊起老龙眠不得，轰腾直上九天来。

方士教人，行打坐调息工夫，子前进阳火，午后退阴符，卯酉为沐浴，则不行。此不知天地之化，阴阳之理，惑于傍门之教，以伪乱其真也。入药镜云：一日内十二时，意所到皆可为，何曾分子午卯酉也。《悟真篇》云：莫向天边寻子午，身中自有一阳生。则一念动处，便是活子时，何必夜半后为子时耶。动处便是阳火，意动过后便是阴符。阴阳者，动静之谓，时行则行，进阳火也，时止则止，退阴符也。然所谓进退者，即一时事，祖师不肯说破与人，要人自悟。我今妄猜云：阴阳者，善恶之谓也。一念之善，此阳火发也，即其所发而推广之，谓之阳火。一念之恶，此阴符动也，即其方动而屏去之，谓之退阴符。阳火常进，则所存皆善，日进于高明，便是迁仙道。阴符不退，则所存皆恶，日隐于污下，便是入鬼道。卯酉为沐浴，卯者，阳之中也，酉者，阴之中也，教人用工无太过，无不及，至于中而止。日中则亥，月盈则亏，古人养生，亦以日月沐浴之谓也。

目者，神之舍也，目宜常瞑，瞑则不昏。发者，血之余也，发宜常栉，栉则不结。齿者，骨之标也，齿宜数叩，叩则不龋。津者，心之液也，津宜常咽，咽则不燥。背者，五脏之附也，背欲常暖，暖则肺脏不伤。胃者，谷之仓廪也，腹欲常摩，摩则谷不盈。头者，清阳之会，行住坐卧，风雨不可犯也，犯则清邪中上窍，而头顶之疾作矣。足者，浊阴之聚，行住坐卧，水湿不可犯也，犯则浊邪中下窍而腰足之疾作矣。养生者，宜致思焉。

① 啼：原作“帝”，据敷文堂本改。

卷之三

法时第三

按《内经》曰：圣人春夏养阳，秋冬养阴，以从其根。故与万物沉浮于生长之门。王太仆注云：春食凉，夏食寒，以养于阳；秋食温，冬食热，以养于阴。

春三月，此谓发陈，天地俱生，万物以荣，夜卧早起，广步于庭，披发缓形，以使志生，生而勿杀，予而勿夺，赏而勿罚。此春气之应，养生之道也。

夏三月，此谓蕃秀，天地气交，万物华实，夜卧早起，无厌于日，使志无怒，使华英[①]成实，使气得泄，若所爱在外。此夏气之应，养长之道也。

秋三月，此谓容平，天气以急，地气以明，早卧早起，与鸡俱兴，使志安宁，以缓秋刑，收敛神气，使秋气平，无外其志，使肺气清。此秋气之应，养收之道也。

冬三月，此谓闭藏，水冰地坼[②]，无扰乎阳，早卧晚起，必待日光，使志闲逸，潜伏隐括，去寒就温，无泄皮肤，使气亟夺。此冬气之应，养藏之道也。

凡天地之气，顺则和，竞则逆，故能致灾咎也。所以古先哲王，立四时调神之法，春则夜卧早起，广步于庭，披发缓形，以顺其发陈之气，逆则伤脾[③]矣。夏则夜卧早起，无厌于日，使气得泄，以顺其蕃秀之气，逆则伤心矣。秋则早起，与鸡俱兴，收剑神气，以顺其容平之气，逆则伤肺矣。冬则早卧晏起，必待日光，无泄皮肤，以顺其闭藏之气，逆则伤肾矣。

阴阳和则气平，偏胜则乖，乖便不和，故春夏养阳也，济之以阴，使阳气不至于偏胜也；秋冬养阴也，济之以阳，使阴气不至于偏胜也。尝观孔子，当暑袗絺绤，必表而出之，冬则狐貉之厚以居。公都子曰：冬日则饮汤，夏日则饮水。其法天时可见矣。

月令，春食麦与羊，夏食菽与鸡，秋食麻与犬，冬食黍与彘者，以四时之食，各有所宜也。又春木旺，以膳膏香助胃；夏火旺，以膳膏腥助肺；秋金旺，以膳膏臊助肝；冬水旺，以膳膏羶助心。此所谓因其不胜而助之也。

自上古圣神，继天立极，裁成辅相，以赞天地之化育，以左右民者。其见于经，在《易》之复，先王以至日闭关，商旅不行，安静以养其阳，使之深潜固密而无所泄也。在《诗》之七月，二之日凿冰冲冲，三之日纳于凌阴，四之日其早献羔祭韭，谓藏水发冰以节阳气之盛，使厉气不降，民不夭折也。在《礼》月令冬至则君子斋戒，处必掩身，身欲宁，去声色，禁嗜欲，安形性，事欲静，以待阴阳之所定。在夏至，君子斋戒，处必掩身，毋操

① 英：原作“阴”，据视履堂本改。
② 坼：原作“圻”，据《素问·四气调神大论》改。
③ 脾：视履堂本作“肝”，于义见长。

扰，止声色，毋或进薄滋味，毋致和，节其嗜欲，定心气，圣人之尤民如此。故逆天违时者不祥，纵欲败度者有殃。

《礼》仲之月，春雷先发声。先雷三日，奋木铎以令兆民曰：雷先发声，有不戒其容止者，生子不肖，必有凶灾。故孔子迅雷风烈必变，敬天之威也。凡夫妇同寝，如遇迅雷光电，骤风暴雨，日月薄蚀，即当整衣危坐待旦，不可心志蛊惑，败度败礼，不特生子不肖，亦令夭寿。

《礼》春夏教以礼乐，秋冬教以诗书，亦春夏养阳，秋冬养阴之法也。盖春生夏长，乃阳气发泄之时，教以礼乐者，歌咏以养其性情，舞蹈以养其血脉，亦养阳之道也。秋冬收藏，乃阴气收敛之时，教以诗书者，优游以求之，涵咏以体之，亦养阴之道也。

《内经》云："冬不按跷，春不鼽衄。"夫按摩跷引，乃方士养生之术。冬月固密之时，尚不可行以扰乎阳，使之极泄，则有春鼽衄之疾。况以酒为浆，以妄为常，水冰地坼，醉以入房，暴泄其阳者乎。斯人也，春不病温，夏不病飧泄，秋不病痎疟者，未之有也。

今人春月喜服过药利数行，谓之春宣。盖宣者布散之义，春月上升之气，或因寒气所折，郁而不发，则宜用升阳之剂，或吐剂，以助其发生之令，故谓之宣。若无寒折之变，则宣剂亦不必服也。岂可下之，以犯养生之禁，以逆上升之气也耶。此春行秋令，肝必受伤，至秋乃发病也。

人到春时，多生疮疥者，此由冬月不能固密皮肤，使汗易泄，寒气浸之，营血凝滞，至春发陈，变生疮疥。宜加减升麻和气饮主之。

升麻　葛根　赤芍　甘草　当归　川芎　防风　白蒺藜炒　荆芥　生地黄　何首乌等分

水盏半，煎八分，温服。干燥加酒、红花、瓜蒌根。脓水不干，加黄芪、白芷。

有人但到春来便生疮者，此名风疮。盖肝者风木也，肝藏血，欲为脓血，此有宿毒，故年年发，非新病也。宜服消毒丸，外用灸法，则永不发矣。

乌梢蛇干者一条，用酒浸去皮骨，焙取末，一两，酒留作糊为丸　胡麻炒，一两　苦参酒浸，三两　白蒺藜炒　牛蒡子炒，各一两半

共为细末，用浸蛇酒煮，面糊为丸，如梧桐子大，每服五十丸，酒送下，此方治梅疮、癣及癞疮极效。

灸风池二穴，曲池二穴，各灸三壮。

春温夏热，秋凉冬寒，此四时之气也。春虽温多风，棉衣不可太薄。秋虽凉而寒将至，衣褐宜早渐加也。

曾皙云：暮春者，春服既成。《豳风》云：九月授衣。其顺天时，修人事，故宜如此。

八风者，天之号令也。常以八节，太乙移宫之日，必有暴风雨应之。太乙常以冬至之日，居叶艺之宫，在坎正北，名大刚风。立春日移居天留，在艮东北，名凶风。春分移居仓门，在震正东，名婴儿风。立夏移居阴乐，在巽东南，名弱风。夏至移居天宫，在离正南，名大弱风。立秋移居玄委，在坤西南，名谋风。秋分移居仓果，在兑正西，名刚风。立冬移居新落，在乾西北，名折风。其风雨之应，或先或后，自其所居之方来，为正风，主生长万物。自其所冲之方来，为虚邪，乃能伤人成病也。昼发民多病，夜发民少病。何以然？盖夜民皆卧，故圣人避此虚风之邪，如避矢石，所以邪弗能害也。

四时之气，如春风、夏暑、秋温、冬寒，皆能伤人成病，不但八风也。君子慎

之，起居有节，食色不伤，虽有贼风苛毒，不能伤也。

邪之所凑，其气[①]必虚，如木腐而蠹生，堤穴而水入。以身之虚，逢天之虚，又直上弦前、下弦后，月廓之空，重感于邪，谓之三虚。如是病者，微则笃，盛则死矣。

如春应温而反寒，夏应热而反凉，秋应凉而反热，冬应寒而反温，此天地杀气，非正令也。尤宜慎之，以免瘟疫之病。

凡大寒大热，大风大雾，皆宜避之，不可恃其强健而不畏也。《诗》曰：畏天之威，于时保之。此之谓也。

人皆曰：夏月宜食寒，冬月宜食热。殊不知太热则伤胃，太寒则伤脾。夏月伏阴在内，如瓜、桃、冰之类，不可多食，恐秋生疟痢之疾。冬月伏阳在内，如辛燥炙煿之物，不可多食，恐春目痛，秋生热厥。所以古人四时节其饮食，适其寒温，热无灼灼，寒无沧沧也。

修养家尝曰：火候。火者，纯阳之阴气也；候者，阴气升降之候。曰火候者，谓阴气之升降不可得见，观于七十二候，斯可见矣。盖欲于此求之，以一年为一月，朔后阳渐长，至望而极，望后阳渐消，至晦而极。又以一月为一日，子后一阳生，至巳而极，午后一阳消，至亥而极。又以一日为一时，初初刻，阳之长也，至初四刻而极。正初刻，阳之消也，至正四刻而极。又以一时为一息，呼出阳之长也，吸入阳之消也。故天地之大，自其不变者观之，只一息耳，自其变者而观之，则流散无穷矣。

春月无暴寒冰雪，人有病热者，勿误作伤寒治之。此因冬伤于寒，至春发为温病也。仲景云："太阳病，发热而渴，不恶寒者为温病"。可见温病则不恶寒而渴，伤寒则不渴而恶寒也，以此辨之。春温病，宜用：

易老九味羌活汤

羌活　防风　苍术各一钱半　川芎　白芷　生地黄　黄芩　甘草各一钱　细辛三分

渴加知母，水煎服。此药不犯禁忌，乃解利之神方也。

夏月有病，似外感而飧泄者，水谷不化，相杂而下，或腹痛，脓血稠粘，此由春伤于风，至夏病泄也。其水谷不化者，宜用良方神术散：

苍术二钱　川芎　藁本各七分半　羌活五分　炙甘草　细辛各三分

姜三片，水盏半，煎八分，要汗加葱白。

如脓血稠粘者，用胃风汤：

人参　白茯苓　川芎　当归　白芍　白术各等分　粟米一撮

水煎。

人于夏后，有病霍乱吐泄，此由内伤生冷得之，与上证不同，宜用六和汤主之：

人参　半夏　杏仁微炒去皮尖　炙甘草　砂仁各五钱　白茯苓　藿香　木瓜　白扁豆炒，各二钱　厚朴姜汁炒，一钱半　香薷二钱姜三片

水二盏，煎服。

人于夏月，日在烈日之中，奔走劳役得病，此动而得之，谓之中热。宜猪苓汤合益元散服之：

香薷一钱　白术　炙甘草各一钱　扁豆炒，一钱　猪苓　泽泻　白茯苓　厚朴姜汁炒，各五分

水煎，去渣入一元散二钱，调服。

益元散

---

① 气：原作"风"，据忠信堂本改。

白滑石水飞过，六两半　粉草一两

共再筛箩匀听用。

人于夏日，纳凉于高堂广厦之中得病者，此病静而得之，谓之中暑。宜用清暑益气汤主之：

升麻　黄芪　苍术各一钱　神曲炒　人参　白术　陈皮各五分　黄柏炒　炙甘草　麦门冬去心　归身各六分　葛根三分　五味九粒　泽泻五分　青皮二分

水煎服。仲景太阳中暍症，禁汗、下，温针，无有治方，宜用此方。

孙真人制生脉散，令人夏月服之。东垣云："夏月用生脉散，加黄芪、甘草，令人有力。"

人参　五味　麦门冬等分　加黄芪　炙甘草

水煎，夏月时时代汤服之。

有人春末夏初头痛，脚软，饮食少，体热者，名曰注夏。属阴虚元气不足病，宜用补中益气汤，去柴胡、升麻，加炒黄柏、白芍。更早服大补阴丸，晏服参苓白术丸，大效，方见下。

今人好事者，夏月用绿豆粉，以新薄荷叶蒸制，名玉露霜，时时食之，以解暑毒。不知薄荷乃新香发散之药，多食令人虚汗不止。

秋月人多病疟者，此因夏伤于暑得之。暑伤元气，致秋为痎疟也。痎者，久也，不可轻截，宜补中益气汤主之：

黄芪　人参　炙甘草各一钱　白术　归身　柴胡　升麻　陈皮各五分　加干姜　青皮各五分

水煎服。热多加知母，寒多加桂枝，无汗去白术加苍术。

秋月多痢疾者，此因夏月内伤生冷，至秋阳气不降，乃结涩之物与湿热之气同坠下也。腹痛窘迫者，用加味小承气汤主之。

枳实一钱半　厚朴姜汁炒，一钱半　大黄酒煨，三钱　木香五分　槟榔米二钱半

水煎服。腹痛当止，止则积去矣，窘迫减则热除矣。宜用加味白芍药汤和之，以平为期。

白芍一钱　人参　当归　黄连酒炒　黄芩酒炒　陈皮各五分　木香　槟榔　炙甘草各三分

水煎，食后服。

冬月有病咳嗽者，此因秋伤于湿得之，宜：

参苏饮

苏叶五分　葛根　陈皮去白　前胡各七分半　人参　半夏制　白茯苓各四分　枳壳　桔梗各三分　甘草二分　乌梅洗去核，一个　生姜三片　枣三枚

水煎，食后服。

大法：春宜吐，夏宜发汗，秋冬宜下。此教人治病者，不可犯时禁也。设遇可吐、可汗、可下之证，虽犯时禁，亦为之。所谓发表不远热，攻里不远寒也。若无病之人，春与吐，夏与发汗，秋冬与下，此诛伐无过，所谓大惑也。

春宜吐者，顺其上升之气也。人之胸中，觉有痰积，不得不吐者，宜用二陈汤加升麻、防风、桔梗，水煎成汤，向无风处，先以软布束勒脐腹，然后服药，少顷，以鹅翎探吐之。可以去病，且不坏人元气。

按子产论晋侯之疾，曰：君子有四时之调摄，朝以听政，昼以访问，夕则静坐，夜则安身，于是乎节宣其气，勿使有壅闭湫底①，以露其体。兹心不爽而昏乱百度。今无乃壹之，则生疾矣。

---

① 湫底：低下虚弱部位。

卷 之 四

却疾第四

吾闻上工治未病，中工治将病，下工治已病。治未病者十痊八九，治将病者十痊二三，治已病者十不救一。

善治者治皮毛，不善治者治骨髓。盖病在皮毛，其邪浅，正气未伤，可攻可刺。病至骨髓，则邪入益深，正气将惫，针药无所施其巧矣。噫，勾萌不折，至用斧柯，涓涓不绝，流为江河，是谁之咎欤？

邵子曰：与其病后才服药，孰药病前能自防[①]，即圣人所谓不治已病治未病之谓也。夫病已成而后药之，乱已成而后治之，譬犹渴而穿井，乱而铸兵，不亦晚乎？

今人有病，不即求医，隐忍冀瘥，至于病深，犹且自讳，不以告人，诚所谓安其危，利其番也。一旦病亟，然后求医，使医者亦难以施其治。诗云："既输尔载，将伯助予"，斯之谓乎。

《心印经》云：生药三品，神与气、精。夫大虚之谓神，生生之谓气，象形之谓精。今人之有身，由父母之媾精所生也。阳精随气以运动，阴精藏神而固守，内外交养，动静互根，神依气，气依精，精归气，气归神，故能神与形俱，与天地悠久也。此之谓上药。五谷为养，五畜为助，五菜为充，五果为益。精不足者，温之以气，形不足者，补之以味。精食气以荣色，形食味以生力。味归气，气归精，精归神，故亦可以形体不敝，精神不散，益寿而以百数。此之谓中药。水、土、金、石，草木、昆虫，气味合而服之，可以攻邪。如辛凉之药，以攻风邪，可使正复，此谓之下药。今人弃上药而不求，饵中药而不知。至于有病，以下药为良剂。舍尔灵龟，观我朵颐[②]，无怪乎斯民之不寿也。

善养生者，当知五失：不知保身一失也，病不早治二失也，治不择医三失也，喜峻药攻四失也，信巫不信医五失也。

东坡尝曰：吾平生求医，盖于平时验其工拙。至于有疾，必先尽告其所患而后诊视，使医者了然，知厥疾之所在，虚实冷热先定于中，则脉之疑似不能惑也。故虽中医，疗疾常愈。盖吾求病愈而已，岂以困医为事哉。诚哉斯言，真警迷之砭剂也。

吾常治病，以色为先，问次之。为问者，问其所好恶也。问其曾服何药也，而与血脉相参。制方之时，明以告人，某药治某病，某药为佐使，庶病者知吾使用之方。彼有疑忌者，又明以告之，有是病必

---

① 邵子：即宋朝邵雍，字尧夫，谥康节，为北宋哲学家。他曾写一首诗歌曰："爽口物多终作疾，快心事过反为殃；与其病后才加药，孰若事先能自防。"

② 舍尔灵龟，观我朵颐：灵龟为占卜吉凶之物，朵颐为吃食咬嚼时下颌鼓动的样子。这里比喻舍除吉利的补药不用，而观人眼色行事。

用是药，使之释然，所以偶中者多。惜乎，吾见自用自专，日趋于下，无能继其志者，敢曰三世云乎哉！

治病之法，虚则补之，实则泄之。邪气盛则实，正气衰则虚。泻者谓攻其邪也。攻者，汗、吐、下、针、灸五法也。假如外感风寒，不急汗之，何以得解？内伤饮食，不急吐下之，何以得解？惟虚怯之病，贵乎用补，不可攻也。故攻其邪气者，使邪气退而正气不伤，此攻中有补也；补其正气者，使正气复而邪气不入，此补中有攻也。

用药如用兵，师不内御者胜。如知其医之良，即以其病付之，用而不疑也。苟不相信，莫若不用。吾尝见病家自称知医，医欲用药则曰："某药何用，无以异于教玉人雕琢玉者。"幸而中，则语人曰："是吾自治也。"设有不效，则归罪于医矣。功则归已，罪则归人，存心如此，安望其医者之用心，而致其病之痊乎。

《内经》云："恶于针石者，不可与言至巧；惑于鬼神者，不可与言至德。"吾见世人有病，专务祈祷。此虽胡貊[①]之俗，自少昊氏以来，民相惑以妖，相扇以怪，迄今久矣。况彼蛮烟障雾之中，多魍魉狐蜮之气，民惑于妖，性不嗜药，故以祷为主也。若五劳六欲之伤，七损八益之病，必有待于药耳。医家有龙术王祝由科，乃移精变气之术，诚可以治中恶之病，传驻之气，疫疠之灾，不可废矣。

昔有人暑月深藏不出，因客至坐于牖下，忽以倦怠力疲，自作补汤服之反剧，医问其由，连进香薷汤，两服而安。

《宝鉴》云：谚云，无病服药，如壁里安柱，为害甚大。夫天之生物，五味备焉，食之以调五脏，过则生疾。至于五谷为养，五果为助，五畜为益，五菜为充，气味厚合而服之，以补精、血、气，倘用之不时，食之不节，犹或生疾。况药乃攻邪之物，无病岂可服哉！

《圣济经》云：彼修真者，蔽于补养，轻耳。金石补阳之剂，一旦阳剂刚胜，病起则天癸竭而荣涸；阴剂柔胜，病起则真火微而卫散。一味偏胜，则一脏偏伤，安得不病？

孙真人曰："药势有所偏助，则脏气不平。"

唐·裴济谏宪宗曰："药以攻疾，非朝夕常用之物，况金石酷烈有毒，又加炼有火气，非人脏腑所能经也。"

唐·张皋谏穆宗曰："神虑清则血气和，嗜欲多而疢疾作。"盖药以攻疾，不可用也。

韩昌黎铭孝子之墓曰："余不知服食说起自何世，杀人不可数计，而世人慕之，至此甚惑也。"

洁古云："无疾服药，此无事生事。"

张子和云：人之好补者，或咨诸庸医，或问诸游客。庸医以要和相求，故所论者轻，轻则草木。草木者，苁蓉、牛膝、巴戟、菟丝之类。游客以好名自高，故所论者重，重则金石。金石者，丹砂、阳起石、硫黄之类。吾不知此以为补者，补何脏乎？以为补心耶？心得热则疮疡之病生矣。以为补肝耶？肝得热则神眩之病生矣。以为补肺耶？肺得热则病积郁矣。以为补脾耶？脾得热则肿满矣。以为补肾耶？肾为癸水，其经则子火君火也。补肾之火，火得热而益炽；补肾之水，水得热而益涸。百病交起，由无病而补元所得也。

全按：无阳则阴无以长；无阴则阳无以化，阴阳互用，如五色成文而不乱，五味相济而得和也。凡养生袪邪之剂，必热

① 貊（mò）：古代对东北方少数民族的称谓。

无偏热，寒无偏寒。温无聚温，温多成热；凉无聚凉，凉多成寒。阴则奇之，阳则偶之。得其中和，此制方之大旨也。

治寒以热，治热以寒，中病则止，勿过其剂也。

王太仆云：“攻寒令热，脉不变而热疾已生；制热令寒，脉如故而寒疾又起”。欲求其适中，安可得乎？

《内经》曰：不远热则热至，不远寒则寒至。寒至则坚痞，腹满痛急，下利之病生矣。热至则吐下霍乱，痈疽疮疡瞀郁注下，瞤瘈、肿胀，呕、衄血、头痛，骨变、肉痛，血泄、溢血、泄、淋、闭之病生矣。

论曰：心肺损而色蔽，肾肝损而形痿，谷不能化而损脾。感此病者，皆损之病也，渐溃之深，皆虚劳之疾也。

夫禀中和之气而生身，曰元精，曰元气，曰元神者，本身之真精、真气、真脉也。心之合脉也，其神不可见，其机见于脉也，故曰神机。夫真精真气真脉也，其原皆出于肾，故曰元丹。《经》所谓水乡铅者是也。精者五脏之真精也。《经》云：肾者主受五脏六腑之精而藏之，故五脏盛乃能泻。谓之天癸者，天一所生之水也。两肾之间，谓之命门。《难经》曰：“命门者，诸神精之所舍，原气之所系也。”原气之出于肾者如此。脉之动也者，肾间之动气所发也。故人之脉以尺为主，如树之根，此真脉之出于肾者如此。夫肾者，生之本，为阴阳之枢纽，荣卫之根柢，所以有补无泻也。丹溪滋阴大补丸最佳。

按：滋阴大补丸，乃六味补肾地黄丸除去丹皮、泽泻，合六味煨肾散，除青盐，加牛膝、五味子、石菖蒲、甘州枸杞四味，共十三味为剂。盖精者，木之液也，其脏属肝，藏于金里。金者，水之母也，其液属肺。金木交媾，变化凝结，而肾纳之，谓之元精，即真水也。又曰：《婴儿悟真篇》云：金公本是东家子，送在西邻寄体生，认得唤来归舍养，配将姹女作亲情是也。气者，火之灵也，其脏属心，聚于膻中。膻中者，气之海也，其位在肺。肺调百脉，游行三焦之中，归于命门，谓之元气，即真火也，又曰姹女。《悟真篇》云，姹女游行自有方，前行虽短后行长，归来却入黄婆舍，嫁个金公作老郎是也。黄婆者，真土也。坎中有戊，离中有己，故曰：只缘彼此怀真土，遂使金丹有返还也。神者，精气混合之名也。故人未生之前，精气自神而生；既生之后，神资精气以存。《心印经》云：“人各有精，精合其神，神合其气，气合体真。”此之谓也。

滋阴大补丸

熟地黄四两　川牛膝去芦，酒洗过　山药各一两半　杜仲姜汁炒去丝　巴戟去心　山茱萸去核　肉苁蓉酒洗焙　五味子　白茯苓去皮　小茴香炒　远志去心，甘草同煎，各一两　石菖蒲一寸九节者　枸杞各五钱

上为细末，用红枣三十六枚，蒸去皮核，杵烂和炼蜜入药末，杵千余下为丸，如梧桐子大，每服五十丸，淡盐汤或温酒空心送下。

此方以五味子补肺，滋其水之化源；山茱萸补肝；山药、红枣补肾脾；石菖蒲补心；又熟地黄、枸杞、苁蓉、山茱萸、牛膝、杜仲以补元精、固精；山药、红枣、五味、小茴以补元气调气；巴戟、远志、石菖蒲、白茯苓以补神安神。其性味清而不寒，温而不热，温凉相济，阴阳适调，滋补之巧，岂金石所能及也？丹溪云：非深达造化之精微者，未足以议此也。

无极之真，二五之精，妙合而凝，以成男成女者，元气也；五谷为养，五果为

助，五畜为益，五菜为充者，谷气也。肾为元气之根，脾胃为谷气之主，故修真之土，所谓先天之气，真水真火者，即此元气也。所谓真土为刀圭者，即此谷气也。圭者，戊己二土也。刀者，脾之形象也。澄心静虑，惜精爱气者，所以养此元气也。饮食必节，起居必时者，所以养此谷气也。无元气则化灭，无谷气则神亡，二者当相交养也。古人制参苓白术散谓补助脾胃，此药最妙，今作丸剂，与前滋阴大补相间服之尤佳。

参苓白术丸

人参　白术　白茯苓　山药　白扁豆去壳，姜汁炒，各一两半　炙甘草　桔梗　薏苡仁　莲肉去皮心，各一两　陈皮去白，一两半　砂仁一两

炼蜜为丸，如弹子大，约一钱重，每服二丸，枣汤化下。

此方以白术、甘草平肝，以人参、桔梗补肺，茯苓补心，山药补肾，乃四君子加山药、莲肉、白扁豆、薏苡仁，专补脾胃之虚弱；橘红、砂仁、桔梗以助糟粕去滞壅也。

夫阴阳者，万物之父母也；水火者，阴阳之征兆也；坎离者，阴阳之定位也；心肾者，坎离之配合也。故水居坎位而肾配坎，为阴中之阳；火居离位而心配离，为阳中之阴。心配离，离中虚，故心虚，斯能虚物；以肾配坎，坎居实，故肾实则能全形矣。然心虽阳也，其中之阴，谓之真阴，乃水之源也；肾虽阴也，其中之阳，谓之真阳，乃火之主也。故水为精，精中有神，益精以全神者，谓之水府求玄火为神。神中有精，存神以固精者，谓之离宫修定。此心肾之所宜交养也。盖心为手少阴君火，肾为足少阴子水。少阴者，体也；水火者，用也，同体异用。古人制方，以滋阴大补丸补肾，天王补心丹补心，药类气味，其揆一也。

按《易》云：先庚三日，后庚三日。庚者，更也。阳尽消而再长，月既魄而复明。月出庚方，此之谓也。先庚三日，丁也；后庚三日，癸也。丁者，心火也，阳之所生，谓之天根；癸者，肾水也，阴之所生，谓之月窟。一阴一阳，互为其根。故邵子云："天根月窟间往来，三十六宫都是春。"此补心补肾之方，互为其用也。

天王补心丹

熟地黄　白茯苓　人参　远志去心，甘草水煎　石菖蒲　玄参　柏子仁去壳　天冬去心　麦冬去心　丹参　酸枣仁去壳，炒　炙甘草　归身酒洗　杜仲去皮，姜汁炒，断丝取末　五味各一两

上十五味，共为末，炼蜜杵为丸，如弹子大，每丸重一钱，金箔为衣，每服一丸，枣汤化下，临卧食远服。

此方熟地黄、白茯苓、天冬、玄参、杜仲、五味，皆补肾之药也。其制方之法，以熟地黄、当归、五味、杜仲益血固精；以人参、白茯苓、柏子仁、远志、菖蒲、酸枣仁宁心保神，除惊悸、止怔忡，令人不忘；以天麦门冬、丹参、玄参、甘草，清三焦，去烦热，疗咽干。此方可与上二方相间服之。

早服滋阴大补丸，昼服参苓白术散，夜服天王补心丹最妙。此三方延年之要也。

夫五脏各一，肾独有两者，以造化自然之理也。盖太极生两仪，一阴一阳之谓也。草木初生，皆有两瓣，谓之甲坼[①]，左曰阳，右曰阴。故人受形之初，便生两肾。东方曰青龙，南方曰朱雀，西方曰白虎，都是一体。北方曰玄武，乃有二体，

① 坼：裂也。原作"拆"，据《易》："雷雨作而百果草木皆甲坼"改。

乃龟蛇二体也。蛇属阳，龟属阴。子半以前属阴，龟之体也；子半以后属阳，蛇之体也。肾者，水脏，上应北方玄武之象，故有两枚也。人之初生，水火自平，阴阳和均，无有差等。至于天癸之动，不知爱惜，始觉一多一少，故有"阳有余，阴不足"之论，而将一肾分为两体也。不知节欲，保守残阴，反服补阴益阳之剂，吾恐已伤之阴未能复，而幸存之阳今又见伤也。阴阳俱伤，元气渐损，人能久存乎？是以所取补肾之方，以滋阴大补丸为主也。

人有误服壮阳辛燥之剂，鼓动真阳之火，煎熬真阴之水，以致相火妄动，阴精渐涸者，其法以滋水为主，以制阳火。盖肾苦燥急，急食辛以润之。滋水者，滋其水之化源，以御[①]其辛燥之邪。燥邪既退，阴水自生，水生不已，则火有所制而不动矣，以补阴丸主之：

黄柏盐水拌，新瓦上炒制褐色，四两　知母去皮，酒拌，新瓦上炒，四两　淮庆熟地黄酒洗，焙，十六两　天冬去心，新瓦上焙，一两

共为末，炼蜜为梧子大，每服五十丸，空心食前盐汤下。

肾恶燥，用知母之辛以润之；肾欲坚，用黄柏之苦以坚之；虚则以熟地黄补之。盖虚则补其母，肺乃肾母，金体本燥，今用辛燥之药，恐肺益燥，故以天冬而补肺，使之润燥泻火而滋肾之化源也。

昔中丞孙淮海公，年四十无嗣，尝闻予以广嗣之道，且语其故。予告曰：《易》云，"男女媾精，万物化生。"夫男子阳道之坚强，女子月事之时下，应期交接，妙合而凝，未有不成孕者矣。男子阳道不强者，由于肾肝之气不足也。肾者，作强之官；肝者，罢极之本。肝之罢极生于肾之作强也。故阴痿而不起不坚者，筋气未至也。肝主筋，肝虚则筋气不足矣，阴起而不坚不振者，骨气未至也。肾主骨，肾虚则骨气不足矣。又有交接之时，其精易泄流而不射，散而不聚，冷而不热者，此神内乱，心气不足也。凡有此者，宜各随其脏气之不足而补之。在肝则益其肝，如当归、牛膝、续断、巴戟之类。在肾则益其肾，如熟地黄、苁蓉、杜仲之类。在心则益其心，如五味、益智、破故纸之类。用枸杞、菟丝、柏子仁以生其精，使不至于易乏。山茱萸、山药、芡实以固其精，使不至于易泄，修合而服，其药勿杂，其接以时，则兆罴熊之梦，麒麟之子，可计日而待矣。命其方曰：

螽斯丸

熟地二两　归身酒洗　牛膝酒洗　川续断酒洗　巴戟去心　苁蓉酒洗，焙　杜仲姜汁炒尽丝　枸杞　菟丝子酒蒸　柏子仁去壳　山茱萸肉　芡实肉　山药各一两　破故纸炒益智仁　五味各五钱

共为末，炼蜜为丸，梧子大，每服五十丸，空心温酒下。

公问女子月事，或前或后，无定期者，何以调之？全曰：此神思之病，无以治之。公曰：何故？全曰：宠多而爱不周，念深而幸不至，是以神思乱也。况女子者，以身事人，而其性多傲，以色悦人，而其心多忌，故难调也。公曰：据此意制方，平其气，养其血，开其郁，宜无不可。全曰：谨如教。乃进调经丸，方用香附、川芎、陈皮，以开郁顺气，白术补脾，当归养心，以治心脾之病。

香附米杵净一斤，以醋浸，春五日，夏三日，秋七日，冬十日，瓦罐煮干，又焙干取末　川芎　当归　白术　陈皮各五钱

为末，酒煮面糊为丸，梧子大，每服五十丸，空心食前米汤下。

---

① 御：原作"肾"，据忠信堂本改。

人有阳道常痿者，多致无子，不可不虑也。惟其求嗣之急，易为庸医之惑，或以附子、起石为内补，或以蟾酥、哑芙[①]蓉为外助。吾见阳事未兴，内热已作，玉茎虽举，顽木无用，终身无子而夭殁者有之。深念此辈无辜，而受医药之害。遍访诸方，无逾此者，出以示人，命之名曰：

壮阳丹

熟地黄四两　巴戟去心，二两　破故纸炒，二两　仙灵脾二两　阳起石炒，另研，水飞，一两　桑螵蛸真者，焙，一两

上为末，炼蜜为丸，如梧子大，每服三十，空心无灰酒下，亦不可持此自恣也，戒之。

按：秋石五补丸亦同紫河车之意。《丹经》云："可惜可惜真可惜，腰间有宝人不识，将钱卖与粉髑髅[②]，却到街头问秋石。"可见秋石者，亦以人补人也。但炼者必以火，虽有滋补之功，不能无火性之毒，方士乃设为水炼之法、大阴炼法、火升之法以诳人。人喜其说，耳为所诳而不悟。谓水炼者，譬如海滨煮盐者，用水耶用火耶？可以类推矣。虽有凝底污浊之渣，臭秽之气，其可服乎？设以水澄之，如盐入水，消化不复再聚矣。其有凝聚者，乃假他物在中，如取靛者之用石灰，靛化而灰存。闻彼谓大阴炼者，此日晒夜露之卤垢也，如年久粪缸之上所结人中白者，亦可代秋石乎。彼谓水升者，水曰润下，过颡在山，岂水之性哉！虽曰火酒烧成者，乃上升之气化而为液，复下而成酒也，惟朴硝与水银，见火则上升成粉也，然则上升之秋石，乃朴硝水银之属乎。方士之诳人者，巧如穿窬，明哲之士，未有不为所惑者也。故谓其能除咸去臭，臭诚可去矣，润下作咸，咸者水之性也。五味在物，各有自然，谓咸可去，此无根之言而人乃信之，何也？吾炼秋石之法，得于异人之传，可代盐食，又无火毒。秋石（咸平，水之精）、补骨脂（苦温，炒，火之精）、五味（酸温，焙，水之精）、小茴（辛温，炒，金之精）、巴戟（甘温，去土，心之精）。

各等分为末，山药作糊为丸，如梧子大，每日空心服五十丸，红枣煎汤送下。

炼秋石法

取童男八岁以上，童女七岁以上，至精血未动者之小水，不拘多少，各半，用大缸一口作灶，放阴阳二水在中，文武火煮将干。预置一铁铲安柄似锹形，不停手四边铲动，又用桑白皮二三斤锉碎，放在内，以铲铲作一团，和匀。却用武火烧令缸红，并桑白皮烧成灰为度，去火待冷定，然后铲起，秤多少重。再取小锅一口，只用砖架，以便易取易放，将铲取秋石研筛过秤，每秋石一斤，河水斤半，同入小锅中，用火再煮干。以小铁铲铲动，勿令粘锅，照前烧令锅红，炼二次去火，取起放铁锅中，乘热研细末，安置瓷盆中。又秤水一斤半，放里以物盖定，勿令泄气。候冷别用一瓷盆放筲箕在上，下铺细布一层，再又绵纸一层，别用竹篦作一团圈，以布漫定，如取鱼之罾，亦铺绵一层在内，倾水入里，放箕上，隔一物滤过，其滓弃去，只用澄过清水。又用砖作一字长炉，约三四寸阔，安炭火，勿紧勿慢，却以白瓷盆置其上，一字排定，每盆中放水半杯，少顷，凝结如冰，洁白可爱，秋石成矣。此为三炼，无中生有，渣滓之物，臭秽之类尽绝矣。或欲铸锭送人，却以锭模子取之。

按补髓丹乃葛可久先生治痨瘵后之调

---

① 芙：原作"美"，据忠信堂本改。

② 粉髑髅：髑髅指头颅枯骨，此处指淫欲过度。

养方也。此方滋补[①]之功甚大，无疾之人可以长服，以免血枯气少，髓干精竭之病。一名十珍丸。

十珍丸

獖猪脊髓一条完者，牯羊脊髓一条完者，团鱼九肋者一个，乌雄鸡（白毛乌骨者一只，牧卷笼中，以火麻子煨一七，勿令虫食）。四味净制，去骨存肉，醇酒一大碗，于砂锅中煮熟，擂烂再入大山药五条，莲肉（去心皮）半斤，京枣（去皮节）一百枚，柿饼（有霜者）十枚。四味修制，用井花水一大瓶，于沙锅煮熟擂烂，与前熟肉和一处，再用慢火熬之。却下鹿角胶四两，真黄腊三两。上二味逐渐下，与前八味和一处，捣成膏子，和平胃散末、四君子末、知母、黄柏末各一两，共十一两，搜和成剂，十分硬，再入炼蜜，放石臼中杵千余下为丸，如梧子大，每服百丸，不拘时，枣汤下。

人之梦泄，其候有三：年少气盛，鳏旷矜持，强制情欲，不自知觉而泄精者，如瓶注水，满而自溢也。人或有之，是为无病，不须服药。如邪克于阴，神不守舍，心有所感，不能主宰，或心受热，阳气不收而泄精者，如瓶之侧而水出也，人多有之，其病尤轻，合用平和之剂。至若脏腑积弱，真元久亏，心不摄念，肾不摄精，夜梦魂交而泄者，如瓶之罅而漏也，人少有之，此病最重，非固涩之剂，恬静之心，必不能治也。或谓梦泄盛于房劳者，盖阴阳交接，二气相应，真精虽泄，真气不走，若在梦中，则精气俱泄矣。又有一等人，念虑邪淫，神气消靡，游魂为变，邪气乘虚，往往与鬼魅交通，是又厄运不可晓者，法药相助。诚哉，是言也。

治梦遗法，除满而自溢者，其情有所感，心有所慕，宜服前滋阴大补丸并固精丸。更宜清心寡欲，一妄不生可也，否则久亦成虚滑矣。若因酒色纵欲，下元虚损者，必用妙应丸秘精固涩之药，以救其脱；用前药河车丸滋补之药，以滋其阴；清静以安其神，戒惧以防其败，或有能济者矣。否则虚损无补，其何能淑。更有睡法，夜只侧卧，或左或右，伸下足，屈其上足，以挽下足之膝腕中。上手掩脐，下手握固枕其首，手攀起其茎，勿令挨肉，则通宵不泄矣。

固精丸　治心神不安，肾虚自泄精。

知母炒　黄柏酒炒，各一两　牡蛎左顾者，煅　白龙骨火煅　芡实去壳　莲蕊无，薏苡仁代　白茯苓去筋膜　远志去心　山茱萸肉各三钱　山药研作糊，二两　朱砂水飞过，三分为衣

上山茱萸以上九味，研为细末，水煮山药糊丸，如梧桐子大，朱砂为衣，每服五十丸，枣汤送下。

妙应丸　治遗精白浊，乃固涩去脱之法也。

真龙骨　朱砂水飞　石菖蒲各二钱半　白茯苓　苡仁　石莲肉　砂仁各一钱半　桑螵蛸焙　菟丝子酒浸一宿，焙，各五钱　牡蛎用破草鞋包火酒，煅研，一钱

上为细末，山药糊丸，梧桐子大，每服五十丸，粳米饮下。

金锁秘精丹　治男子嗜欲过度，精气不固，固涩去脱之剂。

莲肉去心　芡实肉各四两　白龙骨煅，一两　桑螵蛸焙，一两

共为细末，又以金樱子（霜后半黄者，去刺，劈两片，去子，水淘净）捣烂入锅中，水煎，不住火，约水耗半，以布滤去渣，再煎如稀饴，和药末，杵千余下，为丸，梧桐子大。每服三十，空心盐汤送下。更以獖猪腰子二枚，煨熟，压

---

① 补：原作“方”，据忠信堂本改。

之，助其药力。

人之生也，水为命，火为性，土为形。故水火非土则无所载，性命非形则无所附。形者性命之舍，犹果之仁有壳也。何谓土？戊己是也。何谓形，脾胃是也。胃为戊土，以司受纳；脾为己土，以司传化。胃阳主气，脾阴主血，荣卫乎一身者也。故脾胃实，则糟粕变化，津液流通，神安而性静，气盛而命立，则无病矣。脾胃若伤，则水谷入少，荣卫气衰，形敝而性命无所依附矣。此东垣《脾胃论》，诚发千古不传之秘也。

人读东垣书，用补中益气汤，只说内伤是不足之病，不知其有余之为内伤也。盖不足者，脾胃之正气不足也；有余者，水谷之邪气有余也。故诸补中益气方者，皆治其不足之病；诸导滞消积方者，皆治其有余之病也。

人有平日食少者，必无伤食之病，间或有之，只从不足一边论，补中益气内少加曲蘖，以消导之可也，不可妄攻，致成虚损。人之善食者，脾胃素强，自恃其强而倍之，即成伤矣。虽大吐大下，未为不可。

人之伤食者，未可便吐下之，恐伤胃气。如伤之轻者，损谷自愈，不必服药。若觉胸腹痞胀，当时自以指探而吐之可也，或服前加减二陈汤一二剂，或取保和丸服之，以快为度，不可遽下。惟觉腹中满痛，烦躁不安，不可下。当问其所伤之物，以前取积丸攻而去之，不可隐忍，便成损聚。

保和丸　消宿食，无留滞之积，助脾胃，成变化之功。尤宜小儿。

橘红一两　枳实麸炒　黄连姜汁炒，各五钱白术一两半　木香三钱　山楂肉　神曲炒，各七钱　麦芽炒　莱菔子炒，各五钱

为细末，汤浸蒸饼，为丸，白汤下。

脾胃素强能食之人，宜常服枳术平胃丸，以免伤食之病。

枳术平胃丸

白术　苍术米泔浸　陈皮各四两　厚朴姜汁炒　枳实麸炒　香附童便浸，各二两　砂仁炙甘草各一两

为细末，荷叶包，粳米煮饭为丸，梧子大，每服五十，米饮下。

脾胃素弱食少之人，宜常服健脾散，以助中和气。治脾泄尤妙。

健脾散

人参一两　白术　白茯苓　炙甘草各二两　山药　莲肉去心　薏苡仁　芡实去壳　白扁豆去壳，炒，各四两

上为细末，每服二钱，枣汤调服。

人有善饮者，当服神仙醒酒方，解酒毒，醒宿酒，饮酒不醉。

葛花五两　赤小豆花三两　家葛根澄粉，八两　白豆蔻去壳，取末，七钱

上为细末，用生藕捣汁和丸，如弹子大，每服一丸，嚼烂，津咽下。

凡丈夫无子者，有二病焉：一曰禀赋不足，二曰色欲太过，所以阳道痿弱，精气衰冷，故无子者，天命之限，亦人事之尽，方无悔也，宜服：

巴戟丸

巴戟酒浸，去心　益智仁　杜仲盐酒炒尽丝　菟丝子酒浸蒸杵　川续断　白茯苓　山药　远志去心，甘草水炙　蛇床子炒　牛膝去芦，酒浸，各一两　山茱萸去核　五味子各二钱　肉苁蓉酒浸，二两

为末，炼蜜为丸，梧桐子大，每服二三十丸，空心温酒下。

凡妇人无子者，有三病：一曰血海虚冷，二曰神思困郁，三曰饮食减少。所以经候不调，朝夕多病，故无子也。宜服：

乌鸡丸

白毛乌骨鸡一只，重二斤半许，关在笼中以陈老米饭喂养一七，勿令食虫，闭死，去毛肠净，用

丹参四两，锉细，放鸡肚里，以瓦罐一个，装鸡在内，再入醇酒浸煮，约高一二寸许，慢火煮熟，取出，和骨捣烂，捏作薄饼，蘸余汁焙至干，研为末　香附米净一斤，分四主，一主米泔水浸，一主童便浸，一主醋浸，一主酒浸。春秋二日，夏一日，冬四日，捣碎，焙干　熟地黄四两　当归酒洗　白芍药　鳖甲九肋，醋炙，各三两　川芎三两半　人参三两　牛膝去芦，酒洗　白术　知母各二两　丹皮　贝母　柴胡各二两　地骨皮　干姜炒　玄胡　黄柏炒，各一两　秦艽一两半　白茯苓　黄芪炙，各二两　生地黄酒洗，三两

为末，并鸡末和匀，酒浸各半，煮面糊丸，如梧子大，每服五十丸，温酒米饮任下，忌煎炒辛辣之物及苋菜。

男女之无子者，非情不洽则神不交也。何谓情不洽？或男情已动而女情未洽，则玉体方交，琼浆先吐，阳精先至而阴不上从乎阳，谓之孤阳；或女情动而男情未洽，则桃浪虽翻，玉露未滴，阴血虽至而阳不下从乎阴，谓之孤阴。两者不和，若春无秋，若冬无夏，故不成胎也。若此者，服药何益！

腰者肾之府，人身之大关节也。行则伛偻，肾将惫矣，故腰痛之病，多属肾虚，曰风曰湿。因虚感之人，年四十以后，肾气始衰，宜常服煨肾散、青娥丸二方，庶免腰痛之疾。或以腰卒痛者，煨肾散服之立止。

杜仲苁蓉巴戟天，茴香故纸及青盐，
猪羊腰子烧来服，八十公公似少年。

杜仲盐水炒去丝　肉苁蓉酒洗　巴戟去心　小茴炒　破故纸酒淘净，炒　青盐各等分

上为末和匀，用豮猪腰子，竹刀劈开，内划成纵横路，入药一钱，湿纸包裹，火中煨熟① 食之。温酒咽下，每日食一枚。牯羊腰子亦可。

青娥丸　昔赵进士从黄州太守得此方，久服大有神效。遂作诗以记其功云：

十年辛苦走边隅，造化工夫信不虚，
夺得风光归掌内，倾城不笑白髭须。

破故纸水淘净，待干，用黑芝麻同炒，去麻，十两　杜仲去皮，锉细以生姜自然汁炒尽丝，取末，五钱

二味各等分，为细末，用胡桃肉五十个，以糯米粥相拌，臼内捣如泥，布滤去滓，只用此糊为丸，梧子大。每服三十丸，空心盐汤下。

人年四十肾始衰，阴气自半。肾之荣，发也。故发始斑者，宜服：

何首乌丸　填精补髓，发永不白。

何首乌新取赤白二种，各半，用米泔水浸一夜，竹刀刮净，忌铁　牛膝去芦，半斤　黑豆酒浸，三升

用柳木甑一个，作平底箄，放高些，勿近水。铺黑豆一升在底，即铺何首乌片六两，一层。又铺牛膝二两七钱，作一层。又如前铺黑豆、首乌、牛膝，以物盖定，慢火熬至豆烂为度。取出，去豆。以竹刀锉碎，暴干用石碾、石臼取末，勿犯铜铁。何首乌末一斤，牛膝末半斤，熟地黄（酒蒸，忌铁，焙干，取末）半斤。三味和匀，炼蜜放木臼内杵千余下，为丸，梧子大，每服五十丸。用先蒸过黑豆，晒干为末，收贮。每用七粒，煎酒吞药。忌羊血、萝卜、生葱并藕。

人年五十肝叶焦，胆汁减，目始不明。夫目者精明之府，肝之窍也。水者木之母也，肾为水脏，其液藏于肝胆，上注于目。自四十肾衰精少液干。故五十肝叶焦，胆汁减者，皆肾气不足所致也。虚则补其母，宜用：

育神夜光丸

熟地黄酒洗，蒸，焙　生地黄酒洗，焙，取末，各二两　当归酒洗　牛膝去芦，酒洗　远志去心，甘草水煮　地骨皮净　枸杞酒洗　甘菊花　五味子各一两　菟丝子酒洗，淘去灰土，

---

①　熟：原作“热”，据敷文堂本改。

再以酒浸一夜，蒸捣为饼，晒干　枳壳麸炒

为末，炼蜜为丸，梧子大，每服五十丸，空心盐汤下，食后酒下，临睡茶汤下。

夫齿者骨之余，肾之标也，故肾气盛则发长齿坚；肾衰则齿去发落。古人用搽牙散，如西岳华山方可用，切不可以苦参揩牙。昔有人用之，病腰痛者，以肾受伤也。吾有一方，白牙固齿，去风除龋，屡用甚效。

熟地黄二两　香附二两　嫩槐枝四十九寸长，新缸瓦炒成炭存性，取起择去梗　石膏煅，一两　旱莲草二两　升麻炒，一两　细辛五钱　白芷五钱　羊胫骨烧灰，五钱　青皮炒，五钱

为末，用黑铅作盒盛之。

人年六十，常苦大便艰涩秘结，此气不调，血不润也。盖肾开窍于二阴，肾虚则津液不足，津液不足，则大便干涩不通，切不可用攻下之剂，愈攻愈秘，转下转虚，虽取一时之快，适贻终身之害。古人用苏麻粥以养老，丹溪以三子养亲汤事其母，皆美法也。吾制地黄四仁丸，治老人便秘之病。

地黄四仁丸

火麻仁净肉，另研，二两　郁李仁去壳，另研，一两　桃仁去皮尖，四十九粒　杏仁制，数同熟地黄酒洗，蒸，焙，另研，二两

上五味，各研极烂不筛，放舌上无渣方好，炼蜜为丸，梧子大，每服五十丸，枣汤送下。

此方以地黄补肾生津液；麻仁、桃仁治血秘，又润血中之燥；郁李仁、杏仁治气秘，润气中之燥。和之以蜜，亦以润燥也。

苏麻粥

真苏子炒，五钱　火麻仁炒，一两

研烂以熟绢袋盛之，用水二盏，于绢袋子中煮之，三沸取出，挂当风处，令干。下次再煮。每药一袋，可煮三次，却以本水入粳米煮糜粥食，自然大便润快。以麻仁润血，苏子行气也。

三子养亲汤

苏子炒　萝卜子炒　白芥子炒

各研为末，三处收。临时以一味为君，二味为臣。君者五两，臣者二两半，每药一钱，滚白水点服。如气盛以苏子为君，痰盛以芥子为君，食积以萝卜子为君。

人中年以后，多脾泄之病，前健脾散乃圣药也，切不可用劫涩之剂。

按永寿丸方者，大梁郭之卿为尚书时常服之，年逾八十，精力倍加。此方大补元阳，益脾胃，调顺气血，添补精髓。人年四十以后，宜常服之。

莲肉去心，先用酒浸一日，后装入雄猪肚内，缝紧，却将浸莲肉酒添水煮熟，取出晒干，肚子不用，一斤　苍术刮净，分作四分，用酒、盐水、米泔水、醋分浸，按时定日，一斤　白茯苓四两　熟地黄四两　川楝肉炮，取肉　枸杞　山药　柏子仁炒，另研　破故纸用麻油用炒香，去麻，各二两　青盐炒，五钱　沉香　木香各一两　五味子　小茴香炒，各二两

十四味为末，酒和，杵匀为丸，如梧子大，每服五十丸，加至七十丸，空心温酒下、盐汤送下。此方比草灵丹尤胜。

人之病者，有十病九痰之说。然则，痰之为物也，乃肾之真水，五脏之真精，肠胃之精液。人之有痰，犹鱼之有涎，木之有液，苟无是痰则死矣。惟人气失其平则气逆，气逆则津液不行，不行则荣卫不通，不通则水谷之气不能传化，并其糟粕之滓，凝聚而成痰矣。痰者水谷之养所变也。古人治痰，以通气为主，意可见矣。肥人之痰从湿，瘦人之痰从火，不可不知。

肥人痰者，奉养太厚，躯脂塞壅，故营卫之行少缓，水谷之化不齐，所以多痰。故治肥人者，补脾益气为主，宜用：

益气化痰丸

南星去皮、脐，二两 半夏汤泡七次，二两

为细末，用姜汁捏作饼，勿太软。用楮叶包裹如盦酱样，待生黄衣取出，晒干。此须在三伏天作之，半夏曲亦如此作。加入人参五钱 白术 白茯苓 陈皮各一两半 苍术米泔浸 香附童便浸 枳实麸炒，各一两 苏子炒，另研 白芥子炒，另研 炙甘草各五钱 神曲炒，一两 桔梗炒，一两

为末，用姜汁浸，蒸饼，为丸，梧子大，每服五十丸，白汤送下。

瘦人之痰，房劳太过，暴怒无常，冲任之火妄动，水谷之气不化，所以生痰。治瘦人者，以补肾降火为主，宜用：

滋阴降火丸

熟地黄姜汁拌，焙 天冬去心 白茯苓 知母 黄柏炒火色，各十两 贝母 陈皮去白，盐水炒 苏子炒，另研 瓜蒌霜各五钱

为末，炼蜜为丸，梧子大，每服五十丸，空心淡姜汤下。

人之病痨者，动曰火症，此虚损之病，要分五脏治之，不可误也。

病者憎寒，壮热，自汗，面白，目干，口苦，精神不守，恐畏不能独卧，其病在肝。宜服柴胡四物汤、金匮肾气丸治之。

柴胡四物汤 即小柴胡、四物汤二方合也。

人参五分 黄芩一钱 半夏炮，三分 柴胡一钱 炙甘草五分 当归身七分 川芎五分 白芍五分 生地黄酒洗，一钱 生姜三片

水煎。

金匮肾气丸 金匮肾气丸，即六味地黄丸，乃补肝之母也。

山药四两 山茱萸肉四两 泽泻 丹皮去末 白茯苓各三两 熟地黄八两

为末，炼蜜丸，每服五十丸，空心酒下。

病者寒热，面黑，鼻烂，忽忽喜怒，大便苦难，或腹清泻，口疮，其病在心，宜服加减八珍汤、天王补心丹。

八珍汤

人参 白茯苓 炙甘草 归身 生地黄 白芍 麦冬各五分 五味九粒 酸枣仁炒，三分 泽泻三分 黄连三分[①]

水一盏半，灯芯十二根。

水煎八分，食后服天王补心丹，方见前。

病者憎寒热，面青，唇黄，舌本强，不能言，饮食无味，体重肌痛，口吐涎沫，其病在脾，宜服补中益气汤、参苓白术丸。

补中益气汤

升麻五分 黄芪炙 炙甘草各五分 人参一钱 白术五分 供身五分 柴胡五分 陈皮五分

水盏半，煎八分，食远服。

脾胃益虚，肺气先绝，用黄芪以益皮毛而开腠理。不冷，自汗上喘气短，损其元气，用人参补之。心火乘脾，用炙甘草以泻火热而补胃之元气。若脾胃急痛，腹中急缩者，宜多用之。此三味乃除湿热、烦热之圣药也。白术甘温而苦，除胃热，利腰间血；升麻苦平味薄，能升胃中清气；又引黄芪、甘草，甘温之气上升，能补卫气之散解而实其表；用当归以和血脉；用陈皮以理胃气，又助阳气上升，以散滞气而助甘辛之药力。如咽干加干葛；心刺痛倍加当归；精神短少，倍加人参，外加五味子；头痛加蔓荆子，痛甚加川

---

① 黄连后原脱“三分”，据忠信堂本补。

芎。咳嗽夏加五味、麦冬，秋加连节麻黄，春加佛耳草、款冬花；久嗽者去人参。食不下者，或胸中有寒，或气滞加青皮、木香、陈皮；寒月加益智仁、草豆蔻，夏月加芩连，秋加槟榔、砂仁。心下痞加芍药、黄连。腹胀加枳实、木香、砂仁、厚朴；天寒加生姜、肉桂，夏加黄芩、干葛、白芍，冬加益智仁、草豆蔻、半夏。胁痛或缩急，加柴胡、甘草。膝下痛加熟地黄；不已，是寒，加肉桂。大便秘结加当归，外加大黄。脚弱或痛加黄柏，不已，加防风。气浮心乱，以朱砂安神丸镇之。

上此方加减之法，乃饮食、劳倦、喜怒不节之证。若证属热中者，宜用此方；若证属寒中者，则此方中黄芪、人参、甘草、白芍、五味能益其病，不宜用此方。

参苓白术丸方见前

病者憎寒发热，面鼻干，口燥，毛折，咳嗽，喘急，时吐白沫，或有红血线，其病在肺。宜服加味紫菀散、大阿胶丸。

加味紫菀散 即海藏治虚劳，咳中有血方加天冬、麦冬。

人参三分 紫菀二分 知母七分 贝母五分 桔梗三分 甘草三分 五味九分 白茯苓五分 阿胶炒成珠，五分 天冬去心 麦冬去心，各八分

水一盏，煎八分，临睡服。

大阿胶丸 凡嗽血俱用。

真阿胶蛤粉炒成珠 生地黄 天冬去心 白茯苓 五味子肥者 山药各一两 贝母 知母 款冬花 桔梗 桑白皮蜜制 杏仁炒，去皮 人参 甘草各二钱半

为末，炼蜜为丸，弹子大，每服一丸，薄荷汤下。

病者憎寒，面黄，耳聋，焦枯，骱痠痛，小便白浊淋漓，其病在肾，宜服：

加味四物汤 此补肾虚之要药也。

熟地黄二钱二分 川芎五分 归身八分 白芍一钱 知母八分 黄柏炒褐色，八分 天冬去心，一钱 五味十二粒 柏子仁五分

水二盏，煎一盏，空心服下。

又宜服紫河车丸。方见前。

此上三条，乃治虚劳之法也。

人有常病实热者，热久不退，元气受伤，所谓壮火食气也。宜生熟三补丸主之：

此方泻壮火，以去元气之贼，除客热以滋肾水之源。水升火降，成既济之功；天清地宁，致交会之用，岂小补云乎哉。

黄芩 黄连 黄柏用半生半熟 甘草半生半炙，各一两

为末。炼蜜为丸，梧子大，每服五十丸，淡姜汤下。

人有脾虚生疮者，宜枳壳化痰丸主之：

白术二两 枳实麸炒，二两 陈皮去白留红，七钱半 半夏曲一两 香附童便浸，一两半 神曲炒，一两 苍术米泔浸，一两半

为末，荷叶包米煮饭为丸，梧子大，每服五十丸，淡姜汤下。

此方健脾胃，成传化之功，进饮食，无留滞之积。开郁而气自顺，化痰而饮不蓄，药品虽微其功最大。

《内经》曰："大毒治病，十去其三；小毒治病，十去其五；无毒治病，十去其七"。制为定数者，恐伤正气也。又曰："谷肉菜果，以食养尽之"者，谓以谷肉菜果，去其未尽之邪也。可见谷肉菜果皆药也。

凡肝病者宜食酸，麻子、犬肉、韭，皆酸，所谓以酸泻之也。

心病者宜食苦，小麦、羊肉、杏、薤皆苦，所谓以苦泻之也。

脾病者宜食甘，粳米、牛肉、枣、葵

皆甘，所谓以甘泻之也。

肺病者，宜食辛，黄黍、鸡肉、桃、葱皆辛，所谓以辛泻之也。

肾病者宜食咸，大豆、猪肉、粟、藿皆咸，所谓以咸泻之也。

今人无事，多喜服酒药者，谓其去风湿也。盖人身之中，阳主动，阴主静，阳常有余，阴常不足。酒者辛燥之物，助阳耗阴者也，加之辛燥之药，不已甚乎。辛则发散，燥则悍热，春夏饮之，则犯远温远热之禁；秋冬饮之，则失养收养藏之道。果有风湿之疾，饮之可也；无风无湿，饮此辛散燥热之剂，则腠理开，血气乱，阳不能固，阴不能密，风湿之气，因而乘之，所谓启关纳寇也。吾平生不妄与人以古方，必有是病，可用酒助其药力者，则与以对症之药，而乌附草药不敢用也。若夫常饮之酒，则有仙家可以调气，可以怡神，岂特却疾而已哉。

地黄酒法

每糯米一斗，用生地黄三斤同蒸，以白面拌之，候熟任意用之。

盖地黄味甘、苦、寒，无毒，大补五脏内伤不足，通血脉，填骨髓，益气力，利耳目。古诗云：床头一瓮地黄酒。

薯蓣酒

用山药生者佳，如无生者，取干山药，蒸熟，去皮，一斤　酥油三两，无，以牛膝代之

同研丸，如鸡子大，每服一粒。用酒半斤烫热，以丸入酒中，化开饮之。

盖山药味甘，性温无毒，补虚病，充五脏，强阴。久服耳目聪明，轻身不饥。书云：薯蓣凉而能补，大有益于补养。

何首乌酒

新取用竹刀刮净，薄切，米泔浸一夜，取出晒干，木石臼杵为末，磁器盛之。每日空心称一钱，酒调服。

盖何首乌味甘温，长筋骨，益精髓，壮气力，黑须发，久服令人有力，遇偶日服之为良。忌羊血。赞曰：神物着助，道在仙书；雌雄相交，昼夜合之；服之去壳，日居月诸；返老还少，保安病躯。

天门冬酒

新取天门冬一二十斤，去皮心，阴干

捣罗为末，每服三钱，酒调下。盖天门冬味苦、甘、寒，强骨髓，养肌肤，镇心补肾，润五脏，益气力，杀三虫，去伏尸，久服延年，令人多子。此药在东岳，名淫羊藿；在中岳名天门冬；在西岳名藿香、藿松；在北岳，名无不愈；在南岳，名百部；在京洛山阜，名颠棘，处处有之。其名虽异，其实一也。忌鲤鱼。

春寿酒方　常服益阴精而能延寿，强阳道而得多男，黑须发而不老，安神志以常清，盖取此为春酒，以介眉寿之义，而立名也。

天门冬去心　麦门冬去心　熟地　生地　山药　莲肉去心　红枣去皮核，各等分

每一两，煮酒五碗，旋煮旋饮。其渣于石臼中杵极烂为丸，梧子大，每服五十丸，酒下。此方大有补益。

治诸风痰紫背浮萍酒方

歌曰：天生灵草无根干，不在山兮不在岸，始因柳絮逐东风，点点飘来浮水面，神仙一味去沉疴，要采之时七月半，管其瘫风与痪风，些小微风都不算，豆淋酒内服一丸，铁幞头上也出汗。

其萍以紫背为上，采回摊于竹筛中，下著水盆，曝之乃干，研末，炼蜜为丸，如弹子大，每服一丸，用黑豆煮酒化下。治左瘫右痪，三十六种风，偏正头风，手足不举，口眼㖞斜，癜风、癞风，服过百粒，即为全人。

比天助阳补精膏　歌曰：灵龟衰弱最难痊，好把《玄经》仔细看，补髓填精身体健，残躯栽接返童颜。

此方添精补髓善助元阳，润皮肤，壮筋骨，理腰痛。下元虚冷，五痨七伤，半身不遂，脚膝痠弱，男子阳事不举，阴精易泄，贴之可以兴阳固精，行步康健，气力如添；治女子下元虚冷，经水不调，崩中带下无子者，贴之可以暖子宫和血气。其功不可尽述，惟在至诚修炼，药力全备，火候温养，以二七为期，其功成矣。

真麻油一斤四两　用净锅一口，以砖架定三足　安置白炭三十斤，慢火煎，不可太急，恐损其药　槐柳桃榴椿杏杨各二枝

第一下甘草去皮，二两，煎至不鸣　第二下天冬去心　生地黄酒洗　熟地黄酒洗　远志去心　麦门冬去心　肉苁蓉酒洗，焙干　蛇床子制　牛膝去芦，酒洗　鹿茸酥制　续断　虎胫骨酥，炙　木鳖去壳　紫梢花去草　谷精草　大附子去皮　杏仁去皮，尖　肉桂　菟丝子酒淘净，捣烂焙干　肉蔻面包煨　川楝子去核

上二十味各钱半，锉碎煎制成炭，取起，以布滤去渣，要净，再上砖架定，取嫩桑条如拇指，大约长一尺六寸者一根搅油。

第三下黄丹（水飞，炒干）半斤，黄腊（鲜明者）五两，烧油令滚，以茶匙抄丹细细入油，桑枝不住手搅，滴水成珠不散为度，又取起，摊，候温，又上架。

第四下雄黄（透明者）、白龙骨、倭硫黄、赤石脂各一钱，研细末。勿令油大沸，只大温，微火煎，不住手搅，又摊起，候温，上架。

第五下乳香、没药、丁香、沉香、木香各一钱，为细末。入膏内，不住手搅微火温养。

第六下麝香（当门子）、蟾酥（乳汁制）、阳起石（煅）、蛤芙蓉各一钱，为细末，入膏内，不住手搅。微火养炼，务要软硬得宜，贴不移动，揭之无迹为度。取起收磁罐中，密封口，埋土中三日夜，去火毒。每用膏五钱，摊在厚红素缎绢上，贴脐下关元穴及背后肾俞二穴。每一个可贴六十日方换，其效如神。但不可恃此固纵，以伤真元气也。

卷之五

养生总论

养生之道，只要不思声色，不思胜负，不思得失，不思荣辱，心无烦恼，形无劳倦，而兼之以导引，助之以服饵，未有不长生者也。服饵之物，谷肉菜果为上，草木次之，金石为下。盖金石功速而易生疾，不可轻饵，恐毒发难制也。近观服杏仁者，至二三年，或泄，或脐中出，皆不可治。服楮实者，辄成骨痿。服钟乳、阳起石、硫黄、丹砂、雄黄、附子、乌头之属，多为虚阳发热作疾。服女子初经作红铅者亦然。悉宜屏之，勿轻信也。

方士惑人，自古有之。如秦始皇遣人入海，求不死之药；汉武帝刻意求仙，至以爱女妻之，此可谓颠倒之极，末年乃悔悟曰：天下岂有仙人？惟节食服药，差可少病而已。此论甚确。刘潜夫诗云：

但闻方士腾空去，不见童男入海回，
无药能令炎帝在，有人曾笑老聃来。

南史范云，初，为陈武帝属官，武帝九锡之，命在旦夕，忽感寒疾，恐不获愈。预庆事召徐文伯诊视，以实恳之曰："可得便愈乎"？文伯曰："若便差甚易，恐二年不复起耳"。云曰："朝闻道，夕死可矣，况二年乎"！文伯以火烧地，布桃叶置云其上，顷刻汗解，裹以温松。易日疾瘳，云喜甚。文伯曰："不足喜也。"越二年，果卒。观此可为求速效者之戒。

病有坚痞，风气结在皮肤肉腠者，可用针，分寸如法。在胸腹腰脊，近脏腑肠胃者，非是上医，勿便用针。

按《素》《难》，凡治脏腑之病，取手足井、荥、俞、经、合，以行补泻之法。故八法针天星十二穴者，上取下取，左取右取，合担则担，合截则截。吾有秘传，皆不离手足，了尽一身之疾。凡有疾者，头项胸腹腰脊肋胁戒勿用针。

凡头面胸腹脊膂诸穴，有宜灸者，不过三壮，不可多灸。有人灸丹田穴，动则五六十壮，谓之随年壮。人问其故，答曰：若要身体安，丹田、三里常不干。噫，此齐东野人语也。人能谨其嗜欲，节其饮食，避风寒，虽不灸丹田，三里，身自无病而常安也。否则正气一虚，邪气自攻，以灸补虚，是以油发火也，无益而反害之。

凡用针灸后，常宜慎欲，至疾愈方可，不然则无效矣。

延年益寿不老丹

生地黄酒浸一夜，晒干，三两　熟地黄洗净，晒干，三两　地骨皮酒洗净，晒干，五两　人参三两　天冬酒浸三时，去心，晒干，三两　麦冬制同，三两　白茯苓去粗皮切片酒浸，晒干，五两　何首乌鲜者，用竹刀刮去皮，切片，酒浸，晒干；干者，用泔水浸软，刮去皮，切片，用砂锅内先下乌羊肉一斤　黑豆三合，量着水于上加竹篦，放此药覆盖蒸一二时辰，取出晒干，半斤

共为细末，炼蜜为丸，梧桐子大。每服三五十丸，酒送下，清晨服之。此药千益百补，或十日或一月，自知为另等人也。常服功效难言。得此药者，不可以为

药易而轻传也。

此方崇德县知县所送，服之，果觉有效。

鹿角霜丸

黄柏去粗皮，人乳拌匀，晒干，如此三次，炒褐色用之，或六两或四两，随时加减，八两　鹿角霜八两　天门冬去皮心，二两　麦门冬去心，二两　人参一两或二两　生地黄置水中，去浮者，酒浸一夜，二两　熟地黄酒浸一夜，晒干，二两

为末，炼蜜为丸，梧子大，每服七十丸，加至百丸。淡盐汤送下，或酒尤佳。

煮鹿角霜法

鹿角Z用本年解及新锯，血气不干枯者，截寸半，置长流水中浸七昼夜，涤去腥秽。每角一斤，加桑白皮二两，黄蝎二两，楮实子一两，放银器内，或盐泥固济的好坛，炭灰煮七昼夜，水耗以熟水添之，旋耗旋添。角软如熟样，取出晒干听用。将煮角汁去药渣并蝎皮，火熬膏收贮。每用三钱，酒化融服，其功更胜。若是麋角尤佳，煮制之法相同。

何首乌丸

八月采赤白各[1]半，极大者佳，以竹刀刮去皮，切碎，用米泔水浸一夜，漉出晒干，以壮妇生男乳汁拌晒三度，候干。用木臼舂为末，罗细，以北红枣，蜜云县出者佳，于砂锅内煮去皮核，取肉和药末，千杵为丸，焙燥，以磁器盛之。初服二十丸，每十日加十丸，至百丸止。空心盐汤下。忌铁与诸血、萝卜。此长生真人保命服食。

治五劳七伤，虚损无力，四肢困倦，脚手顽麻，气血耗散，面黄肌瘦，阳事不升，虚晕恶心，饮食减少。此药能治诸虚，添精补髓，滋润皮肤，充神壮气，身体轻健、光泽，开胃进食，返老还童，发白再黑，齿落更生，大有神效。

茯苓四两　天冬四两　山药四两　熟地黄四两　枸杞四两　何首乌四两　干姜二两　大茴炒，一两　炒青盐少许　鹿角霜四两　莲肉去皮，半斤　破故纸净香油炒，四两　没石子一两　大核桃肉半斤　麦冬四两

为末，空心白汤调匀二三匙，日进二服，不拘在家在外，少者一服，老者二服，功不尽述。

松梅丸　肥肠健髓之验。

松脂炼热者，一斤　怀庆熟地黄酒蒸，十两　乌梅肉六两

如后法制，炼蜜为丸，梧子大，每服五十丸，空心米饮盐汤下。

此方得之南京吏部尚书大人者，自云西域异人所授，后服之果能加饮食，致身肥健，小便清，大便润，精神不倦。愚考诸本草云：松脂味苦，甘温无毒，安五脏，除胃中伏火、咽干消渴，久服轻身不老，聪耳明目，固齿润肺，辟邪气，去历节风、疠风酸痛不可忍，仙家多炼服，日无倦怠，老年发白返黑。若同茯苓末炼蜜服，可以辟谷。

炼法：用明净松脂十余斤，先以长流水入砂锅内，桑柴火煮拔三次，再淋桑灰汁，仍煮七八次，扯拔，又用好酒煮二次，完则以长流水煮过一次，扯拔色白，味不苦涩为度。阴干，入石臼内杵捣取净末，依方配合再捣。一日九次，须要日干乃佳。又查熟地黄，味甘苦无毒，填骨髓五脏不足及男女劳伤，通血脉，益气力，利耳目。一名曰地髓，久服轻身不老，黑发增寿。服此药忌三白，禁银铁器。取沉水者佳，晒干称用，以清油洗净，木甑沙锅蒸半日，入臼舂用。乌梅肉味酸平无毒，能下气除热，安心神，疗肢体痛，生津液及好睡口干，利筋脉，去痹消痰，治骨蒸虚劳，羸瘦，解烦毒。久服令人思睡

---

[1] 各：原脱，据忠信堂本加。

不睡。故东垣有言：凡酸味最补元气，谓其有收之义耳。取润大者三五斤，以温酒浴洗，甑内蒸熟，去核取肉，捣和前二味成丸。

鹿角霜丸

鹿角锯成寸段，长流水浸七日，入砂锅内，用桑柴火煮七日夜，取出，外去粗皮，内去血穰，研细末，净，一斤　知母去皮，盐酒炒黄色，为末，净，半斤　生地黄酒浸一夜，晒干，为末，净，四两　熟地黄酒浸一夜，晒干为末，净，四两　天冬酒浸，去心，晒干，为末，净，四两　麦冬酒浸，去心，晒干，为末，四两　当归全，用酒洗，为末，二两　何首乌去皮，用人乳拌匀，九蒸九晒，为末，不犯铁器，二两　白茯苓去皮，为末，用水淘净去筋膜，二两　麋角制法同前，净末，一斤　黄柏去皮，切为咀片，酒炒老黄色，为末，净，半斤

共为一处拌匀，炼蜜为丸，梧子大。每服五十丸，空心温酒送下，或盐汤送下亦好。

乌发固本丸

何首乌米泔水浸三宿，竹刀刮去皮，切片，方加黑豆五升，同首乌滚水泡一时，蒸熟去豆，半斤　生地黄酒浸，二两　黄精用黑豆二升，同煮熟，去豆，忌铁器，四两　熟地黄酒浸，二两　天冬去心，二两　麦冬去心，二两　白茯苓二两　赤茯苓去皮，二两　片术二两　人参二两　五加皮二两　巨胜子二两　柏子仁二两　松子仁二两　核桃仁二两　枸杞二两

为细末，炼蜜为丸，梧子大，每服七八十丸，空心温酒盐汤下。

却老乌须健阳丹

何首乌米泔水浸三夜，竹刀刮去皮，打碎如棋子大　赤白各一斤[①]　牛膝同前何首乌，用黑豆五升，入砂锅煎三次，为末，半斤　枸杞酒浸洗，晒干，为末，半斤　当归酒浸一夜，加茯半斤，半斤　故纸炒黄为末，五两　茯苓赤者一斤，牛乳浸，白者一斤，人乳浸。俱一夜，晒干　菟丝子酒浸三日，晒干，为末，半斤

上七味，各不犯铁器，炼蜜为丸，如弹子大，日进三丸。早一丸，空心酒下；午后一丸，姜汤下；临困[②]一丸，盐汤下。初服三日，小便杂色，是去五脏杂病；二十七日唇红口生津液，再不夜起；四十七日，身躯轻健，两乳红润，至一月后，鼻头辛酸，是诸风百病皆出；四十九日，目视光明，两手火热，精通，白发返黑，齿落更生，阳事强健，丹田如火，行步如飞，气力倍加，非人不可轻泄，乃神秘之方也。

益母草丸

益母草，单一味为末，不犯铁器，炼蜜为丸，如弹子大，每服一丸，久服亦令人有子。此先祖兰窗公常用有验者，其妇人胎前产后，诸疾治之皆效。加减汤引于下。本方加木香、当归、赤芍尤佳。无子者，温酒下，服一月其经自调（一方如上加外，又有川芎）。腹有癥瘕加三棱、莪术。胎前产后，脐腹刺痛，胎动不安，下血不止，用水煎秦艽汤下，或当归汤下，半夏汤亦可。

胎前产后，脐腹作痛有声，寒热往来，俱用米汤下。临产及产后，先用一丸，及童便酒下，血气自然调和。又能破血痛，调经络，极效。

产后胎衣不下，及一切产难横生，或死胎经日不下，胀满心闷、心痛，炒盐汤下。

产后中风，牙关紧闭，半身不遂，失音不语，童便无灰酒送下。

产后气喘、咳嗽，胃膈不利，恶心呕吐酸水，面目浮肿，两胁腋痛，动举无力，温酒下。

产后，两太阳痛。太阳者，前后脑[③]

① 赤白各一斤：原作“赤白各半斤”，据忠信堂本改。

② 临困：临睡也。罗田方言。

③ 脑：原作“腹”，据忠信堂本改。

也。呵欠，心悸、怔忡，气短，肌瘦，不思饮食，血风身热，手足顽麻，百节[①]疼痛，米饮送下。

产后眼花黑暗，血晕血热，口渴烦闷，见鬼狂言，不省人事，薄荷汤下。血崩漏，糯米汤下。

产后赤白带，煎阿胶汤下。

产后大小便不通，烦躁口苦，薄荷汤下。

产后面赤颜垢，五心烦热，或腹中血块，腹脐奔痛，时发寒热，有冷汗者，童便酒各半下，或温薄荷汤下。

产后恶血未尽，结带脐腹刺痛，恶气上冲，心胸满闷，童便温酒各半下。

产后痢疾，米汤下。

又方三分散，用小柴胡、四物、四[②]君子。㕮咀。产后伤寒并痢者，依方取效似神扶。产后血泻，水煎枣汤下。产后未满月，血气不通，咳嗽，四肢无力，自汗、睡汗不止，月水不调，久而不治，则为骨蒸潮热，用童便酒下。若急用时，取生者根茎花叶捣烂，调服及绞汁入水，饮亦可。又治喉闭，得吐即愈，冬来用根为最。

妊妇五忌：昆山顾状元刊施二法。

一勿睡热炕，南方火柜亦同。

一勿食煎炒炙煿之物。

一勿食葱、蒜、韭、薤、葫椒、茱萸。

一勿于星月下仰卧及当风洗浴坐卧。

一勿饮烧酒及黄酒。

盖此二酒有药，恐后妊娠所禁相反。

小儿五宜：

一小儿初生，先浓煎黄连、甘草汤，用软绢或丝绵包指蘸药，抠出口中恶血，气或不及，即以药汤灌之，待吐出恶沫，方与乳吃。令其出痘稀少。

一初生三五月，宜绷缚令卧，勿竖头抱，免致惊痫。

一凡乳[③]食不宜一时混吃，令儿生疳癖痞积。

一宜用[④]七八十岁老人旧裙裤改小衣衫，令儿有寿。虽富贵之家，切不可新制纻丝绫罗毡绒之类与小儿服，不惟生病抑且折福。愚意，凡小儿满月受贺宴宾，宰杀生物亦非所宜。

一小儿四五个月，只与乳吃，六个月以后，方与稀粥哺之。周岁以前，切不可荤腥并生冷之物，令儿多疾。若得二三岁后，脏腑稍壮，才与荤腥最好。

延年第一方

镇江钱医官传。

小儿初生，脐带脱落后，取置新瓦上，用炭火四周烧至烟将尽，放于土地上，用瓦盏之类盖之存性，研为细末。预将透明朱砂为极细末，水飞过，脐带若有五分重，乳汁一二贝壳调和，或以黄连甘草汁调亦好，调和前脐带末、朱砂末二味，如沙糖样，抹儿口中及乳头，一日之内抹尽。次日儿大便遗下秽污浊垢，终身永无疮疥及诸胎疾，个个保全。此十分妙法也。脐带内看有虫当去之。

神效消毒保命丹　凡小儿未出痘疮者，每遇交春分、秋分时，服一丸，其痘毒能渐消化。若服一二次者，亦得减少。若服三年六次，其毒尽消，必保无虞。此方神秘，本不宜轻传，但慈幼之心，自不能已，愿与好生者出而共之。

缠豆藤即是毛豆藤，梗上缠绕细红丝者是也。在八月采取，阴干，以此药为主，妙甚，一两五钱　黑豆三十粒　赤豆七十粒　山楂肉一两　新升麻七钱半　荆芥五钱　防风五钱　生地黄

① 节：原作“部”，据忠信堂本改。

② 四：原脱，据忠信堂本补。

③ 凡乳：原作“乱与”，据忠信堂本改。

④ 用：原作“令”，据忠信堂本改。

一两 川独活五钱 甘草五钱 当归酒洗，五钱 赤芍五钱 连翘五钱半 黄连五钱 桔梗五钱 辰砂水飞另研，一两 牛旁子炒，一两 苦丝瓜长五寸，留年，经霜者甚妙，烧灰存性，二个

各为极细末，和匀，净沙糖拌丸，李核大，每服一丸。浓煎甘草汤化下。其前项药须预办精料，遇春分、秋分、正月十五、七月十五修合，务在精诚。忌妇女、猫、犬见。合时向太阳祝药曰：神仙真药，体合自然，婴儿吞服，天地齐年。吾奉太上老君急急如律令勅！一气七遍。

凡初生小儿，口龈发牙根白黑，名曰马牙，不能食乳。此与鹅口不同，少缓即不能救，多致夭殇。急用针缚筋，将白黑挑破出血。用好金墨磨薄荷汤，以手指碾母油发，蘸墨遍口擦之。勿令食乳。待睡一时，醒方与乳，再擦之即愈。

牛黄抱龙丸 此屡服验方，治一切急慢惊风及风热风痰。用薄荷汤磨服一丸，儿小作二三次服。

牛胆南星八钱 雄黄一钱半 辰砂一钱二分 钩藤一两半 人参一钱半 天竺黄二钱半 茯苓一钱半 牛黄二分 麝香五分

为末服，将甘草四两，锉细，用水二大碗，煎成膏一盏，入药末内，丸如芡实大，金箔为衣，阴干藏之，勿令泄气，每近微火边。

上附方有验及人所服验者，皆秘也，兹具开录，以广前方之所未备。盖人之禀养不齐，病亦随异，故方各有所宜，在人活变而用之耳。

万灵膏

香油四斤 槐 柳 桃 榴 椿 杏 杨各二枚 两头尖 白芷 赤芍 大黄 人参 黄连 白芍 草乌 苦参 川芎 生地黄 川椒 胎发 穿山甲 熟地黄 槐子 杏仁各一两 当归二两 蓖麻去皮，一百三十粒 巴豆去皮，一百二十粒 黄柏去皮，一两 木鳖去皮，五十个

上二十二味，俱㕮咀如麻豆大，入香油内浸，春五夏三秋七冬十日。黄香十二两，黄丹（二斤水飞澄，火焙七次），阿魏、沉香、丁香、麝香、血竭各一两，木香八两，乳香、没药各三两。

上阿魏八味，俱为细末，先将香油并药入铜锅内熬焦，将药锅取下，温冷用生绢过净，将药再下黄丹，用槐、柳等枝不住手搅，此时用烧火宜慢，常滴药在水中，成珠不散，入黄香，将锅取下冷片时，減火性，乃下阿魏等八味，搅匀，化开贴患如神。

柴胡三棱饮 治小儿食积。

柴胡 神曲 黄芩 莪术 人参 三棱 枳实 陈皮 半夏 乌梅 青皮 茯苓 厚朴 槟榔 甘草 姜三片 草果仁二瓣

水煎。

黄连磨积丸 治遗精。

滑石 黄柏

为末，秋冬炼蜜，春夏面糊为丸，梧子大，每服七十丸，滚水下。

治肠风下血

槐角一两

水一盏。煎半盅。

治风疮疥疮

香油一盅 猪油半两 黄柏 苦参 头发 鸡子皮 黄蜡

以上诸药，在锅内煎化头发后，用水银、猩红、枯矾、木鳖、大风子、蛇床子、人言、硫黄、雄黄、花椒、吴茱萸，俱为细末，入前药内调搽。

治喉痛生疮

内用凉膈散加防风 牛蒡子 射干 升麻

治疮吃药

生地黄 黄柏 黄芪 防风 荆芥

当归　栀子　白蒺藜　苍术　川芎　赤芍　甘草　大黄

水煎。

治头疮

石螺去壳，留肉　白蜡五钱　香油二两　松香五钱

二味将油煮滚，入白蜡、松香，入油内，成膏。

治九种心痛

莪术　三棱　青皮　陈皮　益智仁　桔梗　藿香　肉桂　甘草　香附　槟榔

为咀片，白水煎。孕妇不可服。

治痢疾

梧桐子　诃子肉各一两　枯矾二钱

细末。醋糊丸，梧子大，每服三十丸。红痢甘草汤下；白痢干姜汤下。二次止。

牙疼

牙痛独活散

木通　玄胡　羌活　独活　川芎　防风各一钱

水煎。

治便毒

金银花　穿山甲　木鳖子去油　白芨　天灯心　僵蚕　全蝎去毒　常山　大黄　连翘　细辛　牛膝　漏芦　乳香　没药药煎热方下此二味

水、酒各一盅，煎服。

治癞瘰

新剃头时，用白糖满头搽上后，用活螺蛳捣烂附上，干一层再加一层。

治虫牙痛

用黄蜡少许，在锅内化开，用艾叶小大三皮、人言少许，同处为丸，又用鹅茧一个盛之。如疼在左，放蜡丸在左，右疼痛安右。

治嗽

用桑白皮、萝卜，共一处，水煎，露一夜，清晨温热服之。

治风牙

用川乌一片，放清油内蘸过烧红，放于牙上立效。

治痔漏疮方

莲蕊二钱　归尾焙干，一两　大黄一两半　乳没　猩红各一钱　文蛤　黑白丑各一两

为细末，每服四钱，獍猪肉汤下。四更服之，四时下虫，如无下虫，烂肉为度。

固齿搽牙散

骨碎补炒黑，一两　青盐五钱　食盐五钱　花椒五钱

为末搽之。

头风方

川芎三钱　柴胡一钱　石菖蒲　防风　藁本　生甘草　升麻各一钱　熟甘草　生地黄酒浸，各一钱　黄连酒炒　黄芩酒炒，各四钱半

为末，每服二钱。食后真茶汤送下。

杨文宇治天行热病方

柴胡热潮将息者一钱，未息者一钱半　黄芩一钱半，加多亦可　半夏九分或一钱　白茯苓九分　枳实一钱，未下者钱半　厚朴五分

头痛胸痛者，加川芎五分，有斑先服青黛三钱，水化服，后服药，姜三片为引；已经下者，加大枣一个为引，未下者不用。

中满肿胀方

人参三分　白术一钱　茯苓六分　黄芩五分　麦冬八分　木通五分　厚朴三分　紫苏叶三分　海金沙五分

膈噎方

生地黄水洗，一钱三分　当归酒洗，八分　白芍一钱　川芎七分　陈皮八分　红花三分　桃仁五分　甘草炙，五分

水煎，初服二三剂时，定有一反，反后即愈。当多服一二十剂。若动火，加黄芩、青皮各五分；有别症随宜加药。

保命歌括

傅沛藩　校注

目 录

卷之一

中　风

帝坐明堂观八风，喜从正位怕从冲，
邪虚昼发民多病，强弱中间论不同。

夫八风者，八方之风也。太乙移宫之日，天必应之以风雨。是日也，黄帝坐于明堂之中，以察其灾祥之变，与岐伯天师从容问答，著之于经，垂法万世。其见于经者，太乙常以冬至之日，居叶蛰[①]之宫，风从正北方坎位来，名曰大刚风。立春日移居天留，风从东北方艮位来，名曰凶风。春分日移居仓门，风从东方震位来，名曰婴儿风。立夏日移居阴洛，风从东南方巽位来，名曰弱风。夏至日移居天宫，风从南方离位来，名曰大弱风。立秋日移居玄委，风从西南方坤位来，名曰谋风。秋分日移居仓果，风从西方兑位来，名曰刚风。立冬日移居新洛，风从西北方乾位来，名曰拆风。故于八节之日，因视风所从来而占之。风从其所居之正位来为实风，主长养万物；如从其冲后来为虚风，主杀，主害，伤人者也。其风昼发者，民多病，夜发者，少病，民皆睡也。强者气实，虽有大风苛毒，不能害之。弱者气虚，易于感邪，故经曰：其中于虚邪也，因于天时，与其身形，参以虚实，大病乃成，气有定舍，因处为名。

善行数变莫如风，正邪衰微引贼攻，
内外浅深须要辨，治分三法是良工。

经曰：风者，善行而数变。又曰：风者，百病之长也。至其变化，乃为他病，故曰贼风。中风之病，多起虚弱之人，由外而内，由浅而深，有中血脉、中腑脏之不同。按《发明》云：中血脉则口眼㖞斜，中腑则肢节废，中脏则性命危。三治各不同：中血脉者病在表，宜汗之；中腑者病在里，宜下之；表里已和，宜养血通气。

六经形症见于经，便溺如难属厥阴，
对症主方求必中，勿轻汗下损元真[②]。

《发明》云：外有六经之形症，则从小续命汤加减；内有便溺之阻隔，则从三化汤通利之。又按《机要》云：风本为热，热胜则风动，宜以静其燥，是养血也。治须少汗，亦宜少下。多汗则虚其卫，多下则损其荣，宜治在经，当以大药养之，大秦艽汤是也。

按《内经·风论》，历陈五脏与胃风之病，皆多汗而恶风。

体若虚羸易中风，挟痰挟火与邪通，
经分五脏须明了，脉症乖违即不中。

谨按经文《仁斋直指》所论，五脏与胃风之症与脉各自不同。

心中风者，多汗恶风，其症偃卧不能倾侧，发热失音。诊在口，其色赤，故唇赤者可治。若唇上黑白青黄，乃心坏为

---

① 叶蛰（xié zhé）：原作“叶艺”，据视履堂本改。叶蛰，古代指八卦中坎卦所居的方域。

② 真：原作“贞”，据视履堂本改，下同。

水。面目停停时时慄动者，死。其脉浮而洪，宜小续命汤去麻黄、干姜、石膏、杏仁，加白茯苓、生地、木通、黄连、麦冬主之。

肝中风者，多汗，恶风，其症踞坐，不能低头，目直视，嗌干，胁下痛，诸筋挛急，头目瞤动。诊在目下，其色青，故青绕两目连额微青面黄者，可治。若火势青黑，其目一白者，死。其脉浮而弦，宜小续命汤去麻黄、干姜、杏仁，加羌活、防风、黄芩、栀仁主之。

肺中风者，多汗恶风，其症偃卧，时咳喘息，胸满短气，日则瘥，暮则甚。诊在眉上，其色白。故目下及鼻四围以至于口色白者，可治。若色黄，乃肺坏为血，与循衣摸空者，死。其脉浮而涩，宜小续命汤去桂枝、干姜，加黄芩、栀子、苏叶主之。

肾中风者，多汗恶风，其症踞坐，腰脊痛引小腹，面痝然[①] 浮肿，隐曲不得。诊在肌下，其色黑故耳，黑者可治。若视左右胁有黄点，面如土色，发直、发黄者，死。其脉浮而滑，小续命汤去石膏、杏仁，加黄柏、细辛、附子主之。

脾中风者，多汗恶风，其症身体怠惰，四肢不欲动，不嗜食，腹满，皮肉瞤动。诊在鼻上，其色黄，故唇黄吐黄汁者可治。若手足青且冷，目下青者，死。其脉浮而缓，小续命汤去麻黄、杏仁、石膏，加黄芪、白芷、白芍主之。

胃中风者，颈多汗，恶风，其症食饮不下，膈塞不通，腹痞满，张口喘息，失衣则䐜胀，食寒则泄。诊形瘦而腹大，右关脉弦而缓带浮，宜胃风汤主之。

火生于木木生风，风火原[②] 来共一宗，

治得火时风自散，不从标本只从中。

经曰：诸风振掉，皆属肝木。盖在天为风，在地为木，在人身中则肝应之。风之从肝，自然之理也。自河间先生本诸《内经》作《原病式》，然后风从肝治，其义始明。古方用续命、排风治之者，乃火郁发之之意也。河间用通圣散，仲阳用泻青丸治之，乃风淫所胜，治以辛凉。今之论者，乃谓古方之所治者，真中风也；河间之所治者，类中风之病也。岂理也哉！谨按经云：厥阴不从标本，从乎中治。中者谓少阳相火也。胆为少阳相火，肝之从火，其义甚明。

风从火治理须明，亦有脾虚被木侵，

湿则生痰与风似，莫将中气作风称。

真中风者，风自外入也。知八风之变，从虚而入，初得之，其邪在表，故宜辛甘温热之剂以发散之，不使传变深入于里也，《金匮》续命汤、防风羌活汤主之。二三日后，邪入于里，渐变为热，通圣散主之。如脾胃不足，肝木乘之为风病者，此风自内出者也。宜补中益气汤合建中汤加防风主之。如因湿生痰，痰生热，热生风者，此即《内经》土气之下，木气承之，亢则害，承乃制之病，所谓土极而兼木化者也，宜摄生饮子主之。痰盛气实者宜吐，稀涎散主之。气虚者不可吐。

七情五志火相推，气中如风火所为，

乌药有方能顺气，蜡丸苏合治颠危。

经云：忧喜悲恐怒不得以其次，故令人有大病矣。又云：百病生于气也，怒则气上，喜则气缓，悲则气消，恐则气下，惊则气乱，劳则气耗，思则气结，此七情之病也。五志，心之志为喜，喜伤心；肝之志为怒，怒伤肝；脾之志为思，思伤脾；肺之志为忧，忧伤肺；肾之志为恐，恐伤肾。此五志之病也。七情五志皆不可

---

① 痝（máng）然：痝然，形容面目浮肿的状态。

② 原：原作“元”，据视履堂本改。

过，气过而有余便是火。故河间云：五志过极，皆为火也。人有中气卒倒者，目闭口合，痰涎壅塞，有似中风之状，但不瘈疭搐掣耳，急用苏合丸灌之，待其苏甦，乌药顺气散主之。

四肢痿弱状如瘫，莫作风邪一类看，
病属肺经多燥热，欲求治法问东垣。

丹溪云：诸痿皆起于肺热，传入五脏，散为诸症。其昏惑、瘈疭、瞀闷、冒昧、暴病、郁冒、蒙昧、暴瘖、瘈昧，皆属于火。四肢不举，舌本强，足痿不收，痰涎有声，皆属于土。悉是湿热之病，当作诸痿论治，若以中风之法治之，宁免虚虚之祸乎？宜东垣清燥汤、健步丸主之见痿病。

风淫平治以辛凉，今古相传续命汤，
辛热过多能助火，不如通圣泄青良。

经曰：风淫于内，治以辛凉，佐以苦甘。盖木之味酸，辛胜酸；木之气温，凉胜温。此五行相制之理也。古今所录治中风者，皆以小续命汤为主，有桂、附、干姜辛热之药，虽有黄芩、石膏，如一杯之水，岂能胜车薪之火哉？惟云风从汗散，初则服之，以发散风邪则可，如常服之，宁不助火为变耶？自河间、仲阳深得经中之意，以通圣散、泻青丸为治火泻肝之主，乃治其本也。

初中风时发散宜，小柴胡汤合桂枝，
便溺阻隔搜风取，调养无如大补奇。

《发明》云：中风主治各不同，外有六经之形症，则从小续命加减；内有便溺之阻隔，宜三化汤。外无六经之形症，内无便溺之阻隔，大秦艽汤、羌活愈风汤主之。今按《机要》云：治宜少汗，谓中风之病；有汗恶风，续命汤有麻黄不可轻用也。亦宜少下，谓风乃肝病，肝强脾弱，三化汤乃仲景小承气以泻痞满实之药，不敢妄用也。又不可利小便，谓中风有自汗，则津液外泄，小便自少，此东垣有五苓散之禁，恐重亡津液也。外无六经之形症，内无便溺之阻隔，斯为无疾人矣。风而挟虚，理宜补养，仲景治风虚、脚气，用八味丸，略露端绪。然秦艽汤、愈风汤虽皆有补血之药，而行经散风之剂居其大半，将何以养血而益筋骨耶？故予主以小柴胡合桂枝汤，以代续命汤者，小柴胡乃足厥阴、少阳之药，桂枝汤又治中风自汗之症药也。经云：肝病者，大小便难，主搜风。顺气丸以代三化汤者，所以治风痹[①]之病也；以十全大补汤代大秦艽汤、愈风汤者，取其养血益气，收大补十全之功也。

中风之脉喜浮虚，浮缓而迟病易愈，
脾脉缓时空费力，小虚急数可嗟吁。

《正理论》云：风则浮虚。又云：浮脉而缓者为中风。《要略》云：脉微而数，中风使然。诊人被风，不仁痿痹。其脉虚者，生；紧急疾者，死。《脉诀》歌云：中风口噤迟浮吉，虚小还当命必殂。《玉函》歌云：风疾脾缓空费力。

中风人在四旬逾，肾气始衰荣卫虚，
肥者多痰知气弱，瘦人多火血无余。

《发明》云：凡人年逾四旬，气衰之际，多有风疾，少壮之时无有也，若肥盛者，则间有之，亦是形患气衰而然也。按《内经》曰：人年四十则肾气始衰，发班、面槁，加以纵欲，则不待四十而肾衰也。肾水既衰，火寡于畏，故风病生焉。肥人中风多属气虚，治宜六君子汤为主，加行痰散风利关节之剂，恐痰泥经络也。瘦人中风，多属血虚有火，宜四物加黄柏、知母以滋阴降火为主，则风自退也。又有肥人血虚、瘦人气虚者，当以脉症辨之，不可拘泥。

---

① 风痹：原作“风脾”，据视履堂本、忠信堂本改。

瘫痪休将左右分，皆因血少不荣筋，
若将痿痹同条贯，误杀阎浮多少人。

古书云：手足不遂者，左曰瘫，谓属死血也；右曰痪，谓属痰也。自予论之，瘫痪总是血枯之病，盖为痰泥经络，遂气血不行以荣养其筋也。瘫者，为手足木强难举动也。痪者，谓手足软弱，虽能运动而无力也。瘫者已成废人，不可治也；惟痪者，八味地黄丸主之。若痿痹之病，又不可与瘫痪同论。痪与痿相似，痪则口角流涎，语言謇涩；痿则无是病，但手足软弱无力也。瘫与痹相似，瘫则木强难动；痹则游走疼痛，乍作乍止也。痿与痹相似，痿则不痛，而痹痛也。治法各见本病，惟瘫痪宜大防风汤主之。

百病无如风最先，莫将杂病一般看，
中间恶症须详察，勿被时人作笑谈。

中风恶症，若口开手撒，泄血遗尿，眼合不开，或瞪目直视，汗出不流，吐沫气喘，声如鼾睡，面绯面黑，发直头摇，手足口鼻清冷，口噤，喑不能言，皆为不治之症。

治风诸方

《金匮》小续命汤　治中风痱，身体不能自收，口不能言，冒昧不知痛处，或拘急不得转侧。

麻黄去节　桂枝去皮　当归　人参　石膏　干姜　甘草各三两　川芎一两　杏仁四十

上九味，以水一斗，煮取四升，每服一升，当小汗，薄覆脊，凭几坐，汗出则愈。不汗更服。无所禁，勿当风。此心、肺、脾、肾、肝之药也。

心中风，去麻黄、杏仁、干姜、石膏，加黄连、木通、生地、白茯苓、麦冬。

肝中风，去麻黄、杏仁、干姜、石膏，加羌活、白芍、防风、黄芩、栀子。

肺中风，去桂枝、干姜，加黄芩、栀子仁、苏叶、知母。

肾中风，去石膏、杏仁，加细辛、熟附子、黄柏。

脾中风，去麻黄、杏仁、石膏，加白术、白芍、黄芪。

又一方，无当归、石膏、干姜，有防风、防已、黄芩、白芍、熟附子，共十一味，名大续命汤，姜枣引。

胃风汤　治虚风症，不能食，腹胀满，食饮不下，膈塞不通，形瘦腹大，恶风，颈多汗，麻木，牙关急搐，目内蠕动而肿，此因初饮食讫，乘风凉而得之。

白芷一钱二分　葛根　苍术　归身各一钱　升麻二钱　甘草炙，一钱半　柴胡　藁本　羌活　黄柏炒　草蔻各三分　麻黄不去节，五分　蔓荆子一分

姜三枣一，煎。

防风羌活汤　治气虚血虚挟痰者。

防风　羌活　枳壳　桔梗　川芎各六分　白芍酒炒，一钱　甘草炙，四分　白茯苓七分　陈皮　半夏汤洗七次　白术　荆芥各五分

水姜煎。

无汗而拘急者，以此发之。服药后无汗者，加麻黄（去节）一钱，葱白三茎。

头痛，加白芷、细辛各五分。

血虚无力，加生地黄、当归各五分。

气虚有汗，加黄芪、人参各五分。

口干有热，加柴胡、葛根、黄芩各五分。

四肢恶寒，加桂枝一钱。

风痰，加胆星一钱。

胸中多痰、满闷，加竹沥、姜汁。

搐掣，加白天麻、僵蚕（炒，去丝嘴）各八分。

防风通圣散　治风热诸症。

防风　川芎　当归　白芍　大黄　朴硝　薄荷　连翘　麻黄各五分　石膏　桔梗　黄芩各一钱　甘草一钱二分　白术　栀仁　芥穗各三分　滑石二钱四分

姜三片，水煎服。

如外有六经之形症，去黄、硝，随六经加引导药。

太阳经加羌活、藁本，阳明经加干葛、升麻，少阳加柴胡，太阴加白芷，少阴加独活，厥阴经加柴胡。

无汗用麻黄，有汗用桂枝，痰盛入竹沥、姜汁。

如内有便溺之阻隔，去麻黄、白芍，加赤芍。

如外无六经之形症，内无便溺之阻隔，去麻黄、硝、黄，加人参、牛膝以调养气血。

此方治痢后鹤膝风良验。

搜风顺气丸　治肠胃积热，大便结燥，小便赤涩。此药先通气血①，清热润燥，通利大小便。

车前子一两半　白槟榔　麻子微炒，去壳，另研　牛膝酒浸　山药各二两　枳壳麸炒　防风　川独活各一两　郁李仁去壳，另研　大黄酒蒸七次，各五钱

上为极细末，梧桐子大，每服二十丸，温酒下。

如觉大肠微动，以羊肚肺羹补之。膏粱之人，大便结燥者，常宜服之，庶免风秘。老人虚秘最宜。

十全大补汤　治气血俱虚神效。

四君、四物加黄芪、肉桂是也

姜三片，枣一枚，煎服。

泻青丸　治肝火之神方也。

羌活　防风　归身　川芎　栀仁　胆草　大黄湿纸煨等分

为极细末，炼蜜丸，如梧桐子大，每服三十丸，滚白水下。

补中益气建中汤　治脾土不及，肝木乘之，以致中风之病。

即补中益气汤合小建中汤加防风是也

姜三片，枣二枚，水煎服。

乌药顺气散　治中风卒倒。今人用之以治中风，乃先调其气也。

乌药　陈皮　枳壳　桔梗　麻黄　川芎　白芷　干姜各等分　甘草减半

一方有白僵蚕。

水二盏，姜三片，葱三根，煎服。

摄生饮　治一切卒中痰厥，初病即宜用之。

圆白南星湿纸裹煨　半夏汤泡七次　木香各一钱半　辣细辛　苍术生　甘草生　石菖蒲各一钱

上㕮咀，分二服，用水一盏半，姜七片，煎七分，乘热调苏合丸一丸灌下。如无苏合丸，只以竹沥、姜汁亦佳。

如卒中不省，以搐药吹鼻，得嚏可治，不嚏者难治。搐鼻通天散主之。

搐鼻通天散　治卒中暴死不省。

川芎　细辛　藜芦　白芷　防风　薄荷叶各一钱　猪牙皂刺去皮②，三个

上为极细末，少许吹鼻中。

稀涎散　治中风，涎潮隔塞，气闭不通。

白矾生，二两　猪牙皂去皮弦炙黄，四个

为极细末，每服一二钱，温水下，以吐为度。

大秦艽汤　治血虚不能养筋，故手足不能运动，舌强不能言语，宜养血而筋自荣。

秦艽　甘草　川芎　当归　白芍　石膏　独活　白茯苓各一线　羌活　防风

① 先通气血：视履堂本作“宣通气血”，于义见长。

② 刺去皮：忠信堂本作“去皮弦，炙黄”，于义见长。

生地　熟地黄　白芷　黄芩　白术各五分　细辛二分半

水煎，温服无时。如遇天阴，加生姜三片煎。

心下痞满，加枳实一钱。

大防风汤　治气血两虚挟风热而成瘫痪之神方也。又治痢后脚弱不能行者，名鹤膝风，有效。

白术一钱半，熟地　防风　归身　黄芪　白芍酒炒　杜仲姜汁炒，各一钱　附子炮去皮　川芎各七分半　羌活　人参　牛膝酒洗　甘草炙各五分

姜枣引。

调理风邪各有方，不如火艾最为良，
七年痼疾三年艾，如觉风来可预防。

凡治风疾，莫如以上发表、和中、治痰、调气血诸方。然此可扶持疾病，若要收全功，火艾为良也。

凡风中脉，则口眼㖞斜，宜灸听会、颊车、地仓、左灸右，右灸左，各三七壮。

凡风中腑，手足不遂，宜灸百会、肩髃、曲池、风市、足三里、绝骨。

如觉手足麻木，或不仁，或痛，良久乃已，此是中腑之候，宜求此六穴灸之。

凡风中脏，气塞涎出，不语昏危者，灸百会、风池、大椎、曲池、间使、足三里、绝骨，立效。

如觉心中昏乱，神思不怡，或手足麻痹，此将中脏之候，不问是风是气，可速灸此七穴，可保无虞。

如素有风人，宜留意此灸法，此法能灸猝死。

凡人风发，可强忍，怕痛，不可灸。忽然猝死，虽灸无益也。

卷之二

中寒

阴寒杀气物遭伤，卒犯为灾恶敢当，

莫使肾经先受病，变生诸症要提防。

寒者，至阴杀厉之气也。天地之气，阳主生长，阴主杀伐。故木受之而毁折，火受之而灭明，土受之而坚结，水受之而合凝，其为物之害者，莫有甚于寒也。人以肾为根本，惟肾则受寒，为寒则伤肾。肾气一虚，寒邪易犯。其为病也，急痛拘挛，战掉强直，昏迷厥冷，口禁失音，此中寒也；无汗恶寒，头痛面惨，发热拘急，手足微寒，此伤寒也；霍乱转筋，洞泄下痢，干呕吐逆，积饮停痰，此寒邪入于肠胃也。若为咳嗽，为疝瘕，为脚气，为泄漏，为遗精，为痰疟，为诸痛，莫非寒邪之所为也。人惟肾气不充，疏于谨护，非特霜凝水沍[①]之时，虽当温暑之月，当风取凉，卧地受冷，受其寒邪之气，亦与真寒同矣。

寒病因分中与伤，使人临病费消详，

阴经自受为真中，伤自阳经治在阳。

按丹溪云：曰中、曰伤，未闻有议其异同者。因思有即病，有不即病，中寒则仓卒感受，其病即发而暴。伤寒之人，因其旧有郁热，风寒外来，肌腠自密，发而为热。其初也，用麻黄、桂枝，此专发表而安，以病体不甚虚也。中寒之人，一身受邪，难分经络，无热可发，温补自解，此胃气之大虚也。此朱先生之论也。以予论之，伤即中也，无即病不即病之分。自邪客之曰中，如矢之中于人也。自人受之曰伤，如伤矢之云也。大抵邪之所中，其气皆虚，或中于阳，则阳受伤，中于阴，则阴受伤。中寒之病，乃真中阴经之病，故宜温补。伤寒之病，乃中阳经之病，故宜发散。如仲景论太阳经病有四逆汤，少阴经病有麻黄附子细辛汤，则伤寒亦有温补，中寒亦有发散者。管见如是，请详之。

寒中阴经急用温，理中加附效如神，

房劳阴毒宜姜附，寒湿还从五积寻。

中寒之病，本因肾虚，或受风寒，或食寒凉得之，内外皆阴，阳气不守，遂发寒病。身重，眼睛疼，身体倦怠而甚热，四肢厥逆，额上及身背冷汗不止，或多烦渴，精神恍惚，如有所失，二三日间或可起行。诊之则六脉沉细而疾，尺部短小，寸口或无。若服凉药则渴转甚，燥转急，惟补虚温中可也，宜附子理中汤主之。若有恶寒症，宜麻黄附子细辛汤。

如因房劳之后得之，其症沉重，四肢逆冷，腹痛转甚，爪甲、面色青黑，六脉俱沉，尺脉伏，此阴毒也，急于气海、关元二穴灸之，宜姜附汤主之，以手足暖为度。

如因入水及久坐湿地得之，此寒湿之病也，宜五积散主之。

凡阴毒，若不急救，则死。

---

① 沍（hù）：冻。

肝为风木自生寒，湿土脾嫌冷气干，
中下二焦有寒积，细详脉证作汤丸。

如诊得两尺之脉弦而紧，此寒在下焦，肝受病也。其症小腹急痛，奔豚疝气，宜元戎苦楝丸主之。

如诊得两关脉迟而紧，此寒在中焦，脾胃受病也，其症腹中痛，呕逆不食，宜附子理中汤。有表症者，养胃汤主之。

附子理中汤　治中寒，呕吐，虚弱。

人参　白术　干姜炒　熟附子各七分　炙草三分半

水煎[①]，姜三片引。

麻黄附子细辛汤　治少阴病发热脉沉者。

麻黄去节，二钱　细辛　熟附子各一钱

水一盏半，先煎麻黄一盏，去上沫，入药煎六分服。

姜附汤　治中寒厥冷，强直，失音，口噤吐沫或阴盛发躁。

熟附　干姜炮，各等分

水煎。

生料五积散　治感冒寒湿之气，头疼身痛，项强拘急，恶寒呕吐，或有腹痛。

苍术制，二钱半　桔梗一钱二分　陈皮去白　麻黄去节　枳壳面炒，各六分　厚朴姜炒　干姜炒，各四分　白芷　川芎　甘草炙，各三分　半夏洗，二分　白茯苓　肉桂　白芍　当归各三分

姜葱引。

元戎苦楝丸　治下焦有寒，小腹急痛，奔豚疝痛。

川楝肉　小茴炒　附子各一两，三味酒煮干，再焙　玄胡索五钱　全蝎炒，十八个　丁香十八个

为细末，酒糊丸，如梧桐子大，每服五十，食前当归汤下。

养胃汤　治外感寒邪，内伤生冷。

苍术炒　厚朴姜汁　半夏曲各一钱　人参　茯苓　草果仁　藿香[②]各五分　陈皮七分半　甘草炙，三分半

分二服，每服加桂五分，姜七片，乌梅半个，煎服。

伤　寒

风寒初起太阳经，饮食如伤取太阴，
谁谓伤寒只传足，三因无病作何因。

经曰：犯贼风虚邪者，阳受之；饮食不节，起居不时者，阴受之。阳受之则入六腑，阴受之则入五脏。故伤于风寒者，则自足太阳膀胱始。太阳者，为诸阳主气也，仲景因之而作伤寒论。伤于饮食者，则自足太阴脾经始。五脏之气，二日阳明受之，三日少阳肃之，四日太阴受之，五日少阴受之，六日厥阴受之，此《内经·热论》之文也。《脾胃论》云：脾胃不足，此至而不至，是为不及也。火亢盛，乘于脾土之位，此不至而至，是为太过也；肝木妄行，此所不胜者乘之也；肺经受邪，此所生者受病也；肾水反来侮土，此所胜者侮之也。亦《内经》之文也。故伤寒之病，有传经症；脾胃之病，有兼见症也。

经曰：风寒在下，肝木主风，属足厥阴；肾水主寒，属足少阴。足太阳膀胱者，胃[③]之腑也，诸阳之所属也。故风寒之感，足太阳膀胱经先受之，膀胱传足阳明胃，胃传足少阳胆，胆传足太阴脾，脾传足少阴肾，肾传足厥阴肝，此之谓传足不传手也。又按仲景云：无奇经则无伤寒。缘奇经皆附足，六经不附手，六经寒邪伤足经者，为有奇经也。况外感风寒，则肾肝之病，内伤生冷，则脾胃之病，皆

① 水字下原脱“煎”，据视履堂本补。
② 香字下原脱“各”，据视履堂本补。
③ 胃：疑为“肾”之误。

属于足，又何说耶？或云：伤寒病，冬月得之，太阳膀胱经为首，次至足厥阴肝经为尾，此病为伤北方与东方。足之六经，皆在东北之方。又云：足之六经，五行俱足，手之六经，二金四火，是皆牵合之说。

风为阳，寒为阴，卫为阳，荣为阴。风之伤卫，寒之伤荣，各从其类也。伤寒之病始于太阳者，太阳寒水，其气同也。中风之病亦始于太阳者，足厥阴肝经之脉与太阳膀胱经之脉会于颠，其气通也。经只言伤寒，而仲景兼风言者，风亦寒也。其言始于太阳者，乃举其大略耳。其实三阳、三阴之经，邪之所凑，皆为病首。按仲景《伤寒论》：阳明病，若能食，名中风，此阳明初得之病，非自太阳传来者也。又云：血弱气尽，腠理开，邪气因入，与正气相搏云云，小柴胡汤主之，此少阳之自受病也。太阳病，脉浮者，可发汗，宜桂枝汤。此太阴之自受病也。少阴病始得之，反发热，脉沉者，麻黄附子细辛汤，此少阴之自受病也。手足厥寒，脉细欲绝者，当归四逆汤主之，此厥阴之自受病也。由此观之，三阴三阳各有自受之病，非皆自太阳传也明矣。

惟有伤寒不易谈，六经传变症多端，
法分三百六十七，笑煞时师妄用钤。

经曰：一日太阳受之，头项痛，腰脊强。二日阳明受之，身热，目痛，鼻干而不得卧。三日少阳受之，胸胁痛而耳聋，往来寒热而口为之苦。四日太阴受之，腹满而嗌干，自利。五日少阴受之，口燥舌干而渴。六日厥阴受之，烦满而囊缩。此六经相传之次序也。

东垣曰：太阳者，巨阳也，为诸阳之首。膀胱经病，若渴者，自入于本也，名曰传本。太阳传阳明胃土者名曰循经传，为发汗不彻，利小便，便邪不尽，透入于里也。太阳传少阳胆木者，名曰越经传，为原受病，脉浮宜汗，当用麻黄而不用之故也。太阳传少阴肾水者，名曰表里传，为表病急当发汗，而反下，所以传也。太阳传太阴脾土者，名曰误下传，为受病，脉缓有汗，当用桂枝汤，而反下之所致也，当腹痛，四肢沉重。太阳传厥阴肝木者，为三阴不至于首，惟厥阴与督脉上行与太阳相接，名曰循经得度传也。

其太阳传变居多者，足太阳膀胱之经行于背。背者，五脏六腑之俞，太阳之脉行之，四通八达。初感邪气，乘虚而入，故传也。有始终只在本经不传者，有传过一经而不再传者，有自入其腑不传者，有传入胃而不传者，有七日不解为过经者，有二七不解为过经者。有两感，有合病，有并病，有误服药而致变者，症非一端，不可拘泥。但凭其脉与外症治之，此活法也。

伤寒钤法，好事者为之也。后世信之，误人多矣。予初喜其书，取而读之，亦未觉其缪也，及研精乎轩歧之旨，紬绎乎仲景之书，始和其缪。盖天以六气为节，地以五行为制，以之纪年，则三十年为一周，而观其胜负之变；以之步时，则六气为一周，而分其主客之令。其所论者，皆风寒暑湿燥火之气，雨旸寒暑之变，昆虫草木之化，病机色脉之应，非为伤寒立说也。今为钤法者，以病日为司天，以人命求病原，则一人之身，平生只有二经之病，何其谬也，乃计日以传经，归号以主治，则尤谬之甚也。惟汗瘥棺墓之说，庶几近理，病之瘥甚，多有不中其三百六十七法，一百一十三方之数，又岂能尽伤寒之变哉！

伤寒两感病堪嗟，并病传来作一家，
合病伤寒多吐利，莫将异说混长沙。

经曰：两感于寒者，病一日则太阳与

少阴俱病，则头痛、口干而渴。头痛，太阳邪甚于表；口干而渴，则少阴邪盛于里也。二日则阳明与太阴俱病，则腹满，身热，不欲食，谵言。身热，谵言，为阳明邪盛于表，不欲食，腹满，为太阴邪盛于里也。三日则少阳与厥阴俱病，则耳聋、囊缩而厥。耳聋，为少阳邪盛于表，囊缩而厥，为厥阴邪盛于里。此三阴三阳、五脏六腑俱病，荣卫不行，五脏不通则死矣。仲景论两感为必死之症，而复以治有先后发表攻里之说，抑不忍坐待其死也。《活人书》云：先救其里，以四逆汤；后救其表，以桂枝汤。此乃治下利身疼痛之法以治两感之症，则腹痛、囊缩、谵语之邪何由得去？其六日而死者，虽云大数，亦医杀之也。然仲景所谓发表者，葛根麻黄是也；所谓攻里者，调胃承气是也。惟王海藏之论庶为得之。王海藏云：两感于寒者不治。一日[①] 太阳与少阴俱病。太阳者腑也，自背俞而入，人所共知；少阴者脏也，自鼻息而入，人所不知也。鼻气通于天，故寒邪无形之气从鼻而入，下于肾也。又云：天之邪气，感则害人五脏，以是内外两感，脏腑俱病，欲表之则有里，欲下之则有表，表里不能一治故死矣。然所禀有虚实，所感有浅深，虚而感之深者必死，实而感之浅者犹或可治。治之而不愈者有矣，未有不治而生者也。尝立一方以治此病，间有生者，名曰解利两感神方大羌活汤。

赵思贞曰：合病者，二阳经或三阳经同受病，病之不传者也。并病者，一阳经先病，又过一经，病之传者也。且如太阳阳明并病一症，若并而未尽，是传未过，犹有表症，仲景所谓太阳症不罢，面色赤，阳气拂郁在表不得越，烦躁短气是也，犹当汗之，以各半汤；若传之已尽，是为传过，仲景所谓太阳症罢，潮热，手足汗出，大便硬而谵语者是也，法当下之，以承气汤。太阳、少阳并病，其症头项强痛，眩闷，如结胸心下痞、便硬，当刺大椎、肝俞、肺俞（详见《伤寒摘锦》）。

《明理论》曰：太阳与阳明合病有三症：其下利者与葛根汤；其不下利但呕者，汤中加半夏；其胸满而喘者，宜麻黄汤。太阳与少阳合病，自下利者，与黄芩汤；呕加半夏、生姜。阳明与少阳合病，必下利，其脉弦者为负，负者死，木克土也；脉滑而数者，有宿食也，以大承气汤下之。三阳合病，腹满身重，口不仁，面垢，谵语，遗尿，白虎汤。

常苦伤寒法浩繁，只凭脉症最为先，
浮沉表里分虚实，攻补如珠自转旋。

人有恒言：伤寒为大病者，谓其传变叵测也。时师执汗下之法，谓伤寒不难治，以彪视虎，未遇真虎也。如遇变症，汗之不除，下之不除，其术败矣。盖病在表，其脉必浮，病在里，其脉必沉。实则攻之，谓发汗、吐下也；虚则补之，谓温之也。法无一定，应病而施，如珠走盘，活泼泼地，谓之良工。

脉浮而缓，有汗者，谓之中风，宜桂枝汤主之。

脉浮而紧，无汗者，谓之伤寒，宜麻黄汤主之。

脉浮，头项痛，腰脊强，病在太阳。有汗，桂枝汤；无汗，麻黄汤。

脉长，身热，鼻干，目疼，不得卧，病在阳明。如脉长大而浮，有上症而恶寒者，病在经，宜解肌，升麻葛根汤主之；如脉长而大，不恶寒，大热大渴，自汗者，病入里未实，宜白虎汤；如长而沉实，潮热，自汗，渴，谵语，大便硬者，

---

① 日：原作“曰”，据上下文义改。

病在腑，宜下之，谓胃承气汤。

脉弦，胸胁满痛，耳聋，来往寒热[①]者，病在少阳，小柴胡汤下之。

脉沉细，咽干，腹满，自利，如脉沉细而强疾者为实，宜桂枝加大黄汤；如沉细而迟弱者为虚寒，宜理中汤主之。

脉微细，口燥舌干而渴，此传经之邪热也，宜大承气汤下之。

脉微缓而沉，烦满囊缩，病在厥阴，此传经之邪热也，宜下之。

脉阴阳寸尺也俱盛，重感于寒而紧涩，变为温疟；阴阳紧盛，伤寒之脉也。

脉阳浮而滑，阴濡而弱，更遇于风，变为风温。阳脉浮滑，阴脉濡弱，皆风也。

脉阳洪数，阴实大太过，温热两合，变为温毒。洪数实大皆热脉也。

脉阳[②]濡弱，阴弦紧，更遇温气，名曰温疫。

病发热，脉沉细，表得太阳，名曰痓病。

病太阳，关节疼痛而烦，脉沉细，名曰湿痹。

病太阳，身热疼痛，脉微弱弦芤，名曰中暍。若发汗已，身灼然热，脉阴阳俱浮，名曰风温。

脉沉细而疾，身凉，四肢冷，烦躁不欲饮水，狂闷，名曰阳厥。

伤寒热盛，脉浮大者生，沉细者死。汗下之后，沉小者生，浮大者死。

表属三阳里属阴，阴阳脉症要分明。
若拘日数为绳墨，邪未能除反坏真。

三阳经，病多表症，宜汗之；三阴经，病多里症，宜下之。此千古不易之定法也。经云：未满三日者，可汗而已，其满三日者，可泄而已。此语其大略也。伤寒赋云：一日二日发表而散，三日四日和解而痊，至五六日方可议下。人皆诵之。殊不知病三日后即有可下者，七八日后犹有可汗之症。若拘日数，则有当汗下而不汗下，不可汗下而汗下之者，为害深矣。此当以脉症论之。如脉浮，有恶风寒之症者，虽七八日，宜与汗之；如脉沉，其症恶热烦渴，便溺不通，虽三四日，宜即下之。如脉不浮不沉只洪数者，其症不恶寒，不大便硬，此在半表半里，不可汗下，宜和解之。

治分三法合宜施，初汗中和末下之，
勿犯天时伤胃气，汗之宜早不宜迟。

初病在表则汗之，中在半表半里则和解之，在里则下之，以脉症辨之，合宜而施，说见上文。汗之宜麻黄汤、桂枝汤、葛根汤，和解宜小柴胡汤、白虎汤、东垣凉膈散，下之宜大、小调胃承气汤。经云：用热远热，用寒远寒。故春不得服青龙，秋不得服白虎，恐犯时禁也。又曰：发表不远热，攻里不远寒。谓药以攻邪，有是病即有是药，如盛夏之时，设有可汗之症，虽桂枝、麻黄不嫌于并进，隆冬之时，设有可下之症，大黄、芒硝亦可以合饮，中病即止，勿过其剂可也。正理论云：凡人有疾，不知即治，隐忍冀瘥，盖伤之邪，初在皮毛，次入血脉，不急汗之，则邪气深入，所以汗之宜早也。若已入里，必待胃实而后下之，故不厌迟，恐伤胃气也。

痞结斑黄各有因，或因汗下或传经，
若能临病加详审，匕勺下咽起困沉。

伤寒病如痞、如结胸二症，有未经下而得之者，此传经之邪也，从小柴胡汤加减治之，痞加桔梗、枳壳，结胸加大、小陷胸汤主之。如曾下后得之者，此下之逆也。痞用泻心汤，结胸用陷胸汤主之。又

① 寒字下原脱“热”，据视履堂本补。
② 脉字下原脱“阳”，据视履堂本补。

如发斑、发黄之症，有因汗而得之者[1]，此汗之逆也，斑宜升麻汤，黄宜茵陈汤主之。然斑有二症，因于外感者，谓之阳斑，其色如锦文；因于内伤者，谓之阴斑，其色微红，详见斑疹内。黄有二症，因于热者，其色明；因于湿者，其色黯，详见黄疸。

表邪未罢不宜攻，病入里时汗不中，
汗下不应为大逆，与人增病是粗工。

病在表者，法宜汗之。假如恶风寒者，此表邪未罢也，误下之，则表邪乘虚入里，为痞，为结胸，为挟热而利。病在里者，法宜下之，假如不恶寒而恶热，口渴饮水，大便已硬，此里实也，误汗之则热畜积益甚，为斑，为黄，是名为逆，医之误也。因其所逆而治之，痞宜泻心汤，结胸宜大、小陷胸汤，挟热而利宜黄芩芍药汤，发狂谵语宜大承气汤，发斑宜升麻汤，发黄宜茵陈汤。又如病虽入里，其脉迟者，不可下，亦不可汗也，下之则亡阴，洞泄不止，小建中汤主之；汗之则亡阳，筋惕肉瞤，真武汤主之。

以寒攻热热攻寒，寒热乖违病可怜，
何事六经多变例，长沙秘诀在师传。

阳病多热，治以寒凉，阴病多寒，治以温热，虽良工不能废其绳墨也。今伤热病之在表者，宜用辛凉之药以和之，乃以桂枝、麻黄之辛甘温热之剂，此火郁则发之，所谓发表不远热也。及其传入阳经，不用温剂而用大黄、芒硝苦咸寒药，此传经之邪，寒变为热，所谓攻里不远寒，大热之气，寒以取之也。

传到阳明不一般，在经在腑不同看，
在经尚有相传症，入腑之时病不传。

阳明者，足阳明胃也。初太阳病，当与汗之。或失汗，或汗不解[2]，必传阳明。阳明有二症：一在经，身热，鼻干，不得卧者是也，此名传经病不已，复传足少阳胆经也。一在腑，所谓胃实者是也，病入腑则不再传矣。入腑之论有二：如三阳在经之邪皆能入胃。胃为水谷之海，无所不受故也。自太阳经入胃腑者，谓之太阳阳明。自阳明本经病自入胃腑者，谓之正阳阳明。自少阳传入胃腑者，谓之少阳阳明。三阳明皆胃实之症，三一承气汤随症用之。又如三阳在经之邪自入其腑者，亦谓之入腑。故太阳经病自入膀胱腑者，为小便不利，为蓄血如狂之症。阳明病自入胃与大肠腑者，为大便硬，为蓄血喜忘之症。惟少阳经不入胆腑，谓胆无出入，乃清净之腑也。如此阳邪里实之症，皆宜下之，若误服桂枝汤者必死，所谓桂枝下咽，阳盛则毙。三阳本经之病亦有入胃府者，太阴入胃，则腹痛自利，理中汤主之。少阴病入胃，腹痛自利，桃花汤主之。厥阴入胃吐蛔者，谓之蛔厥，乌梅丸主之。如此阴邪里虚之症，误服承气汤者死，所谓承气入胃，阴甚乃亡，大抵阳邪入胃，则多大便，阴邪入胃，则多吐利。

六经受病被邪伤，表里调和各有方，
开得长沙无缝锁，得门而入又升堂。

伤寒传经之病，在三阳经则多表症，三阴经则多里症。据仲景之病论，不如是之示人以不广也。今据其论中所著，三阳、三阴之症各有表里者。

太阳经病，有汗桂枝汤，无汗麻黄汤。伤风见寒，伤寒见风，大青龙汤；表有水者，小青龙汤，皆表药也。小便不利者，五苓散；蓄血如狂者，抵当汤，皆里药也，以桃仁承气汤代之。阳明经病，升麻葛根汤皆表药也。白虎汤、大、小、调胃承气汤、桃仁承气汤皆里药也。少阳经

---

① 有因汗而得之者：原作“未因汗下得之者”，据视履堂本、忠信堂本改。

② 汗不解：原作“汗之解”，据视履堂本改。

无表里，小柴胡汤；如表症多，柴胡加桂汤；里症多，大柴胡汤。太阴经病，桂枝汤，表药也；理中汤，里药也。少阴经病，麻黄附子细辛汤、麻黄附子甘草汤皆表药也；四逆汤、姜附汤、真武汤皆里药也。厥阴经病，当归四逆汤、当归四逆加吴茱萸生姜汤皆表药也，乌梅汤、四逆汤皆里药也。

长沙著论治伤寒，汗用辛甘下苦咸，
此法古今终不变，莫将羌活杂真诠。

辛甘发散为阳，桂枝之辛，麻黄之甘，所以开发腠理，驱逐风寒也。咸苦下泄为阴，芒硝之咸，大黄之苦，所以攻坚泻实，荡涤肠胃也。仲景著《伤寒论》，于太阳病，因有恶风恶寒之症，知其在表，故用桂枝汤治中风有汗者，此风淫所胜，以辛散之也。麻黄汤治伤寒无汗者，此寒淫所胜，治以甘热也。若无恶风寒之症，则不轻用矣。于阳明经，因有胃实痞满燥实坚之症，知其在里，故用承气汤。枳实以泻痞，厚朴以泻满，大黄以泻实，芒硝以润燥软坚也。若无胃实之症，则不敢用矣。或谓仲景之方，乃治冬时中而即病者伤寒之法，非治温暑之月伤寒之法也。殊不知春夏之时，病者如有恶风寒之症，麻黄、桂枝皆可用之，所谓发表不远热也。若病不恶风寒，虽秋冬之时，麻黄、桂枝亦在所禁，况春夏乎！但谓麻黄、桂枝不用于温暑之病则可，谓不当用于温暑之月则不可。或谓春不服青龙，秋不服白虎，此亦语其常耳，设有青龙、白虎之症，可以他药代之乎？经云：太阳病，发热而渴，不恶寒者，温病也。是知发热恶寒者为伤寒，不恶寒者为温病，其症固不同矣。或不论症，泥于春夏不得服麻黄之说，而以羌活冲和汤代之，殊不知麻黄、桂枝二汤乃太阳经表药也。今九味羌活汤、羌活防风汤，太阳经药也。如苍术除足太阳之湿，川芎治足厥阴之头疼，细辛治足少阴之头痛，白芷治足阳明经之头痛，生地黄治手少阴之热，黄芩治手太阳之热。六经同治，表里并主，乃治温病表里俱热之剂，以治太阳一经在表之症可乎？世人不知此义，以治有恶风寒之症，变为大病，此吾之所以无取于节庵也。如谓用热远热，麻黄、桂枝诚春夏之所禁也，可以羌活汤代之；用寒远寒，设使小雪之后，有可下之症者，芒硝、大黄亦在所禁，不知何方以代之也。噫，执中无权，犹执一也！故曰：尽信书，不如无书。

四时正气岂伤人，休若虚时客气侵，
总把伤寒作纲领，因时立法取和平。

春风温，夏火热，秋湿凉，冬冷寒，此四时至令之正气所以生长收藏，为万物之终始也，岂为厄哉？或未至而至，或至而不至，气失其平，则为疾矣。人有体虚者感之，春伤于风，则为中风病；夏伤于暑，则为中暑病；秋伤于湿，则为中湿病；冬伤于寒，则为中寒病，此皆当其时而即病也。如不即病，与冬伤于寒者，春必病温；春伤于风者，夏必飧泄；夏伤于暑者，秋必痎疟；秋伤于湿者，冬必为咳嗽。此皆伏气之病，信与当时即病者，不可同治法矣。然以伤寒总名之者，非以寒为肃杀之气，举其重以见其轻欤，抑欲人据治伤寒之法以为例耶。因时制方，随症用药，必使病已，必使气和，斯得之矣。

坏病伤寒以法求，更兼复易有缘由，
补中益气为张本，荣卫调和病自瘳。

太阳病，曾经发汗、吐下、温针，虚其正气，病仍不解者，谓之坏病，言为医所坏也。审观脉证，知犯何逆而治之。逆者，随其逆而救之。经云：本发汗而复下之，此为逆也。若先发汗，治不为逆。本先下之，而反汗之为逆。若先下之，治不为逆。如太阳发汗，汗出不解，其人仍发热，心下悸，头眩，身瞤动，振振欲擗地者，真武汤主之，此发汗之逆也。又奔豚有二症：其一由误发汗所致，用茯苓甘草大枣汤① 主之；其一由误用烧针令其汗出而致者，治以桂枝加桂汤，更以桂二两，灸其针处核上各一壮者是也。经云：病发于阳而反下之，热入内作结胸；发于阴而反下之，因作痞。此下之逆也。经云：太阳病吐之，但太阳病，当恶寒，今反不恶寒，不欲近衣，此为吐之内烦也。太阳病，当恶寒发热，关上脉细数者，以医吐之过也，此为小逆。

经曰：病热少愈，食肉则复，多食则遗，此其禁也。伤寒新差，人强与谷肉食之，脾胃气尚弱，不能消谷，故令发热，此食复也。热之微者，损谷自愈。如有痞满而热甚者，小承气汤主之。

伤寒瘥后，气血未平，余热未尽，早则动劳病者，名曰劳复。谓之劳者，非但强力劳动，持重远行也，凡言语思虑劳神，梳洗劳力，则生热而复病也，宜小柴胡汤，栀子豆豉以解之。若头痛，四肢疼者，此因劳而感于风寒也，宜葛根加葱豉汤以发之。

经曰，饮食劳倦则伤脾。故伤寒赋云：劳食再复，病名内伤，宜于补中益气汤求之。又云：诸食皆复，饮酒则危；诸劳皆复，御女则死。甚矣！女劳之不可治也。

阴阳易病者，如男子病新瘥，余邪未尽，而妇人与之交，妇人因得病者，谓之阳易；妇人病新瘥，余邪未尽，而男子与之交，因而得病者，谓之阴易。名曰易者②，以阴阳相感，气候相传，如交易也，亦由其人正气本虚，故相传染也。然女犯男得病者，易治，男犯女得病者，治之稍迟，则无及矣。仲景以烧裈裆散治之，小便得利，阴头微肿者愈。如男子大病后，强合阴阳，内动其精，外劳其形而复病者，此名女劳复，非易病也。其症身体重，少气，小腹急痛或囊缩，热上冲胸，头重不欲举，眼中生花，膝胫拘挛，治之少缓，必舌出数寸而死，宜韭根猳鼠粪汤调烧裈散主之。

差后缘何热不除，非易非复只因虚，
仍将脉症加详审，惟有柴胡汤可居。

伤寒解后，常有微热不除，虚羸少气，气逆欲吐者，其脉亦虚，竹叶石膏汤主之。

伤寒解后，精神恍惚，言语错乱，有似邪祟之状，或潮热颊赤，或寒热似疟。以脉辨之，人迎脉浮弦者，此表邪未尽也，宜知母麻黄汤；气口脉浮大者，此正气虚也，宜补中益气汤加熟附子主之。

伤寒发汗吐下后不解，如寒无寒，如热无热，意欲食，腹不能食，常默，欲卧不能卧，欲行不能行，欲食或有美时，或有不欲闻食臭时，口苦，小便赤，诸药不能治，得药则剧吐利，如有神灵，身形如和，其脉微数。每溺时头痛者，六十日愈；若溺时头不痛淅然者，四十日愈；若溺快然但头眩者，二十日愈。此名百合病。谓百脉一宗，悉致其病也，宜百合汤随发汗吐下后加减治之。

伤寒厥逆病邪深，厥有阴阳仔细分，
阳厥大承四逆散，阴宜姜附急温经。

逆者，手足不温也。厥者，手足冷也。逆微而厥，皆邪气深入之症也。有阳厥，有阴厥，阳厥者，传邪之病，先在阳经则手足热，传入阴经则以渐而逆厥矣。所谓热深厥亦深，热微厥亦微，乃火极而兼水化者，名曰阳厥。阴厥者，直中阴经

① 茯苓甘草大枣汤：疑作“茯苓桂枝甘草大枣汤”。
② 名曰易者：原作“月日易者”，据视履堂本改。

之病，阴盛阳微，手足者，诸阳之本，故得病即厥逆也，名曰阴厥。阳厥之厥，先热后冷，不至肘膝；阴厥之厥，初病即冷，手足如冰，上连肘膝，以此别之。阳厥者，轻则四逆散，重则大承气汤。阴厥者，急用姜附汤、四逆汤以温其经，甚者灸关元穴及气海。

阴阳二毒最难医，莫与伤寒一例推，
若得老师真口诀，免交七日致倾危。

阳毒之为病，面赤斑斑如锦文，咽喉痛，唾脓血，五日可治，七日不可治，宜升麻葛根汤主之。

阴毒之为病，面目青，身痛如被杖，咽喉痛，五日可治，七日不可治，宜天雄散主之。

宝贵之人多内伤，勿轻汗下比寻常，
汗之伤气下伤血，病不可为空自忙。

伤寒之用汗下，定法也。惟富贵之人，平日多有内伤之症，再感风寒，此为内伤挟外感症，宜补中益气汤为主。治随六经之法加减，如外感重者，须以汗解，宜升麻散火汤主之。

如三四日间，不宜前药，则以小柴胡汤验症加减，或合五苓散。

五六日不大便者，小柴胡汤去人参、半夏，合小承气服之；甚者三乙承气主之。

怯弱人，不可下者，内服补中益气汤，外用胆导法甚妙。

七八日过经不解，只以小柴胡汤合栀子豆豉汤治之。

伤害新瘥后，因劳食再复者，只以补中益气汤，多服取效。伤于食者，兼服枳术丸。

发汗升麻散火汤，柴苓和解最为良，
下宜胆导兼三乙，此是家传秘密方。

此治内伤挟外感之法也。初行解表，用升麻散火汤加葱豉以汗之，此方比九味羌活汤尤捷，随经加减中有柴苓汤[①]，为和解之剂。热甚者，小柴胡合凉膈散汤。极甚者，小柴胡合白虎汤。如有里实之症，轻者胆导法，重者三乙承气汤主之。

饮酒成伤号曰酲，葛花能解醉中人，
饮留胸胁成他症，十枣芫花饮自行。

此在内伤中。

此治酒客伤寒之病也，切不可用桂枝汤，令人伤肺吐唾脓血，宜葛花解酲主之，其热即除。二三日后胸胁痛者，此留饮也。盖酒之毒气也，因汗而散；酒之质，水也，留而不去，故为胸胁之病，芫花十枣汤主之。

酒客伤寒热似蒸，勿将麻桂汗之云，
葛花解毒令微汗，凉膈和中天水并。

此治酒客伤寒之法也。饮酒之人，先有里热，重感于寒，与湿暑之病同。故不可用桂枝也，宜葛花解酲汤，令其微汗而愈。不解者，用东垣凉膈散合天水散合散之。病入于里，有下症者，宜用调胃承气汤主之。

内伤饮食外伤寒，两热相蒸脉滑弦，
表解内消原有法，藿香正气大承兼。

此治夹食伤寒之法也。人有内伤，外感风寒发者，名曰夹食伤寒，如有吐泻，又名霍乱，当外解其表，内消其食，藿香正气散主之。汗之不解，即与下之，大承气汤。

运行力乏汗淋漓，急就阴凉解脱衣，
或向寒泉漫洗浴，伤寒同病不同医。

此言辛苦之人，卒感寒湿之病也。远人疲惫，经血淖溢，阳气发泄，或当风取凉，或入水洗浴，卒感寒湿之气，使腠理

① 柴苓汤：原作“柴芩汤”，据上文“柴苓和解最为良”，及下文明言五苓散“合小柴胡汤名柴苓汤”改之。另据视履堂本及忠信堂本亦作“柴苓汤”可证。

闭密，气滞血凝，以成热气病，宜急汗之。因于风寒者，麻黄桂枝各半汤；因于湿者，五积散主之。

长沙热论著成文，暑病河间又发明，
又至东垣内伤论，丹溪论火主滋阴。

昔张长沙取《内经·热论》之文，著《伤寒正理论》，此法之祖也，王叔和编次成书，成无己为之注释，理明意尽，后世宗之。至刘河间出，谓长沙之法以治冬月之伤寒，如若温暑之月有热病者，麻桂辛甘温热之剂似不可用，乃著暑论，以辛甘寒凉之剂为主治。李东垣谓热者，如有外感风寒之症，有饮食劳倦所伤之症。外感之症，有余之病也，以发汗吐下之；内伤之症，不足之病也，可以汗吐下之乎？乃举补中益气汤甘温之剂，专为治内伤之法。朱丹溪后论发热之病，有自外生者，外感之病是也，有自内生者，不但饮食劳倦之伤而已，又有房劳之人阴虚发热之病。乃著阳有余阴不足之论，专以滋阴为主。由此观之，张主风寒，刘主暑热，李主脾胃，朱主肾虚，热病之治无余蕴矣，岂相矛盾耶？治伤寒者，精通四家之书，庶几得之。

治伤寒诸方

麻黄汤 治太阳症，头及身体痛，恶寒发热而喘。

麻黄去根节，二钱 桂枝一钱三分 甘草六分 杏仁十个

作一服，水一盏半，先煎麻黄一沸，掠去上沫，却下余药，煎八分，去渣温服取汗。

如夏月，去桂，加石膏二钱，知母一钱，名知母麻黄石膏汤。

如太阳发热，无汗恶寒，渐变为刚痓者，本方如赤芍药六分，葛根一钱，豆豉二钱，入葱白煎。

伤寒大下后，脉沉迟，尺脉不至，咽喉不利，唾脓血，厥逆，吐利不止者，虽曰难治，本方去杏仁，加升麻、当归、知母、黄芩、葳蕤各五分，石膏、白术、芍药、天冬、茯苓、干姜各七分，次第取微汗而愈。

即病少阴经，脉沉，反发热，初得之，本方去桂、杏仁、甘草，加细辛一钱二分，附子一钱，名麻黄附子细辛汤，此汗剂之重者也。

前少阴病得之二三日，本方去桂、杏仁，倍甘草，加附子一钱，名麻黄附子甘草汤，得微汗而愈，此汗剂之轻者也。

如伤寒中湿，身体痛，身目俱黄，本方去桂，加连翘一钱，樗白皮、赤小豆各二钱，入葛根汤。

如太阳与阳明合病，无汗恶风，身体肌肉俱痛，自利。葛根一钱半，桂枝、甘草、芍药各七分半，麻黄一钱，姜三枣二，取汗。

如太阳与阳明合病，不下利但呕者，本方加半夏五分。

如见阳明本经正病，头目痛，鼻干，无汗，肌肉疼痛，本方去麻黄、桂枝，加升麻一钱五分，倍芍药，取微汗，名升麻葛根汤，乃阳明经表药。

如太阳病误下之，协热利不止，本方去麻黄、桂枝、芍药，加黄连、黄芩各三分，甘草只用二分，名葛根黄连黄芩汤。

如风温脉浮，身重汗出，本方加石膏、龙胆、大青、葳蕤各半钱，名葛根龙胆汤。

如疫疠春感温，发热而渴，不恶寒，本方加黄芩六分，名葛根解热汤。

不问已汗未汗，头痛肌热者，本方去麻黄、甘草、桂枝，加知母、川芎各六分，入生姜、葱白同煎，名葛根葱白汤。

如温毒发班，心烦呕逆，本方去桂、

芍药，加橘红、杏仁、知母、黄芩各六分，名葛根陈皮汤，用生姜大枣煎。

如风湿相搏，一身尽痛，本方去桂，加薏苡仁一钱，得微汗解。

桂枝汤　治太阳经中风，发热自汗，鼻鸣干呕。

桂枝二钱半　芍药一钱半　甘草

作一服，姜三片，枣二枚。水盏半，煎一盏，温服。

春末及夏至前，本方加黄芩一钱，名桂枝黄芩汤。夏至后加知母一钱，石膏二钱，或加升麻五分，若病人素虚寒者，不用加减。

如小便数者，其素饮酒人不喜甘者，切不可行桂枝也。

如太阳发热无汗，恶寒，脉微弱者，本方加麻黄、石膏等分，名桂枝二越婢一汤。

如服桂枝形似疟，日再发，或身痒而汗不出者，得汗必解。本方加麻黄一钱半，杏仁十个，名桂枝麻黄各半汤。

如太阳病，脉浮，腹痛，本方芍药再加一钱，入饴糖一匙，名小建中汤。

如伤寒发汗后，身痛，脉迟弱，本方加黄芪一钱，入饴糖一匙，名黄芪建中汤。

如汗后身痛，脉沉，本方中加人参一钱。

如发汗过多，心下悸而欲按者，本方去芍药，姜枣煎服。

如太阳病下之太早，成协热利不止，心下痞，表里不解，本方去芍药加白术、人参、干姜各一钱。

如关脉沉实，大便秘而腹痛者，此属太阴，本方加大黄一钱半，芍药再加一钱，减甘草五分，名桂枝大黄汤。

如伤风项背强，有汗，不恶风，而变为柔痓者，本方加干葛一钱。

如太阳汗多成柔痓者，本方加葛根、桂枝、芍药各五分，瓜蒌根、甘草各一钱，名桂枝瓜蒌干葛汤。如风温身痛，脉浮，虚弱多汗，本方加附子半钱。

大青龙汤　治伤寒见风，或伤风见寒。太阳无汗，脉浮紧者，可服，脉弱，汗自出，不可服。误服之亡阳。

麻黄五钱　桂枝　甘草炙，各一钱半　杏仁去皮尖，七个　石膏三钱

上㕮咀，姜三片，枣二枚，水二盏，先煎麻黄，如上法，纳诸药煎一钟，去滓服。如一服得汗即止，未汗再服一、二剂，得汗为度。

如太阳无汗恶风，烦躁，夏月本方加黄芩二钱。

小青龙汤　治太阳表症未解，心下有水气，干呕，发热而咳。

麻黄　芍药二钱　细辛　干姜　甘草　桂枝各一钱五分　五味　半夏各二钱

水煎麻黄，如上法，温服，连进三服。

如表症未解而渴者，去半夏，加瓜蒌根一钱。

微利者，加芫花（如龙眼大，炒赤色）。

太阳汗后，饮水多，咳而喘者，去麻黄，加杏仁泥一钱。

水寒相搏，咳逆不止，去麻黄，加附子一钱。

小便不利者，去麻黄加茯苓一钱半。

小柴胡汤　治伤寒四五日，往来寒热，胸满胁痛，心烦喜呕，邪在少阳经也。

柴胡二钱半　黄芩　人参各一钱　甘草五分[①]　半夏八分

姜三片，枣二枚，煎服二次。

---

① 甘草五分：原作“甘草五钱”，据视履堂本改。

如胸中烦，不呕，去半夏，加瓜蒌根二钱。

渴者去半夏，再加人参五分，瓜蒌实一钱。

腹中痛，去黄芩，加芍药二钱。

如小便难，腹满，本方加茯苓一钱。

如呕而发热，胸胁满，小便难，本方去黄芩，加茯苓一钱半。

如饮水过多，成水结胸，去大枣，加牡蛎一钱半。

如未经下后胸中满者，此传经之邪也，本方加枳壳、桔梗各一钱。

如下后胸中满者，此因下之太早，邪气乘虚而入也，本方合小陷胸汤，服之如神。

如饮水过多，胁下痛者，本方加桔梗、枳壳各一钱，牡蛎（末）二钱。

如往来寒热，咳嗽，胸胁痛者，本方加五味、干姜各五分，去人参。

如身热欲近衣，不渴者，本方去人参，加桂枝五分。

如发热而渴，不恶寒而咳者，加五味子五分。

如痞而胸胁满胀，本方加干姜五分，牡蛎一钱。

如往来寒热，胸胁、小便不利，呕而不渴者，去人参、半夏，加桂枝、干姜、牡蛎各六分，瓜蒌根一钱。

如伤寒七八日，下之，胸满，小便不利，谵语惊狂，自汗亡阳，起卧不安，一身尽痛，本方加龙骨、桂枝、铅丹、茯苓、牡蛎各半钱，大黄七分。

如风温汗后，身热，胸中烦闷，有动气者，本方加桂枝半钱，芍药一钱。

大柴胡汤 治伤寒里实，大便难，犹有表症者。

柴胡四钱 黄芩 芍药各二钱半 半夏二钱 枳实一钱半 大黄二钱

上㕮咀，姜三片，枣二枚，煎服，以利为度。未利再投一服。

大承气汤 治胃实谵语，五六日不大便，腹满，烦渴，并少阴病，舌干口燥，日晡发热，脉沉实者。

大黄七钱五分 厚朴 枳实各一两 朴硝半合

作一服，水二盏，先煎枳、朴二物，取一盏，去滓，入大黄再煎一盏，去滓，入硝，煎一二沸，温服，以利为度。

此下之重者，有痞满烦[①]实坚用之。勿轻与也。

小承气汤 六七日不大便，腹胀满闷，病在阳明无表症，汗后不恶寒，潮热，狂言而喘者。

大黄七钱 厚朴 枳实各三钱

作一服，水二盏，去滓温服，以利为度，未利再投一服。此下之轻者，只有痞满实未至于燥坚也。

凡有可下之症，未可便投大承气，先以小承气与之，如得利，先硬后溏者，此里热未甚，所谓不转矢气也，慎勿再下之，为逆也。若得利，只有一行结粪来，再不行，或只有清水，来即止，此谓之转矢气也。内有燥屎，宜作大承气汤与之。以大便溏为邪尽。

如中风人有便难者，本方加羌活二钱，名三化汤。

调胃承气汤 治太阳阳明，不恶寒，反恶热，大便秘结，谵语而呕，日晡潮热者。

大黄六钱半 甘草三钱 芒硝一合

上作一服，水二碗，先煎前二味至一碗，去渣，入硝再煎一沸，温服。此亦下之轻者，治有燥实坚而无痞满之病也。

三乙承气汤

---

① 烦：疑为“燥”。

大黄　芒硝　厚朴　枳实各一钱半　甘草一钱

上作一服，水一盏，生姜三片，煎七分热服。

桃仁承气汤　表症已罢，小腹急，大便黑，小便不利，为瘀血症，此药主之，以代抵当汤。

大黄三钱　桃仁去皮尖，研，十个　桂心　芒硝各一钱半　甘草一钱

先煎四味，水一盏半，煎一盏，入硝再煎一二沸，温服，血尽为度。

白虎汤　治阳明经汗后，脉洪大而渴，及虚烦，中暍等症。

知母六钱　甘草二钱　石膏一两二钱　粳米五勺

上作一服，水二盏，以米熟为度。

如口燥烦渴，或发赤斑，加人参一钱，名化斑汤。

如秋感热之疫疠，或阳明下后大便不固，热不退者，或湿温症热不退而大便溏者，本方加苍术六钱，添水煎，名白虎加苍术汤。

如伤寒下后，自汗、虚热不已，本方加苍术、人参各一钱，服之如神。汗止身凉，此通仙之法也。

理中汤　治太阴病伤寒，自利不渴，寒多而呕，腹痛，下利鸭溏，蛔厥，霍乱。

人参　白术　甘草炙　干姜炮，二钱半

上作一服，水煎温服。

肾气动者去白术，加肉桂三钱。

吐多者加生姜二钱，去白术。

下多者倍白术、人参，添水煎。

悸气小便不利加茯苓二钱。

渴者加白术二钱五分。

腹痛者，加人参一钱半。

寒者，加干姜一钱五分。

腹满下利，加附子。

如腹痛下利，脉沉迟而微者，本方加炮附子二钱，名附子理中汤。

如伤冷中寒，脉弱气虚，变为阴黄，本方加茵陈二钱，名理中加茵陈汤。

如霍乱转筋，本方加石膏半两，名理中加石膏汤。

如痞而胃寒，或霍乱吐泻，不渴，或胸满未成结胸者，或厥阴饥不能食，即吐蛔者，以本方为细末炼蜜丸，名理中丸。

如霍乱吐泻，本方加木瓜、藿香各一钱。

如伤寒蛔厥，本方如乌梅三个。

如伤食结胸，理中丸方加茯苓各等分，枳实减半。

四逆汤　治即病太阴伤寒，自利不渴，及寒中三阴症，脉沉细而迟，身体痛者。

附子去皮，作八片生用，一枚　甘草炙，六钱　干姜五钱

分作二服，每服用水二盏，煎一钱，去滓温服，取小汗愈。

真武汤　治病及少阴伤寒，脉沉细，身体痛，或汗后亡阳，筋惕肉瞤，少阴腹满，小便不利。

茯苓　芍药　附子炮，去皮　生姜各三钱　白术二钱

上作一服，水二盏，煎一盏，温服。

咳者加五味、干姜、细辛各一钱。

小便利，去茯苓；下利者，去芍药，加干姜二钱。

呕者，去附子，倍生姜。

五苓散　治伤寒中暍，烦躁，小便不利而渴，或霍乱吐利不止。

泽泻一两半　白术　赤茯苓　猪苓各一两　肉桂五钱

上为细末，每服三钱，白汤或清米饮下，或片姜煎饮。

热甚，去桂，加黄芩。

此太阳里之下药也。太阳高则汗而发之，下则引而竭之。渴者，邪入太阳本也，当下，使邪从膀胱出也。其症肾燥，膀胱热，小便不利，此药主之。小便利者不宜服。

如太阳病热而渴，小便难，亦宜服之。当服不服，则谷消水去形亡，必发黄，此太阳入本失下也。

如表里未解，神昏妄语，如见鬼状，加朱砂末一钱，和匀服之。

如头汗出，欲发黄，及疫疠，秋感热发黄，本方加五苓（末）一两半，加茵陈（末）一两，水饮调服或浓煎茵陈汤调五苓散服，名茵陈五苓散。

如伤寒三四日间，往来寒热，自利者，邪入太阴而少阳经犹在也，本方合小柴胡汤，名柴苓汤，姜枣煎服，以分利其阴阳也。

姜附汤　治下后复发汗，昼不得眠，无表症而脉微者。

干姜五钱　附子生用，一枚

作一服，水二盏，煎一盏，顿服。

如下利，厥逆，脉不至者，加甘草五钱，倍干姜，添水煎。

如面赤者，加葱白九茎，名通白汤。

咽痛加桔梗。

利止脉不出加人参三钱，名通脉四逆汤。

吐利止，汗出而厥，四肢拘急，脉欲绝，本方煎成正药，加猪胆汁半合，搅匀分毒服，其脉即起。

少阴症或腹痛泄利下重，本方加芍药二钱半。

小陷胸汤　阳症伤寒，病在阳，下之太早，变为结胸。胸中作痛痞满者，谓之小结胸；如胸中大痛，手不可近者，谓之大结胸，此方加减治之。

黄连一钱半　半夏二钱六分　瓜蒌连壳，二钱半　枳实一钱半

上作一服，先煎黄连、瓜蒌，取一盏，去渣，入诸药，煎七分，温服。未解，再投一服。此治小结胸之方也。

如大结胸，煎成本汤入甘遂末二分，同服。

半夏泻心汤

治伤寒病在阴，下之太早，心下满而硬痛者，此为结胸也。但满而不痛者，此为痞，宜此主之，若传经之邪，只用小柴胡汤加枳壳、桔梗主之。此因下后，故经云：柴胡不中与也。

半夏泡　黄芩　干姜　人参　甘草炙，各三钱　黄连一钱　大枣二枚

上作一服。水三盏，煎一盏半，去渣，再煎一半，温服。未解，再服。

如伤寒汗后，胃中不和，心下痞硬，干呕食臭，胁下有咳者，加五味子、干姜各五分，并主下利。

悸者加桂枝五分；

小便不利加茯苓五分；

腹中痛加熟附子五分；

泻利者，先以水二盏，煮薤白至一盏，去渣，以散入汤中，煎至六分，温服。

栀子豉汤　治吐下后，心中懊侬无奈，或大下后身热不去，心中痛结。

肥栀子十四枚　香豉半两

水二盏，先煎栀子至一盅，入豉同煎至七分，温服，得吐为度。病人旧有溏者不可服。

如伤寒瘥后，劳复发热者，本方加枳实（大者）三枚，煎服，覆令微似汗，名枳实栀子豉汤。

按栀子豉汤则应吐剂，此云覆令微似汗出者，以其热聚于上者，苦则吐之，热散于表者，苦则发之也。

如复病有宿食者，枳实方中加大黄

（如博弈子[①] 大者）五六枚。

当归四逆汤　治即病厥阴伤寒，手足厥冷，脉细欲绝者。

当归　桂枝　白芍　细辛各二钱　甘草炙　木通各三钱

水二盏，枣三枚，煎一盏，去滓，温服。

补中益气汤　治有内伤挟外感者，方见后内伤中。随六经见症加减。

如见太阳经症，有汗，为中风，本方加桂枝、防风、羌活、川芎；无汗，为伤寒，本方去黄芪、白术，加麻黄、苍术、羌活、川芎。咳加苏叶去黄芪。

如见阳明经症，加半夏、黄芩，倍柴胡；胸中痞闷加枳壳、桔梗。

如见寒中太阴经症，去柴胡、升麻，加桂枝、干姜（炮）。

如见寒中少阴经症，本方去升麻、柴胡，加细辛、熟附子。

如见寒中厥阴经病，去升麻、柴胡，加吴茱萸。

如头痛甚者，本方加川芎、白芷、藁本、细辛、葱白。

如遍身痛者，本方加羌活、苍术（酒炒）、黄柏。

如渴者，本方加葛根、天花粉。

如小便不利，加猪苓、泽泄。心下痞闷，去黄芪、人参、白术、升麻，加枳壳、桔梗、黄连、半夏。

升麻散火汤　治有内伤人病外感应外散者宜之。方见内伤。

大羌活汤　此解利两感神方也。

防风　羌活　独活　防己　黄芩　黄连　苍术　白术　甘草炙　细辛各三钱　知母　川芎　生地黄各一钱

水二盏，煎一盏半，热服。未解再服，三四剂取愈。

小建中汤，黄芪建中汤　二方俱见于桂枝汤中。

黄芩汤　治太阳与少阳合病，及肠垢协热下利。

黄芩三钱　甘草生，三钱，炙，二钱　白芍二钱

大枣二枚，水煎服。

呕加半夏二钱，生姜二钱。

东垣凉膈散　治伤寒余热不解。

玄参升麻汤　方见斑疹。

化斑汤　方见前白虎汤下。

茵陈汤　治伤寒热甚发黄。

山茵陈二两　大黄五钱　大栀子十枚

水二盏，煎一盏，温服。以利下加皂角汁为佳。

桃花汤　治少阴[②] 下利脓血及湿毒下利。

赤石脂四钱八分[③]，一半全用一半为末　糯米三勺　干姜三分

水一盏，煮米令熟，去渣，赤石脂末，日三服，已愈勿服。

乌梅丸　治厥阴蛔厥。

肥乌梅去核，三个　细辛　桂枝　人参　黄柏各六分　黄连二钱六分　干姜一钱　蜀椒炒去汗　当归各四分

上为细末，以苦酒浸乌梅一宿，去核，蒸之，杵成泥，和药放石臼中再杵，与炼蜜同捣丸，如梧桐子大，食后服十丸，日三服，稍加至二十丸。忌生冷油腻。

葛根葱豉汤　治劳复作热，旦至晚则腰背痛，头项强重。

葛根二钱　芍药　生姜各一钱半　豆豉　葱白各一勺半

---

① 博弈子：犹围棋子也。

② 少阴：原作“下阴”，据《伤寒论》宋治平本，明代赵开美复刻本改。

③ 四钱八分：原作“五钱三钱”，据视履堂本改。

水二盏，入豉煎八分，温服。

薤根豭鼠矢[1]汤　二十一粒为末，矢头坚硬者是也。

水三盏，米煎薤根为一盏，米去渣，入鼠矢末再煎至一盏，温服，连进三剂。更入烧裈裆末调服，覆取粘汗为度。更灸大敦穴。

知母麻黄汤　治伤寒瘥后十余日或半月中不醒，醒常昏沉似失精神，言语错谬，有似鬼祟，或朝夕潮热，颊赤，或有寒热如疟状。乃发汗不尽，余毒邪气犹在心包络间所致，宜此主之。

知母一两半　麻黄一两　芍药　黄芩　甘草　桂枝各一两半

水一盏，先煎麻黄数沸，去上沫，入前诸药，煎二盏半，去渣，每服一盏，作三次服，覆令微汗。

如心烦欲水，当少与之，令胃中和，则愈。

百合地黄汤　治百合病不经吐下发汗，病形如初者。

百合劈，七枚　生地黄汁五合

以水洗百合，渍一宿，去白沫与水，更以泉水二盏，煎取一盏，去渣，入地黄汁煎一盏，温服。中病勿更服，大便当如漆。

如发汗者，本方去生地黄汁，加知母三两，先渍煮百合如上法，取一盏；别以泉水二盏煎知母，取一盏，去渣，合之再煎一盏半温服。名百合知母汤。

如下之后者，本方去生地黄汁，加滑石三两（碎），代赭石如弹丸大者一枚（碎），如上法，取百合汁一盏去渣，合煎至一盏半，温服。名曰百合滑石代赭汤。

如吐之后者，本方去地黄汁，加鸡子一枚，先煎百合如上法，取一盏，去渣，纳鸡子黄搅匀，煎五分，温服。名百合鸡子汤。

如变寒热者，本方去地黄，用百合（炙）一两，滑石二两。共为末，每服一钱，日三服，当微利止后，寒热即除。名百合滑石散。

瓜蒌牡蛎散　治百合病，渴不瘥者。

瓜蒌根　牡蛎各等分

为末，每服一钱，米饮下，日三服。

升麻汤　治阳毒伤寒，赤斑出，狂言，吐脓血。

升麻二钱　犀角屑　射干　黄芩　人参　生甘草各一钱

上㕮咀，水二盅，煎一盅服。

天雄散　治阴毒伤寒，身重背强，腹痛，咽喉不利，毒气攻心，心下坚，短气呕逆，唇青面赤，四肢厥逆，其脉沉细而厥。

天雄炮去皮一两　麻黄　当归　白术　半夏各半两　蜀椒一两　肉桂　厚朴各一两　陈皮二钱

上为末，每服五钱，入姜枣，煎服，取汗。

竹叶石膏汤　治阳明汗多而渴，及衄而渴欲饮水，水入即吐，又瘥后热不退而渴。

石膏二两八钱一字　麦门冬去心，一两半　人参　甘草各三钱一字　半夏四钱半一字　竹叶二两　粳米一合

上㕮咀，水二升半，煎一升半，去渣，入粳米再煎，米熟汤成，去米，入生姜自然汁三匙再煎一服，神效。

葛根解酲汤　方见内伤。

黄连解毒汤　方见疫病。

桂枝麻黄各半汤　见前桂枝汤下。

藿香正气散　治夹食伤寒及霍乱吐泻。

大腹皮酒洗，晒干　紫苏带茎叶　藿香

---

① 豭鼠矢：豭（jiā），公猪。"豭鼠矢"，指公鼠矢。

白芷各六分　茯苓六分　厚朴姜汁炒　陈皮去白　白术　苦梗　半夏各四分　甘草炙，二分

水煎，姜三片，枣二枚，温服。

上伤寒方见仲景正理论，不能尽述，姑述当用经验者。

卷　之　三

中　　暑

小满交来相火行，天时到此热如蒸，
恒言壮火能消气，岂识强阳伤弱阴。

按《素问》运气：小满后六十日为三之气，少阳相火司令。天时至此，火热大行，流金烁石，其气如蒸。又以天地升降之理推之，四月纯阳之月，阳气尽出于地，谓之盛阳。夏至之后，一阴始生，其气甚弱。阳强阴弱，水不胜火，肾虚也；火刑于金，肺虚也；心象离而中虚，热则气缓而不收，心虚也。是知暑热之病，乃阴阳俱虚之所致也。

脉虚身热暑邪侵，弦细芤迟脉可凭，
此是阴阳俱不足，真人生脉妙通神。

经云：脉盛身热，得之伤寒；病虚身热，得之伤暑。此伤寒伤暑之别也。伤暑之脉，弦细芤迟，皆虚也。愚谓弦细者，气虚也，芤迟者，血虚也。《难经》云：热则伤气，故气消而脉虚。脉即血也[①]，未有气虚而脉不虚者也。盖肾主精，膀胱主津液，皆血之源也，谓之真阴，又名天一至真之气。《易·系辞》云：坎为血卦。其义精矣。然金者，水之母也。肾与膀胱之化源，肺、大肠实主之。夏月火旺，金被火刑，故肾之癸水绝于午，膀胱之水则绝于巳，而真阴之化源绝矣。孙真人立生脉散，令人夏月服之。谓四月建巳，丙火旺而辛金死，五月建午，丁火旺而庚金败，故用生脉以泻丙丁之火，补庚辛之金，使壬癸水之化源潜滋暗长于泉源之化也。

夏月身中有伏阴，食寒饮水论调神，
冷伤脾胃能生病，每到秋来疟痢成。

天地之化，阳盛则阴虚，阴盛则阳虚。故子月一阳生，至巳月则六阳之气盛矣。当是之时，草木畅茂，昆虫鼓舞，天之阳气尽出于地之上也。人之腹属坤卦，坤为地，身中之阳浮于肌表，散于皮毛。经云：夏气在经络，长夏气在肌肉。阳盛于表，则腹中之阴亦虚也。世言夏月伏阴在内者，非谓一阴初生，伏而不见其气则虚乎？此阴字，非阴冷之说，乃阴虚之义。《调神论》云：夏宜食寒。《孟子》曰：夏日则饮水。此因时制宜，养生之道也。若拘此说而寒泉、瓜果、生冷一切不禁，则脾胃反伤。当时即病者，为腹痛，为霍乱吐泻；如不即病，至秋为疟，为痢。调神之理，当如是乎？予解之曰：夏宜食寒者，君子养生之道，勿多食者，恐伤脾胃之和也。夏不宜服辛热者，良工守时之禁；其服温药者，救其中气之伤也。

路上行人雨汗流，农夫烈日运犁锄，
栖迟堂榭挥轻扇，受病曾分苦乐无。

人有形苦者，形乐者。形苦者，病生于外；形乐者，病生于内，其受病一也。洁古云：静而得之者，为中暑，形乐病也；动而得之者，为中热，形苦病也。

按东垣曰：暑热之时无病之人，或避

① 脉即血也：原作“即脉血也”，据忠信堂本乙正。

暑热纳凉于深堂大厦得之者，名曰中暑。其病必头痛，恶寒，身形拘急，肢节疼痛而烦心，肌肤火热无汗。为房室之阴寒所遏，使周身阳气不得伸越，多以大顺散热药主之者是也。若行人或农夫于日中劳役得之者，名曰中热。其病必苦头痛，发躁热，恶热，扪之肌肤大热，必大渴引饮，汗太泄，无气以动，乃为天热外伤肺气，苍术白虎汤主之。

伤暑伤寒法自差，河间著论拟长沙，
治分三法须详审，勿使真阴被火邪。

治暑之法，清热益气养阴，勿使邪火为元气之贼也，宜分表里治之。如有头痛恶寒之症，为病在表，宜双解散去硝、黄加香薷发散之最佳。如泄泻呕吐，烦渴饮水，为半表半里，宜六和汤、薷苓汤合天水散清之。若表已解，里热甚者，随症解之。渴甚者，白虎汤、甘露饮；心烦不得安者，黄连解毒合栀子豉汤；小便不利者，五苓散去桂加车前子主之；大便硬者，河间凉膈散主之。或人平生素虚及老人伤暑，脉微下利，渴而喜温，或厥逆不省人事者，竹叶百膏汤加熟附子半个冷服。如壮热汗多不止者，白虎汤加人参、苍术各一钱，服之汗止热退身凉。

暑伤元气有阳阴，阳受香薷合五苓，
若是阴虚宜益气，平人生脉莫嫌频。

动而得之者，为热病，为阳症。无恶寒吐利表里症者，宜五苓散合香薷饮。静而得之者，为暑病，为阴症[①]，不问有表里症并宜清暑益气汤。若平人无病者，宜常服生脉散待热汤饮之。东垣云：夏月服生脉散加黄芪、甘草服，令人气力涌出。

辛苦奔驰受热伤，宜将脉症细消详，
气虚白虎如神效，血若虚时补血汤。

奔驰劳役之人，有伤热者，其症肌热，躁热，目赤面红，烦渴引饮，昼夜不息，所谓症似白虎者是也，宜以脉辨之。其脉洪大而长，按之有力者，真白虎症也，宜人参白虎汤主之；若脉洪大而虚，重按全无，此脉血虚症也，误服白虎汤必死，宜当归补血汤主之。

暑病人参白虎汤，东垣益气是仙方，
六和[②]吐利能专治，烦渴无如甘露良。

此治暑病之大法也。阳受之者，宜人参白虎汤加苍术主之。阴受之者，宜东垣清暑益气汤主之。霍乱吐泻者，六和汤主之。烦渴不止者，甘露饮主之。

暑风卒倒不须惶，移就阴凉灌蒜汤，
春末夏初人少气，阴虚注夏[③]有奇方。

凡人夏月冲斥道路，或于田野中务农作劳，或肥白气虚之人，不能抵当暑热，忽然晕倒地，其气将绝，名曰暑风。如在日中，即当移病者于阴处，切不可与冷水饮并卧湿地，取大蒜嚼烂和温汤灌之，如无大蒜只将温汤灌之，或童便灌及用布蘸热汤熨脐并气海，或掘路中热土作窝于脐中，令人尿之，俟其苏甦。如不醒，急灸气海穴，以复其元气。醒后以琥珀丸、独参汤、调元汤、辰砂五苓散治之。若以冷水灌之及以冷水渍之，即死。

凡人于春末夏初头痛、脚软、食少、体热忽瘦者，此属阴虚元气不足，名曰注夏，宜补中益气汤去柴胡、升麻加炒柏、白芍药。挟痰者加半夏、茯苓，或常服生脉散加黄芪、甘草、炒柏。

清暑益气汤　治长夏湿热大盛[④]，人

---

① 阴症：原作“阳症”，据上文“暑伤元气有阳阴”，“若是阴虚宜益气”，另据视履堂本为“阴症”，故改之。

② 六和：原作“六味”，据下文“霍乱吐泻者，六和汤主之”，另据视履堂本为“六和”，故改之。

③ 注夏：即疰夏，下同。

④ 盛：原作“胜”，据视履堂本改。

感之多四肢困倦，精神短少，懒于动作，胸满气促，肢节烦痛，或气高而短，身热而烦，心下痞满，小便黄而数，大便溏而频，或泻黄、或糜、或如泔色，或渴、或不渴，不思饮食，自汗体重，或汗少者。

黄芪　苍术制　升麻各一钱　人参　白术　神曲炒　陈皮　泽泻各五分　甘草炙　酒柏　麦冬　当归各五分　五味九粒　葛根　青皮各二分

水煎大温，食远服二次。

益元散　治中暑身热烦渴，小便不利。此药能渗湿①，分利水道实大肠②，化热毒、行积滞、逐凝血、补脾胃，降火之要药。

滑石水飞，六两　甘草微炒取末，一两

为末，少加蜜冷水调下，任意。

如发汗，葱白豆豉汤调服。

双解散　治伤寒、温暑热病在表，头痛身热，肢体痛，邪热有余。

即防风通圣散（去硝、黄）、益元散二方相合加香薷。姜葱为引。

生脉散　夏月服，以补元气。

人参　麦冬　五味

水煎无时服。

香薷饮　治一切暑热腹痛，霍乱，吐利烦心。

香薷陈者佳，三钱　厚朴姜汁炒　扁豆各一钱半

水煎冷服。

薷苓汤　香薷饮、五苓散二方合也。水煎服。

甘露饮　治伏暑大渴，即五苓散加减也。

白茯苓　泽泻　甘草　寒水石　石膏各二两　白术　桂枝　猪苓各一两半　滑石四两　脉虚加人参一两

共末，每服三钱，白汤或新汲水，姜汤尤妙。

苍术白虎汤　即人参白虎汤加苍术。

当归补血汤　治身热而渴，目赤面红，症似白虎，其脉洪大而虚。此病得之肌困劳倦。

黄芪一两　当归酒洗，二钱

水二盏，煎一盏，食远服。

六和汤　治暑身热，霍乱吐泻。

人参　杏仁去皮尖微炒　甘草炒　半夏曲　砂仁各五分　茯苓　藿香　木瓜　扁豆炒，各一钱　香薷二钱　厚朴姜汁炒，一钱半

水煎，姜五片，温服。

凉膈散、黄连解毒汤　见疫病。

竹叶石膏汤　见伤寒。

---

① 渗湿：原作“躁”，据视履堂本改。

② 实大肠：原作“实大腑”，据视履堂本改。

卷之四

湿病

雾露清邪降自天，浊邪水土地中潜，

身中饮食生脾胃，症治分来不一般。

《正理论》云：阳中邪，必发热，头痛项强颈挛，腰痛胫酸。所谓阳中雾露之气，清邪中上，浊邪中下。阴气为栗，足膝逆冷，便溺妄出。天气下降，如雾露之气也，谓之清邪。清邪中上，本乎天者，亲上也。地气上腾，如水土之气是也，谓之浊邪。浊邪中下，本乎地者，亲下也。二气熏蒸，此天地之湿也。在人之身，有生于外者，如汗出衣湿，冷气浸渍，此无形之湿也。饮食所伤，停积痰饮，此有形之湿也。故人受于天地之气者，谓之外感；受于人之自得者，谓之内伤。症既不同，治亦有异，宜博求之。

四时为邪湿最多，法无一定待如何，

明师指与真王法，上下分消保太和。

四气者，为风暑湿寒。四气，流行之气也。四气中人，皆能为病，惟湿之病，十居八九。故兼于风者，则为风湿；兼于寒者，则为寒湿；兼于暑者，则为暑热；自病则为中湿。湿之中人，乘虚而入，入肺为喘嗽；入脾为吐利、肿胀，四肢不举；入肝为胁下痛，肢节不利；入心为烦渴，坐卧不安；入肾为腰痛，足肿；入于皮肤则麻木不仁；入于筋骨则拘急痿弱。滞而为痰涎，溢而为吐泻，聚而为肿胀，郁而为痿痹。此病之无一定也。治湿之法，湿在上者，宜微汗而解。又云：湿家不可汗，汗之则成痓。湿在下者，宜利小便，治湿不利小便，非其治也。又云：汗多小便自利者，不可再利之，重亡津液也。脾虚者，多中湿，当以补脾为主治，如邪气内实，壅满胀肿，不利水行气以去之可乎？或以补脾药为君，而利水行气药为臣使，或以利水行气药为君，而以补脾为臣使。此法之无一定也。

或曰湿之为病，所感不同，若居处卑湿之地及道途冲斥风雨，或动作辛苦之人，汗沾衣背，湿从外感者，如此之类，宜发汗利小便也。或恣饮酒浆湩[①]酪，多食柑橘瓜果之类，皆湿从内伤者，宜疏利之也。

或曰东南地下多阴雨地湿，凡受必从外入，多自下起，故腿重脚气者多，治当发散，久者宜疏通渗泄之。西北地高，人多食生冷湿面湩酪，或饮酒后寒气拂郁，湿不能伸越，多致腹皮胀痛，甚则水鼓胀满，或通身浮肿，按之如泥不起。辨其气之虚实而通利其二便，责其根在内也。然方土高下，不但南北之分，饮食所伤，人皆有之也，不必拘泥。

大抵治湿之法，以发汗利小便为主，谓上下分消以去其湿也。发汗以羌活、苍术为主，以微汗之，不可用麻黄、葛根，恐汗之过反增湿热也。利小便以五苓散为主，里实湿壅盛者，虽葶苈、牵牛之类，

---

① 湩（dòng）：乳汁。

亦不可少也。宜辨其虚实用之，毋忽。

治湿惟将水症凭，吾今一一细评论，
一般症有一般法，会煞临机应变人。

湿病关节疼痛而烦，脉沉而细者，此名中湿，亦名湿痹。其候小便不利，大便反快，但当利其小便，宜五苓散加羌活主之。

如一身尽肿痛，或无汗，或湿流关节，气在表，宜五苓散加桂皮、苍术微汗之，不可大汗。

或自汗出多，热燥津液，内水不利，切勿利之，重损津液也，宜防己黄芪汤、黄芪人参汤，治夏月湿热甚妙。方见内伤。

风湿脉浮身重，汗出恶风，故挟风者多表症也，防己黄芪汤治之。

风湿相搏，身体疼痛，不能转侧，不呕不渴，脉浮虚而涩，桂枝附子汤；如大便坚，小便自利者，去桂加白术汤治之。

风湿相搏，骨节疼烦掣痛，不得屈伸，近之则痛剧，汗出短气，小便不利，恶风不欲去衣，或身微肿，宜甘草附子汤主之，杏仁汤亦可。

一身尽疼，发热日晡转剧者，此名风湿。此病得于汗出当风，或久伤生冷所致也，宜麻黄杏仁甘草薏苡汤主之。

若治风湿者，发其汗，但微微似欲汗出者，风湿俱去也。如汗大出者，但风去湿不去，所以汗者，病不愈也。

风湿相搏一身尽痛，宜羌活汤主之。

风湿相搏头项强痛，身体屈硬，麻痹不仁，宜疏风胜湿汤主之。

风湿相搏，肩背痛不可回顾，此手太阳气郁而不行也。如脊痛项强，腰似折，头似拔者，此足太阳经不通行也，宜羌活胜湿汤主之。

寒湿之病，内甚则腹痛下利，外甚则四肢沉重疼痛，或肌肉濡渍[①]，痹而不仁，其脉浮虚而涩，寒湿之中人也。皮肤不收，肌肉坚紧，荣血泣，卫气去，故曰虚。实者聂聂气不足，按之则气足以温之，故快然而不痛，其脉沉弱，宜附子汤主之。

寒湿病，下利者，真武汤主之。

寒湿所伤，身重腰冷，如坐水中，小便或涩，大便溏泄，皆坐湿地或阴雨所袭得之也，宜渗湿中和汤主之。如小便自利清白，大便泄泻，身痛、自汗，此为寒湿，宜五苓散加生附子、苍术、木瓜。

湿寒病，身痛发热，面黄而喘，头痛，鼻塞而烦，其脉大，自能饮食，腹中和无病，病在头中寒湿，故鼻塞。纳药鼻中则愈，瓜蒂散主之。

湿热病，内甚则泻痢，外甚或痛，或热，或肿发黄，脉来滑疾，身热烦喘，胸满口燥。发黄者，湿热也，宜茯苓渗湿汤。

湿家之为病，一身尽痛，身热身色如熏黄者，宜茵陈五苓散主之。

湿热俱甚，内外壅塞，水肿腹胀，小便赤涩，大便秘结者，宜葶苈木香散，神芎丸主之。河间云：此药下水湿，消肿胀，利小便，理脾胃，无出乎此也。

夏秋湿热，腰背胯痛，身重怠惰，身如板夹，脚如沙坠者，清湿汤。表里有湿热，痿厥瘫痪，不能行走，宜东垣清燥汤主之。详见痿病。

湿热在下，腰以下脚膝痛者，宜当归拈痛汤主之。

脾湿有余，气不宣通，面目手足痛，注闷而痛，宜导滞通经汤主之。

脾胃受湿，腹胀身体沉重，饮食不进者，平胃散主之。

湿分寒热法须知，寒湿宜从五积施，
湿热防风通圣散，如单中湿胃苓奇。

---

① 肌肉濡渍：原作“肌肉濡溃”，据忠信堂本改。

湿症有二：热症多湿，寒症少湿，当以脉症辨之。如脉滑数，小便赤涩引饮者，为湿热症，宜通圣散主之。若小便自利清白，大便泻泄，身疼自汗，脉浮虚而涩者，为湿寒症，宜五积散主之。若一身尽痛，小便不利，脉沉而细微缓者，此中湿也，宜胃苓汤主之。

治湿诸方

防己黄芪汤　治风湿脉浮，汗出恶风者。喘者，加麻黄五分。胃中不和，加白芍药七分半。

气上冲，加桂枝七分半。

亦有陈寒者，加细辛七分半，服后当如虫行皮中。从腰下如冰，厚盖，被上又以一被。腰以下温令微汗差。

桂枝附子汤　治风湿相搏，身体痛烦，不能自转侧，不呕不渴。

桂枝八钱　生姜六钱　附子炮，去白，三钱　甘草炙，四钱

上㕮咀，作二服，枣一枚，煎服后，其人如冒状，勿怪。

小便自利者，去桂枝加白术三钱，名白术附子汤。

甘草附子汤　治风湿相搏，骨节烦疼掣痛，近之则痛甚，汗出短气，小便不利，恶风不欲去衣，身微肿者。

甘草炙，四钱　附子三钱　白术四钱　桂枝八钱

分二服水煎。

杏仁汤　治症同上。

桂枝五钱　天冬　芍药　麻黄各二钱半　杏仁七个

水三盏，姜十片，煎，分二服。

麻黄杏仁甘草薏苡汤　治一身尽疼，发热日晡所剧者。

麻黄去节，汤炮，半两　薏苡半两　甘草二两　杏仁去皮尖，七个

水煎，分三服。有微汗避风。

羌活汤　治风湿相搏，一身尽痛。

羌活七分　防风　升麻　柴胡各五分　藁本　苍术各一钱

水煎服。

羌活胜湿汤　治肩背痛不可回顾及脊痛项强，腰似折，项似拔。

羌活　独活各一钱　甘草炙　藁本　防风　川芎各五分　蔓荆子三分

水二盏，煎一盏，大温食前服。

如身痛腰重沉沉然，经中有寒湿也。本方加酒洗汉防己五分，轻者附子五分，重者川乌五分。

苏风胜湿汤　治风湿相攻，头项强痛，身体屈硬，麻痹不仁。

独活　羌活　防风　川芎　苍术　蔓荆子各等分

姜三片。

有热加酒炒黄芩。身痹无汗加麻黄、荆芥，水煎。

附子汤　治寒湿身体痛，手足冷，骨节疼，脉沉弱。

附子　人参各二钱　茯苓　白芍各三钱　白术四钱

水煎。即真武汤去生姜加人参。

渗湿中和汤　治寒湿身重，腹满，小便不利，如坐水中。

苍术泔浸，炒　白术　陈皮　赤茯苓　厚朴姜汁炒　干姜炮，等分　甘草减半

水二盏，姜一片，灯心一撮煎服。

此平胃散加干姜、茯苓。

五苓散加附子苍术木瓜汤　治寒湿小便自利，大便泄泻，身重自汗。

瓜蒂散　治头中雾露寒湿之气，头痛鼻塞无表里症。

瓜蒂君　猪牙皂　细辛各减半

为细末，吹入鼻中，有水出愈。

茯苓渗湿汤　治湿郁成热，身体面目

俱黄，小便不利。

黄芩　黄连　栀仁　防己　苍术　白术　陈皮　青皮　枳实各四分　赤茯苓　泽泻各五分　茵陈六分　猪苓一钱

水煎服。

茵陈五苓散　治湿热大盛[1]，身黄发热。五苓散加茵陈一倍是也。

葶苈木香散　治湿热表里俱实，小便不利。

葶苈　赤茯苓　猪苓　白术各一两　泽泻　木通　甘草各半两　木香半两　桂枝半两　滑石三两

上为细末，每服五钱，白汤下。

神芎丸一名导水丸

治湿热内郁，胸膈痞满，衄衄，口舌生疮，咽喉不利，牙疳齿蚀，口臭，或遍身生湿疮、干疥，睡语咬牙，大小便闭，酒毒。

大黄锦纹者　枯芩各二两　牵牛头末　滑石各四两　薄荷叶　净黄连　大川芎各一两半

共为细末，滴水为丸，如小豆大，温水下十丸至十五丸，每服加十丸，以利为度。非形实脉实者不可轻用也。如湿热蕴积者，非此不除，然[2]除痰饮，消酒毒，去积滞，利咽膈，大有殊功。

清湿汤　治夏秋湿热，腰背胯疼，身重怠惰。

炒柏　苍术米泔浸炒　羌活　防己　白术　陈皮　薏苡　白芍酒炒　川芎　泽泻　茯苓　栀仁炒　神曲炒　红花炒　甘草等分

姜三枣一煎。

当归拈痛汤　治一切风湿热毒下注，湿热脚气肿痛，浸淫疮疡。

羌活　人参　苦参酒洗　升麻　葛根　苍术各二钱　甘草炙　黄芩酒洗　茵陈叶酒炒，半两　归身　防风　泽泻　知母酒炒　猪苓各三钱　白术一钱半

分四服，水煎，空心服，临睡再服之。

导滞通经汤　治脾湿有余，气不宣通，面目手足肿。五苓散加猪苓、桂、木香、陈皮。

平胃散　治脾胃受湿，胀满，饮食不进，方见前。姜枣引。

五积散　治寒湿。方见伤寒。

胃苓汤　治湿。此理脾胃、利小便之方也。

---

① 盛：原作“胜”，据视履堂本改。

② 然：视履堂本作“盖”，于义见长。

卷之五

内伤病

五行万物土为宗，脾胃身中理亦同，
饮食劳伤通四气，越人明著《难经》中。

按五行之生，非土不成，万物之生，非土不载。悟真篇云：万物五行皆属土者是也。人以胃气为本，胃为水谷之海，饮食入胃而脾受之，变化精微，输于六腑，以养五脏，资生气血，散于经络，流行于皮毛、肌肉、筋骨之间。所谓元气、谷气、营气、清气、生发上升之气，皆胃气之别名也。故气有真土，有假土。假土者，地也，脾胃也，有定位，有成名者也。真土者，升降出入以为生长收藏之用者也。苟无是，出入废则神机沦灭；升降息，则气力[①]孤危。脾胃受伤则荣卫失守，诸病生焉。

按四十九难五邪为病之论，如风伤肝，暑伤心，寒伤肺，湿伤肾，此四气之邪伤于外者然也。饮食劳倦则伤脾，此饥饱劳逸之邪生于内者然也。是五邪者，有本脏自病者，谓之正邪；有从前来者为实邪，从后来者为虚邪；从所胜来者为虚邪[②]，从所不胜来者为贼邪。一脏五病，五五二十五病，越人、洁古语之详矣。故诸邪之生于外者为外感，生于内者为内伤。有因外感以成内伤之病者，有因内伤之虚以致外感之邪者。临病之工，宜明辨之。

内伤外感两相因，标本良医辨得真，
先感后伤宜救本，先伤后感治标轻。

病有外感成内伤者，其候有三：人病则不能食一也。发汗吐下之后二也。劳食再复三也。有内伤致外感者，邪之所凑，其气必虚，脾胃不足，风寒暑湿之邪由此入矣。标本之论有二：先病为本，后病为标；正气为本，邪气为标。或从本治，或从标治。或标而本之，急则治其标也；或本而标之，缓则救其本也。如因外感之后成内伤者，此邪气将尽，正气已伤，只养其正则邪自除矣。所谓不治先病治后病也。如因内伤之虚致外感者，以诊其急缓之势，其有宜发汗、宜吐、宜下之症者，则如汗吐下之法以攻去其邪，然后养其正气，所谓标而本之者是也。若虽有汗吐之症，而有不可攻者，则养其正气，待其可攻而攻之，所谓本而标之者是也。

内伤发热似伤寒，候在人迎气口间，
气口内伤洪缓涩，人迎外感数浮坚。

古人以脉上辨内外伤。人迎脉盛于气口为外伤，此外感风寒有余之邪，其病必见于左手寸关之中。左手主表，故人迎之脉浮洪紧数而有力，大于气口一二倍也。气口脉大于人迎为内伤，此饮食不节，劳役所伤，为不足之病，其病必见于右手寸关之中。右手主里，故气口之脉洪数而无

① 力：疑为“立”。
② 从所胜来者为虚邪：视履堂本作“从所胜来者为微邪”，于义见长。

力，大于人迎一倍，甚者则两倍三倍也。此以脉辨者也。人之受病，内伤者多，外伤者间而有之，粗工不知，往往将元气不足之症便作外伤有余之症攻之，误人众矣。

其内外伤病症之辨，东垣论之详矣。中有一法只于气少气盛上辨之。于外伤贼邪者，必语言高厉而有力。内伤里虚不足之病，必气短气促懒语，其声微弱而无力。至易见也。

关上浮洪举有余，按之不足是脾虚，
胃中宿食多沉滑，补泻从来不可拘。

愚按内伤之病，有虚有实，不可一例认为不足之病也。观东垣之书，补中益气、枳术消导之法，两存之意可见矣。如远劳困乏，忧思恼怒，废其饮食者，此饥渴之伤，谓之不足；华筵盛馔，放饭长饮者，此醉饱之伤，谓之有余。或因伤食，饮食渐少者，此有余中之不足也。或因受饥，饮食自倍者，此不足中之有余也。如是病者，必审之故，以脉诊浮洪而虚者，不足之脉也；弦滑而实者，有余之脉也。补之泻之必使气复。

富贵之人多内伤，耽食悦色总为殃，
形志更将分苦乐，东垣有说或遗忘。

富贵之人耽食悦色，多内伤不足之病，故曰富家巨室治各异乎贫穷也。然富贵之人岂无饥渴？男女饮食，人之大欲存焉，虽贫贱者，亦不能免也。经云：先贵后贱者，名曰脱营。先富后贫者，名曰失精。此皆内伤之病原也。语内伤者，必求其饮食所伤之由可也。如形志俱乐者，有膏粱情欲之伤。形志俱苦者，有寒暑饥渴之伤。形乐志苦者，有深思远虑之伤。形苦志乐者，有驰骋放纵之伤。所受不同，内伤无异。东垣之意岂不及此，或有之而遗失耳。

伤寒传变六经分，脾胃如伤兼症明。
慢把五邪详脉症，从来五脏各相平。

《难经》云：饮食劳倦则伤脾。夫饮食不节则胃病[①]，胃病则气短，精神少而生大热，有时而显火上行，独燎其面。经云：面热者，足阳明经。胃既病，则脾无禀受，脾为死阴，不主时也，故亦从而病焉。形体劳倦则脾病，脾病则怠惰嗜卧，四肢不收，大便泄泻。脾既病，则胃不能行津液，故亦从而病焉。胃为十二经之海，十二经皆禀血气滋养于身。脾受胃之禀，行其气血也。脾胃既虚，则十二官皆无所禀而病生矣。经言：至而不至，是为不及，所不胜者乘之，所胜者侮之，所生者受病。此脾胃病中有肝心肺肾兼见之症也，谓之五邪。

如不能食而肌肉削，怠惰嗜卧，四肢不收，或大便泄泻，右关脉缓而弱，当脐有动气，按之牢。若痛，此脾胃本病脉症见也，谓之正邪，宜调中益气汤主之。若脉缓，病怠惰嗜卧，四肢不收，此湿也。于本方加平胃散。

若脉弦气弱自汗，四肢发热，或大便泄泻，本方中加小建中汤。

若脉虚血弱，本方加四物汤。

若脉弱气短，气不足，本方加四君子汤。

若病或渴或小便不利，本方中加五苓散去桂。

若脾胃本部脉见浮大而散，其病或烦躁闷乱，或四肢发热，或口苦舌燥咽干，此心与小肠来乘脾胃也。从后来者为虚邪。经云：子虚则补其母。当于心与小肠中，以补脾胃之根蒂也。用甘温之药为之主，以苦寒之药为之使，以酸味为之佐，盖心苦缓，宜食酸以收之。心火旺，则肺

① 夫饮食不节则胃病：原作“夫饮食不对则胃病”，据视履堂本改。

受邪，金虚则以酸补之。次以甘温及甘寒之剂于脾中泻心火之亢盛，是治其本也。宜补中益气汤去陈皮、当归、升麻、柴胡，加白芍药、黄连、桑白皮主之。

若心火亢盛乘于脾胃之位，脉浮大而数，病口苦舌燥咽干，宜三黄白虎汤。

若脾胃本病，脉症中兼见洪大，肌热，烦热面赤而不能食，肌肉消一二症，此心之脾胃病也，宜补脾胃泻阴火，升阳汤主之。

若荣血大亏，阴火炽盛，心包与心主血，减则心无养，致使心乱而烦，病名曰悗，悗，心惑而烦闷不安也，宜朱砂安神丸主之。

如脾胃病，本部脉症中兼见弦脉，其症或身体沉重，走注疼痛，或多怒，或目病而生内瘴，或妄见妄闻，夜梦亡人，四肢转筋，或生痿痹，或生厥，或生恶疮，皆肝火挟心火之势，无所畏而妄行来克脾土也。此所不胜者乘之，谓之贼邪。当于脾胃药中加风药以泻之。

若体重节痛，口苦舌干，往来寒热，宜升阳补气汤主之。

肝主风，脾主湿，风湿相搏，脉细而弦，按之洪缓有力，其症腿内及膝股生痈疽者，此足太阴、厥阴之分，宜内托黄芪柴胡汤主之。

如能食，麻木，牙关急搐，目内蠕瞤，此名胃风，宜胃风汤主之。

如风湿相搏，腰以下痛或痿弱者，宜除风湿羌活汤主之。

如胃脾病，本部脉症中兼见浮涩脉，其症咳嗽气短，气上，皮毛不密，洒淅恶寒，精神少而渴，情惨惨而不乐，此阳气不足，阴气有余，此肺受[①]火木之邪而清肃之气伤，乃所生者受病也。从前来者，名实邪，当于本经药中兼泻肺之剂，及补气为佐，宜参术调中汤主之。

如脾胃之虚，怠惰嗜卧，四肢不收，体重节痛，口苦舌干，食无味，大便不调，小便频数，不嗜食，食不消，兼见肺病，洒淅恶寒，惨惨不乐，面色恶而不和，乃阳气不伸故也，宜升阳益气汤主之。

脾胃虚弱，必上焦之气不足，遇夏天气热盛，损伤元气，怠惰嗜卧，四肢不收，精神不足，两足痿软，遇早晚寒厥，日高之后，阳气将旺，复热如火，乃阴阳气血俱不足。故或热厥而阴虚，或寒厥而气虚，口不知味，目中溜火而视物䀮䀮无所见，小便频数，大便难而结秘，胃脘当心而痛，两胁痛，或急缩，脐下周围如绳束之急，甚则如刀刺，腹难伸舒，胸中闭塞，时时呕哕。或有痰嗽，口沃白沫，舌强，腰背髀眼皆痛，头痛时作，食不下，或食入即饱，全不思食，自汗尤甚，若阴气覆在皮毛之上，皆天气之热助本病也。乃庚大肠、辛肺金为热所乘而作，当先助元气，专补庚辛之不足，宜黄芪人参汤主之。

如风寒汗出，肩背痛，小便数而欠者，风热乘其肺也，当泻风热以通气，防风汤主之。如小便遗失者，肺气虚也，宜安卧养气禁劳役，如黄芪、人参补之；不食，常有热，加黄柏、生地黄。

如脾胃脉症中兼见沉细，其症作涎及清涕唾多、溺多而恶寒者是也，此肾之脾病所不胜反来侮之，谓之微邪。若土火复之，及任督冲之三脉为邪则足不任身，足痛不能践地，骨乏无力，喜睡，两睾丸冷，腹引阴而痛，妄闻妄见，腰脊背髀皆痛。本部病中，治有二法。

治其病者，当先于阴分补其阳气，升腾行其阳道而走空窍，次加寒水之药降其

① 受：原作“气”，据视履堂本改。

阴火，黄连、黄柏之类是也。先补其阳，后泻其阴，脾胃俱旺，而复于中焦之本位，而阳气平矣，宜神圣复气汤主之。

如中焦气弱，脾胃受寒，饮食不美，气不调和，腹中雷鸣，大便泄泻，手足厥逆及下焦阳虚脐腹冷痛，此亦肾之脾胃病也，宜真武汤、沉香温胃丸主之。

人伤饮食胃先亏，劳倦如伤只损脾，
脾胃两伤同一体，视人肥瘦定安危。

胃乃脾之刚，脾乃胃之柔，表里之谓也。饮食不节则胃先病，脾无所禀而后病。劳役则脾先病，不能为胃行气而胃后病。其生病之先后虽异，所受邪则一也。

夫胃为水谷之海。饮食入胃，游溢精气，上输于脾，脾气散精，上归于肺，通调水道，下输膀胱，水精四布，五经并行。苟饮食失节，寒温不适，则脾胃受伤。喜怒忧恐，劳役过度，而损耗元气。既脾胃虚弱，元气不足而心火独盛。心火者，阴火也，起于下焦，其系系于心。心不主令，相火代之。相火①，下焦胞络之火，元气之贼也。脾胃气虚，则下流于肾肝，阴火得以乘其土位，故脾症始得②，气高而喘，身热而烦，其脉洪大而头痛，或渴不止，皮肤不任风寒而生寒热。盖阴火上冲，则气高而喘，身烦热，为头痛，为渴而脉洪大。脾胃之气下流，谷气不得升浮，是生长之令不行，无阳以护荣卫，不任风寒乃生寒热，皆脾胃之气不足所致也。

上此一节专论饮食之伤。

胃中元气盛，则能食而不伤，过时而不饥。脾胃俱旺，则能食而肥。脾胃俱虚，则不能食而瘦。或少食而肥，虽肥而四肢不举，盖脾实而邪气盛也。又有善食而瘦者，胃伏火邪于气分则能食③；脾虚则肌肉削，即食亦饥也。叔和云：多食亦饥，虚，此之谓也。

东垣五法治脾伤，摘要教人只五方，
脉症若兼他脏病，随时加入补中汤。

夫胃病则脉缓，脾病则脉迟。若火乘土位则脉洪缓。如脉缓气急，怠惰嗜卧，四肢不收或大便泄泻，此湿胜，从平胃散。若脉弦气弱，自汗，四肢发热，或大便泄泻，或皮毛枯槁，发脱落，从黄芪建中汤。脉虚而血弱，从四物汤。或其气虚弱及血少脉弱，从四君子汤。或渴或小便不利，从五苓散去桂。以上五方，当于本经中随所兼见症摘一二味加之。假令表虚自汗，春夏加黄芩，秋冬加桂。如腹中急缩，或脉弦，加防风，急甚加甘草，腹中窄狭，或气短者亦加之。腹满气不转勿加，虽气转而脾胃中气不和者勿去，但加厚朴以破滞气，然亦不可多用，于甘草五分中加一分可也。

腹中满闷，此非腹胀，乃散不收，可加白芍药收之妙。肺气短促或不定者，加人参、白芍药。中焦用白芍药，则脾中升阳，使肝胆之邪不敢犯也。腹中窄狭及缩急者去之，及诸酸涩药亦不可用。

腹中痛者加甘草、白芍④。稼穑作甘，甘者己也。曲直作酸，酸者甲也。甲己化土，此仲景之妙法也。腹痛兼发热，加黄芩。恶寒或腹中觉寒，加桂。

怠惰嗜卧，有湿，胃虚不能食，或沉困，或泄泻，加苍术。自汗加白术。大、小便不利加茯苓，渴亦加之。气弱者，加白茯苓、人参。气盛者加赤茯苓、砂仁。

---

① “心不主令，相火代之”句下，原脱“相火”二字，据视履堂本补。

② 故脾症始得：原作“故脾胃之症”，据视履堂本改。

③ 胃伏火邪于气分则能食：原作“胃伏心邪于气分则能食”，据视履堂本改。

④ 腹中痛者加甘草、白芍：原作“腹中痛者加白芍药”，据视履堂本改。

气复不能转，有热者，微加黄连，心烦乱亦加之。

小便少者，加猪苓、泽泻；汗多津液竭于上勿加之，是津液还入胃，欲自行也。不渴而小便闭塞不通，加炒黄柏、知母。小便涩者，加炒滑石。小便淋涩加泽泻。五苓散治渴而小便不利，无恶寒者不得用桂。不渴而小便自利，妄见妄闻，乃瘀血症，用炒黄柏、知母以降胃中燥热。窍不利而淋加泽泻、炒滑石。只治窍不利者，六一散中加木通亦可。心脏热，导赤散妙。

中满或但腹胀者，加厚朴。气不顺加橘皮。气滞加青皮一、橘皮三。气短小便利者，用四君子汤中去茯苓，加黄芪以补之。如腹中气不转，更加甘草一半。腹中刺痛，或周身刺痛，或里急者，腹中不觉快是也。或虚坐而大便不得者，皆血虚也。血虚则里急。或血气虚弱而目睛疼，加当归身，头痛加川芎。苦头痛加细辛，此少阴头痛也。

发脱落，及膝下痛，加熟地黄，于平昔调理。脾胃虚弱，于此五药中加减。如五脏症中互显一二症，各对症加药，无不验，然终不能使人完复。后或有因而再至者，亦由督任冲三脉为邪，皆胃气虚弱之所致也。

用药须知法四时，轩岐素问理玄微，
浮沉升降随元气，寒热温凉勿犯之。

经云：大法，春宜吐，夏宜汗，秋宜下，冬宜周密。所谓春吐者，象草木之发生，气之升也。夏汗者，象草木之蕃秀，气之浮也。秋下者，象草木之零落，气之降也。冬周密者，象草木之闭藏，气之沉也。

经言：用温远温，用热远热，用凉远凉，用寒远寒。故春宜食凉，夏宜食寒，秋宜食温，冬宜食热。冬不得服白虎，夏不得服青龙，春夏不得服桂枝者，勿犯天时，恐翼其胜也。如有病又宜用者，从权用之，不可拘泥，中病即止，勿过其制也。

人因饮食不节，劳役所伤，腹胁满闷，短气。遇春则口无味，遇夏发热发寒，饥常如饱，不喜食冷，宜升阳顺气汤主之。夫脾胃不足之症，须用升麻、柴胡苦平之味之薄者，阴中之阳，引脾胃中清气行于阳道及诸经，生发阴阳之气，以资春夏之和也。又引参芪甘温之气味上行，充实腠理，使阳气得卫外而为固也。

长夏湿土，客邪火旺，可从权治，加苍、白术、泽泻上下分消其湿气也，湿气大胜，主食不消化，故食减不知谷味，加砂仁以消之，复加五味、麦冬、人参泻火益肺气，助秋令也。此三伏中长夏土旺之时药也。

夫脾胃虚弱，遇六七月之间，河涨淋雨，诸物皆润，人汗沾衣，身重气短，甚则四肢痿软，行步不进，此肾水与膀胱俱竭之状也。当急救之，以生脉散除其时令浮热湿蒸之极。盖肺欲收，心苦缓，皆酸以收之；心火盛，则甘以泻之。故人参之甘，佐以五味子之酸。孙思邈云：夏月常服五味子以补五脏是也。麦冬之微苦寒，能滋水之源于金之位，而清肃肺气，又能除火却金之嗽而敛其痰，复微加黄柏之苦寒，以为守位，滋水之流也。

脾胃之虚，时值秋燥令行，湿热少退，体重节痛，口苦舌干，食无味，大便不调，小便频数，不嗜食，食不消，兼见肺病洒淅恶寒，惨惨不乐，面色恶而不和，乃阳气不伸故也，宜服益胃汤。

胃脾虚寒，心腹胀满，及秋冬客寒犯胃，时作疼痛，宜厚朴温中汤主之。戊土已衰，不能运化，又加客寒，聚为满痛，散以辛热，佐以甘苦，以淡泄之，气温胃和，痛自止矣。

冬月之时，足太阳寒气，少阴肾水正旺，子能令母实，手太阴肺实，反来侮土，火木受邪，诸病俱作，宜神圣复气汤主之。

如秋冬之月，胃脉四通，为冲脉所逆，并胁下少阳脉二道而反上行，病名厥逆。经曰：逆气上行，脉满去形，谓七神昏绝，离去其形而死矣。其症气上冲咽不得息，而喘息有音，不得卧，加吴茱萸服之，观厥逆多少而用之。

如食不下，胸中胃土有寒，或气涩滞，用青皮、陈皮、木香三味为定法。

如初春犹寒，宜少加辛热，以补春气之不足，以为风药之佐，益智、草豆蔻皆可。三阳之月，用青皮少，陈皮多，更加风药以退其寒。

夏月益智、草蔻宜少用，更加黄连。

秋月加槟榔、草蔻、砂仁，或少加白豆蔻。

冬月加益智，草蔻。

如腹痛，春夏宜用白芍，秋冬不可用，乃大寒之药也，宜加干姜。

大抵治饮食劳倦所得之病，乃虚劳也，损症也，当用温平、甘多、辛少之药治之，是其本法也。如四时见寒热，或将理不如法，或酒食过多，或辛热之食作病，或寒冷之食作病，或居大寒大热之处益其病，当临时制宜，暂用大寒大热治法而取效，此从权也，不可以得效之故而久用之，必致难治矣。

发热平治各有方，无非散火与升阳，
阳邪散火令清解，阴火升阳体自凉。

内伤发热之病，当以脉症辨之。如脉浮弦而数，其症发热头痛，项强身痛者，此病在表，乃阳虚生外寒也。病在手太阳丙，小肠火，宜升阳散火汤。若脉洪大而数，其症烦热而渴，此病在里，乃阴虚生内热也，病在手少阴丁，心火，宜泻阴火升阳汤主之。

稽古东垣论内伤，发明精旨甚精详，
补中益气安神妙，饮食成伤别主张。

内伤之论，见于《素》《难》，发明其旨以开后学者，自东垣始也（详见《脾胃论·内外伤辨》）。内伤不足之病，当以甘温之剂，补其中，升其阳，甘寒以泻其火则愈。劳者温之，损者温之，温能除大热，忌用苦寒泻其胃土，宜补中益气汤主之。心藏神，心恶热，阴火既炽，心血内亏，致使心乱而烦，其神不安，病名曰悗，悗者心惑而烦闷不宁也，宜朱砂安神丸镇固之。

经言饮食则伤脾，水谷为邪自不齐，
水蓄不消常作饮，食留积聚费推移。

经云：饮食自倍，肠胃乃伤。此混言之也。分而言之，饮者，水也。无形之气也；食者，物也，有形之血也。经云：因而大饮则气逆。形寒饮冷则伤肺。饮之为病，为喘咳，为肿满，为水泻。轻则宜发汗、利小便，使上下分消其湿也。如重而蓄积为痰饮，为肿满，宜导而去之。此治饮之大法也。经又云：因而饱食，筋脉横解，肠澼为痔。食伤太阴、厥阴，气口大于人迎两倍、三倍。食之为病，或呕吐，或痞满，或下利肠澼，或为痛块。伤之轻者，损谷则安，其次莫若消导，甚则取之，尤甚者须分上下寒热，或吐或下，以平为期。然消导、吐下，不可太过，过则反伤脾胃也。盖先因饮食，脾胃自伤，又加以药过，则肠胃复伤，而气不运化，食愈难消矣。渐至羸困，医之咎也。

病酒之人号曰酲，葛花能解醉中人，
胁痛十枣真奇绝，水逆长沙用五苓。

夫酒者，大热有毒，气味阳，乃无形之物也。乱性丧德，腐胁烂肠，酒之为害也大矣。若或伤之，惟发散汗出则愈，此最妙法也，其次莫如利小便。二者乃上下分消其湿，何酒病之有？今之酒病者，往往服酒癥丸大热之药下之，又有用牵牛、大黄下之。是无形元气受病，反下有形阴血，误亦甚矣。酒性大热，已伤元气，而复重泄之，况亦损肾水真阴，及有形阴血俱为不足，如此则阴血愈虚，真水愈弱，阳毒之热大旺，反增其阴火，是谓元气消亡，七神何依，折人长命，不然，则虚损之病成矣，宜葛花解酲汤主之。复有服上药解酲之后，两胁下痛如刀刺者，此蓄饮病也。盖酒之气热，其体则水也，解酲汤之发散，其气已尽，其水犹存，方中须有五苓之药不能去之，宜芫花十枣汤逐去其水则愈矣。盖胁下乃肝之分位，肝藏血，此因酒热伤其阴血，故下之，乃从权之法也。

人有热病，大渴饮水，或暑月劳苦之人，汗出多而饮水者，水寒伤脾伤肺，口燥咽干，烦渴亦甚，水入即吐，或为泄泻，或腹痛胸满者，此水逆也，宜五苓散主之。

伤食先须问所因，食寒食热悉分明，
勿伤胃气为根本，吐下从来不可轻。

食者，谓谷肉菜果之物也。经云：阴之所生，本在五味。阴之五宫，伤在五味。谷肉菜果口嗜而欲食之，心自裁制，勿使过焉，过则伤其正矣。或有伤于食者，必先问其人，或因喜食而多食之耶，或因饥饿而急食之耶，或因人所勉强劝而强食之耶，或因病后宜禁之物而误食之耶。如因喜食得之，当先益其胃气，胃气素强损谷自愈，消导耗气之药不必服也。如因饥饿得之，当先益其胃气，胃气复，所伤之物自消导矣。宜宽中进食，养脾丸主之。如因勉劝得之，宜行消导之剂，如曲蘖枳术丸、保和丸是也。若因病后得之，当以补养为主，宜参苓白术散。

其所伤之物有寒热之不同，所伤之人有强弱之不同，主治之法无一定也。所谓热物者，如膏粱辛辣厚味之物是也，谷肉多有之。有寒物者，冰水瓜桃生冷之物是也，菜果多有之。治热以寒，大黄、牵牛是也。治寒以热，丁香、巴豆是也。如以热攻热，以寒攻寒，则食物虽去，药毒犹存，胃气重伤，祸不旋踵矣。故伤热物者，宜三黄枳术丸，小承气汤，甚者木香槟榔丸。伤冷物，宜香砂养脾汤，木香人参生姜枳术丸，甚则丁香脾积丸、加味理中丸主之。如冷热不调者，备急丸主之。

食在上焦宜吐之，瓜蒂散太峻不可用也，有探吐法最妙。食在中焦以下，则宜下之，视人强弱加减，丸数以渐取之，不可猛浪伤人，胃气强者易愈，弱者转甚，以致饮食减少，精神困顿，医之误也。

脾胃原强被食伤，就中攻取亦何妨，
假如脾弱难消食，补养中和谷气昌。

伤食之病有二：有饮食自倍伤其脾胃者，此有余之症也，法宜消之、破之、吐之、下之，使陈积去而肠胃之气行也。有脾胃素弱，不能消化饮食以致停蓄者，此非食伤脾胃，乃脾胃不能胜其饮食，此不足之症也，宜用补脾胃、益气升阳之剂，使胃气渐复，谷气自昌。不惟吐下不可用，虽消导之剂亦不可多用也，宜养脾丸主之。

易老曾留枳术丸，合宜加减果仙传，
保和又是丹溪法，只恐时师会不全。

易老张先生尝戒不可用峻利食药，食药下咽，未至药丸施化，其标皮之力始开，便言空快，所伤之物已去，更待一两时辰许，药尽化开，其峻利药必有惰性，病去之后，脾胃安得不损乎？脾胃既损，是真气、元气败坏，促人之寿。当时制下一方：枳实一两，白术二两。只以两味，荷叶包饭为丸。以白术味苦甘温，其甘温补脾胃之元气，其苦味除胃中之湿热，利腰脐间血。故先补脾胃之弱，过于枳实克化之药一倍。枳实味苦寒，泄心下痞闷，消化胃中所伤，此药下咽，所伤不能即去，须待一、两时辰许，食则消化。是先补其虚而后化其所伤，则不峻利矣。荷叶者，中空外直，出于泥而不染，其色青，象风木之体，食物感此气之化，胃气何由不上升乎？更以烧饭和药与白术协力滋养谷气而补，令胃厚，再不内伤，其利溥哉。今立加减法于后：

如老弱之人，元气虚弱，饮食不消者，本方加陈皮一两，名橘皮枳术丸。

如为人所勉强食之，本方加神曲、麦蘖名曲蘖枳术丸。

如有郁气凝滞者，本方加木香一两，名木香枳术丸。

如因冷食内伤者，本方加半夏一两，名半夏枳术丸。

如因热食伤者，本方加三黄丸，名三黄枳术丸，又名枳实导滞丸。

东垣先生又有各随所伤之物以立治法：

如伤热面，心腹满闷，肢体沉重者，宜除湿益气汤主之。

如伤豆、粉、湿面、油腻之物者，宜白术丸主之。

如伤马乳及牛羊酪水、一切冷物者，除湿散主之。

如伤湿热之物，不得施化者，枳实导滞丸主之。

如大病瘥后，伤食劳复者，枳实栀子大黄汤主之。

丹溪先生治一切食积，宜保和丸主之。

师传治一切食伤者，加味二陈汤、加味枳术丸、加味保和丸、加减胃苓丸，皆秘方也。

内伤诸方

补中益气汤加减法

甘草炙，五分　人参　升麻　柴胡　陈皮　归身酒　白术各三分　黄芪劳役热甚者一钱

水煎。

如大汗大泄者，津脱也，急止之，加五味子六枚，炒黄柏五分，炒知母三分，不令妨其食，当以意斟酌，若妨食则止，候食进则再服。泻三里气，以三棱针出血。

汗不止者，于三里穴下二寸，上廉穴出血。禁酒、湿面。

以手扪之而肌表热，表热也，只服本汤一二服，微汗则已。非正发汗、乃阴阳气和自然汗出也。

若更烦乱加人参生阳气，阳旺则能生阴血，更以当归和之，少加黄柏以救肾水，能泻阴中之伏火。如烦不止，少加生地黄补肾水，水旺而心火自除矣。

如周身有刺痛者，皆血滞不足，加归身五分或一钱。如精神短，少加人参五分，五味子二十枚。如头痛加蔓荆子三分。痛甚加川芎五分。顶痛脑痛加藁本五分、细辛三分。诸头痛并用此四味。头痛有痰，沉重倦怠者，乃太阴厥头痛，加半夏五分，生姜三分。如耳鸣，目黄，颊颔肿，颈肩、臑、肘臂外后臁痛，面赤脉洪大者，此手太阳丙小肠火病也，用羌活一钱，防风、藁本各七分，甘草五分，以通其经血，加黄芩、黄连各三分消其肿，人参五分，黄芪七分益元气而泻火邪，另作一服。

如嗌痛、颔肿，脉洪大，面赤者，加黄芩、甘草各三分，桔梗七分。

如口干嗌干者，加葛根五分，升引胃气上行以润之。

如咳嗽者，加五味子廿五枚，麦冬五分。冬加不去根节麻黄五分，秋凉亦加，春月天温只加佛耳草、款冬花各五分。若久病痰嗽，肺中伏火，去参以防痰嗽增益也。

如食不下，乃胸中胃上有寒或气涩滞，加青皮、木香各三分，陈皮五分，此三味为定法。冬加益智、草蔻各五分；夏少加芩、连，更加枳实、草蔻、砂仁、白豆蔻各五分；春初尤寒，少加辛热之剂，补春气之不足，为风药之佐，益智、草蔻可也。

如心下痞，满闷者，加芍药、黄连各一钱。

痞而腹胀加枳实、木香、砂仁各三分，厚朴七分。天寒，少加干姜或中桂。心下痞觉中寒者，加附子、黄连各一钱。不能食而心下痞，加生姜、陈皮各一钱。能食而心下痞，加黄连五分，枳实三分。脉缓有痰而痞，加半夏、黄连各一钱。脉弦四肢疼，便难而心下痞，加黄连五分，柴胡七分，甘草三分。

如腹中痛，加白芍药五分，甘草三分。

恶寒觉冷痛，加中桂五分。夏月不恶寒、不恶热者，加黄芩、甘草各五分，白芍一钱，以治时热也。

在寒凉时，加半夏、益智、草蔻。

如腹中痛，恶寒而脉弦者，是木来克土也，以小建中汤主之，盖芍药味酸，于土中泻木为君。如脉沉细，腹中痛，是水来侮土，以理中汤主之，干姜辛热，于土中泻水为君。如脉缓，体重节疼，腹胀自利，水谷不化，是湿胜，以平胃散主之。

如胁下痛或胁下缩急，俱加柴胡三分，甚则五分，甘草三分。

如脐下痛，加蒸熟地黄五分。如不已，乃大寒也，加中桂五分。

朱砂安神丸

朱砂另研，水飞为衣，五钱　净黄连酒洗，六钱　当归二钱半　生地黄一钱半

上为细末，汤浸蒸饼为丸，如黍米大，朱砂为衣，每十五或廿，津液咽下，或酒水凉水下。

调中益气汤

夫脉弦洪缓而沉，按之中指下时得一涩，其症四肢怠惰，及肢节烦疼，难以屈伸，身体沉重，烦心不安，忽肥忽瘦，四时懒倦，口失滋味，腹难伸舒，大小便清利而数，或上饮下溲，或大便涩滞不行，一二日一见，夏月飧泄，米谷不化，或便后见血，见白脓，胸满短气，膈咽不通，或痰嗽稠粘，口中沃沫，食入反出，耳鸣耳聋，目中溜火，视物昏花，胬肉红丝，热壅头目，不得安卧，嗜坐无力，不思饮食。

黄芪一钱　人参　甘草　苍术各五分　柴胡　升麻各三分　木香一分　橘皮腹中气不转运者更加，三分

水二盏，煎一盏，食远，待食消化，带热服令心绝思，药必神效。

如时燥热[1]，是下元阴火熏蒸发也，加生地二分，黄柏三分，无此不必加。

如大便虚坐不得，或大便了而不了，腹中常逼迫，血虚血滞也，加归身三分。

如身体沉重，小便数多，亦加茯苓、黄柏各二分，苍术一钱，泽泻五分。

如胃气不和，加汤泡半夏五分，姜三片；有嗽加生姜、生地以制半夏之毒。

如痰厥头痛，非半夏不能除，此足太阴脾所作也。

小建中汤　脉弦腹中痛，气弱自汗，或大便泄泻。

桂心　甘草炙，各一钱半　白芍三钱

---

① 燥热：原作“湿燥”，据视履堂本改。

生姜一钱　大枣一枚　饴糖半合另入

水煎。

如汗多不止，加黄芪二钱。

以上四方，脾胃本病药也。

加减补中益气汤　治四肢发热烦躁，口苦咽干，喘嗽有痰。

白术一钱　黄芪　人参各五分　甘草　白芍　黄连　桑白皮各二分

痰喘，去参，加半夏、生姜。

三黄白虎汤　治心火亢甚，乘于脾胃之位，掌中热，目黄嗌干渴而欲饮。

黄连一分　黄柏　生地各五分　赤芍　知母　黄芩各三分　甘草二分　石膏五分　淡竹叶七皮①

水煎。

泻阴火升阳汤　治肌热烦闷，面赤食少，右关脉或缓或数湿热等症。

柴胡五分　甘草炙　黄芪　苍术　羌活各三分半　升麻二分半　人参　黄芩各二分　黄连一分半　石膏少许，秋冬不用

食后服，食药之时，宜减食，宜羹食。服药后，禁言一二时辰及酒面大料之类，恐湿热之物复助火邪而愈损元气也。

以上三方，治心之脾胃之药。

升阳补气汤　治胃气不足，脾气下溜，气短无力，不时寒热，早饭罢，转增昏闷要眠卧，怠惰，四肢不收，倦于动作，及五心烦热。

升麻　羌活　独活　防风　白芍　甘草炙　泽泻各三分　厚朴制，一分半　柴胡八分　生地五分

姜三枣二，食远服。

内托黄芪柴胡汤　治腿内近膝股生痈，此足太阴、厥阴之分，脉细而弦，按之洪缓有力。

黄芪加二钱　柴胡一钱　羌活五分　土瓜根酒制，一钱　连翘一钱半　中桂三分　生地　黄柏各二分　当归七分半

水二酒一煎，食前服。

胃风汤②　方见中风。

除风湿羌活汤　治腰痛不可俯仰及四肢麻木。

羌活五分　防风　苍术酒洗　黄芪各一钱　独活　柴胡各五分　升麻七分　甘草炙　川芎　黄柏　橘皮　藁本各三分

水煎，食前服。

脐下痛加熟地黄五分，其痛立止。如不止，大寒也，加肉桂二分。

胸中气滞加枳实三分。胁下气滞加青皮三分。如气促少气者去之。

身有疼痛者湿，重者亦湿，加去桂五苓散一钱。

如风湿相搏，一身尽痛，用羌活、防风、藁本各五分，升麻、苍术各一钱，勿用五苓散，谓风药已能胜湿，故别作一服与之。如风去勿再服，以诸风之药损人元气而益其病故也。

以上四方，治肝之脾胃病之药。

参术调中汤　泻热补气，止嗽定喘。

黄芪四分　人参　甘草炙　白茯苓各三分　五味二十粒　白术三分　麦冬　地骨皮　陈皮各二分　桑白皮五分　青皮一分

水煎，早饭后服。忌多言语、劳役。

升阳益胃汤　治脾胃虚，怠惰嗜卧，四肢不收，时值秋燥令行，湿热少退，腿重节痛，口干舌干，饮食无味，大便不调，小便频数，食不消，兼见肺病惨惨不乐，面色恶而不和，乃阳气不伸故也，此方主之。

羌活　独活　防风各五分，以秋旺故以辛温泻之　柴胡　白茯苓渴止不用　白术　泽泻各三分　黄芪二分　人参　半夏　甘草炙，各二钱　黄连一分　陈皮四分　白芍五分

---

① 皮：按罗田方言，义与“片”同。

② 胃风汤：原作“胃气汤”，据视履堂本改。

上㕮咀，分作二剂服，入姜枣，水煎，早饭后服。

如小便罢而病加剧，是不宜利小便，当少去茯苓、泽泻。

若喜食，初一二日，不可饱食，恐胃再伤，以药力尚少，胃气不得转运升发也。

黄芪人参汤　治脾胃虚弱，遇夏天气热盛，损伤元气之病。

黄芪一钱，自汗多更加一钱　升麻六分　人参　橘皮　麦冬　苍术无汗更加五分　白术各五分　黄柏酒洗　神曲炒，各五分　归身酒洗　甘草炙，各三分　五味九枚

水煎。忌酒、湿面、大料热物。

心下痞闷加黄连二分。

胃脘当心痛，减大寒药，加草蔻仁（炒）五分。

胁下痛，或缩急，加柴胡二分。

头中目中溜火，加黄连二分，川芎三分。

头痛，目不清利，燥热上壅加蔓荆子、川芎各三分，藁本、生地各五分，细辛一分。

气短，精神如梦寐之间，困乏无力，加五味子七枚。

大便涩滞，隔一二日不见者，致食少，食不下，此血少，血中伏火而不得润也，加归身、生地、麻子仁泥各五分，桃仁三枚（去皮尖，另研）。大便行勿加。若大便不快利，勿用别药，少加大黄（煨）五分。若又不利者，非血结、血秘而不通也，热则生风，其病人必头风症，单血药不可加之，只于黄芪人参汤中加羌活、防风各五分，其大便必行矣。一服便止。

胸中气滞加青皮二分，去白陈皮倍之，去其邪气。此病本元气不足，当补不当泻。

如气滞太甚，或补药太过，病人心下有忧滞郁结之事，加木香、砂仁、白豆蔻各三分。

腹痛不恶寒者，加白芍药五分，黄芩二分，却减五味。

通气防风汤　治中风自汗，肩背痛，小便数而欠者。

柴胡　升麻　黄芪各一钱　羌活　防风　橘皮　人参　甘草各五分　藁本三分　青皮　黄柏各二分　白豆蔻仁二分

食后服。气盛者，宜服，面白色脱，气短者，勿服。

以上四方，治肺之脾胃病药。

神圣复气汤　治气乘冬足太阳寒气、足少阴肾水，子能令母实，手太阴脉实，反来侮土，火木受邪，腰背胸膈闭塞疼痛，善嚏，口中涎，目中泣，鼻流浊涕不止，或息肉，不闻香臭，咳嗽痰沫，上热如火，下寒如冰，头脑作痛，目中流火，视物䀮䀮，耳鸣耳聋，头并口鼻，或恶风寒，喜日太阳，夜卧不安，常觉痰塞，膈咽不通，口失味，两胁缩息而急，牙齿动摇不能嚼物，阴汗，前阴冷，行步欹侧，起居艰难，掌中风寒麻痹，大小便数，而昼夜多频而欠，气短喘渴，少气不足以息，卒遗矢无度；妇人白带，阴户中痛，牵心而痛，面如赭色，食少，大便不调，烦心霍乱，逆气里急，而所下色白，后出余气，复不能努，或肠中鸣，膝下筋急，肩髀大痛，此皆寒水来[①]复火土之仇也。

干姜炮，二分　半夏酒洗，五分　柴胡一钱　藁本八分　防风　人参　郁李仁另研，各五分　升麻七分　附子炮，二分　归身六分　羌活一钱　甘草八分　白葵花去心，五朵

上十三味锉碎，水五盏，煎二盏，再入黄芪一钱，陈皮五分，草豆蔻（面裹

---

① 来：原作“木”，据视履堂本改。

煨）一钱，三味在内同煎一盏，另放黄柏（酒浸）、枳壳、生地各三分。以上四味，作一分浸。细辛二分，川芎三分，蔓荆子三分，以上三味作一分浸。

上后二分药，预一日各用新汲水半大盏浸一宿，却合作一盏与前煎成正药，合二大盏，再上火煎至一大盏，去渣，空心服。

宜食肉汤，不宜食肉，恐助经络中火邪也。大抵肾与膀胱中有寒，元气不足者，皆宜服之，神验。于月生月满时，隔三日一服，如病急不拘时分。且又能治咬颊、咬唇、咬舌、舌根强硬等症，如神。

真武汤 方见伤寒。

沉香温胃丸 治中焦气弱，脾胃受寒，饮食不美，气不调和，脏腑积冷，心腹疼，大便滑泄，腹中雷鸣，霍乱吐泻，手足厥逆，大便利无度。又治下焦阳虚，脐腹冷痛。

沉香 甘草炙 当归 吴茱萸 良姜 人参 木香 白茯苓 白术 芍药各半两 附子炮 小茴香炒 巴戟酒浸 干姜炮，各一两 官桂七分 丁香三钱

上为细末，好醋煎面糊丸，梧桐子大，每服五七十丸，熟米饮空心下，日二服，忌一切生冷。

以上三方，治肾之脾胃病之药。

厚朴温中汤 治脾胃虚寒，心腹胀满，及秋冬客寒犯胃，时作疼痛。

厚朴姜制 陈皮各一两 茯苓 草豆蔻 甘草炙 木香各半两 干姜炮，一钱

上为粗末，每五钱，入姜煎，食前服。

滋阴丸 治夏热厥逆，其症气上冲咽不得息，而喘息有音，不得卧。

酒黄连 酒黄柏 酒知母各等分

上为细末，热汤丸，梧桐子大，每服二百丸，白汤下，空心服。仍多饮热汤，服毕少时便以米饮食压之，使不令胃中停留，直至下元，以泻冲脉之邪也。

升阳散火汤 治四肢发热，肌热，筋痹热，骨髓中热，发热如燎，扪之烙手，此病多因血虚得之，内伤兼外感者，宜此发之，以代麻黄、桂枝二汤也。

甘草二分 炙草二分 防风二分半 升麻 葛根 独活 白芍 羌活 人参各五分 柴胡八分

水煎。

葛花解酲汤 治饮食太过，呕吐痰涎，心神烦乱，胸膈痞塞，手足摇，饮食减少，小便不利。

莲花 青皮三分 木香五分 橘皮 人参 猪苓 白茯苓各一钱半 神曲炒黄色 干生姜 泽泻 白术各二钱 葛花 砂仁 白豆蔻仁各五分

上为极细末，每服三钱，白汤下。但得微汗，酒病去矣，此盖不得已而用之，岂可恃赖日日饮酒。此方气味辛辣，偶因酒病服之则不损元气，敌酒病也。

十枣汤 治好饮酒，胸胁痛者，此停饮也。

芫花醋炒焦，二钱半 大枣十枚

水一盏，煎半盏，空心肪。下清水痛止。

东垣除湿散 方见后。

五苓散 治烦渴，饮水过多，或食即吐，胸中痞满小便不利方见伤寒。

宽中进食丸 滋形气，美饮食。

枳实炒 神曲炒，各四钱 木香五分 半夏洗，七钱 人参 甘草炙 青皮 猪苓 干生姜各一钱 陈皮 白茯苓 泽泻 白术各二钱 砂仁一钱半 大麦芽炒，一两 草豆蔻仁面裹煨，五钱

汤浸蒸饼丸，桐子大，每服三、四十丸，米汤下。

参苓白术散 脾胃虚弱，饮食不进，

或呕吐泄泻，大病后补助脾胃，治痢尤妙。

人参 白术 茯苓 白扁豆去壳，姜汁浸，炒 山药各一两半 甘草 桔梗 薏苡仁 莲肉各一两

上为末，每服二钱，枣汤下，一方有砂仁一两，或用神曲糊丸，米饮下。

痢疾加木香半两，用石莲子肉为末，砂糖调下。禁口痢加石菖蒲一两，陈粳米汤下。

养脾丸 养脾进食，调理卫气①，和畅荣卫，兼治肌困伤力者。

人参 麦芽炒 神曲炒 归身各七分 白术一两半 苍术制 陈皮 厚朴姜汁妙 莲肉 白茯苓 山药各一两 砂仁八钱 炙草半两 木香一钱半

上十四味，各制取末和匀，用粳米粉、荷叶浸水煮糊为丸，如小豆大，每服五、七十，米饮下。

香砂养胃汤 理脾胃，进饮食，逐寒邪，止呕吐，兼治伤冷物。

陈皮 半夏洗 厚朴姜炒 藿香叶 苍术炒 砂仁各五分 甘草炙，三分 人参四分 白茯苓七分 水姜枣引

此二陈、平胃汤加减也。

以上四方，皆补益之剂，脾胃强则自消食矣。

易老枳术丸 治痞消食强胃。

枳实麸炒，一两 白术二两

上为细末，荷叶裹粳米煮烂捣为丸，梧桐子大，每五十丸，多用白汤下。

按：用术本意不取其食速化，但久令人胃气强，食不复伤也。

东垣橘皮枳术丸 治老幼元气虚弱，饮食不消，或脏腑不调，心下痞满。

即前枳术丸加陈皮一两。

此以下皆东垣立内伤用药之大法，所贵服也。

曲蘖枳术丸 为人所勉强食之，以致心腹满闷不快。

即前枳术丸内加炒神曲、炒麦芽一两。

木香枳术丸 治人有忧思，食不消化，此药破滞气，消饮食。

前枳术丸内加木香一两。

半夏枳术丸 治因冷物内伤。

即前枳术丸加半夏（汤洗，焙）一两。

木香人参干姜枳术丸 治伤冷物。开胃进食。

即前枳术丸内加木香三钱半，人参三钱半，橘皮四钱，干姜（炮）一钱半。

除湿益气丸 治伤湿面，心腹痞闷，肢体沉重。

枳实麸炒 白术 黄芩各一两 萝卜子炒，半两 神曲炒，一两 红花三钱

上为细末，如上法为丸，绿豆大，每五、六十丸，白汤下。

白术丸 治伤豆粉湿面油腻之物。

白术 半夏汤洗 神曲炒 枳实炒，各三两 陈皮七钱 枯白矾三钱

上为细末，汤浸蒸饼丸，绿豆大，每五十丸，白汤下。

素食者，多用生姜、胡椒，故加黄芩以泻之。

橘半枳术丸 消痰饮，治痞闷，进食健脾。

枳实炒，二两 白术四两 陈皮 半夏洗，各一两

上为末，用荷叶煮，水摊冷去叶，打粳米粉作糊丸，米饮下五十丸。

家传加味枳术丸 补益脾胃，消积进食。

白术二两 枳实炒 陈皮 苍术制炒

---

① 调理卫气：视履堂本作“调理胃气”，于义见长。

香附　神曲炒，各一两　砂仁五钱

上为末，如法，荷叶煮米糊丸。

气虚者加人参五钱。

丹溪保和丸　治一切饮食所伤，胸腹饱闷不安，或腹中有食积癖块，多服日渐消散，脾胃虚者勿服，耗元气也。

山楂肉五两　神曲炒　半夏洗，各三两　陈皮去白　白茯苓　甘草炒　连翘　麦芽各一两

上为细末，生神曲五两，以上姜汁一小盏煮糊丸，如梧桐子大，白汤下，三五十丸，清米饮亦可。

或加白术二两，名大安丸，健脾胃消食积，最妙。

加味保和丸　消痰利气，扶脾胃，进饮食。

山楂　神曲炒　半夏洗　茯苓各三两　白术五两　香附酒浸　厚朴姜汁炒　萝卜子炒　陈皮　连翘各二两　苍术制炒　枳实麸炒　净黄连酒炒　黄芩酒炒，各二两

为细末，姜汁煮，蒸饼丸，梧桐子大，每五十丸，食后白汤下。

丹溪加味二陈汤　消痰补脾，消食行气。

橘红　茯苓各七分　甘草炙，三分　砂仁五分　川芎　二术各八分　半夏洗　香附各一钱　山楂肉一钱半　神曲炒，另研，七分　麦芽面炒，另研，五分

上除曲芽二末另包，余十味㕮咀，水二盅，生姜三片，枣一枚，煎一盅，入曲芽末调服。

家传加味胃苓丸　导饮消食。

苍术制　厚朴姜制　陈皮　白术　猪苓　泽泻　香附酒浸，炒　神曲炒　白茯苓各等分　炙草减半

上末，荷叶煮，粳米糊丸，米饮下。

以上十四方皆消导之剂。

东垣三黄枳术丸　治伤肉食、湿面、辛辣味厚之物，填塞胸腹不安。

黄芩二两　大黄煨　神曲炒　净黄连　白术　橘皮各一两　枳实炒，半两

上为末，汤浸蒸饼丸，如绿豆大，每五十丸，白汤下。

枳实导滞丸　治伤湿热之物，不得施化，痞闷不安。

茯苓　黄芩　白术　黄连各三钱　泽泻二钱　大黄一两　枳实炒　神曲炒，各五钱

枳实栀子大黄汤　治大病瘥后伤食方见伤寒。

三棱消积丸　治伤生冷、硬物，不能消化，心腹痞闷。

丁皮①　益智各三钱　陈皮　青皮各五钱　茴香炒　巴豆肉和米炒，去米，各五钱　神曲炒　莪术炮　三棱炮，各七钱

醋糊丸，桐子大，每十丸至二十，食前温姜汤下。

备急大黄丸　治伤食冷热不调，及心腹诸卒暴痛百病。

大黄　干姜　巴豆肉去皮，各一两

上须精择好药，捣为细末，炼蜜丸，更捣一千杵为丸，如小豆大，每三丸，大小量之，若中恶寒忤，心腹胀满，卒痛如刀锥所刺，气急口噤卒死者，以冷水苦酒服之，须臾未差，更与三丸，以腹中鸣转，即吐下便愈。忌芦笋、猪肉、冷水、肥腻。

木香槟榔丸　治一切热积，快口宽肠，下积利气。

黑丑生取头末，二两　大黄三两　木香　槟榔　净黄连　陈皮　枳壳炒　莪术炮　黄柏去皮　青皮　香附各一两

细末水丸，桐子大，每五十，姜汤下。

秘传丁香脾积丸　治一切冷积。

---

① 丁皮：丁香之别名。视履堂本作“丁香”。

丁香去苞　木香　良姜醋炒，各半两　莪术煨　三棱煨　青皮各一两　皂荚三大挺烧存性　巴豆肉四十丸，另研

上为细末，百草霜三钱，同研，入巴豆泥同研和匀，醋糊丸，如小豆大，每服二三十丸，白汤下。如伤食，以溯源汤下。

经验溯源汤　先问曾伤食何物所伤，即以所食之物，取生韭菜连根叶，相停同处作丸，放炭火中烧存性，研细煎汤下脾积丸子①，所伤之物即下。

吐法　凡有宿食在胸膈者，必须吐之，食去即安，或自以手指探吐，或以盐汤探吐，或以萝卜子半盏擂碎，以浆水去渣饮之，以鹅翎探喉，皆妙法也。

以上八方，皆攻取之剂。

东垣除湿散　治伤马乳并牛乳、羊酪、水、一切冷病。

神曲炒，一两　半夏洗　干姜各二钱　甘草炙　红花各一钱　茯苓七钱　泽泻　车前子炒，各半两

上为细末，每服三钱，白汤食前服。

〔附〕食料养脾法　虚弱之人，常宜服之。

绿豆炒，二升　白扁豆炒，二升　大黄豆水渍待生作卷，晒干用，一升　糯米炒，一升五合　粳米炒，一升五合　莲肉二两　大山药二两　白术三两　薏苡二两

上如法制，磨取和石蜜，每日食前用生姜大枣汤调服五钱，或以白砂蜜作糕食之，空心，枣汤下。

① 研细煎汤下脾积丸子：原作"研细煎汤下取积丸子"，据视履堂本改。

卷之六

瘟　　疫

天行时病似伤寒，大小相传病一般，
火湿为邪人不识，伏藏鬼气祸连绵。

有一岁之中，众人病一般者，此天行时病也，名曰瘟疫。疫气之发，大则流行天下，次则一方，次则一乡，次则偏着一家，皆相染易，无问大小，病状相似，悉由气转郁发，有胜有复，迁正退位之所致也。故治疫病者，不明运气，以施治法，虽智者，不能措手，况庸劣之士乎。

大抵疫病，专属火湿，虽似伤寒，不可作伤寒正治而大汗大下也。误汗之，则为斑为黄；误下之，则为痞满、泄痢脓血之症。宜从少阳、阳明二经之药，以为主治之法。少阳属火，阳明属湿，所谓治其本也。少阳小柴胡汤，阳明升麻葛根汤是也。

天有五星，地有五行，人身中之五脏应之，五疫之鬼，其五者之变化乎。曾有病疫死者，游魂不散，随气往来，乘人之虚而中之，致有夭亡，曰尸疰、曰伏连、曰殗殜[①]，皆此类也。

恶毒常存汗泄中，不知回避便相冲，
邪从口鼻如侵入，气乱神危造化穷。

病疫之人，所出之汗，所出之便溺，无非恶毒之气。或有触犯者，从鼻而入，上至脑中，流入诸经之中，令人染病矣。

大傩[②]逐疫见于经，疫鬼常随厉气行，
欲避妖氛有真诀，念头忽动混邪淫。

按《礼记·月令》：季冬之月，命有司大傩，季春之月，命国傩。傩之事，在周官，则方相氏掌之，所以逐疫也。盖季冬之月，日在虚危，二宿中，有四司。坟墓之气；季春之月，日在胃昴二宿中，有太棱积尸之气，厉鬼随之而行，恐其将来为灾，故傩以禳除之也。夫周公孔子，大圣人也。周公作周礼，有方相氏掌于天官，孔子于乡人，傩必朝服，立于阼阶，然则疫鬼之事理或有之，慑生慎疾者，不可不知避也。

按《素问·遗篇》云：欲将入于疫室，先想青气自肝而出，左行于东，化作林木；次想白气自肺而出，右行于西，化作戈甲；次想赤气自心而出，南行于上，化作焰明；次想黑气自肾而出，北行于下，化作玄水；次想黄气自脾而出，存于中央，化作会城一座。吾身其中，五气护之；次想头上，如北斗之煌煌，然后可入疫室。盖人之身中，太乙帝君在头，曰泥丸，总神也，以统乎一身，无英君在左，以统三魄，白元君在右，以统七魄，能存其神，避其毒气，则神光自聚，邪不可干也。若五神失守，即神光不聚，圆光亦缺，非但尸鬼之侵，一切邪虚乘虚而害之矣。

以上论存神守正，以避恶毒之气。

---

① 殗殜（yè dié）：病名。即痨瘵。

② 傩（huó）：古代举行驱逐疫鬼的一种仪式（迷信）。

凡入疫室，饮食之物，不可便咽，先出火气呵之，次出水气吹之。坐卧之处，不可便就。以气吹之，以袖拂之，常以鸡鸣时，存心念四海神名三七遍，东海神阿明，南海神祝融，西海神巨东，北海神禺强。每入病人家，存心念三遍，口勿诵，自然神藏，煞没不敢矣。

此言布气诵咒，以驱逐疫厉之气。

凡瘟疫之家，自生臭秽之气。所谓伤寒无种，气味相传者是也。当取光明雄黄，不拘多少，细研，以笔浓点鼻孔内两傍陷中，则疫气不能入，虽与病人同床，亦不相染也。五更洗面后，及临卧点之。设若鼻中闻其气，即便以纸纽入鼻中，嚏出之为准，不尔，邪气上入泥丸宫，遂百脉成斯病也。以雄黄点之，则自不闻其气，并避诸恶怪梦，神良。

或用香油抹其鼻窍，或把扇在手，常向前扇之，使秽气散去也。或常饮醇酒一二杯，以壮神气，或带辟瘟杀鬼丸，务成子萤火丸，或常取苍术口中嚼之，自然恶毒之气，不相染着也。

此言用药以解瘟疠之气。

疫疠之病，乃天地之害气[①]也。天地有斯害气，还以天地所生之物，以防备之。盖天食人以五气，地食人以五味，合气味而服之，可以祛邪，可以解毒，古有预防疫病之方，不可不知也。虽人命遭逢，时有否泰，知而防之，庶几其有免者矣。

《素问》“遗篇”云：一法于春分之日，用远志去心，以水煮之，日未出时，面东饮二盏吐之，则疫疾不生矣。

一法于谷雨日后，用川芎、苍术、白芷、藁本、零陵香各等分煎汤，三浴之，以泄其汗，汗出臭者，无疫也。

或用摩风膏常摩其身。

一法用五瘟丹服之，或丹溪加味三黄丸。

其素有内伤虚弱之人，宜补中益气汤随时令加减服之，使正气常强，则邪气不能侵矣。

此以上皆论预解疫病之法。

其在疫家，常正其心，妄念勿兴，恭敬谨慎，如对大宾，敬疫神也。美色艳妆，视如不见；歌讴笑谑，听如不闻；美酒香餐，勿先下箸；堆金积玉，目如浮云。行住坐卧，勿近臭秽；言语呼喧，厉色高声，见怪莫怪，闻惊莫惊，妄诞莫答，祷祀必钦，请事斯语，疫病不侵。

五疫还从五脏分，庞公名义岂无凭，

若人识得中间意，解毒毋令毒入深。

按庞安常云：春三月，行青筋牵病；夏三月，行赤脉攒病，秋三月，行白气狸病；冬三月，行黑骨瘟病；四季月各余十八日，行黄肉随病。命名取义，必有凭据。惜乎夏冬四季有症无方。

又按《素问》“运气遗篇”云：木疫[②]，名曰风疫，火疫，土疫，金疫一名杀疫，水疫一名寒疫。由此二说观之，五疫者，天地之厉气，人或中，各随脏气以为病也。如风先入肝，肝主筋，其色青，其病强直，肢节疼痛，重急筋缩，故曰青筋牵，即木郁也。热先入心，心主血脉，其色赤，其病身热自汗，烦躁惊悸，甚则血溢，故曰赤脉攒，即火郁也。湿入脾，脾主肉，其色黄，其病体重跗肿，偏痹不随，甚则结核起于项侧，故曰黄肉随，即土疫也。湿先入肺，肺主气，其色白，其病上气喘嗽，故曰白气狸，即金疫也。寒先入肾，肾主骨，其色黑，其病咽痛厥逆不利。故曰黑骨瘟，即水疫也。五疫之病，在于泄汗及下取之，各随其症以施治

---

① 害气：视履堂本作“戾气”，于义见长。下同。

② 木疫：疑为“五疫”。

也。详见下。

一嚏能令毒气清，香苏败毒可驱瘟，
十神羌活并双解，神术三黄汗剂轻。

恶毒之气自鼻入。经云：五气入鼻，藏于心肺，未病之人，不知回避之法，或生疑惧之心，邪即中之，先入脑，令人昏闷，急用搐鼻法，嚏而去之。此奇方救苦散主之，不知用此，则成病矣。

邪气之中人者，入脑之后，一日在皮毛，则肺受之，二日在血脉，则心受之。肺受之，则洒淅恶寒，心受之，则烦热而渴，其病在表，宜以汗解，香苏散、人参败毒散主之。

如春三月，风行于天，其气宜温，清反胜之，肝木受邪，人有病者，宜九味羌活汤主之。

风温自病，葳蕤汤主之。

如夏三月，火行于天，其气宜热，寒反胜之，心火受邪，人有病者，宜双解散主之。

火热自病，三黄石膏汤主之。

如长夏，湿行于天，风反胜之，脾土受邪，人有病者，羌活胜湿汤主之。

湿气自病，大无神术汤主之。

如秋三月，清行于天，其气宜凉，火反胜之，肺金受邪，人有病者，三黄石膏汤主之。

清气自病，宜参苏饮主之。

如冬三月，寒行于天，其气宜寒，热反胜之，肾水受邪，人有病者，十神汤主之。

寒气自病，宜麻黄汤主之。

凡疫病初得，一二日之间，即如上法，因时随病，加减治之，以得汗而解。

汗之不解毒邪深，合用柴胡及葛根，
凉膈黄连栀子豉，临时加减只滋阴。

疫病依前法治一二，汗之不解，不可再汗也，宜用少阳经药小柴胡汤，阳明经药，升麻葛根汤为主治，看所中阴阳经络脉症，加减和解之，殊为切当，万举万全也。

如病三四日不解，其人寒热往来，头眩胁下满，心烦，干呕、口苦，咽干，耳聋。此邪在少阳一经也。宜小柴胡合东垣凉膈散、天水散主之。

如三四日不解，其人头痛身热，鼻干，不得眠，渴饮水，此邪在阳明一经也，宜升麻葛根汤合白虎汤主之。

如三四日不解，少阳与阳明病兼见者，宜小柴胡、升麻葛根合而服之。如只少阳症，小便不利，大便泻者，宜小柴胡合五苓散主之。看寒热多少，热多寒少者，去桂留苓，寒多热少者，去苓留桂，小便不利，加天水散。

如少阳病少，阳明病多，寒少，渴欲饮水者，宜小柴胡汤去半夏合白虎栀子豉汤主之。

如阳明病多，少阳症少，面赤头痛，大热而渴，宜葛根汤加石膏、葱白、豆豉，合小柴汤去半夏，加瓜蒌根主之。

如少阳或阳明经病，不必悉见，但见一二症，大热无汗者，宜小柴胡合葛根栀子豉汤，以微汗解；其有汗者，宜小柴胡合黄连解毒汤和之。

如只大热大渴不止者，宜人参白虎汤合天水散和之。

如大便秘者，宜河间凉膈散合黄连解毒汤微利之。

如大热大渴，自汗不止者，宜白虎加人参苍术汤主之。

病过六日势将危，要把其人脉症推，
合补合攻休怠忽，更防厉气易他人。

疫病二三日，体热腹满，头痛，饮食如故，脉直而疾，八日死。

疫病四五日，头痛，腹满而吐，脉来细而强，十二日死。

疫病八九日，头身不痛，目不赤，色不变而反利，脉来牒牒，按之不鼓手，时大，心下坚，十七日死。

疫病汗不出，出不至足者，死。厥逆汗自出，脉坚强急者，生；虚软者，死。凡疫病下利，腹中痛甚者，死。

疫病五六日后，或汗或下，其热不解者，其势已危，须凭脉症辨之。

如发狂谵语，大便结者，宜急下之，三乙承气合黄连解毒汤主之。

如只大便硬结，无发狂谵语者，宜大柴胡汤合凉膈散利之，结甚作胆导法。

如胸膈满痛者，宜小柴胡合小陷胸汤主之。如不止，本方去甘草，入甘遂末三分服之，神效。

疫病发黄，此危症也，宜五苓散去桂加茵陈合栀子豉汤主之；如不退者，河间凉膈散去朴硝，加茵陈合天水散，以小便如皂角汁佳。

疫病发斑，此危症也，宜升麻葛根汤合人参白虎汤主之；如不退，人参白虎汤合黄连解毒，加玄参、大青主之。

疫病自利不止者，宜五苓散去桂加阿胶合天水散主之；如不止，宜四君子汤合五苓散去桂。有腹痛加白芍药。

疫病发狂不识人，大便秘者，大柴胡汤加当归、生地黄主之。

疫病衄血者，为欲解。或不解者，宜凉膈散合四物汤主之。

疫病渴不止者，宜人参白虎汤加生地黄、天花粉主之。

疫病心烦不得卧者，宜黄连解毒汤合栀子豉汤主之。

疫病腹满，大便不通者，三乙承气汤利之，后以小柴胡汤主之。

春夏人多病大头，秋来疟痢不胜愁，
喉风赤瞎相传染，自各临时以法求。

天行时病，不但伤寒为疫疠也。如大头瘟、疟疾、痢疾、咽喉肿痛、火眼之类，亦有相传染者，多致杀人，各随病以法治之。

经云：春气者，病在头，俞在颈项，阳气升也，故大头之病，春夏之气主之。此即庞氏所谓黄肉随病，乃土疫也。其气蕴为结核，起于颈之侧，布毒热于分肉之中，上散于发际，下贯颞颥，隐隐而热肿，不相断离，宜服玄参寒水石汤，灸脾之二俞。皮肉之肿处，则须刺破敷贴，所谓血实则决之，无不愈矣。敷贴拔毒散主之。

刘河间云：大头病是阳明邪热太甚，资少阳相火而为之也，多在少阳，或在阳明，或传太阳，视其肿势在何部分，随经取之。湿热为肿，木盛为痛，治法当先缓而后急。先缓者谓邪气在上，又自外而之内者，若用重剂急下，则过其病所，上热未除，中寒复生，必伤人命。当视其病，少阳为邪，出于耳之前后，阳明为邪首大肿，缓药缓服，黄芩黄连甘草汤主之。后急者，谓缓药已泻，邪入于内，当急治之，前方内加鼠粘子、芒硝以微利之。

东垣云：身半以上，天之气也，邪热客于心肺之间，上攻头面而为肿耳，宜普济消毒饮子主之。

丹溪云：大头病乃湿热在高巅之上，不宜用降药。

此以上，治大头病之法也。

经云：夏伤于暑，秋发痎疟。此时行之正病也，当从暑病，小柴胡合白虎加桂枝汤主之。

如时行寒疟，大小相似者，此厉气之疟也，宜人参败毒散加常山主之。

此以上治时行疟疾之法也。

如时行疫痢，大小相似者，初得之，有恶风寒，头痛，腰痛热之症，为病在表，宜发之，人参败毒散加陈仓米主之。

如五六日以后，无恶寒之症，但发热作渴，腹中痛者，为病在里宜大承气合黄连解毒汤下之。

此治时行痢疾之法也。

庞氏云：伏气之气，古方谓之肾伤寒，谓非时有暴寒中人，伏毒于少阴经，始衰不病，旬日乃发热微弱，法当咽痛似伤，次必下利，勿用寒凉之剂，宜半夏散、桔梗汤主之。

如时行喉痹，此火疫为邪也，宜加味甘桔汤主之，外以杨氏一字散搐其鼻，更刺少商二穴。

丹溪云：虾蟆瘟属风热，其症颔下肿，腮肿，宜防风通圣散加减用之，或小柴胡加防风、羌活、荆芥、薄荷、桔梗，外用敷药星乌散。

如时行火眼，大小相染，谓之赤瞎，亦火疫也，宜救苦汤主之。

治瘟疫诸方

人参败毒散 治瘟疫，四时通用。

羌活 独活 柴胡 前胡 川芎 桔梗 枳壳 人参 白茯苓各等分 甘草减半

水煎，姜引。

神授香苏散 治四时瘟疫。记云：昔城中大疫，有白发老人教一富家人合药施城中病者，皆愈。其后疫鬼作，人问其富人家，富人以实告，鬼相顾曰：此老教三人矣，遂稽颡而退。

又前元时，江西泰和县瘟疫大作，有医者视病，中夜而归，忽遇神人骑马导从而来，医知非人，拜伏于地，神至前叱云：汝何人也？答曰：某医人也。神曰：汝今医病，用何药术？答云：随病冷热轻重，用药治之。神曰：不然，只一类[①]用香苏散好。医如其言试之，皆效。

香附子炒去皮 紫苏各四两 陈皮 甘草各一两

上锉为粗末，每服三钱，水一盏，煎七分，去渣热服，不拘时，日三服。戒食荤腥酒肉，无不应效。

十神汤 治时令不正之气，瘟疫大行。

川芎 甘草 麻黄去根节 紫苏叶 葛根 升麻 白芷 赤芍 陈皮 香附各一钱

生姜三片，连须葱白三个，水二盏，煎一盏，热服取汗。胸满气实，加枳壳一钱。

黄连解毒汤 治疫病大热不止，干呕，烦热渴，错语呻吟，不得安卧。

净黄连一钱 黄芩 黄柏 山栀仁各二钱

上㕮咀，水一盏半，煎一盏，温服。

九味羌活汤 治瘟疫初感一二日间，服之取汗，其效如神。

羌活 防风 苍术 生地黄 川芎 白芷 黄芩 甘草各一钱 细辛五分

水三盏，煎一盏半，分二服。

若急汗热服，缓汗温服，即河间羌活散无白芷，用白术，乃解利之神方也。

大无神术散 治四时瘟疫，头痛项强，憎寒壮热，身痛。又主山岚瘴气，妙剂也。

陈皮二钱 苍术 厚朴 香附各一钱 甘草一钱半 藿香

上㕮咀，生姜三片，大枣一枚，水二盏，煎一盏，温服。

本方无香附，有石菖蒲，如解利当去藿香，加紫苏一钱。

一方 正气散加石菖蒲。

三黄石膏汤 治瘟疫病，三焦积热，脉洪数，谵语不顾体，狂叫欲走，昼夜喘息不休，或经汗下后不解，衄血，发狂，

---

① 只一类：原作“天一类”，据视履堂本改。

或身目俱黄。

石膏二钱　黄芩　黄连　黄柏各一钱　淡豆豉半合　麻黄二钱　栀子五枚

上㕮咀，水二盏，煎至一盏二分，去渣，温服，连进三五剂，效。

双解散、小柴胡汤、大柴胡汤、三乙承气汤、白虎汤、栀子豉汤　并见伤寒。

东垣凉膈散　治瘟疫火热不解，又治伤寒余热不退，及六经火。

连翘一钱　甘草生，一钱半　山栀仁　薄荷末　黄芩　桔梗　淡竹叶各五分

水一盏半，煎一盏，温服，日服三剂，热退即止。此即河间桔梗散方也。

河间凉膈散　即前方无桔梗，有大黄五分，朴硝二分五厘。

葳蕤汤　治春月风瘟病，冬温通用。

葳蕤二钱半　石膏三钱半　麻黄　白薇　羌活　杏仁　甘草　川芎　木香各五分　葛根一钱半

水三盏，煎一盏，温服。

升麻葛根汤、五苓散、小陷胸汤　并见伤寒。

天暑散　见暑门。

羌活胜湿汤　见湿门。

黄芩黄连甘草汤　治大头瘟病。

黄芩酒炒　黄连酒炒　生甘草各等分

上㕮咀，每服三钱，水一盏，煎七分，徐徐呷之，不住服。

或剂毕未退，再用：

大黄煨　黍粘子[①]各等分

水煎，去渣，入芒硝等分，再煎，亦徐徐呷之。无令饮食在前，得微利及肿消，只服前三味以和之。如不退，依前法次第服之，得大利，邪气即止。

前方内，宜用各本经药：

少阳行经，小柴胡汤；

阳明行经，升麻葛根汤；

太阳行经，加羌活、防风、荆芥；

阳明渴加石膏。

少阳渴加栝蒌根。

普济消毒饮子　昔太和二年四月，民多疫疠，初觉憎寒壮热，体重，次传头面肿甚，目不能开，上喘咽喉不利，舌干口燥，俗云大头伤寒。诸药杂治不效，渐至危笃。东垣制方治之，活者甚众，人皆曰天方，谓神仙所制也。

黄芩酒炒，五钱　黄连酒炒，五钱　人参三钱　生甘草　陈皮去白　玄参各二钱　升麻七分　白僵蚕炒，七分　柴胡五分　桔梗三分　连翘去心　板蓝根即窝蓝　马勃　鼠粘子炒，各一钱

上为细末，半用蜜丸，噙化，半用防风、川芎、薄荷、当归身，细切五钱，水二盏，煎一盏调药，时时稍热服之。

如大便秘，加酒蒸大黄一钱以微利之。

肿热甚者，以砭针利之。

玄参寒水石汤　治大头病不退。

羚羊角　大青各五钱　玄参二两　升麻七分半　寒水石一两二钱半　射干七分半　芒硝七分半

水四升，煎一升半，入硝化，分三、四服，时时呷之。

五瘟丹　预解疫毒之神方也。一名代天宣化丸，又解疹痘毒。

甘草不拘多少立冬日取青竹截筒，一头留节，纳甘草于内，以木塞筒口，置厕缸中浸之，至冬至前三日取出，晒干用，甲巳年为君　黄芩乙庚年为君　黄蘖丙辛年为君　山栀丁壬年为君　黄连戊癸年为君　香附童便浸炒，使　苍术米泔水浸炒　紫苏佐　陈皮佐　雄黄水飞　朱砂水飞

上前五味，当以其年为君者一味倍用，四味为臣减半，其后六味为佐者，又减臣数之半，于冬至日至诚，各制为末，和令匀，惟朱砂、雄黄以半为药，留半为

① 黍粘子：即鼠粘子，牛蒡子之别名。

衣，大人，丸如桐子大，小儿，如黍米大，每服五十丸，空心食远面东服，新汲水煎热下，日三服，取雪水杵丸。如无，取龙泉水佳。

丹溪加味三黄丸 预解疫毒。

大黄酒蒸 黄芩酒炒 黄连酒炒 人参 桔梗 苍术制 防风 白滑石 香附子如上制 人中黄如上制甘草是也

上等分，为细末，水煮神曲糊为丸，每服五十丸。气虚者，四君子汤下；血虚者，四物汤下；痰多者，二陈汤下。

救苦散 专治伤风，伤寒，头目不清。如被疫气所侵之人，少觉头昏脑闷，急取嚏之，毒气随散，永无染着，真仙方也。

括曰：芎藿藜芦三，雄芷皂角四，玄胡牡丹皮，朱砂为伴侣。一点透玄门，起死回生路，有人知此术，永无伤寒苦。

川芎 藿香 黎芦各三钱 牡丹皮去心 玄胡 朱砂水飞，各二钱 雄黄水飞 白芷 牙皂各四钱

上为细末，每用一些先噙水在口中，以竹筒吹两鼻，嚏出清涕佳。畜类受瘟者，吹之即无染矣。

辟瘟杀鬼丸 熏百鬼恶气。

雄黄 雌黄各三两 羚羊角 虎头骨各七两 龙骨 鳖甲 鲮鲤甲 猬皮各二两 樗鸡十五枚，如无，以芫青五十枚代之 川芎 禹余粮二两 真珠 东门上雄鸡头一枚

上为细末，以蜡二十两，熔为丸，如梧桐子大，每正旦，大门口烧一丸，或自带一丸，男左女右，吊丧问疾无妨。

务成子萤火丸 主辟疾病恶气，百鬼虎狼蛇虺蜂虿射工诸毒。

萤火虫 鬼箭削取皮羽 白蒺藜各一两 羚羊角 煅灶灰各一两半 雄黄 雌黄各三两 矾灰烧，二两 铁槌柄入铁处截断，烧焦

上为细末，以鸡子黄，丹鸡冠一具，捣和为丸如杏仁，作三个绛囊盛五丸带男左女右臂勿离身，若在家，常挂户上。

拔毒散 敷贴耳前后，红肿甚效。

生绿豆不拘多少。

磨为极细末，醋调敷干以醋润之。

白虎加桂枝汤 治暑疟。白虎汤加桂枝是也。未发前二时服。

半夏散 治肾伤寒，咽喉痛。

半夏 桂枝 甘草

上为末，每服三钱，水一盏半，煎七分，温服，少少呷之。

加味甘桔汤 治大毒流行，咽痛喉痹。

桔梗 甘草 升麻 连翘 防风 牛蒡子 黄芩酒炒，各一钱

水煎，入薄荷三叶，煎八分，食后细细呷之。

杨氏一字散 治时行缠喉风，渐入咽塞，水谷不下，牙关紧急，不省人事者。

雄黄水洗 蝎梢 白枯矾 藜芦 牙皂炙焦，各等分

为细末，每用一豆大，纳鼻内，搐之立效。

救苦汤 治赤瞎肿痛。

桂枝 连翘 红花 细辛 归尾 甘草各五钱 苍术 龙胆草各七分 羌活 黄芩 麻黄 柴胡 防风 藁本 黄柏 黄连 生地黄 知母各一钱 芍药二钱

水煎，食后服。

卷之七

气　　病

人身个个有真阳，善养真阳身自强，

气失其平生百病，犹如烈火毁昆岗。

人受天地之气以生，曰元气，曰谷气，曰卫气。元气者，肾中之阳也。三十六难云：命门者，诸神精之所舍，原气之所系。男子以藏精，女子以系胞者是也。若男女交接不时，施泄无度，则元气伤矣。谷气者，胃中之阳也。三十难云：人受气于谷，谷入于胃，传与五脏六腑，又名胃气，所谓人以胃气为本者是也。若饮食不节，起居不时，则谷气伤矣。卫气者，周流游行于身中之阳气也。一难云：人一日一夜，一万三千五百息。脉行五十度于身，昼行阳二十五度，夜行阴二十五度者是也。故一息不运，则机缄穷，一毫不续，则霄壤判，若有风寒暑湿、饥饱劳佚之伤，则不运不续，百病之生，自此始也。

气在身中岂作邪，只因失养一毫差，

七情内动多伤正，四气乘虚贼入家。

当其和平之时，外护其表，复行于里，周流一身，循环无端，出入升降，动而有常，原出中焦，总统于肺。曷常病于人也，及其七情之交攻，五志之间发，乖戾失常，内不能守，外不能卫，清浊既混，营运渐衰，风寒暑湿之邪，乘虚而入为生病者，是皆邪气甚而正气乃病焉。

七情者，谓喜、怒、忧、思、悲、惊、恐，可以同论而五志尽之矣。四气者，谓风、寒、暑、湿也。然风暑属热，寒湿属寒，而寒热二气足以尽之。故合上五志，寒、热、喜、怒、忧、思、恐，又谓之七气者是也。古人虽有治七情之法，未有论其有余不足及难易之分。盖喜乐恐惊耗散正气，乃不足之症；怒忧悲思郁结邪气，乃有余之症也，五志之变，病生于内，四气之变，病生于外。外常有余，邪气实也；内常不足，正气虚也。五志之中，喜者少病，百脉舒和故也。惟怒而气逆，恐而气夺，以至劳而气耗者，为难治也。

九气伤人病不同，子和至治妙无穷，

不离所胜相平法，用药权衡在此中。

经曰：百病生于气也。怒则气上，喜则气缓，悲则气消，恐则气下，寒则气收，热则气泄，惊则气乱，劳则气耗，思则气结。九气不同也。

肝之志为怒，怒则伤肝，悲胜怒；心之志为喜，喜伤心，恐胜喜；脾之志为思，思则伤脾，怒胜思；肺之志为忧，忧伤肺，喜胜忧；肾之志为恐，恐伤肾，思胜恐。故曰当更相平者，谓以五行相伤之理平之也。故悲可以治怒，以怆恻苦楚之言感之；喜可以治悲，以谑浪亵狎之言娱之；恐可以治喜，以迫遽死亡之言怖之；怒可以治思，以污辱欺罔之言触之；思可以治恐，以虑彼忘此之言夺之。凡此五者，必诡诈谲怪无所不至，然后可以动人之耳目，易人之视听。若胸中无材器之人，亦不能以此五法也。此上皆子和论。至于治法，高者抑之，下者举之，寒者热之，热者寒之，惊者平之，劳者温之，结者散之，缓者收之。详见下文。

子和云：怒气所至，为呕血，为飧泄，为煎厥，为薄厥，为阳厥，为胸满胁痛，食则气逆而不下，为喘渴烦心，为消瘅[①]，为肥气，为目暴盲，耳暴闭，筋纵，发于外为疽痈。

此皆肝病，乃怒则气上之症，法宜降之，所谓高者抑之也。各随其症治之，如胸满喘促，宜苏子降气汤。

喜气所至，为笑不休，为毛革焦，为肉痛，为阳气不收，甚则为狂。

此言心病，喜则气缓也。心苦缓，急食酸以收之。各随其症治之，假如阳气不收，汗太多者，宜黄芪建中汤。见内伤。

悲气所至，为阴缩，为筋挛，为肌痹，为脉痿，男为数溲血，女为血崩，为酸鼻辛颏，为目昏，为少气不能舒息，为泣则臂麻。

此皆肺病，乃悲则气消之症，法宜补之。虚则补其母，以参术调中汤，更各随其症加减治之。方见内伤。

恐气所至，为破䐃脱肉，为骨痠痿厥，为暴下绿水，胆破也，为面热肤急，为阴痿，为惧而脱颐。

此皆肾病，乃恐则气下之症，法宜用风药以升提之，所谓下者举之也。各随其症治之，如骨痠痿厥，宜羌活续命汤。

惊气所至，为潮涎，为目睘[②]，为口呿，为痴痫，为不肖人，为僵仆，久则为痿痹。

此心病也。钱氏云：心主惊。乃惊则气乱之症，法宜安神妙香散主之。昔人有击拍门窗，使其声不绝，以治因惊而畏响，魂气飞扬者，所谓惊者平之也。因其不意而急然遇之则惊，如使习见习闻，则不惊矣。

劳气所至为咽嗌病，为喘促，为嗽血，为腰痛骨痿，为肺鸣，为高骨坏，为阴痿，为唾血，为冥视，男为少精，女为不月，衰甚则愦愦乎若坏都，汩汩乎不可止。

此皆脾病，劳则伤脾，乃劳则气耗之症，治宜温补之剂，所谓劳者温之也。宜补中益气汤，各随其症加减治之。

思气所至，为不眠，为嗜卧，为昏瞀，为中痞，为三焦闭塞，为咽嗌不利，为胆瘅[③] 呕苦，为筋痿，为白淫，为便后无气则恰然如衰。

此皆脾病，乃思则气结之症，法宜散之，乃结者散之也。视其虚实治之，虚则补中益气汤加减治之，实则木香槟榔丸。

热气所至，为喘呕吐酸，暴吐下迫[④]，小便浑浊，淋闭，血溢血泄，身热而渴，自汗，心烦不得眠。

此皆热则气泄之症也。热则寒之，各随其症治之。如壮热渴饮水，脉洪大而强者，宜人参白虎汤。方见伤寒门。

寒气所至，为上下所出水液澄彻清冷，下利清白，吐利腥秽，食已不饥，坚痞腹满急痛，癥瘕癞疝，屈伸不便，厥逆禁固。

此皆寒则气收之症也，法宜寒则热之，各随其症治之，如厥逆禁固，病在表也，宜麻黄附子细辛汤；如上下所出水液清冷，病在里也，宜附子理中汤。方见伤寒门。

七情为病发于心，治得心平气自平，
谁谓气家无补法，齐东野语误斯民。

---

① 消瘅：原作“消痹”，据忠信堂本改。
② 睘（qióng）：目惊视貌。
③ 胆瘅：原作“胆痹”，据视履堂本改。
④ 暴吐下迫：视履堂本作“暴注下迫”，于义见长。

《难经》云：忧愁思虑则伤心。凡见喜怒悲恐思之症，皆以平心为主。盖心为火脏，河间先生谓五志过极皆为火也，乃发前人未发之意。又如劳者伤于动，动便是火；惊者骇于心，心便属火。二者亦以平心为主。理宜却厚味，断妄想，省言语，茯苓补心汤、半夏泻心汤主之。方见伤寒门。

丹溪云：气无补法。此俗论也。如喜乐恐惊耗散正气，怒忧悲思郁结邪气，结者行之，散者益之，此治七情之大法也。

假如七情之伤，阴阳不得升降，气道壅滞，痰涎结聚，心腹痞痛，不能饮食者，此不可补，宜分寒热，以和剂三因七气汤主之。如伤七情，又伤饮食，以致心腹痞胀，不思饮食者，轻则木香枳术丸；重则木香槟榔丸。方见内伤门。

假如七情内伤，四气外侵，饮食不节，房劳致虚，脾土之阴受伤，转运之官失职，胃虽受谷，不能运化，为痞，为胀者，不可不补养之也。宜调中益气汤、白术和胃丸主之。

假如胸膈痞闷，此肺病也。经云：上焦如雾。肺之位也。肺乃氤氲清虚之象，若雾露然。聚而不散，则为腹胀。故曰：诸气膹郁，皆属于肺。谓降令不行也。宜紫沉通气汤、苏子降气汤、分气紫苏汤。

气为火病术昏昏，药用辛香燥热群，
偏信高阳冷生气，不知壮火食[①]元神。

人身之中内行于脏腑，外行于经络，升降往来者，气也。经云：游行乎其间者，火也。气即是火，火即是气。初无二理，自其流行而言，则谓之气，自其变动而言，则谓之火。曰气曰火，始分为二。故曰少火生气，壮火食气。又曰火者元气之贼，皆因其变动之称也。或因气动而病生于内者，或因气动而病生于外者，或不因气动而病生于内者，或不因气动而病生于外者，各当详其所受之因有内外之殊，随症主治，有寒热补泻之别可也。俗医偏信高阳生冷生气之谬谈，纯用辛香燥热之药，群聚为治气病之方，盖不知辛香燥热之药，皆壮火之剂，辛香散气，燥热伤人，真气耗散，所谓壮火食气者此也。丹溪先生论局方用热药治诸气之误，其说甚详。习俗已久，相沿而化，终莫有能喻者矣。然辛香燥热之剂，但可劫滞气取快于一时，以其气久抑郁，借此暂行开发之意，久而服之，乃以火济火，其不夭人性命者几希？

堪笑时师用局方，指迷七气作寻常，
不知五志当分治，脉症相参贵审祥。

时师偏执局方，气作冷治，类辛香燥热之剂，称为秘方，传习通行，且言[②]指迷七气汤制作者，其用青皮、莪术、官桂、益智、香附、藿香、桔梗、甘草，遂为平和常用，通治七情所伤，混同一意。其余诸方尤有甚焉者，宜以诸药利害言之。枳壳利肺气，多服损胸中至高之气；青皮泻肝气，多服损真气；木香之行中下焦气，沉香之行滞降真气，香附之快滞气，陈皮之泻逆气，紫苏之散表气，厚朴之泻胃气，槟榔之泻至高之气，藿香之馨香上行胃气，脑麝之散真气。若此之类，姑勿论其助火之害，气实者服之可散可泄，正气虚者，宁不反伤其气乎？此《局方》之不可执也。今七情伤气，郁结不舒，痞闷壅滞，发为诸病。当详所起之因，发于何脏，或有余或不足，以脉症辨之，随病用药，庶为得之。

经曰：心藏神。神有余则笑不休，神不足则悲。因喜伤心，喜则气缓。如有

---

① 食：原作“是”，据视履堂本改。
② 且言：原作“日言”，据忠信堂本改。

余，以珍珠散泻之；不足，以生脉散补之。方见暑门。

肝藏血，血有余则怒，血不足则恐。因怒伤肝，怒则气上。如呕血为有余，则以当归承气汤加桃仁泻之；不足，以温胆汤补之。

脾藏肉而成形，形有余则腹胀，大小便不利，形不足则四肢不用。因思伤脾，思则气结。有余，以大承气汤泻之；不足，以调中益气汤补之；善忘，以归脾汤主之。

肺藏气，气有余则喘咳上气，气不足，则利息少气。肺主悲，悲则气消。有余，以分气紫苏饮泻之；不足，以瑞竹堂补气汤补之。

肾藏志，有余则腹胀飧泄，不足则厥。因恐伤肾，恐则气亦有余。为飧泄者，气下陷也，以东垣升阳除湿汤补之，下者举之也。不足则厥，厥者谓逆行上冲也。足少阴肾经之脉下行，今肾不足，故随冲脉逆行而上冲也。所谓逆厥上行，满脉去形者是也。宜丹溪左金丸主之。

《脉理玄要》云：下手脉沉，便知是气，沉极则伏，涩弱难治。故沉而数者心病也；沉而弦者，肝病也；沉而缓者，脾病也；沉而短者，肺病也；沉而细者，肾病也；沉而滑者，痰也。

气为诸病亦多门，随症还从本病行，
寻火寻痰施法术，莫使新久一般论。

气之为病亦多矣，各随其证于本病门求之。气之从火，前言已尽。气之从痰，其说有二：或因七气郁结，气滞生涎聚为痰饮；或因素有痰饮，气滞不行。故治诸气者，不治其火则气不降，不治其痰则气不行。气火痰凑合而为病，则卒暴眩仆，为气中矣。然病有新久，治有缓急。新病之人，当用升发消导之剂，以二陈汤为主，各随其症加减治之，所谓急则治其标也。久病之人，当用补益调理之剂，以四君子汤为主，兼平火行痰治之，所谓缓则治其本也。如痞满喘咳之类，依法治之，不得愈者，此为肾虚不能摄气归元，法当补肾，宜八味地黄丸，或中气者，乌药顺气散。

孽子孤臣失势人，志形俱苦损精神，
妇人病气知多少，开郁行痰是法程。

有富贵闲旷之人，心平气和，自无忧愁困苦之累，亦无病气者也。惟先贵后贱者，谓之脱营；先富后贫者，谓之失精。孤臣孽子，形志俱苦者，斯有七情四气之伤，妇人女子犹有甚焉。以身事人，而其性多傲；以色悦人，而其心多忌，少拂其情，恚怒悲怨之心作矣。若愆期之女，失宠之妾，寡妇尼姑之流，有欲而不得遂，思则气结，所谓二阳之病发于心脾是也，宜正气天香散主之。以上诸气之病，非平心忍气者，病必不起，岂药石之能为哉！

苏子降气汤　治心腹胀满，喘促气急。

真苏子炒　半夏各五分　炙甘草四分　前胡　陈皮　厚朴各三分　桂心二分　当归三分

水一盅，姜三片，煎服。

羌活续断汤　治脾肾气虚，骨酸痿厥，及涉水卧湿，伤肾成痹，湿流经络，腰膝疼痛，脚重行步不顺。

羌活　防风　细辛　白芷　牛膝　杜仲炒　熟地黄　秦艽　续断　人参　当归　白芍　茯苓　桂心　川芎各等分

姜三片，水煎，空心服。久冷痛加附子（炒），热加黄柏（炒）。

妙香散　养心气不足，安神。

麝香少许另研　木香　山药　茯神　黄芪　远志　炙草　人参　桔梗　朱砂水飞，各等分

为细末，每二钱，食后枣汤下。

茯苓补心汤　治血虚则心虚，所谓损其心者益其荣也。

人参　白茯苓　陈皮　桔梗　枳壳　前胡　川芎　生地黄　葛根　当归　紫苏　半夏　木香　白芍各等分　甘草减半

姜三片，枣一枚，煎服。

和剂七气汤　治七气所伤，痰涎结聚，心腹刺痛，不能饮食。有寒者，可用。此寒则气收，宜辛散之，甘缓之，乃气虚寒郁之药也。

人参　炙草　肉桂各三钱半　半夏一钱

姜三片，枣二枚，水煎服。

三因七气汤　治症同前。有热者，所谓火郁则发之也。

半夏　茯苓各一钱　厚朴七分半　紫苏五分

姜三片，枣一枚，水煎服。

白术和胃丸　和中理气，清痰去滞。

厚朴　半夏各二两　白术一两二钱　陈皮八钱　槟榔　枳实炒，各二钱半　木香一钱　人参七钱　炙草二钱

上为末，生姜自然汁浸，蒸饼丸，梧桐子大，每服三十丸，温水下。

紫沉通气汤　治三焦气滞不能宣通，腹胁胀大，便涩。

紫苏　枳壳　陈皮　茯苓　甘草　槟榔各五分　沉香　木香　麦门冬　黄芪　五味子　桑白皮　干姜　薄荷　枳实　荆芥穗各三分半

水煎服。

分气紫苏饮　治腹胁疼痛，气促喘急，常服和胃进食。

五味子　桔梗　茯苓　大腹皮　草果　桑白皮　炙草各等分　紫苏叶减半

姜三片，入盐少许，水煎，食前服。

珍珠散①　治心中积热，口干舌燥，恍惚闷乱，喜笑不休。

琥珀　珍珠粉　天花粉　铁华粉　大黄　生地　朱砂飞　马牙硝　寒水石煅，各等分

上为极细末，每服一钱，淡竹叶汤下。

当归桃仁承气汤　治血滞胸中，心下痞滞，呕血。

桃仁研，半两　大黄一两　归梢七钱半　甘草　桂　芒硝各三钱

上㕮咀，作二服，水盏半，姜三片，入盐再煎一沸服。

温胆汤　治心胆虚怯，触事多惊。

半夏　枳壳　白茯苓各五分　橘红七分半　炙草　青竹茹一块

姜三片，枣一枚，食前服。

归脾汤　治思虑过度，劳伤心脾，健忘怔忡。

白术　茯神　炙芪　龙眼肉　酸枣仁　人参各五分　木香二分半　炙草二分

姜三片，枣一枚，水煎服。

瑞竹堂补气汤　治气虚脉浮而软，怔忡无力，自汗。

炙芪一钱　人参　炙草各三分　麦门冬　桔梗炒，各五分

姜三片，水煎服。

升阳顺气汤　治七情所伤，及劳役饮食不节，满闷短气。

升麻　柴胡　陈皮各一钱　半夏三钱　人参三钱　黄芪四钱　甘草　黄柏各五分　当归一钱　草蔻二钱半　神曲一钱

分作四剂，每服姜三片煎。恐则气下，宜此。

升阳除湿汤　自下而上，引而竭之。

升麻　柴胡　防风　神曲　泽泻　猪苓各五分　苍术一钱　陈皮　炙草　麦蘖各三分

姜枣同煎。或加益智、半夏各五分。

---

① 珍珠散：原作“真珠散”，据视履堂本改。

丹溪左金丸　治厥气上逆，及泻肝火。

黄连六钱　吴茱萸一钱

为末，粥糊丸，温水下。

正气天香散　治妇人一切诸气作痛，或上冲凑心胸，或攻筑胁肋，腹中结块，发则刺痛，月水因之而不调，或眩晕呕吐，往来寒热，无问胎前产后，一切气病，并皆治之。

乌药两半　香附六两　陈皮　紫苏各七钱半　干姜五钱

共为细末，每服二钱，白汤入盐少许调下，或神曲糊丸，如梧桐子大，每次五十丸，使汤同上。

胎前加条芩、白术各两半，去干姜加砂仁五钱；产后加当归、川芎各一两半，黑豆煎，酒下。

大抵男子属阳，得病易散；女子属阴，遇气多郁。是以男子之气病者常少，女子之气病者常多。故治法曰，妇人宜调血以耗其气，男子宜调其气以养血，此之谓也。

加减二陈汤　治一切气病。

肝气有余，加青皮、川芎、木香、香附、山栀。

心气有余，加条芩、黄连、香附。

脾气有余，加枳实、香附、苍术、神曲、厚朴、山楂。

肺气有余，加苏子、枳壳、桔梗、香附、桑白皮。

肾气有余，加川楝、小茴、破故纸、香附。

在上焦胸臆之间而为痞满刺痛、伏梁等症，本方合小陷胸汤加木香。

在中焦而为痞满急痛者，本方合平胃散加木香，以平其敦阜之气；大便不利，合小承气微利之。

在下焦而为奔豚、七疝者，加青皮、官桂、山楂、栀仁、小茴、川楝。

在两胁攻筑作痛者，加青皮、川芎、香附、栀仁、木香。

如噫气，吞酸，嘈杂，加黄连、吴茱萸、香附。

如喘促气急，面目浮肿者，合五皮汤加紫苏。

如腹胀满者，加厚朴、枳壳、木香、槟榔、大腹皮、萝卜子。

加减四君子汤　此气分正药也，诸气不足者，宜此补之。

肝气虚，加当归、陈皮、生姜。

心气虚，加生地、当归、麦门冬。

脾气虚，加白芍，倍甘草。

肺气虚，加黄芪、五味子、麦门冬。

肾气虚，加熟地黄、桂心。

血虚，合四物汤，名八物汤。

有痰，合二陈汤，名六君子汤。

八味丸　治肾虚不能摄气归元。

淮地酒蒸，二两　山药　山萸肉　白茯苓　泽泻　丹皮　附子炮　桂心各一两

上为末，炼蜜为丸，如梧桐子大，每五十丸，空心食前温酒下。

乌药顺气散　治气卒中昏仆者。似中风之状，勿作风治。

麻黄　陈皮　乌药各一钱　川芎　枳壳　白芷　桔梗各五分　干姜炮[①]

姜三片，枣二枚，水煎服，苏醒即止，勿服。

---

① 原文“干姜炮”后无剂量。忠信堂本同此。

卷之八

血　病

气属阳兮血属阴，内居脏腑外流经，
血常附气同升降，五十周身昼夜行。

经曰：阳者，卫外而为固也；阴者，中之守也。阳者卫气，阴者荣血也。荣卫之行，一日一夜常五十度于身，周而复始，如环无端。谨按经云：荣者水谷之精也，和调五脏，洒陈六腑，乃能入于脉也。源源而来，生化于脾，总统于心，藏受于肝，宣布于肺，施泄于肾，灌溉一身。目得之而能视，耳得之而能听，手得之而能摄，掌得之而能握，足得之而能步，脏得之而能液，腑得之而能气。是以出入、升降、濡润、宣通者，皆血之使然也。

《难经》云：气以呴之，血以濡之，互相为用不可须臾离也。故阴附乎阳，血常随气而行，苟无是气，则血不能自动，无以濡润乎一身也；阳依乎阴，气常随血而守，苟无是血，则气无所羁束，不能卫外而为固矣。此阴阳气血互为其根，而神机之不息欤。

肾水真阴血化源，坎中自有伏阳潜，
阴常不足阳常胜，勿使龙雷动九泉。

肾属水，乃天一至真之气，于卦为坎，《易·系辞》云：坎为血卦。谓水为血之化源也，在男子则为精，女子则为血，皆曰天癸。天癸者，谓此癸水，天之所生者也，故曰真阴，经曰：人年四十，阴气自半，而起居衰矣。又曰：男子六十四而精绝，女子四十九而经断。精血之属阴也明矣。然坎虽属阴，其中有阳，故纳戊，戊与癸合，化而为火是也，藏于命门之中，谓之相火。经云：一水不胜二火，谓君火相火也。此丹溪所以著阳常有余阴常不足之论。盖欲养此真阴以制阳火，不可自损其阴反为火所胜也。相火者，龙雷之火，伏于至阴之下，不可使之动。如阴虚则火动，其病之生不可胜言矣。

气行血动贵和平，顺则循经逆妄行，
逆气沸腾都是火，火为血病状难名。

夫人身之血，赖气以行。气升则升，气降则降，气顺则血和，循经而行不失其常。气逆则血乖，反其常而妄行也。所谓逆气者，非真阳之气也。由于客气之感，真邪混杂，气亦乱矣，所谓失血者，非真阴之血也。由于邪气之搏击，并其真血失之矣。故其所生之病，妄行至上，则吐衄；衰涸于外，则虚劳；妄反于下则便红；积热膀胱，则癃闭溺血；渗透肠间，则为肠风。阴虚阳搏，则为崩中；湿蒸热瘀，则为滞下；热极腐化，则为脓血；火极似水，血变紫黑。热胜于阴，发为疮疡；湿胜于血，则为痛痒；瘾疹皮肤，则为冷痹。蓄之在上，则人善忘；蓄之在下，则人如狂。堕击跌仆，则瘀恶内凝；气滞聚积，则为癥瘕。症状百出，难以名言也。揆厥所由，非人失养之故欤。

所谓人之失养者，如喜怒不节，起居不时，饮食自倍，房劳过度，以致阴火沸腾，血从火动，蓄之则为蓄血，失之则为失血之症。血蓄于内者，瘀则易治，干则难治。血走于外者，从下流者为顺，其治易；从上溢者为逆，其治难。蓄血之病，以行血为主，宜桃仁承气汤、抵当丸主之。失血之病，以犀角地黄汤为主，分上下加减。

血蓄皆因邪热居，出而不止即成虚，
法宜四物汤为主，益胃升阳病自愈。

按成无己《伤寒明理论》云：血菀于上而吐血者，谓之薄厥，流于下而瘀者，谓之蓄血。此由太阳随经瘀热在里，血为热所搏结而不行，蓄于下焦之所致。小腹当硬满，小便自利，或如狂，或善忘，或屎黑色，皆蓄血症也。下血乃愈，宜桃仁承气汤、抵当丸之类。失血妄行者，热也，古今通用犀角汤、四生丸、十灰散者，盖血得热则妄行，得冷则凝，见黑则止也。凡用血药不可单行、单止、单用寒凉药。褚澄云：饮溲溺则百不一死；服寒凉，则百不一生。血虽阴类，运用者，其阳和乎？

治血病者，必求血属之药。河间先生以四物汤为主治，随症辅佐，谓之六合汤。夫川芎，血中气药也，通肝经，性味辛散，能行血滞于气也；地黄，血中血药也，通肾经，性味甘寒，能生真阴之液也；当归分三治，血中主药也，通肝经，性味辛温，全用能活血，各归其经也。芍药阴分药也，通脾经，性味酸寒，能活血治虚腹痛也。若失血太多，气虚血弱，又当从长沙血虚以人参补之之法，阳旺则生阴血也，宜东垣升阳益胃汤主之。

若求辅佐之药，于四物中加用者，如桃仁、红花、苏木、血竭、丹皮者，血滞所宜；蒲黄、阿胶、地榆、百草霜、棕榈灰者，血崩所宜；乳香、没药、五灵脂、凌霄花者，血痛所宜；苁容、锁阳、牛膝、枸杞子、益母草、夏枯草、败龟板者，血虚所宜；乳酪血液之物，血燥所宜；干姜、官桂，血寒所宜；生地黄、苦参，血热所宜。

血因火动损其阴，视所从来各有因，
或补或攻有真诀，莫轻至宝示非人。

东垣曰：伤寒家衄血者，仲景言不可发汗，盖为脉微也。若脉浮紧者，麻黄汤；浮缓者，桂枝汤；脉已微者，二药俱不可用，宜黄芩芍药汤主之。杂病见血，多责其热。如衄血，出于肺，以犀角、升麻、栀子、黄芩、芍药、生地黄、紫参、丹参、阿胶之类主之。咯唾血者，出于肾，以二冬、二母、桔梗、百部、当归、黄柏、远志、熟地黄之类主之。痰涎血者，出于脾，葛根、黄芪、黄连、芍药、当归、甘草、沉香之类主之。呕吐血出于胃也，实者，犀角地黄汤主之；虚者，小建中加黄连主之。诸失血症，详见下文。

鼻为肺窍上通天，真息清阳出入关，
衄衊衄腥都是热，补阴降火立时痊。

衄血出于肺。鼻者，肺之窍也。或因外感风寒，当与发散而不发散，使阳气不得舒伸，郁而为热，风寒初中于皮毛，肺先受之，故衄也。宜麻黄人参芍药汤主之。或因嗜酒，喜啖炙煿辛燥之物，或因误服热药，以致热聚于里而衄者，宜四物汤合东垣凉膈散主之；不止者，用止衄法。如鼻中无故血点滴出者，其血紫黑，乃火极而兼水化也。衊血。如鼻中常有结，涕中有瘀血，其气腥者，谓之衄血，此酒毒。并宜龙脑鸡苏丸主之，上清丸亦可。如衄久不止，失血太多成虚病者，茯苓补心汤主之。方见气门。

恚怒气逆必伤肝，饮食劳伤胃热传，
载血上行从火治，阴虚火动治应难。

吐血者，因火载血上行逆于口也，与衄血者同属火论。经云：怒则气逆，甚则呕血。此血即肝之所藏者。人怒则火起于肝，血随火上，故暴吐血，宜四物合三黄泻心汤主之。又饮酒之人暴吐血者，此血从胃中来也，宜藕汁散吞葛花丸。或无故大吐血者，宜四物汤吞四生丸，效。或因积怒伤肝，积忧伤肺，烦思伤脾，失志伤肾，暴喜伤心者，及饮食房劳，坠跌击扑者，以致荣血流积胸膈间，满则吐溢，血尽则止。积之日久，如前再吐，此有瘀血窠囊在内，乃内损之症，非妄行也。非平心气和之人，戒暴怒，淡滋味，绝妄想者，甚难调理，惟用轮回酒吞血郁越鞠丸。但觉胸中满痛，寒热如疟，此血欲动也，急用桃仁承气汤入韭汁、生姜自然汁，逐去其血，勿使再吐也。又有虚弱之人，阴虚火动者，宜凉荣汤主之。大抵吐血之症，久则成劳，宜郭可久治劳之法。见后痨瘵门。凡吐血不止，用三棱针，刺气冲穴立止。

咳嗽连绵气上奔，血随气上几忧惊，
急须补肺清心火，咳久成痨肾病深。

咳血者，出于肺也。肺主气，心主热，热则伤肺，故咳不已而有血也。宜以清金降火为主，茯苓补心汤、鸡苏散、天麦门冬汤。如咳久不止，只三两声，痰中带血者，此肾咳嗽也，不可治。

血随咯唾肾中来，莫将寻常失血猜，
惟有滋阴能降火，痰中血线病堪哀。

咯唾血者，出于肾也，宜丹溪滋阴降火汤主之。或有肺破咯唾有浓血者，阿胶散主之。

脾主痰涎带血红，血流胃脘与脾通，
化痰补胃无多诀，若是咽伤治不同。

脾主涎，痰涎杂血出于脾也。宜六君子汤，加当归、白芍、黄连主之。若一向咯唾，痰中有血，久而不已，咽痛声哑者，不治。又有因咳不转，咯伤咽门出血者，只用甘桔加半夏汤，细细呷之。

汗为心液出玄关，汗血皆因心火炎，
寒气闭藏成脉胀，不逢国手岂能痊。

心之液为汗，肺主皮毛。皮毛之间有汗孔，曰玄关。心主血，肺主气，血以荣于内，气以卫于外，如心火热甚，肺不能制，则荣强卫弱，而血从汗孔出也，名曰肌衄。宜当归六黄汤主之，外用男胎发烧灰盒[①]之，立效。如毛窍之中，节次血出，少间不出，即皮胀如鼓，口鼻眼目皆胀，合名脉胀，此肺受寒邪，汗孔闭密，汗不得泄，卫强荣弱，宜麻黄六合汤主之。

便血肠风肠内平，腹疼脏毒认分明，
血来远近分先后，忽尔如崩属结阴。

肠胃不虚，邪气无从而入，惟人坐卧风湿，醉饱房劳，生冷停寒，酒面积热，以致荣血失道，渗入肠间，而大便下血，此肠风脏毒之所由作也。挟热下血清而色鲜，腹中不痛；挟冷下血，血浊黯，腹中有痛。清则为肠风，加减四物汤或槐花散主之；浊则为脏毒，宜四物合小乌沉汤，加炒干姜主之。久而不止者，此胃气下陷也，宜升阳和血汤主之。

下血，先便后血者，此远血也，从小肠而来，宜四物汤加木通、茱萸、炒黄连，以泻小肠之火。如先血后便者，此近血也，从大肠而来，宜四物汤加槟榔、枳实、槐花、条芩，以泻大肠之火。《金匮要略》治远血，以伏龙肝散，近血以赤小豆当归散。

经曰：结阴者，便血一升，再结二升，三结三升。又邪在五脏，则阴脉不和，阴脉不和则血留之。结阴之病，阴气内结不得外行，无所禀令，渗入肠间，故便血也。其脉弦细而微迟，其症面色青黄不泽，心下痞，恶冷物，口干，时有烦

① 盒：视履堂本、忠信堂本均作“扑”

躁，不得安卧，手足稍冷，宜平胃地榆汤主之。更灸中脘、气海、三里。

下焦结热在膀胱，邪火熏蒸手太阳。

二症皆令人溺血，通仙试验有奇方。

如小便血自溺孔中出，涩数作痛，或杂溺而出者，此从膀胱中来也。宜四物合五苓散主之，以泻膀胱之火；如不已，小蓟饮子神效。

如小便出血不痛者，此心热移于小肠。血从精孔中出，宜四物合导赤散，更加黄连、山栀、条芩以泻小肠之火；不已者，当归承气汤利之。

如溺血久不止，血虚者，宜四物合牛膝膏主之。

齿属阳明怕热侵，血从齿出意沉吟，

舌间出血真奇怪，此病原来热在心。

上关齿属足阳明胃经，下关齿属手阳明大肠经。血从齿缝出者，曰牙宣，此阳明积热症也。宜服清胃汤，外以姜盐炒香附子，炒黑色为末擦止妙，不止者，或牙齿痛出血者，以调胃承气汤蜜丸服之。

人有舌上出血不止者，此心热也，宜洗心散，方见火门，外以蒲黄末擦之。

失血之人脉自芤，脉如洪数不胜愁，

涩微血少成虚损，滑小迟沉病可调。

《脉经》曰：脉芤为失血，涩为少血。吐血，唾血，脉滑小弱者，生；实大者，死。诸见血，身热脉大者，难治，是火邪胜也；身凉脉静者，易治，正气复也。

《脉诀》云：鼻衄吐血沉细宜，忽然浮大即倾危。失血后脉虚者，宜益胃升阳汤及人参饮子主之。

妇人天癸以时行，满泻愆期病在身，

满则闭经为蓄血，泻为崩漏失同名。

妇人之病与男子不同。男子之血宜静不宜动，妇人之血有动有静，常以三十日为期。冲脉满，任脉气足，然后动而下，故名月水。过此以后，则又静而不行矣。假如常静而不动，乃经闭也，经云：满而不泻者是矣，谓之蓄血，宜四物合桃仁承气汤。如常动而不静，为崩为漏，经云：泻而不满者是也，谓之失血，宜三黄补血汤加人参、炙甘草主之。

桃仁承气汤 治蓄血。

桃仁五钱 大黄一两 甘草二钱 朴硝二钱

分作二服，姜三片煎。

抵当丸 治蓄血。

大黄五钱 水蛭石灰炒，五钱 虻虫去足翅，三钱 桃仁二钱，另研

上四味，各取药末和匀，炼蜜丸，梧桐子大，每十丸，四物汤下。

犀角地黄汤 治郁热不解，逼血妄行，为诸失血之症。

犀角 生地黄 丹皮 白芍各等分

肝经郁热，为呕血，加归梢、川芎、栀子仁、酒大黄。

心经郁热，加酒黄连、生甘草、麦门冬。

脾经郁热，为痰涎血，加石膏、山栀、甘草。

肺经郁热，为衄血，为咳血，加酒芩，衄加栀仁，咳加桑白皮、地骨皮。

肾经郁热，为唾血，加黄柏、知母。

胆经郁热，为呕血，加酒芩、赤茯苓。

小肠郁热，为溺血，加木通、甘草梢。

胃经郁热，为吐血，为咯血，加桔梗、枳壳、前胡，吐血更加调胃承气汤。

大肠郁热，为便血，加枳壳、槐花、黄芩、黄柏。

膀胱郁热，为溺血，加猪苓、泽泻、赤茯苓、滑石、车前子。

瘀血死血，加桃仁、红花、韭汁。

血不止，加藕节、小蓟根、百草霜。

四生丸　治衄血、吐血，阳乘于阴，血热妄行。

生荷叶　生艾叶　生柏叶　生地黄各等分

上各取新嫩者烂研丸，如鸡子大，每一丸水煎服，或童便下。

四物汤　凡见血症，皆是阳盛阴虚，君相二火亢甚，煎迫其血而出诸窍也。有蓄者，亦火食其气，故气衰不能行其血，血亦被火燥而干结也。宜以此汤为主治，乃血分之正药也。

川芎　芍药赤者行血，白者补血　地黄生行，熟补　当归酒洗

常服。

加知母、黄柏，补阴降火，所谓壮水之主，以制阳光。

肝经蓄血，为胁下痛，加香附、青皮、栀子、酒大黄、桂枝、芍药。

失血为呕血，加栀子仁（炒黑）、酒大黄，入童便以降之。

心经蓄血，为心痛，加五灵脂、生蒲黄、乳香、没药。

失血为血出诸窍，盖心生血属火，加三黄泻心汤。

脾经蓄血为胀，合桃仁承气汤以泻之。

失血为痰涎血，合二陈汤加瓜蒌仁、枳实、生姜汁。

肺经蓄血为痈脓，加桔梗、枳壳、贝母。

失血为咳血，加二冬、阿胶，为衄血，合凉膈散。

肾经蓄血，为脐下痛，加川楝子、小茴香、破故纸。

失血为唾血，加黄柏、栀子仁，皆盐酒炒，更加肉桂少许，以泻肾火。

胃经蓄血，为胃脘当心而痛、加山栀（酒炒），最能清胃脘之血，桃仁泥入韭汁、姜汁少许，同服。甚者合桃仁承气汤。

失血为吐血，合四生丸同煎。

大肠蓄血为屎黑，善忘，合桃仁承气汤。

失血为便血，合槐花散。

膀胱蓄血，为狂，合桃仁承气汤，不效，合抵当丸同煎。

失血为溺血，合五苓散煎调元散。

凡诸失血加本方合四生丸同煎，入童便甚佳。

血出太多以致虚晕者，加人参一倍。

益胃升阳汤　血脱益气，古圣人之法也。先补胃气以助生发之气，故曰：阳生阴长。诸甘药为之先务，举世皆以为补气，殊不知甘能生血，此阳生阴长之义，故先理气。人身之内，谷为宝也。

即补中益气汤方见内伤。加神曲一钱半，生黄芩，水煎服。

麻黄人参芍药汤又名麻黄桂枝汤　治风寒在表，郁遏里热，火邪不得舒伸，故血出于口鼻，宜此主之，脉微弱可服。

麻黄　黄芪　白芍、炙草各一钱　桂枝　当归各五分　人参二分　麦门冬三分　五味子五分

水一盏半，先煮麻黄，令沸，放余药煎，临卧服。

三黄补血汤　治六脉洪大，按之空虚，必面赤善惊上热，乃手少阴心脉也。此气盛多而亡血，以甘寒镇坠之剂，大泻其气，以坠气浮；以甘辛温微苦，峻补其血。

黄芪　当归　柴胡各一钱　熟地黄　川芎各一钱半　白芍　生甘草各二钱　丹皮　升麻各五分

分二服，每水二盅，煎一盅，稍热服。

如两寸脉芤，血在上焦，或衄，或

吐，只用犀角地黄汤。

龙脑鸡苏丸 清上膈，解酒毒，除邪热，并治咳血，唾血，衄血，吐血，诸淋下血，胃热口臭，肺热喉腥，脾疸口甜，胆疸口苦，并皆治之。

柴胡二两 麦门冬二两 炙黄芪一两 真阿胶蛤粉炒，二两 生地黄末，六两 蒲黄微炒 薄荷叶九两 炙甘草一两五钱 人参二两 木通三两

上除生地黄别研末，柴胡、木通二味用汤半升煎沸，浸一二宿去渣，其汁别放外，其诸药研筛细末，别收，却用白蜜二斤如法炼成，却入生地黄末，不住手搅，又入木通、柴胡汁，慢火熬成，和药末杵丸如豌豆大，每服五十丸，麦门冬汤下。

上清丸 见火门。

止衄法 东垣云：鼻血久不止，素有热而暴作者，诸药无验，神法以大绵纸一张作八摺或十摺，于冷水浸湿，置顶中，以热熨斗熨之，至一重或二重纸干立止。如衄血去多，面黄，眼多眵，手麻木者，宜黄芪芍药汤主之。

葛根 羌活各五分 白芍 升麻各一钱 炙甘草 黄芪各三钱

水二盏，煎一盏，食后服。

又方 白芷、山栀不拘多少，烧存性，为细末，吹鼻，其血即止。

又方 取新嫩车前草洗净，杵取自然汁约半碗，入白蜜二三茶匙搅匀，放重汤中温热，令病人徐徐呷之，日服二次，神效。病者要养性，此药亦治溺血。

四物三黄泻心汤 治暴吐血。

四物汤加黄芩、黄连、大黄，俱用酒制，作汤服之。

藕汁散 治吐衄不止。

生藕汁 生地黄汁 大蓟汁各三合 生蜜半匙

上件药汁调和令匀，每服一小盅，不拘时服。

葛花丸 治饮酒过多，蕴热胸膈，以致吐血衄血。

葛花二两 黄连四两

上为末，以大黄熬膏子，丸梧桐子大，每服百丸，白汤下。

丹溪血郁越鞠丸 治瘀血。

桃仁去皮尖，另研 香附子童便浸 红花 川芎 山栀炒，各等分

上为细末，神曲糊为丸，梧桐子大，每五十丸桃仁汤下。

轮回酒 治吐血衄血，坠跌击仆，金刃伤血，无不效者。

取十二岁童子无欲心者，绝其烹调咸酸之味，令其洁净，多与米饮以助水道，常淡滋味。又恐溺薄无力，亦当与淡肉汁食之。凡溲溺时，剪头除尾，以磁器收之，每小盅以生姜自然汁一二点搅匀，徐徐饮之。如冷则以重汤顿服。

此童便降火滋阴又能消瘀血，止吐衄诸血，无不应效。一名溲，一名还元汤。先贤有言，凡诸失血，服寒凉百无一生，服童便者百无一死。

凉荣汤 治吐衄诸血。

黄柏 知母 麦门冬 白芍 蒲黄 甘草 生地黄 归梢 扁柏叶炒，各等分

每服九钱，水煎服。

鸡苏散 治劳伤肺经，咳嗽有血。

鸡苏即薄荷叶也 黄芪 生地黄 阿胶 白茅根 贝母各一钱 麦门冬 蒲黄炒 桔梗 生甘草各五分

水煎。

天麦二冬散 治咳血神效。

二冬 二母 桔梗 甘草 阿胶 生地黄 桑白皮蜜 真苏子炒，各等分 黄连炒，减半

每服五钱，水一盏，煎八分，入阿胶，再煎一服。

丹溪滋阴降火汤　治咯唾有血。

二冬　二母　桔梗　黄柏酒炒　熟地黄　远志各等分　干姜炒黑，少许

水煎。

阿胶散　治肺破嗽血，咯唾血出。

人参　白茯苓　生地黄　天门冬　五味子各五分　阿胶珠　白芨末，各一钱

上除白芨另研细末，用水一盏，入蜜二大匙，糯米百粒，姜三片，煎七分，去渣，入白芨末服。

加减六君子汤　治痰涎血。

即四君子、二陈汤相合，加当归、白芍、黄连是也。

甘桔加半夏汤　治咽伤，咯唾有血。

即甘桔汤加半夏是也。方见瘟疫门。

麻黄六合汤　治脉胀病。

即四物汤加麻黄、生姜是也。

加减四物汤　治肠风下血。

侧柏　生地　当归　川芎各八分　枳壳　荆芥穗　槐花　炙甘草各四分　地榆　条芩　防风各六分　乌梅一个

水二盏，姜三片煎，空心服。

槐花散　治肠风脏毒下血，神效。

槐花炒　侧柏叶炒　荆芥穗　枳壳炒，各等分

为细末，每服二钱，空心米饮下，或酸煮面糊丸，梧桐子大，每五十丸，空心食前酒下。

四物合小乌沉汤　治脏毒下血。

乌药一两　香附醋制，二两　甘草二钱半

共为末，每一钱煎四物汤调服。

升阳和血汤　治肠澼下血，另作一派，其唧唧然出者，有力远射，四散如筛，肠中作痛。

陈皮二分　蒲黄　当归　苍术　秦艽　肉桂各三分　生地黄　丹皮　生甘草各二分　升麻七分　炙甘草　黄芪各一钱

水二盏煎，空心服。

治粪后血，谓之远血。四物汤四钱，加木通、黄连（萸炒）各一钱，水煎。

治粪前血，谓之近血。四物汤四钱，加条芩（酒炒）、槐花（炒）、枳实（麸炒）、槟榔各八分，水煎。

平胃地榆汤　治结阴便血。

白术　陈皮　茯苓　厚朴　葛根各五分　地榆七分　干姜炒黑，五分　当归炒　神曲　白芍　人参　益智各三分　苍术制　升麻　附子炮，各一钱

上㕮咀，水二盏，姜三片，枣二枚煎，空心服。

四物五苓散　治小肠淋血。

即四物用赤芍、生地黄，合五苓散去桂是也。

小蓟饮子　治溺血神效。

山栀炒　炙甘草各七分　生地黄一钱一分　小蓟根　蒲黄炒　滑石　木通　淡竹叶　藕节

水煎。

四物导赤散　治溺血不痛者。

四物用生地黄、赤芍，合导赤散，加条芩、山栀是也。

当归承气汤　即大承气汤是也。

牛膝膏　用川牛膝一斤切细，以新汲水五大盏，煎耗其四，入麝香少许，收用。

人参饮子　治失血之后，脾胃虚弱，气促气弱，精神短少，六脉无力。

人参五分　炙黄芪　白芍　炙甘草各一钱　麦门冬　当归各三分　五味子五个

加熟地黄一钱

姜三片，枣二枚，水煎。生脉散加减方也。

夫血者，神气也，血盛则形盛而脉实，血衰则形衰而脉弱。持之则存，失之则亡。甚矣，血之不可不养也，常以饮食日滋，取汁变化。故失血之人，当以补脾

胃为本。如东垣之补中益气汤、双和散，仲景之炙甘草汤、小建中汤皆要药也。

炙甘草汤　治虚劳不足，脉结浮者。

炙甘草二钱　桂枝　生姜各一钱半　麦门冬一合　柏子仁一合　人参　真阿胶各一钱　大枣二枚　生地黄三钱

分三剂，水煎。

双和散　补血益气，治虚劳少力。

黄芪　当归　川芎　熟地黄各一钱　官桂　炙甘草各七分半　白芍二钱半

上作二服，水二盏，姜三片，枣一枚，煎服。大病之后，虚劳气乏者，以此调治。

卷之九

痰　病

太玄真一化元精，鱼有涎兮木有津，
尽去其痰休浪语，不知何物润其身。

肾为水脏，乃受天一至玄之气以生，其中津液，谓之真精。入心为汗，入肝为泪，入肺为涕，入脾为涎，自出为唾，是皆后天渣滓之物，何莫而非先天太玄之所变化也。痰者，五液之统名也。苟得其养，则散于五脏而为液，苟失其养，则聚于一处而成痰矣。然则人身中之有痰，犹木之有津，鱼之有涎，所赖滋润养乎身体者也。今之病痰者，苦痰之多，欲尽去之。治痰者，不知痰乃身之宝，吐之下之，欲尽其痰，以徇一时之利。及其去之不尽，其痰转多，攻之不止，真精乃竭而死矣。吁，可痛哉！

谨按褚澄云：天地定位，而水位乎中。天地通气，而水气蒸达，土润膏滋，云兴雨降而百物生。人肖天地，亦有水焉。在上为痰，在皮为血，在下为精，从毛窍出为汗，从腹肠出为泻，从疮口出为水。痰尽死，精竭死，汗枯死，泻极死，水从疮口出不止，干，即死。由是观之，痰不可尽去也明矣。

痰饮原从水谷生，脾能传化作真精，
只缘饮食伤脾胃，津液不行痰饮成。

《正理论》云：谷气入胃，脉道乃行，水入于经，其血乃成。人资水谷，以养其身，脾胃强者，受其水谷而变化之。水谷之精气为荣，荣者血也；悍气为卫，卫者气也。气血和平，荣卫流通，何痰饮之有哉！惟夫饮食不节，起居不时，七情内伤，六淫外感，脾胃失矣，所以血不归经，蓄而成饮，谷不化气，腐而为痰。痰聚脾胃，脾胃不运；旧谷未尽，新谷又增，脾胃重伤，并其清气皆成浊败之物矣。清而浊者曰饮，浊而浊者曰痰，清浊不分，积饮亦成痰矣。饮者蓄水之名，自外而入也。痰者肠胃之液，自内而生者也。

五饮为邪症不同，痰生百病几人通，
饮宜上下分消去，痰要扶脾勿尽攻。

《要略》云：四饮者，痰饮、悬饮、溢饮、支饮也。又有留饮、伏饮，谓之四饮六症。或云五饮者，即伏饮、留饮合为一症也。五饮症治，详见下文。

陈无择云：人之有痰饮者，由荣卫不清，气血浊败凝结而成也。内七情汩乱，脏气不行，郁而生涎，涎结为饮，为内所因。外则六淫浸胃，玄府不通，当汗不汗，蓄而为饮，为外所因。或饮食过伤，色欲无度，运动失宜，津液不行，聚为痰饮，不属内外因。其为病也，为喘、为咳、为呕、为泻、为眩晕、嘈杂、怔忡、寒热、疼痛、肿满、挛躄、癃闭、痞膈，如风痫之类，皆是也。

子和云：凡人病痰者有五，一曰风痰，二曰热痰，三曰湿痰，四曰酒痰，五曰食痰。

王隐君治痰有五：曰风痰，寒痰，热

痰，气痰，味痰。夫味痰者，兼酒痰、食痰，乃因饮食酒醪厚味而得之。气痰即陈氏所谓内因七情汩乱而得之。风痰、寒痰，当合作外因六淫之感得之。热痰，因其人素有积热得之。湿痰因脾胃虚弱得之。诸痰症治详见下文。

按《原病式》云：积饮，留饮积蓄而不散也。水得燥则消散，得湿则不消，法宜上下分消，以去其湿。在上，则吐之汗之，在下，则利其大小便也。然诸湿皆属于脾，治当补脾胃，清中气，则痰自然运下。丹溪先生曰：中焦有食积与痰而生病者，胃气亦赖所养，卒不可便攻，攻尽则愈虚，而病剧矣[①]。

痰饮古来从湿治，湿能生火火助湿，
诸痰变动火为邪，气即是火须理气。

按痰乃积饮所化，故《原病式》列于太阴湿土之条。盖湿盛则生热，热盛则生痰。痰者，乃湿热相搏，火土熏蒸，津液不流，清浊混杂之所成者也。然流行乎一身者，气也。气即是火，热则伤气，变为火邪。痰之变动，皆火之所为也。故治痰者，常以理气清气为主，治其本也。

或云痰之清白者为寒，黄浊为热。殊不知痰之初生也，犹是水液，故清白而稀薄，及其久也，渐变为黄浊稠粘之物矣。以予论之，痰之走散者，火也；其结聚者，湿也；其色之清薄淡白者，湿也；色黄浊而味恶，为酸辣腥臊焦者，火热之所化也。

经言积饮湿中生，金匮推明五症分，
莫漫多言立纲纪，只求胃气得和平。

《金匮要略》云：其人素盛今瘦，水走肠间，沥沥有声，谓之痰饮。又云：病痰饮者，当以温药和之。宜茯苓桂枝白术甘草汤。深师消饮丸主之。

饮后水流在胁下，咳唾引痛，谓之悬饮，仲景用十枣汤。谓治悬饮者，法当下之也。今以河间控涎丹代之。盖痰在胁下，非白芥子不能除也。

饮水流行，归于四肢，当汗出而不汗出，身体疼重，谓之溢饮。病溢饮者，当发其汗，宜小青龙汤主之。

咳逆倚息，短气不得卧，其形如肿，谓之支饮，小青龙汤主之。

青龙汤服已，多唾口燥，寸脉沉，尺脉微，手足厥逆，气从小腹上冲胸咽，手足痹，其面翕翕如醉状，因复下流阴股，小便难，时复冒者，与茯苓桂枝五味子甘草汤，治其气冲。

冲气即低，而反更咳胸满者，用桂苓五味甘草汤去桂加干姜、细辛，以治其咳满。

咳满即止，而更复渴，冲气复发者，以细辛、干姜为热药也。服之当遂渴，而渴反止者，为支饮也。支饮者，法当冒，冒者必呕，复纳半夏以去其水，水去呕止。其人形肿者，加杏仁主之。其症应纳麻黄，以其人遂痹，故不纳之。若逆而纳之者，必厥。所以然者，以其人血虚，麻黄发其阳故也。若面热如醉，此为胃热上冲熏其面，加大黄以利之。

心下有支饮，其人若冒眩，泽泻汤主之。

胸满，厚朴大黄汤主之。

膈间支饮，其人喘满，心下痞坚，面色黧黑，其脉沉紧，得之数十日，医吐下之不愈，以防己汤主之。虚者即愈，实者三日复发，复与不愈者，宜防己去石膏加茯苓芒硝汤主之。

夫心下有留饮，其人背寒冷如冰。夫留饮者，胁下痛引缺盆，胸中有留饮，其

① 自“太玄真一化元精”至“攻尽则愈虚而病剧矣”，原附于卷八之末，今据视履堂本移于卷九之首。

人短气而渴，四肢历节痛。脉沉者，有留饮，宜控涎丹主之。

膈上病痰满，喘咳呕吐，发则寒热，背痛腰疼。目泣自出，其人振振身瞤，必有伏饮。宜小青龙汤主之。

水在心下，坚筑短气，恶水不欲饮，宜小陷胸汤主之；或小半夏茯苓汤。

水在肺，吐涎沫，欲饮水，宜金沸草散主之。

水在脾，少气身重，宜六君子加苍术汤主之。

水在肝，胁下支满，嚏而痛，宜小柴胡加牡蛎汤主之。

水在肾，心下悸，宜五苓散主之。

痰多怪症罕曾闻，开示详明王隐君，
但使滚痰为主治，当时立法未能精。

王隐君论云：痰症古今未详，莫知其为病之原。或头风眩，目运耳鸣；或口眼蠕动，眉棱耳轮俱痒；或痛；或四肢游风肿硬而似疼非疼；或为齿颊痒痛；或为牙齿浮而痛痒不一；或噫气吞酸，心下嘈杂；或痛；或哕；或咽嗌不利，咯之不出，咽之不下，其痰似墨，有如破絮桃胶蚬肉之状；或心下如停冰铁，心气冷痛；或梦寐奇怪之状；或足腕酸软，腰背骨节卒痛；或四肢筋骨疼痛难名，并无常所，乃至手麻臂疼，状若风湿，每脊上，每日一条如线之寒起者；或浑身习习如卧芒刺者；或眼粘湿痒，口糜舌烂，喉痹咽痛；或绕项结核，状若瘰疬；或胸腹间如有二气交纽，噎塞烦闷，有如烟火上冲，头面焰热；或为失志癫狂；或中风瘫痪；或痨瘵荏苒之疾；或风毒脚气；或心下怔忡如畏人捕；或喘嗽呕吐；或呕冷痰绿水黑汁，甚为肺痈肠毒便脓挛跛。盖内外为病，百般皆痰所致，其状不同，难以尽述。盖津液既凝为痰，不复周润三焦，故口燥咽干，大小便秘，面如枯骨，毛发焦槁，妇人则因此不通经脉。若能逐出败痰，自然服饵有效。余常用滚痰丸，一药以愈诸疾，不可胜数矣。

刘宗厚云：谨按痰之为病，仲景论四饮六症，无择叙内外三因，俱为切当。盖四饮则叙因痰而显诸症者，三因则论其因有所伤而生痰者也。惟隐君论人之诸病者，悉出于痰，此发前人所未论，可谓识痰之情状，而得其奥者矣。制滚痰丸一方统治斯疾，固为简便，较之仲景三因有表里内外，而分汗、下、温、利之法，则疏阔矣，况又有虚实寒热之不同者哉！

密斋治痰饮之法，若禹之行水，顺其势而利导之可也。在上者吐之，在表者汗之，在里者下之。若只用滚痰丸一方，偏矣。滚痰丸，因十枣汤、神祐丸之太峻，而以代之者也。如痰饮伏于肠胃之间，胶固壅塞，饮食不化，荣卫不行，不以滚痰丸逐而去之，则拘矣。故曰执中无权，犹执一也。

痰涎蓄聚久成疴，若不驱除气不和，
客者除之防害主，譬如去莠养嘉禾。

经云：客者除之，留者去之。谓非其固有而有之，害也。如痰涎败浊之物，原非精津气血之类。一旦有之，法当驱逐使之亟去也。苟执痰无补法之说，不审虚实汗下，以寒攻之，则为寒中，以热攻之，则为热中，应下而吐者则伤其上焦之气，因吐而下者，则伤其下焦之血。旧痰未除，新痰又起矣。如谓痰不可尽除，偏执专补脾胃之说，使痰涎陈腐占住于肠胃之间，养寇入室，宁非正气之贼邪，非天下之至神，不足以语此。故良工知之，痰在上可吐，则吐之，重则瓜蒂散，轻则用丹溪吐法。痰在中下者，可下则下之，重则十枣汤、控涎丹，轻则滚痰丸。设有可吐可下之症而无可攻之脉，则攻补兼行，不失先后之序可也。

痰之可吐者，如脉浮当吐，痰在膈上当吐，胶固稠浊，必用吐，痰在经络中，非吐不可，吐中就有发散之义。凡所吐法，宜先升提其气。用防风、山栀、川芎、桔梗、芽茶、生姜之类，或就用此药探吐。吐时，须先以软帛勒住腰腹，而于不通风之处行之。

痰之可下者，如脉沉实滑大当下，心下痞，腹满不减，或痛，当下。大小便不利，不可不下。枳实泻痰能冲墙倒壁，风化硝泻老痰，咸能软坚也，大黄下痰推陈致新，芫花之辛以散饮，大戟之苦以泻水，甘遂直达水气所结之处，牵牛之去热痰也，巴豆之去寒痰也。易老号斩关夺门之将，大宜详审，不可轻用。

丹溪云：痰之可表者，汗之；可下者，利之；滞者，导之；郁者，扬之；热者，清之；寒者，温之；偏热偏寒者，反佐而行之；挟湿者，淡以渗之；挟虚者，补以养之，治法至矣。第恨医者不善处治，病者不守禁忌，遂使药助病邪，展转深痼，去生远矣。

理气行痰自有方，昔贤留下二陈汤，
能明脉症加参佐，安肾扶脾法最良。

治痰之法，理气为先，和胃次之。若风，若寒，若湿，若热之类，当各寻其所受之因，风则散之，寒则温之，湿则渗之，热则清之，气则顺之，食则消之，酒则解之，各有其方，不可一例求也。

风痰者，因中风得之，风伤肝，多成瘫痪奇症。宜豁痰丸、搜风化痰丸主之。

寒痰者，因形寒饮冷则伤肺，初则为咳，宜橘皮汤、参苏饮。久则成骨痹。

湿痰者，因停饮不散，湿则伤脾，多体重软弱，宜神术丸、中和丸、加减参苓平胃散。

热痰者，火盛制金，热伤肺，病多烦热，宜清气化痰丸、茯苓丸主之。

气痰者，因事逆意而得之，宜前胡半夏汤、三仙丸。若有痰成块结于咽喉，吐咯不出者，俗呼梅核气，难治。四七汤治之，或作丹溪加咸能软坚之味，姜汁蜜丸亦可，加味二陈汤主之。

酒痰者，因饮酒太过得之。初得之，宜葛花解酲汤，久则宜服清金化痰丸。

食痰者，因饮食太饱得之，宿食成积，积久成痰。宜枳术化痰丸、秘传豁痰丸。老痰者，年久之痰，黄浊稠粘，气味俱恶，宜节斋化痰丸。

凡服治痰之药无效者，当其脾胃虚弱也。盖肾为津液之主，脾为转运之官。今痰之不除者，由于肾水虚弱不能受脏腑之津液而藏之，使津液败浊而为痰饮，宜加味地黄丸主之。又由脾虚不能运化精微，以成津液停留肠胃之中，积而成痰，内行脏腑，外走经络也，宜参苓白术丸主之。

痰在身中随气行，内留脏腑外行经，
观其所止为何病，只要良工认得真。

肝有痰，为瘫痪风，为偏头风，为眩晕，为转筋，为胁下痛，为腰痛不可以俛仰，为大小便硬，为目昧不明，眼见物如黑状，为卵肿癞疝，为囊缩，或痿厥不起，为梦交泄精，为阴臊，女人为经闭不行，小腹肿，为漏下白涎腥臭，为胸满呕逆，为善怒目睘。

胆有痰，为胸胁痛，不能转侧，为口苦，为善太息，为呕苦汁，为头角痛，为颔肿，为目锐眦痛，为缺盆中肿痛，为腋下肿，为寒热如疟，为结核，为瘰疬马刀挟瘿。

心有痰，为善惊，为癫痫，为怔忡，为嗌干渴而欲饮，为心痛，为舌肿痛，为笑，为不语，为痰迷如祟。

小肠有痰，为嗌痛，颔肿不可回顾，为臂痛，为耳聋、目黄，为颊肿，为小便淋血，为脐下疝痛，为肠中沥沥有水声。

脾有痰，为肿，为满，为体重或痛，不能动摇，为腹胀，善噫，食不下，食则呕，为四肢不举，怠惰，嗜卧，为舌本强痛或烦心，为心下急痛，为寒疟，为溏泄，为黄疸，为健忘，为头眩痛。

胃有痰，为洒洒振寒，善伸数欠。病至恶人与火，闻木声则惕然而惊心动，欲闭户牖而处，甚则登高而歌，弃衣而走。为贲响腹胀，为狂疟，湿淫汗出。为胃脘当心而痛，为衄血，为口祸唇胗，为喉痹，为大腹，为水肿，为膝膑肿痛，为齿肿痛，为跗肿。

肺有痰，为喘，为咳，为缺盆中痛，甚则交两手而瞀，为肺胀而喘上气逆，为胸满，为肩臂痛，为小便数而欠，遗失无度。

大肠有痰，为齿痛颊肿而喉痹，为大便硬，为痔，为脱肛，为便白脓。

肾有痰，为喜唾，为喝喝而喘，坐而欲起，为目䀮䀮然如无所见，为善恐，惕惕然如人将捕之，为腰痛，为咽肿嗌干及痛，为肠澼，为膝股内后廉痛，为痿厥，嗜卧，足下热而痛，为涌水。

膀胱有痰，为头痛，为腰脊痛，为痔，为疟，为狂癫，为目中泪出，为项、背、腰、尻、腘、腨、脚背痛，为小便白浊，妇人白带。

痰在经络为肿，为痛，为麻木，为痈疽，为结核。

以上脏腑经络之病，于各病门求之。

苓桂术甘汤　治心下有痰饮，胸胁支满，目眩。

茯苓一钱　桂枝　白术各七分半　甘草五分

水煎服。

深师消饮丸　治停饮胸满呕逆，腹中水声，不思饮食。

白术二两　茯苓半两　枳实炒　干姜各七钱

上为细末，炼蜜丸，梧桐子大，每三十丸，温水下。

十枣汤　治悬饮内痛。

芫花炒　甘遂　大戟各等分

为细末，以水一盏半，先煮大枣十枚，至八分去渣，入药末，强人一钱，瘦人半钱，平旦服之。不下，更加半钱快下，后以糜粥自养。

控涎丹一名妙应丸　凡人忽患胸背、手足、颈项、腰胯隐痛不忍，筋骨牵引钓痛，时时走移不定，乃是痰涎在心膈上下，变为此痰，或手足冷痹，气脉不通，误认瘫痪，非也。一名妙应丸。

甘遂去心　紫大戟　真白芥子各等分

上为细末，米饮糊丸，梧桐子大，晒干，食后临卧，淡姜汤下，或热水下五、七丸至十丸。

小青龙汤　治湿热者，当发其汗。又治支饮咳逆倚息不得卧。

麻黄　芍药各二钱　细辛　干姜　甘草　桂枝各一钱半　五味子　半夏各二钱

上作一服，水三盏，先煎麻黄减半，去沫，入诸药煎一盏，温服。

桂苓甘草五味汤　治[1]支饮病服前青龙汤后，有气从小腹上冲胸咽。

茯苓四钱　桂枝四钱　炙甘草三钱　五味子二钱

水二盏，煎一盏，温服，以治其气冲。

如冲气已下，及更咳胸满者，本方去桂，加干姜、细辛各三钱，治其咳满。如咳满已止，又呕者，加半夏二钱，以去其水。如水去呕止，形肿者，又加杏仁二钱，以去其肿。如面赤者，此胃热也，又加大黄三钱。

---

① 治：原脱，据视履堂本补。

泽泻汤 治心下有支饮，其人苦冒眩者。

泽泻二钱半 白术一钱

水一盏，煎七分，温服。

厚朴大黄汤 治支饮胸满者，即小承气方也。

汉防己汤 治膈间支饮，喘满，心下痞坚，医吐下之不愈。

汉防己三钱半 石膏鸡蛋大，一枚 桂枝一钱七分 人参三钱半

水二盏，煎一盏服。

其人虚者必效。如不效者，实也，去石膏加大黄三钱半，微利则愈。

小陷胸汤 治水在心，心下坚筑，短气，恶水不欲饮。方见伤寒门。

小半夏茯苓汤 治卒呕吐，心下痞，膈间有水，眩悸者。

半夏 茯苓 生姜各等分

每三钱，水二盏，煎一盏，温服。

金沸草散 治水在肺，咳嗽吐涎沫。

旋覆花 前胡 荆芥穗各一钱半 半夏七分半 甘草 细辛各三分 赤茯苓一钱

水一盏，姜三片，枣一枚，煎服。

六君子加苍术汤 治水在脾，少气体重。四君子、二陈合，加苍术是也。

小柴胡加牡蛎汤 治水在肝，胁下痛。小柴胡加牡蛎一钱是也。

五苓散 治水在肾，心下悸。

王隐君滚痰丸

大黄酒蒸 黄芩酒洗，各八两 沉香半两 礞石硝煅，一两

共极细末，水丸梧桐子大，每五七十丸，量虚实加减，清茶下，或温水下。

瓜蒂散 痰饮在膈上，宜此吐之。

瓜蒂炒 赤小豆各等分

二味各研末，和匀，水二盅，香豉一合，作稀粥，去渣，取三分之一和散一钱，顿服之。不吐，少少又加，得吐乃止。诸见血虚家不可用。

丹溪吐法 用萝卜子半升，擂和，以浆水一盏，去渣，少入油与蜜，温服。

或鲜虾半斤，入浆葱、姜等物料，水煮熟，先吃虾，后吃汁。少时以鹅翎探吐（先以桐油浸，以皂角水洗，晒干待用）。

豁痰丸 治风痰壅盛。

南星三两 半夏二两，各切大片，用浓皂角水浸一宿，焙干为末 白附子 五灵脂 真姜蚕炒去丝 北细辛 白矾焙，各一两 全蝎焙，三钱半

上为细末，皂角浆煮面糊丸，梧桐子大，每二三十丸，姜汤下。

搜风化痰丸 治风痰。

槐角子 白僵蚕 白矾焙 陈皮去白 人参 荆芥穗 天麻各一两 朱砂半两 半夏姜汁炒，四两

上为末，姜汁浸，蒸饼丸，朱砂为衣，每四十丸，姜汤下。

橘皮汤 治寒肺，胸膈停痰汪洋，嘈杂多唾清水。

半夏一钱 白茯苓 陈皮各六分 细辛 青皮 桔梗 枳壳 甘草炙，各四分 旋覆花 人参各三分

水二盏，姜三片，煎一盏，食后服。

温胃化痰丸 治寒脾，胸膈不快，痰涎不已。

半夏姜制，三两 陈皮 干姜 白术各一两

上为细末，姜汁煮，糊丸，梧桐子大，每二十丸，姜汤下。

神术丸 治湿痰。

苍术制 生油麻半盏水一盏，擂碎取浆

将肥大胶枣十五个煮取肉，杵烂，入麻浆和捣，入术末捣和丸，梧桐子大，日晒，每五七十丸，滚汤下。

中和丸 治湿痰气热。

苍术制 黄芩 半夏洗 香附子各等分

上为末，粥丸，梧桐子大，每五七十丸，姜汤下。

参苓平胃散　治脾胃湿痰，胸满短气，呕哕恶心，噫气吞酸，体重节疼，常多自利，及五噎八膈痞。

苍术半斤　厚朴姜汁炒　橘红各五两　炙甘草　白茯苓各二两　人参一两

上为末，每服五钱，水二盏，姜三片，枣一枚，煎一盏，温服。一方用大胶枣煮烂，捣和丸，如小豆大，每五十丸，姜汤下。

清气化痰丸　治热痰，清头目，凉膈。

半夏汤洗，二两　陈皮　茯苓各一两半　薄荷叶　荆芥穗各五钱　黄芩酒炒　栀子仁　连翘　桔梗　炙甘草各一两　苍术　香附子各一两

上为细末，姜汁煮，面糊丸，梧桐子大，每五七十丸，食后临卧温水下。

盖痰因火动，气因郁成，故作胸膈痞满，头目昏眩。今用二陈汤以豁痰，凉膈散以降火而散风热，香附、苍术开郁顺气，何痰之不愈哉！

指迷茯苓丸　治中脘停痰，臂痛难举，有效。

半夏四两　茯苓二两　枳壳炒，一两　风化硝半两

上为细末，蒸饼，或神曲、姜汁煮糊丸，梧桐子大，每五十丸，姜汤下。

前胡半夏汤　治气痰。

北前胡、半夏、茯苓各三分　陈皮　木香　紫苏　枳壳炒　甘草各三分

姜三片，乌梅少许，水煎。

四七汤　治七情四气郁结，聚痰涎状如破絮，或如梅核在咽喉之间，咯不出，咽不下。并治中脘痞满，痰涎壅盛，上气喘急。即：

七气汤　方见气门。

三仙丸又名玉粉丸　治中脘滞气，痰涎不利。

南星　半夏各五两　姜汁作曲　香附子盐水浸　陈皮各五两

上为细末，姜汁糊丸，如梧桐子大，每四十丸，姜汤下。

加味二陈汤　治梅核气。

二陈汤加黄芩　桔梗　枳壳炒　真苏子　香附子　栀子仁　白豆蔻各等分

姜引煎。

丹溪方

用瓜蒌仁　杏仁　真海石　桔梗　连翘各等分　朴硝减半

上为末，姜汁蜜丸，噙化。

清金化痰丸　治上热、酒毒、痰火郁结、咯吐痰火之症。若内伤久嗽者，不可服。

真青黛　瓜蒌霜　连翘去心酒洗　贝母　片芩　香附子童便浸　真海石　蛤粉各一两　风化硝半两

上为细末，炼蜜丸，如芡实大，每一丸，噙化，清茶咽之。

枳术化痰丸　消食积，化痰涎，理脾顺气，开郁宽膈。

白术　陈皮　青皮　香附子酒浸炒　苏子各二两　枳实麸炒　山楂各一两　神曲　麦芽　萝卜子　白茯苓　杏仁另研，各一两　南星　半夏各四两，切片　生姜四两　皂角　白矾各二两，水煮透，焙为末

上杏仁以上十二味，共为细末，入星半末和匀，以姜汁、竹沥煮面糊丸，梧桐子大，每五七十丸，姜汤下。

秘传豁痰丸　治食积痰热。

陈皮四两　山楂肉　神曲炒，各二两　当归酒洗　黄芩　白术各四两　半夏姜汁浸七日　黄连净　白茯苓　炙甘草各一两半　枳实二两半

共为细末，汤浸蒸饼丸，梧桐子大，

每四五十丸，食后姜汤下。

节斋化痰丸 治老痰挟火症，亦治酒痰。

天门冬去心 黄芩酒炒 真海粉另 瓜蒌霜另 橘红各二两 桔梗 香附子盐水浸炒 连翘各五钱 真青黛另，二钱 风化硝三钱

上为末，炼蜜入生姜汁少许，和药杵丸，如龙眼大，每一丸，姜汤下。

利膈化痰丸 治老痰挟湿者。

南星 半夏各一两 姜汁作饼晒干 真海粉 瓜蒌霜 贝母 香附子童便制，各半两

上为末，用牙皂十四挺，搥破，水一盏半，煮杏仁（去皮尖）一两，同煮水将干，去皂角，擂杏仁如泥，入药末搜和，再以姜汁浸，蒸饼为丸，绿豆大，青黛为衣。每五六十丸，姜汤下。

加味地黄丸 治肾虚不能纳水，水不归经，以成其血，而变为痰饮也。

地黄酒蒸焙末，二两 山茱萸肉 白茯苓 山药 杜仲盐酒炒，另取末 巴戟去心，净肉 远志去心 小茴香炒，各一两 泽泻 肉苁蓉酒洗，焙 牡丹皮 破故纸炒，各七钱

上为末，炼蜜丸，梧桐子大，每五十丸，空心食前酒下。

参苓白术丸 治脾胃虚弱，不能运化水谷以养荣卫，反积为痰饮之症。

即参苓白术丸加砂仁，以荷叶浸粳米糊丸。

加减二陈汤 治一身之痰，无所不至，乃治痰之要药也。

陈皮一钱 半夏二钱 白茯苓一钱 甘草五分

如痰在头作痛者，加川芎、藁本、升麻、柴胡、蔓荆、细辛、薄荷之类。

如痰在腰胯，膝下肿痛，加苍术、黄柏、防己、木通、萆薢、木瓜、牛膝。

如痰在胸腹中作痛，或痞满，加白术、枳壳、桔梗、砂仁、神曲、麦芽。

如痰在胁下作痛，或漉漉有声，加柴胡、青皮、川芎、山栀之类。

如痰在经络中，或胸背、手足、臂膊作痛者，在上加防风、羌活，威灵仙；下加防己、牛膝、木通之类；冬月加乌附行经络。

如痰在中焦，作嗳气，吞酸嘈杂，或呕清水，或胃脘当心而痛，加白术、苍术、神曲、麦芽、川芎、砂仁、草蔻、枳实、猪苓、泽泻、黄连、吴茱萸、栀子仁、木香、槟榔之类。

如痰在颈项胸胁之间为结核者，加贝母、枳壳、桔梗、连翘、玄参、龙胆草。

风痰壅塞，送下青州白丸子。

感寒喘咳，痰气上逆，合麻黄汤。

伤暑生痰，合白虎汤。

伤湿生痰，合平胃散。

伤饮生痰，合五苓散。

伤食生痰，送下保和丸。

因气生痰，合四七汤。

痰火盛，合河间凉膈散。

气虚有痰，合四君子汤。

血虚有痰，合四物加黄柏、知母。

气盛痰壅，本方送下滚痰丸。

卷之十

火　病

水为精气火为神，水火阴阳各半匀，

及至真阴日衰耗，火邪欻起自焚身。

《金丹歌》云：涕唾精津气血液，七般神物总皆阴。吾尝考之，《内经》云：肾为水脏，受五脏六腑之精而藏之。在本脏为精，入心为血，入肝与胆为液，入肺为涕，入脾为涎唾，入胃与大小肠、膀胱为津。《难经》云：命门者，元气之所也。故曰肾生气。由此观之，则七般神物之生肾也可知矣。又考之周子《太极图》云：形既生矣，神发智矣。则神者阳之动也。以二气言，则曰阴阳；以五行言，则曰水火；以人身中言，则曰心肾。人受天地阴阳五行之气以生，一阴一阳，水火平等，未尝有太过不及也。自形生神发之后，精太用则竭，神太役则劳。真阴之物以渐衰耗，此阴之所以不及其初，而见其不足。阴不足，则阳有余矣。一身之中，惟火独存，老苦病死，非火之害欤？

火有真邪不一般，莫将邪火作真看，

真阴原是生身本，邪火常从生后生。

丹溪云：太极动而生阳，静而生阴。阳变阴合而生水火木金土，各一其性，惟火有二：曰君火，曰相火。火内阴而外阳，主乎动者也。故凡动皆属火。以名而言，形气相生[①]，配于五行，故谓之君；以位而言，生于虚无，守位禀命，因动而见，故谓之相。天主生物，固恒于动，人有此生，亦恒于动。其所以恒于动者，皆相火之所为也。见于天者为雷，则木之气；出于海者为龙，则水之气也。具于人者，寄于肝肾二部。肝属木，肾属水也。胆者，肝之腑，心包络者，肾之配。三焦以焦言，而下焦司肝肾之分，皆阴而在下者也。天非此火，不能生物，人非此火，不能有生。

愚按运气，天分六气，下主乎地，地列五行，上应乎天者。火亦有二：曰少阴君火，曰少阳相火。君火者，静而守位，故不主岁，而相火代之；相火者，行君火之令者也，所以流行变化，生长万物者，皆相火主之也。在人之身，心为君火，胆与三焦为相火。故经云：十一脏皆取决于胆。又曰火游行乎其间。可见心为君主，其位至尊，而胆与三焦，则皆禀受而行者，火虽有二，其实一也。自其寂然不动者，则曰君火，其感而遂通者，则相火之谓焉。

滑伯仁曰：华佗云，三焦者，相火也。相火之相，譬如丞相之相也。善政之导，辅佐周身，维持纲纪，交接元阳，以为一身之统领，使百脉舒和。上焦曰膻中之属，宣行气血；中焦曰中脘之缘，腐熟水谷；下焦曰膀胱之所，下溲便精溺。无形而有用焉，故曰三焦。盖三焦者，为诸阳升降之方，呼吸发源之所。三元有道，九窍流通，神志相关，命脉相继，周身有

① 形气相生：原作“形质相生”，据视履堂本改。

倚，气血无偏，治化宣和，是无虞矣。

此以上皆叙真火之主。

刘宗厚云：火之为病，其害甚大，其变甚速，其势甚彰，其症甚异。何者？盖能熏灼焚焰，飞走狂越，销铄于物，莫能御之。游行乎三焦，虚实之两途。曰君火者，犹人火也；曰相火者，犹龙火也。火性不妄动，能不违于道，常以禀位听命，运行造化生存之机矣。夫人在气交之中，多动少静，欲不妄动，其可得乎？故凡动者皆属火化，火亦妄行，元气交伤，势不两立。偏胜则病，移害他经，事非细故，动之极也，病则死矣。经所谓一水不胜二火之火，出于天造，君相之化。又有阴阳脏腑之火，根于五志之内，六欲七情激之，其火随起。盖大怒则火起于肝，暴喜则火起于心，醉饱则火起于胃，房劳则火起于肾，悲哀动中火起于肺，心为君主，自焚则死矣。

此叙邪火之害。

二火难言一水胜，水中真火火真阴，
顺之水火常相济，逆则元阳被贼侵。

经言：一水不胜二火，势不两立。自吾观之，一水二火，阴阳之分数也。火多水少，阳道常饶，阴道常乏也。水之胜火，五行之正理也，有不能胜者，岂水之罪哉？故以卦言之，坎属肾水，坎外阴内阳，水中之真火也；离属心火，离外阳而内阴，火中之真水也。一水一火，互为其根。以六气言之，少阴君火，手少阴心火，足少阴肾水，肾之配心，火中有水也。以五脏言之，五脏各一，惟肾有二，左为肾属水，右为命门属火，左右相对，水中有火也。心包络之从心，三焦之从肾，水火相荡，阴阳相对，初无彼此之分，水升而上，火降而下，以成既济之功。盖心曰帝君，肾曰帝后，君后常为一身之主，而神脏形脏，皆听命焉。经所谓主明则下安，以此养生则寿者是也。如神太劳则伤心，精太泄则伤肾。君失其职，故相火僭妄专主之权，五官六贼之火，莫不倚相火之势，乘其所胜，侮所不胜，其所生者受病也，此水之所以不能胜火，而火为元气之贼也。经所谓主不明则十二官危，使道闭塞而不通，形乃大伤者是已。

邪火常生妄动中，圣人主静制其冲，
下愚不识苍天气，一妄能招百病攻。

按周子《太极图》论云：形既生矣，神发智矣。形者形脏也，神者五神脏也，所谓君火相火者是已。五性感动而善恶分，万事出矣。善者真火也，所谓既济者也；恶者邪火也，即水所不能胜者也。圣人定之以中正仁义而主静，立人极焉。是以上古圣人，知其人生而静，天之性无有不善也[①]。感于物而动，善恶分矣。于是教人主静之法，勿使妄动之火暗长于几微之间。故曰君子修之吉，小人悖之凶也。经云：苍天之气，清静则志意治。苍天之气，即元气也，志意者，即君相二火也。非主静之功，则苍天清静之气何以能常清常静，而不为志意所乱耶。

经云：上古之人，其知道者，法于阴阳，和于术数，饮食有节，起居有常，不妄作劳，故能形与神俱，而尽终其天年，度百岁乃去。今时之人不然也，以酒为浆，以妄为常，醉后入房，以欲竭其精，以耗散其真，不知持满，不知御神，务快其心，耽于逸乐，起居无节，故半百而衰也[②]。

丹溪云：周子曰，圣人定之以中正仁义而主静。朱子曰：必使道心常为一身之

---

① 天之性无有不善也：忠信堂本作“人之性无有不善也”，于义见长。

② 故半百而衰也：原作“故未百而衰也”，据视履堂本改。

主，而人心每听命焉。此善处乎火者，人心听命于道心，而火能主之以静。彼五火将寂然不动，而相火者，惟有裨补造化，而为生生不息之运用矣，何贼之有。

火邪为病状难名，怪症奇形未惯经，
熟读河间原病式，令人心目自开明。

《原病式》云：诸病喘呕吐酸，暴注下迫，转筋，小便浑浊，腹胀大，鼓之如鼓，痈疽痒疹，瘤气结核，吐下霍乱，瞀郁胀肿，鼻塞鼽衄，血溢，血泄，淋闭，身热，恶寒战栗，惊惑，悲笑，谵妄，衄衊血汗，此皆少阴君火之热，乃真心、小肠之所为也。

诸病瞀瘈，暴喑冒昧，躁扰狂越，骂詈惊骇，胕肿疼痠，气逆冲上，禁栗如丧神守，嚏呕，疮疡，喉痹，耳鸣及聋，呕涌溢，食不下，目昧不明，暴注瞤瘈，暴病暴死，此少阳相火之热，乃心包络、三焦之气所为也。

人有痰火从脚起入腹者，此虚极也，盖火起于九泉之下也，此病十不救一。治宜四物汤加降火药，如黄柏、知母之类，外用附子末津调贴脚心涌泉穴，以引火下行。

人有胃脉四道为冲脉所逆，并胁下少阳脉一道而反上行，病名曰厥逆。经曰：逆气上行，满脉去形，谓七神昏绝，离去其形而死矣。其症：气上冲咽，不得息而喘息有音，不得卧。此病随四时为治法，春夏宜以酒黄连、酒柏、酒知母；秋冬宜以吴茱萸加入所主之方，左金丸主之。

丹溪云：考诸《内经》，少阳病为瘈疭，太阳病为眩仆，少阴病瞀，暴瘖，郁冒不知人，非诸热瞀瘈之属火者乎？少阳病恶寒鼓栗，胆病振寒，少阴病洒淅振寒振栗，厥阴病洒淅振寒，非诸振鼓栗，如丧神守之属火者乎？少阳病呕逆，厥气上行，膀胱病冲头痛，太阳病厥气上冲胸，少腹控睾及腰脊上冲心，少阴病，气上冲胸，呕逆，非诸逆冲上之属火者乎？少阳病谵妄，膀胱病癫疾，非诸躁狂越之属火者乎？少阳病胕肿善惊，少阴病瞀热，足痠胕肿不能久立，非诸病胕肿痛痠惊骇之属火者乎？又诸风掉眩属于肝，肝火之动也。诸痛痒疮之属于心，心火之用也。诸湿肿满之属于脾，脾火之甚也。诸气膹郁之属于肺，肺火之郁也。诸寒收引属于肾，肾火之伏藏于至阴之下，火极而似水也。是皆火之为病，出于脏腑者然也。以上诸症治法于各病下求之。

人火偏宜正法攻，若逢天火术须穷，
能将脉症分虚实，治不乖违是上工。

君火者，人火也，遇草而爇，遇木而燔，可以湿伏，可以水灭，故逆其性气以折之、攻之。相火者，天火也，得湿而焰，遇水而燔，不知其性，以水湿折之，适足光焰诣天，物穷方止矣；识其性者，得当之理，以火逐之，则燔灼自消，焰火扑灭也。

刘宗厚云：火之为脉，虚则浮大，实则洪数。药之所主，各因其属。君火者，人火也，可以湿伏，可以水灭，可以直折，惟黄连之属可以制之。相火者，龙火也，不可以水湿折之，从其性而伏之，惟黄柏之属可以降之。此论治君、相二火之法也。泻火之法，虚实多端，各以脏气司之。如黄连泻心火，黄芩泻肺火，芍药泻脾火，柴胡泻肝火，知母泻肾火，此皆苦寒之味，能泻有余之火也。若饮食劳倦，内伤元气，火不能两立，为阳虚之病，以甘温之剂除之，如黄芪、甘草、人参之属。若阴微阳强，相火炽盛，以乘阴位，日渐煎熬，为血虚之病，以甘寒之剂降之，如当归、地黄之属。若心火亢极，郁热内实，为阳强之病，以咸冷之剂折之，如大黄、朴硝之属。若肾水受伤，真阴失守，无根之火，为阴虚之病，以壮水之剂制之，如生地、玄参之属。若命门火衰，为阳脱之病，以甘热之剂济之，如附子、干姜之属。若胃虚过食冷物，抑遏阳气于脾土，为火郁之病，以升散之剂发之，如升麻、葛根之属。不明诸此之类，而众火为病，施治何所依据哉。

丹溪云：实火可泻，如黄连解毒之类。脉沉而实大者为实火，邪气盛则实也。

虚火可补，参、术、生甘草之类。脉浮而洪数者，为虚火，真气夺则虚也。

郁火可发，当看在何经，凡火盛者不可骤用寒凉，必须泻散，如火急甚者，必缓之，生甘草、参、术之类。有补阴则火自降，炒黄柏、熟地黄之类。柴胡泻肝火，黄芩佐之；片芩泻肺火，桑白皮佐之；黄连泻心火；猪胆汁炒，以胆草佐之，能泻胆中之火；白芍泻脾火，冬月酒炒，盖其性酸寒也；青黛泻五脏之郁火，玄参泻无根之游火，人中白泻肝火，又能泻三焦及膀胱之火。

实火无过泻火良，三焦四治有奇方，
脉虚形弱还宜补，五法经中贵审详。

人有病热者，形气壮实，其脉浮大滑数，按之有力，或沉实者，此实火也，宜泻之。泻者，谓发汗，吐、下，利小便也，谓之四治。如桂枝、麻黄之辈，在皮者，汗而发之；葛根、升麻之辈，因其轻而扬之法也；承气、陷胸之辈，下者引而竭之法也；泻心、十枣之辈，中满者泻之于内之法也；瓜蒂、栀豉之辈，高者因而越之法也。故明此四治之轻重，可谓中治火之绳墨矣。

有脉浮，恶风寒而热者，谓之表热，宜发之，十神汤、人参败毒散。

有脉沉实，恶热而渴，大便秘者，谓之里热，宜下之，如大柴胡、三乙承气汤。脉洪大有力，大热，大渴者，人参白虎汤。心烦不得眠者，宜栀子豉汤，方见伤寒。

病有暴热者，病在心脾，以泻心为主。盖诸热之属，皆自心生，宜三黄泻心汤、清心汤主之。

病有积热者，病在肾肝，以泻肝为主。盖肾主虚，不可泻，宜当归龙荟丸主之。

以上治实火之法也。

有病热者，形气衰弱，其脉浮大而虚，按之无力，此虚火也，宜补之。虽有可发汗，吐、下之症，不可便攻，宜用《内经》治热五法，依次行之。

经云：小热之气，凉以和之，如竹叶汤、钱氏地骨皮散是也。甚热之气，则汗发之，如升阳散火汤、拔萃地骨皮散是也。大热之气，寒以取之，如柴胡饮子、清脏润燥丸是也。

发之不尽，则逆治之。如丹溪治产后阴虚生内热，用人参当归散内加炒干姜，东垣治癃闭，用滋肾丸有肉桂是也。制之不尽，求其属以衰之，乃壮水之主，以制阳光，六味地黄丸。方见虚劳。

以上治虚火之法也。

诸治火热之药，苦者，以治五脏，五脏属阴而居于内，内者下之，必以苦也。辛者，以治六腑，六腑属阳而在于外，外者发之，必以辛也。

上焦热者，病在心肺也。实者，河间凉膈散、既济解毒汤主之；虚者，宜木通散、清心莲子饮主之。上清丸时时噙化。

中焦热者，病在脾胃。实者，调胃承气汤主之；虚者，宜人参白虎汤、五蒸汤主之。

下焦热者，病在肾肝。实者八正散，虚者八物汤、六味地黄丸、丹溪补阴丸主之，二方见虚劳。

三焦热者，病在脏腑。实者，黄连解毒汤、大金花丸、神芎丸主之；虚者，宜三补丸、龙脑鸡苏丸。方见血病。

昼则发热，夜则安静者，是阳气自升于阳分也。实则柴胡饮子，虚则小柴胡汤。此昼行阳二十五度，气病也。

昼则安静，夜则发热烦躁，是阳下陷阴中也。实则四顺清凉饮，虚则四物二连汤。此夜行阴二十五度，血病也。

昼则发热烦躁，夜亦发热烦躁，是重阳无阴也。当亟泻其阳，峻补其阴。宜河间法，先以黄连解毒合调胃承气汤以下之，后以黄连解毒汤作丸服，以养其血，名金花丸。

若癫狂奔走，骂詈不避亲疏，此阳有余而阴不足之症也。人壮气实，可用正治，宜当归承气汤、滚痰丸主之。人虚火盛者，切不可用正治，犯之必死，宜牛黄膏用生姜汤下。

如实热能食者，胃实也，宜小承气、三黄枳术丸。方见内伤。

如虚热不能食者，脾虚也，宜补中益气汤加厚朴、青皮。

火病生于五脏中，仲阳补泻可旁通，
内伤自有东垣法，阴火丹溪自有功。

肺热者，轻手扪之则热，重手按之则不热，日间热甚[①]，乃皮毛之热。其脉浮，其症喘咳寒热。轻者，钱氏泻白散，重者东垣凉膈散、拔萃地骨皮散。虚则钱氏阿胶散、东垣参术调中汤补之。方见内伤。

心热者，微按至皮毛之下，肌肉之上，轻手乃得，加力按之则全不热，是热在血脉也。其脉洪，其症烦心，心痛，掌中热而呕哕，宜黄连泻心汤、导赤散、朱砂安神丸。方见内伤。虚则以钱氏安神丸，天王补心丹。方见虚劳。

脾热者，轻手扪之不热，重按至筋骨亦不热，不轻不重乃得之。此热在肌肉，遇夜尤甚。其脉缓，其症急惰嗜卧，四肢不收，无气以动。宜钱氏泻黄散，虚者以补中益气汤、泻阴火升阳汤。手心热甚者，火郁汤主之。

肝热者，重按肌肉之下，骨之上，乃肝之热，寅卯时尤甚。其脉洪，其症四肢满闷，胁下痛，大小便难，转筋，多怒多惊，四肢困热，筋病不能起于床，宜泻青丸，柴胡饮子。虚则以钱氏地黄丸补之，乃虚则补其母，母能令子实也。

肾热者，轻手重手俱不热，如重手按至骨，其热蒸手如火。其脉沉涩，其人骨苏苏如虫蚀其骨，困热不任，亦不能起于床。宜钱氏地黄丸、东垣滋肾丸、丹溪补阴丸。方见劳损门。

人有病内伤发热者，此因饮食劳倦得之。治在脾胃，乃阳虚症也，从东垣之法治之。详见内伤门。

饮酒发热人难治，不饮酒人，因饮酒发热亦难治。

人有病阴虚发热者，此因房劳色欲得之，治在肾肝，乃血虚症也，从丹溪之法治之，详内伤门。阴虚火动者难治。

黄连解毒汤　治一切火热毒，狂躁，烦心，口燥，咽干，热势之甚者，此泻实火之要药也。

黄连　黄柏　黄芩　栀子仁各等分

水煎。此太仓公火剂汤也。

小金花丸方

即上解毒汤方。上为细末，滴水为丸，小豆大，每服百丸，温水下，日三服。

大金花丸　治内外诸热，寝汗，咬牙，睡语，惊悸，溺血，淋闭，咳嗽，衄血并骨蒸实热，肺痿喘嗽者。即前小金花

① 日间热甚：原作“日两热甚”，据视履堂本改。

丸方加将军等分。滴水丸，小豆大，每三十，新汲水下。

祖传本方内加朱砂、雄黄（水飞），与大黄各减半，为丸，名凉惊丸。治小儿壮热，大小便不通及急惊风、痘疹、丹热毒热症，神效。

河间凉膈散 治上焦积热，烦躁多渴，面赤面热，头昏咽燥，咽喉肿痛，口疮，便溺赤涩，狂言谵语，睡卧不安。此泻实火之剂也。

大黄 朴硝 甘草各二两 连翘四两 栀仁 黄芩 薄荷叶各二两

上为粗末，每半两，水煎，淡竹叶十二片，煎一盅，入蜜一匙，微煎温服。

咽膈不利，肿痛及涎嗽者，加桔梗一两，荆芥穗半两。咳而呕者，加半夏二钱半，生姜煎。

鼻衄呕血者，加当归、生地、赤芍各半两。

淋闭，加滑石四两，茯苓一两。

清心汤 即上凉膈散方加黄连，又分两不同也。

连翘 大黄 山栀仁 薄荷叶 黄芩各五钱 甘草一两半 朴硝二钱半 黄连半两

为细末，每五钱，煎法同。

东垣凉膈散 退六经热。即上凉膈散除硝、黄加桔梗，又分两不同也。

连翘一钱 甘草五分 山栀仁 薄荷叶 黄芩 桔梗 淡竹叶各半钱

日三服，热退即止。

易老云：凉膈散减硝黄加桔梗，同为舟楫之剂，浮而上之治胸膈中与六经热，以其手足少阳之气俱下胸膈中，三焦之气同相火游行于身之表，膈与六经乃至高之分，此药浮载亦至高之剂，故能于无形之中而走，去胸膈中及六经热也。

朱砂凉膈丸 治上焦虚热，咽膈有气如烟抢上。

黄连 山栀 人参 白茯苓各等分 脑子少许 朱砂减半，水飞为衣

上为末，炼蜜丸，如小豆大，朱砂为衣，每五十，温水下。

神芎丸 治一切热症，非气脉实热甚者，不可轻服，常服宜少不宜多。

大黄 黄芩各二两 牵牛头末 滑石各四两 川芎 薄荷叶各半两

上为细末，水为丸，如小豆大，温水下十丸至十五丸。

三黄泻心汤 治积热蕴隆三焦，皆属大小便秘。

黄连 黄芩 大黄煨，各等分

每三钱，姜三片煎。或细末炼蜜丸，小豆大，每三十，食后温水下，名三黄丸。

洗心散 治热气上冲，口苦唇焦，咽喉肿痛，心神烦躁，多渴，五心烦热，小便赤涩，大便秘滞，口舌生疮。

大黄煨 甘草 当归 赤芍 麻黄 芥穗各六分 白术五分 薄荷叶五分

水煎，姜引。

此方以白术合大黄，故名洗心。

当归龙荟丸 治肾水阴虚，肝热蕴积，时发惊悸，筋惕搐搦，神志不宁，荣卫壅滞，头目昏眩，肌肉瞤瘈，脑膈①咽嗌不利，肠胃燥涩，躁扰狂越，骂詈惊骇火热等症。

芦荟五钱 当归 胆草 山栀 黄连 黄柏 黄芩各一两 大黄煨 真青黛各半两 木香一钱 麝香半钱

上末，炼蜜丸，小豆大，姜汤下二、三十丸。

竹叶汤又名人参竹叶石膏汤 治虚损之要药也。

人参 甘草各五分 石膏四钱 麦门冬

---

① 脑膈：疑为“胸膈”。

一钱　半夏七分　淡竹叶七片　粳米一撮

姜一片，水煎，米熟服。

体虚寒而躁者，加熟附子，名既济汤。

钱氏地骨皮散　治虚热潮作。

知母　柴胡　甘草炙　地骨皮　人参　赤茯苓　半夏等分

姜煎服。

拔萃地骨皮散　治浑身壮热，脉长而滑，阳毒火炽发渴。

地骨皮　茯苓一钱五分　柴胡　黄芩　生地黄　知母各一钱　羌活　麻黄各七分半　石膏二钱，有汗并去之

姜引，水煎。

柴胡饮子　解一切肌热，蒸热，积热，脉洪实弦数。

黄芩　甘草　大黄　芍药　柴胡　人参　当归等分

水姜煎。

清凉饮子　治大人小儿血脉壅实，脏腑生热，面赤烦渴，睡卧不安。即上柴胡饮子去柴胡、人参、黄芩是也。水煎服。

当归承气汤　治躁热，里热火郁为病，或皮肤枯燥，或咽干鼻干，或便溺结秘，并宜用此，乃调胃承气汤加当归也。

当归　大黄各四两　甘草　朴硝各二钱

水二盅，姜三片，枣十枚，煎服。

若阳狂奔走，骂詈不避亲疏，此阳有余，阴不足，以大黄、朴硝去胃中实热，当归补血益阴，甘草缓中；加姜枣者，胃属土，此引至于胃中也。经所谓微者逆之，甚者从之，此之谓也。

清脏润燥丸　专治热毒脏躁，老人血少，阳脏便难。此药解热养血润肠。

黄连　当归　大黄　郁李仁去壳　枳壳　连翘　川芎　薄荷叶　芍药　麻仁去壳　条芩各等分

上末炼蜜丸，梧桐子大，每六七十，食前茶汤下。

东垣泻阴火升阳汤　治肌热，烦热，面赤，食少，喘咳痰盛，脉右关缓弱，或弦，或浮数。

羌活　炙草　炙芪　苍术各五分　升麻四分　柴胡七分半　人参　黄芩各三分半　黄连酒炒　石膏各二分半

水煎。

升阳散火汤　治男子、妇人四肢发热，肌肉筋痹热，骨髓中热，困热如燎，扪之烙手。此病多因血虚而得之，或胃虚过食冷物，抑遏阳气于脾土。火郁则发之。

升麻　葛根　独活　羌活　人参　白芍各五分　防风二分半　柴胡八分　生甘草三分　炙草二分

水煎热服。

火郁汤　治手足心发热。

升麻　葛根　柴胡　白芍各一钱　防风　甘草各五分　葱须三寸

水煎。

滋肾丸　降肾火。

黄柏酒拌阴干，三两　知母酒浸阴干，三两　肉桂去皮，一钱

上为细末，以熟水丸，百沸汤下。

黄柏、知母气味俱阴，以同肾气，故能补肾而泻下焦火也。桂与火邪同体，故以热因寒用①。

木通散　治诸热，利小便。导赤、泻白二方合也。

生地　木通　地骨皮　荆芥　炙草　桔梗　桑白皮炒，各等分

姜水煎。

既济解毒汤　治上热，头目赤肿而痛，胸膈烦闷，不得安卧，大便秘。

大黄酒煨　黄连酒炒　炙草　桔梗各一

① 热因寒用：疑为“热因热用”。

钱 柴胡 升麻 连翘 当归各五分

水煎，食后服。

清心莲子饮 治上盛下虚，心火炎上，口苦咽干，烦渴微热，小便赤涩。

车前子 条芩 麦冬 炙草 地骨皮各五分 炙芪 白茯苓 人参 石莲子肉各七分半

水煎。

如发热，加柴胡、薄荷叶。

五蒸汤 治骨蒸，潮热，自汗。

甘草 人参 知母 黄芩各五分 白茯苓 生地 葛根各七分半 石膏一钱二分半 竹叶五片 粳米二勺

水煎，米熟服。

上清丸 治心肺有热，上焦痰火咳嗽。

龙脑另研，二分 硼砂另研，三钱 薄荷末，一两 川芎末，五钱 甘草末 桔梗各二钱半

上为细末，炼蜜丸，如龙眼大，每一丸，临卧含化，清茶下。

八正散 治下焦积热，二便秘涩，多渴咽干，口热生疮肿痛，淋血。

大黄 瞿麦 木通 滑石末 萹蓄 山栀 甘草 车前子等分

灯心水煎。

三补丸 治三焦火。

黄芩 黄连 黄柏等分

上细末，新汲水丸。

四物二连汤 治血虚虚劳发热，五心烦热，昼则明了，夜则发热。

当归 生地 白芍 川芎 黄连 胡黄连

水煎。

牛黄膏 治热入血室，发狂不认人者。

牛黄另研，二钱半 朱砂水飞 丹皮 真郁金各二钱 脑子另研 甘草各一钱

上末，炼蜜丸，皂子大，新汲水下。

钱氏泻青丸 泻肝火。

当归 胆草 川芎 大黄煨 山栀 羌活 防风各等分

上末，炼蜜丸，梧桐子大，每三十丸，竹叶汤下。

泻心汤 治心热。

黄连一两

为细末，每二三分，新汲水调服。

导赤散 治小肠实热。

甘草 木通 地黄 竹叶

水煎。

泻黄散 治脾热，口臭、咽干。

藿香七钱 山栀一两 石膏半两 甘草三两 防风四两

为末，同蜜酒拌。炒微香，每服一钱。

泻白散 治肺热。

桑白皮 地骨皮各一两 甘草半两

上末，每服三二钱。

以上钱氏方也。

丹溪大补丸 治阴火。

黄柏酒、盐拌炒褐色

上为细末，粥丸或水丸，梧桐子大，四物汤下。

钱氏阿胶散 治咳无津液。

真阿胶蛤粉炒，一两半 黍粘子炒，二钱半 马兜铃半两 杏仁去皮、尖，七个 炙草一钱 糯米一两

上为末，每二钱，水煎，食后服。

钱氏安神丸 治心虚，邪热颊赤。

麦冬 马牙硝 白茯苓 寒水石煅，水飞 山药 甘草各半两 朱砂飞，一两 龙脑二分半

上为末，炼蜜丸，弹子大，每一丸，沙糖水下。

六味地黄丸 治肾虚发热。

地黄八两 山萸肉 山药各四两 白茯苓去膜 丹皮去木 泽泻去毛，各三两

上为末，炼蜜丸，梧桐子大，每五十，空心盐汤下。

左金丸　治肝火及厥气上冲之火，神效。

黄连六两　吴萸汤泡湿半时，焙干，一两

上为末，粥丸，煎白术、陈皮汤下。

卷之十一

郁　病

静坐明窗读《内经》，治其未病虑何深，

五行过极皆成郁，物性从来顺则平。

经曰：圣人不治已病治未病。盖人之病，起于微而成于渐，积之久，则过极而成郁矣。圣人有忧之，乃因五行之过极者，以立治郁之法。曰木郁则达之，火郁则发之，土郁则夺之，金郁则泄之，水郁则折之。是五法者，皆因其物之顺而治之，使之自平也。

木郁达之，王太仆云：达谓吐之，令其条达也。木曰曲直，直达升上者，木之性也。郁则曲屈，失其性之自然矣，故顺其性而达之。达之者，使其条达上升也。如肝之为病，胃脘当心痛，上支两胁，膈咽不通，食饮不下者，宜吐之；肝病大小便难，小便不通，宜吐之，上窍开则下窍通矣。如东垣谓食塞胸中，食为坤土，胸为肺分，食塞肺分，为金与土皆旺于上，故肝木生发之气伏于地下，宜吐之，以去其上焦阴土之物，木得舒畅，其郁去矣。如性急，怒气上逆，胸胁或胀，火时上炎，治以苦寒辛而不愈者，则用升发之药，加以厥阴报使而从治之。又如久风入中为飧泄，及清气在下为飧泄者，以轻扬之剂举之，皆达之之法也。

火郁则发之者，王太仆云：发谓汗之，令其发散也。火曰炎上，炎焰上腾者，火之性也。郁则伏藏，失其显扬之性矣，故顺其性而发之。发之者，使之发扬销灭也。如腠理外闭，邪热佛郁者，则用辛甘温热之剂，取汗以散之，如麻黄、桂枝汤是也。有阳厥极深，阴气极弱，蓄热拂郁，寒剂热剂俱不可投者，宜用凉膈解毒，以养阴退阳，宣散蓄热，得大汗而愈。又如龙火郁甚于内，非苦寒降沉之剂可治，则用升浮之药，佐以甘温，顺其性而从治之，使势穷则止，如升阳散火汤是也。斯皆发之之法也。

土郁夺之者，太仆云：夺谓下之，令无壅凝也。土爰稼穑，生长万物者，土之性也。郁则壅闭，失其稼穑之性矣。故因其壅塞，而攻取其害土之物。如湿土自甚[①]，用甘温之剂，以平其敦阜之势，如平胃散是也。如邪热入胃，用承气咸寒之剂以攻去之。如宿食不消，胸腹痞胀者，用小承气苦寒之剂以取之。如中满腹胀，湿热内盛，其人气壮实者，则攻下之。气虚者，则劫夺其势而使之衰，如中满分消丸是也。又如湿热为痢，有非力轻之剂可治者，则或攻或却，以致其平。凡此法之类，皆夺之之法也。

金郁泄之者，太仆云：泄谓渗泄，解表，利小便也。金曰从革，变化流通者，金之性也。郁则失其从革之性矣，故泄之以疏通其气也。如风寒外感，鼻塞声重而

① 如湿土自甚：原作“如温土自甚”，据视履堂本改。

咳者，则用麻黄汤以汗之。如火热内甚，气上逆而喘咳不宁者，则用葶苈丸以泄之。如肺金为肾水之原，金受火烁，其令不行而道路闭塞，宜清热金花丸[①]以利之。如肺气膹郁，胸膈痞满，宜小陷胸之剂以疏通之。皆泄之之法也。

水郁折之者，太仆云：折谓抑之，制其冲逆也。水曰润下，水之就下也，水之性也。郁则蓄聚奔激，失其性之自然矣，故抑之。禹抑洪水而天下平，谓疏之、瀹之、决之、排之，顺其势而导之也。如蓄水留饮之病，以十枣汤治之者，决之也。中湿之病，以五苓散治之，上下分消，以去其湿者，疏之也。如肿胀之病，必实其脾土者，乃修其堤防，以捍之也。凡此皆折之之法也。

治病良工贵谨微，积微成甚必颠危，
涓涓不绝翻波浪，不折勾萌缺斧锜。

病之微甚，治之有难易也。故善治者，治皮毛，病之微也；不善治者，治骨髓，病之甚也。病在脏者，难治，谓其甚也；病在腑者，易治，谓其微也。传云：勾萌不折，至用斧柯；涓涓不绝，流为江河。可以论治病之法矣。

气成积聚血成癥，痿结窠囊火焰明，
宿食不消留作癖，湿能主热气如蒸。

丹溪云：气血冲和，百病不生，一有怫郁，诸病生焉。其症有六：曰气郁，曰湿郁，曰热郁，曰痰郁，曰血郁，曰食郁。

钱氏云：气郁者，胸胁疼痛，脉沉而涩，宜沉香降气汤为主治加郁药。湿郁，周身走痛，或关节疼痛，遇阴寒则发，脉沉而缓，宜平胃散主治。热郁者，瞀闷尿赤，脉沉而数，宜黄连解毒汤。痰郁者，动则喘息，寸脉沉而弦滑，宜二陈汤为主治。血郁者，四肢无力，能食便红，脉沉而芤结，宜四物汤为主治。食郁者，嗳酸腹饱，不喜饮食，脉沉而滑，人迎脉平，气口紧盛，宜枳术丸为主。

夫所谓六郁者，气、湿、热、痰、血、食六者是也。或七情之抑遏，或寒热之交侵，故为元气怫郁之候。或雨湿之浸淫，或酒浆之积聚，故为留饮、湿郁之疾。又如热郁而成痰，痰郁而成癖，血郁而成癥，食郁而成痞满，此必然之理也。又气郁而湿滞，湿滞而成热，热郁而成痰，痰滞而血不行，血滞而食不消化，此六者皆相因而为病也，并宜六郁汤、越鞠丸、升发二陈汤主之。

病留不去方成郁，治郁有方名越鞠，
辅佐各随本病加，一言蔽之中气足。

诸郁治方，并以越鞠丸为主治，各随六郁加以辅佐之药。

气郁以香附、苍术、川芎为主，青皮、木香为佐。

湿郁以苍术、白芷、川芎、茯苓为主，猪苓、泽泻为佐。

热郁以栀子、青黛、香附、苍术、川芎为主，芩、连为佐。

痰郁以海石、香附、南星、瓜蒌为主，皂角、枯白矾为佐。

血郁以桃仁、红花、青黛、香附、川芎为主，丹皮、玄胡为佐。

食郁以苍术、香附、山楂、神曲为主，枳实、厚朴为佐。

诸郁药，春加防风，夏加苦参，秋冬加吴茱萸。

治郁之法，当以补脾胃为主，顺气次之，去郁又次之。盖人以胃气为本，胃气强则气血流通，气血流通则郁自去矣。此《内经》于五郁之下注云：以调其气也。谓之气者，即中气也，补脾胃，钱氏异功

---

① 宜清热金花丸以利之：原作“宜肃清金化滋以利之”，据视履堂本改。

散主之。

治郁真传勿妄攻，调和荣卫使流通。

若教胃气常为主，默夺潜消郁莫容。

经云：邪之所凑，其气必虚。留而不去，其病则实。大抵六郁之病，皆缘脾胃虚弱得之。夫中气不足，得此六郁之病，复用治郁之法，则中气亦虚，郁滞益甚，为不治之症矣。故遁仙立教以易老枳术丸加越鞠丸。

滑氏云：气血食积痰饮，一有留滞于其间，脉必因之而止绝矣；但当求其有神，何害之有？夫所谓有神者，即经所谓有中气也。

越鞠丸 能解诸郁之要药也。

神曲炒 香附童便浸 苍术制 川芎 栀子炒，各等分

为细末，水丸绿豆大。每五、六十丸，温水下。

六郁汤 解诸郁。

陈皮一钱 半夏 苍术 川芎各一钱半 栀仁炒 赤茯苓各七分 香附二钱 炙草 砂仁各五分

水煎，姜三片引。

气郁加木香、槟榔、乌药、紫苏、干姜，倍香附、砂仁。

湿郁加白术、猪苓、泽泻，倍苍术。

热郁加黄连，倍栀子、连翘。

痰郁加南星、枳壳、小皂荚。

血郁加桃仁、红花、丹皮。

食郁加山楂、神曲、麦蘖。

沉香降气丸 治气郁病。

沉香一钱二分，另 砂仁三钱 炙草二钱半 香附一两半 川芎半两 木香二钱，另 槟榔半两 真苏子三钱

上为末，神曲水煮为丸，绿豆大，每服五十，盐汤下。

胜湿平胃散 治湿郁病。

平胃散一料四两 加羌活 防己炒 黄柏各半两 薄荷一两

为末，每二钱，酒调服。

清热金花丸 治热郁病。

黄连解毒汤四两 加酒大黄 香附各一两 青黛五钱，为衣

共为末，姜汁煮，神曲丸，绿豆大，每五十，白汤下。

逐血四物汤 治血郁病。

四物汤一剂 加香附一钱 红花五分 桃仁泥一钱半

水煎。

加味枳术丸 治食郁病。

即曲蘖枳术丸见内伤加陈皮、山楂、苍术、香附各一两，加本方为丸

钱氏异功散 补脾胃，治诸郁。

人参 白术 白茯苓 陈皮 苍术 香附 川芎 神曲等分 炙草减半

为末，每二钱。

升发二陈汤 治痰郁，火邪在下焦，大小便不利。此药能大便润而小便长。

陈皮 川芎 茯苓各二钱 半夏一钱半 升麻 防风 甘草 柴胡各五分

水姜煎服。

家传枳术越鞠丸 补中解郁。

白术二两 枳实炒 苍术 香附盐酒浸 川芎 神曲炒 陈皮各一两

上为细末，如本方为丸，梧桐子大，每五十，白汤下。

卷之十二

虚　损

五脏成伤各有因，《难经》指示甚分明，

若人知祸能知避，那有膏肓二鬼侵。

四十九难云：忧愁思虑则伤心，形寒饮冷则伤肺，恚怒气上逆而不下则伤肝，饮食劳倦则伤脾，久坐湿地，强力入水则伤肾，是正经自病也。此言五脏受病之初，其几甚微，病久成虚，虚久成劳，针药莫疗，遂成传尸之症矣。是五伤者，人皆知之，苟能知祸而不犯其伤，则心静气和矣，何疾之忧哉？古人谓病不可治者，皆曰病入膏肓，见《左传》晋侯事，病化为鬼，入于膏之上，肓之下，针药之所不能及也。五伤之病，皆生于心，惟肾与脾二脏之伤，为难治也。

仁斋云：夫人所以根本此性命者，气与血也。若男若女，气血均有，独不能保而有之终日，役役神倦力疲，饥饱越常，喜怒失节，形寒饮冷，纵欲恣情，遂使五脏气血俱虚，此五劳之所从始也，六极七伤类焉。故心家虚则便浊汗多，肝家虚则筋挛目眩，肾家虚则腰痛泄精，肺家虚则咳嗽烘热，脾胃虚，则呕吐不食，日渐痿黄，或乃胃热消谷，饮食虽多，亦不生肌肉，而转瘦瘁矣。前是数症，其间大抵心下引胁俱疼，盖滞血不消，新血无以养之也。

食色人皆有此心，贪迷曾有几惺惺，

讳言有病求良药，病到相传日益深。

食色性也，耽食悦色之心，人皆有之。邵子诗云：爽口物多终致病，快心事过必为殃。甚言食色之害也，中古以来，知道者鲜矣。以酒为浆，以妄为常，务快其心，而不知真阴之暗损也。夫肾者，元气之根也，肾以色伤，则水不胜火，火病生焉。脾胃者，谷气之本也，脾以食伤，则水谷不化，痰病生焉。俗称虚损为痰火病者是也。其症咳嗽，发热，咯血，吐痰，白浊，白淫，遗精，盗汗，或心神恍惚，梦与鬼交，妇人则经闭不通，日渐尫羸，已成劳极之候。夫病起者，始多隐讳不以告人，人或问者，则变色厉言，不喜人之言及此病也。直至发热不休，形体瘦甚，脉微色变①，然后求医，虽卢扁复生，莫能救其万一也。或有妄信师巫，祈禳求福，或有医不择良，妄进汤药，如是死者，皆自误耳。

如有房劳过度，先从肾起。初得之，两胫酸疼，腰背拘急，行立脚弱，饮食减少，两耳得飔，真似风声，夜卧遗精，阴汗痿弱。肾既病矣，次传于心，夜卧心惊，或多恐悸，心悬乏气，汲汲欲尽，梦见先亡，有时盗汗，饮食无味，口内生疮，心中烦热，惟欲卧，日轻夜重，两颊、口舌、唇间悉见赤纹，如涂胭脂，又时手足五心烦热。心次传于肺，咳嗽，气急，喘促，卧则犹甚，口鼻干燥，不闻香

① 脉微色变：原作“脉微色脉”，据视履堂本改。

臭，或有闻时，微觉腐朽物气，有时恶愦愦欲吐，肌肤枯燥，时或疼痛，或如虫行，干皮细起，状若麸片。肺次传于肝，两目睆睆，面无血色，常欲颦升眉眼，视不远，目常干涩，又时赤痛，或复睛黄，朝暮昏愦，及欲合眼，及欲睡卧，常睡不着。肝次传于脾，两胁虚胀，食不消化，有时泻痢，水谷生虫，有时肚痛，腹胀雷鸣，唇口焦干，或生疮肿，毛发干耸，无有光润，或时上气，撑肩喘息，利赤黑汁。先见此症者，不可治也。

如有饮食不节，先从脾起者，初得之，不喜饮食，饮食无味，怠惰嗜卧，寒热如疟，腹胀或痛，唇吻干燥，面色萎黄，日渐羸瘦。脾既病矣，次传于肾，足胫酸疼，腰背拘急，遗精白浊，面色黧黑，耳轮焦枯，妇人为经闭。肾次传于心，心中惊悸怔忡，无时盗汗、自汗，心烦热闷，口舌生疮，咯血，面赤，咽干，耳聋。心次传于肺，咳嗽喘促，衄血嗽血，皮肤枯燥，鼻塞声沉，时唾痰沫，面白色脱。肺传肝，胁痛，目赤，面青，颊赤，多怒，虚阳不敛，梦与鬼交，甚则卵缩筋急，或筋缓不能支持，手足厥逆。病至于此，不可治也。

五损传来症不同，七传到底数终穷，
三元正气随风去，恶气流连化作虫。

十四难云：至脉从下上，损脉从上下也。一损损于皮毛，皮聚而毛落；二损损于血脉，血脉虚少，不能荣于五脏六腑也；三损损于肌肉，肌肉消瘦，饮食不能为肌肤；四损损于筋，筋缓不能自收持；五损损于骨，骨痿不能起于床。反此者，至脉之病也。从上下者，骨痿不能起于床者，死。从下上者，皮聚而毛落者，死。曹氏曰：损病不过三，饮食不为肌肤者，死；至病不过三，饮食不为肌肤者，亦死。

按此以损、至之脉论，阴虚阳虚之症，乃本脏之自病也。至者，数脉也。自六至而上，以至十二至，皆阳盛阴虚之脉。阴气先绝，故肾先病[①]，至皮聚毛落死者，孤阳不能存也。损者，迟脉也，自三至而下，以至两息一至，皆阴盛阳虚之脉。阳气先绝，故肺先病，至骨痿不能起于床者，死。孤阴不能独立也。

病机论云：虚损之疾，寒热因虚而感也。感寒则损阳，阳虚则阴盛，故损自上而下，治之宜以辛甘淡，过于胃则不可治也。感热则损阴，阴虚则阳盛，故损自下而上，治之宜以苦酸咸，过于脾则不可治也。自上而损者，一损损于肺，皮聚而毛落；二损损于心，血脉虚者，不能荣于脏腑，妇人月水不通；三损损于胃，饮食不为肌肤。自下损者，一损损于肾，骨痿不能起于床；二损损于肝，筋缓不能自收持；三损损于脾，饮食不能消克。论曰：心肺损而心蔽，肾肝损而形痿，谷不能消而脾损，感此病者，皆损之病也。渐渍之深，皆虚劳之疾也。

按此以寒热之感，论阴虚阳虚之症，乃本脏之虚，因于外感得之者，寒则伤脾，故自上而下，至胃而止。胃者，诸阳之本也，阳过极则死。热则伤肾，故自下而上，至脾而止。脾为孤阴，阴过极则死，此上下以五脏之位言。此论损病，俱至脾胃死者，论谷气绝也。故曰：全谷则昌，绝谷则亡。

自上而下者，肺损而皮聚毛落者，死，益气可也，宜四君子汤。肺损而皮聚毛落，心损而血脉虚少，妇人月水不调，宜益气和血，八物汤。心肺损及胃损，饮食不为肌肤，宜益气和血调饮食，十全散

① 阴气先绝，故肾先病：原作“阴气先绝，故胃先病”，据视履堂本改。

主之。

自下而上者，肾损骨痿不能起于床，宜益精金刚丸。肾肝损，骨痿不能起于床，筋缓不能收持，宜益精缓中也，宜牛膝丸。肾肝损及脾损，谷不化，宜益精缓中消谷，煨肾丸主之。

刘宗厚云：人禀冲和之气而生身有三：曰元精，曰元气，曰元神。谓之三元者，有本身中之真精、真气、真脉也。夫精乃脏之真液，非血荣之比，故曰天癸。气乃脏腑之大经，为动静之主，故曰神机。脉为天真痿和之气。经谓其名有三：曰命之本，气之神，形之道。其机运升降，皆随气而动，因血而荣，精气资始，相生不失，以养一身，为人之司命，形质之体用也。至若精不足则气失资化，气不足则血失所荣，血不足则气无所附，天真散乱则气血精神无所禀命矣。是以相生长养之道，精化气生神，而皆禀乎身中脏腑之真也。

滑氏云：劳者，虚劳也。是因髓虚之人，房劳过损，酒怒多端，气虚血耗，诸疾蜂生，致使阴阳失序，寒热自生，久虚久热，变为骨蒸，久则成劳，久劳成疰。疰者，住也，此劳虫变化之自始也。凡虫为蛊，以血成而气养之。盖气血和平，则为正气，至于乖乱，即为疰气，皆热毒郁积之久，忧缘之所致，变生诸般奇怪之状，种种不同，不离于五行变化之理也。如劳伤于肝胆者，肝胆属木，则为毛虫；劳伤于心者，心属火，则为羽虫；劳伤于脾胃者，脾胃属土，则为杲虫；劳伤于肺者，肺属金，则为介虫；劳伤于肾者，肾属水，则为鳞虫。此论劳虫变化之大略也。详下文。

治损从来有立方，人身只以谷为强，
粗工一律称痰火，喜用寒凉胃气伤。

《难经》云：然治损之法奈何？损其肺者益其气，损其心者调其荣卫，损其脾者调其饮食，适其寒温，损其肝者缓其中，损其肾者益其精。

损其肺者益其气。肺主气，气者阳也。肺气通于天，必用轻清升浮之剂，然后可以补肺之虚而益其气也，如四君子，益气之药也，皮聚毛落者宜用之。然肺损者，宜参术调中汤主之。方见内伤。

损其脾者调其饮食，适其寒温。脾胃者，谷气之本也，饥则伤脾，饱则伤胃。脾喜温而恶寒，胃喜清而恶热，故补其脾胃者，四气俱备，五味相济，宜参苓白术散、补中益气汤、益胃汤主之。

损其心者调其荣卫。心主血脉，荣行脉里，卫行脉外。血为荣，气为卫，故损其心者，宜双和汤、八物汤、十全大补汤。神不足者，宜人参养荣丸、天王补心丹主之。

损其肝者缓其中。肝主筋，故肝损则筋缓不能自收持。宜加味虎潜丸。如梦鬼交者，宜桂枝加龙骨牡蛎汤主之。

损其肾者益其精。肾藏精，精不足者，补之以味。谓味之厚者，降沉之剂也，宜六味地黄丸、肾气丸、丹溪滋阴大补丸主之。

治法大要：潮热者不可过用寒凉，秘结者不可骤与疏泄，喘咳者不可妄施发散，咯血者不可错认以为热，尤不可用局方辛燥之剂，但以滋养阴血为上，调平脏气次之，又当以益胃之药佐之。盖人以谷气为本，所谓精、气、血，由谷气而生也。古人以五味、五谷、五药养其病者，厥旨深矣。如失血之后，益胃升阳汤、茯苓补心汤，皆扶胃气之意也。

丹溪治肾虚者，以四物为主，加黄柏、知母、五味、麦门冬、泽泻、杜仲、肉桂之类，煎入童便、韭汁、竹沥服。

治心虚者，以前方去泽泻、杜仲、肉

桂，加茯神、胡黄连、莲心、远志、菖蒲、朱砂之类。

治肺虚者，以四物汤加沙参、麦冬、五味、知母、贝母、桔梗、桑皮、地骨皮、款冬花、紫菀、马兜铃、百合、百部之类，煎入童便、竹沥、姜汁、韭汁服。

治肝虚者，四物汤加竹茹、胆草、柴胡、黄芩、青皮、竹叶之类。

治脾虚者，四君子汤加酒白芍、莲肉、薏苡仁、山药、猪苓、泽泻、扁豆之类。

益水之主制阳光，便是滋阴降火方，
真水上升真火降，不离真土作提纲。

经云：益水之主，以制阳光。水之主，肾也。肾水强则火有所畏而自伏矣。所谓滋水之主，即滋阴也；以制阳光，即制火也。初无二说，粗工不知分而为二，以滋阴作养血，而四物为主治：以降火作黄柏、知母、芩、连、栀子之类，失其旨矣。《内经》明言，诸寒之而热者取之阴，所谓求其属以衰之。谓向服寒凉之药，而热反甚者，由于肾水之不足也。故补肝[①]肾之水，则火自衰。如复用诸寒之药，则热当早退，不必又另求其属以衰之法也。肾水者，真水也，谓之阴精。心火者，真火也，谓之阳精。肾水上升，心火下降，心肾交而成既济之功。又由于脾胃为之提纲也，盖胃为戊土，脾为己土，谓之真土。而坎中有戊，离中有己，此天地造化之秘，非明道者，不足以语此。六味地黄丸，丹溪大补阴丸主之。

欲补真精味苦辛，形衰调养必甘温，
未闻偏热偏寒药，治得残躯度几龄。

经云：精不足补之以味，形不足者温之以气。此治虚损之法也。盖人身之中，气为阳，血为阴。天食人以五气，气为阳；地食人以五味，味为阴。五气补气，五味补血，各从其类也。一药之中，有味有气，合气味而服之，乃成剂也。然气味有厚薄，分阴分阳，以为升降浮沉之用。故气之薄者，为阳中之阳，升也，浮也，而补气者以之；味之厚者，阴中之阴，降也，沉也，而补血者以之。此制方之大旨也。

肾主精，精之不足，肾之虚也。欲益其精者，宜补肾为主。补肾者以苦坚之，以辛润之，以地黄补之，宜六味地黄丸，丹溪滋阴大补丸主之。

按经云：精不足者，补之以味，阴也。补精以味，求其本也。然味乃如谷、肉、菜、果，出于天赋自然冲和之味，故有养人补阴之功，非醯酱烹饪调和偏厚之味，出于人为者也。经云，阴之所生，本在五味，非天赋之味乎？阴之五宫，伤在五味，非人为之味乎？善摄生者，不可谓味以补精，而遂恣于口腹，以自速其祸也。

脾主谷之多寡，脾之厚薄，形之肥瘦，以之形者，谓皮、肉、血脉、筋、骨也。形肥则有余，消瘦则不足，形之不足，脾之虚也，故滋其形者，以补脾为主。补脾之剂，如仲景小建中汤，东垣补中益气汤，《局方》参苓白术之类。经云：形不足者，温之以气。温养也，温存以养，使气自充，气充则形完矣。《局方》悉以辛热药佐辅，岂理也哉？

气虚补气理分明，血弱还从血里寻，
气血虚生中外热，勿将实热一般评。

人之一身，气为卫，血为荣。气血充实，荣卫流行，则为无病人矣。如气虚则形衰，血虚则精竭，形衰精竭，此虚损之病所由生也。古人立法，治气虚者用四君子，血虚用四物汤，气血俱虚用八物汤，所谓形不足者温之以气，精不足者补之以

① 肝：原作脾，据视履堂本改。

味也。粗工不知气虚补气，血虚补血之理，凡有损病，称为痰火，专以补血为主，谓丹溪之法，不用参、芪，病人遇之者死相继，愚孰甚焉，是皆王节庵之言误之也。

血不归经变作痰，气从火化不归元，

分明痰火从虚起，补得真元病自痊。

《难经》云：气以呴之，血以濡之。故灌溉乎身者，血也，血不归经则凝聚而成痰；流行乎身者，气也，气不归原则散越而成火。痰火，气血之变也，苟求其故，皆气血之虚所致耳。治此病者，气虚以四君子，血虚以四物，挟痰者二陈，挟火者黄柏、知母、二冬之类，或六味地黄，无不效者。

肾若藏精痰自除，水能制火火自无，

金还平木脾斯健，脾气生生可复初。

丹溪云：主闭藏者肾也，司疏泄者肝也，二脏皆有相火，而其系上属于心。心，君火也，为物所感则易于动，心动则相火随之，水[①] 不交会，亦暗流而渗漏矣。夫火炎水涸，则肺金益衰，肺金衰，则肝木寡于畏，反来侮肺而乘其脾土矣。即越人所谓东方实，西方虚者是也，宜六味地黄丸主之。此越人补北方以泻南方之法，使肾水渐升，心火渐降，则肺金清肃之令[②] 行，得以平其肝木也。肝木平则脾土无克贼之害，谷气自生。谷气生则精足，精足则元气斯充矣。

潮热当分汗有无，参详气血属何虚，

莫将龙火同凡火，误犯寒凉谷气疏。

男子血虚有汗潮热者，以人参养荣汤；气虚有汗潮热者，以补中益气汤；血虚无汗潮热者，以茯苓补心汤。

女子血虚有汗潮热者，以八物汤；气虚无汗潮热者，以人参柴胡散；血虚无汗潮热者，以茯苓补心汤；气血两虚而潮热者，有汗以十全大补汤，无汗以五积散。

其咳血者，以人参五味子散；其骨蒸者，以五蒸汤、清骨散、知母散。

以上治虚劳发热之圣方也。

郭氏神真会者稀、崔公灸法亦称奇，

追虫自有神仙诀，秘密微言说与伊。

治痨瘵者，郭先生之十药神书、崔公之灸四花穴法及遇仙穴法，皆治劳瘵之秘诀也。人鲜有用之，徒执滋阴降火之方，故所活者，百无一二也。其取痨虫方，如鬼哭饮子、天灵盖散、将军丸、神授散，皆异人所传者，不可轻泄也。

损病生来自不同，知其所起是良工，

病人若有传尸者，脉症乖违勿与攻。

刘宗厚云：有因病致虚者，如得寒暑饮食后，或久病所致之类是也；有因虚致损者，如病后形瘁羸弱，痨瘵之类是也。大抵因病致虚则为轻，盖病势尚浅，元气未虚也。至病初愈而妄劳，或复饮食劳倦，或房劳七情六欲，阳痿阴弱，如致羸惫，皆因虚致损则为重，病势已深，元气已索故也。此当分治：如因病致虚劳者，宜从丹溪、东垣之法治之；因虚致损者，又当于二先生之论，扩而充之可也。

密斋按：劳损之病，皆生于虚，善保其身者，未有至于其极也。虚而重虚，成真损矣，卢扁更生，不能治也。

病者有传，不可轻视，此宿业之病，非方术之能移也，当脉症决之。如脉得大弦数者，难治。其症大肉陷下，大骨高起，形削气乏，跌肿溏泄，面赤喘急，厥气上行，身重，骨痛骨痿，咽喉肿痛，声哑，耳干，面黧，断不可治。

相传尸疰病如瘟，刧数连绵定灭门，

慢说追虫有灵药，只愁病极枉劳神。

夫骨蒸殗殜，复连尸疰、痨疰、虫

---

① 水：疑作"虽"。

② 令：原作"合"，据视履堂本改。

疰、毒疰、热疰、冷疰、食疰、鬼疰等，皆曰传尸。其变二十二种，或三十六种，或九十九种。盖由一人得病，传染子孙亲姻族属，乃至灭门尽族，故人皆畏之，叫为宿业。治疗之法，大抵以保养精血为先，去虫次之。欲去其虫者，微觉有病，即依取虫方药趁早服之，拔去其根，或依膏肓四花灸法，或用香草浴法，或访高士讲求调息服气守中之法，远女色，绝妄想，节饮食，避寒暑，积以岁月，未有不愈者也。若待病成，元气已坏衰，乃服取虫之剂，而犯虚虚之戒，虫未得去，命先殒矣。

仁斋云：瘵虫食人骨髓，血枯精竭，不救者多。人能平时爱护元气，保养精血，瘵不可得而传。惟夫纵欲多淫，苦不自觉，精血内耗，邪气外乘，是不特男子有伤，妇人亦不免矣。然而气虚腹馁，最不可入痨瘵者之门，吊丧问疾，衣服器用之中皆能乘虚而染触，染病日久，莫不化而为虫。自古及今，愈此病者，十不一得也。

劳损诸方

四君子汤　治肺损而皮聚毛落，益气可也。

白术　人参　甘草[①]　茯苓各等分

水煎。

八物汤　治心肺虚损，皮聚而毛落，血脉虚损，妇人月水愆期，宜益气和血也。

四物、四君合，水煎服加芪。

十全散　治心肺损及胃，饮食不为肌肤，宜益气和荣调胃。

前八物汤加炙芪、桂枝，换茯神，加姜枣水煎。

金刚丸　治肾损，骨痿不能起于床，宜益气。

萆薢　杜仲炒去丝　肉苁蓉酒浸　菟丝子酒浸，各等分

共为末，酒煮猪腰子为丸，每服五、七十丸，空心，酒下。

牛膝丸　治肾肝损，骨痿不能起于床，筋缓不能收持，宜益精缓中。

即金刚丸加牛膝、防风、白蒺藜各等分，桂枝减半。

上末，酒煮猪腰子捣和丸，梧桐子大，每空心酒下五七十丸。

煨肾丸　治肾肝损及脾损，谷不化，宜益精缓中消谷。

即上牛膝丸，加葫芦巴（炒）、破故纸（炒）各等分，桂减半。

上和剂服饵（如上酒煮猪腰子丸）。

如腰不起者甚效。

双和散　补血益气。五劳、六极、七伤通用。

黄芪　川芎　当归　地黄各一钱　官桂　炙草各七分半　白芍二钱半

姜枣煎。

人参养荣丸　治男、妇气血两虚，精神短少，脾胃不足，形体羸瘦。

白术　炙芪　白芍　远志甘草水煮，各一两半　当归　山药　熟地黄　五味　人参各二两　白茯苓二两　山萸肉　生地黄各五钱　陈皮洗，八钱

上为细末，用鸭一只，取血，入蜜炼，和药为丸，梧桐子大，每八十，盐汤下，寒月盐酒下。

咳嗽，加麦冬、贝母、紫菀，冬花各一两。

热，加黄柏、知母各一两。

遗精带浊，加牡蛎一两，龙骨五钱。

吐衄血腥，加丹皮、赤芍各二两。

天王补心丹　宁心，保神，固精，壮

---

① 甘草：原作“黄芪”，据视履堂本改。

力，强志，令人不忘，清三焦，化痰涎，去烦热，除惊悸，疗咽干，育养心神。

地黄　白茯苓　人参　远志　玄参　石菖蒲　桔梗　柏子仁　天冬　丹皮　酸枣仁炒　麦冬　炙草　山药　五味　茯神　归身　杜仲姜汁炒去丝，各等分

上各取末和匀，炼蜜丸，如弹子大，每一两分作十丸，金箔为衣，每一丸，灯心枣汤下，食后临卧服。

八物定志丸　补益心神，安定魂魄，去邪热，治痰。

人参两半　石菖蒲　远志去心　茯苓　茯神各一两　朱砂水飞，一钱　麦门冬　白术各半两　牛黄二钱，另研，如无，以胆星代之

上为末，炼蜜丸，如梧桐子大，米饮下五十丸，无时。

平补镇心丹　治心血不足，时或怔忡，夜多异梦，如坠层崖。常服安心肾，益荣卫。

白茯苓　五味子　车前子　茯神　桂心　麦冬各一两二钱半　远志甘草水煮，一两半，去心　天冬　山药姜汁蒸　地黄酒蒸，各一两半　酸枣仁去壳、炒，二钱半　人参半两　龙齿二两半　朱砂水飞，半两，为衣

上为末，炼蜜丸，如梧桐子大，每二十，空心米饮温酒下。

经验远志养心丹　治心虚手扼。

生地酒洗　远志去心　当归　炙草各一两半　柏子仁　酸枣仁各三两　川芎　人参各一两　茯神七钱　半夏曲　胆星　朱砂水飞为衣，各半两　麝香二钱，另　石菖蒲六钱　琥珀三钱，另　金箔十二个

上末，汤浸蒸饼丸，绿豆大，每四五十丸，唾津咽下。

参苓白术散　治劳虚胃弱，饮食不进。

人参　白茯苓　白术　甘草　山药各三两　扁豆炒，一两半　砂仁　桔梗炒　莲肉　薏苡仁炒，各一两

为末，每二钱，姜枣汤下。

益胃汤　治脾虚弱，不喜饮食，四肢怠惰，燥热气短，口不知味，肠鸣，大便微溏黄色，头闷、动劳则微痛，口干，不喜食冷。

黄芪五分　甘草二分　黄芩三分　当归五分　苍术一钱半　陈皮　升麻各五分　柴胡　人参　白术各三分　益智三分　半夏二分

水煎，食前稍热服。

加味虎潜丸　治肾肝虚损，骨痿不能起于床，筋缓不能收持。能补诸虚不足，腰体疼痛，行步无力，壮元阳，滋肾水。

人参　黄芪炙　白芍酒炒　黄柏盐、酒炒　当归　山药各一两　锁阳酥炙　枸杞　虎胫骨酥炙　龟板酥炙　菟丝子酒浸，蒸　杜仲姜汁炒　破故纸炒　五味各七钱半　牛膝二两　地黄四两

上为细末，炼蜜和猪脊髓捣和丸，梧桐子大，每五六十丸，温酒或姜盐水下。

一方有知母（酒炒）一两，白茯苓七钱半。

桂枝加龙骨牡蛎汤　治六脉芤动微紧，男子失精，女子梦交。

桂枝　白芍各三钱　炙草二钱　龙骨　牡蛎各三钱

姜枣引。

肾气丸　治阳盛阴虚，脾肾不足。房室虚损，形瘦无力，面多青黄而无常色，宜此养血益肾。

熟地黄一斤　川姜冬一两，夏半两，秋七钱半　五味子半斤

上为末，枣肉丸，如梧桐子大，每一百丸至二百丸，食前米饮或酒下。

丹溪滋阴大补丸　损其肾者益其精，此方主之。

牛膝　山药各两半　杜仲如上制　巴戟去心　山萸去核　五味子　肉苁蓉酒浸，洗，新瓦上焙　白茯苓　茴香　远志各一两　石

菖蒲 枸杞子各五钱 熟地黄二两

上为细末，红枣肉和炼蜜捣匀，丸如梧桐子大，每七十，淡盐汤或酒空心下。

凡肾肝损者，骨痿不能起床，宜服此以益其精；筋缓不能收持，宜服前虎潜丸，以缓其中。此二药者相间服之，所谓补阴和阳，生血益精，润肌肤，强筋骨，性味清而不寒，温而不热，非达造化之精微者，未足以议于斯也。

益胃升阳汤 失血之后，宜服此方，以理胃气。

柴胡 升麻各二分半 炙草 归身 陈皮各五分 人参 炒曲各七分半 黄芪一钱 白术一钱半 生黄芩二分

水煎。

六味地黄丸 治肾经虚损，久新憔悴，盗汗，发热，五脏齐损，瘦弱虚烦，骨蒸痿弱，失血等症。经云：益水之主，以制阳光者是也。

怀山药 山萸肉各四两 白茯苓三两 泽泻去毛 丹皮各二两 地黄蒸，半斤

上末，炼蜜丸，梧桐子大，每五十丸，空心白汤下。

丹溪大补阴丸 降阴火，补肾水。

黄柏盐酒炒 知母去毛，酒拌炒，各四两 熟地黄 败龟板酥炙，各六两

上为细末，猪脊髓和炼蜜丸，梧桐子大，每五十，空心，姜盐汤下。

小建中汤 形不足者温之以气，此方主之。

桂枝 炙草各三钱 白芍六钱 大枣二枚 生姜二钱 胶糖一合

上㕮咀，分作二服，作胶糖用水一盏半，煎七分，去渣，入胶饴再煎一沸，温服。

一方有黄芪，名黄芪建中汤。

人参养荣汤 治男、妇血虚短气，痿弱，有汗潮热之症。

人参 白术 白茯苓 甘草 当归 黄芪 白芍 地黄 肉桂 远志 陈五味各等分

水煎，姜引。

补中益气汤[①] 治气虚，有汗潮热。

人参柴胡散 治气虚，无汗潮热。

人参 白茯苓 白术 半夏 柴胡 干葛 白芍 当归 甘草减半

用姜枣煎，服无时。

茯苓补心汤 治血虚无汗潮热。方见血病。

逍遥散 治气血两虚，无汗潮热。

柴胡 茯苓 白术 白芍 当归各一钱 甘草 薄荷各五分

姜三片，枣一枚，煎。

知母散 治男、妇心肺虚热，烦躁有汗。

炙草 炙芪 白芍 黄芩 白茯苓 麦冬 生地 人参 桔梗 知母 淡竹叶各等分

水煎，姜三片，浮小麦一撮。

清骨散 治男、妇骨蒸劳热，此药最能刼热。

生地 人参 防风 熟地 赤茯苓 银柴胡 薄荷叶 秦艽 胡黄连各等分

姜三片，水煎。

五蒸汤 治男、妇诸虚，骨蒸烦热。

炙草减半 人参 黄芩 知母 生地 葛根 石膏 麦门冬 粳米各等分

淡竹叶水二盅，入小麦一撮，煎一盅半，入药煎米熟服。

实热加黄连、黄柏、山栀；虚热加柴胡、秦艽、丹皮。

人参五味子散 治虚劳潮热，咳嗽红痰。

人参 五味十粒 桑白皮蜜炒 白术

---

① 气字下原脱“汤”，据视履堂本补。

炙芪　柴胡　白茯苓　地骨皮　地黄　当归　前胡　陈皮　甘草　枳壳　桔梗各等分

水二盅，姜三片。

烦渴加乌梅半个。

有热加知母、青蒿各七分。

郭可久先生治痨瘵十方（《丹溪心法》附录）：

甲字号十灰散，

乙字号花蕊石散，

丙字号独参汤，

丁字号保和汤，

戊字号保真汤，

己字号太平丸，

庚字号沉香消丸，

辛字号润肺膏，

壬字号白凤膏，

癸字号补髓丹，又名十珍丸。

知悌先生四花六穴，治一应虚劳发热、尪羸等症，灸之立愈，真济世之妙法也。择取火日灸之，其取穴法在师指示。见《青囊杂纂》。

膏肓俞二穴，遇仙灸二穴谓之腰眼穴，肺俞二穴，肾俞二穴。

取痨虫方：

鬼哭饮子、天灵盖散　二方见《青囊杂纂》。

夫取虫之方，必用天灵盖者，鬼气也，伏而未起，故令淹缠，得枯骸枕骨治之，鬼气飞越，不复附人，于是乎瘥。

神授丸　治传尸、痨疰，最杀痨虫有效。瘵有数虫，如蜈蚣，如小蛇，如虾蟆，如鸟尾，如乱丝，如烂面，如苍蝇，如壁蚰虫，上紫下白，形锐足细而有口，或如白蚁，孔窍中皆出。此皆痨瘵根毒，若传至三人，则如人形，如鬼状，在人腹中，出食三日，还宿五日，欲取之者，待其归宿，无觉可也。

真川椒（择色红而大者，去合口并子，以棉纸二层托之，于新瓦上炒令汗出），取顿地上，砂盆盖冷灰布四围，约一时许，研细末，随时用粳米饮捣烂为丸，梧桐子大，服之庶得药味鲜。每服三、四十丸，食前盐汤下。

常服满一斤，瘵病自愈，昔有人服之日久，取下瘵虫如小蛇状，即瘥。服药后，永禁苋菜，牛、马肉。

将军丸　治传尸痨瘵。先取癸亥日亥时，令病人解去下衣，直身平立，以墨点记腰上两傍陷处，谓之腰眼穴，然后上床，合面卧，正应甲子日子时，每穴七壮，灸毕，至寅时服此药。

此乃异人传授，累有验。

锦纹大黄酒蒸，焙，二两　贯众　槟榔　雷丸　鳖甲九肋，醋炙　牙皂去皮，醋炙　桃仁去皮尖，炒，各一两　白芜荑半两　安息香去石　麝香一钱，另研

上取杵捣烂，和滋阴大补丸、人参固本丸杵匀为丸，如梧桐子大，每服五十，温酒下。

或将河车放竹笼中，绵纸糊封，慢火焙干者，终不及新研者之尤佳也。近来《丹溪附余》中有方，其熟地黄用茯苓、砂仁煮之者，必不可听，盖地黄得酒良，本草明白。

无比丸　专治劳瘵传尸症。

紫河车一具焙干　龙胆草　甘草各二钱　鳖甲九肋者，炙，半两　桔梗　大黄酒拌蒸　胡黄连　苦参　黄柏　知母　贝母　人中白各二钱半　生犀末　莪术　硝石各一钱半　辰砂水飞，一两　败鼓皮心醋炙黄，二钱半

共末，蜜丸，梧桐子大，每二十加至三十，温酒下。

丹溪人参膏　专治虚损，补元气。

人参不拘多少，切细，量入水于银石器内，慢火煎如稠饧，瓷器盛之。每服二

匙，白汤调服。

秘传当归膏　治五劳七伤，诸虚劳极，脾胃虚弱。养血和中，滋阴抑阳。

当归酒洗，一两一钱　生地一斤　熟地黄三两　薏苡米粉同炒，八两　白茯苓十二两　白术一斤　莲肉四两　山药五两　人参四两　甘草三两　枸杞一斤四两　贝母三两　骨皮四两　麦冬五两　五味一两　琥珀一钱三分　白芍米粉炒，一斤

上锉细，和足水一斤，微火煎之，如干再加水十斤，如此四次，滤去渣取汁，文、武火熬之，待减去三分，每斤加炼熟净蜜四两，春五两，夏六两，共熬成膏。每服三匙，白汤化下。

吐血加丹皮二两，骨蒸加青蒿汁、童便各二碗。

卷之十三

腰　　痛

腰痛之脉必沉弦，审症先从指下看，

此是人身大关节，久将成痿损长年。

刘三点云：腰痛之脉，皆沉而弦。沉弦而紧者为寒，沉弦而缓者为风，沉弦而濡细者为湿，沉弦而实者为闪肭。

丹溪云：腰痛，脉必沉而弦。沉为滞，弦为痛，涩者是瘀血，滑者、伏者是痰，大者是肾虚也。

戴氏云：疼之不已，为肾虚也；日轻夜重者，是瘀血也；遇天阴及坐久而发者，是湿也。大抵腰痛之病，有风寒湿热之邪，瘀血湿痰挫闪之因种种不同，原其所由，未必不是肾虚得之。经云：邪之所凑，其气必虚是也。治法：虚者补之，杜仲、黄柏、肉桂、当归、五味子、菟丝子、天门冬、熟地黄之类；风者散之，麻黄、防风、羌活、独活之类；挫闪者行之，当归、苏木、乳香、没药、桃仁、红花之类；瘀血者逐之，大黄、牵牛、水蛭、虻虫之类；湿痰流注者消导之，苍术、川芎、白芷、橘红、半夏、茯苓之类。各宜类推而治之也。

经云：腰者，肾之府，转摇不能，肾将败矣。故腰者，上为身之所载，下为足之所附，乃人之大关节也。苟忍痛异差，而不知蚤治，治不择医，医不识病，实实虚虚，痛久不愈，则成痿矣。《难经》云：损于肾者，骨痿不能起于床，丧无日矣。

古方腰痛有三因，曾似东垣论得真，

肾若受伤推不足，客邪外入审何经。

陈无择云：六经腰痛皆外因。大抵太阳、少阴多中寒，少阳、厥阴多中风，阳明、太阴多中湿，以类推之，此属外因。虚羸不足，面目黧黑，远行久立，力不能胜，盖失志伤肾所为也。

腹急胁胀，目视䀮䀮，所祈不得，意淫于外，宗筋弛纵，及为白淫，郁怒伤肝所为也。

肌肉濡渍，痹而不仁，饮食不化，肠胃胀满，闪坠腰胁，忧思伤脾所为也。此属内因。

因作劳汗出，衣里冷湿，久久得之，为肾着之病。因于坠堕，恶血流滞，及房劳疲力，耗竭精气，致腰疼痛，属不内外因。

东垣云：足之三阳，从头走足，足之三阴，从足入腹，经所过处，皆能为痛。治之者，当审其何经所过分野，循其空穴而刺之，审其寒热而药之。

经云：足太阳脉，令人腰痛，引项脊尻骨如熏状，刺其郄中委中穴。

少阳令人腰痛如针刺其皮，循循然不可以俛仰，不可以顾，刺少阳成骨之端出血。成骨，谓膝外近下胻骨上端，两起骨相对间能容指者是也。《铜人》无此穴。

阳明令人腰痛，不可以顾。顾如有见者，善悲，刺三里，刺胻上。

足少阴令人腰痛，痛引脊内廉，刺内踝上复溜穴。

太阴经云：散脉，令人腰痛而热，热甚生烦，腰下如有横木居其中，甚则遗溲。刺膝前骨肉分间地机穴。

厥阴令人腰痛，腰中如张弓弩弦。刺腨踵鱼腹之外蠡沟穴。

治腰痛诸方

独活寄生汤　治肾虚，卧冷湿当风所得。此足少阴、厥阴二经腰痛药也。寄生难得真者，独活多用土当归代之，故辨疑改用羌活续断汤，用之多验也，方见湿门。此治风湿腰痛。

牛膝酒　治伤风毒腰痛。

牛膝　羌活　地骨皮　杜仲炒　川芎　海桐皮　甘草各一两　五加皮　薏苡仁各二两　生地黄十两

上㕮咀，绢袋裹药，入无灰酒内浸，冬七日，夏三五日。每服一杯，日用三四服。常令酒气不绝。

东垣川芎肉桂汤　治冬月露卧感寒湿腰痛，用此代针。

羌活一钱半　柴胡　肉桂　桃仁　归尾　苍术　炙草　川芎各一钱　独活　炒曲各五分　防风　汉防已酒制，各三分

上作一服，如酒三碗，煎一碗，食前暖处服之。

此足三阴、三阳药也，兼瘀血。

麻黄苍术汤　治寒湿所客，身体沉重，腰痛，面色痿黄。

苍术二钱　麻黄　泽泻　白茯苓　炒曲　陈皮各一钱　杏仁十个　桂枝　草豆蔻　半夏　猪苓各五分　黄芪二分　炙草二钱

作一服，水煎食前服。

此足太阳、少阴二经药也，兼痰。

五积散　治感寒湿，脾胃气闭，腰痛，兼清痰流注经络。方见寒。

苍术复煎散　治寒湿相合，脑后痛，恶寒，项筋脊骨强，肩背膝眼痛，腰痛，膝膑痛，无力，行步沉重。

红花一分　黄柏三分　柴胡　藁本　泽泻　白术　升麻各五分　羌活一钱　苍术四两，另切

上㕮咀，先以苍术一味，用水三大盏，煎二盏，去渣，入煎药，复煎至一盏，空心稍热服，取微汗为效。忌酒曲。

摩腰膏　治寒湿腰痛。

附子尖　乌头尖　南星各二钱半　朱砂　干姜各一钱　雄黄　樟脑　丁香各一钱半　麝香五分

上为末，炼蜜丸，龙眼大。每用一丸，生姜汁化开，如厚粥状，置掌中，烘热摩腰上，冷尽粘着肉，再用烘软帛缚定，腰热如火，间三日用一丸，妙。

或加吴萸、桂枝。

东垣拈痛汤　治湿热为病，肩背沉重，肢节腰胯疼痛，胸膈不利。

防风　知母酒洗　黄柏生　泽泻　猪苓　当归各六分　白术四分　人参　苦参酒洗　升麻　葛根　苍术各五分　黄芩酒洗　茵陈酒炒　炙草　羌活各八分

作一服，水二盏，煎一盏服。此治湿热腰痛、足痛之圣药也。

东垣独活汤　治因劳役湿热自甚，腰痛如折，沉重如山。

羌活　防风　独活　大黄煨　肉桂　泽泻各三钱　炙草二钱　当归　连翘各五钱　黄柏酒制　防已各一两　桃仁三十

分五服，每服酒、水各七分煎，空心热服。

丹溪滋阴大补丸、加味虎潜丸　二方治肾虚腰痛甚妙。方见虚损。

补肾丸　治肾虚，因房劳而腰痛者。

黄柏盐酒拌，瓦上炒　知母去皮毛，酒拌湿，炒，各二两　败龟板酥炙，四两　杜仲姜汁拌炒断丝　枸杞子　五味子各七钱半

上为细末，入猪脊髓和炼蜜丸，如梧

桐子大，每五十，食前四物汤、杜仲水煎送下。

青娥丸　治虚损腰痛神效。

杜仲如上制，一斤　破故纸炒，八两　胡桃肉三十，去皮研膏

上将上二味各制为末和匀，炼蜜少许，同膏杵丸，梧桐大。每五十，盐汤、姜汤任下。

一方蒜四两，捣烂，以酒滤汁，打糊为丸。

补骨脂丸　治肾虚及寒湿一切腰痛。

川萆薢四两，分四制，童便、米泔、盐汤、酒各浸一宿，晒干　杜仲如上制，四两　破故纸炒香，三两　胡桃肉去皮另研如泥，四两

上前三味为末，不犯铁器，入胡桃肉，以木杵杵千余下，炼蜜丸，如梧桐子大，每五十，空心温酒下，干物压之。此青娥丸变法也。

三因立安丸　治五种腰痛，常服温养肾元，壮健腰脚。

破故纸炒　木瓜各一两半　川萆薢二两　牛膝酒洗，焙　杜仲如上制　川续断各一两

上为细末，炼蜜丸，如梧桐子大，每五十，空心温酒下。

上三方相同。

煨肾丸　治肾虚腰痛，神效。

杜仲如上制　肉苁蓉酒洗　巴戟天取肉　破故纸炒　小茴炒，去沙土　青盐煅，各一两

共为末，每二钱，用猜[1]猪腰子一对，竹刀劈开，每个装药一钱，绵纸包，放火中煨熟服，温酒咽下。

经验羌活桃仁汤　治坠堕挫闪，气血凝滞，攻刺腰痛，神效。

玄胡索　桃仁去皮尖　杜仲炒　红花　牛膝　破故纸炒　苍术炒　归尾　羌活　官桂　小茴香炒，各等分

水一盏，酒半盏，煎八分，调乳香末少许，同服。

复元通气散　治跌仆损伤或负重锉闪，致气滞血凝，腰痛不可忍。

舶上茴香炒　穿山甲煻火煨胖　木香各一两半　白丑　炙草　陈皮去白，各一两　玄胡索一两　当归两半　乳香　没药各一钱

上为细末，每服二钱，热酒调下。病在上，食后服；病在下，食前服。

地龙散　治腰脊痛，或打仆损伤，或从高坠下，恶血在太阳经，令人腰脊痛，或髀股胫腨中痛不可忍。

归尾二分　中桂　干地龙各四分　麻黄五分　苏木六分　独活　甘草各八分　羌活一钱二分　桃仁六枚，去皮尖，研泥

上㕮咀，水二盏，煎一盏，温服。

金匮云：肾着之病，其人身体重，腰中冷，如坐水中，形如水状，反不渴，小便自利，饮食如故，病属下焦，身劳汗出，衣里冷湿，久久得之，腰以下冷痛，腹重如带五千钱[2]，甘姜苓术汤主之。

白术　甘草各一两　干姜　茯苓各四两

上㕮咀，分三服，每服水三碗，煎碗半，温服。尽此三服，腰中即温。

针灸法

委中一穴主瘀血痛，用三棱针出血，大效。

人中一穴，治腰曲不能伸者，针之即愈。

肾俞二穴，宜灸，治肾虚腰痛。

神效散　治腰痛不能转侧。

透明雄黄　松县黄丹各一钱　马牙硝三钱

共研为极细末，令病人仰卧，用银簪取药，点眼大角，须少许，缓缓二、三次，少顷复旧，其效如神。

---

① 猜：阉割，下同。

② 腹重如带五千钱：视履堂本作“腰重如带五千钱”，于义见长。

神应散　治腰痛，累用验。

杜仲如上制　破故纸炒，各一两　木香一钱

上为末，每服二钱，空心温酒下，二、三服，效。

上二方出《青囊杂纂》。

卷之十四

脚　　气

脚气古人名厥缓，发时其症类伤寒，
病原所受须凭脉，入肾攻心治较难。

古无脚气之说，内经名厥，两汉间名缓风，宋齐之间谓之脚气。或云病生于脾。《内经》曰：伤于湿者，下先受之。盖脾主四肢，足居于下而多受其湿，湿郁成热，热湿相搏，其病作矣。或云病生肾。《难经》曰：久坐湿地，强力入水，则伤肾，肾司于下，脚者，肾之外候也。夫人为嗜欲所戕，若不自觉，肾气内虚，水湿外侵，不为脚气者，鲜矣！然妇人亦病脚气者，必因血海虚弱，七情伤损，遂成斯疾。今妇人病此者多，则知妇人以血海虚得之，与男子肾虚类矣。男女用药固无异，但兼以治忧恚药，无不效也。曰脾曰肾虽不同，其生于湿则一也。愚谓病生于外者，则从足少阴、太阳经，以辛温发散之；病生于内者，则从足太阴、阳明经，以苦温寒疏通之。

脚气之发，先从气冲穴隐核痛起，及两足胫红肿，或壮热头痛，或身体拘急，或百节酸疼，或小腹不仁，以致胸满喘息，烦闷怔忡，昏瞶谵妄，大渴引饮，呕哕痰涎，见食即吐，大小便闭涩，皆其候也。其恶寒发热，状类伤寒，但卒然脚气为异耳。或一旬，或半年复作如故，渐渐而致于足胫微肿，大如瓜瓠者，成癎疾矣。

其脉弦者风，濡弱者湿，洪数者热，迟涩者寒，微滑者虚，坚牢者实；结则因气，散则因忧，紧则因怒，细则因悲。大抵因于四气者兼浮，因于七情者兼沉，不可不知。

其症自汗，走注，为风胜；无汗，挛急掣痛，为寒胜；肿满重着，为湿胜；烦渴热瞀为暑胜。四气兼中者，但推其多者为胜，分其表里以施治也。

脚气入心，则恍惚谬妄，呕吐，食不入，眠卧不安。左寸脉乍大乍小，或乍有乍无者，死。

入肾则腰脚重，小便不通，呻吟，目与额皆黑，气上冲胸而喘。左尺绝者，死。

得病须分南北方，六经治例各推详，
不宜用补并淋洗，疏导无如刺灸良。

孙真人云：四时之中，皆不得久坐久立湿冷之地，亦不得因酒醉汗出，脱衣跣足、当风取凉，皆成脚气。若暑月久坐久立湿冷之地者，则湿热之气蒸入经络，疾发必热而四肢酸疼烦闷；若冬月久坐久立湿冷之地者，则湿冷之气上入经络，病发则四肢酷冷转筋。世有勤工力学之士，久坐久立于湿地，冷气乘入经络，不觉成病也。若欲使之不成病者，初觉则灸所觉处二三十壮则愈，不复发矣。

夏月得之者，宜服东垣当归拈痛汤及健步丸。

冬月得之者，宜服生料五积散加木瓜及安肾丸。

勤工力学之士得之者，分冷热二症，不出上四方也。

南方卑湿雾露所聚之地，其民腠理疏，阳气不能外固，因而履之，则清湿袭虚，病起于下。此由气血衰竭，受清湿之邪气，与血并行于肤腠，邪气盛，正气少，故血气混，混则痹，痹则虚弱，故令痹弱也，名曰脚气。治之多以灸焫为佳，以导引湿气外出，及饮醪醴以通经散邪，所制之方，寒药少，热药多，用麻黄、川乌、姜、附之属。经云："湿淫于内，以苦发之。"麻黄苦温，发之者也；川乌辛热，走而不能守，通行经络；姜、附辛甘大热，助阳退阴，亦散清湿之邪。病之初起宜发散之，如越婢汤、金匮乌头汤之类。以灸焫者，即上所谓初觉则灸所觉处二三十壮者是也；饮以醪醴者，青囊秘传药酒方，病愈住服。

又江东岭南，春夏之交，山川蒸菀，风湿毒气为甚，足或感之，遂成瘴毒脚气。其候则脚先屈弱，渐至痹疼，胫微肿，小腹不仁，头痛烦心痰壅逆，晡作寒热，便溲不通，甚者攻心而势迫，治之诚不可缓。

病之初起，先服加味败毒散以解之，后服丹溪紫苏饮，以尽其余毒。

北方者，其地高陵居，风寒水冽，其俗饮潼酪而肉食。凡饮潼酪者，以饮多速饮为能。经云：因而大饮则气逆。又云：食入于阴，长气于阳。今乃反行阴道，是为逆也。夫乳酪醇酒湿热之物，饮之属也，加以奉养太过，亦滋其湿。水性润下，气不能呴，故下注于足胫，积久而成肿满疼痛，此饮食下流之所致也。经云：谷入多而气少，湿居下也。况潼酪醇酒之湿热甚于谷者乎！治法宜以苍术、白术之类治其湿，知母、黄柏、条芩之类去其热，当归、芍药、地黄之类调其血，木香、槟榔之类行其气，羌活，独活利关节而散风湿，兼用木通、防己、川牛膝之类引药下行，以消肿去湿也。经云：湿淫所胜，治以苦温为君；以苦辛发之，透关节胜湿为佐；以苦寒泄之，流湿清热为臣。故东垣本此立当归拈痛汤方，以治湿热之病，其效捷于影响也。

病之初起，宜先服东垣导滞以导之，后用当归拈痛汤以彻其邪。病根除，肿退，则住服。

如饮食太过，湿热下流之病，南方之人尤多，治如前法。

南北二方症治，其法详尽，又审足之三阴三阳是何经络所起，以引用药为主治，复审四气中何气客之，治以佐使之药。四气者，风寒暑湿也。

如四气流注于足太阳经，宜服麻黄左经汤，刺昆仑。

如四气流注于足少阳经，宜服半夏左经汤，刺阳陵泉。

如四气流注于足阳明经，宜服大黄左经汤，刺上、下巨虚。

如四气流注于足三阳，宜服大料神秘左经汤，刺绝骨，又加味败毒散。

古无足三阴方，今窃取其意以补之，亦大料神秘左经汤中变法治也。

如四气流注于足太阴经，宜服桂枝左经汤，刺公孙。

如四气流注于足少阴经，宜服附子左经汤，灸涌泉穴。

如四气流注于足厥阴经，宜服羌活左经汤，刺曲泉。

如四气流注于足三阴经，宜服换腿丸，灸三阴交。

《活人书》云：凡脚气，服补药及用汤洗渫者，皆医之大禁也。盖脚之治法，以疏利毒气为先，盖虑乎气实而死矣。所谓疏利者，或病自外生，如四气之流注，则发散以疏利之，使毒气之从汗解也；或病自内生者，如饮食之流注，则攻下以疏利之，使毒气之从内解也；或表里之邪俱盛者，则发表攻里以双解之。所谓法无一定，应变而施也。

脚气之疾，自古皆尚疏下，为痰壅故也。然不可太过，太过则损伤脾胃，使营运之气不能上行，反下注为脚气也；又不可不及，不及则使气壅不得消散，留而成痼也。

熏薰洗之法，实有发散之意。谓不可者，乃因外感湿气乘虚袭入为肿痛者发也，非为内受湿气注下肿痛而言也。盖湿气不能外达，宜淋药开导，泄去其邪也。古方洗药用：

导气除湿汤

用：

威灵仙　防风　荆芥　地骨皮　归尾　升麻　芍药　蒴藋[①] 等分

煎水，热淋洗，无时。

又方

用杉木、橘叶不拘多少，煎水洗之，神效。

又方

防风、荆芥、金银花、车前草、猪蹄壳、桃柳枝、透骨草各一两，煎汤先熏后洗，兼服五积散，以治寒湿脚气，累效。

又方

治脚气冲心用矾石，以浆水一斗五升，煎三、五沸，浸脚良。

《针经》云：有道以来，有道以去，治之多以针灸为佳，以导引湿气外出也。夫脚气实为壅疾，气滞血聚，红肿疼痛，宜用砭石去其恶血，以泄其气，然后以药治之，或用三棱针刺其足六经之穴以泄之，或用三棱烧红，于初起之核上刺，去恶血甚良。灸法见上。

苦乐之人受病时，女人脚气似男儿，不思早治能调理，肿大如瓜行步迟。

脚气生于湿也，有风湿，有寒湿，有热湿。富家贵族治合异乎贫穷者，苦乐之分也。贫贱之人，冲冒四气而得之者，病多外感，宜从左经汤、五积散之类治之。富贵之人餍足酒肉而得之者，病多内伤，宜从东垣拈痛汤、丹溪紫苏饮治之。妇人有病脚气者，其苦与乐治同男子，但兼以治忧恚药，如消风除湿汤、木瓜散之类。

病脚气者，如饮食不清，心下痞闷，宜东垣开结导引丸。

如脚气冲心，宜四物汤加炒柏或金匮八味丸及灸涌泉穴。

又方，用槟榔一味为末，每服三钱，紫苏七叶、连梗桔皮一全个（不去白），姜五片，童尿煎，去渣，调服。

如脚气入腹攻心，呕闷，宜木香饮。

又方，用木瓜锉细，新水煎服，止呕神效。

又阴阳交错，清浊不分，中满喘急，呕吐者，宜紫苏子汤。

如脚气上冲，头目昏眩，喘急者，宜乌药平气汤。

如脚气痰多者，二陈汤加槟榔、枳壳、苏叶，入姜煎服。

如脚气大便秘涩者，宜追风毒锉散。

有脚气人，宜常服二十四味轻脚丸。

如气血虚，发则痛不可忍者，宜独活汤吞活血应痛丸。

如脚气游走，转上腰腿而痛者，宜慈济丸。

如脚气发作，两足肿大，痛不可忍者，宜杉木节饮、流气饮、三和散之类。

有脚气人，足胫肿大如瓜瓠者，宜河间除湿丹、神芎导水丸、木香槟榔丸之类。

---

① 蒴藋（shuò diào）：中药名，别名接骨草。

初起之肿，乃气血之壅也。发则肿，病过则消矣。此当用流气饮，审在何经，属何气，加减服之，以防再发，及灸三里、三阴交。

如病久而浮肿者，此气血之败化为水也，乃成痼疾，终难平复，如除湿导水之药，恐不可用，徒损胃气必有后灾。但微肿者，宜木香槟榔丸，随所用之煎剂，吞一二十丸，以行其壅，无伤也。

《外台秘要》第一忌嗔，嗔则心烦，烦则脚气发。又禁大语，语则伤肺，肺伤亦发动。又不得露足当风入水，以冷水洗足。两脚胫尤不宜冷，虽暑月，当须着布裤，令两胫温暖微汗大佳。依此将息，气渐薄损。每至寅丑日割手足甲，割少侵肉，去气。夏时腠理开，不宜当风睡，睡觉令人按摩，勿令邪气稽留。数劳动关节，常令通畅，此并养生之要，拒风邪之法也。寻常有力，每食后行三五百步，疲倦便止，脚中恶气随即下散，虽浮肿，气不能上也。

发明云：第一凡酒及湩酪勿使过度，过则损伤脾胃，下注于足，胫跗肿，遂成脚气。第二欲不可纵，嗜欲则脚气发。凡饮食之后，宜缓行，如上法。经云：逸者行之。又云：脾病者，忌温食饱食，湿地濡衣。

脚气诸方

东垣羌活导滞汤　治脚气初发，一身尽痛，或肢节肿痛，便溲阻隔，先以此药导之，后用当归拈痛汤，以彻其邪。

羌活　独活各一钱二分　汉防己　归尾各七分　枳实炒，五分　大黄酒煨，二钱四分

上㕮咀，作一服，水盏半，煎一盏，空心温服。

当归拈痛汤　治湿热脚气为病，肢节烦疼，肩背沉重，胸胁不利，兼遍身疼痛，下注足胫肿痛，脚膝生疮、赤肿及里外生疮，脓水不干，或痒，或痛，并宜服之。

羌活一钱　人参　苦参酒洗　升麻　葛根　苍术各四分　黄芩酒炒　炙草　茵陈酒炒，各一钱　归身　防风　知母酒洗　猪苓　泽泻　白术各五分

作一服，水二盅，煎一盅，空心服，临卧再进一服。

丹溪紫苏饮　治一切湿热脚气。

紫苏　黄柏盐酒拌炒　白芍　木瓜　泽泻　木通　防己　槟榔　苍术　枳壳　炙草　香附　羌活

痛加木香，肿甚加大腹皮。

发热加黄连、大黄。

上㕮咀，水煎服，痛除肿退则住服。此与健步丸同服。

健步丸

苍术　归尾各一两　生地　陈皮各一两半　白芍一两半　牛膝五钱　吴萸炒　大腹子二钱　条芩酒炒，五钱　桂心一钱

上为细末，汤浸蒸饼丸，如梧桐子，每服一百，白术木通汤食前下。

消风除湿汤　治风湿脚气累验。

苏叶　槟榔　香附　陈皮　白芷　桔梗　五加皮　牡丹皮　木瓜各三钱

分作四服，水二盏，姜三片，花椒二十粒，灯心二十茎，煎一盏，空心热服，微汗佳。

秘传药酒方　治男子妇人风湿相搏，腰膝疼痛，或因坐卧湿地雨露所袭，遍身骨节疼痛，风湿脚气，并皆治之。

白芷　桔梗　芍药　麻黄去节　川芎　茯苓　肉桂　半夏　防己各一两　甘草两　陈皮　厚朴姜汁炒　枳壳炒　当归　木瓜　独活　槟榔各一两半　川牛膝　乌药　杜仲酒炒焦，各一两　苍术制，四两，加　五加皮四两

上㕮咀，以绢袋盛之，用无灰好酒三斗，将药袋悬胎于坛内，蜜封固坛口，锅内煮之一时久，取起埋土中一日夜，去火毒，再三日后去药，随量饮之。渣晒干为末，酒糊丸，如梧桐子大，每服七八十丸，空心温酒下。

金匮乌头汤　治寒湿脚气，疼痛不可屈伸。又治足少阴寒湿病。

麻黄　芍药　黄芪各三两　炙草一两　四味合一处　川乌五枚，㕮咀，以蜜二升，煎取一升，去川乌渣

前四味以水三升，煮取一升半，去渣，内蜜在内，搅匀，更煎之，至七合，不止尽服之。

越婢汤　治脚气风湿。又治足太阴风湿病。

麻黄去节，一钱半　石膏二钱　白术一钱　熟附子　炙甘草各五分

上㕮咀，水一盏半，姜五片，枣一枚，煎八分，食前服。

羌活续断汤　以代独活寄生汤。治风症脚气，最除风毒，消恶血。又治足厥阴经风湿病，加陈皮，方见湿类腰痛下。

五积散　治寒湿流注，两足酸疼，有痰气者用之尤宜。又治足三阴经寒湿病，加木瓜，方见寒类。

加味败毒散　治足三阳经受热，毒气流注脚踝上，焮赤肿痛，寒热如疟，有汗恶风或无汗恶寒。又治瘴毒脚气。

羌活　独活　前胡　柴胡　枳壳　桔梗　甘草　人参　茯苓　川芎　苍术　大黄各等分

每半两，入姜煎。

安肾丸　以代八味丸，治肾虚寒湿脚气。

川乌炮去皮脐　桂心各四两　茯苓　白术　石斛酒炒　白蒺藜炒去刺　巴戟取肉　山药　桃仁去皮尖炒　肉苁蓉酒洗、焙　川萆薢　破故纸炒，各十二两

上为末，炼蜜丸，如梧桐子大，每服五十丸，盐汤空心服。

麻黄左经汤　治风寒暑湿四气流注足太阳经，腰足挛痹，关节重痛，憎寒发热，无汗恶寒，头痛眩晕，或自汗恶风。

麻黄去节　葛根　细辛减半　白术泔浸　茯苓　防己　桂心　羌活　炙草　防风各等分

㕮咀，水煎，姜三片，枣一枚，空心服。

无汗，去桂、白术，加杏仁、苍术、泽泻。

有汗，去麻黄，加芍药，等分。

半夏左经汤　治四气流注足少阳经，寒热往来，腰胁疼痛，头目眩晕，呕吐不食。

半夏洗　葛根　细辛减半　白术　麦冬　柴胡　茯苓　桂心　干姜炮　防风　黄芩　小草①　炙甘草各等分

上㕮咀，每服五钱，水一盏，姜三片，枣一枚，空心服。

热闷加竹沥，喘急加杏仁、桑白皮。

大黄左经汤　治四气流注足阳明经，两脚赤肿，痛不可行，大小便秘，恶闻食臭，喘满自汗。

细辛减半　茯苓　羌活　大黄酒煨　炙草　前胡　枳实炒　厚朴姜汁炒　黄芩　杏仁去皮尖，另研，各等分

㕮咀，每服五钱，水煎，姜枣引。

腹痛，加白芍。

秘结，加阿胶。

喘急，加桑白皮、苏子。

小便涩少，加泽泻。

四肢疮疡浸淫加升麻。

大料神秘左经汤　治四气流注足三阳

① 小草：远志之别名。

经，腰足拘挛，大小便秘涩，喘满烦闷，并皆治之。

半夏 葛根 细辛减半 麻黄去节 小草 麦冬 干姜 厚朴制 茯苓 防己 枳壳炒 炙草 桂心 羌活 防风 柴胡 黄芩各等分

每五钱，姜枣引，空心服。

自汗，加牡蛎、白术，去麻黄。

黄肿，加泽泻、木通。

热甚无汗，去桂，加橘皮、前胡、升麻。

腹痛或痢，去黄芩，加芍药、诃子。

大便秘，加大黄、竹沥。

喘满，加杏仁、桑白皮、紫苏并等分。

新加桂枝左经汤 治四气流注于足太阴经，骨节烦疼，四肢拘急，自汗短气，小便不利，腹胀满，食不化。

桂枝 厚朴炒 枳壳炒 防风 白术 苍术 陈皮 半夏洗 炙草 茯苓 神曲炒，各等分

每服五钱，姜枣引，空心服。

呕吐，加木瓜。肿甚，加大腹皮。

新加附子左经汤 治四气流注于足少阴经，脚气入腹，腹胀疼痛，上气喘急，此肾经虚寒所致也。此症最急，以肾乘心，水克火，死不旋踵。

熟附 干姜炮 麻黄去节 细辛 炙草 白茯苓 白术 桂心 泽泻 五味子各等分

上㕮咀，每服五钱，水一盏，姜枣引。

脚气冲心，加炒黄柏，更加附子末，津调捏作饼子，贴涌泉二穴上，以艾炷多灸，以泄引其热下行。

新加羌活左经汤 治四气流注足厥阴经，手足拘挛，半身不遂，痰涎吐沫，转筋，腰膝痛，大小便难。

羌活 防风 当归 川芎 白术 干姜炮 半夏 柴胡 牛膝 木瓜 防己 桂心各等分

每服五钱，姜枣引。吐涎沫加吴萸(炒)。大便秘，加桃仁泥、当归。小便秘，加木通并等分。

换腿丸 治足三阴经为四气所乘，发为挛痹缓纵，上攻胸胁肩背，下注脚膝疼痛，足心发热，行步艰难。

薏苡仁 南星炮 石楠叶 石斛酒炒 槟榔 萆薢 川牛膝 羌活 防风 木瓜各四两 黄芪蜜炙 当归 天麻 续断各一两 苍术制 川芎各一两半

共为细末，酒糊为丸，如梧桐子大，每服五十，食前陈皮汤下。

东垣开结导引丸 治脚气，饮食不消，心下痞闷。

白术 陈皮 泽泻 茯苓 神曲炒 麦蘖炒 半夏各一两 枳实炒 巴豆霜各二钱五分 青皮 干姜炒，各五钱

上为末，汤浸蒸饼为丸，如梧桐子大，每服五十丸，白汤下。

二十四味轻脚丸 脚气通用：

当归 川芎 萆薢盐水煮干 杜仲姜汁炒羌活 石楠叶 薏苡仁 槟榔 细辛 防风 枳壳炒 五加皮 续断酒洗 苍术米泔浸，盐炒 独活 木瓜 牛膝各一两 威灵仙 木香 海桐皮 麻黄去节 五灵脂各七钱半 乳香 没药各五钱，另研

上为末，酒浸，雪糕为丸，如梧桐子大，每服五十丸，食前木瓜汤下。

二十四味流气饮① 脚气通用，临时加减。

陈皮 青皮 苏叶 厚朴制 香附炒 炙草各四两 木瓜二两 大腹皮 丁皮

---

① 本方名“二十四味流气饮”，但万达本仅二十三味药，视履堂本、忠信堂本与万达本同。

槟榔　木香　草果　辣桂　莪术煨　藿香叶各一两半　麦冬　人参　白术　赤茯苓　石菖蒲　白芷　半夏　枳壳炒，各一两

上为末，每服四钱，姜四片，枣二枚，水煎。

三和散　脚气通用。

大腹皮　苏叶　沉香　木瓜　羌活各一钱　白术　川芎　陈皮　炙草　槟榔湿纸煨，各七分半

上㕮咀，分作二服，每服加茯苓五分。

水煎服，入姜枣。木瓜散同。

木瓜散　即上方无沉香、白术、川芎、槟榔，诸药等分，木瓜加一倍。

以上四方，病脚气者择而用之。

独活汤　治肾风冷，脚气酸疼，及久痢登厕，风冷入于肠胃，以致两脚细小成鼓槌，风而痢又不止，用此及下药皆效。

羌活　麻黄去节　熟附子　生干姜　川芎　牛膝　白芍　茯苓　黄芪炙　人参　杜仲姜汁炒　炙草　辣桂　当归　白术　木香各等分

上㕮咀，每服三钱，水一盏，姜五片，枣二枚，煎七分，吞活血应痛丸。

活血应痛丸

苍术炒，六两　香附七两　草乌炮去皮脐，三十四个　威灵仙二两　陈皮五两半　黑狗脊燎去毛，四两　没药一两，另研

上为末，酒面稀糊丸，如梧桐子大，每服二十丸，独活汤下。

灵济丸　治脚气游走两足，转上腰腿疼痛，不能转侧。

木瓜二两　川乌炮去皮脐　黄芪炙　白蒺藜炒　当归　防风　萆薢　牛膝　乌药各一两　赤小豆炒　茴香炒　地龙去土　白胶香另研　五灵脂各七钱半

为细末，酒面稀糊为丸，如梧桐子大，每三、四十丸，紫苏煎汤下。

紫苏子汤　治脚弱上气，阴阳交错，清浊不分，上重下虚，中满喘急，呕吐自汗，无复纪律。

苏子微炒　半夏各一钱一分　前胡　厚朴制　炙草　当归各五分　桂心　陈皮各五分

上㕮咀，姜五片，枣二枚，煎服。

经验杉木节饮　治脚气发作，恶寒发热，两足肿大，心烦重死。

杉木节四两　槟榔七枚　大腹皮酒洗，一两　青橘叶

作一服，顺流水三升，煎一升，分作三服，一日服尽。如大便通利黄水，其病除根。未愈，过数日再服一剂。

河间导水丸　治脚气，胕肿疼痛，或发热恶寒，湿热太甚者。

大黄酒煨　黄芩各二两　黑丑头末　滑石末，各四两

上为末，滴水为丸，如梧桐子大，每病甚时服四、五十丸，温水下，以利为度；未发时常服一二十丸，一日三服，陈皮汤或津咽下。

除湿丹　治诸湿病，腰膝肿痛，足胫浮肿，筋脉劲急，津液凝涩，便溺不利等症。

槟榔　甘遂　威灵仙　赤芍　泽泻　葶苈子各三两　乳香另　没药另，各一两　黑丑头末，半两　大戟炒，三两　陈皮四两

上为细末，面糊为丸，如梧桐子大，每五十丸，温水下，以利为度。

卷之十五

痿　痹

痿痹医书号不仁，痿虚痹实勿同论，
痿因肺热筋骸废，痹则风寒湿合成。

医书以痿痹为不仁，痛则为痹，不痛则为痿；痛则为实，不痛则为虚。症自有别，不可概同论治也。盖痿因血少气虚，火盛制金，肺叶焦枯，宗筋不润，肝木乘旺，脾土受伤，饮食减少，四肢不举，或食而无力，故精血虚耗，使皮血筋骨肉痿矣。详见下文。

痹因风寒湿三气合而成痹。气滞不行，积于患处，或痛而麻木，手足为之不仁也。今世俗痿作痹治，痹作痿治者多矣。《病源》论云：痿为不足，痹为有余。治疗之法，痹而行气胜湿，痿而清燥滋阴，此大略也。若医以治风之药，谬之甚矣。

诸痿皆因肺热成，法宜清燥取阳明，
丹溪著论超千古，若作风医误煞人。

经云：肺热叶焦，五脏因而受之发为痿躄。心气热生脉痿，故胫纵不任地；肝气热生筋痿，故宗筋弛纵；脾气热生肉痿，故痹而不仁；肾气热生骨痿，故足不任身。然治痿独取阳明者，阳明者，为五脏六腑之海，主润宗筋，能束筋骨而利机关也。冲脉者，经脉之海也，主渗灌溪谷，与阳明合于宗筋，阴阳宗筋之会，会于气冲，而阳明为之长，皆属于带脉而络于督脉，故阳明虚，则宗筋弛纵，带脉下引，故足痿不用也。

丹溪曰：经云诸痿生于肺热。只此一句便见治法。《难经》云：东方实，西方虚，泻南方，补北方。东方，木，肝也；西方，金，肺也；南方，火，心也；北方，水，肾也。肺金体燥居上而主气，畏火者也。脾土性湿居中而主四肢，畏木者也。火性炎上，若嗜欲无节，则水失所养，火寡于畏而侮所胜，肺受火邪而热矣。木性刚急，肺受热则金失所养，木寡于畏而侮所胜，脾得木邪而伤矣。肺热则不能管摄一身，脾伤则四肢不能为用而诸痿作矣。泻南方则肺金清而东方不实，何脾伤之有？补北方则心火降而西方不虚，何肺热之有？故阳明实，则宗筋润，能束骨而利机关矣。治痿之法，无出于此。虽然，天产作阳，厚味发热，凡病痿者，若不淡薄滋味，吾不能保其全矣。

又云痿症断不可以作风治而用风药，有湿热、湿痰、气虚、血虚、瘀血。湿热，用东垣健步丸加燥湿降火之剂，黄柏、黄芩、苍术之类。湿痰，用二陈，加苍术、白术、黄芩、黄柏之类，入竹沥、姜汁。血虚，四物汤，加苍术、黄柏，大补阴丸。气虚，四君子汤，加苍术、黄柏、黄芩。盖苍术、黄柏，治痿之要药也。

东垣取黄柏为君，黄芪等补药为辅，佐以治诸痿，如清燥汤、健步丸，皆治痿之要药也。

又如丹溪之补肾丸、虎潜丸、加味四

物汤，皆补北方之要药也。

又如加味二妙丸、鹿角胶丸，皆治血虚气虚兼湿热之要药也。

痹有风寒湿不同，各随所病视从容，
体虚邪凑斯成痹，历节游行是痛风。

经云：风寒湿三气杂至，合而为痹，其风气胜者为行痹，寒气胜者为痛痹，湿气胜者为着痹。痹病因体虚腠理空疏，受之而成。逢寒则急，逢热则纵，随所受邪气而生症也。诊其脉大而涩为痹，脉来急亦为痹，脉涩而紧者亦为痹。大抵痹生于虚，为病多重痛沉着，不易得去，须制对症药日夜饮之。虽留连不愈，能守病禁，不令入脏，庶几可扶持也。昔钱仲阳为宋之一代明医，自患痛痹，取茯苓之大如斗者，以法啖之。能移于手足，为之偏废，不能尽去，可见其为治之难矣。

如风寒湿三气合而成痹者，宜增味五痹汤主之。五痹者，谓筋痹、脉痹、骨痹、肌痹、皮痹是也。

风气胜者为行痹，宜防风汤；
寒气胜者为痛痹，宜茯苓汤；
湿气胜者为着痹，茯苓川芎汤；
三痹通用续断丸主之。

夫古之所谓痛痹者，即今之所谓痛风也，诸方书又谓之白虎历节风，以其走痛于四肢骨节如虎咬之状，而以其名名之耳。

丹溪云：大率因血虚受热，其血已自沸腾，或加之以涉水受湿，热血得寒，污浊凝滞，不得运行，所以作痛。夜则痛甚，行于阴也。治以辛温，监[①]以辛凉，流散寒湿，开通郁结，使血气行。更能慎口节欲，无有不安者也。

肥人多是湿与痰饮流注经络，脉必滑，宜二陈汤加减。

瘦人多是血虚与热，脉必涩，宜四物汤加减。

下部有湿，肿痛，用防已、龙胆草、黄柏、知母固是捷药。若肥人病此，宜苍术、白术、南星、滑石、白茯苓之类；瘦人宜用当归、红花、桃仁、牛膝、槟榔等药。惟东垣拈痛汤，要药也。薄桂味淡，能横行经络、手臂，领南星、苍术等药至痛处。威灵仙治上体痛，人虚弱者勿用。乌、附治下体痛风，以其在下，道路远，非乌、附不能行，故用为引经。若以主治，非为无益，而有杀人之毒；若畏而不用，则下体之病，终莫能治，亦杀人也。

丹溪治痛风有三方：一方治上中下痛风，一方治饮酒人湿痰痛风，一方治气血虚有痰、白浊、阴火痛风。

肢节疼痛，属风湿者，东垣大羌活汤；属湿热者，当归拈痛汤圣药也；属寒湿者，三因附子汤。

肢节肿痛，痛属火，肿属湿，宜丹溪麻黄汤。

有湿郁而周身走痛，或关节间痛，遇阴寒即发，当作湿郁治，用白术一味，酒煮服之，其痛立愈。

白虎历节风，有因血虚兼热者，宜丹溪加味四物汤。如脉涩数者有瘀血，用桃仁、红花、芎、归，加大黄微利之。

有因湿痰者，宜丹溪加味二陈汤，佐以竹沥、姜汁。

其走注疼痛者，如神救苦散、定痛丸、四妙散、金刀如圣散、黄芪酒、九藤酒、洗药方皆可用也。

风热头痛常发作者，宜芎辛菊花散。

肩背痛者，宜东垣通气防风汤、辨疑提肩散。

手臂者，宜湿郁二陈汤、舒筋汤。

胸背胁走痛者，宜辨疑加减二陈汤。

妇人病，丹溪有方。腰胯痛者，当归

---

① 监：疑为“兼”。

拈痛汤、清热胜湿汤；两足痛者，当归拈痛汤、加味二妙丸、川木通汤。

痿痹诸方

东垣清燥汤　治湿热成痿，以燥金受湿之邪，是绝寒水生化之源。绝则肾亏，痿厥之病大作，腰以下痿软瘫痪，不能行。

黄芪一钱半　苍术一钱　白术　陈皮　泽泻各五分　人参　白茯苓　五味子九个　升麻各三分　猪苓　麦冬　归身　曲末　生地黄　酒黄柏各二分　柴胡　黄连　炙草各一分

上㕮咀，水煎，空心热服。

健步丸　治膝中无力，伸而不得屈，屈而不得伸，腰背腿脚重沉，行步艰难。

瓜蒌根酒制　炙草　羌活　柴胡　炒滑石各半两　防己一两　泽泻　防风各三钱　川乌头一钱　苦参酒洗，一钱　肉桂半钱

上为细末，酒糊丸，如梧桐子大，每七十，愈风汤空心送下。

愈风汤方

羌活　甘草　防风　当归　蔓荆子　川芎　细辛　黄芪　枳壳　白芷　麻黄　人参　菊花　薄荷　枸杞　柴胡　知母　地骨　杜仲　独活　秦艽　黄芩　芍药各三两　石膏　苍术　生地各四两　肉桂一两

上为粗散，入姜煎。

丹溪治痿加味四物汤　治痿，四肢软弱，不能举动。

当归　麦冬　黄柏　苍术各一钱　白芍　川芎　杜仲各七分半　熟地三钱　五味子九粒　人参　黄连各五分　知母　牛膝足不软不用，各三分

上作一服，水二盏，煎一盏，空心服。

经验鹿角丸　治血气虚弱，两足痿弱不能动，久卧床褥，神效。

鹿角胶一斤　鹿角霜半斤，另　地黄半斤，焙取末　川牛膝　白茯苓　菟丝子　人参　杜仲盐酒炒　白术各二两　当归身四两　虎胫骨酥炙　龟板酥炙，各一两

共为细末，另将鹿角胶用无灰好酒二碗溶化，为丸，如梧桐子大，每服一百，空心姜盐汤下。

加味二妙丸　治两足湿痹疼痛，或如火燎，从足跗热上渐至腰胯，或麻痹痿软，皆是湿为痛，此药主之。

苍术制　黄柏酒浸，各四两，日晒　川牛膝　归尾各二两　防己　龟板酥炙　川萆薢各一两

上为末，酒煮曲糊为丸，如梧桐子大，每服一百丸，空心姜盐汤下。

增损五痹汤　治风寒湿合而为痹，肌体麻痹不仁。

羌活　防己　白术　当归　白芍　防风　黄芪炙　片子姜黄各等分　炙草减半

上㕮咀，姜十片，煎服。看病在上下服。

舒筋汤　治臂痛不能举，盖是气血凝滞，经络不行所致，其效如神。一名通气饮子。

炙草　羌活各五分　归头　海桐皮去外皮　赤芍　白术各一钱　片子姜黄二钱

此前五痹汤加减变化也。

上㕮咀，作一服，姜三片，水二盏煎，磨沉香少许服。

防风汤　风寒湿三气合为痹。风气胜者为行痹，上下左右无留，随其所致，此治行痹行走无定。

防风　甘草　当归　杏仁去皮尖，炒　赤茯苓　桂各一钱　黄芩　秦艽　葛根各三分　麻黄去节，五分

上㕮咀，分作二服，每酒水各一盏，枣三枚，姜五片，煎一盏，温服。

一方无葛根、麻黄，有川独活、赤芍

药各一钱，亦名防风汤，治血痹皮肤不仁。

茯苓汤　寒气胜者为痛痹，阴寒为痛，宜通气温经而愈。此治痛痹四肢疼痛，拘倦浮肿。

赤茯苓　桑白皮各二钱　防风　官桂　川芎　芍药　麻黄去节，各一钱五分

上分作二服，每水盏半，枣二枚，煎八分，温服。以姜粥投之，汗泄为度效矣。

或服三因附子汤，以温经胜湿。

三因附子汤　治风寒湿痹，骨节疼痛，皮肤不仁，骨肉重着，四肢缓纵。

生附子　白芍　桂心　甘草　白茯苓　人参各七分半　白术一钱

作一服，水煎。

茯苓川芎汤　湿气胜者为着痹。此治着痹留注不去，四肢麻木，拘挛浮肿。

赤茯苓　防风　桂　川芎　麻黄　芍药　炙草　当归　桑白皮各五分

作一服，水煎，枣三枚，如欲汗，姜粥投之。

续断丸　治风寒湿之气留注关节，麻木酸痛。

当归炒　萆薢　天麻　川续断　防风　附子各一两　乳香另　没药另，各五钱　川芎七钱半

上为末，炼蜜丸，如梧桐子大，每服四十，温酒下。

丹溪治痛风加味四物汤　治白虎历节风症，瘦人宜此。

四物汤　桃仁　牛膝　陈皮　茯苓　甘草　白芷　龙胆草

血虚甚者，倍芎、归，佐以桃仁[①]、红花。

气虚，加人参、白术、龟板。

痰，加南星、半夏、生姜。

如痛在上者属风，加羌活、桂枝、桔梗、威灵仙。痛在下者属湿，加牛膝[②]、防己、木通、黄柏。

丹溪治痛加减二陈汤　治白虎历节风因痰因湿者，肥人宜此。

二陈汤　苍术　南星　黄芩酒洗　羌活　入姜汁　竹沥

气虚，加人参、黄芪。

血虚，加当归、川芎、白芷。

上下如前。

丹溪方　治上中下痛风通用。

黄连酒炒　苍术制　南星各二两　桃仁去皮尖，另研　防己　白芷各五钱　桂枝　威灵仙酒炒　羌活各三钱　神曲炒　川芎各一两　龙胆草一钱半　酒红花五分

共为末，神曲糊丸，梧桐子大，每服一百，空心温酒下。

又方　治饮酒湿痰痛风。

黄柏酒炒　威灵仙酒炒，各五钱　苍术制　羌活各三钱　炙草二钱　陈皮去白　白芍各一钱

上为末，每服一钱七分，生姜汤下。

方[③]　治气血两虚，有痰，白浊，阴火痛风。

人参　山药　海石　南星各一两　白术　地黄　黄柏酒炒褐色　龟板酥炙，各二两　干姜烧灰，取其不足　锁阳各五钱

上为末，酒糊为丸，如梧桐子大，每七十，白汤下。

东垣大羌活汤　治风湿相搏肢节疼痛。

羌活　升麻各一钱　独活七分　苍术　防己　白术　当归　白茯苓　威灵仙　泽泻各五分

作一服，水煎，空心服。

丹溪麻黄汤　治肢节肿痛。痛属火，

---

① 桃仁：疑为衍文。

② 牛膝：疑为衍文。

③ 方字前疑脱“又”字。

肿属湿，兼受风寒而发动于经络之中，湿热流注于肢节之间而无已也。

麻黄去节 赤芍各一钱 防风 荆芥 羌活 独活 片芩酒浸 白芷 苍术 枳实 桔梗 葛根 川芎 威灵仙各五分 甘草 归梢 升麻各三分

下焦加酒黄柏。

妇人加酒红花。

肿多加槟榔、大腹皮、泽泻，更加没药一钱，定痛尤妙。

如神救苦散 治瘫痪，手足走痛不止，非痛勿用。

御米壳蜜炒，一钱 陈皮五钱 壁虎一枚，炙黄 甘草 没药 乳香各二钱半

上为极细末，每服三钱，煎服。

东垣四妙散 治走注疼痛。

威灵仙酒浸，焙干，五钱 羯羊角灰，三钱 苍耳子一钱半 白芥子一钱，炒

上为极细末，每服一钱，生姜汤下。

丹溪定痛丸 治风湿一切痛。

金星草 乳香 没药 地龙去土，炒 五灵脂 木鳖去壳

上等分，为末，炼蜜丸，如弹子大，每服一丸，温酒下。

金刀如神散 治白虎历节疼痛，神效。

川乌炮 草乌炮，各四两 朱砂水飞 雄黄水飞 荆芥 麻黄去根 天麻 当归 细辛 石斛 川芎 全蝎去毒 人参 何首乌 甘草 防风各五钱 苍术制，一两

上为细末，每服五分，临卧温茶送下。

黄芪酒 治风寒湿痹，身体顽麻，皮肤瘙痒，筋脉挛急，手足不遂。

黄芪 防风 桂枝 虎胫骨炙 天麻 萆薢 石斛 云母粉 白芍 当归 白术 茵芋叶 木香 甘草 仙灵脾 川续断各一两

上细锉，以绢袋盛，用无灰好酒一斗，瓷罐盛浸之，包封罐口，勿令泄气，春五、夏三、秋七、冬十，每一盏，温服，不拘时。

祖传九藤酒 治远年痛风，中风瘫痪，筋脉拘急，日夜作痛，叫呼不已。

钩藤钩 红藤即理省藤也 丁公藤又名风藤 桑络藤 菟丝藤 天仙藤即青木香藤苗 五味子藤 阴地蕨取根 忍冬藤 青藤各二两

上细锉，以无灰老酒一斗浸，如上法，每服一盏，日三服，上下分食前后服。

洗药方 治风湿气足胫肿痛，有效。

荆芥 防风 苦参 番白草 地榆 青藤 麻黄 苍耳草 苍术 生葱 炒盐 威灵仙各一两

用水一桶煮热，于桶内熏蒸痛处，出微汗，待汤稍温，再洗痛处一二次，觉痛减。

如贫者，只用桃、柳、榆、槐、桑、椿六件木枝煎洗，亦效。

芎辛菊花散 治风热头痛，发作无时。

川芎 羌活 白芷 防风 荆芥 薄荷各一两 细辛 甘草 菊花各五钱

上为细末，每二钱，清茶调，食远服。

通气防风汤 治肩背痛不可回顾者，此手太阳气郁而不行也，脊痛、项强、腰似折、项似拔者，此足太阳经气不通也，宜风药散之。

羌活 独活各一钱 藁本 防风 甘草各半钱 川芎 荆芥各三钱

上水煎服。

提肩散 治风热乘肺，肩背强直作痛。

羌活 防风 藁本 川芎 白芍各七

分，炒 黄连酒炒 黄芩各五分 甘草四钱

水二盏，姜三片。此上通气防风汤变化也。

气虚，加人参五分。

汗多，加黄芪炙，一钱。

血虚，加川归、地黄各五分。

湿，加苍术、防已、薏苡各五分。

丹溪加减二陈汤 治手臂痛，是上焦湿热痰横行经络中作痛也。

陈皮 茯苓各五分 半夏 酒芩 白术 南星 香附各一钱 苍术一钱半 威灵仙三钱 炙草三分

姜五片，水煎。

辨疑加味二陈汤 治胸胁停痰。

陈皮七分 半夏 茯苓各一钱 甘草三钱

死血，加桃仁、红花、牛膝。

兼郁，加炒曲、香附各一钱。

湿痰，加苍术、羌活、防已、川芎各五分。

血少，入四物汤及行气之药。

火，加柴胡、酒芩、栀子各五分。

滞气，加木香五分，青皮、紫苏各七分。

丹溪方 治妇人胸背胁走痛。

赤芍 炒蘖 香附各一钱 桂枝 苍术 甘草各五分 威灵仙酒炒，七钱半

上水煎，作一服。

清热胜湿汤 治腰胯湿热作痛。

黄柏盐水炒 羌活 泽泻 甘草减半 苍术 杜仲炒去丝 白芍炒 木瓜 威灵仙 陈皮去白，各五分

姜三片，水二盅，煎服。

甚加川牛膝（炒）、乳香、没药各五分。

水湿停下，加槟榔、黑丑（头末），各五分。

血痛，加归尾、桃仁各一钱，酒红花五分。

倦怠、脚如沙坠，加苍术、白术、防己，薏苡仁各五分。

冷风作痛，加熟附子一钱，虎胫骨（末）五分，减黄柏、泽泻三分。

游走而痛，加紫荆皮、川乌各五分。

湿热，加炒栀子五分。

走气，加乌药五分。

酸软，加芎、归、地黄、川牛膝各五分。

肾虚，加炒破故纸五分。

加味二妙丸 方见前。此无萆薢，有虎胫骨（酥炙）一钱，熟附五钱。

经验川木通汤 治白虎历节风。

用木通二两，锉细。长流水煎汁，顿服。以遍身痒甚，发红丹如小豆大粒汗出为效。

卷之十六

疝气（附：小肠气）

疝本肝经病受寒，膀胱与肾绝无干，
小肠疝气虽相似，争奈庸流一例看。

《内经》云：肝脉大急沉皆为疝。则疝病皆属肝经，与肾绝无相干。

子和云：诸疝皆属肝经。粗工不识，因立谬名，或曰膀胱，或曰肾气，或曰小肠气。夫膀胱水府，专司渗泄。小肠水道，专主通流。肾主少阴，总统二水，人之小溲，自胃入小肠，渗入膀胱。膀胱者，脬囊也，气化则水出茎端，此常道。及其为疝，乃属足厥阴肝经。盖环阴器而上入小腹者，足厥阴肝经也。夫肝肾皆属于下，与任冲督相附。然《灵枢经》言：足厥阴肝病，则言遗溺、癃闭、狐疝。其肾与膀胱、小肠三经，则不言疝，是受之处，乃肝之部分也。且男子宗筋为束骨之会也，而肝主筋，睾者，囊中之丸，虽主外肾，非厥阴环而引之，与玉茎无由伸缩。在女子则为篡户，其内外为二，其一曰廷孔，其二曰窈漏，此是厥阴与冲任肾之所会也[①]。《灵枢》又言足厥阴之别，名曰蠡沟，去内踝五寸，别走少阳，循胫上睾，其病气逆，睾肿卒疝，乃知诸疝属于厥阴可以无疑。以脉考之，《素问》论六疝，皆以滑为疝，虽见他于脏中，皆言风疝也，足厥阴肝经之气也。且夫遗溺闭癃，阴痿脬痺，精漏白淫，皆男子疝也，不可妄言肾冷、血涸。不月月罢上不月，经不行也；下月罢，经行之后也，腰膝上热，足躄嗌干，癃闭，少腹有块，或定或移，前阴突出，后阴痔核，皆女子之疝也。但女子不谓之疝，而谓之瘕。若年少得之，不问男女皆无子。故隐僻委曲之事了，不干脬肾、小肠之用，乃足厥阴肝经之职。

《原病式》云：癞疝，小腹控卵，肿急绞痛也。寒主拘缩故也，寒极而土化制之，故肿也。经言：丈夫癞疝，谓阴器连少腹急痛也，言妇人小腹肿，皆肝足厥阴之脉也。经注云：寒气聚而为疝。又云：热为疝瘕。以脉辨之。

愚按：经云：大沉急为疝。又云：滑为疝。寒则脉紧，沉急为寒；热则脉滑，沉滑为热。以此别之。

丹溪云：疝气者，睾丸连小腹急痛也。有痛在睾丸者，有痛在五枢穴边者，皆足厥阴之经也，或肿或痛，自《素问》而下皆以为寒。盖寒主收引，经络得寒，则收而不行，所以作痛也。然有履冰涉水，终身不病疝者，无热故也。大抵此病始于湿热在经，郁久不散，又被外寒所乘，不得疏通，所以作疝。若只作寒论恐为未备。

肾与膀胱属水寒，小肠经络与肝连，
厥阴论治当从火，宜下宜温有秘传。

血因寒冱则为瘕；气因寒聚，则为疝。曰疝曰瘕，皆寒病也。脏腑之中，惟

---

① 此是厥阴与冲任肾之所会也：视履堂本作“此是厥阴与冲任督之所会也”，于义见长。

肾与膀胱为寒水，故诸寒收引，皆肾、膀胱之病也。手太阳小肠之脉与足厥阴之脉相通于冲任之间，故谓疝为肝病者，语其本也；曰肾气曰膀胱者，语其标也；曰小肠者，语其病之连属也。名虽不同，其治则一也，肝胆原来从火治。肝之作疝，有热有寒，仲景《伤寒论》于厥阴肝经病，或下之，或温之，未尝有定法也。故治疝之方，有用乌、附、吴茱萸之类以温之者，有用巴豆、牵牛、芫花之类以下之者，所谓治无定法，应变而施，药不执方，合宜而用。

素因湿热伏经中，体或虚时寒气冲，
湿则肿肾寒则痛，须知劫药有奇功。

大抵疝病，若非房劳所致，即是远行辛苦，涉水履冰，血气得寒而凝滞于小肠、膀胱之分，或湿热乘虚而流入于足厥阴之经。古方一以为寒，惟我丹溪先生独断为湿热，此发古人之所未发者也。夫热郁于中而寒乘于外，宜其有非常之痛，故治法宜驱逐本经之湿热，消导下焦之瘀血，而以寒因热用之法，立方处治而邪易伏，病易退也。

或问厥阴经郁积湿热何由而致乎？丹溪曰：大劳则火起于筋，醉饱则火起于胃，房劳则火起于肾，大怒则火起于肝。积之既久，湿气便盛，浊液凝聚，并入血隧，流于厥阴。厥阴属木，系于肝。肝者，将军之官，其性急速，火性又暴，为寒所乘，宜其痛之太甚也。有以乌头、栀子作汤服，其效亦捷，后用此方随形证加减与之，无不验者。盖湿热因寒郁而作，用栀子以降湿热，乌头以破寒郁。况二物乃下焦之药，而乌头为栀子所引，其性急速，不容胃中停留也。

劫药　神效，用：

乌头　栀子炒，研细

顺流水入姜汁调服。

如按之不痛者属虚，须加肉桂，以姜汁丸服。其方：

栀子炒　川乌炮　肉桂

三味为细末，姜汁拌糊为丸，如梧桐子大，每服四五十丸，顺流水煎滚送下，劫疝痛效。

又，治疝方　用

橘核炒　桃仁研　栀子炒　吴茱萸炒　川乌炮

上㕮咀，长流水煎服。

又，宝鉴蒺藜汤[①]　治阴疝疼痛，用

蒺藜炒，去刺　附子炮　栀子炒，各半两

为末，每服三钱，长流水煎服。

此上三方，皆从劫疝古方中变化加减也。

又　治诸疝定痛速效[②]，用

橘核　栀子仁　山楂　吴茱萸

各炒。湿盛者，加荔枝核炒，为末丸散，或用长流水调末，空心服一二钱。

一方有川楝子。

又方　用

桃仁十四枚　橘核十四枚，瓦上炒　山栀子九枚，去壳　吴茱萸七粒　山楂子十四枚

并炒，为末，生姜一指大，擂碎，和药末，以顺流水一盏荡起，煎数沸，利渣服。

又有挟虚而发者，其脉沉紧而虚豁无力，其痛亦轻，但重坠牵引耳，必以参术为君，佐以疏导之药，如川楝子、茴香、枳实、山楂、栀子之类。

其湿热又当分多少而治，湿则肿多，㿗疝是也，用：

---

① 宝鉴蒺藜汤：原作“宝鉴痂藜汤”，据视履堂本、忠信堂本改。

② 治诸疝定痛速效：原作“治诸疝足痛速效”，据视履堂本、忠信堂本改。

苍术　南星　白芷　山楂　半夏　川芎　枳实　神曲

入姜，顺流水煎服。或为末，神曲糊为丸服，名守效丸。

㿗疝初起痛者，用海石、香附二味为末，姜汁调服。

凡㿗疝非痛，断房事与厚味，不可以药。

凡治疝须先灸大敦穴三壮，乃足厥阴经也。

以上并丹溪法。

七疝诸名出《难经》，其中形状子和分，

或嫌治法专攻下，虚实良工颇用心。

按《难经》云：任脉之为病，其内常结，男子为七疝。夫所谓七疝者，寒、水、筋、血、气、狐、㿗七者是也。子和论七疝病源至为详悉。但其主治可以攻下之法为主治，不能使人无疑耳。当先视其人之虚实、病之浅深而施治焉可也。

张子和云：寒疝者，其状囊冷，结硬如石，阴茎不举，或控睾丸而痛。得之于坐卧湿地，或寒月涉水，或值雨雪，或坐卧砖石或风冷处，使内过房，宜以温剂下之。久而无子。

按寒疝初得之，宜金匮乌头煎。兼表证者，乌头桂枝汤、三因葱白散主之。

病久，实则泻之，秘传加味茱萸内消丸；虚则补之，宜茱萸内消丸，东垣丁香楝实丸主之。

血疝者，其状如黄瓜，在[①]小腹两旁，横骨两纹约中，俗名便痈。得于重感春夏大燠，劳于使内，气血流溢，渗入脬囊，留而不去，结成痈肿，脓少血多，宜以和血之剂下之。

按血疝初得之，宜双解汤以下之，后用四圣散以托之。

水疝者，其状肾囊肿痛，阴汗时出，或囊肿状如水晶，或囊痒而搔出黄水，或小腹按之作水声。得于饮水醉酒，使内过劳，汗出而遇风寒湿之气，聚于囊中，故水冷，令人为卒疝。宜以逐水之剂下之。

按水疝初得之，宜辨疑加味五苓散，或五苓散煎汤吞四神丸主之。病久者，实则泻之宜茴香楝实丸；虚则补之，宜安肾丸、夺命丹主之。

筋疝者，其状阴茎肿胀，或溃而为脓，里急筋缩，或茎中作痛，痛极则痒，或挺纵不收，或出白物如精，随溲而下。得之于房室劳伤，或邪术所使，宜以降心火之剂下之。

按筋疝初得之，邪气正实，宜导赤散送下导水丸以泻之。久则气虚，宜苍术难名丹以收敛之，或清心莲子饮方见淋浊。

气疝者，其状上连肾腧，下及阴囊，多得于号哭忿怒，则气郁而胀，号哭忿怒罢，即气散者是也。有用针出气而愈者，针有得失，宜以散气之剂下之。小儿多有此疾，俗名偏坠。得之于父已年老，或年少多病，阴痿精怯，强力入房，因而有子。此胎病也，其症难治。惟筑宾穴有灸之而愈者。

按气疝初得之，宜复元通气散下之，后以加减木香流气饮以渐消之。

狐疝者，其状如仰瓦，卧则入小腹，行立则出小腹，入囊中，以手按之则有声，故云。其大如瓜，其声如蛙。狐则昼出穴而溺，夜入穴而不溺。此疝出入上下往来正与狐相类也。亦与气疝大同小异，今人带钩铃者是也，宜以逐气流经之剂下之。

按狐疝宜用复元通气散下之，后用金匮蜘蛛散作丸，加味五苓散作汤送之。大

---

① 在小腹两旁：原作“右小腹两旁”，据视履堂本改。

抵此病难治。

㿗疝者，其症阴囊肿，垂下如升斗，不痒不痛者是也。得之于地气卑湿所生，故江淮之间多有此疾，宜以去湿之剂下之。

按㿗疝必不可下，初服术附散，后附加味守效丸，更灸章门二穴。女子阴户凸出，虽亦㿗疝之类，俗名茄病，谓其下垂如茄状也，乃热则不禁固之病，不可认为虚寒而治以温热之剂。宜以苦坚之，甘缓之，升而举之可也。此病难治，宜东垣补肝汤及橘核丸主之，灸气海穴。

以上七疝，丹溪通用二陈汤主治。故治疝之方丹溪居多。又如治食积与瘀血成痛者，或阳明经湿热传入太阳，小腹结核痛者，或㿗疝腰痛者，诸方与前治疝方大同小异。今除古今方，专用燥热之药者，恐非久病郁热之人所用宜也，姑舍之。如五苓散之通治诸疝，《金匮》之当归生姜羊肉汤以治痛连两胁，《直指》之川楝丸、金铃散以治㿗疝，《辨疑》之荔枝散，《青囊》之四圣散、蟠葱散以治疝，皆奇方也。予之家传加味芎归汤以治诸疝，屡用屡验。

如脾肾素虚者，宜补肾丸主之。

小肠气与疝相如，语症虽殊治不殊，
更有肾肝诸异症，疑从湿热一般除。

小肠气者，小腹痛，控睾引腰脊，上冲心，痛而不肿者是也。《甲乙经》云：邪在小肠也。谓寒邪始客于小肠，因经络并于厥阴，故下控引睾丸而痛，虽亦如疝，然只言小肠气，所以古人治法并与疝同。自有所兼之症，殊不知痛引腰脊者，此有表症也，宜盐煎散；只引睾而痛者，宜金铃子散；如痛上冲心者，宜加味失笑散；如小腹中有形如卵上下来去，痛不可忍者，宜葫芦巴丸；有表者，加味香苏散妙。

阴臊、阴痒、阴汗之病，男女有之，皆湿热所为也，并用龙胆泻肝汤、柴胡胜湿汤主之。

阴汗湿痒，爬搔成疮者，先以吴茱萸或大腹皮、蜂房煎汤洗之，拭干，用炉甘石散渗之。

又方，用糯草，将皂角入草内，烧烟熏之，十余遍即愈。

又方，用猪尿胞，火炙令熟，空心吃，盐酒啖。

又方，治阴囊溃烂者，以野紫苏叶，火炙软，包贴，甚良。

又方，茎溃烂，宜服当归龙荟丸。

阴臭者，宜先刺行间二穴，后针少冲二穴并泻之。

治疝诸方

丹溪加减二陈汤丸　治七疝多用热药而获效者，即《内经》从治之法耳。须用寒凉之药监制之，不可纯用大热之剂，加乌头、附子之类，令人久服多服必变剧，不可治矣。但以本方加枳实、橘核、栀仁并炒，长流水煎，入姜汁，食前热辣饮之。后有加减法。

瘀血作痛者，加玄胡索、桃仁泥。

滞气作痛者，加木香、茴香、楝实、青皮。

如六脉沉细手足厥冷者，加附子、干姜、肉桂以佐之。

如睾丸痛甚者，加荔枝（炒）、乳香、没药，为细末，入汤内调服。

如木肾肿大如升斗者，去甘草，加海藻、昆布、荔枝（炒）、茴香（炒）、川楝子，共为末，作丸服。

又方　治食积与瘀血成痛者，用

栀子　枳实　桃仁　吴茱萸各炒　山楂等分

为末，顺流水入姜汁作汤调服。

又方 治阳明经受湿热，传入太阳，恶寒发热，小腹连毛发结核，闷痛不可忍者，用

栀仁 桃仁 枳核各炒 山楂等分

为末于砂钵内，入姜汁，用顺流水荡起，煎热服。

辨疑加味五苓散 予考小肠多气少血之经，心气郁结，则腑受邪，肝气一盛则子亦盛矣。故二气攻入小肠膀胱而痛者，但手扪之可忍，殊不知皮膜渐宽，其气愈炽。服药不能避忌，年远根深蒂固，斯难治矣。予每用五苓散加行气之药，获效者多。故治小便出邪之法，知者鲜矣。

五苓散加茴香 橘核各炒 川楝子 木通 槟榔

丹溪治肥人肿疝作痛，发热恶寒者，五苓散加茴香煎服，如神。

元戎治疝气卒痛，小便涩者，五苓散加川楝子，为末，米饮调服。

《青囊》治偏坠，五苓散去桂，加牵牛、吴茱萸（汤泡，炒），如胀，加枳壳（炒）；痛，加八角茴香等分，煎服。

金匮乌头煎 治寒疝绕脐痛，若发则自汗出手足逆冷，其脉沉弦。

乌头大者，五枚，炮去皮

上㕮咀，以水三升，煮取一升，去乌头，入蜜二升，煎令水气尽，取二升，强人服七合，弱人服五合。不瘥，明日再服，不可一日顿服。

其寒疝腹中痛逆冷，手足不仁，若身疼痛灸刺，诸药不能治抵当者，以桂枝汤方见伤寒煎成五合，解开乌头煎五合，共一升，名乌头桂枝汤。初服二合，不治，即服三合。又不治，复加至五合。其治者，如醉状，得吐者，为中病。

当归生姜羊肉汤 治寒疝腹中痛，及胁痛里急者。

当归三两 生姜五两 羊肉一斤

上三味，以水八升，煮取三升，温服七合，日三服。

若寒多者，加生姜成一升，再加水五升，煮取三升二合。

痛而加呕者，加陈皮二两，白术一两。

三因葱白散 治一切冷痛，疝痛疼。

川芎 当归 枳壳炒 官桂 青皮 干姜 厚朴炒 茴香炒 茯苓 白芍 川楝子 麦糵炒 神曲炒 三棱煨 木香 莪术煨 熟地黄 人参各等分

每服五钱，葱白二寸，水煎，盐少许，空心服。

东垣丁香楝实丸 治男子七疝，痛不可忍，妇人瘕聚带下。皆任脉所主阴经也，乃肾肝受病，故治同法。

当归 附子炮 茴香炒 川楝子各二两

上㕮咀，用好无灰酒三升同煮，干为度，焙干，作细末。每药末一两，入丁香、木香各半钱，玄胡索五钱，全蝎十三个，共为细末，与前药末和匀，酒糊为丸，如梧桐子大，每服三十丸加一二百丸，空心温酒下。

茱萸内消丸 治肾经虚弱，膀胱为邪气所搏致成寒疝，阴癫偏大。

山茱萸去核 陈皮 吴茱萸炒 马兰花 木香 肉桂 川楝子去核 舶上茴香炒 青皮 破故纸炒，各等分

上为末，酒糊丸，如梧桐子大，每服五十丸，空心温酒下。

加味茱萸内消丸 治肾虚为邪所袭，留伏作痛，阴癫偏大，或生湿疮，出脓水。

吴茱萸半酒半醋浸一宿，焙干 舶上茴香盐炒 山茱萸去核 马兰花醋洗，焙 川楝子取肉 官桂 玄胡索略炒 黑牵牛炒，取头末 橘红 青皮 海藻洗去咸砧，各一两 桃仁浸，去皮尖 白蒺藜炒，去粗 木香各半

两

上为末，酒面稀糊为丸，如梧桐子大，每服四十丸，食前温酒盐汤下。

四神丸　治肾冷，水疝胀痛。

吴茱萸用酒醋浸，同上制　大香附杵净，各一两　荜澄茄　木香各半两

上为末，粳糊丸，梧桐大，每服七十丸，用五苓散，入连根葱白一寸，灯蕊七茎，煎汤下。

茴香楝实丸　治水疝，痛不可忍，及小肠气痛。

川楝子炒　茴香炒　山茱萸去核　食茱萸炒　青皮　吴茱萸炒　陈皮　芫花醋炒，减半　马兰花各等分

上为末，醋糊丸，如梧桐子大，每服三十丸，空心温酒下。

夺命丹　治水疝，肾肿硬，日渐长，阴间湿痒，抓成疮者。

吴茱萸四制用酒、醋、盐汤、童便各浸一宿，一斤　泽泻焙干，二两

上为细末，酒糊为丸，如梧桐子大，每服五十丸，空心盐汤下。

安肾丸　治肾虚不足，膀胱虚冷，致成水疝。

川乌炒　辣桂各二两　茯苓　石斛酒炒　白术　白蒺藜炒，去刺　巴戟肉　苁蓉酒洗，焙　萆薢　山药　破故纸炒　桃仁炒，去皮尖，各六两

上为细末，炼蜜丸，如梧桐子大，每服五七十丸，空心盐汤下。

苍术难名丹　治无阳气衰，脾精不禁，或出白物如精，随便而下。

苍术擦去粗皮，一斤，米泔浸一夜，焙干　舶上茴香炒　川楝肉各三两　川乌炮　破故纸炒　白茯苓　龙骨另研，各二两

上为细末，酒糊丸，如梧桐子大，朱砂为衣。每服五十丸，空心盐汤下。

导水丸　治湿热内郁，发为筋疝。

大黄　黄芩条实者，各二两　牵牛头末　白滑石各四两

上为细末，水丸如梧桐子大，每服四、五十丸，用导赤散（木通、生地黄、甘草梢子等分）煎汤送下。

双解汤　治血疝，内蕴热气，外挟寒邪，精血交滞，肿结疼痛。

辣桂　川大黄生　白芍药　泽泻　牵牛炒，取头末　桃仁去皮，炒，各等分　甘草节，减半

各㕮咀为末，每服五钱，姜五片，食前煎服，日两服。先小便快，热从小便出，后大便利，皆是稠毒。

四圣散　治血疝、便毒及肠痈，神效。

生黄瓜蒌去皮，一枚　粉草末，四钱　没药末，三钱　乳香末，一钱

上件，用好红酒二大碗，慢火煎至一盏，分作两服，两日服尽。

大便顺，导恶物妙。若干瓜蒌，则用两枚。

复元通气汤　治气疝作痛。

舶上茴香炒　穿山甲蛤粉炒胖　木香各一两半　玄胡索　白丑头末　炙草　陈皮去白，各一两　乳香末　当归一两半　没药末，各半两

上为细末，每服二钱，空心热酒调下。

加减木香流气饮　治气疝不消。

木香　青皮不去穰　香附醋浸　白芷　甘草减半　陈皮　莪术煨　三棱煨　川楝肉　茴香炒　枳实炒　山楂肉　半夏　茯苓　苏叶　槟榔　白术　肉桂　木通　厚朴炒　川芎　当归　石菖蒲　大腹皮各等分

共为细末，每服一二钱，食前温酒调服，日三服。

清膈丸　治因湿热气滞。

黄芩　黄连炒，各五钱　香附二两半

苍术制，二两

上为细末，新取红熟瓜蒌（去皮和子捣烂），和药丸，如绿豆大，每服三五十丸，白汤下。

金匮蜘蛛散 治阴狐疝气，偏有大小，时上时下。

大蜘蛛炙焦，十四枚 辣桂半两

上为细末，米饮和服八分，日再服，蜜丸亦可。

丹溪治疝方名术附汤 治癞疝，一名木肾。

苍术 香附各盐炒 黄柏酒炒，以上为君 青皮去白 玄胡索 益智 桃仁以上为臣 茴香盐炒 附子炮 炙草以上为使

上㕮咀，每服五钱，顺流水煎服。

加味守效丸 治癞疝要药，不痛者，此丹溪方法也。

南星 山楂 苍术各二两 白芷 半夏制 枳实炒 神曲炒，各一两 海藻半两 昆布半两 玄明粉 吴茱萸 加青皮 荔枝核各一两

上为末，别取神曲糊丸，空心酒下。

经验马兰花丸 治七疝癞气及妇人阴癞坠下，小儿偏坠，皆效。

马兰花酒炒 川楝肉 橘核 海藻 海带 昆布三味各用盐酒炒 桃仁去皮，各一两 木通 厚朴制 枳实炒 肉桂 玄胡索 木香 槟榔各半两

脉沉细，手足逆冷者，加川乌（炮），各[①] 五钱。

上为细末，酒糊丸，如梧桐子大，每服五、七十丸，或酒或姜盐汤下。

橘核丸 治男子木肾、妇人阴癞。

橘核炒 南星炮 半夏洗 黄柏酒炒 苍术盐炒 山楂肉 白芷 神曲炒 滑石 昆布 吴茱萸酒、醋分浸，各等分 妇人加当归 川芎

上为末，酒糊丸，如梧桐子大，空心盐汤下五七十丸。

东垣补肝汤 治男子前阴如水，女子阴癞，皆肾肝虚也。

黄芪七分 人参 葛根 白茯苓各三分 升麻四分 柴胡 羌活 当归身 黄柏炒 连翘 泽泻 苍术炒 炒曲 知母 防风 陈皮各二分 猪苓四分 炙草半钱

上㕮咀，水二盏，煎一盏，空心稍热服。

加味香苏散 治小肠气，肾核胀痛。

苍术 香附 陈皮 川楝肉各二钱 甘草五分 苏叶一钱半

作一服，酒、水各一盏，连须葱白五根，煎服。

五叶汤 治疝痛立效。

椒叶 枇杷叶 野紫苏叶 苍耳叶 桃叶 水晶蒲

上五味，不拘多少，煎汤浴洗。

川楝丸 治外肾胀大麻木痛硬，及小肠气偏坠等症。

川楝子四十九粒，不蛀者，分七制，取肉，一分 茴香二钱半，同炒，留茴；一分 破故纸二钱，同炒，留故纸；一分 黑丑二钱半，同炒，留丑；一分 盐一钱，同炒，留盐；一分 斑猫十四个，同炒，去猫；一分 巴豆十四个，两断，同炒，去豆；又一分 川萝卜子二钱半，同炒，去萝卜不用 舶上茴香炒，半两 木香 辣桂各二钱半

上川楝子并所留药，与后三味各为细末，酒调稀糊为丸，梧桐子大，每服三十丸，食前盐酒下。积日计功。

金铃子即川楝子**散** 治膀胱小肠气，外肾肿痛。

大川楝子用汤浸去皮，七个切作薄片[②]，以巴豆三十五，去皮，每粒作两、三段，夹炒，候巴豆色焦，去巴不用 舶

① 各：疑为衍文。

② 七个切作薄片：原作“每个切作七片”，据视履堂本改。

上茴香等分　木香减半

共为细末，每服二钱，酒水各半碗，连根葱白二寸，煎汁，食前调下。

荔枝散　治疝气，阴核肿大，痛不可忍。

荔枝核十四枚，新者，烧存性　沉香　木香　青盐炒　八角茴香炒　食盐炒，各一钱　川楝肉　小茴香炒，各二钱

上为细末，酒调服二钱，一服痛住，甚妙。

蟠葱散　即五苓散去桂，加黑丑、桔梗、车前子是也。

治疝气效。

补肾汤　治脾肾俱虚，疝气入腹，小腹绞痛，胸隔痞塞。

人参　茯苓　黄芪　附子炮　白术各一钱　沉香四分　木瓜一钱五分　羌活五分　炙草　川芎各二分　紫苏三分

水二盏，姜三片，枣二枚，煎一盅，食前服。

家传芎归汤　治诸疝神效。

川芎　当归尾　青皮不去穰　木香　山楂　山栀仁炒　木通　川楝子　小茴香　猪苓　泽泻各等分

上㕮咀，用流水煎，空心服。

盐煎散　治小肠气吊腹中，成阵刺痛，痛引腰脊。

益智仁　白芷　干姜炮　茴香炒　乌药　甘草炙　香附各一钱　槟榔　麻黄去节　川芎　枳壳炒，各五分，青皮

上分作二服，每服入盐少许，水煎，食前服。

加味失笑散　治小肠气痛上冲心者。

五灵脂　蒲黄隔纸炒　加玄胡索各等分

上为细末，每服二钱，酒、水各半盏，煎七分，食前服。

胡芦巴丸　治小肠气，蟠肠气，奔豚疝气，偏坠阴肿，小便有形如卵，上下来去，痛不可忍，或绞结绕脐，攻刺呕吐者。

胡芦巴炒　川楝子蒸，去皮、核，焙，各四钱　川乌炮，去皮脐　巴戟肉各一钱半　茴香炒，三钱　吴茱萸半酒半醋浸一宿，焙，二钱半　牵牛炒，取头末，二钱

上为细末，酒面稀糊丸，如梧桐子大，每二十丸，空心温酒下。

龙胆泻肝汤　治阴部时复湿痒及臊臭。

柴胡　泽泻各一钱　车前子　木通各五分　生地黄　当归尾　龙胆草各五分

上㕮咀，水三大盏，煎至一盏，去粗，空心宿食消尽带热服，更以美膳压之。

柴胡胜湿汤　治外肾冷，两髀枢阴痿，阴湿痒臊臭。

生甘草　酒黄柏各一钱　柴胡　当归尾　龙胆草　麻黄根　羌活　茯苓　汉防己各五分　红花少许　五味子三粒　升麻　泽泻各七分半

上作一服，水三盏，煎至一盏，去粗，食前服。忌酒、鸡、面、房事。

炉甘石散　治阴汗湿汗及阴茎、阴囊溃烂。

炉甘石绿色者，煅，一两　真蛤粉　黄连　五倍子各半两

上为末，先以蜂房、大腹皮煎汤温洗，后拭干上药。

卷之十七

咳　　嗽

咳嗽何分声与痰，只将四气作蹄筌，
春风夏暑秋多湿，冬月违和总受寒。

按《机要》云：咳谓无痰而有声，肺气伤而不清也。嗽谓无声而有痰，脾湿动而生痰也。咳嗽谓有声有痰，因伤肺气动于脾湿也。此是论其理，如此，咳嗽本一证，子和论之矣，不必拘泥。只以风寒暑湿分春夏秋冬，为外所因，各以正治可也。若因虚、因气、因痰、因火，为内所因者，已详见前篇气血痰火虚之中，兹不复赘。

伤寒咳者，憎寒发热，无汗恶寒，烦躁不渴，鼻塞声重。此由形寒饮冷得之。其脉浮而紧，多发于冬，宜小青龙加杏仁汤主之。方见伤寒。

伤风咳者，憎寒壮热，自汗恶风。口干烦躁，鼻流清涕，欲语因咳言不得竟。其脉浮而缓多发于春，宜人参荆芥散主之。

伤暑咳者，烦热饮引，口燥，或吐涎沫，其脉洪数，多发于夏，宜小柴胡加知母石膏汤主之。方见伤寒。

伤湿咳者，骨节烦疼，四肢重若洒淅。其脉细，多见于秋，宜不换金正气散，去藿香加紫苏叶、神曲主之。

治嗽三法脉为例，浮则初从发散议，
沉实消详清利行，濡弱属虚宜补益。

治嗽大法，以肺脉为主，更参以所见之证治之。

如脉浮者，为风寒外感，宜以发散治之，五拗汤、华盖散、参苏饮是也。

如脉沉实者，为气壅内热，宜以清利行之。便涩者，以葶苈丸、大陷胸丸；无便溺之阻隔者，东垣凉膈散合白虎汤、或小陷胸汤加枳桔汤主之。

如脉濡弱者，为肺虚，宜补益之，宜钱氏阿胶散。其咳而面浮肿者，宜加葶苈五皮汤主之，及清肺散、人参款花膏、九仙散择而用之。痰甚者，沉香消痰丸主之。

肺虚甚者，人参膏，以生姜、陈皮佐之。有痰，加痰药。此好色肾虚者有之。或琼玉膏亦可用也。

咳嗽连绵肺已虚，补脾滋肾莫踌躇，
一朝憔悴成劳亟，脉证乖违事可虞。

咳久成劳，肺为元气之主也。久咳不止者，宜以补脾为主，乃虚则补其母也。参术调中汤主之，又宜滋肾之阴。肾为肺之子，肺中有火，子来救之，六味地黄丸主之。此治嗽不易之定法也。

治咳之法，当以顺气为先，下痰次之。如有表邪未尽者，不可便用补剂及乌梅、粟壳之类。尤忌忧思过度，房劳过伤，遂成瘵痰矣。

咳而脉紧者，死；沉小伏匿者，死；咳而羸瘦者，脉坚大者，死。

咳而脱形，发热，脉小坚急者，死。

凡肌瘦脱形，热不去，咳而呕，腹胀且泄，脉弦急者，皆死证也。

肺痿肺痈何以别，脉来虚实分明说，
数虚肺痿薏苡仁，数实肺痈宜甘桔。

《金匮》曰：热在上焦，因咳为肺痿。或从汗出，或从呕吐，或从消渴，小便利数，或从便难，又被快药下利，重亡津液，故得之。寸口脉数，其人咳，口中反有浊唾涎沫者，为肺痿。若口中辟辟燥，咳即胸中隐隐痛，脉反数滑，此为肺痈，咳唾脓血。

脉数虚者，为肺痿，宜养其气，薏苡仁散主之。

脉数实者，为肺痈，当凉其血，宜甘桔主之。

治咳[①]经验诸方

人参荆芥散　治肺感风邪，上壅咳嗽，头目不清，言语不出，咽干项强，鼻流清涕。

陈皮去白　荆芥穗　桔梗　半夏洗　细辛　甘草炙　人参　杏仁去皮尖　木通　麻黄去根节，各等分

上㕮咀，每服四钱，水一盏半，姜五片，煎八分，食后温服。

五拗汤　治风寒咳嗽，肺气喘急。

麻黄不去根节　杏仁不去皮尖　甘草生　荆芥穗　桔梗各等分

上㕮咀，姜三片，水煎，温服。咽痛甚者，煎热加朴硝少许。

一方，去桔梗、荆芥，名三拗汤。内加石膏、腊茶叶，名五虎汤，治喘。

华盖散　治肺感风寒，痰壅咳嗽。

麻黄去节　紫苏子炒　桑白皮炒　赤茯苓　杏仁去皮尖，炒　炙甘草减半　橘红去白，各等分

上㕮咀，每服二钱半，姜枣煎，食后服。

不换金正气散　治伤湿咳嗽。

厚朴姜汁炒　陈皮去白　苍术米泔浸　半夏洗　白茯苓　紫苏叶各等分　甘草减半　神曲炒，研细末，等分，另入药

上㕮咀，除神曲末，用水一盏半，生姜三片，枣二枚，煎一盏，去渣，入曲末服。

人参膏、参术调中汤、六味地黄丸　并见内伤及虚损。

参苏饮　治咳而有痰者。

人参　茯苓　枳壳　半夏　前胡　桔硬　紫苏　干葛　陈皮去白，各等分　甘草减半

上㕮咀，水二盏，姜三片，葱三枝。气盛加木香。

钱氏葶苈丸　治咳嗽，面赤身热，痰盛喘促者。

甜葶苈去土，放铫内，隔纸略炒　黑牵牛炒，取头末　汉防己　杏仁去皮尖及双仁者，炒黄，另研如泥

上前三味研为细末，入杏膏研匀，取蒸陈枣肉，捣为丸，如绿豆大，每服三十三丸至五十丸，淡姜汤下，中病即止。

大陷胸丸　治咳嗽胸满气实者，及停饮而咳者。

大黄　葶苈微炒　芒硝另研　杏仁如上制，各半两　甘遂一钱

上除芒硝、杏仁二味，研为细末，入芒硝、杏膏，合研为剂，炼蜜丸如弹子大，约重一钱，用水一盏，煎六分，食后服。

小陷胸汤加枳梗汤　治痰咳，胸满而痛，咽喉不利。

黄连一钱三分　半夏二钱六分　瓜蒌子连穰，二钱半　枳壳　枳梗各一钱

上㕮咀，用水二盏，先煎瓜蒌，取一盏半，去渣，入药再煎八分，去渣，食后温服。

---

① 咳：原作“数”，据视履堂本改。

凉膈白虎汤　治上焦积热，肺胀而咳，胸高上气而渴者。

即东垣凉膈散方见火病，白虎汤方见暑病，二方相合是也

葶苈五皮汤　治上气喘嗽，面目浮肿。

陈皮去白　桑白皮　大腹皮　茯苓皮　生姜皮　葶苈炒，研细，各等分

上㕮咀，水煎，临卧服。

钱氏阿胶散　治久嗽，肺无津液。

真阿胶一两半，蛤粉炒　黍粘子二钱半，炒　马兜铃半两　甘草一钱，炙　杏仁七个，去皮尖，另研霜　糯米一两

上为细末，每服一钱或二钱，水一盏，煎六分，食后温服。

清肺散　治肺气上热咳嗽。

前胡　荆芥　桑白皮炒　甘草炙　枳壳曲炒，各三分　贝母去心　知母　薄荷叶　赤茯苓　桔梗　杏仁去皮尖　紫苏　阿胶　天门冬去心，各五分

上㕮咀，姜三片，乌梅一枚，水煎，食后服。

人参款冬膏　治肺虚咳嗽。

款冬花　紫菀洗去土，炒　人参　北五味　桑白皮蜜炒，各等分

为末，炼蜜丸，如弹子大，含化一丸，淡姜汤下。

琼玉膏　治虚劳、干咳嗽、好色之人，此方最捷。

人参十二两　白茯苓去筋膜，二十五两　沉香　真琥珀，各半两　生地黄择取，十斤，捣自然汁，忌铁　白沙蜜以法炼去蜡，五斤

上以前四味共为细末，却将地黄汁入炼蜜中和匀，用密绢绞去渣，放瓷罐中，入药搅匀，外用绵纸封口，又以箬叶封固，取长流水于锅中，桑柴火慢慢煎一昼夜，旋添热水，取罐埋土中一夜，去火毒，收起，每服一二匙，滚白水化下。

九仙散　治一切久嗽。

人参　桑白皮蜜炒　桔梗　阿胶珠　五味子各一钱　乌梅一个　贝母五分　款冬花一钱　粟壳去穰带蒂，蜜炙，二钱

上㕮咀，作一服，水二盏，姜三片，煎一盏服。

沉香消化丸　治痰壅，久嗽不止。此滚痰丸变法也。

青礞石硝煅金色　枯白矾　牙皂　南星炮去皮脐　半夏洗，去滑，各二两　沉香五钱　黄芩二两　白茯苓　陈皮去白，各二两　枳壳炒　枳实炒，各一两半　薄荷叶一两

上为细末，姜汁煮神曲糊为丸，如梧桐子大，每服五十丸，饴饧拌吞，淡姜汤下。

附录

如好色之人，阴虚咳嗽者，用四物汤加知母、黄柏、五味子、人参、麦门冬、桑白皮、地骨皮服之妙。

如饮酒之人痰嗽者，用半夏曲、瓜蒌霜各五两，贝母、桔梗各二两，知母一两，枳壳一两半。上为细末，姜汁浸，蒸饼为丸服。

如有七情之伤，痰嗽气急者，用苍术三两，（泔水浸），香附子一两半（童便浸），萝卜子（炒）、紫苏子（炒）、杏仁、瓜蒌仁、半夏各一两，黄芩、茯苓各五钱，川芎三钱。

上为末，姜汁为丸。

止嗽烟筒　用鹅管石、雄黄、款冬花、佛耳草各等分，为末，为鸡子清刷纸上，待干，转药末作筒，烧烟，以口衔吸烟入喉，白汤咽下，立效。

灸法　肺俞二穴，足三里三穴。

薏苡仁散　治肺痿。

薏苡仁　百部　黄芪生　麦门冬　当归身　白芍药　黄芩酒炒　人参　桑白皮蜜炙，各等分　五味子十粒

上㕮咀，水二盏，生姜三片，煎服。

甘桔汤　治肺痈，咳唾脓血。

桔梗　当归　瓜蒌仁　汉防己　桑白皮　贝母　杏仁炒　甘草节　薏苡仁　百合　黄芪　玄参

上等分，㕮咀，水二盏，姜二片，煎服。

卷之十八

哮　喘

哮为恶候古今传，宿疾绵延却不嫌，
五虎苏沉能解急，未闻有药可除根。

哮以声名，喘以息急言。夫喘促，喉中如水鸡声者，谓之哮。气促而连属不能以息者，谓之喘。哮为咽痰，喘为暴病，治之各不同也。

人素有哮喘者，遇天寒暄不常则发，发则连绵不已，宜苏沉九宝汤，最捷药也。又经验秘方，可选用之。忌用信砒，恐致杀人。

人之病喘者，须审其受病之因。如因于风寒外感者，宜五虎汤、麻黄泻白散主之；如因水气乘肺而喘者，宜郁李仁丸主之；如痰盛者，宜千缗汤、丹溪治痰喘方主之；因于肺热者，宜宝鉴加减泻白散、河间葶苈大枣泻肺汤；虚者，宜五味子汤主之。

人有大病不得瘥，一朝加喘者，不治。故汗出发润喘者，为肺绝。身汗如油喘者，为命绝。直视谵语喘满者，死。诸有笃病，正气欲绝之时，邪气盛行，多壅逆而为喘。然则喘之危恶，又岂可以寻常目之。

上气喘呼痰有声，四肢冷逆汗浸淫，
脉浮迟滑人生也，涩数微虚命必倾。

经曰：诸逆冲上，皆属于火。上气喘呼，痰鸣有声，火炎上之象也。手足逆冷，汗出肤寒者，火极而兼水化也。以脉决之，其脉浮滑而迟者，吉；数疾微涩者，凶。

治喘经验方

苏沉九宝汤　治老人小儿素有哮喘，遇寒暄不常，发则连绵不已，咳嗽哮吼，夜不得卧。

桑白皮蜜炒　薄荷叶　大腹皮　紫苏叶　甘草炙　麻黄去节　官桂　陈皮去白　杏仁去皮尖，各等分

上㕮咀，水一盏半，姜三片，乌梅半个，煎八分，食后临卧温服。

经验秘方　治远年哮喘。

桑树内蠹虫粪一升，炒　萝菔子半升，炒　甘草生，三两　杏仁半升，不去皮、尖，炒，另研

共为极细末，汤浸蒸饼为丸，如梧桐子大，每服五七十丸，淡姜汤送下。

又方　用苎麻根和沙糖煮烂，时时咀嚼咽下。永绝病根，神效。

五虎汤　治喘急痰气。

麻黄七分　杏仁去皮尖，二钱　甘草四分　细茶炒，八分　白石膏一钱半

上㕮咀，水煎服。

麻黄泻白散　治大人小儿风寒伤肺，喘急咳嗽。

桑白皮　地骨皮各一钱　甘草　麻黄　杏仁各半钱

上㕮咀，加姜三片，水煎服，神效。

宝鉴加减泻白散　治上气喘促，口干烦热，咽膈不利。

桑白皮一钱　地骨皮　细黄芩　陈皮去白　青皮去白　桔梗　甘草各五分

上㕮咀，水煎，食后服。

郁李仁丸　治水气乘肺，气逆而喘。

葶苈如上制　郁李仁去壳，炒　真苏子炒　杏仁去皮尖　陈皮去白　防己　赤茯苓各等分

上为末，炼蜜丸如梧桐子大，每服三、四十丸，食后，生姜紫苏汤下。

千缗汤　治痰喘不能卧，人扶而坐，一服即安。

半夏七枚，汤泡七次　甘草炙，一寸　生姜一指　牙皂一寸

上㕮咀，作一服，水煎。

丹溪治痰喘方

南星炮，一两　半夏洗七次，二两，二味研末　姜汁作曲　杏仁去皮尖　瓜蒌子去壳，各研，取霜　香附子童便浸　陈皮去白　皂角烧存性　萝卜子[①]蒸，各半两

上为末，神曲糊为丸，每服六七十丸，姜汤下。

五味子汤　治肺虚而喘。

五味子五十枚　麦门冬去心　杏仁去皮尖　人参　陈皮去白　生姜各一线　大枣三枚

上㕮咀，作二服，每服水二盏，煎一盏，食后温服。

河间葶苈大枣泻肺汤　治肺胀胸满，上气喘急。

葶苈子不拘多少炒为末，炼蜜丸如弹子大

上以水三盏，大枣十枚，煎二盏，去枣，入葶苈丸一丸，再煎至一盏，温服。

灸法

璇玑一穴　气海一穴　足三里二穴

---

① 萝卜子：原作“萝菔子”，据视履堂本改。下同。

卷之十九

霍　乱

病人霍乱事堪惊，吐利交并又转筋，
心腹痛疼时眩晕，宜分干湿受三因。

陈无择云：霍乱者，心腹卒痛，呕吐下利，憎寒壮热，头痛眩晕。先心痛，则先吐；先腹痛，则先利。心腹齐痛，吐利并作，甚则转筋，入腹即死。霍乱恶证，无越如此。

仲景云：邪在上焦则吐，邪在下焦则泻，邪在中焦则既吐且泻，此为急病也。然吐利为急，十死其一二。如挥霍扰乱，而不得吐泻者，此名干霍乱也，多死。法曰：既有其入，必有所出。今有其入，而不得其出者，否塞也。

仁斋云：湿霍乱，死者少；干霍乱，死者多。许仁则尝[①]有是言矣。盖谓所伤之物，因吐利而出泄，泄尽则安。若上不得吐，下不得利，所伤之物壅闭，则正气关格，阴阳躁扰，狂闷喘胀而死矣。

按陈氏三因之论，外因诸风，则恶风有汗，伤寒则恶寒无汗，中湿则重著，冒暑则热烦。其因于风寒湿者，并宜藿香正气散，盖此方能发散风寒湿气也；因于暑者，宜六和汤主之。

内因七气所致郁，聚痰涎饮，痞膈不通，遂致满闷，乃作吐利，宜三因七气汤主之。

或诸饱食脍炙，恣食乳酪，冰脯寒酱旨酒，胃脘䐜胀，脾脏停凝，必成吐利，此不内外因也。虽自吐利，还须吐之，宜二陈汤探吐，吐后以治中汤主之。

干霍乱形如鬼邪，卒然闷绝可咨嗟，
古人救此多良法，应变而施莫过差。

干霍乱者，忽然心腹胀满，绞刺疼痛，蛊毒烦冤，欲吐不吐，欲利不利，状若神灵所附，顷刻之间，便致闷绝，俗呼绞肠沙者是也。宜用吐法、刺法、灸法。

转筋吐泻有三因，病属阳明足胃经，
惟有夏秋多此证，阴阳虚实治须分。

刘宗厚云：谨按伤寒传变为霍乱者殊少。惟夏秋之间暄热，人腠理疏，感风湿暍之气而生此证最多，有阴阳虚实不同。脉来浮洪者，可治；微而迟，气少不语者，为难治。

河间云：转筋吐泻者，其气有三。一曰风，二曰火，三曰湿。盖风、火、湿三气，皆能为转筋吐泻也。暍，即火也。大抵三气之中，皆从热治。《内经》曰：诸筋反戾，水液浑浊，皆属于热是也。

丹溪云：凡霍乱者，不渴者生姜理中汤最好；如渴用五苓散，加五味子、麦门冬、滑石；转筋血热，用四物汤，加酒芩、红花、苍术、南星主之。

又方，加减不换金正气散，通治霍乱。

吐泻者，中焦胃气所主也。是阳明胃之脉荣养宗筋。今暴吐泻，胃中之津液顿亡，宗筋失养，必致挛缩。甚则卵缩舌卷

---

① 尝：原作“当”，据视履堂本改。

者，为难治矣；如吐泻不已，转筋扰闷者，宜木瓜汤主之。

如腹痛甚不止者，宜诃子散；吐泻不纳药者，宜胡椒汤；腹痛吐泻不止者，宜诃子散。

此上三法，皆救其危恶之方也。

如吐泻过多，手足逆冷，六脉沉细，气少不语者，宜四顺汤主之。

霍乱多缘饮食伤，病人损谷最为良，
待其病去饥求食，健胃扶脾别有方。

河间云：吐泻不止者，其本在于中焦。或因渴而大饮，饮而过度；或因饥而始食，食而过饱，以致湿热内甚。故阴阳交错而不和，是为吐泻。慎勿与粟米粥汤，谷入胃则必死。

丹溪云：内有所积，外有所感，阳不升，阴不降，乖隔而成，非因鬼邪，皆饮食所致也。此上二条，皆先哲格言也。切勿与谷食，虽米一呷，下喉立死。必待吐泻止，过半日饥甚，方可与稀粥少食，以渐而将息也。宜椒术养脾丸，神效。平胃散、参苓平胃丸，以调理之。

治霍乱经验方

藿香正气散　治感风寒湿气，憎寒壮热，霍乱吐泻。

桔梗　紫苏　茯苓　白芷　藿香　大腹皮　陈皮　白术　苍术[①]　半夏曲　厚朴姜汁炒，各等分　甘草减半

上㕮咀，水二盏，姜枣煎服。腹痛加桂枝。

六和汤　治中暑热，心脾不调，气不升降，霍乱吐泻，寒热交作，小便赤涩。

半夏　缩砂　人参　藿香　赤茯苓　香薷　木瓜　扁豆炒　杏仁去皮尖　厚朴姜汁炒，各等分　甘草炙，减半

上㕮咀，水二盏，姜枣煎服。

七气汤　治七情郁结，五脏之间互相刑克，阴阳不和，挥霍变乱，吐泻交作。

半夏洗，一钱　白芍药八分　桂心八分　厚朴制，六分　茯苓各八分　紫苏叶　橘皮各四分　人参二分

上㕮咀，水一盏，酒半盏，生姜七片，枣一枚，煎七分，温服。

治中汤　治过食生冷，遂成霍乱。吐下胀满，食不消化，心腹痛。

即理中汤内加橘皮、青皮等分。

如脐下筑动者，肾气动也，去术，加桂。谓理中汤内加也。吐多者，去术，加生姜、半夏。利多者，仍用术。心悸者，加茯苓。腹满者，去术，加附子、厚朴。

生姜理中汤　治霍乱不渴者。或炼蜜为丸，名理中丸。

即理中汤加生姜是也。加减法见上。

冬月霍乱，加熟附子理中汤。

夏月霍乱，煎成汤放井中澄冷服之。

如吐利后转筋者，加火煅石膏等分。

呕吐者，加陈皮、半夏、丁香等分。每服生姜十片同煎。

泄泻者，加陈皮、茯苓等分，名补中汤。泄泻不已者，再加熟附子。不喜饮食，米谷不化者，又加缩砂，共成八味。

如吐利后胸中痞满，心隔高起，急痛手不可近者，加枳实、茯苓，名枳实理中汤。渴者，再加瓜蒌根等分。

如吐利过多，手足逆冷，脉沉细气少者，去白术加熟附子等分，名四顺汤。

天水五苓散　治夏月霍乱及身热，热多欲饮水者。

五苓散一剂，煎成汤，调天水散服。二方并见湿病。

加减不换金正气散　治霍乱吐泻，神效。

藿香　苍术　厚朴　陈皮　砂仁　白

---

① 苍术：原作“半夏”，据视履堂本改正。

芷 半夏 茯苓 甘草炙，减半 人参 神曲炒，各等分

上㕮咀，姜枣煎服。

寒加干姜；寒甚加熟附子。

木瓜汤 或因饮冷、或冒寒，或失饥、或大怒，或乘车船，伤动胃气，令人上吐下泻不止，头旋眼花，手足转筋，四肢逆冷，此危证也，宜急服之。

干木瓜一两 吴茱萸汤泡，焙，半两 茴香炒，二钱半 甘草炙，二钱

上㕮咀，分作三服，姜三片，苏叶十片，水煎，空心服。

又方

用吴茱萸半两 干木瓜切，半两 食盐半两

三味同炒焦。先用瓦罐，水三升，煮令有沸，却入药煎至一升八合，分作二服。

一方用枯白矾，为末，每服一钱，用百沸汤点服。

一方用盐一撮，醋一盏，煎七分温服。

加减四物汤 治转筋属血热者。

用四物汤一剂方见血病，加酒芩、红花、苍术、南星，煎服。

加减建中汤 治吐利转筋，胁下痛，脉弦者，木克土也。

用小建中汤一剂方见伤寒，加柴胡、木瓜等分，煎服。

转筋，男子以手挽其阴，女子以手牵乳两旁，此《千金》妙法也。

一方，治转筋霍乱，用蓼一握，去两头，水三升煮，取二升熏洗，立效。

诃子散 治心脾冷痛，霍乱吐利如神。

诃子肉 甘草炙 厚朴制 干姜 陈皮 草果仁 良姜 白茯苓 神曲炒，各等分

上㕮咀，入盐些少，水煎服。

胡椒汤 治霍乱吐泻。

胡椒七粒 生绿豆二十一粒

共研细末，煎木瓜汤调服。

良姜饮 治霍乱腹痛，神效。

藿香叶 良姜 木瓜 陈皮各等分 甘草炙，减半

上㕮咀，水煎服。

吐法 治霍乱心腹绞痛，用极咸盐汤三盏，热饮一盏，以手指刺口令吐，使宿食、宿痰吐出；不吐，又服一盏。吐讫后，服一盏。三吐乃止，此法大胜诸治，俗人以为浅近，鄙而不用，守死而已。

吐后以六君子汤调之。

刺法 委中二穴，以冷水，手拍起青，三棱针刺，去紫黑血，效。

如腹痛而手足暖者，此名阳沙，以针刺其手十指头近爪甲处，令其血出。仍先自两臂捋下其恶血，令取指头出血为妙。如腹痛而手足冷者，此名阴沙。看其身上红点，以灯草蘸油，火粹之。

灸法 霍乱吐泻不止。

中脘一穴在脐上四寸 气海一穴在脐下一寸半 天枢二穴在脐心两旁，各开二寸

各灸五壮，立愈。

又 治霍乱已死，而胸中尚有暖气者。其法，以盐填满脐孔，取艾灸之，不计壮数。立苏。

椒米养脾丸 扶脾壮胃，顺气温中，善治脏寒脾泄腹痛。

平胃散一斤 川椒去目与闭口，微炒出汗，为末，四两

上，蒜枣二味，捣成膏，和平胃散、椒末杵和丸，如梧桐子大，每服五六十丸，空心酒或米饮，盐汤下。服此丸，忌生冷、腌藏阴物。

神效平胃散 温养脾元，平和胃气，宽中进食，人可常服，老人尤宜。

厚朴姜汁炒　陈皮不去白　生姜和皮切，四两　甘草炙，各三两　苍术米泔水浸一日，五两　小红枣去核用，二百枚

上六味，各铿碎，用水五升，慢火煮干，捣作饼子，曝干，再研为细末，每服二钱，淡盐汤调服。

参苓平胃丸　治脾胃虚弱，泄泻不止。

人参一两　茯苓去皮，二两　厚朴姜汁炒，五两　粉草炙，一两　陈皮不去白，五两　苍术米泔水浸一日，切焙，八两

上为细末，另取山药八两，研末，水煮糊为丸，如梧桐子大，每服十五丸，空心，食前姜枣汤下。

霍乱脉或代而散，或隐而伏，脉结、促、代，皆不可断以死。脉大者，生；脉微弱渐迟者，死。

卷之二十

呕吐吞酸嘈杂

足胃阳明气下行，逆行而上食难停，
有声有物呼为呕，有物无声以吐名。

人身之中，足阳明胃脉之气自上而下，足太阴脾脉之气自下而上，上下循环，阴阳交接，谓之顺而无病也。故胃气逆而上，则为呕吐；脾气逆而下，则为泄泻。此吐泻之病，脾胃为之总司也。

胃家有热难留食，胃冷无缘纳水浆，
宿食停痰多痞满，胃虚恶食细消详。

胃中有寒者，食久即吐，喜热恶寒，四肢凄清，法当以刚壮温之，宜生姜理中汤，甚者，加熟附子。挟虚者，宜东垣丁香安胃汤主之。

胃中有热者，食入即吐，身热烦躁，法当以温凉解之，宜加减小柴胡汤。如夏月呕吐不止者，亦从热治，宜五苓散，加姜汁主之。

胃中有宿食者，不喜食，胸腹胀满，醋闷吞酸，吐出有酸燥之气，法宜消食去积，宜东垣藿香平胃散，或丹溪保和丸主之。方见内伤。

胃中有痰饮者，呕吐痰沫，痞满怔忡，法宜消痰逐饮，丹溪加味二陈汤及顺气化痰丸。方见痰病。

痰有寒热，宜分治之，并用加味二陈汤。

胃虚者，不能饮食，闻谷气则呕，宜补胃和中，加味异功散。人有酒后呕吐者，此从饮治，宜葛花解酲汤主之。方见内伤。

呕有脓腥不必攻，心痛吐水是蛔虫，
渴而后呕为停水，秘法能令格拒通。

《金匮》云：夫呕家有痈脓，不必治呕，脓尽自愈。

先呕后渴者，此为欲解；先渴后呕者，为水停心下，此属饮家，宜小半夏茯苓汤主之。呕家多渴，胃津液干也。欲饮水以自救，宜少与之，不可多也，多则反吐不止，谓之逆水，宜五苓散主之。方见湿门。

如时常恶心，吐清水，心胃作痛，得食则暂止，饥则甚者，此胃中有蛔虫也，宜乌梅丸方见寒门、槟榔散。方见诸虫门。

人有胃寒呕吐不纳药者，此阴盛格阳病也。家秘加减理中汤，一服立止，神效。

诸呕吞酸名属热，寒之不去变寒中，
临病审详休执着，病人嘈杂理相同。

吐酸、吞酸之病，《内经》谓热，东垣谓寒，文若相背而意实相通。丹溪谓《素问》言其本，东垣言其末，亦辨之未辨者欤。盖诸呕吐酸，明属于热。酸者，肝木之味也。世人不知肝欲散，宜食辛以散之，风淫于内，平以辛凉，专用芩、连、栀子，谓寒可以治热也。热之未除，中寒已生，热被寒郁，吐酸亦甚。东垣之用辛热者，乃火郁则发之。

呕吐酸水者，甚则酸水漫其心，不任其苦；其次则吐出酸水，上下酸涩，不能相对。当问其病之新久何如。如初病者，用小柴胡汤，吞三萸丸；如曾因伤生冷硬物得之者，加减二陈汤；曾因伤酒面、脍炙得之者，黄连清化丸；原有宿食留饮者，曲术丸加平胃散；性急多怒者，青镇丸；如久病者，丹溪茱连丸主之。

凡病吐酸、吞酸者，宜断厚味，以粝食蔬菜自养，则病易安。

嘈杂之病，似饥不饥，似痛不痛，而有懊侬不自宁之，况者是此痰因火动，宜消痰降火，清气化痰丸主之方见痰门。

肥人嘈杂者，宜二陈越鞠汤。凡嘈杂者，并宜三圣丸主之。又当忌口节欲，未有不安者。

有气嘈杂者，宜软石膏丸。

如嘈杂眩晕者，宜白术半夏天麻汤，妇人多此病方见眩晕。

呕哕无时有数声，病深见此可忧惊，
吐而不止成翻胃，别作他方膈噎论。

呕者，有声有物也；哕者，有声无物也，又曰干呕。如平人无时干呕者，此上焦气热上冲，宜东垣凉膈散，调木香散服，此疾惟饮酒之人多有之。如有痰者，更合二陈汤调木香散。

如病久深重者，不宜有此。经曰：木陈者，叶必落；弦绝者，声必嘶。病深者，声必哕，不可治也。

如吐食不已者，其胃必反。见后膈噎类。

治呕吐经验方

加减小柴胡汤　治热证呕吐。

小柴胡汤方见伤寒　加青竹茹　多加生姜煎服。

丁香安胃汤　治呕吐哕，因胃虚寒所致。

丁香半钱　黄芪炙，二钱　人参一钱　甘草炙　柴胡　升麻　陈皮　当归身各半钱　黄柏一分　苍术一钱　吴茱萸炮，一钱　草豆蔻一钱

上㕮咀，作二服，每服水一大盏，煎七分，食前温服。

藿香平胃散　治内伤饮食填塞，太阴呕吐不已。

藿香　厚朴姜汁炒　陈皮各一钱　苍术一钱半　甘草炙，三分　砂仁研　神曲炒，各五分

上㕮咀，生姜三片，大枣一枚，水一盏半，煎八分，温服。

加味二陈汤　治胃中有伏火，膈上有稠痰，时常胃口作痛，及恶心，吐清水不快。此治热痰之剂。

半夏洗，一钱半　陈皮去白　茯苓　川芎　白术　苍术　栀子仁炒　香附子各一钱　黄连姜汁炒　牡荆子炒研，各一钱半

挟虚者，加人参一钱。

上㕮咀，作二服，每服水二盏，姜三片，煎一盏，稍热服。

如胃口痛甚，入生姜自然汁一合，和匀服。

又方　治停痰气结而呕，此治寒痰之剂。

陈皮去白　半夏洗，各一钱　白茯苓六分　甘草炙，三分　砂仁研，二合　丁香一分　生姜六分

上㕮咀，水煎服。

加味异功散　治胃虚而呕不喜食。

人参　白术　茯苓各一钱　甘草二分　陈皮　砂仁研　藿香各五分　神曲炒，一钱　陈仓米年久者佳，一合

上㕮咀，顺流水二大盏，煎沸，泡伏龙肝，擂细搅浑，放冷澄清，取一盏，加姜三片，枣一枚，入药煎服。

小半夏茯苓汤　治停水呕吐。

半夏洗，二钱半　茯苓一钱半

上㕮咀，水二盏半，煎一盏，生姜二

钱半，研取自然汁入药煎沸服。

槟榔散　治吐虫而呕。

黑锡炒成灰　槟榔末，各等分

共为细末，每服一钱，米饮调服，苦楝根汤尤妙。

家秘加减理中汤　治寒吐，阴盛格阳，不纳药者。用：

理中汤加熟附一剂，共五钱。

水二盏，煎至一盏，去渣，入童便，獖猪胆汁各半杯，煎一二沸服之，神效。

三萸丸　上可治吞酸，下可治自利。用：

六一散一料　吴茱萸制，一两

共为末，捣饭为丸服。

加减二陈汤　治痰饮为患，呕吐、头眩心悸，或因食生冷、硬物，脾胃不和，时吐清水。

半夏洗　陈皮各二钱半　茯苓一钱半　甘草七分半　丁香五分

上㕮咀，生姜三片，水煎服。

黄连清痰丸　治伤热物吐酸者。

黄连一两　陈皮半两　半夏一两半　吴茱萸炮，一钱　桃仁研，二十四枚

上为末，神曲糊为丸，绿豆大，每服百丸，姜汤下。

曲术丸　治中脘宿食留饮，酸哲心痛，吐清水。

神曲炒，三两　苍术米泔浸，一两半　陈皮去白　砂仁各一两

上为细末，别取神曲，姜汁煮糊为丸，如梧桐子大，每服七十丸，姜汤下。

加味平胃散　治吞酸，因食郁所致。用：

生料平胃散，加炒神曲、炒麦芽。

姜枣同煎。

青镇丸　治肝热吐酸。

柴胡去芦，二两　黄芩七钱半　半夏　人参　甘草各五钱　真青黛另研，二钱半

上为细末，姜汁浸，蒸饼为丸，如梧桐子大，每服五十丸，姜汤下。

丹溪茱连丸　治吐酸、吞酸。

黄连一两半　吴茱萸炮，焙，一两　陈皮　苍术米泔浸　桔梗　黄芩与上黄连各用陈壁土炒　茯苓各一两

上为细末，神曲糊丸，如绿豆大，每服二三十丸，时时唾津下。

二陈越鞠汤　治肥人嘈杂。用：

二陈汤，少加苍术、白术、山栀仁（炒）、生姜。少加抚芎煎服。

三圣丸　治嘈杂神效。

白术四两　黄连五钱　橘红一两

上为细末，神曲糊丸，如绿豆大，每服五十丸，唾津下，或姜汤下。

软石膏丸　治嗳气、嘈杂。

南星炮　半夏洗　软石膏煅　香附子童便浸透　栀子仁炒，各等分

上为细末，粥丸，如梧桐子大，每服五十丸，姜汤下。

木香散　能降诸逆气。用：

木香　槟榔二味各等分

为极细末，入煎药中，调服。

卷之二十一

泄　泻

泄有五名见《难经》，皆因脾胃湿中成，

五邪若感令人泄，惟有良工识得真。

按五十七难云：泄凡有五，其名不同。胃泄者，饮食不化，色黄；脾泄者，腹胀满泄注，食即吐，呕逆；大肠泄者，食已窘迫，大便色白，肠鸣切痛；小肠泄者，溲而便脓血少腹痛。大瘕泄者，里急后重，数至圊而不能便，茎中痛。此五泄之法也。

其五泄者之病，胃、小肠、大瘕之证属热；脾、大肠之证属寒。其名有五，其因每起于脾胃之湿。故胃、小肠、大瘕三泄者，为热湿，并宜大承气汤下之。惟大瘕泄，再加甘草，以有茎中痛也。脾、大肠二泄者，为寒湿，并宜理中汤温之。惟脾泄再加陈、青皮，以腹胀满也。此五泄者，统论泄痢之证。

五邪者出四十九难，云：有中风，有伤暑，有饮食劳倦，有伤寒，有中湿。此之谓五邪也。五邪之感，则害人脏腑，必作泄泻。尝考《内经》云：春伤于风，夏必飧泄。又云：湿胜则濡泄。又云：暴注下迫，皆属于热。又云：诸病水液，澄彻者清冷，皆属于寒。是知风、寒、湿、热，皆能令人泄泻也。又《伤寒论》云：阳明病，若中寒不能食，小便不利，此欲作痼瘕，必大便初硬后溏，所以然者，以胃冷水谷不别故也。又云：阳明少阳合病，必下利，脉滑而数者，有宿食也。是知饮食之伤，令人脾胃不和，亦泄泻也。五邪证治详见下文。

风宜发散冷宜温，湿则分消热则清，

宿食必从消导散，气虚下陷必提升。

伤风泄者，自汗恶风，头痛，腰背痛，其脉弦。轻则飧泄，米谷不化，宜神术散；重则下利[①]，脓血稠粘，宜胃风汤主之；气虚者，曲芎丸。

伤寒泄者，腹中切痛，喜用热手熨按，利下腥秽，完谷不化，小便清白，身凉不渴，不思饮食，其脉沉迟或紧，宜理中汤。如暴下无声，身冷自汗，小便自利，大便不禁，气滞休息，脉微，呕吐，急以重药温之，浆水散是也。利不止者，桃花丸以理中汤送下。

伤热泄者，暴注下迫有声，米谷不化，小便赤涩，烦渴饮水，其脉洪数，宜用去桂五苓散送下黄连阿胶丸。夏月得之，宜薷苓汤。

伤湿泄者，水泄注下，体重微满，困弱无力，四肢不举，不欲饮食，其脉沉细，宜胃苓汤；不止者，升麻除湿汤主之。

伤食泄者，心腹胀满，下泄必臭，湿气作酸，其脉滑数。必先去其积滞之物，而复和之。去积之药，如丁香脾积丸、木香槟榔丸。审问其所伤冷热之物，以溯源

---

① 下利：原作“不利”，据视履堂本、忠信堂本改。

汤下之，慎勿误也三方并见内伤。下后待酸臭去尽，以香砂平胃丸和之。利不止者，以实肠散作丸止之。

泄久不止，胃下陷，宜升举之，临证制方加升麻，胜湿之药，无不效也。如但滑泄不止，腹中不痛者，宜补中益气汤倍白术，加茯苓、防风，以补而提之。

如变赤白相杂，一夜十余行，腹中痛者，宜茯苓汤。

如里急窘迫，腹中不痛，或脓或血；宜升麻除湿防风汤。

治泄三方先理中，五苓分利有奇功，
实肠豆蔻宜虚脱，调养参苓白术同。

治泄泻者，专以脾胃为主，分其寒、热、湿治之。初用理中汤为主方，挟寒者温服，挟暑者冷服，其泄必止。如不止者，水谷不分也。治湿不利小便，非其治也，宜用五苓散为主方。挟寒者，入生姜煎服；挟热者，去桂合益元散同服，则利小便而泄自止矣。不止者，中气陷下，病在下焦，不论寒热，并宜实肠丸、陈氏肉豆蔻丸主之。盖涩可去脱也。泄止，后以参苓白术散补养之，作丸尤妙。

泄而渴者法中求，水积肠中泻不休，
劫涩妄行成滞下，五虚俱见命难留。

泄泻不止，渴欲饮水者，胃中津液不足也，宜用钱氏白术散常与服之。若饮水多者，名曰水渍入肠中，泄泻亦甚。当灸大椎三五壮立已。乃泻其督脉也。其治，诸药作丸子效。辨疑云：今人用汤药者多不获效，譬如[①]一窟之水，以燥土塞之，其水自收；反用水浇，岂不助其湿者乎？

泄有寒热虚实。寒泄曰骛溏，热泻曰肠垢。虚则力乏，更衣不及便已泄出，不能禁固也；实则数至圊而不能便，所谓里急后重者是也。劫涩之药，惟虚寒者可以用之，若实热者不可。妄用为祸不小。如初痛时，便以涩药止之，未有不变痢者矣。

五虚者，《内经》云：脉细，皮寒，气少[②]，泄痢前后，饮食不入，是谓五虚死。其浆粥入胃，注止，则虚者生。

《脉诀》云：下利微小即为生，脉大洪浮无差日。

脾胃虚泄若经年，莫作寻常泄泻看，
先哲有方宜勿失，不知其要治应难。

人皆以泄为脾病，而不知肾病有泄也。盖肾开窍于二阴，为启蛰封藏之本。肾气若虚，则封藏不固，为病泄泻也。宜四神丸、五味子散主之。又有暴得肾泄者，腹痛无定处，似痢非痢，骨弱面黧，脚下时冷，宜安肾丸。

人有脾胃素虚内伤病者，或病泄泻，宜益胃汤、黄芪补胃汤主之。

泄泻经验诸方

神术散　治春伤于风，夏必飧泄之证。

苍术一钱　羌活四分　细辛二分　甘草炙，三分　藁本　川芎各七分

上㕮咀，生姜三片，水二盏，煎至一盏，去渣温服。

如欲汗，加葱白三茎。

胃风汤　治风冷乘虚入肠胃，米谷不化，泄泻注下，及肠胃湿毒，下如豆汁，或下瘀血，或如鱼脑，日夜无度，久不得愈者。

人参　茯苓　川芎　当归　白术　白芍药　桂心各等分

上㕮咀，入粟米小撮，煎服。腹痛加木香减半。

曲芎丸　治中风湿，脏腑滑泄，又治飧泄。

---

① 如字下原衍“中”，据视履堂本删。
② 气少：原作“少寒”，据视履堂本改。

川芎　神曲炒　白术　附子炮，各等分

上为细末，面糊为丸，梧桐子大，每服三五十丸，温米饮下。

浆水散　治暴泄如水，周身汗出，一身尽冷，脉微而弱，气少不能语，甚者如吐，此为急病。

半夏汤洗，一两　附子炮，半两　甘草炙，半两　干姜　肉桂各半两　良姜二钱半

上为细末，每服三五钱，浆水二盏，煎至一盏，和滓热服。甚者三四服。微者三服。

桃花丸　治冷泄不止。即桃花汤方也。

朱石脂煅，一两　干姜炮，半两

上为细末，用粳米粉作丸如梧桐子大，每服三四十丸，米饮下。

黄连阿胶丸　治热泄不止。

黄连三两　真阿胶蛤粉炒　茯苓各二两

上为细末，以阿胶熬膏搜和二药末为丸，米饮下。

薷苓汤　专治暑月泄泻。

黄连　厚朴各用姜汁炒　扁豆炒　香薷　猪苓　泽泻　白术　茯苓各等分

上㕮咀，姜三片，水二盏，煎服。

胃苓汤　暑泄、湿泄、诸泄皆验。

平胃散、五苓散二方合，加姜三片，煎服。

升阳除湿汤　自下而上者，引而去之。

苍术一钱　柴胡　羌活　防风　升麻　神曲炒　泽泻　猪苓各五分　甘草炙　陈皮　麦蘖面各三分

上㕮咀，水二盏，煎一盏，去渣，空心服。

如胃寒肠鸣，加益智仁、半夏各五分，生姜三片，大枣一枚，同煎。非肠鸣勿用。

香砂平胃丸　消食积、补脾胃。

苍术米泔浸炒，五两　厚朴酒炒　陈皮各三两　甘草　香附子盐水浸透　神曲炒　砂仁各一两

上为细末，荷叶水煮粳米粉为丸，如桐子大，每服五十丸，姜枣汤送下。

实脾丸　治诸泄不止。

厚朴姜汁炒，一两半　肉豆蔻面裹煨　诃子炮去核　缩砂　橘红　苍术米泔水浸，炒　茯苓去皮，各一两　木香半两　甘草炒，四钱　小红枣一百枚　生姜二两

上为细末，用水煮姜枣至干，取枣去核，捣烂和药，再捣为丸，如梧桐子大，每服二三十丸，米饮食前下。

加味补中益气汤　方见内伤。治泄久，胃气下陷者。

本方倍白术，加茯苓、防风煎服。

茯苓汤　治因伤冷饮水，泄泻注下，一夜十余次，变作白痢，或变赤白相杂，腹中疼痛，食减，热燥，四肢沉困无力。

生黄芩一钱半　当归二钱　肉桂　甘草炙，各二分半　猪苓　茯苓各三分　泽泻五分　白芍药七分半　苍术　生甘草　升麻　柴胡各一钱

上㕮咀，水二盏，煎一盏，稍热服。

升麻除湿防风汤　治泄后里急后重，数至圊而不能便，或有白脓、或血，慎勿利之，利之则必致重病及郁结而不通也。又此直举其阳，则阴气自降矣。

苍术米泔浸，四钱　防风二钱　白术　白芍药　白茯苓各一钱

上㕮咀，除苍术另作片子，水二盏半，煎至二盏，入下四味，煎至一盏，去渣，食前热服。

陈氏七味肉豆蔻丸　治诸泄泻不止。

肉豆蔻面裹煨　诃子炮去核　龙骨煅，各五分　赤石脂醋煅　枯白矾各七分半　木香　缩砂各三钱

上为细末，面糊丸，如梧桐子大，每

服五十丸，米饮下。

参苓白术丸　治泄后，调理脾胃。

即参苓白术散方见内伤。

上为细末，荷叶水煮粳米糊丸，如梧桐子大，每服五十丸，米饮下，或枣汤下。

四神丸　治脾胃气虚，清晨溏泄。

肉豆蔻面裹煨，二两　破故纸炒，四两　茴香一两　木香半两

上为细末，生姜煮枣肉为丸，如梧桐子大，每服六七十丸，米饮下。

钱氏白术散　治泄渴不止，神效，当与服之。

人参　白术　茯苓　甘草　木香　藿香各等分　葛根加一倍

上㕮咀，水煎服，以此代汤水饮之良。

黄芪补胃汤　治一日大便三四次，溏而不多，有时泻，腹中鸣。

黄芪　当归身　柴胡　益智仁　甘草炙，各二钱　升麻六分　红花少许

上㕮咀，食后服。

五味子散　每五更初晓时，必溏泄一次，此名肾泄。

五味子一两　吴茱萸细粒绿色者佳，二两

上二味同炒，香熟为度，研为细末，每服二钱，陈米汤下。

益胃汤　治头闷，劳动则微痛，不喜饮食，四肢怠惰，燥热气，口不知味，肠鸣，大便微溏黄色，口干不喜饮冷。

黄芪　半夏洗　甘草各二分　黄芩　柴胡　人参　白术　益智仁各三分　当归梢　升麻各五分　陈皮七分　苍术一钱半

上㕮咀，水一盏半，煎，食前通口服。

安肾丸　治肾气不足，膀胱虚冷。

川乌炮去皮脐　肉桂各一两　茯苓　白术　石斛酒洗　巴戟去心　山药　肉苁蓉酒洗　白蒺藜炒去刺　川萆薢酒炒　破故纸炒　小茴香炒，各三两

上为细末，炼蜜如梧桐子大，每服五十丸，空心盐汤下。

附方　治暴泄注下，用车前子一两，炒，研为细末，米饮调服。

又方　治腹痛泄泻，用艾叶、车前叶各一握，水二盏，煎一盏，去渣，入生姜自然汁，煎一沸，稍热服。立愈。

又方、白玉丹　止泄神效。用滑石二两，枯矾一两。共为细末，水煮，面糊为丸，如皂子大，每服一丸，米饮下。

灸法　泄久不止，中脘、气海、天枢，灸之效见前霍乱。

卷之二十二

痢　疾

滞下皆因热湿成，莫将白痢作寒称，
河间著论传千古，布在方书着意寻。

赤白痢疾，古人谓之滞下者是也，皆属湿热之气。如夏秋之间，溽暑时行，此湿热之气，生于外感者也；恣饮酒酪，耽嗜肥甘，此湿热之气，生于内伤者也。内外交感，乃成痢疾。肠鸣腹痛，里急后重，泄利频并，脓血稠粘，俗云无积不成痢是也。

痢有赤白者，盖心主血，肺主气，白属肺金，此气受病也，所下之物，从大肠而来，故其色白，即《难经》所谓大肠泄也，宜用辛温之药以散之，加生姜之类；赤属心火，此血受病也，所下之物，从小肠而来，故其色赤，即《难经》所谓小肠泄也，宜用苦凉之药以清之，如黄连之类。赤白相杂，气血俱受病也，宜寒热兼用以和之，如香连丸是也。世人以赤痢为热，白痢为寒者，误矣。《原病式》论之甚详，当熟玩之。

河间曰：行血则便脓自愈，和气则后重自除。又曰：后重则宜下，腹痛则宜和，身重则除湿，脉弦则去风。脓血稠粘，以重药竭之；身冷自汗，以热药温之；风邪外束，宜汗之；鹜溏为痢，宜温之。又曰：在表者发之，在里者下之，在上者涌之，在下者竭之。身表热者，内疏之；小便涩者，分利之。又曰：盛者和之，去者送之，过者止之。此治利之大法也。

泻痢须分肾与脾，发明精义感丹溪，
常将脉证分轻重，治不乖方号上医。

丹溪曰：先水泻而后脓血者，此脾传肾，贼邪难愈。先脓血而后水泄者，此肾传脾，微邪易愈。由此言之，泻为脾病，痢为肾病也。

按《内经》云：溲而便脓血，知气行而血止也。夫肾开窍于二阴。前阴主气，溲涩不利，茎中痛者，气受病也；后阴主血，里急后重，便脓血者，血受病也，即《难经》所谓大瘕泄也。

愚按：先泻后痢，里急后重者，胃气之下陷也；脓血交杂者，肠垢之下溜也。肠胃败而水谷绝，故死。先痢后泻，便溺自利者，湿热之气除也。脓血不来者，积滞之物尽也，肠胃和而水谷通，故易愈也。

病泻，久虚滑不愈者，或腹痛，或后重，多传变为痢疾，宜厚朴枳实汤，以防其传变也。盖胃为戊土，肾为癸水。泻变为痢者，戊传癸也。阳去入阴，陷于阴中而成痢，痢变为泻者，癸传戊也。阴来从阳，谷气还胃而将愈。此泻痢先后轻重之别也。

经云：身凉脉细者生，身热脉大者死。亦言其大略也。假如初得病时，元气未衰，谷气尚强，其脉未有不大而滑者。惟久病之人，脾胃已伤，血气已弱。故脉来沉小流连，身温者生，脉来浮大弦急，身热者死，此邪气盛也。如脉沉微细弱，身凉皮寒者，此正气已夺，谓之五虚者，死。

凡下痢纯血者，如尘腐色者，如屋漏水者，如鱼脑髓者，作腥臭者，大孔开如竹筒者，面赤唇朱红者，俱死证也。

疫痢时行仓廪汤，柴苓和解最宜良，
荡除积滞惟承气，勿犯巴硇用局方。

有时疫作痢，传染相似，宜推明运气之胜复以治之。所谓胜复者，不越六气之变也。四时疫痢，宜首用败毒散，加陈皮、陈仓米，名仓廪汤为主治，随其所胜之气，加减用之。

其有初病，挟外感者，发热恶寒，身首俱痛，此为表证。宜以微汗而解，则痢自止。如不止者，以柴苓汤和之，不可遽下遽止也。

其初得病，无外感证，只腹痛窘迫者，此里急证也。必推荡之，此通因通用之法，宜大承气汤，或调胃承气汤，调木香散以下之。下后积去，则痢自止。如不止者，宜河间芍药汤以和之。

仲景治痢，可下者，悉用承气等汤，加减下之。大黄之寒，其性善走，佐以厚朴之温，善行滞气，缓以甘草之甘，饮以汤液，灌涤肠胃，滋润轻快，积行即止。《局方》用砒丹巴硇，类聚成丸，其气凶暴，其体重滞，积气已行，而毒气未消，纵有愈病之功，而肠胃清纯之气，宁无损伤之患乎？故有可下之证者，木香槟榔丸最稳。

治痢先从赤白分，腹疼后重细评论，
于中新久详虚实，合作汤丸补泻行。

下痢赤积，身热腹痛，里急后重者，宜芍药汤调天水散。下痢白积，腹痛里急后重者，宜芍药汤加陈皮、白术、干姜调服天水散即益元散，乃治痢之圣药也。方见暑病。

大便后下血，腹中不痛者，谓之湿毒下血，黄连汤调天水散。大便后下血，腹中痛者，谓之热毒下血，芍药黄连汤主之。

大便下血，小便利者，加减四物汤主之。方见血病，又四物柏皮汤。

热痢血痢，小便不利者，宜八正散去瞿麦、扁蓄，合四物汤，或加味三黄解毒丸主之。

血痢久不止者，宜四物汤送下黄连阿胶丸主之。方见泄泻。

湿热下痢，小便涩少，烦渴能食，腹痛后重，脉洪大而缓者，宜桂苓甘露饮送下保和丸二三十粒。此丹溪保和丸。方见内伤。

湿多热少，脾胃不和，食少，腹痛后重[①]，夜多利下，宜胃苓汤方见泄泻送下保和丸二三十粒。

脾胃不和，食少，腹胀痛，后重，脉弦紧，宜平胃散方见湿病加白术、芍药、官桂、葛根、茯苓下保和丸。

下痢，血气太虚，腹痛频并，后重，不食，或产后得此证，宜四君子汤方见气门加当归、陈皮下保和丸二三十粒。气虚而色萎黄，或枯白色，人疲倦，痢频并，腹痛后重，不食，脉细弱，或微汗时出，宜黄芪建中汤方见虚损门下保和丸二、三十粒。

丹溪保和丸，乃治积滞下利之圣药也。凡病利者，用药转下之后，不可再下重伤胃气，使气陷下而痢不止也。设有腹痛后重之证，只用保和丸分赤白调之。赤痢，以四物汤；白痢，以四君子汤；赤白相杂，以八物汤送下，兼服香连丸，未有不愈者。如无腹痛后重之证，不可服保和丸。

---

① 后重：原作“重后”，据视履堂本、忠信堂本改。

痢疾腹痛者，有实有虚。初下痢者为实，宜下之，如大承气汤、木香槟榔丸之类，不可骤用参术，纵气虚胃弱，皆不可用，恐阻住积滞不得去也。如转下消导之后，其痢日久而腹痛者，皆为虚也，宜温散之补药，小建中汤方见伤寒加当归、青皮、姜枣煎服。腹痛者，以脉别之。脉弦滑实大者为实，宜下之；脉沉迟微弱者为虚，宜补之。机要云：腹痛者，和之，补之，泻之，皆治法也。

里急后重，有实有虚。实者，乃湿热之气与积滞之物，共坠而下也，其脉必滑而洪实，乃大肠经之气不得宣通也，宜三乙承气汤方见伤寒调木香散以下之；轻者，木香槟榔丸通之。如曾转下，更不止者，保和丸主之。

有下坠异常，积中有紫黑色，而又痛甚者，此属死血证，宜桃仁承气下之。方见伤寒。

下痢日久，脉沉细弱者，此虚也。故气虚则大肠气降而不能升；血虚者，虚坐努贡[①]者，兼升兼补，尤当和气方见内伤宜补中益气汤，倍加归身尾，加白芍、生地黄，而以桃仁泥佐之，气升血生自安。

大孔下痢时痛者，因热流于下也，宜芍药汤去大黄、桂，加炒干姜即止。久而不止，再加秦艽。

余邪已尽尚更衣，补涩汤丸不用疑，
噤口脱肛俱有法，膝膑肿痛足难移。

如痢已减十之七八，秽积已除，糟粕未尽，而更衣不息者，此大肠不行收令故也。亦当以涩药止之，用加味白术芍药汤送下固肠丸二三十粒。此丸性燥涩，有去湿实肠之功。若滞气未尽者，勿遽用也。

如久痢体虚气弱，滑泄不止者，宜补涩之，如参香散、真人养脏汤、和中饮，阿胶梅连丸，量其虚实寒热，择而用之。

如受病既久，气血俱伤，故缠坠而赤白兼下，脾胃气陷，或经年者，名休息痢，宜阿胶梅连丸主之。

久痢已数月不能起床，不食，瘦弱之甚者，宜加减补中益气汤。下利不止，须灸天枢、气海穴。见前霍乱。

痢而能食，知胃未病，此吉兆也。若脾胃湿热之毒熏蒸清道而上，以致胃口闭塞，而成噤口之证。闻食即吐，食不入。得谷则昌，绝谷则亡。痢而不食，此凶兆也。亦有脾胃虚，而不能食者，或用石莲肉通心气，败毒散之散毒邪，山药之补脾胃，果能开胃口而进食乎。其毒气上冲者，宜用丹溪方，以黄连、人参二味煎汤，终日呷之。如吐，则再强饮，便得一呷，下咽便好。又用田螺捣烂盒脐中，以引下其热。

其脾胃虚者，用仁斋法，以参苓白术散加石菖蒲末，陈粳米汤调下。此方中有莲肉、山药，胸次一开，自然思食。

脱肛证，有因努贡而出者，宜芍药汤少加酒大黄，以泻其湿热积滞之气。痢止，大便自调，肛不复脱矣。有因气虚下陷而脱出者，宜用补中益气汤倍加当归、白芍药，使气升血生，痢自止而肛不出矣。其有不收者，外用荆芥穗、五倍子末、朴硝煎汤熥洗，轻手按入，以帛勒之，再灸百会、长强穴。

痢后脚弱渐细者，用加味二妙丸，以四物汤加陈皮、甘草煎汤送下。有膝膑肿痛，不能行动者，宜二防饮、陈氏补肾地黄主之。

治痢经验诸方

河间芍药汤　行血则便脓自愈，和气则后重自除，此治痢之神方也。

白芍药二钱　当归尾　黄芩　黄连各

---

① 努贡：疑作“努责”，下同。

一钱　大黄七分　甘草　槟榔末　木香末　桂心各五分

上㕮咀，水一盏半，煎一盏，空心服。

如病初后重窘迫甚者，本方倍加大黄，加芒硝一钱。

如痞满不宣通，加枳实一钱。

如脏毒下血，加黄柏一钱。

香连丸　治下痢脓血，赤白相杂，里急后重。此治痢之要药也。

黄连用吴茱萸一两，各以酒拌湿同炒，去萸不用，二两　木香不见火，四钱八分　石莲肉去壳，八钱

上为细末，醋糊为丸，如梧桐子大，每服三五十丸，陈仓米煮汤送下。

厚朴枳实散　滑泻久不止者，多传变为痢疾，太阴传少阴，是为贼邪，以此治之，防其传变也。

厚朴去皮　诃子半生半熟　枳实各一两　木香半两　甘草炙，三钱　黄连　大黄各二钱

上为末，每服三五钱，水一盏半，煎一盏，去渣温服。

黄连汤　治大便后下血，腹中不痛，谓之湿毒下血。

黄连净　当归各半两　甘草二钱

上㕮咀，作二服，水一盏，煎七分，食后温服。

仓廪汤　治时疫痢。

即败毒散见前瘟疫。加陈皮、陈仓米是也。

风胜者，倍甘草，加当归、白芍药、防风。

热胜者，加黄连、黄芩、黄柏。

寒胜者，加桂枝。

湿胜者，加苍术、白术。

加减小柴胡汤　治痢疾初起，恶寒发热，身首俱痛，此病在表也，宜汗之。

小柴胡汤。方见伤寒，内去人参　大枣　加苍术　川芎　陈皮　生姜　芍药各等分

上㕮咀，水二盏，煎一盏，去渣，温服，以微汗为度。

柴苓汤　分利阴阳，治痢解热。

柴胡　黄芩　半夏　人参　猪苓　白术　茯苓　泽泻各等分　甘草减半

上㕮咀，水二盏，姜三片，煎服。

四物柏皮汤　治血痢暴下。

当归梢七分　赤芍药　川芎各五分　黄柏三钱　黄连二钱　生地黄　黄芩各一钱

上㕮咀，作二服，每服水一大盏，煎七分，去滓，调益元散一钱服。

加味三黄丸　治湿热痢、血痢。

大黄　黄连　黄芩　黄柏　枳壳　白芍药　当归　滑石　甘草　白术　桃仁另研泥，各等分

上为细末，神曲糊为丸，如梧桐子大，每服五十丸，白汤下。

八正合四物汤　治血痢，小便赤涩者。

大黄煨　木通　滑石末　车前子　山栀仁　甘草生　当归梢　生地黄　赤芍药各等分

上㕮咀，水煎服。

桂苓甘露饮　治湿热下痢，小便涩少，口渴，脉洪大者。

桂心　人参　黄芪　茯苓　白术　甘草　葛根　泽泻　石膏　寒水石各一两　滑石二两　木香一钱

上为细末，每服三钱，水煎，和滓服。

加味白术芍药汤　治痢后更衣不止者。

白术炒　白芍药炒　白茯苓各一钱　陈皮七分　甘草炙，五分

上㕮咀，水二盏，煎一盏，去滓温服。

固肠丸　治湿热下痢，大便下血，去大肠陈积之后，用此燥湿而宽大肠。

樗根白皮不拘多少洗去土，细切略炒

上为细末，米糊丸，如梧桐子大，每服三五十丸，陈米饮送下。

加减补中益气汤　治下痢已久，不能起床，不食，瘦弱之甚者。

白术　白芍各一钱　黄芪　人参各五分　当归七分　粟壳醋炒　甘草炙　木香　白豆蔻　升麻各三分　陈皮一钱　地榆　缩砂　泽泻各五分

上㕮咀，水一盏半，煎一盏，去滓温服。

神效参香散　治痢疾日久，积滞已尽，腹中不痛或微痛，不后重窘迫，但滑溜不止，乃收功之后药也。

粟壳去穰蒂，醋炙，一两二钱　陈皮一两三钱　肉豆蔻面裹煨，四钱　白扁豆炒　茯苓各四钱　木香　人参各一钱

上为细末，每服一钱，清米饮调下，食远服。

秘方和中饮　治痢疾不分赤白，久近服之，无不效者。但发热噤口不食者，不可服。

陈皮　白术　茯苓　白芍药各一钱　草果仁七分　甘草三分　陈仓米二钱　沙糖三钱　粟壳去穰蒂，醋炙，一钱半　乌梅一个

上㕮咀，生姜三片，大枣三枚，水二盏，煎一盏，去渣温服。

真人养脏汤　治冷热不调，下痢赤白，或如脓血，后重腹痛。

人参　白术　当归　白芍药炒　甘草炙　木香　粟壳去穰蒂，蜜炙　诃子煨　肉豆蔻面裹煨去油　肉桂各等分

上㕮咀，水二盏，姜三片，枣一枚，煎服。

阿胶梅连丸　治下痢无问久新，赤白青黑，疼痛诸证。

真阿胶净草灰炒，另研　赤茯苓　乌梅肉去核炒　白芍药炒　黄柏炒　黄连炒　干姜炮　当归酒洗晒，各等分

上为细末，入阿胶末研匀，水丸如梧桐子大，温米饮下十丸，食前，连夜五六服。忌油腻脂肥诸物。

加味二妙丸　治痢后，脚弱渐细小者。

黄柏酒炒，五两　苍术泔浸，二两半　白芍药酒炒　败龟板酥炙，各二两

上为末，粥糊丸，如梧桐子大，每服五十丸，四物汤加陈皮、甘草煎汤送下。

经验二防饮　治痢后不谨，感冒寒湿，或涉水履霜，以致两足痛痹，如刀割虎咬之状，膝膑肿大，不能动，为鹤膝风，此方神效。

人参　白术　黄芪　当归　川芎　白芍药　熟地黄　杜仲姜汁炒　萆薢各一钱　甘草炙，五分　防风　防己　羌活　牛膝各七分　附子童便浸三日，炮去皮脐，七分

上㕮咀，生姜三片，大枣二枚，水二盏，煎一盏，去渣，空心服。

陈氏补肾地黄丸　治痢后鹤膝风。

山药　山茱萸去核，焙　熟地黄酒洗，焙，各一两　鹿茸酒浸，炙　牛膝酒洗，焙，各八钱　泽泻　白茯苓　牡丹皮各四钱

上为细末，丸如梧桐子大，每服五十丸，空心，温酒送下。

附方　如痢疾糟粕未实，或食粥稍多，或饥甚，方食腹中作痛，以白术、陈皮二味，煎汤和之，自安。

又方，三根饮　治休息痢，年久不愈者，服之神效。用五倍子木根、苍耳草根、樗木根三根，洗净，刮取白皮，等分，切细，每服七钱重，加生姜三片，大枣一枚，大黑豆三十六粒，糯米四十九粒，水二盏，煎至一盏，去渣温服。

福建察院徐颁行痢疾妙方

风尾草竹林中与井边者极佳。如无，即产别地俱可用，连根一大握，一名鸡脚草　老仓米一勺　老姜带皮，三片，系白痢加至五片　葱白连须，三根，系白痢加至五根

上用水三大碗，煎至一碗，去渣，入高烧酒小半盏，真蜜三茶匙，调和酒蜜与药味，不宜偏胜极和，乃可乘热服一小盏，移时再服，以一日服尽为度。忌酸味及生冷煎炒、米面点心、难化等物。此药不分红白痢久近及泄泻，男妇老幼通治之。只消一服，其效如神。症危者二服，有起死回生之功，屡试屡验，可广其传。

卷之二十三

疟　　疾

寒似怀冰热在汤，发时暴虐苦难当，
避其锐气休针药，待到衰时事必昌。

疟者，风暑不正之邪也。《内经》有五脏六经之疟。古方有瘅、寒、温、食、牝、牡之分，名须不同[①]，一言以尽之，曰寒，曰热。名曰疟者，其始发也，伸欠乃作，寒慄鼓颤，汤火不能温，腰脊俱痛，寒去，则内外皆热，冰水不能寒，头痛如破，渴欲饮水，烦冤懊侬，有不可胜之苦，故曰疟也。故经言曰：方其盛时勿毁，必待其衰也，事必大昌。此言治疟之法，不治其已发。为其气逆也。凡用针药，必于疟未发之前二时，或于疟退之后，其气和而治之，病易愈矣。

疟疾推来总是痰，世人相谓是脾寒，
五邪感受皆成疟，痰聚中焦脉自弦。

疟者，《内经》独言风，诸书言暑，丹溪言痰，世人皆言脾寒。亦皆有见五邪者，即《难经》谓风、寒、暑、湿、饮食之邪也。人受五邪之气，以致脾胃不和，痰聚中脘，遂成此疾。所谓无痰不成疟也。故先寒后热者，名曰寒疟；先热后寒者，名曰温疟；但热而不寒者，名曰瘅疟；但寒而不热者，名曰牝疟；疟久而瘦者，名曰痰疟。一日一发，易治；间日一发，难愈；三日一发者，犹难愈也。

《要略》云：疟脉自弦。弦数者多热，弦迟者多寒，弦短者伤食，弦滑者多痰。弦小紧者宜下，浮大者宜吐，弦数多热者清之，弦迟多寒者温之。故凡浮弦、浮紧、浮数者，其邪在表，宜汗；弦实、沉实、数实者，其邪在里，宜下。若夫调胃气，利痰水，分阴阳，行三焦，是皆治疟之大法也。疟脉微则为虚，代散则死。

风疟因中风得之。其证恶风自汗，烦躁头痛，其脉弦浮，宜小柴胡汤加羌活、防风、藁本、川芎、桂以解散风邪。

其有先热后寒者，名曰温疟，与风疟相同。热多寒少者，小柴胡汤加葛根、知母。热少寒多者，小柴胡汤加桂枝。

暑疟，因中暑热得之。其证得热不寒，烦渴多汗，其脉弦洪，宜小柴胡合白虎汤，或桂苓甘露饮方见痢疾。其大热渴者，宜小柴胡汤去半夏加瓜蒌汤。

湿疟，因冒袭雨湿，汗出澡浴得之。其证身体重痛，肢节烦疼，呕逆胀满，其脉弦细，宜柴苓汤或胃苓汤。寒多者，为寒湿，宜五积散。热多者，为热湿，宜通圣散去大黄、芒硝。

其有寒多不热，气弱而泄，惨惨振振，此名牝疟。因久受阴湿，阴盛阳虚，阳不能胜阴也，宜柴胡桂姜汤，减半黄芩，倍加半夏。

寒疟，因伤寒得之。其证无汗恶寒，挛痛面惨，寒多热少，宜桂附二陈汤。其脉弦紧，当与之发散寒邪也。

---

① 名须不同：视履堂本为“名虽不同”，于义见长。下同。

食疟，因饮食不节得之。喜啖生冷肥甘之物，中脘生痰，故为食疟。其证苦饥而不能食，食则中满，呕逆腹痛，脉弦滑，宜清脾汤，或小承气汤加槟榔下之良。或四兽汤下红丸，大有奇功。

疟疾初时即截之，中间和解最为宜，
久成老疟须当补，莫厌汤丸自困疲。

凡治疟疾，初宜发散，如上五法。数发之后，便宜截而除之。盖气血犹实，脾胃尚强，邪未深入，吐中便有发散之义。若谓疟不可截，恐犯中气，逡巡畏缩至于日久，荣卫虚弱，病邪深入，饮食减少，中气益虚，治之则难矣。所谓疟不可截者，谓不可用砒丹大毒之药截之也。截疟之方，如常山、槟榔，乃必用之药也。随其所受五邪之方加而用之，吐去痰涎，病即瘳矣。

风疟，用小柴胡汤去人参，加青皮、常山、槟榔。

暑疟，用白虎汤去石膏，加贝母、常山、槟榔。

湿疟用平胃散，加草果、常山、槟榔。

寒疟用草果饮，加干姜、常山、槟榔。

食疟用青脾饮，加常山、槟榔。

有病疟者，不能知其所受之因，只以寒热多少辨之。如寒多热少者，宜常山饮去知母，加槟榔，或七宝饮及秘方。如寒少热多者，宜六物汤、截疟常山饮。

上初用截法。

疟病者，截之不退者，慎勿再截也。宜分昼发夜发，寒热多少和解之。和解之方，以小柴胡汤、二陈汤二方相合为主治，随四时加辅佐药。又看有汗无汗，若无汗，要有汗，以散邪为主带补；若有汗，要无汗，以正气为主带散。

春宜柴胡二陈汤加川芎、白术、葛根。

夏宜本方加知母、黄柏、麦门冬。

夏秋之交，本方加苍术、白术、猪苓、泽泻。

秋宜本方加知母、白芍药、桂枝。

冬宜本方加干姜。

昼发者，发于巳而退于申，阴中之阳病。宜补气解表，柴胡汤倍柴胡人参，加白术、川芎、葛根、陈皮、青皮、苍术，入姜枣煎服。

夜发者，发于亥而退于寅，为阴中之阴病。宜补血疏肝，用小柴胡合四物汤加青皮，入姜枣煎。

此上二症，皆发于寅申巳亥日者，属厥阴经，故用小柴胡汤主治。如子午卯酉日时发者，少阴疟也；如辰戌丑未日时发者，太阴疟也。

如隔日发，发于昼，寒少热多者，此气分病也，宜桂枝石膏汤主之；其发于夜，寒少热多者，此血分病也，宜麻黄黄芩汤主之。

如有汗者，此正气虚也，宜补中益气汤合小建中汤主之；无汗者，此邪气胜也，宜柴胡二陈汤加葛根、苍术、紫苏、青皮主之。

如不能食者，宜柴胡二陈汤加白术、草果、青皮、神曲或养胃汤主之；能食胃强者，宜柴胡二陈汤去人参，加苍术、青皮、紫苏叶、常山、草果、槟榔、乌梅、生姜煎服。

如大热大渴者，小柴胡汤去半夏，加麦门冬、天花粉、知母、炒黄柏、葛根、黄连。汗多者，再加黄芪、生地黄。

如有痰者，胸膈痞满，柴胡二陈汤加枳壳、桔梗。

有大便燥实者，宜大柴胡汤加槟榔下之。

疟疾调理，家秘平疟养脾丸最效。

上中用和解法。

痎疟，老疟也，三日一发者，阴经受病也。夫疟得于暑，当以汗解。或取风汗。汗不得出，郁而成痰，又复嗜欲纵饮，及经试劫药，胃气大伤，其病难愈。必以补中益气汤为主治，加以滋阴养血之药，或平疟养脾丸常常服之，以平为期。兼服丹溪大补阴丸，仍节饮食，避风寒，远房室，无不愈者。

疟久成劳者，盖因其人不善调养，耽食悦色，无所不至也。其补养汤丸宜久服之，勿求近功自弃其身，以至日渐羸瘦，遂成劳瘵之病，不可救矣。

其有久疟之后，腹中有块者，此名疟母，当用丸药消去之。丹溪有鳖甲丸，《辨疑》有鳖甲乌梅丸，严氏有鳖甲饮子，予家有消癖丸，皆经验之方，宜择而用之。如癖不去，则疟终不愈，钱氏所谓癖为寒热者是也。

上末用补法。

疟有诸般以类求，瘴岚溪毒恶涎留，

阴虚误治多成瘵，癖不消时病不瘳。

有疫疟者，有瘴疟者，有溪毒疟者，有鬼疟者，种种不同。此皆邪毒不正之气，人受之者，藏于脏腑之中，化为毒涎，遂成疟疾。非大吐大下之剂，不能治也。如以寻常正法治之，必无效矣。

疫疟者，一岁之中，有偏胜之气，长幼相似，宜先以败毒散发散之；后不已者，以大柴胡汤加槟榔下之。

瘴疟者，近山则有之，乃风瘴，溪源郁蒸之气使然也。自岭以南地方，苦炎燥湿不常，人多瘴疟。其症血乘上焦，病欲来时，令人迷困，甚则发躁狂妄，亦有哑不能言者，皆由败血瘀于心，毒涎聚于脾，此脾胃实热所致，宜先以辟邪，再吐去其痰，次以芎神丸下之。

溪毒有二：今江淮之间，多有射工虫伏藏溪中，能含沙以射水中人影，人不见其形。若中其毒，转为寒热而似疟，乡人呼为沙病者是也。治此者，或用苎麻作弓，蘸热水于遍身刮之，或以灯心蘸麻油点火焠之，或于手十指头近甲处，针刺出血，皆能使腠理开通，荣卫舒畅而愈。此亦发散之义。

又夏间天地气交，百物生发，湿热熏蒸，百虫吐毒之时，溪涧之中水多不洁，人饮之者，化为毒涎，遂成疟疾。先宜吐之，瓜蒂散；吐之不尽，磨沉香水送下雄黄解毒丸。

如上诸疟有成疟母者，宜用芫花消癖丸取之，后以养胃汤调之。

外有阴虚证，每日午后，恶寒发热，至晚亦得微汗而解，脉必虚濡而数。疟脉弦实为辨耳，若作疟疾治之，投以发散劫截之剂，多致误人。医者于此，当以脉证参验其虚实而治之，毋纵劫截以杀人也，宜用小柴胡合四物汤加炒柏、知母。

又有劳疟者，经年不差，疟须小愈，微劳不任，又复发作也。此脾虚证，宜用补中益气汤合小建中汤合鳖甲治之。

又有七情之伤，郁而成疟者，此脱营失精之病，当从痰治，以二陈汤为主，各随脏气，加对病之药。然此乃神思间病，非针药之能辨也。

治疟经验诸方

加减小柴胡汤　治疟通用方见伤寒门。

风疟加羌活、防风、川芎、藁本、桂枝。太阳疟同。

温疟加葛根、知母、石膏，阳明疟同，再加白芷。

暑疟加白虎汤，二方相合，不用枣。

湿疟合五苓散，名柴苓汤。寒多者，为寒湿，宜五积散方见寒门。热多者，为热湿，通圣散去大黄、芒硝方见风门。

疟渴者，去半夏，加瓜蒌根、麦门冬、知母。

昼发者，倍柴胡、人参，加白术、川芎、苍术、葛根、陈皮、青皮；夜发者，合四物汤，加青皮。

阴虚发热似疟者，合四物汤，加炒柏、知母。

疟久无汗者，合二陈汤，加葛根、苍术、紫苏叶、青皮，兼补兼发。

疟久不退者，合二陈汤，去人参，加苍术、青皮、紫苏叶、常山、草果、槟榔、乌梅、生姜，兼补兼截。

瘴疟、疫疟，合二陈汤，加苍术、川芎、葛根、知母、乌梅、生姜。

加减柴胡二陈汤　疟通用。即小柴胡汤方见伤寒、二陈汤方见痰病二方相合。

春加川芎、白术、葛根。

夏加黄连、香薷、厚朴。

秋加知母、桂枝。

冬加炒干姜。

不能食者，加白术、厚朴、青皮、草果、神曲（炒）。

胸中痞满，加枳壳、桔梗。

腹中胀加厚朴、大腹皮、槟榔。

加减二陈汤　治七情疟方见痰。

因怒气伤肝，气郁所致者，曰肝疟，加柴胡、川芎、青皮、香附子、黄芩。

因喜伤心，心气耗散所致者，曰心疟，加黄连、当归、白芍药、乌梅、山栀仁、人参、白术。

因思伤脾，气郁涎结所致者，曰脾疟，加苍术、厚朴、青皮、香附子、槟榔、草果、乌梅。

因忧伤肺，气郁痰凝所致者，曰肺疟，加香附子、苏叶、乌梅、人参、前胡、桂枝。

因失志伤肾所致者，名曰肾疟，加知母、贝母、桂枝。

加减补中益气汤　治久疟方见内伤。

汗多者，正气虚也，合小建中汤去柴胡、升麻，加炒柏、知母、生地黄、芩、连。

劳疟者，小建中汤加鳖甲。

桂枝石膏汤　治隔日发疟，寒少热多者，此气分受邪也。

桂枝五钱　石膏　知母各一两半　黄芩一两

上㕮咀，分作三服，每服水一盏半，煎服。

此治隔日发者，邪气受深也。如寒热大作，不论先后，此太阳、阳明合病也，本方加白芍药一两，名桂枝芍药汤。若不急治，转入阴经，必难愈矣。

如服药后，寒热转大者，知太阳、阳明、少阳合病也，本方加柴胡一两二钱，甘草炒、人参各一钱半，半夏四钱，名桂枝黄芩汤。分二服，此即小柴胡合白虎汤，加桂枝也。

麻黄桂枝汤　治隔日疟，夜发者，此血分受邪也。

麻黄去节，一两　甘草炙，二钱　黄芩五钱　桂枝二钱　桃仁去皮尖，三十粒

上㕮咀，分作三服，每服水一盏，煎服。

此发散血中寒风之剂。

大柴胡汤　从卯至午时发者，邪在阳分。发散之后，外邪已罢，里邪未尽，宜此汤下之方见伤寒，后以小柴胡汤，以彻其余邪之气。

桃仁承气汤　从酉至子时发者，或至寅时。知邪气在血，阴分也。治与上同，宜此微下之方见血病，利后宜调制之，小柴胡加当归。

此上四法，皆河间治疟分日夜气血之妙法也。

桂附二陈汤　治寒疟。但寒少热，腰

疼足冷。

二陈汤加附子炮　肉桂各等分　甘草炙，减半。

上㕮咀，水一盏半，姜三片，枣一枚，煎服。

牡蛎汤　治疟多寒者。

牡蛎煅，四钱　麻黄去节，四钱　甘草二钱　常山三钱

上㕮咀，分作二服，每服用水二盏，先煎麻黄、常山，去上渣，入药，再煎至一盏，温服。若吐，则勿服后剂。

清脾汤　治食疟吐呕痰沫，寒热相停者。

厚朴制　黄芩　白术　青皮　茯苓　半夏洗　柴胡　草果仁各等分　甘草减半

上㕮咀，水二盏，姜三片，枣一枚，煎服。欲截加常山、槟榔。

四兽汤　治食疟，和胃消痰。

即六君子汤加草果各等分，甘草（炙）减半。

上㕮咀，以盐少许淹顷，湿纸厚裹，慢火煨香熟，每服四钱，姜三片，枣一枚，水一盏，煎半盏，温服。如里邪甚者，用此送下红丸子。

红丸子　治食疟，气滞腹胀。

三棱煨　莪术煨　青皮　陈皮各一两　干姜炮　胡椒各六钱

上为末，水醋煮粳米粉糊为丸，如梧桐子大，矾红为衣，每五十丸，二陈汤、四兽汤皆可下。

养胃汤　治食疟，及感寒湿，疟发则多吐者。

厚朴制　苍术炒　半夏曲各一钱　人参　茯苓　草果　藿香各五分　橘红三分　甘草炙，一分　乌梅半个

上㕮咀，水二盏，姜五片，煎一盏，温服。

草果饮　治伤生冷冰水疟，此名脾寒。

半夏　白芷　良姜　青皮　川芎　甘草炙　紫苏叶各等分

上㕮咀，水煎服。

七宝饮　截疟，治寒多热少者。

常山酒炒，一钱半　厚朴　青皮　炙甘草　陈皮各五分　草果五分　槟榔一钱　乌梅一个

上㕮咀，酒水各半盏，寒多加酒，热多加水，共一盏半，煎八分，露星夜一宿，发日五更冷服。忌热饮食，得吐良，至午时许，食温粥。

一方，用常山、槟榔、草果、知母各一钱。只此四味，酒一盏，浸一日，勿煎。临发时，五更服，神效。或吐或下，疟不复作。

一方，用常山一钱半，槟榔一钱，丁香五分，乌梅一个。用好酒一盏浸一宿，临发日五更服之，一服便止。此秘方也。

六物汤　截疟，治寒少热多者。

嫩常山二钱半　柴胡　槟榔各一钱　青皮去白，二钱　草果仁　炙甘草各一钱半

上㕮咀，分二服，每服乌梅二个，好酒半盏，新水二盏，煎一盏，如前露一宿。临发日五更冷服。禁热食如法。

常山饮　截疟，治寒热相停者。

嫩常山　知母　草果仁　炙甘草各一钱　乌梅肉五分　良姜六分

上㕮咀，水酒各半盏，桃柳枝各七寸，煎七分露，服如上法。

秘传平疟养脾丸　治诸疟，大人小儿皆可服之，神效。

人参　白术　当归　川芎　苍术　厚朴　陈皮　青皮　柴胡　黄芩　白茯苓　猪苓　泽泻　常山　桂枝　草果仁　炙甘草　鳖甲九肋者醋炙，各等分

上一十九味[①]，各如法制，共为细末，酒煮，神曲糊为丸，如梧桐子大，每服一钱，姜枣煎，米饮送下。

丹溪鳖甲丸　治疟母。

鳖甲醋炙，一两　三棱　莪术各用醋浸，煨　香附子醋浸　青皮　红花　桃仁去皮尖，另研　真海粉　神曲炒　麦蘖面各五分

上为细末，醋糊为丸，如梧桐子大，每服五十丸，醋汤送下。

严氏鳖甲饮　治疟母。

鳖甲醋炙　白术　黄芪　草果　槟榔　川芎　陈皮　白芍药　厚朴　甘草炙，各等分

上㕮咀，生姜七片，枣二枚，乌梅半个，水煎服。

《辨疑》鳖甲乌梅丸　治疟母久不愈者。

鳖甲醋炙，一片　青皮去穰　陈皮去白，各一两　常山酒炒褐色，二两　知母酒炒　贝母　槟榔各一两半　草果仁八钱　人参七钱　乌梅肉焙，五钱

上为细末，酒糊丸如梧桐子大，每服七十丸，酒下。忌鸡鱼、羊肉、诸血、生冷。

秘传消痞丸　治癖为寒热，大人小儿同。

三棱　莪术各用醋浸，煨软，切　陈皮　青皮去穰　当归酒洗　半夏曲各一两　川芎　厚朴姜汁炒　黄连各一两　九肋鳖甲醋炙，二两　黄芩　干姜炒　柴胡　官桂　昆布各一两

上一十五味，为细末，酒煮神曲为丸，如梧桐子大，每服五十丸，白汤送下。

瓜蒂散　以吐瘴疟、鬼气疟，有毒涎在胸膈者。

瓜蒂　赤小豆　雄黄各一钱

上为细末，每服半钱，温荠水调下，以吐痰为度。

辟邪丹　治瘴疟、鬼疟，以此截之。

绿豆四十九粒　朱砂小豆大者，二粒，另研　砒信半钱，另研　雄黑豆四十九粒

上为末，同入乳钵内水丸，分作三十粒，黄丹一钱，研为衣，每用一丸，取向东桃枝七寸，研汁，将井花水，于发日，日欲出未出，向日吞之。

截疟常山饮　治疫疟、瘴鬼疟用此。

川常山　草果　槟榔　知母　生甘草　乌梅去核　川山甲浸，火煨，各等分

上㕮咀，每服水酒各半盏，向东桃枝七寸，煎八分，露星月下一宿，临发日五更，面东冷服之。以吐去毒涎为度。此药隔夜将渣煎下，各以碗乘之露过。如服前汤不吐者，再服后汤，以指探引，务令得吐为佳。

消癖逐水丸　治瘴疟、鬼疟，有成疟母者，以此除之。

芫花炒　朱砂水飞，各等分

上为末，炼蜜丸，如小豆大，每服十丸浓煎枣汤送下，下后用养胃汤。

---

① 上一十九味：视履堂本作“槟榔共一十九味”。

卷之二十四

痞　满

痞满须分上下中，其间虚实不相同，
临时脉证能消息，种杏成林十里红。

上焦者，心肺之分。上焦如雾，谓清阳之气所会也。中焦者，脾胃之所也。中焦如沤[①]，谓水谷之变化也。下焦者，肾肝之位。下焦如渎，谓便溺之所流行也。故心之上下痞满者属上焦。痞者，气痞塞而不通也。腹满者属中焦。小腹满者属下焦。痞与满不同，满则内胀而外有形，痞则内觉痞闷而外无形也。在上者，吐之；在中下者，下之。实则泻之，虚则补之可也。凡为医者，要识脉证，审其病证，知其病之所在；诊其脉，知其病之虚实。吐下之不差，补泻之适，则十全之功，自可得也。

世人治痞皆言气，惟有东垣作血虚，
乃自泻心汤立法，启端抽绪尽其余。

痞之为病，由阴伏阳蓄，气与血不运。处心下，位中央，皆土之病也。经云：太阴所至，为积饮痞隔。太阴者，湿土也。土壅塞，乃土来心下，为痞满也。痞之凝滞闭塞，人皆知[②]气之不运也，独东垣指以血病言之，谓下多则亡阴而损血，此前人之所未论也。世人不知以血药治之，专用导气之药，其痞益甚；而复下之，气愈下降，必变为中满鼓胀，误甚矣。

伤寒痞者，从血中来。从外之内，从血中来[③]，无形。杂病痞者，亦从血中来。从内之外，有形。故无形以苦泄之，仲景治痞，皆用黄连，以泻心名之，为泻心下之痞也。有形以辛散之，东垣治痞，皆用干生姜以消痞，名之谓消心下之痞也。

按东垣消痞汤丸，自仲景泻心汤变化出来。盖寒之痞，由误下也得之，使表邪乘虚入于心下。杂病之痞，则所受之邪气亦蓄于心下因致痞也。然有不因下而得之者，如中气虚弱，不能运化精微为痞者。有饮食痰积不能施化为痞者，有湿热太甚，土来心下为痞者。故古方治痞，用黄芩、黄连、枳实之苦以泄之，厚朴、生姜、半夏之辛以散之，人参、白术之甘苦温以补之，茯苓、泽泻之咸淡以渗之。随其病之所在以调之也。既痞属湿土之病，惟宜上下分消其湿也。如果有内实之证，庶可略于疏通，如仲景用黄连、大黄之例。世人苦于痞塞，喜行利药，以求速效，暂得通快，痞若再作，益以滋甚，是皆不知所谓下多亡阴之意也。

按仲景《伤寒论》云：心下痞，按之濡，其脉关上浮者，以大黄黄连泻心汤；脉微者，用半夏泻心汤。一下之，一补之。痞有虚实之分，当以证脉辨之。

如心下痞，其脉关上浮，大便秘者，

---

① 沤：原作“呕”，据视履堂本、忠信堂本改。
② 知：原作“和”，据忠信堂本改。
③ 从血中来：疑为衍文。

为实也，宜小承气汤主之；其脉微，大便利者，加减补中益气汤主之。

有因饮食，填塞胸中而作痞者，先以盐汤探吐之，后以橘连枳术丸消导之，枳实消痞丸调之。

有因误下之后得之者，宜加减八物汤，养其气血自愈。

有因大病后元气未复而痞者，宜加减补中益气汤主之。

有中气虚弱，不能转化精微为痞者，宜枳实消痞丸，加减补中益气汤主之。

有痰积壅滞为痞者，宜黄连利膈丸、顺气化痰丸、秘传豁痰丸主之。

有湿热大甚，土来心下为痞者，宜黄连消痞丸；甚则膈咽不通，饮食不入者，以瓜蒂散吐之，吐后，以大消痞丸调之。

有因七情之伤为痞者，宜加减流气饮、顺气消痞丸主之。

有因饮水过多成痞者，宜五苓散送下半夏枳术丸。

如禀受充实，面[①]苍骨露气实之人病痞者，宜从仲景大黄黄连泻心汤法以三黄枳术丸主之。

如禀受素弱，转运不能，饮食不化而痞者，以虚论，宜从仲景甘草泻心汤法，以大消痞丸调之。

如肥人心下痞者，乃是湿痰，宜黄芩利膈丸去莱菔子、皂角，加苍术、茯苓、炒滑石。

如瘦人心下痞满者，乃是湿热，宜黄连消痞丸。

如食后感寒，饮食不化而痞者，宜木香顺气汤加藿香以散之。

腹满休称鼓胀同，误将胀满一般攻，
满从中病形诸外，胀外形坚中本空。

满与胀不同。满者，病在肠胃之间，而形见于外也；胀者，病在肠胃之外，皮肉经络之中，外形虽满，中则空虚也。满者，有实有虚；胀者，专主虚，治不可攻也。大抵腹满属太阴证。阳热为邪者，则腹满而咽干；阴寒为邪者，则吐，食不下，自利益甚，时腹自痛。太阴者，脾土也。治中央，专主腹满之候。

病者腹满，按之不痛为虚，痛者为实。

腹满时减，复如故，此为虚寒，当与温药，厚朴温中汤主之。

腹满不减，减不足言，当须下之，宜大承气汤主之方见伤寒。

病腹满发热十日，脉浮而数，饮食如故，宜厚朴七物汤主之。

如心胸中有停痰宿水，自吐出水后，心胸间虚气满不能食者，宜五苓散主之。若不吐利者为实，宜滚痰丸下之方见痰。

如因伤食腹满者，宜木香槟榔丸下之，后以参苓平胃散调之，又木香顺气汤调之。

少腹缘何满且坚，只因便溺转行难，
满而不泻成关格，妇女宜将蓄血看。

少腹者，下焦所治。下焦者，当阑门之下，主分别水谷，其治在脐之下也。盖身半以上，同天之气，清阳归之；身半以下，同地之气，浊阴归之。清阳出上窍，浊阴出下窍。当出不出，积而为满。在上而满者，气也；在下而满者，物也。所谓物者，便与溺耳。惟妇人则有蓄血之证。此少腹病者，多实，法当下之。虚者，少腹满，小便不利者，宜五苓散去桂，加滑石散。

大便不利者，宜当归承气汤。

大小便俱不利者，宜八正散主之方见大热。

如大小便俱不利者，名曰关。下窍闭塞，气反上冲，吐而不能食者，名曰关格

① 面：原作“而”，据视履堂本改。

之病，乃死证也。急寻田螺捣烂贴脐下，又作猪胆汁导法，使大便通则小便亦利矣，更当作大承气汤下之。

妇人经闭者，作蓄血看，宜桃仁承气汤下之。更有石瘕、肠覃、鬼胎三病，各从其证立法治之详见胀门，宜桃奴散。

治满病经验诸方

加减补中益气汤　治内伤心下痞。方见内伤。

脉缓，有痰而痞，加半夏、黄连各一钱；脉弦，四肢满，便难，而心下痞，加黄连五分，柴胡七分，甘草三分。

大便秘燥，加黄连、桃仁泥、当归身，少加大黄。

心下痞闷者，加白芍药、黄连。

心下痞，腹胀，加枳实、木香、砂仁各三分、厚朴七分；天寒，少加干姜，或中桂桂心也。

心下痞觉中寒者，加附子（炮），黄连。

心下痞呕逆者，加黄连、生姜、陈皮；冬月黄连减半，少加藿香叶、丁香；能食而心下痞加黄连五分、枳实三分；不能食而心下痞加生姜、陈皮。

食已心下痞，另服橘皮枳术丸。夫中满者，不食耳，不满者宜食之。如自觉满而外无胀急之形，乃痞也，非满也，当以甘苦而撑柱之。

加减八物汤　治下多则亡阴而痞者方见虚损。

本方加升麻、柴胡，少佐以陈皮、枳壳、桔梗监之，入生姜煎服。

大消痞丸　治一切心下痞，及年久不愈者。

神曲炒　甘草炙，各二钱　猪苓二钱半　干生姜二钱　泽泻　厚朴姜汁炒　砂仁各三钱　半夏洗　陈皮去白　人参各四钱　枳实面炒，五钱　黄连陈壁土炒　黄芩壁土炒，各六钱　姜黄　白术各一两

上为细末，汤浸，蒸饼为丸，如梧桐子大，每服五十丸至百丸，白汤下。

此半夏泻心汤加枳术丸、四君子、五苓、平胃散等剂，利湿消痞补虚。下同。

枳实消痞丸　治右关脉浮弦，心下虚痞，恶食懒倦，开胃进食。

干姜一钱　甘草炙　麦蘖面炒　白茯苓各二钱　白术二钱　半夏曲　人参各三钱　厚朴姜汁炒，四钱　黄连　枳实面炒黄，各五钱

上为细末，蒸饼丸，如梧桐子大，每服七八十丸，白汤下。

黄芩利膈丸　除胸中热，利膈上痰。

生黄芩　炒黄芩各一两　半夏　黄连各五钱　泽泻五钱　南星炮　枳壳面炒黄　陈皮去白，各三钱　白术二钱　白矾一钱　小皂角一钱　萝卜子炒，五钱

上为细末，蒸饼，丸如梧桐子大，每服五十丸，白汤下。忌酒、湿、面、鱼腥。

三黄枳术丸　治气实之人及能食者病心下痞。

黄芩二两　黄连酒炒，一两　大黄煨，三钱　枳实炒，一两　白术　陈皮各五钱　半夏洗　神曲炒，四钱　干姜二钱

上为细末，蒸饼，如绿豆大一倍，每服五十丸，白汤下。

橘连枳术丸　治伤食心下痞。

白术二两　枳实面炒　陈皮　黄连炒，各一两

上为细末，荷叶水煮粳米粉丸，如梧桐子大，每服五十丸，白汤下。

秘传豁痰丸　治食积痰热，心下痞。

陈皮去白，四两　山楂肉　神曲炒，各二两　当归　黄芩　白术各四两　半夏曲　黄连　白茯苓各一两半　甘草一两半　枳实面炒，五钱

上为细末，蒸饼，丸如梧桐子大，每

服五十丸，淡姜汤送下。

加减流气饮

治因七情之伤，心下痞者。

陈皮　青皮　紫苏叶　厚朴姜汁炒　枳实　川芎　甘草　人参　白术　茯苓　半夏洗　黄连　香附子童便浸

上各等分，㕮咀，生姜三片，水煎服。

顺气消痞丸　治七情所伤，心下痞满，不思饮食。

木香五钱　益智仁二钱半　厚朴姜汁炒　草豆蔻二钱半　陈皮　青皮　苍术米泔浸　茯苓　泽泻　干姜各七钱　枳实炒，一两　甘草　半夏各五钱　人参　当归各三钱　黄连五钱

上为细末，蒸饼，丸如梧桐子大，每服五十丸，白汤下。

木香顺气汤　治䐜[①]胀，心腹满闷。经曰：浊气在上，则生䐜胀。此方主之。

木香　益智　陈皮　草豆蔻各五分　苍术五分　厚朴姜汁炒　青皮各四分　茯苓　泽泻　半夏各六分　干姜三分　当归　人参各五分　升麻　柴胡各一钱　吴茱萸三分

上㕮咀，水一盏半，煎一盏，去渣，温服。

厚朴温中汤　治脾胃虚弱，心腹胀满，时发时止。

厚朴姜汁炒　陈皮去白　干生姜各一钱　茯苓　甘草炙　木香　草豆蔻面裹煨，各五分

上㕮咀，水煎服。

厚朴七物汤　治腹满发热如故。

厚朴一钱　枳实一钱　甘草　大黄各六分　官桂四分

上㕮咀，姜五片，枣一枚，水一盏半，煎八分，温服。

小呕者，加半夏八分；下利，去大黄；寒多者，加生姜至十片。

五苓去桂加滑石散　治小便闭，少腹满有形者，此病在膀胱也。

五苓散去桂末，一两　滑石末，一两

上为细末，每服二钱，用乌桕树根皮煎汤调下。

当归承气汤　治大便闭，少腹中满痛。此病在大肠也。

调胃承气汤三钱　当归梢一钱半

上㕮咀，水煎二沸，入桃仁泥一钱，再煎，调槟榔末一钱服。

桃奴散　治妇人或室女月经不通，小腹胀满。

桃奴桃树上干枯雏桃也，十二月采用　猳鼠粪雄鼠矢也。两头尖者是　玄胡索　肉桂　香附子　五灵脂　砂仁　桃仁去皮尖，各等分

上为细末，每服三钱，黑豆煎酒调下。

---

① 䐜：原作"脂"，据视履堂本、忠信堂本改，下同。

卷之二十五

胀　满

胀病须明寒热因，勿将新久混同论，
李朱立法从中治，默契轩岐万古心。

按胀病，《灵枢经》论，五脏六腑之胀，及水胀、肤胀、鼓胀之状，又诸书所谓鼓胀，水胀，气胀，血胀之病，名虽不同，其实则一也。盖《灵枢》之论，语其病之所，标也；诸书之论，语其病之所起，本也。胀之为病，在于脏腑之外，排脏腑而郭胸胁，胀皮肤，故名曰胀，未有不生于气血、水谷者也。东垣谓寒，丹溪谓热，各有所本。或谓用丹溪之法活人者多，东垣之方不敢采用。此执一之论，未足以语医之神也。

东垣曰：调经篇云，因饮食劳倦，损伤脾胃，始受热中，末传寒中，皆由脾胃之气虚弱，不能运化精微而制，水谷聚而不散，而成胀满。经云：腹满䐜胀，支胁结[①]膈，下厥上结，过在太阴、阳明，乃寒湿郁遏也。《脉经》所谓胃中寒则胀满者是也。

全按：经云太阴所至为中满。又云诸湿肿满，皆属脾土。夫脾乃阴中之太阴，同湿土之化，脾湿有余，腹满，水谷不化。阳主运化，阴主长养。今阴湿有余，阳热不足，不能运化精微，使水谷之气蓄而成中满之证，此东垣之论所以主于寒也。

丹溪云：七情内伤，六淫外感，饮食不节，房劳致虚。脾土之阴受伤，转输之官失职，胃虽受谷，不能运化。故阴阳不交，清浊相混，隧道壅塞，郁而为热，热留为湿，湿热相生，遂成胀满，经云鼓胀者是也。以其外虽坚满，中空无物，有似于鼓。其病胶固，难以治疗。又名曰蛊，若虫侵蚀之义。

全按：经云诸腹胀大，鼓之如鼓，皆属于热。夫胃为水谷之所聚也，脾不能腐熟变化，蓄积于中，郁而为热，热则生湿，遂成胀满之证。此丹溪之论所以主于热也。

合而观之，曰寒，曰热，皆谓脾胃之虚，不能转化而致也。曰寒者，乃湿土之体自病也；曰热者，乃湿之用为病也。故其所制之方皆自仲景泻心汤变化来。专以补脾为主，以辛散之，以苦泻之，以淡渗之，未尝异也。

经曰：诸腹胀大，皆属于热。又曰：中满者，泄之于内。此皆论有余之邪，乃病之初起者也。如感风寒之邪，传入于里，寒变为热，作胃实痞满燥实坚之证，宜以承气汤下之。或伤酒、湿面及味厚之物，膏粱之人，或食已便卧，湿热之气不得施化致令腹胀者，亦是热胀，宜下之。经云下之则胀已者是也。故病人有大实大满，大小便秘者，皆宜从权以寒热药下之也。

经曰：中满者，泄之于内。非专谓下

① 结：原作“阽”，据视履堂本改。

之也。如以辛散之，以苦泄之，以淡渗之，所谓上下分消，以去其湿，皆泄之也。

《脉经》曰：胃中寒则胀满。此论内伤不足之邪，乃久病也。寒者，非寒冷之寒，乃阴虚之义。故用术、参以补脾为君，苍术、茯苓、陈皮为臣，黄芩、麦门冬为使，以制肝木，少加厚朴以消腹胀。气不运加木香，气下陷加升麻、柴胡提之，血虚加四物汤，有痰加半夏。经云：寒因寒用[①] 者是也。病胀久，脾胃虚者，虽有大小便不利之证，乃气不运，血不润也，当大补气血为主，慎不可用下药也。

阳热为邪者，则身体为热，胀满，咽干；阴寒为邪者，则吐不下食，胀满而自利。

朝宽暮急者，为血虚；暮宽朝急者，为气虚；朝暮俱急者，为气血俱虚。

腹中常胀，外实内伤，按之不陷者，为实胀，法当以温药和之。实者，从仲景大、小陷胸汤（丸）治之；虚者，从泻心汤方治之。

钱氏论虚实腹胀，实则不因吐泻、久病之后，胀而喘急闷乱，更有痰、有热及有宿食不化而胀者，宜服大黄丸（治热）、白饼子（治痰）、紫霜丸（治食）下之，更详认大小便，如俱不通，先利小便，后利大便。虚则久病、吐泻后，其脉微细，脾主目胞，腮虚肿，手足冷，当先服塌气丸，后服异功散、益黄散、和中丸。

此已上论寒热实虚之法也。

河间云：论诸蛊胀者有二：若从胃，则旦食而不能暮食，旦则不胀暮则胀，治以鸡矢醴，酒调服。若从水，则濡泄者是也，治当开鬼门，洁净府也。开鬼门者，谓发汗也；洁净府者，利小便也。

四病虚实脉中求，浮大为祥沉小忧，
腹实腹坚当议下，虚宜用补固中州。

经云：其脉大坚以涩者，胀也。关上脉浮则内胀。迟而滑者胀，脉盛而紧者胀。胀脉浮大者易治，虚小者难治。水病腹大如鼓，脉实者生，虚者死，洪大者生，微细者死。中恶腹大，四肢满，脉大而缓者生，浮而紧者死。

阴阳愆伏，荣卫凝滞，三焦不能宣行，脾胃不能传布，胀满之所由生也。曰谷胀，曰水胀，曰气胀，曰血胀。谓之四病，或寒，或热，或虚，或实，又不可以无别也。若久病羸乏，卒病胀满，喘息不得，与夫脐心突起，或下利频数，百方调治，未见一愈者矣。

谷胀者，因失饥伤饱，痞闷得酸，旦则阴消阳长，谷气易行，故能饮食；暮则阴长阳消，谷气难化[②]，故不能食，是谓谷胀。初起者，宜服沉香交泰丸。凡大实大满，大小便秘者，木香槟榔丸。方见内伤。病久者，不可再下，宜广茂溃坚汤以渐消之。

水胀者，因脾土受湿，不能制水，水渍于肠胃而溢于体肤，漉漉有声，怔忡喘息，是为水胀。初起之时，宜去其水，葶苈木香散；久则宜补其脾土以制其水，中满分消丸主之。

气胀者，因七情郁结，气道壅隔，上不得降，下不得升，身体大而四肢瘦削，是为气肿胀病。初得之，宜紫苏子行其滞气；病久者，宜广茂溃坚汤消之。

血胀者，因病热烦躁，漱水不欲咽下，迷亡惊狂，痛闷呕恶，虚汗血逆，小便多，大便黑，此伤寒蓄血证也，宜服桃仁承气汤即愈。妇人经水不行者，多成此证，是为血胀。初得之，宜服加味抵当丸破之，不可多服。久则以人参芎归加香附

---

① 寒因寒用：视履堂本作“塞因塞用”，于义见长。

② 谷气难化：原作“谷气进化”，据视履堂本改。

子汤行之。

如因怒伤肝，肝克脾，脾气不胜，必胀于胃，名曰胜克。怒乘肺，肺气不传，必胀于大肠，名曰乘克。宜平肝饮子主之。

如曾因积聚癥块，久而不愈成胀者，宜消其积块，则腹胀自平，中满分消汤以渐消之，此病非心平气和，人能守禁者，难愈也。

凡病蛊胀者，多喘，宜人参定喘汤主之。如时胀时喘，汗出厥逆者，不治。

凡病蛊胀，或遍身尽肿者，或黄肿者，并宜服秘传诸蛊保命丹及河间秘方。

如因中恶毒之物，腹胀大者，急进三花神佑丸取之。

今之为医者，喜用疏利之药，急于获效，苦于胀满，喜行利药，以求通快，殊不知宽得一二日，腹胀愈甚，真气已伤，去死不远矣。吾今疏利之方，不敢取用者，恐误人也。宁以拙守，不习巧攻，当用胃苓丸为主方，随气血虚实痰热，加辅佐药，活人颇多。

治胀诸方

中满分消汤　治中满，寒胀，寒疝，大、小便不通，四肢厥冷，食入反吐，心痞，奔豚。

益智　半夏洗　茯苓　木香　升麻各三分　吴茱萸酒洗　草豆蔻炒　黄芪各五分　泽泻　川乌炮　人参　青皮　当归　生姜　麻黄　柴胡　黄连　荜澄茄　干姜　黄柏各四分

上㕮咀，水二盏，姜三片，枣一枚，煎一盏，温服。

此治寒胀之剂。

中满分消丸　治中满鼓胀，水气胀大，热胀，气胀。

白术　人参　甘草炙　姜黄　猪苓各一钱　黄芩炒　黄连炒　枳实炒　半夏洗，各五钱　干生姜　白茯苓　砂仁各二钱　泽泻　陈皮各三钱　厚朴姜汁炒，一两　知母去毛，炒，四钱

上为细末，蒸饼为丸，如梧桐子大，每百丸焙热，白汤下。

寒因热用，故焙热也。此治热胀之剂。

广茂溃坚汤　治中满腹胀，内有积聚坚如石，令人坐卧不安，大、小便涩滞，上喘气促而[①]色痿黄，通身浮肿。

厚朴制　黄芩　草豆蔻煨　益智仁　当归酒洗，各二分半　黄连三分　半夏洗，三分半　蓬术煨　红花　升麻　甘草炙　柴胡　泽泻　陈皮　神曲炒　青皮　吴茱萸汤泡去苦水，各一钱半

上㕮咀，分作二服，每服水二盏，姜三片，煎一盏，温服。

家传胃苓丸　治肿胀验方方见吐泄章。

腹胀加枳实、半夏、木香、青皮、人参、当归、黄连、黄芩为末，蒸饼丸，如梧桐子大，每服五十丸，姜汤送下。

水肿合五皮散，入生姜煎服。

沉香交泰丸　治浊气在上，干扰清阳之气，菀而不伸，以为䐜胀，及宿食停滞为谷胀者。

沉香　白术　当归各三钱　厚朴制，半两　枳实炒　青皮　陈皮　白茯苓　泽泻　木香　吴茱萸酒洗，各二钱　大黄酒煨，一两

上为细末，蒸饼为丸，如梧桐子大，每服五十丸，加至七十丸，白汤下。

按：浊气在上，则生䐜胀。有二方，木香顺气汤治虚痞，此治实痞。

葶苈木香散　治湿热内外甚，水肿腹胀。此药下水湿，消肿胀。

葶苈子　茯苓　猪苓　白术各二钱半

---

① 而：视履堂本作“面”。

木香五分 泽泻 木通 甘草各五钱 桔梗二钱 滑石三两

上为细末，每服三钱，白汤调下。此五苓、益元加木香、木通、葶苈也。

紫苏汤 治忧虑过度，致伤脾肺，心腹胀满喘促。又治肠鸣气走，漉漉有声，大小便不利，脉虚而紧涩。

真苏子一钱，研 白术二钱 人参一钱 大腹皮酒洗 草果仁 半夏洗 厚朴姜制 木香 炙甘草 陈皮去白 桔梗 枳壳炒，各五分

上㕮咀，姜三片，枣一枚，水煎温服。

加味抵当丸 治血胀。

三棱煨 莪术煨 干漆炒烟尽 牛膝酒洗 琥珀 虻虫糯米炒 肉桂 水蛭石灰炒 桃仁泥 大黄煨，各等分

上为细末，用生地黄自然汁和米醋调匀为丸，如梧桐子大，每服十丸，空心童便送下。五日进一服，以血下为度，间服四物汤。

人参芎归加香附子汤 治血胀。

当归 半夏洗，各七分半 川芎一钱 蓬术煨 木香 香附子醋浸 砂仁 乌药 甘草炙，各五分 人参 辣桂 五灵炒，各二分半

上㕮咀，入紫苏四叶，生姜五片，枣三枚，水煎，食前服。

平肝饮子 治喜怒不节，肝气不平，邪乘脾胃，心腹胀满，头晕，呕逆，脉来浮弦。

防风 桂心 枳壳炒 赤芍药 桔梗炒，各一钱 甘草炙 木香 人参 槟榔 当归酒洗 川芎 陈皮各五分 加青皮五分

上㕮咀，作二服，每服水一盏，姜三片，煎服。

人参定喘汤 治蛊胀有喘。

人参一两 陈皮去白 甘草各五钱 杏仁去皮尖，炒，一两，另研 木香三钱

上为末，每服三钱，食远浓煎苏叶汤调服。三服喘即止。

秘传诸蛊保命丹

皂矾一斤 肉苁蓉三两，二味入罐内，火煅尽烟 香附子一斤 大麦蘖一斤半，炒 红枣一斤，煮熟去核，捣膏为丸

上前四味，共为细末，枣膏杵和丸，如梧桐子大，每服二十丸，好酒送下，日三服。

又方 制过绿矾二两，平胃散四两。

枣肉为丸，米饮下五七丸。

又方 制过绿矾二两，五苓散四两。

酒糊为丸，米饮下。

二方相间服。

木香塌气丸 治中焦腹胀。此钱氏塌气加减也。

萝卜子炒 陈皮去白，各三两 胡椒 草豆蔻煨 木香 青皮各二钱 蝎梢去毒，二钱半

上为细末，水糊为丸，如梧桐子大，每服三十丸，米饮下。

三花神祐丸 此药猛峻，非中蛊毒者，不敢轻用。

甘遂 芫花醋炒 大戟各五钱 黑丑一两，取头末 大黄一两 真轻粉一钱，另包不研

上为细末，同轻粉拌匀，滴水为丸，如小豆大，每服五丸，温水下，以取下恶涎为度。未尽再加二丸，已尽勿再服。

附：刘河间治肿三法

初服白茯苓汤

白茯苓 泽泻各二钱 郁李仁二钱

上㕮咀，作一服，水二大盏，煎至一半，常服无时，从少至多服。或煎得澄清，入生姜自然汁在内，和面或作粥饮，作常食，五七日后觉胀下，再中服白术散。

中服白术散

白术　泽泻各半两

上为细末，每服三钱，茯茯汤[①]调下。或丸亦可，服三十丸。

末治之法，服黄芪建中汤。

方见虚损。以调养之。平复后，忌房室、猪、鱼、盐、面。

① 茯茯汤：疑作“茯苓汤”。

卷之二十六

肿　　病

湿为肿胀属太阴，先后相传决重轻，

论者不知分表里，混同肿胀一家称。

经云：诸湿肿满，皆属脾土。脾土者，足太阴湿土也。肿者，遍身浮肿，乃表病也；满者，胸腹胀满，乃里病也，二者不同。先胀后肿者，自里而散于表，可治；先肿后胀者，自表而入于里，不可治。今之方书，不复分别，而以肿胀同论，似未尽善。

五水病分《金匮》中，水流五脏法无同，

阴阳上下须分别，脉证如乖命必终。

《金匮》云：病有风水，有皮水，有正水，有石水，有黄汗。

风水，其脉自浮，外证骨节疼痛，恶风。如一身悉肿，不渴，无大热者，越婢汤；身重自汗者，风湿也，防己黄芪汤；痛加芍药。方见《金匮》。

皮水其脉亦浮，外证胕肿，按之没指，不恶风，其腹如鼓。不渴，当发其汗。如四肢水气在皮肤中，四肢聂聂动者，防己茯苓汤。方见《金匮》。

正水其脉沉迟，外证自喘。

石水其脉自沉，外证腹满不喘。

黄汗其脉沉迟，身发热，胸满，四肢、头面肿，久不愈，必致痈脓。黄汗之为病，身体肿，发热，汗出而渴，状如风水，汗沾衣，色正黄如柏汁，脉自沉。以汗出入水中浴，水从汗孔入得之，宜黄芪芍药桂枝苦酒汤。方见《金匮》。

里水者，一身面目尽肿，其脉沉，小便不利，故令病水。假如小便自利，此亡津液，故令渴也。越婢加术汤主之。方见《金匮》。

肺得涩沉，当责有水，身体肿重。水病脉出者，死。

水病，脉洪大者，可治；微细者，不可治。

心水者，其身重而少气。不得卧，烦而躁，其人阴肿。

肝水者，其腹大，不能自转侧，胁下腹痛，时时津液微生，小便续通。

肺水者，其身肿，小便难，时时鸭溏。

脾水者，其腹大，四肢苦重，津液不生，但苦少气，小便难。

肾水者，其腹大，脐肿腰痛，不得溺，阴下湿如牛鼻上汗，其足厥冷，面反瘦。

此已上皆《金匮》之文也。

唇青伤肝，缺盆平伤心，脐突伤脾，足平伤肾，肩背平伤肺。阴囊、茎俱肿，足趺肿，膝如斗者，皆为不治之证。男从脚下肿而上，女从身上肿而下，或肉硬，或手掌无纹，并不治。

按：上诸水病，五水，五脏水外，又有里水、涌水证及十肿。水肿之名，头绪太繁，难以悉辨。今采诸书阳水阴水、气分血分、表里上下虚实之说，立成治法，惟高明择之。

经曰：平治权衡，开鬼门，洁净府，去菀陈莝。夫平治权衡者，谓察脉之浮沉也。脉浮，为在表，脉沉为在里。在表者宜汗之，在里者宜泄之。开鬼门者，谓发其汗也；洁净府者谓利小便也，去菀陈莝者，谓去其积久之水物，犹如草莝之不可久留于身中，皆泄之也。

经曰：面肿曰风，足肿曰水。上下之分也。故诸有水者，腰以上肿者，风湿也，当发汗；腰以下肿者，寒湿也，当利小便。所谓风从汗散，水向便通，乃上下分消，以去其湿也。

丹溪云：水肿脉多沉伏。病阳水兼阳证，脉必沉数；病阴水兼阴证，脉必沉迟。烦满小便涩赤，大便秘结，此为阳水；不烦满，大便溏，小便少而不赤涩，此为阴水。

阳水为病，宜桂苓甘露饮。

阴水为病，生料五积散。

腰以上肿甚者，宜小青龙汤。

腰以下肿甚者，初宜用八正散。

汗下之后，并宜加减胃苓五皮汤主之。

血气不足则手足厥冷，荣卫不利，腹满，肠鸣相逐。阳气不通则身冷，阴气不通则骨疼，名曰气分。

少阳脉平，少阴脉细，男子则小便不利，妇女则经水不通。经为血，不利则化为水，名曰血分，皮中有红缕赤痕者是也。胎前肿者别论。气分病者，在表宜桂术汤汗之；病在里宜加减流气饮主之。血分病者，在表宜桂苓汤发之；病在里宜加减流气饮主之。

有肺移寒于肾名曰涌水者，其证如溢囊里裹浆，或遍身肿满，按腹不坚，疾行则濯濯有声，宜葶苈丸。

有南人、北人不服水土者，有因饮食所伤而肿者，有因七情气郁而肿者，或有洗疮逼毒归内而肿者，此皆有余之证。

或因久疟泄利后而肿者，或因大病后而肿者，或因产后败血而肿者，此皆不足之证。

按：上二条皆似水气之病，当各以法求之，宜加减胃苓汤随证主治。其有因于洗疮者，宜通圣散；因于产者，宜小调经散主之。

水病生于脾肾虚，散流五脏病形殊，
补脾安肾为根本，荣卫调和病自除。

夫人所赖以生活者，水与谷也。水则肾主之，谷则脾主之，惟肾虚不能行水，脾虚不能制水。胃与脾合气，胃为水谷之海，又因虚而不能传化焉。故肾水泛溢，反得以浸渍脾土，于是三焦停滞，经络壅塞，水渗于皮肤，注于肌肉而发肿矣。其状目胞下微起，肢体重着，咳嗽怔忡，股间清冷，小便黄色，皮薄而光，手按成窟，举手即满是也。治当补脾胃之虚，使肝气得实，则自能健运升降。运动其枢机，而水自行。《千金》大养脾丸主之。又当补肾之虚使肾气实，受五脏六腑之精而藏之，水有所归，而不至泛溢，宜河间肾气丸主之。如脾肾兼补宜加味安肾丸，一名复元丹。

水肿之人多喘呼，只因肺肾水邪留，
如逢先后为传变，从本从标别法求。

经曰：故水病，下为胕肿大腹，上为喘呼不得卧者，标本俱病。故肺为喘呼，肾为水肿，肺为逆不得卧，宜平肺汤。

如先肿后喘者，脾传肺也，宜以脾病为本，宜胃苓五皮汤主之。

如先喘后肿者，肺传脾也，宜以肺病为本，宜分气紫苏汤主之。

治肿诸方

桂苓甘露饮 治阳水为肿之病。

桂枝　白术　白茯苓　葛根　猪苓　泽泻　石膏　滑石　人参　藿香叶各等分　木香　甘草炙，各减半

上㕮咀，生姜三片，新汲水煎服，取微汗。

生料五积散　治阴水为肿之病。

苍术制　麻黄去根节　陈皮去白　枳壳炒　桔梗　厚朴姜汁炒　干姜　白芷　川芎　茯苓　桂枝　白芍药　当归　半夏洗，各等分　甘草炙，减半

上㕮咀，生姜三片，葱白三茎，水煎，热服，以汗为度。

小青龙汤　治水病腰以上肿甚者，宜此汗之。

麻黄去根节，滚水泡　细辛　芍药　桂枝　干姜炮　甘草炙　五味子　半夏汤洗　石膏各等分

上㕮咀，水煎服，以有汗住。

加减八正散　治腰以下肿甚者，宜此利之。

木通　滑石　瞿麦　车前子　白术　山栀子　防己　白茯苓各等分　甘草减半　大便不通加大黄

上㕮咀，入灯芯水煎，食前服。

加减胃苓五皮汤　诸肿通治，兼主喘。

胃苓汤方见泄泻　加桑白皮　大腹皮　茯苓皮　生姜皮　五加皮

上㕮咀，生姜三片，水煎服。

桂术汤　治气分水气。

桂枝　白术　麻黄去节①　甘草炙　细辛　枳壳　干姜炮，各等分

上㕮咀，生姜三片，水煎服。

桂苓汤　治血分水气。

桂枝　茯苓　当归　川芎　莪实　赤芍药　三棱　槟榔　苍术炒　青皮　陈皮　瞿麦　甘草炙　桑白皮　大腹皮各等分　葶苈　大黄煨，各减半

上㕮咀，生姜三片，水煎服。

加减流气饮　治气血诸肿。

陈皮　青皮　紫苏茎叶　厚朴制　木通　香附子醋制　甘草炙　大腹皮　草果仁　肉桂　藿香叶　白术　木瓜　茯苓　白芷　半夏　枳壳各等分

气分加木香、槟榔、石菖蒲。

血分加当归、川芎、莪术。

上㕮咀，姜三片，水煎服。

葶苈丸　治涌水病。

葶苈　泽泻　椒目　桑白皮　杏仁炒　猪苓各等分

上为细末，炼蜜丸，如梧桐子大，每服二三十丸，葱白汤下，以利为度。

加减胃苓汤　诸肿通用。方见前。

因于不服水土，加藿香、木香、槟榔。

因于伤食者，加枳实、神曲、大麦蘖、山楂。

因于郁气郁痰者，加半夏、香附子、紫苏、木香、乌药。

因于久疟，泄利，大病后者，加人参、黄芪、当归、白芍药。

通圣散　治身有恶疮，或用水洗，或用药熏，以致毒入腹而肿。

本方加金银花、升麻、干葛、木通，去芒硝。

小调经散　治妇人产后，败血流入经络，化为水作肿者。

白芷五钱　没药另研　肉桂　甘草各三钱　赤芍药　细辛洗去土　当归酒洗　玄胡索炒，各一钱　琥珀一钱，另　麝五分，另

上为细末，每服二钱，用泽兰煎汤调服。

有妇人怀胎，气遏水道而虚肿者，此但以紫苏和胎饮顺气养脾，饮食无阻，待

---

① 节：原作"黄，据视履堂本、忠信堂本改。

其产后肿自消矣。

千金大养脾丸　专补脾胃，消肿胀，调血气，滋形色。

人参　白术　茯苓　陈皮　青皮　半夏曲各一两　枳实　麦蘖炒　神曲　猪苓　泽泻各五钱　砂仁　草豆蔻　木香　干生姜炒　甘草炙，各三钱

上为细末，汤浸蒸饼丸，如梧桐子大，每服五十丸，米饮下。

河间肾气丸　专补肾虚，消水肿。

苍术泔浸，一斤　熟地黄一斤　五味子一斤半　干姜春秋，七钱，炒，冬一两，夏五钱

上为细末，煮枣肉为丸，如梧桐子大，每服一百丸，米饮下。

加味复元丹　治脾肾俱虚，皆发为水肿。

附子炮　桂心各五钱　白茯苓　巴戟去心　白术　萆薢　山药　破故纸炒　砂仁　泽泻　茴香炒　肉苁蓉酒浸，去甲、心，焙，各一两

上为细末，炼蜜丸，如梧桐子大，每服七十丸，米饮下。

平肺汤　肺与肾皆以属阴。积水，下为胕肿，上为喘呼。

葶苈　桑白皮炒　桔梗　枳壳炒　紫苏　半夏　甘草炙，五分　麻黄去节，七分半

上㕮咀，分作二服，每服姜三片，煎服以泻肺水，送下青木香丸泻肾水。

青木香丸　行滞通水。

黑牵牛六两炒香，研细，头末，三两　木香五钱　荜澄茄　补骨脂炒　槟榔各一两

上为细末，滴水为丸，如绿豆大，每服二十丸，白汤下。

分气紫苏汤　治气促喘急，面目虚浮。

五味子　大腹皮　陈皮去白　桔梗　茯苓　草果仁　桑白皮炙　甘草炙，各二钱

上㕮咀，为粗末，秤二两，净入嫩紫苏叶干者一两五钱，捣碎，同一处拌匀，每服四钱，水一大盏，姜三片，入盐少许，煎七分温服。

附方　用大枣一斗（锅内入水，上过四指，川大戟并根苗，盖之盆，合煮熟为度，去大戟不用），旋旋吃枣无时，枣尽决愈，神效。

又秘方　治黄肿，水肿。

青矾半斤，醋一大盏和匀，瓦盆盛之，火上煅，自干为度　平胃散　乌药顺气散各半两　百草霜一两

共为细末，醋糊为丸，如梧桐子大，每服九十丸，枣汤下。

又，大戟散　治水肿胀大如鼓，或遍身皆肿。用

大戟　木香　白牵牛头末，各等分

为细末，每服三钱，以猪腰一对，批开渗药在内，烧熟，空心食之。

如食左腰子，则左塌消，食右消右。如肿不尽，于腹绕涂甘遂末，饮甘草水少许，其肿尽去。

凡取水药，惟气实能食者，可与服之，不可逡巡，待正气尽化为水，则难去矣。如取水时，五日一服，不可多服。未服药，先服五苓散，白术、茯苓倍用，再加人参辅助胃气，通行水道为佳。

丹溪云：治肿胀者，理宜补脾，又须养肺以制木，使脾无贼邪之虑；滋肾以制火，使肺得清化之令。却盐味以防助水邪；断妄想以保养母气。远音乐，戒暴怒，无有不安。

卷之二十七

积　　聚

积当有处聚无常，癥有明征瘕假眶，
四病所生俱是积，身中气血各遭伤。

按《难经》云：气之所积，名曰积；气之所聚，名曰聚。故积者，五脏所生；聚者，六腑所成。积者，阴气也，其发有常处，其痛不离其部云云。聚者，阳气也，其始发无根本，上下无所留止云云。故以是别，知积聚也。又《要略》云：积者，脏病也，终不移；聚者，腑病也，发作有时，辗转痛积，为可治。槃气[①]者，胁下痛，按之则愈，复发为槃气。

《原病式》云：癥者，腹中坚硬，按之应手，瘕者，中虽硬而忽聚勿散，无有常处，故其病未及癥也。经曰：肠胃之络伤则血溢于肠外，有寒汁沫与血相搏，则并合凝聚不得散，而成积矣。或外中于寒，内伤于忧怒，则气上逆，气上逆则六腧不通，温气不行，凝血蕴裹不散，津液凝满，渗着不去，而成积矣。

全按：积者停蓄之谓，乃病之总名也。故曰积，曰聚，曰癥，曰瘕，通谓之积。然《难经》云：积者，气之所积，聚者，气之所聚。则积聚者，气病也。《针经》云：与血相搏，则并合凝聚。不得散而成积，凝血蕴裹，渗着不去而成积，则癥瘕者，血病也。予窃有说焉。人身之中，气附于血，血依于气，气行则血行，血止则气止，其病不相离也。积者五脏所生，发有常处，痛不离其部，血之病也。故忽散忽聚无其常，是聚与瘕，同一病矣。但发无根本，为气聚；中虽硬而聚无常，为血瘕也。陈无择谓癥瘕属肝部，积聚属肺部，盖以肝肺分气血耳。而刘宗厚云：不必拘也。其有五积，六聚，七癥，八瘕之说者。积生于五脏，故曰五积，生于六腑，故曰六聚。七癥八瘕之名，经论亦不详出。虽有蚊、蛇、鳖、肉、发、虱、米等七证，初非定名，偶因食物所中，留聚不散，假血而成，自有活性也。

五积推明出《难经》，癥瘕气血食痰成，
仙师治法无多字，毒药攻邪勿过分。

五积者，谓心、肝、脾、肺、肾五脏之积也。见五十六难。

肝之积，名曰肥气，在左胁下，如覆杯，有头足，久不愈，令人发咳逆，痎疟，连岁而不已，宜肥气丸主之。今之疟母，亦肥气之类也。

心之积，名曰伏梁，起脐上，大如臂，上至心下，久不愈，令人病心烦，宜伏梁丸主之。以热药散之则益甚，以火灸之则弥聚。子和云：伏梁有二，名同而实异，不可不详焉。其一，上下左右皆有根，在肠之外，有大脓血，此伏梁义同肠痈；其二，体髀股胻皆肿，环脐而痛，是即风根。不可动，动则水溺涩之病作。此言不可动，谓不可大下，非谓全不可下，

① 槃气：槃，gǔ，同“谷”；槃气，食滞也。下同。

恐病去而有害也。见《内经》。

脾之积，名曰痞气，在胃脘，覆大如盘。久不愈，令人四肢不收，发黄疸，饮食不为肌肤，宜痞气丸主之。

《金匮》云：气分心下坚，大如盘，边如旋杯，水饮所作，与痞气相似。子和云：痞气者，举世皆言寒则痞，《内经》以为湿则痞，虽因饮冷而得，其实阳气为湿所蓄，以热攻之，则不散，以寒攻之，则湿去而寒退矣。

肺之积，名曰息贲，在右胁下，覆大如杯。久不愈，令人洒淅寒热，喘咳肺壅，宜息贲丸主之。

子和云：息贲，旧说喘息贲而上行也。予谓贲者，贲门也；息贲，是息气于贲门而不散也。

肾之积，名曰奔豚，发于小腹，上至心下，若豚状，或上或下无时。久不已，令人喘逆，骨痿少气，宜奔豚丸主之。

若六聚之物，在腑属阳而无形，治之亦无定法也。并宜散聚汤、大七气汤，选而用之，更各随六腑之气加减为妙。

癥者坚也，瘕者假也，假物而成形。丹溪云：气不能作块成聚。块乃有形之物，乃痰与死血食积耳。积块在中为痰饮，在左为血积，在右为食积。积块不可专用下药，徒损其气，病亦不去，当消导之。大法咸以软之，坚以削之，以行气开痰为主。块去后，须大补。

有积块坚硬如石，形如杯盘大，中满腹胀，令人坐卧不安者，先服广茂溃坚汤，数服之后，中满减半止。有积块未消，再服半夏厚朴汤。服此二帖之后，前证又减一半，却于前药中加减服之，此东垣之法也。

其有积块而无中满者，只以消块为主，宜温白丸主之。

凡妇人腹中有块，多属死血，宜广木香香附桃仁丸。有孕者禁服，宜白香附桃仁丸。

如有死血、食积、痰饮成块在两胁，动作雷鸣嘈杂，眩运，身热时作时止者，宜黄连香附桃仁丸。此丹溪法也。

如食积成块者，宜阿魏胶丸，以白术三钱，陈皮、茯苓各一钱，作汤使。痰积用清痰丸，食积用保和丸，酒积用东垣草豆蔻丸，气积、热积，木香槟榔丸，食积、冷积，感应丸。

按：丹溪先生分痰积在中，血积在左，食积在右之论，亦语其大略如此。盖脾胃在中，主痰涎；肝在左，主血；肺在右，主气与食也。大抵积块者，皆因一物为之根，而血涎裹之乃成形，如杯如盘，按之坚硬也。食积败血，脾胃有之；痰涎之积，左右皆有之也。只论其所在之部，心上、肾下、肝左、肺右、脾中，如动气之类，则可谓中是痰，属脾；左是败血，属肝；右是食积，属肺，似太拘矣。

经云：大积大聚，乃可攻也，衰其半而止。又云：大毒治病，十去其六[①]；常毒治病，十去其七；小毒治病，十去其八。固宜常制矣。夫大积大聚，乃可攻之，非积聚则未可攻也。十去六七，即衰其半矣；止者，不可复攻也。多毒之药，以破积聚。毒有大小，大毒之性烈，其为伤也多；小毒之性和，其为伤也少。毒药之攻积聚，因其势大，不得已而用之也。既衰其半，大势已去即止者，恐伤正气也，圣人之虑深矣。凡攻其积块者，以辛散之，以苦泄之，以咸软之，以坚削之，未有不愈者也。

治积须明急缓攻，不知中治岂良工，
积之所在当凭脉，毒剂无令群队同。

积之初起也甚微，不知早治，留聚而

① 其六：原作其二，据视履堂本改。

成癥矣。其癥既成，以毒攻之，治之急也，不多服者，急中之缓也。及其久也，养正胜邪，治之缓也，待其气强，而后攻之，缓中之急也。或急或缓，约之于中，良工之胜也。

尝考《针经》，论痰血相搏，并合成积；《难经》论脏气传受，及子和论七情为郁，皆元气自病，不系伤诸饮食致者，当先调理，不可妄下，故所集五脏积方，消导法宜用之。若伤诸饮食致者，及停痰蓄血成者，元气未病，初非下之削之不可。然治之不早，元气日减，邪气日增，方用下药而能获安者，实侥幸焉。若是者，则宜先补后攻可也。若积郁在身，形气未减，饮食如常者，则削之下之，方应变而施，以渐除之，衰其大半可也。否则，失机后，时而不救者多矣。然有除之未尽，元气未复，而使内纵口味，恣七情，病不复起者，未之有也。

《金匮》云：诊脉大法，脉来细而附骨者，乃积也。寸口，积在胸中；微出寸口，积在喉中；关上，积在脐旁；上关上，积在心下；微下关，积在少阳[①]腹；尺中，积在气冲；脉出在左，积在左；脉出右，积在右；脉病[②]出，积在中央。各以其部处之。

《脉经》云：肺积脉浮而毛，按之辟易；心积脉洪而芤，上下无常处；肝积脉弦而细；肾积脉沉而急。

诸积非毒药不得去也。大毒之药，可以单行，小毒之药，可以二三味并行，俱用所畏者，以监制之。故毒药以群队攻之，则伤其正气，监制之药，以群队用之，则不成其破积之功。此古人制方所以善少而恶多也。

养正攻邪各有方，毒能破积少为良，
假如陈堲难推去，荡涤消融贵倒仓。

洁古云：养正积自除。譬如：满座皆君子，纵有一小人，自无容地而去。令其真气实，胃气强，积自消矣。且夫养正者，非谓饮食起居之间也。盖积既成矣，形渐瘁矣，必用调养，使荣卫充实而积自除，如有坚而不去者，方可亟下之，此先补后攻，期于邪去正复而后已。然除之不以渐，则必有颠覆之患矣。养正方，如消积正元散，白术和胃丸，加味枳术丸，选而用之。

许学士云：大抵治积，或以所恶者攻之，或以所喜者诱之，则易愈。如阿魏、硇砂治肉积，神曲、麦芽治酒积，水蛭、虻虫治血积，木香、槟榔治气积，牵牛、甘遂治水积，雄黄、腻粉治涎积，礞石、巴豆治食积，各从其类也。故诸积治法，肉积宜阿魏丸，酒积宜草豆蔻丸，血积宜抵当丸，气积宜槟榔木香丸，水积宜三花神佑丸，涎积宜白饼子，食积宜脾积丸。须要认得分明是何积聚，各从其类用药去之，亦要看其元气虚实，或猛剂攻取，或宽剂养正可也。

丹溪之治积块，宜攻者，内服《千金》硝石丸，外用琥珀膏贴之。如欲兼补兼攻者，《青囊杂纂》方仙传黑灵丹是也。

人有恚怒太过，积热蕴隆，以致郁痰凝结，滞碍于咽喉之间，咯之不出，吞之不下，如梅核之状，谓之梅核气，亦气块之类，《金匮》所谓咽中如有炙郁[③]者是也。宜《三因》七气汤、开郁二陈汤主之。

丹溪云：人之七情，厚味，停痰瘀血，反相纠缠，日积月深，郁结成聚。甚者，如桃核之穰，诸般奇形之虫。成于

---

① 阳：疑为衍文。
② 病：视履堂本、忠信堂本作“并”，于义见长。
③ 炙郁：疑作“炙脔”。

中，形于外[1]，发为痎，为痨瘵，为蛊胀，为癫疾，为无名奇病，宜行倒仓法。盖脾胃者，仓廪之官，五味出焉。大肠者，传送之官，变化出焉。小肠者，受盛之官，化物出焉。今详此法，名为倒仓，谓倾倒仓廪之陈腐也。积聚久则形质成，依附肠胃回薄曲折之处，以为栖泊之窠臼，阻凝气血津液，熏蒸燔灼成病，自非刳肠剖骨之妙，可以铢两丸散所能窥犯其藩墙户牖乎？今肉液之散溢，肠胃受之，其回薄曲折之处，浸灌流行，有如泛涨其浮梗，陈推逐荡，顺流而去，不可停留。在表者，因吐而汗；其清道者，自吐而涌；浊道者，自泄而去。凡属滞碍，一洗而尽矣。其方得于西域之至人，凡人中年后，行一二行，抑却疾养寿之一助乎。

治积聚诸方

肥气丸　治肝之积在左胁下者。此下五者皆东垣法也。

厚朴姜汁炒，五钱　黄连七钱　柴胡一两　川椒炒，四钱　巴豆霜五分　干姜炮，五分　川乌炮去皮，二分　皂角去皮弦，炙　茯苓各一钱半　昆布酒洗　广木炮　人参二钱半　甘草炙，三钱

上除茯苓、皂角、巴豆霜另研末外，诸药共为极细末，和匀，炼蜜丸如梧桐子大，初服二丸，一日加一丸，二日加二丸，渐加至大便微溏，再从二丸起加服之。

周而复始，积减大半勿服。以下制药为丸，服法皆如此方。

伏梁丸　治心下之积，起脐上至心下。

黄连一两半　厚朴制　人参各五钱　黄芩三钱　桂枝　丹参炒　茯神各一钱　干姜炮　川乌炮　巴豆霜　石菖蒲各五分　红豆蔻二分

上除巴豆霜[2]外，共为细末，和匀，炼蜜丸如梧桐子大，淡黄连汤服，如上法。

痞气丸　治脾之积在胃脘，大如覆盘。

厚朴制，四钱　黄连八钱　吴茱萸三钱　黄芩一两　白茯苓　人参　泽泻各一钱　川乌炮，五分　川椒炒，五分　茵陈酒洗　干姜泡　砂仁各一钱半　白术二分　巴豆四分　桂枝四分

上除巴豆、茯苓另研外，共为细末，炼蜜丸如梧桐子大，服如上法，淡甘草汤下。

息贲丸　治肺气之积在右胁下，大如覆杯。

厚朴制，八钱　黄连炒，一钱三分　干姜炮　白茯苓　川椒炒，去汁　紫菀各一钱半　川乌炮　桔梗　白豆蔻　陈皮去白　三棱炮　天门冬　桂心　人参各一钱　青皮五分　巴豆霜四分

上除茯苓、巴豆霜另研外，共为细末，和匀，炼蜜丸，如梧桐子大，服如上法，淡姜汤下。

以上四方，秋冬加厚朴，减黄连四分之一。

奔豚丸　治肾之积发于小腹，上至心下，若奔豚状。

厚朴制，七分　黄连五钱　白茯苓　泽泻　菖蒲各二钱　川乌炮　丁香各五分　川楝子酒炒，煮，三钱　玄胡索一钱半　全蝎　附子　独活各一钱　肉桂二分　巴豆霜四分

上除巴豆霜、茯苓另研外，共为细末，和匀，炼蜜丸，如梧桐子大，淡盐汤下，服如上法。

散聚汤　治凡气积聚，状如癥瘕，随

---

① 成于中，形于外：原为“成放中，形放外”，据视履堂本改。

② 巴豆霜下疑脱“另研”。

气上下，发作有时，心腹绞痛，攻刺腰胁，小腹膜胀，大小便不利。

半夏 槟榔 当归各四分 陈皮 桂心 杏仁去皮尖，另研，各一钱 茯苓一钱 甘草炮[①] 附子炮 川芎各五分 枳壳面炒 厚朴制 吴茱萸汤炮，去核，焙，一钱半 大黄酒拌湿，蒸，或五分或一钱

上㕮咀，生姜三片，水二盏，煎一盏，温服。

若是大便利者，去大黄。

济生大七气汤 治病证同上。

益智仁 陈皮 三棱 莪术 香附子各等分 藿香叶 肉桂 青皮 甘草炙，各减半

上㕮咀，水煎服。

广茂溃坚汤 方见鼓膈。治腹中胀满，内有积块，坚硬如石，令人坐卧不安，宜先服之。二服之后，中满减半止。有积块未消宜服。

半夏厚朴汤

红花 苏木各半两 木香 青皮各一分 吴茱萸 干生姜 黄连各二分 肉桂 苍术 白茯苓 泽泻 柴胡去芦 生黄芩 陈皮 草豆蔻 生甘草各三分 当归梢 猪苓 三棱煨 升麻各四分 神曲炒，六分 厚朴制，八分 半夏泡，一钱 桃七枚，去皮尖，研如泥 昆布酒洗，渴加干葛

上㕮咀，作一服，水三盏，煎一盏，稍热服。

服此二帖之后，前证又减一半，却于前药中加减服之。

温白丸 治心腹绞痛，久瘕癖块，大如杯碗，十种水病，八种痞塞，九种心痛。

紫菀 吴茱萸 菖蒲 厚朴制 柴胡 桔梗 皂角去皮弦，炙干 白茯苓 黄连 川椒炒 干姜炮 巴豆去心膜油 中桂 人参各半两 川乌炮，二钱半

上除巴豆另研外，共为细末，和匀，炼蜜，丸如梧桐子大，每服三十丸，生姜汤下。

广木香附桃仁丸 专治腹中积块，惟妇人多此病。

海石 三棱 莪术 香附子以上俱用醋煮，炒干 红花 桃仁去皮尖 五灵脂各等分

上为细末，蒸饼，丸如梧桐子大，每服五十丸，白汤下。

又方 用黄蜀葵花根煎汤，入人参、白术、陈皮、甘草梢、牛膝煎成膏，入研细桃仁泥、玄明粉各少许，热饮之，二服当见块下。

黄连香附桃仁丸 治食积、痰饮、血块在两胁动作，雷鸣嘈杂，眩运，身热。

黄连一两用吴茱萸半两同炒，去茱萸；一两用益智仁同炒，去益智，一两半 莱菔子炒，一两半 川芎 山栀仁 三棱 莪术二味醋煮 麦芽炒 神曲炒 桃仁去皮尖，各五钱 香附子童便浸，焙干 山楂肉各一两

上为细末，蒸饼，丸如梧桐子大，每服五十丸，姜汤下。

香附桃仁丸 治妇人血块如盘。有孕，难服峻药。

香附子醋煮，四两 桃仁去皮尖，一两 海石醋煮，二两 白术一两

上为细末，神曲为丸服，白汤下。

温中丸 治食积与黄肿，又可借为制肝燥脾之药。

陈皮 苍术 厚朴 三棱 莪术 青皮各五两 香附一斤 甘草 针砂醋炒红，各二两

上为末，醋糊丸，空心服，姜盐汤下，午后酒下。忌犬肉、果菜。

东垣草豆蔻丸 治酒积或伤寒冷物，胃脘痛，咽嗝不通。

---

① 炮：视履堂本、忠信堂本作“炙”，于义见长。

草豆蔻煨　白术各一两　大麦蘖炒　神曲炒　黄芩　半夏各半两　枳实炒，二两　陈皮　青皮各二钱　干生姜一钱　炒盐半钱

上为极细末，蒸饼丸，如绿豆大，每服百丸，白汤下。

阿魏丸　治肉积。

黄连六钱半　糖毬子一两　连翘半两　阿魏醋煮作糊，一两

上为末，用阿魏糊为丸，如梧桐子大，每服二三十丸，白汤下。

感应丸　治食积，化宿滞。

黑沉香　木香　檀香　丁香　陈皮　青皮　香附子　黄连　砂仁　半夏　三棱煨　莪术煨，各一两，以上共为细末　肥乌梅一百枚　巴豆肥白者，去皮膜心，三百粒

上用瓷器一只，盛巴豆，以乌梅肉盖之，却用米醋浸过，与梅肉一半于瓶上，蒸至极熟，以巴豆肉红色为度，却擂二件如泥，用米饮和前药，捣千余下，丸如萝卜子大，每服十丸，白汤下。

消积正元散　养正则积自除。

白术炒　茯苓　陈皮去白　青皮　砂仁　麦芽炒　山楂子　甘草　香附末　海粉　神曲炒　枳实炒　玄胡索各五分

上㕮咀，水二盏，姜三片，煎服。

上焦火郁，加酒炒芩、连。

下焦火伏，加酒炒知、柏。

冷气作痛，加沉香、木香各五分。

加味枳术丸　专补脾胃，消积滞。

白术土炒，二两　枳实面炒　大麦芽炒　陈皮去白　山楂肉　香附炒，各一两　砂仁五钱

上为细末，荷叶水煮粳米粉为丸，如梧桐子大，每服五十丸，米饮下。

白术和胃[①]　和中顺气，消瘕去积。

厚朴姜汁炒　半夏曲各一两　白术一两半　陈皮八钱　枳实面炒　槟榔各一钱半　木香一钱　人参　甘草炙，各三钱

上为末，姜汁浸，蒸饼为丸，如梧桐子大，每服三十丸，白汤下，食远服。

千金硝石丸　止可磨块，不令人困，须量虚实用之。

硝石六两　大黄末八两，另　人参　甘草各三两，研

上为细末，以三年陈米醋三升，分作三次，置瓷器中，以竹片作准，每下一升作一刻，三升共作三刻，放火上熬，先下大黄末，不住手搅，使微沸，待尽一刻，乃下诸药，又尽一刻微火熬，使可丸，如鸡子黄大，每服一丸，白汤化下。或丸如梧桐子大，每服三五十丸。服后下如鸡肝或如米泔、赤黑色等物乃效。

下后，忌风冷，宜软粥将息。

琥珀膏贴积丸　用大黄、朴硝各一两，为末，以大蒜捣膏贴之。

又，三圣膏　用未化石灰半斤，为末，瓦上炒微红，提出候热稍减，入大黄末一两，炒热，仍提出，入桂心末五钱，略炒，以米醋熬成膏，厚摊烘热贴之。

倒仓法　用肥嫩黄牯肉二三十斤，切成小片，去筋膜，长流水煮糜烂，以布滤去渣滓，取净汁，再入锅中，熳火熬至琥珀色则成剂矣。

令病者预先断欲，食淡，前二日勿食晚饭，设密室明亮而不通风处行之，置秽桶及木瓦盆贮吐下之物，一瓷盆盛所出之溺。令病者入室，以汁饮一杯，少时又饮一杯，积数十杯，寒月则沸汤温而饮之，任其吐利。病在上者，欲其吐多；病在下者，欲其利多；病在中者，及在上复在下者，欲其吐利俱多，全在活法而为之缓急多寡也。令所出之物必尽，病根乃止。吐利后，必渴甚，不得与汤，以所出之溺饮之，名轮回酒，非惟可以止渴，抑且可以

---

① 白术加胃：视履堂本作“白术和胃丸”。

荡涤余垢。行后倦，腹觉饥，先与稠米饮，次与淡稀粥，三日方可与小菜，渐次与略厚粥淡饮，调养半月或一月，自觉精神涣发，形体轻健，沉疴悉能痊矣。其后，须忌牛肉数年。

夫倒仓全籍自饮轮回酒以驱逐余垢，迎接调匀，新布荣卫，使脏腑、肓膜生意敷畅，有脱胎换骨之功也。多嫌其秽，因致中辍而功亏一篑。若非明物理通造化者，其肯视为良酝美味乎？

按，倒仓法，惟有大积大聚伏于肠胃之中而不得去者，可以行之，胜用巴豆、牵牛、硇砂、阿魏、芫花、甘遂猛峻之药。非有食积，不可轻试也。或谓丹溪先生尝用此以治痨瘵吐血之证，恐非先生之言，或记者之误也。其有气血虚损，及反胃、膈噎、蛊胀、劳瘵、大风等疾及肥白气虚之人，一切证候脉虚弱软无力者，决不可轻试，自招怨谤也。

卷之二十八

膈　噎

病人膈噎最难医，结在三阳血已亏，

《金匮》有方留指要，莫将辛燥乱施为。

人能饮食，能便下，则为无病人矣。饮食不下，而便稍秘，则膈噎之病成焉。膈噎反胃之证，皆由七情太过而动五脏之火，熏蒸津液，郁而生痰，痰与气转[①]，升而不降，脾胃渐衰，饮食不下。盖气留于咽嗌者，则成五噎；结于胸膈者，则成五膈。五噎之名，忧、思、劳、食、气也；五膈之名，忧、恚、寒、热、气也。吐久不止，则成反胃，反胃之疾，十有九死。

经云：三阳结谓之膈。子和云：三阳者，大、小肠、膀胱也。小肠热结则血脉燥，大肠热结则不能圊，膀胱热结则津液涸。三阳既结，则前后闭泣不通，必反而上矣。所以溢食不下，纵下而反出也。

丹溪云：夫喜怒忧郁，内伤脾肺。肝气愈盛，痰火上升，血液俱耗，胃脘干槁。其槁在上，近咽之下，水饮可行，食物难入，间或可入，入亦不多，名之曰噎。其槁在下，与胃为近，食虽可入，难尽入胃，良久复出，名之曰膈，又曰翻胃。所因不同，病出入一体，其病始有吞酸吐酸、吐痰出沫、痞塞嘈杂等症。医者不察病原，妄投峻剂，愈耗真元，久则脾胃渐虚，血液枯槁，以致传导失常，便秘不通，治尤难矣。其间倘服燥热过多，津液枯塞，肠胃燥结，屎如羊屎者，不治。

又云：年高者不治。盖年少之人，气血未虚，用药劫去痰火，调其脾胃，病不复矣。年老之人，血气已虚，用药劫去痰火，虽得暂愈，其病亦复。所以然者，气虚则不能运化而生痰，血虚则不能滋润而生火也。

又云：不守戒忌，厚味、房劳之人，及误服香燥之药者，亦不可治。盖病由血虚，房劳则益损其血，证属热燥，故不用香燥之药。香能散气，燥能枯血，而滋味之厚者，能助火而生痰也。

《鸡峰》云：噎是神思间病，惟内观自养可以治之。此言深中病情。

《金匮要略》云：寸口脉微而数，微则无气，无气则荣虚，荣虚则血不足，血不足则胸中冷滞。趺阳脉浮而涩，浮则为虚，涩则伤脾，脾伤则不磨，朝食暮吐，暮食则朝吐，宿谷不化，名曰反胃。脉紧而涩，其病难治。又云：反胃呕吐者，大半夏汤主之。其方半夏以降气化痰，人参以补气生血，白蜜以润燥；《千金方》加白术以养胃，生姜以生血，此治膈噎之指要也。切不可用辛燥之药。以火济火，其病益深。

膈咽堵塞食难容，吐逆还从吐法攻，

中下二焦痰积聚，涤肠去垢令微通。

问云：吐有三，气积寒也。皆从三焦

① 痰与气转：视履堂本作“痰与气抟”，于义见长。

论之。

上焦吐者，皆从于气。气者，天之阳也。其脉浮而洪，其证食已暴吐，渴欲饮水，大便燥结，气上冲胸发痛，其治当降气和中，宜桔梗汤调木香散治之。待气渐下，吐渐止，然后去木香散。如大便燥结者，食不尽下，以大承气汤去硝微下之，少利为度。

《金匮》治反胃吐而渴欲饮水者，茯苓泽泻汤主之。

中焦吐者，皆从于积，有阴有阳，食与气相假，为积而痛，其脉浮而缓，其证或先痛而后吐，或先吐[①] 而后痛。治法当以小毒药去其积，宜紫沉丸、槟榔木香行其气，宜木香白术散主之。

下焦吐者，皆从于塞地道也。其脉沉而迟，其证朝食暮吐，暮食朝吐，小便清，大便秘而不通。治法当以毒药通其闭塞，温其寒气，宜厚朴丸。大便渐通，复以中焦药和之，不令大便秘结而自愈也。

凡治膈噎反胃，必先审其受病之因，或因七情所致，或因食物所哽，问其从来。如因七情得之，在上焦者，以《三因》七气汤合小陷胸汤加枳实主之；在中下二焦者，宜半夏厚朴汤；大便秘者，橘杏麻仁丸主之。

如因食物得之，在上焦者，以瓜蒂散吐之，所谓吐因吐用也；在中下焦者，以木香槟榔丸下之；吐下之后，以枳术二陈汤调之自愈。调之时，大便秘者，宜东垣人参利膈丸相间服之。

古有诸方不足凭，丹溪著论抵千金，
养阴四物生津液，开郁清痰只二陈。

治法宜养血生津，清痰降火，润气补脾，抑肝开郁。古方皆是香燥大热之药，如五噎宽中散有姜有桂，十膈散有附有乌，俱不足取法，惟丹溪先生以二陈汤为主加减立法。其言曰：气郁之滞，久留清道，非借香热，不足以行，然有大黄、石膏、竹茹、芒硝、泽泻、前胡、茯苓、黄芩、芦根、瓜蒌等药为之佐使。其始则同，终则异也。病邪易去，其病自安。

古方治膈噎者，用人参以补肺，御米以解毒，竹沥以清痰，干姜以养血，粟米以实胃，蜜以润燥，驴屎以防其生虫，皆良法也。

有气虚者，脉必缓而无力，宜四君子汤加牛羊乳，去白陈皮。

有血虚者，脉必数而无力，宜四物汤加桃仁泥、红花、童便、韭汁。

有痰者，寸关脉必沉或伏而大，宜二陈汤加竹沥、姜汁或九仙饼。

有气虚血虚有痰者，宜四君子汤、四物汤、二陈汤三合成剂，加姜炒黄连、枳实、瓜蒌仁，少加砂仁，入竹沥、姜汁同服。

有宿食者，脉必沉而滑，宜加味保和丸。

有吐甚食不得下者，用丹溪三法，食即可下，然后随病源调理。

治者先须得病源，勿拘绳墨以求全，
大都养脾生津液，能食能便病即安。

咽嗌闭塞，胸膈痞闷者，此气滞也，宜桔梗汤加减枳术二陈汤、瓜蒌实丸主之。亦有因服耗气药过多，以致中气不运似气滞者，法当补气而自运，以四君子汤加蜜炙黄芪，去白陈皮，少加木香以行其滞气。

大便结燥如羊屎者，此血热也，宜当归润燥汤方见秘结去升麻，加人参、枳壳及橘杏麻仁丸主之。亦有服通利药过多，以致血液耗竭，似血热而愈结者，当补血润血而自行，宜四物汤加人参、生甘草、桃仁泥，入牛羊乳同服。

---

① 先吐：原作“先痛”，据视履堂本、忠信堂本改。

有因火逆冲上，食不得入，其脉洪大有力而数者，宜荆黄汤、槟榔散主之，食已即吐者，大黄甘草汤。

有痰饮阻滞而脉结涩者，当清痰、泄泻，其火自降，宜秘传厚朴半夏汤、瓜蒌实丸。

有因脾胃衰弱，其脉沉细而微者，当以辛香之药温其气，仍以益阴养胃为之主，宜宽中进食丸主之。

反胃之病，十有九死者，非药不效，良由辄强以食，或饮以羹汤，是速其吐。今得其说，不强以食，绝其羹汤，但投以加减枳术二陈汤、人参利膈丸，饥则以陈仓米饭，以香干啖之，一点汤水不与，三日后，不复吐，饭食如初，方用甘蔗捣汁七升，生姜捣汁一升，打和，分作三服。治此病者，食不得下，以大力夺命丸；大便结燥，以秘方润肠膏用之。

膈噎诸方

加减二陈汤　凡膈噎反胃，悉用本方加姜汁、竹沥、韭汁、童便、牛羊乳为主治，不可以人乳代之。盖人乳内有饮食烹饪之火及七情之火，故不用也。

如血虚瘦弱之人，本方合四物汤，少加杏仁泥、红花、童便、姜汁。

如气虚肥白之人，本方合四君子汤，亦加竹沥、姜汁为要药也。

有七情郁结者，本方加香附、抚芎、木香、槟榔、瓜蒌仁、砂仁。

有饮酒人，本方加砂糖、驴屎。

如朝食暮吐，暮食朝吐，或食下须臾即吐者，此胃可容忍，而脾不能传送，以致肠胃秘结不通，食反而上奔也。本方加酒蒸大黄、桃仁以润之。脾不磨者，本方合枳术丸方多加麦芽、神曲面以助化之。如胸中觉有热闷者，本方加土炒黄连、黄芩、瓜蒌仁、桔梗。

凡噎膈大便结燥用大黄者，乃急则治其标之剂也。仍用四物汤加童便、韭汁，多饮牛羊乳为上策也。

加减枳术二陈汤　专治膈噎。

枳实炒　白术炒　陈皮去白，各五分　半夏洗　茯苓各一钱　甘草三分

清痰加竹沥、姜汁各五匙。

泻火加姜汁炒黄连五分。

开郁加香附（米炒）、神曲（炒）、橘叶、青皮各五分。此二味抑肝快气。

呕吐加藿香叶、砂仁各三分；润气加杏仁泥、麻子仁各五分。

津少血虚加当归、生地黄各五分（酒洗）。

秘传枳术二陈汤　治痰气食隔，呕吐痰涎，翻胃嘈杂。

白术泔浸，土炒，一钱　黑枳实麸炒　陈皮去白，各八分　茯苓　香附子童便浸，炒　半夏汤洗七次，各一钱　黄连姜汁炒　槟榔鸡心者　白豆蔻各五分　青皮面炒　吴茱萸　甘草各三分

上㕮咀，水一盏半，姜三片，枣一枚，煎八分，食远服。

气虚者，加人参、黄芪。

血虚者，加当归、生地黄。

郁加神曲、抚芎。

半夏厚朴汤　治翻胃吐痰，胸满胁痛，嘈杂吐涎。

半夏洗　厚朴姜汁炒　山栀仁炒黑　黄连姜汁炒，各一钱　茯苓八分　甘草三分　香附子五分　黑枳实麸炒，一钱　泽泻五分　苍术泔浸，炒，八分　青皮[①]五分　白豆蔻　当归各六分　广陈皮去白，八分

上㕮咀，水一盏半，姜三片，煎八分，不拘时服。

瓜蒌实丸　治膈噎，胸膈痞，痛彻背

---

① 青皮下原衍“各”，据视履堂本、忠信堂本删。

胁，喘急烦闷。

瓜蒌实去壳，另研　枳壳麸炒　半夏泡洗　苦桔梗炒，各一钱

上为细末，姜汁煮神曲糊为丸，如梧桐子大，每服五十丸，生姜汤送下。

东垣人参利膈丸　治膈噎，胸中不利，大便结燥，痰嗽喘满，脾胃壅滞。推陈致新，治膈气之圣药也。

木香　槟榔各七钱半　人参　当归　藿香　甘草　枳实麸炒黄，各一两　大黄酒蒸　厚朴姜汁炒，皂一两

上为细末，滴水为丸，如梧桐子大，每服五十丸，温水下。

橘杏麻仁丸　治膈噎，大便燥结。

橘皮炙　杏仁去皮尖　麻子仁去壳，各三两　郁李仁去壳，五钱

上除橘皮另为末，三仁俱捣成膏，用大枣去核，加石臼内，三味捣和丸，如梧桐子大，每服五六十丸，煎枳实汤送下，食前服。

桔梗汤　治上焦气热上冲，食已暴吐，脉浮而洪，宜先和中。

桔梗　陈皮去白　枳实麸炒　白茯苓　厚朴姜汁炒，各一两　白术一两半　半夏曲二两

上㕮咀，分作八剂，每服水一大盏，煎七分，取清温服，调木香散二钱，空腹食前服之。

三服之后，气下吐止，本方加白芍药二两，黄芪一两半，不用木香散。

木香散

木香　槟榔各等分

共为末煎药调服。

荆黄汤　治暴吐者，上焦气热所冲也，脉浮而洪。经云：诸呕吐酸，皆属于火。

荆芥穗三两，人参五钱　生甘草二钱半　大黄三钱

上㕮咀，分作二剂，每服水一大盏，煎七分，取清调槟榔散二钱，空心服。

槟榔散

槟榔二钱　木香一钱半　轻粉少许

共为细末，煎药调服。

紫沉丸　治中焦吐食，由食积为寒气相假，故吐而痛宜服之。

半夏曲　代赭石煅　砂仁各三钱　乌梅去核，焙　丁香　槟榔各二钱　杏仁去皮尖　沉香　木香　白术各一钱　陈皮五钱　白豆蔻　巴豆霜另研，各一钱半

上为细末，入巴豆霜研令匀，醋糊为丸，如黍米大，用橘皮一个，浸少时，去白，裹生姜丁块，面裹纸封，烧令熟，去面、生姜，为三次并橘皮煎汤，下五十丸，一日二服，得大便通至不吐则止。

木香白术散　治呕吐，腹中痛。

木香一钱　白术　茯苓各五钱　半夏一两　槟榔二钱　生甘草四钱

上为细末，浓煎芍药，生姜汤调下一、二钱。有积而痛，按之愈痛；无积者，按之不痛。

厚朴丸　主翻胃吐逆，饮食噎塞，气上冲心，腹中结疾。

厚朴姜汁炒　黄连各二两半　吴茱萸汤泡七次　紫菀　菖蒲　柴胡　桔梗　茯苓　人参　皂角炙　桂刮去皮　干姜炮　蜀椒炒，去汗　巴豆霜各半钱　川乌头炮，去皮脐，一两二钱

上为细末，入巴豆霜，令匀，炼蜜为剂，旋丸，如梧桐子大，每服三丸，渐次加之，以利为度。

春夏加黄连二两，秋冬加厚朴二两。

金匮大半夏汤　治反胃呕吐。

半夏洗①，五钱　人参三钱　白蜜一合

《千金》有白术、生姜

---

① 洗之下，原衍“完用”，据忠信堂本删。

上㕮咀，以水二升二合，和蜜，扬之二百四十遍，煎药六合，去渣，温服。

茯苓泽泻汤　治反胃吐，渴而欲饮水者。《千金》有小麦一合。

茯苓八钱　泽泻四钱　甘草　桂枝各一钱　白术三钱　生姜四钱

上㕮咀，用水一升，煮取五合，内泽泻再煮取三合，温服。

九仙饼　治反胃。

人参　白术　南星姜汁洗七次，各二钱　甘草一钱　枳壳麸炒　半夏姜汁洗七次[①]，五钱　白矾明净者　豆豉炒，各一两　厚朴姜汁炒，五钱

上九味，各依等分，为细末，和令匀，候夜间睛时露过，以人参、厚朴煎汤，糊作饼子，小平钱大，慢火焙干，每服一饼，用生姜一大块，切作两片，夹饼子药，用纸裹浸湿，慢火煨熟，连姜并饼子嚼碎，以平胃散调汤吞下。

切忌诸般生冷，仍令病人宽心开怀，用药调理，方可见效。

加味保和丸

黄连姜汁炒，三钱　山楂肉二钱　保和丸末二钱

同为末糊丸，麻子大，胭脂胚子为衣，人参汤入竹沥下五十丸。

丹溪三法

一方，用马匏儿[②]烧存性一钱，好枣肉去核，四枚，平胃散三钱，温酒调服。

一方，用吴茱萸、黄连、贝母、瓜蒌子、牛转草，为丸服。

一方，用生韭二两，生姜半两，捣汁，和牛乳一盏，温服效。

秘方润肠膏　治膈噎，大便燥结，饮食良久复出，其效甚捷。

威灵仙四、五月开花时是，新取四两捣汁　生姜捣汁，四两　白砂蜜煎沸掠去沫，四两　青麻油二两

上四味，同入银石器内搅匀，慢火煎，候如饴，时时以筯挑食之，多服效。

大力夺命丸　治膈咽不下食及翻胃等证。

杵头糠、牛转草各半斤，糯米一斤，加沙糖三两，和匀为丸。

上为细末，取黄母牛口内涎沫为丸，如龙眼大，入锅中慢火煮熟食之。

宽中进食丸　治形气，美饮食。

神曲炒，四钱　木香五分　草豆蔻五钱　枳实麸炒，四钱　半夏曲七钱　甘草炙，一钱　人参　干生姜　青皮　猪苓各一钱　白茯苓　白陈皮　泽泻各二钱　大麦蘖炒，一两　砂仁二钱半

上为细末，汤浸，蒸饼丸，如梧桐子大，每服三四十丸，食远，温米饮下。

---

① 洗七次下疑脱“各”字。

② 马匏儿：疑王瓜之别名，为胡芦科瓜蒌属植物王瓜的果实。

卷之二十九

头痛头风头眩

尝稽头痛古诸方，未有东垣法尽详，《兰室秘藏》开锁钥，得其门入任弛张。

东垣云：太阳头痛，脉浮紧，恶风寒，川芎、羌活、独活、麻黄之类为主；少阳头痛，脉弦细，往来寒热，柴胡为主；阳明头痛，身热，目疼，鼻干，发热恶热，其脉浮大而长，升麻汤或石膏、白芷为主；太阴头痛必有痰，体重或腹痛，为痰癖，其脉沉缓，以苍术、半夏、南星为主；少阴头痛，三阴三阳经不流行而足寒，气逆，为寒热，其脉沉细，麻黄附子细辛汤为主；厥阴头痛，顶痛，或吐涎沫，厥冷，其脉沉缓，吴茱萸汤为主；诸血虚头痛，当归、川芎为主；诸气虚头痛，人参、黄芪为主。为主者，主治也。兼是何证，以佐使药佐之，此立方之大法也。

气血俱虚头痛者，于调中益气汤中少加川芎、蔓荆子、细辛，其效如神。半夏白术天麻汤，治痰厥头痛药也。清空膏乃风湿热头痛药也。羌活附子汤，厥逆头痛药也。如湿气在头者，以苦吐之。

凡头痛者，木也；风则温也。故头痛皆以风药治之。高巅之上，惟风可到。故味之薄者，乃阴中之阳，自地升天者也。

有真头痛，甚则脑尽痛，手足寒至节者，死不治。此经中所谓厥头痛也。厥者逆也，逆壅而冲于头也。痛引脑巅，陷至泥丸宫，故名真头痛，非药之能治，夕发旦死，旦发夕死，真气绝也。

按头痛之证，有自外而生者，知风寒暑湿之邪，则依东垣分六经之类而治于外也；有自内而生者，如气血痰饮之动，则依东垣治气虚、血虚、痰厥之类，以调其内而治于外也。更以脉辨之，《脉诀举要》云：头痛阳弦，浮风紧寒，风热洪数，湿细而坚，气虚头痛，虽弦必涩。痰厥则滑，肾厥则坚实。又《脉诀》云：头痛短涩应须死，浮滑风痰病易除。又参以诸贤之论，其法大备。

伤寒头痛有仲景法。诸经气滞亦作头痛，宜分经理气处治。

夫风从上受之，邪从外入，客于经络为头痛者，宜川芎茶调散、澈清膏主之。

有厥逆头痛者，所犯大寒内至骨髓。髓者以脑为主，脑逆故令头痛，齿亦痛，宜羌活附子汤主之。

有风湿热头痛者，宜东垣青空膏、丹溪方主之。

湿气在上，以苦吐之，此雾露清邪之气中于上窍也，宜搐鼻瓜蒂散。子和云：头痛不止，乃三阳受病也，宜元戎汤主之。

真痰厥头痛者，头苦痛如裂，眼黑头旋，恶心烦闷，目不敢开，如在风云中。此是太阴痰厥头痛也，宜半夏白术天麻汤主之。

有气血俱虚头痛者，宜加味调中益气

汤主之。

有劳役下虚之人，似伤寒发热汗出，两太阳痛甚。此相火自下冲上也，宜补中益气汤加川芎、当归，甚者加知母、黄柏、蔓荆子、细辛。

有年高气弱之人，清气不能上升，头目昏闷，本无表邪，因误汗之，清阳之气愈虚，故苦头痛、恶风、不喜饮食、气短，脉弱弦细而微，宜升阳气，顺气和中汤主之。

偏正头风作宿疴，久而不已属痰多，
不分所属论虚实，检尽方书没奈何。

病初得之只是头痛，久而不已，则成头风。头风之病，有偏有正，正头痛者，属足太阳经；偏头痛者，或眉眶骨痛，或额上痛，皆属少阳经，多主于痰。

丹溪云：偏头风在右，属痰属热。痰用苍术、半夏，热用制片黄芩。在左属风及血。风用荆芥、薄荷，血虚用芎、归、芍药、酒黄柏。诸家不分所属，故药多不效。少阳偏头痛者，多大便秘，或可下之。虚者气与血也，实者痰也。

凡偏正头疼，年深不愈者，宜常服玉壶丸以治其痰，灵砂丹以治其热，此因其未至而防之也。病发之时，宜青空膏、川芎散，外用搐鼻散，药如上清散、救苦散，此因其至而攻之也。头痛少愈，病在右者，用二陈汤加苍术、酒炒芩、连、川芎；病在左者，用四物汤加荆芥、薄荷、酒黄柏，此因其至而送之也。更灸百会、风池、侠溪。

有热厥头痛者，虽冬天大寒，常喜寒风吹之头痛即愈。略来暖处，或见烟火，其痛复作。宜清上泻火汤、羌活汤。

久头痛病，略感风寒便发，冬月须重绵厚帕包裹，此属郁热，本热而标寒。世人不知，用辛温解散之药暂时得效，误认为寒，殊不知因其本有郁热，毛窍常疏，故风寒易入，外寒微解，内热固闭，逆而为痛。辛热之药，虽能开通闭逆，散其标之寒邪，然以热济热，病本益深，恶寒愈甚矣。妇人多有此病。当泻火凉血为主，而佐以辛温散表之剂，以从治之法治之，则本可除而病可愈矣，宜常服灵砂丹。

眉棱骨痛属风热与痰，丹溪有方，或选奇汤。

有头痛连眼痛，此风热上攻也，宜菊花茶调散、上清散。

眼黑头旋总是虚，挟痰挟火中风如，
勿从标治专从本，气血平和病自除。

眩者，眼黑也，运者，头旋也。痰在上，火在下，火炎上而动其痰，故眼生黑花，头旋神昏，甚则颠卧，有如中风之状。此皆虚，慎勿用辛发之药。误作风治，必致杀人，治宜补虚为主。

如肥白之人，湿痰滞于上，阴火起于下，是以痰挟虚火上冲头目，正气不能制敌，故忽然眼黑生花，若坐舟车而旋转也；甚而至于卒倒无所知者有之，丹溪所谓无痰不作收[①] 者是也。宜加味六君子汤主之。

如气虚甚而挟痰者，以四君子汤为主，倍蜜炙黄芪，加半夏、橘红（去白）少加川芎、荆芥穗以清利头目。

如曾有痰盛而挟气虚者，以二陈汤为主，加蜜炙黄芪、人参、白术，或少加熟附子以补其虚，入姜汁、竹沥以行其痰。

如黑瘦之人，躯体薄弱，真水亏欠，或房劳过度，相火上炎，亦有眩运者，此火也。治宜滋阴降火，安神汤主之。

如体瘦血虚而痰火兼盛者，宜四物汤合二陈汤，加酒片芩、薄荷叶，入竹沥、姜汁、童便，以清痰降火。

如无痰证，只见风虚者，宜四物汤为

---

① 收：视履堂本作“风”，于义见长。

君，少加防风、荆芥、秦艽、羌活。

如有内伤之人，气虚眩晕，目不敢开，兀兀欲吐，如在风云之中，此痰涎作眩运也。宜治痰为主，半夏白术天麻汤主之。

如淫欲过度，肾家不能纳气归元，使诸气逆奔而上，此眩运出于气虚也。当以补肾为主，八味地黄丸主之。或固真丹。

如吐衄、崩漏，肝家不能收摄荣气，使诸血失道妄行，此眩运生于血虚也。当以补肝为主，川芎散加当归、生地黄主之。

如因汗多亡阳，下多亡阴而至眩晕者，亦宜补中益气汤合小建中汤，或十全大补汤，以补其气血为主。又伤寒太阳病，先下之不愈，复发汗，此表里俱虚，其人因致冒家，汗出自愈。又新产妇人有冒者，乃血虚而厥，厥而必冒，冒家欲解，必大汗出。由此观之，眩冒为虚可知矣。若少阴病下利不止而头眩，时时自冒者，必死，谓虚极而脱也。

有因风火所动者，宜清上降火，防风通圣散。方见中风门。

有因风寒所伤者，宜温经补虚，附子理中汤加细辛。方见中寒门。

有因暑热所中者，宜清暑益气汤。方见中暑门。

有因冒雨中湿者，宜和中散、严氏芎术汤。

有因七情感动，痰涎壅盛者，宜开痰导滞，此中气病也，宜乌药顺气散。重则吐下，吐以稀涎散，下以控涎丹。方见痰饮门。又苏青丸大效。

有眩运不可当者，以大黄酒炒为末（酒拌炒二次），清茶调下。急则治其标也。

头痛风眩诸方

川芎茶调散 治诸风上攻，头目昏痛，鼻塞声重。

薄荷四两 荆芥穗 川芎各二两 羌活 白芷 甘草炙，各一两 细辛半两 防风二钱半

上为末，每服二钱，食后浓煎茶汤调下。

澈青膏

蔓荆子 细辛各一钱 薄荷叶 川芎各三钱 生甘草 炙甘草各五钱 藁本一两

上为细末，每服二钱，食后清茶下。

羌活附子汤 治冬月大寒犯脑，令人脑痛，齿亦痛，名曰脑风。

麻黄不去节 黑附子 防风 白芷 黄柏 白僵蚕各二分 羌活 苍术各五分 升麻二分 佛耳草三分，无寒嗽去之 黄芪一分 甘草二分

上㕮咀，水煎服。

清空膏 治偏正头痛，年深久不愈者。善疗风湿热头痛，上壅头目及脑痛不止者。除血虚头痛不治。

川芎五钱 柴胡七钱 黄连酒炒 防风去芦 羌活各一两 炙甘草一两半 片黄芩切片，酒拌湿，一半炒干，一半晒干，三两

上为细末，每服二钱。放盏内，入浓茶少许，调如膏，临卧抹口内，少用白汤送下。

如头苦痛，每服加细辛末二分。

如太阴脉缓有痰，名痰厥头痛，减羌活、防风、川芎、甘草，加半夏曲一两半。

如偏正头痛，服之不愈，减羌活、防风、川芎一半，加柴胡一倍，此少阳经头痛也。

如发热恶热而渴，此阳明头痛，只服白虎汤，加白芷立愈。

丹溪方 治风湿热头痛神效。

片芩酒拌炒，一两 苍术 羌活 防风各五钱 苍耳子三钱 细辛二钱

上为细末，以生姜三片捣碎，和药末三钱捣匀，清茶调下。

又方

酒片芩五钱 苍术 半夏曲各二钱半 羌活 苍耳子 生甘草 酒黄连 川芎各一钱半

上为细末，服法同上。

又方 治头风热痛不可忍者。

小川芎一两 白芷半两 细芽茶三钱 荆芥穗四钱 薄荷叶二钱半 片黄芩酒拌湿炒，再拌再炒，如此三次，不可令焦，三两

上为细末，每服二钱，清茶调下。

搐鼻瓜蒂散 治偏头痛久不愈，服药及灸针不效者，此湿气在头也。用瓜蒂一味，为末，少许吹鼻中，滴水徐徐出，一昼夜湿尽痛止为度。

元戎治三阳头痛方

羌活 防风 升麻 葛根 白芷 石膏 柴胡 川芎 芍药 细辛 荆芥穗 葱白要连须，各等分

上㕮咀，每服五钱，水二盏，煎至一盏，食后温服。

半夏白术天麻汤 治痰厥头痛，眼黑头旋，恶心烦闷，气促上喘，无力以言，心神颠倒，目不敢开，如在风云中，头苦痛如裂，身重如山，四肢厥冷，不得安卧。此足太阴痰厥头痛也。

黄柏一分 干姜二分 泽泻 白茯苓 天麻 黄芪 人参 苍术各三分半 神曲 白术各五分 橘红 半夏汤洗去皮脐 麦芽面各七分半

上㕮咀，作一服，水二盏，生姜三片，煎至一盏，去渣，稍热服。

加味调中益气汤 治气血俱虚头痛，其效如神。

黄柏酒炒 陈皮各三分 升麻 柴胡各四分 炙甘草 人参去芦 苍术各六分 蔓荆子三分 黄芪一钱 川芎六分 细辛二分 当归身五分

上㕮咀，作一服，水二盏，煎一盏，去渣，温服。

一方无黄柏，有木香二分。

顺气和中汤 治年高气弱，清气不能上升，头目眩闷，本无表证，因发汗数次，清阳之气愈虚，故苦头痛，恶寒，不喜饮食，气短，脉弱弦细而微，宜服以升阳气。

黄芪一钱半 人参一钱 白术 陈皮 当归 白芍药各五分 甘草七分 升麻 柴胡各三分 川芎 蔓荆子 细辛各一分

上㕮咀，作一服，水二盏，煎一盏，去渣，温服，食后服。

此补中益气汤加减法也。

玉壶丸 治风湿痰头痛。每发时，两颊青黄，眩运目不欲开，懒欲言语，身重，兀兀欲吐，数日方愈。此厥阴太阴合而为病。又名水煮金花丸。

雄黄一钱 南星煨裂 半夏汤泡 天麻 白术各二钱

上为细末，姜汁浸，蒸饼为丸。

灵砂丹 治风热郁结，气血蕴滞，头目昏眩，鼻塞声重及偏正头痛。

天麻 独活 羌活 细辛 石膏 防风 连翘 薄荷各一两 荆芥穗 川芎 芍药 当归 栀子仁 黄芩 大黄生 全蝎去毒，炒 菊花 人参 白术各半两 滑石四两 砂仁二钱半 朱砂水飞，二两，为衣 桔梗 寒水石生 生甘草各二两

上为细末，炼蜜丸，每两作十丸，朱砂为衣，每服一丸，细嚼，清茶送下。

此防风通圣散加减法也。

东垣川芎散 治头目不清利，偏正头风。

川芎五钱 柴胡七钱 羌活 防风 藁本 升麻 生甘草各一两 炙甘草 生地黄各一两半 酒黄连 酒片各二两，炒三次

上为细末，每服二钱，食后清茶汤调下。

上清散 治因风头痛，眉骨眼眶俱痛不可忍者。

川芎 赤芍药 荆芥穗 郁金 芒硝 薄荷叶各二钱半 乳香 没药各半钱 脑子二分半

一方无脑子加雄黄五分。

上为细末，每服一字，鼻内搐之，左搐左，右搐右，口中噙水。

救苦散 专治伤风伤寒，头目不清。

川芎 藿香叶 藜芦各三钱 玄胡索 朱砂水飞 牡丹皮各二钱 雄黄水飞 白芷 猪牙皂角各四钱

上为细末，每服一些[①]，以竹筒吹入两鼻内，却饮生葱热茶取汗。

清上泻火汤 治热厥头痛。

川芎 荆芥穗各二钱 蔓荆子 当归身 苍术各三分 酒黄连 生地黄 藁本各四分 升麻 防风各三分半 生甘草二分 酒黄柏 黄芪 炙甘草各五分 酒黄芩七分 酒知母七分 羌活八分 柴胡一钱 细辛三分 酒红花少许

共㕮咀，作一服，水二盏，煎一盏，去渣，食后稍热服。

东垣羌活汤 治风热壅盛，上攻头目昏眩。

炙甘草一分半 泽泻三分 白茯苓 酒瓜蒌根 酒黄柏各四分 柴胡五分 酒黄芩 酒黄连 防风 羌活各六分

上㕮咀，作一服，水二盏，煎一盏，食后或卧时服。

丹溪治眉棱骨痛方 属风热与痰。

白芷 片芩酒炒如上法

上等分，为细末，每服二钱，清茶调下。

选奇汤 治眉骨痛不可忍，神效。

羌活 防风各二钱 片酒芩一钱，冬减半，甚者不减 甘草一钱，夏生，冬炒

上㕮咀，作一服，水一盏半，煎一盏，食后服。

菊花茶调散 治偏正头痛连眼痛。

菊花 川芎 荆芥穗 羌活 甘草 白芷各二钱 细辛一钱 防风一钱半 白僵蚕 蝉蜕 薄荷叶各半钱

上为细末，每服二钱，食后清茶调服。

雷头风病，宜服升麻汤。

升麻汤

升麻 苍术 荷叶一个全者，妙在此味

上为细末，每服五钱，水一盏，煎七分，食后温服。

芎芷散 治阳明头痛大效。又名石膏散。

川芎 白芷 石膏各等分

为细末，每服四钱，清茶调下。

加味六君子汤 治气虚痰盛，兼挟风邪，眩运不休者。

四君子汤方见气门。 二陈汤方见痰门。二方相合加荆芥穗半钱。

上㕮咀，生姜三片，大枣一枚，水二盏，煎至一盏，去渣，入竹沥一大匙，温服。

安神汤 治头痛旋黑。

生甘草 炙甘草各一分 防风二分半 生地黄酒浸洗 柴胡 升麻 知母酒炒，各五分 黄柏酒炒 羌活各一钱 黄芪一钱半

上上㕮咀，作一服，水二盏，煎至一盏半，加蔓荆子五分，川芎三分，再煎至一盏，去渣，临卧稍热服。

八味地黄丸 治人色欲过度，肾虚眩

① 一些：罗田方言，即“少许”。

运者。

即六味地黄丸，方见虚损门。加肉桂、熟附子各一两。

上为细末，炼蜜丸，如梧桐子大，每服十五丸，温酒下。

固真丹　治证同上，又补诸虚、下元亏损。

干山药炒，一两半　人参　当归酒浸　黄芪炒　杜仲酒拌炒，取末　黄柏炒　白术　补骨脂炒　白茯苓　牡丹皮　山茱萸取肉，各一两　泽泻　五味子炒，各半两　熟地黄焙，四两

共为极细末，炼蜜丸，如梧桐子大，每服八九十丸，空心盐汤下。

《本事》川芎散　治肝虚血少眩运。

山茱萸取肉，一两　山药　人参　小芎䓖　甘菊花　茯神各一两半　加当归身　生地黄各半两

上为细末，每服二钱，温酒调下。

苏青丸　治因气因痰成眩运者。又治中气等证。

真苏合香丸　真青州白丸子三十丸　全蝎一枚，炙，为末

上三件，研和，每服一钱，用紫苏、橘皮煎汤，入姜汁少许调服。

卷之三十

心痛（即胃脘痛也　附：脾疼胸痹）

心为君主岂容邪，若是真心痛不佳，
胃脘与心其位近，错呼痛处是心家。

心者，君主之官，五脏之系，皆属于心，乃一身之主宰，十一官之所听令者也。故主安则安，主危则危，岂邪气之可犯乎？设使心经果为大寒之所触，瘀血痰饮之所冲，则其痛掣背，胀胁胸烦，咽干，两目赤黄，手足俱青至节，谓之真心痛，乃邪气伤其君也。旦发夕死，夕发旦死。或因他脏之邪，有客邪乘于心者，是则心之别脉属焉，非本经自病也。如陈无择所论诸经、诸俞、诸腑涉邪所致者是也。

按《病机》云：心痛与背相引，如有物从触其心，身伛偻者，肾心痛也。先刺京骨、昆仑，不已，刺合谷。

心痛腹胀，胸满不食，心痛甚者，胃心痛也，刺大都、太白。

心痛如锥刺，乃脾心痛也，刺然谷、太溪。

心痛色苍然如死状，终日不得休息，乃肝心痛也，刺行间、太冲。

心痛，卧若从心上起，动作痛益甚，其色不变者，肺心痛也，刺鱼际、太渊。

以上心痛，皆因他脏气不平所致，亦非本脏自病也。故各刺其经之穴，宜通气行无所凝滞，则痛止矣。

胃之上口，名曰贲门。贲门与心相连，故经云胃脘当心而痛。时人未知此义，见其痛在心所，乃呼为心痛也。其在当心而痛者有三病：曰胃脘痛，曰脾疼，曰胸痹。当各求之。

胃脘疼者，腹胀当心而痛，上支两胁，膈咽不通。

脾疼者，心下急痛，食则呕，腹胀善噫。

胸痹者，喘息咳唾，胸背痛。《金匮》云：阳微阴弦，即胸痹而痛，所以然者，责其虚也。今阳虚知在上焦。所以胸痹心痛者，以其阴弦故也。

心痛曾闻九种名，缘何治例未能明，
不知新久分虚实，冷热无方法并行。

所谓九种心痛者，曰饮，曰食，曰风，曰冷，曰热，曰悸，曰虫，曰疰，曰去来。痛虽有九种之名，治例未立。惟《金匮》有九痛丸一方，总治九种心痛，恐未叹然。

丹溪云：凡心膈之痛，虽分久新，心痛，即胃脘痛。若明知身犯寒气，口得寒物而病，于初得之时，当用温散温利之药，若病久则成郁矣。郁则成热，河间所谓久痛无寒，暴痛非热者是矣。

草豆蔻性温，能行滞气，利膈上痰。若胃脘果因寒而作痛，用之如鼓应桴；若湿痰郁结成痛者，服之多效。而以热郁而痛者，宜以凉药监制之，如芩、连、栀子之类，其效尤速。

治久痛者用山栀子大者七枚或九枚，炒焦黑，用水一盏，煎七分，入生姜自然汁二、三匙，令辣热饮之立止，如劫止之后复发者，前药必不效，玄明粉一匕，白汤调下立止。

如痛时手不可按者，此实痛也，宜吐之、利之。吐用栀于豆豉汤，利用大陷胸汤。以物按而痛定者属虚，以二陈汤加炒干姜末和之而愈。不可用人参、白术，盖诸痛不可补气故也。

经曰：若调寒热之逆，冷热必行。故治胃脘痛者，草豆蔻、山栀子不可缺也。如胃脘痛甚，诸药不效者，宜连服六一汤[①]，此治久病，寒因热用方也。

如气自腰腹间攻心，痛不可忍，腹中冷，自汗如洗，手足冷者，宜《三因》仓卒散。此治新病寒因热用方也。

心痛初因寒所生，久而变热又非寒，
食痰气血别求责，痛止须知调理难。

经曰：寒气客于背俞之脉，其俞注于心，故相引而痛，背痛彻心，心痛彻背，宜乌头赤石脂丸方，可治肾心痛。

河间云：有寒厥心痛者，手足逆而痛，身冷汗出，便溺清利，或大便利而不渴，气微力弱，急以术附汤温之。

有急心痛者，宜落盏汤。此可治肝心痛。

有客寒犯心胃，大痛不可忍者，宜东垣麻黄豆蔻丸。此治身受寒气，口食寒物初病者，宜温散之方也。

有因食生冷，寒物停留胃中作痛者，宜丁香脾积丸，此温利之药也。胃为脾之腑，木郁之发为病，胃脘常先而痛，此腑先病也。甚而致于两胁，痛则连及于脏矣，古方名为脾痛者是也。其有身受寒气，口食寒物，胃先痛而脾后痛者，宜烧脾散、《和剂》抽刀散，皆可用也。

有服寒药，多致脾胃虚弱胃痛者，宜温胃汤主之方见内伤。

以[②]上皆治寒痛方也。

河间云：有热厥心痛者，身热足寒，痛甚则烦躁而吐，额自汗出，知为热也，其脉浮大而洪。当灸太溪、昆仑四穴，谓表里俱泻之。灸毕，服金铃子散则愈；痛止，服枳术丸，去其余邪也。

丹溪云：古方多用山栀子为君，热药为之向导，则邪易服，病易退。

有热实心痛者，宜小陷胸汤；甚者，手不可近，大陷胸汤主之。方见伤寒门。

有热气心作痛者，宜生地黄膏。

以上治热痛方。

心膈大痛，攻作腰背，发厥呕吐，诸药不效者，就吐中以鹅翎探之，出痰碗许而痛即止。凡因痰、因食积而痛，服药不止，并宜吐之。

痰饮心痛，用海石佐以香附米，以川芎、山栀子煎汤，入生姜汁调服。

如无药处，以盐置刀头烧红，淬入水中，乘热饮之，吐痰而愈。

胃中若有流饮清痰作痛，腹中漉漉有声及手足寒痛，或腰脊膝胁抽掣作痛者，用小胃丹或控涎丹渐渐服之，彻去病根即止。

如痰积，只胃脘痛不至甚者，宜白螺壳丸主之。

胸痹，喘息咳唾不得卧，心痛彻背者，瓜蒌薤白半夏汤主之。

以上并治痰痛方。

河间云：大实心中痛者，因气而食，卒然发痛，大便或秘，久而注闷，心胸高起，按之愈痛，不能饮食，急以煮黄丸利之。利后以藁本汤去其邪也。

有因食，多食煎烧饼、热面之类，以致热郁于内，胃脘当心而痛者，黄连六一汤主之。

---

① 连服六一汤：疑作“连附六一汤”。

② 以字前原衍“右”，据忠信堂本删，下同。

有酒积、食积、茶积、肉积，清痰在胃脘，当心而痛者，宜加味枳术丸大效。

以上皆治食积痛方也。

丹溪云：有平日喜好热物，致死血留于胃口而痛作者，宜桃仁承气汤下之。

有死血留于胃脘作痛者，宜玄桂丸主之。

有气滞不行，攻刺心腹，痛连胸胁，及妇人血气刺痛，并宜家秘祛痛散。

妇人多心痛者宜胜金散。

妇人血入心脾经，发作痛尤有甚于诸痛也，宜河间四物倍加芎归汤，调服没药散。

以上皆治血痛方也。

丹溪云：用黄荆子炒焦为末，上可治心痛，下可治白带。此治风痛方也。

《脉经》云：诸虫痛者，如心腹痛者，懊侬，发肿聚，往来上下行，痛有休作，心腹中热，喜渴涎出，面色乍青乍白乍赤，呕吐清水者，蛔咬也。以手按紧而坚持，无令得移，以针刺之，久持之，虫不动，乃出针也。此法难用。

虫痛者，必面上有白斑，能食，时作时止，宜二陈汤加苦楝根[①]煎服，或槟榔散、集效丸，俱用苦楝根皮煎汤下。

《金匮》云：腹中痛，其脉当沉，若弦，反洪大，故有蛔虫也。如服[②]毒药不止者，宜甘草粉蜜汤下。详见虫病。

此以上治虫痛方也。

东垣草豆蔻丸，寒热心痛，俱获奇功。久病郁热者，不可多服，以加味枳术丸代之。

如心下痛者，用二陈汤合小陷胸汤，磨木香水少许，和服如神。

丹溪云：中宫有食积与痰而作痛者，胃气亦赖所养，卒不便攻，虽日数多不食，不死；若痛方止即吃物，病必复作，勿归咎于医也。必须再服三五服，药后以渐而少食，方可获安矣。又云：若病安之后，纵恣口腹，不改前非，病必再作，难治也。

心痛，脉浮大弦长者，死；沉细微者，生。

心痛诸方

东垣草豆蔻丸　治客寒犯胃作痛，或因湿热郁结作痛，亦可劫去止。又治气弱心痛亦妙。此治胃脘痛之要药也。

草豆蔻面煨，一两　橘红　人参　白僵蚕炒　益智仁　吴茱萸汤泡，焙干　黄芪各八钱　生甘草　炙甘草　青皮　当归身各六钱　泽泻小便多者减半　半夏各一两　桃仁去皮尖，七十个，另研泥　麦芽面炒，一两半　神曲炒微黄　柴胡脉不弦者减半　姜黄各四钱

上为细末，入桃仁泥和匀再研，汤浸蒸饼为丸，如梧桐子大，每服三十丸，白汤送下。久病者加土炒芩、连各一两。

加味枳术丸　治清痰、食积、酒积、肉积、茶积在胃脘当心而痛，又痞满恶心、嘈杂嗳气、吞酸呕吐、脾疼等症，其效如神。痛久成郁有热者，以此代草豆蔻丸。

白术二两　枳实麸炒　苍术米泔浸，焙　猪苓　麦芽面炒黄色　神曲炒黄　半夏曲各一两　泽泻去毛　茯苓　白螺蛳壳洗去土，煅　黄连陈壁土炒，去土，各七钱　砂仁　草豆蔻煨　黄芩陈壁土炒，去土　青皮去白　莱菔子炒　干生姜各五钱　陈皮去白　香附子童便浸，杵碎，焙干　瓜蒌霜另　厚朴姜汁炒　槟榔各三钱　木香　甘草各二钱

吞酸，加茱萸（汤泡，焙），寒月五钱，暑月减半。

久病虚，加人参五钱。

时吐清水，加炒滑石一两，牡蛎

---

① 根字下疑脱“皮”字。

② 服：原作“腹”，据视履堂本、忠信堂本改。

（煅）五钱。

上为细末，新荷叶水煮粳米粉为丸，如梧桐子大，每服七十丸，多至一百丸，清米饮下。

丹溪白螺蛳壳丸　治痰饮积胃脘痛。

白螺蛳壳墙上年久者佳，煅　滑石炒　苍术　香附子童便浸　山栀子　南星煨烈，各一两　枳壳麸炒　青皮　半夏曲　木香　砂仁各五钱

春加川芎，夏加黄连，秋冬加吴茱萸各五钱。

上为细末，用生姜汁浸蒸饼为丸，如绿豆大，每服五十丸，姜汤下。

丹溪玄桂丸　治死血留胃脘，当心作痛，效。

玄胡索一两半　滑石　红花　桂心　红曲各五钱　桃仁三十个，另研泥

上为细末，汤浸蒸饼为丸，如绿豆大，每服五十丸，姜汤下。

黄连六一汤　治因多食热面之类，以致胃脘当心而痛，或呕吐不已，渐成反胃。

黄连六钱　甘草炙，一钱

上㕮咀，作一服，水一大盏煎七分，去渣，温服。

如不止者，必有死血也，用桃仁承气汤下去其血，立效。方见伤寒门。

连附六一汤　治胃脘痛甚，诸药不效者。

黄连六钱　附子炮去皮脐，一钱　生姜三片　大枣二枚

上㕮咀，作一服，水一盏半，煎至一盏，去渣，稍热服。

仓卒饮　治气自腰腹间攻心，痛不可忍，腹中冰冷，自汗如洗，手足厥。

山栀子大者，四十九枚，连壳捶碎，炒焦　附子一枚，炮去皮脐

上为细末，每服二钱，酒一盏，煎八分，温服。

东垣麻黄豆蔻丸　治客寒犯胃，心头大痛不可忍，而初得病者宜服之。

麻黄不去节　木香　青皮　红花　厚朴姜汁炒，各二钱　苏木三分　荜澄茄四分　半夏洗　升麻　麦蘖面炒　砂仁　黄芪　陈皮去白　白术　柴胡　炙甘草　吴茱萸泡　当归身各五分　益智仁六分　神曲炒，一钱

上为细末，汤浸蒸饼为丸，如梧桐子大，每服五十丸，细嚼，白汤下。

家传秘结祛痛散　治诸般心气疼痛，气滞不行，攻刺心腹，痛连胸胁，小肠吊疝及妇人血气刺痛，立有神效。

青皮去白　五灵脂研飞，去沙土　川楝子肉　穿山甲土炒拌，各二钱　良姜香油炒　玄胡索　没药各一钱五分　沉香一钱　八角茴香二钱　槟榔一钱五分　木香一钱二分　砂仁少许

上㕮咀，为粗末，用木鳖去壳，一钱二分，七片，同药炒至香焦，去木鳖不用，研为细末，每服一钱，加盐一星，用酒或滚水调下。

落盏汤　治急心痛。

陈皮　香附子　良姜　吴茱萸　石菖蒲

上等分，㕮咀，水煎，先用碗一个，入香油三五点在内，小盏盖之，将药淋下，勿开盏，热服，大效。

《和剂》抽刀散　治脾胃积冷，中满疼痛。

川白姜锉，入巴豆一钱二分半，同炒至巴豆黑色，去巴豆不用，五两　良姜锉，五两，入班蝥二十五个，同炒至班蝥黑色，去班猫不用　石菖蒲不见火，五两半　糯米炒黄，六两二钱半

上为细末，每服二钱，空心，温酒调下。

烧脾散　治饮啖生冷果菜，停留中

焦，心脾冷痛。

干姜炮　厚朴姜汁炒　草果仁　砂仁　甘草炙　神曲炒　麦蘖炒　良姜炒　陈皮各等分

上为细末，每服三钱，炒热，盐汤点服，不拘时。

乌头赤石脂丸　治心痛彻背，背痛彻心。

蜀椒炒　赤石脂各半两　乌头炮　附子炮　干姜炮，各二钱半

上为末，炼蜜丸，如梧桐子大，每服一丸，食后汤下，日三服，不愈，渐加丸数。

术附汤　治寒厥暴痛。

甘草炙，一钱　白术四钱　附子炮，一钱半

上㕮咀，分作二服，入姜枣同煎。

金铃子散　治热厥心痛，或发或止，久不愈者。

金铃子肉　玄胡索各一两

上为末，每服二钱，酒调下。

煮黄丸　治大实心痛。

雄黄研，水飞，一两　巴豆去油，五钱，研细

上二味相和，再研，白面二两相和，再研，滴水丸如梧桐子大，每服时先煎浆水四五沸，下药二十四丸，再煎一二十沸，捞入冷浆澄冷，一时服二丸，一日二十四丸，加至微利为度，用浸药水送下，得利后止服。

藁本汤　以散其毒。

藁本半两　苍术一两

上㕮咀，分作二服，水二盏，煎一盏，温服。

河间四物汤倍芎归汤　治妇人产后败血聚于胸中作痛者。

四物汤倍加当归、川芎，加红花、玄胡索，与本方等分。

煎服，调下。

没药散

虻虫去翅足　水蛭炒　没药各一钱　桃仁泥十四个

上为细末，与桃仁泥和匀前药调服。血下痛止，只服前药。

胜金散　治心下有血急痛。

桂心　玄胡索　五灵脂　蒲黄各等分

上为细末，每服三钱，用水一盏，当归一钱，酒三分，同煎七分，调服。

生地黄膏　治热气乘心作痛。

石菖蒲一两半　北前胡　赤茯苓各七钱半

上为细末，用蜜一盏，生地黄汁一盏，夹研为膏，每服弹子大丸，紫苏煎汤，食后调下。

《金匮》甘草粉蜜汤　治虫啮心痛，毒药不止者，用甘草二两，锉细，水三升，煮取二升，去渣，又入粳米粉一两，蜜四两，搅匀再煮如薄粥，温服一升，瘥即止。

小胃丹　上可取胸膈之痰，下可利肠胃之痰，胃虚食少者不可用。

甘遂面裹煨　大戟长流水煮一时，晒干　芫花醋拌，炒勿焦，各二两　大黄酒拌湿，纸裹煨熟，焙干，又以酒炒，一两半　黄柏炒褐色，二两

共为细末，粥丸，麻子大，每服十丸，温汤下。

卷之三十一

腹　痛

腹痛多寒见《内经》，部分上下属三阴，

伤寒杂病休同论，《此事难知》辨得明。

举痛论云：寒气入经而稽迟，泣而不行，客于脉外则血少，客于脉中则气不通，故卒然而痛。其痛或卒然而止者，或痛甚不可按，或按之痛止，或按之无益，或喘动应手者，或胁肋与小腹相引而痛者，或腹痛引阴股者，或卒然痛死不知人，少间复生者，或痛而呕者，或腹痛而后泄者，或痛而闭不通者，各不同形。

按痛而闭不通者，此伤寒阳明里实之证，寒变为热，乃承气汤证也。大抵腹痛，寒痛者多，热痛者少。然腹痛有部分，脏位有高下，治之者宜分之。

《此事难知》云：伤寒中脘痛，太阴也，理中、建中汤之类；脐腹，少阴也，四逆、真武汤之类；少腹痛，厥阴也，重则正阳、回阳丹之类，轻则用当归四逆汤。太阴连少阴痛者，当变下利不止。

杂病腹痛，四物苦楝汤、酒煮当归丸之类。夏月腹痛，肌热恶热，脉洪疾，属手太阴、足阳明，黄芩芍药汤主之。秋月腹痛，肌寒恶寒，脉沉疾，属足太阴、足少阴，桂枝芍药汤主之。四时腹痛，芍药甘草汤主之。

腹中诸痛半虚寒，半实曾因食血痰，

实则泻之虚用补，惟凭脉证作蹄筌。

东垣腹中诸痛，皆因劳役过甚，饮食失节，中气不足，寒邪乘虚而入客之，故卒然而作大痛。经言得炅则止。炅者，热也。以热治寒，治之正也，故用补中益气汤加减治之。方见内伤。

腹中痛者，加白芍药五分，甘草三分。

如恶寒觉冷痛，加中桂五分。

如夏月腹中痛，不恶寒反恶热者，加黄芩、甘草各五分，白芍药一钱，以治时热也。

腹痛在寒凉时加半夏、益智仁、草豆蔻之类，以治时寒也。

如腹中痛，恶寒而脉弦者，是木来侮土也，此为足厥阴、足太阴，小建中汤主之。盖芍药味酸，于土中泻木，为君。

如脉沉细，腹中痛，是水来侮土，此属足少阴、足太阴，以理中汤主之。干姜辛热，于土中泻水以为主也。

如脉缓，体重节痛，腹胀自利，米谷不化，是湿胜，属足太阴，以平胃散主之。苍术苦辛温，泻湿为主也。

此以上小建中汤、理中汤、平胃散，非单用本方，乃于补中益气汤中摘其为主者加用之也。

如脐下痛者，属足少阴，加蒸熟地黄五分，如不已者，乃大寒也，加肉桂五分。

如脉弦，恶寒腹痛，乃中气弱也，以仲景小建中汤加黄芪一钱半，异功散加芍药，选而用之。如渴甚者，以白术散葛根倍之。

如脐腹虚胀疼痛者，此属足太阴、足少阴寒痛也，宜东垣草豆蔻汤主之。如胃虚寒，胀满疼痛者，此属[①]足太阴、阳明，宜厚朴温中汤主之。

如因寒气，腹中痛不胀者，此属足太阴，宜加味小建中汤主之。

如小腹痛者，此足厥阴寒痛也，宜四物苦楝汤加青皮以行其气，肉桂、吴茱萸以散其寒，病久者宜酒煮当归丸主之。

丹溪云：腹痛，有寒，有积热，有食积，有痰，有死血。戴氏解云：痛甚便欲大便，去后则痛减者，是积食也。绵绵痛而无增减者，是寒也。时痛时止者，是热也。其痛有常处而不移动者，是死血也。

脉弦者多属食，宜温散之。盖食得寒则滞，得热则行，更宜以行气快气药助之，无不愈者，宜豆蔻橘红散、加味枳术丸。

如因饮食过伤而作痛者，必问因伤何物。如伤生冷硬物而作痛者，以丁香脾积丸；如伤热物而作痛者，以木香槟榔丸，用溯源汤送下。方见内伤。

如气虚之人，因饮食过伤而腹痛者，宜补泻兼施，用六君子汤加苍术、香附、神曲、麦芽作汤，送下前推积丸以下之。有气血虚不禁下者，宜加味钱氏异功散、参苓平胃丸主之。

脉滑者是痰。痰因气郁而聚，阻碍道路，气不得宣通而痛，宜导痰解郁，宜小胃丹下之。

有气虚之人不可下者，宜强中二香丸。

成无己云：邪气客于下焦，则津涎不得通，血气不得行，或溺或血，留滞于下，是生胀满而硬痛也。若从心下至少腹皆硬满而痛者，邪实也，须大陷胸汤下之；若但少腹硬满而痛，小便利者，则是蓄血，外见如狂、善忘、屎黑之证，宜桃仁承气汤或抵当丸；小便不利者，则是溺涩之证，宜八正散。方见伤寒火门。

如因跌扑损伤而作痛者，此瘀血证，宜桃仁承气汤或河间没药散，用四物汤加桃仁煎汤送下。方见心痛。

如血虚瘦弱之人，津液枯涸，传送失常，郁成燥热，搏成结粪，滞于大小肠之间，阻气不运而作痛者，宜用《备急》大黄丸，方见内伤。先通其气，止其痛；后用四物汤润燥之剂，以治其本。

如腹中常觉有热而暴痛暴止者，此为积热，宜调胃承气汤下之。如胸中有热，胃中有邪气，腹内痛甚，时欲呕吐者，宜河间黄连汤以升降阴阳，又加味二陈汤。

《金匮》云：腹中寒气，雷鸣切痛，胸胁逆满，呕吐，宜附子粳米汤主之。腹中水鸣，乃火击动其水也。

凡痛甚不可按者，宜大承气汤、大柴胡汤以下之。方见伤寒。有寒热者，大柴胡汤；痞满痛甚者，大承气汤。实痛不可用人参、黄芪[②]，盖补其气，气旺不通而痛愈甚也。

或按之痛止者为虚，宜用前小建中汤、异功散方治之。

外有卒然心腹大痛，欲吐不得吐，欲泻不得泻，唇青厥逆，死在须臾。此内伤饮食，外感寒邪，是名干霍乱也。宜急以盐汤灌之，而以鹅翎探吐之。有脐下忽大痛，人中黑者，多死。

《脉经》云：心腹痛不得息，脉细小迟者，生；脉大而疾者，死。又云：脉浮大而长者，死。

---

① 属：原作“居”，据视履堂本、忠信堂本改。

② 黄芪：原作“黄芩”，据视履堂本、忠信堂本改。

腹痛诸方

草豆蔻汤 治脐腹虚胀作痛。

泽泻一钱 木香三分 神曲四分 枳实炒 半夏 黄芪春夏勿用 草豆蔻 益智仁 炙甘草各五分 青皮 陈皮各六分 当归 茯苓各七分

上㕮咀，作一服，生姜三片，水一盏半，煎一盏，温服。

厚朴温中汤 治胃虚寒，腹满疼痛。

厚朴姜汁炒 陈皮各一钱 草豆蔻煨 炙甘草 茯苓 木香各半钱 干姜三分半

加姜水煎服之。

加味小建中汤 治虚寒作痛者。

小建中汤方见内伤。加干姜，煎成汤调，川芎、苍术、香附、白芷等分。

为细末，每服调二钱。

四物苦楝汤 治脐下虚冷腹痛。

四物汤六钱 加川楝子肉 玄胡索各一钱半 吴茱萸 青皮各五分

上㕮咀，生姜三片，水二盏，煎一盏，食前温服。

酒煮当归丸 治小腹寒痛及妇人白带，疝瘕大寒等证。

茴香五钱 黑附子炮 良姜七钱 当归一两

上四味切细，以上样好酒无灰者一升半，煮至酒干，焙干，加入后药。

炙甘草 川楝肉 丁香各五钱 升麻一钱 柴胡二钱 盐炒黄色 全蝎各二钱 玄胡索四钱

上与前四味同研为细末，酒煮面糊丸，如梧桐子大，每服五、七十丸，空心淡醋汤下。忌油腻冷物及酒、湿面。

豆蔻橘红散 温脾养胃，升降阴阳，和三焦，化宿食。

丁香 木香各一钱 白豆蔻 厚朴制 人参 神曲炒 干姜炮 半夏曲 陈皮去白 藿香 炙甘草 白术各半两

上共为细末，每服三钱，水一盏，姜三片，枣一枚，煎七分，去渣温服。

加味枳术丸 治气虚之人伤饮食而腹痛者。

白术二两 枳实炒 山楂肉 神曲炒 橘红 大麦芽炒，各一两 木香 砂仁各三钱

上为末，如制枳术丸法，如梧桐子大，每服五十丸，米饮下。

加味钱氏异功散 治气虚之人腹痛不可下者。

异功散方见内伤。加川苍术、香附子、白芷。

入姜煎服。

加味参苓平胃散 温脾胃，消寒痰。

大半夏切开，沸汤浸七次，焙干 良姜 青皮去白 干姜 陈皮去白，各一两 南星炮，半两

上为末，姜汁煮面糊为丸，如梧桐子大，每服五十丸，姜汤下。

加味二陈汤 治因热而痛者。

二陈汤方见痰。加黄芩、黄连、栀子。

痛甚者加炒干姜从之。

河间黄连汤 治胸中有热，胃中有邪气，腹内痛甚，时欲作呕。

黄连 炙甘草 干姜 桂枝 人参各二钱 半夏二钱半

上㕮咀，分作二服，大枣一枚，水煎服。

附子粳米汤 治腹中寒气，雷鸣切痛，胸胁气逆，呕吐。

附子炮，一枚 半夏二两半 甘草一两 大枣十枚 粳米半升

上㕮咀，分十剂，每服水一盏半，煎至米熟，去渣温服，日三服。

卷之三十二

胁　痛

原来胁痛属肝经，治例曾闻左右分，
右胁痛多推气散，枳芎左畔局方行。

经云：肝病者，两胁下痛引小腹，令人善怒。《脉经》云：脉双弦者，肝气有余，两胁作痛。由此观之，胁痛为肝病者明矣，但所因有不同耳。《金匮》云：饮后水流在胁下，咳唾引痛，谓之悬饮，此痰饮之流注为痛也。《脉经》云：肝脉搏坚而长，色不清，当病坠堕。若搏因血在胁下，令人喘逆，此死血之为痛也。

又云：檠气者，胁下痛，按之则愈，复发为檠气。此食积之气为痛。

外有伤寒发寒热而痛者，属足少阳胆、足厥阴肝二经病也，治以小柴胡汤，无有不效者。《局方》分左右治之，右胁痛以推气散，左胁痛以枳芎散。今缘此立法，通以小柴胡汤为主，各随左右调服本方。

肝实当归龙荟丸，清痰流注控涎丹，
桃仁抵当能行血，虚实因人勿浪言。

丹溪云：胁痛者，属肝木气实，有死血，有痰流注。

肝木气实者，因怒气大逆，肝气郁甚，谋虑不决，风中于肝，皆木气大实，故火盛肝气急也，宜用小柴胡汤加苍术、川芎、青皮、当归。痛甚者，肝火盛也，宜当归龙荟丸，姜汁下，是泻肝火之要药也，或用左金丸煎小柴胡汤送下。

《丹溪活套》治木气实者，用小柴胡汤加青皮、川芎、白芍药、龙胆草；甚者，煎成正药，入真青黛、麝香。

痰流滚者，因痰饮流注于厥阴之经，亦能使胁下痛，病则咳嗽、气急引胁下痛。《金匮》治悬饮证用十枣汤，果有清痰流注，痛甚者，宜控涎丹主之。盖痰在胁下者，非白芥子不能达。丹溪治湿痰流注，胁内作痛，或加味二陈汤，或用加味小柴胡汤。其有咳嗽胁痛者，用加减二陈四物汤，以疏肝气。

夫死血者，因恶血停留于肝，居于胁下而痛，病则痛甚不可按也，宜下之，用桃仁承气汤，或四物汤送下抵当丸。

丹溪治瘀血作痛者，或用加味小柴胡合四物汤，或用破血汤。

左胁痛甚者，即是肝盛木气实也，宜当归龙荟丸主之。

右胁痛者，即是痰与食积也，宜加减异香散主之。

肥白人气虚发寒热而胁下痛者，宜补中益气汤，以参芪补气，多用柴胡、甘草，加黄芩以退热，木香、青皮以调气。

瘦弱人寒热胁痛而多怒者，必有瘀血，宜小柴胡汤去人参，加桃仁、红花、青皮、川芎、大黄以行之。

性急多怒之人，时常腹胁作痛者，用小柴胡汤加川芎、香附、青皮煎服；甚不止者，以煎药送下当归龙荟丸，其效甚速。

气弱之人，胁下痛，脉细紧或弦，多

从劳役怒气得之，用八物汤加木香、青皮、桂心甚效。八物汤方见虚损门。

胁痛、胃脘痛，惟妇人多有之，以忧思忿怒之气素蓄于中，发则上冲，被湿痰死血阻滞，其气不得条达。故治妇人者，必以行气开郁为主，兼以破血散火之剂为佐，用香附子、苍术、川芎为君，青皮、木香、吴茱萸（炒）、黄连作丸服之。

胁痛诸方

当归龙荟丸　因内有湿热，两胁痛甚，伐肝木之气，肝实宜之。

当归　龙胆草　栀子仁　大黄酒湿，煻火煨　黄连　芦荟　青黛各半两　木香一钱半　麝香五分，另研　加柴胡　川芎　青皮各五钱

上为细末，泻肝火，用神曲丸；治胁痛，用炼蜜丸，如梧桐子大，每服二十丸，生姜汤下。

左金丸　泻肝火，行湿，为热甚之反佐。

黄连六钱　吴茱萸一钱

上为细末，汤浸蒸饼为丸，如绿豆大，每服三、五十丸，淡姜汤下。

推气散　治右胁痛，胀满不食。

枳壳炒　桂心　片子姜黄各半两　炙甘草一钱半

上为细末，每服二钱，姜枣汤调下，酒亦可。

枳芎散　治左胁痛不可忍者。

枳实炒　川芎各半两　炙甘草一钱半

上为细末，每服二钱，姜枣煎汤调下，酒亦可。

加味二陈汤　治湿痰流注，胁内作痛。

二陈汤方见痰饮。加南星、苍术、川芎。

姜水煎服。

加减二陈合四物汤　治咳嗽引胁下痛。

二陈汤、四物汤二方相合，去地黄，加南星、青皮、香附、真青黛。

入姜汁服。

加味小柴胡汤　治痰流注者。

小柴胡汤方见伤寒门。倍半夏，加陈皮、南星、苍术、茯苓、川芎。

姜枣煎服。

加味小柴胡合四物汤　治瘀血作痛者。

小柴胡汤、四物汤二方相合，加桃仁、红花、乳香、没药。

煎服。

破血汤　破血行气，治死血作痛之证。

桃仁去皮尖，研　红花酒洗　川芎　香附童便浸　青皮各等分

上㕮咀，水煎服。

加味异香散　治右胁下痛，属痰与食积者。

莪术炮　益智仁　三棱炮　甘草各一钱　青皮去穰　陈皮各五分　石莲肉　厚朴姜汁炒，各二分

食积，脉弦，按之痛益甚，加神曲、麦蘖各炒、山楂肉、苍术、香附各五分。

痰积，脉滑，按之痛不甚，加半夏曲、南星、茯苓、苍术、香附各五分。

上㕮咀，生姜三片，枣一枚，白盐少许，水一盏半，煎一盏，去渣，温服。

卷之三十三

大小二便秘

肾窍双开[①]于二阴，溲便秘结属肝经，

小便不利须调气，大便难时在血分。

按《难经》云：下焦如渎。下焦本肾之位也，水谷之所出，故曰沟渎也。《内经》云：肾开窍于二阴。前阴者，小便所出也；后阴者，大便所出也。故老人肾虚，多小便不禁、大便秘之病，气血不足也。如或大小便秘者，不可强利之，利之则肾虚而秘益甚，所谓转下转秘者是也，六味地黄丸调之。经又云：肝有病则大小便难。故风病者，多遗尿、遗屎之证，肾败故也，不可治，宜搜风顺气丸主之。仲景治脾约病，麻仁丸，内有羌活，治在肝也。

如肾肝有实热，大小便不利，宜利之，八正散主之。

小便不通，经云膀胱为州都之官，津液藏焉，气化则能出矣。此小便不利，治在气也。故五苓散专主利小便，乃足太阳膀胱经气药也。丹溪云：二陈汤加苍术、白术、升麻、柴胡，则大便润而小便长，此升提其气，使清气升而浊气降也。故古人有治小便不利用吐法，此开其上窍，通其下窍之法。经云：升降出入，无物不有。非智者，不足以语此。

如小便赤涩不利者，曰癃，此心移热于小肠，小肠移热于膀胱，宜导赤散主之。昔东垣先生治一人小便不利，用滋阴大补丸而通。详见病机赋。

圻水县监生李少华，六月病暑，大发汗后，神昏，两手挛痛，小便涩，撒尿时大叫，以手捏其茎，久之滴一二点，出甚苦，家人皇备后事。请予治之。予语其妻子云：无妨，此误汗证也。盖暑伤元气，汗之过多，其气益虚；神昏者，暑伤心。心藏神，心恶热则神昏矣；手挛者，汗后津伤证也；移热于小肠，小肠移热于膀胱，故茎中涩痛者，尿不得出也。乃用调元汤合生脉散，连进六服而安。其方用人参、黄芪、麦冬、甘草梢各等分，作大剂服。

大便秘者，血病也，宜东垣通幽汤、润肠丸主之。

郧阳抚治都宪武公病大便难，召予往。予见公性太急，乃告曰：台下之疾，肝火太甚也。经云：肝病者，大便难，宜霁威戒怒以养其肝，清心寡欲以养其肾。公曰：不然，吾乃北人，与尔南人不同，常服枳术大黄丸甚效。予曰：不可服也。地有南北之殊，人之脏腑虚实相同也，如此攻击，只恐转下转秘。语不合而归，语其幕府曰公不久归。未半年而卒。

本县汪玉虹病大便难，更数医，服通幽汤、润肠丸皆不效，请予问之。予究其人，言微气弱，乃内伤证也。诊其气口，

① 开：原作“关”，据视履堂本、忠信堂本改，下同。

脉浮大而软。予语曰：此气不运而血不润，气血两虚故也，宜极补之。彼曰：其如腹胀何？予曰：不妨，只服补中益气汤倍加当归，吾待便大通而去。玉虹半信之，连进补中益气汤，五日后大便通矣。喜而谢之。

木香槟榔丸治气分，遇仙丹治血分大便秘也。

卷之三十四

摄生辑略（摄生却病延年方论）

无极之真，二五之精，妙合而凝，以成男成女者，元气之本根也。五谷之养，五畜之助，五菜之充，五果之益，谷气之所资也。无元气则化灭，无谷气则神亡，二者相须，当相交养者也。人之身中，肾为元气之根，脾胃为谷气之主。故修真之士，曰先天真一之气者，即此元气也；曰刀圭者，即脾胃戊己谷气也。澄心静虑，惜精爱气，所以养此元气也；饮食必节，起居必谨，所以养此谷气也，故能无病度百岁乃仙去矣。此养生之术，当有教外别传，而摄生之功，乃在服饵金石不与焉。

补肾地黄丸　男子服之则壮阳益精，女子服之则月事以时下，能令有子，小儿服之能治胎禀怯弱之病。此方不寒不燥，乃补肾之要方也。

熟地黄酒洗，八两，再蒸，焙干，取末，忌铁　山药刮去赤皮，四两　茱萸去核，取肉，焙干，四两　白茯苓去筋膜，四两　巴戟去心，取肉，四两　杜仲去粗皮，切，盐水炒丝尽，取末，三两　川牛膝去芦，酒洗，焙干，三两　肉苁蓉酒洗，去外鳞，破去内白膜，曝干，二两　芡实取肉，三两　甘州枸杞焙，二两　远志去芦，取肉，二两

共为极细末，蜂蜜炼和，杵千余下，丸如梧桐子大，每服五十丸，空心食前温酒送下，盐汤亦可。忌食萝卜。

金锁秘精丹　治梦遗泄精。此有三证：如喜独寝，矜持太过而或遗者，如瓶注水满而溢也，不须服药；情有所感、心有所慕而遗者，如瓶倾侧而水出也，宜服前地黄丸，更须清心寡欲，一妄不生，否则，日久亦成虚泄矣；若因下元虚损，酒色放恣而遗者，如瓶之破损而渗漏水出也，宜用此方以塞其流，兼用前地黄丸以固其源。夜则侧卧，伸下一足，屈上足以挽下足之膝，一手掩其脐，一手握固攀起其茎，勿挨肉，甚妙。

莲肉去心　芡实去壳，各四两　真桑螵蛸炙，一两

共为细末，取金樱子黄熟者一斗，轻杵去外刺，又剜去内子，于木臼杵烂，以水一斗，煮耗五升，用布滤去渣，再熬成膏，和药杵千余下，丸如梧桐子大，每服五十丸，空心盐汤送下。更以猪腰子一枚，煨熟压之以助药力。

法制何首乌丸　久服令人须发不白。

何首乌赤白二种各取停匀，用竹刀刮净，忌铁　川牛膝去芦，视何首乌折半，大黑豆一斗，水浸湿，用大柳木甑一个，作平底箅，先铺黑豆一层，即铺何首乌一层，又放牛膝一层，又铺黑豆，如上，安置放锅中，慢火蒸，以酒浇之，蒸至豆烂，取出，曝干，去豆不用　赤白茯苓先去皮，各研，取去筋膜，各用牛乳拌匀，蒸过，取出曝干

称何首乌四两、茯苓二两、牛膝二两，共为细末，炼蜜丸，如梧桐子大，每服五十丸，空心食前温酒送下。忌食猪、羊血。

法制鹿角胶丸　添精补髓，却老延年。

鹿角新解者，一付，锯断，以寸为度，用糯米

泔水浸一暮夜，刷去角外黑垢，劈成薄片，每角一斤，用桑白皮四两，芡实肉红者二两，黄蜡四两，放瓦罂中。又用生地黄二两，熟地黄二两，天门冬，去心，二两，麦门冬，去心，二两，另用瓦罂煮汤，以水五升煮三升，入鹿角罂内，用干桑柴慢火煮，一罂鹿角，一罂药物，并以桑柴火煮，待鹿罂水耗三分之一，即以药罂中热汤添之，切不可入冷水在角罂中。药罂添水煮角，罂添汤煮至一日一夜，以角酥软嚼碎为度，以净布滤去渣，再入银铛中，慢火熬成胶取起　山药四两　山茱萸去核，焙，二两　肉苁蓉如前制，一两　莲肉去皮心，二两　芡实去壳，二两

共为细末，和鹿角胶杵匀为丸，如梧桐子大，每服五十丸，空心温酒送下。

参苓白术丸　健脾胃，益气血，长肌肉，悦颜色。

人参去芦，二两　白术不用油者，去芦，三两　白茯苓坚白者，去皮，三两　粉草去皮，炙，一两　陈皮去白，一两半，留白，一两半　山药如前制，四两　莲肉去皮心，三两　缩砂仁一两　枳实去穰，麸炒，一两　当归身酒洗，二两　川芎大而白坚者，一两　山楂子蒸取肉，一两　真神曲炒黄色，二两

共为细末，荷叶浸白粅[1] 米，即以荷叶包米，就以米水中煮熟，取出杵烂，和药为丸，如梧桐子大，每服五十丸，温酒送下，米饮亦可，不拘时。

健脾辟谷方

山药刮去赤皮　莲肉去皮心　芡实去壳　白扁豆去壳，炒　绿豆去壳，炒，各味八两　薏苡仁去壳，十二两　小茴香炒，四两　白粳米炒黄，二升

共磨为细末，每五钱，滚白汤调服佳。或用白汤调，蒸糕食之亦妙。

神仙醒酒方　解酒毒，醒醒。

葛花五两　赤小豆花　绿豆花各一两　家葛根捣碎，水澄粉，八两　真柿霜四两　白豆蔻末五钱

各取细末和匀，用生藕汁和捣作丸如弹子大，每用一丸，嚼而咽之。

---

① 粅（shēn）：同糁，谷类磨成的碎粒。

卷之三十五

医　案　略

肖敬吾，嘉靖丙午科举人。庚戌冬得风疾，请医治之，未尽。辛亥春，右肩膊掣动，唇吻随动，请予诊之。脉浮缓而涩，予曰：此风邪在太阴经也。太阴肺经，脉浮而涩，肩膊动者，肺病也；足太阴脾之脉缓，唇动者，脾病也。主方以黄芪（蜜炙）、白芍药（酒炒）、甘草（炙），作大剂服之。敬吾乃问：何以不用治痰治风之药？予曰：此奇方之大者，缓则治其本也。盖风伤卫，肺者，卫气之主也。黄芪之甘温以补肺；芍药味酸，曲直作酸，酸者甲也；甘草味甘，稼穑作甘，甘者己也。甲己化土，所以补脾。经曰：诸风振掉，皆属肝木。肝苦急，食甘以缓之，用甘草；肝欲收，酸以收之，用白芍药。敬吾闻之喜，守法调理，至夏四月而安。

黄州府管粮通判胡，嘉靖壬子冬，署掌罗田县印。素嗜酒，十一月望日，文庙行香，暴得风疾，口唇牵动，言语蹇涩，召予治之。诊其脉，弦紧而滑。予告之曰：此得之脾虚有痰，因寒乃发也。公不能言，乃索笔书曰：我平昔少食，但喜饮酒。予用二陈汤，改半夏为南星，加白术、天麻、防风，一剂而定，口能言矣。时士夫有荐医张鹏者，倡为酒痰之说，欲加瓜蒌。予阻之曰：瓜蒌性寒，脾恶寒，方今隆冬，用寒远寒，瓜蒌不可加也。张弗从，予以告公曰：服此汤，前病若再作，勿罪不先说也。公亦弗听。延至十七日，进药少顷，病果复作更甚。公怒，以手指仝，命急治之。予曰：寒痰正盛，非吐不可。公索笔书曰：此劫法也，不可妄用以求霸功。予告曰：诸风振掉，皆属肝木。木郁达之，吐也。公首肯之。予用二陈加桔梗作汤，先以软帕勒公之腹，服汤后，以鹅翎探吐之，吐去稠痰三碗许，其病始定。公能言，责鹏令去，专任全矣。予用六君子汤加黄芪、桂，调理至十二月朔，复出治事。

一妇人年四十余，形黑而瘠，性躁急。嘉靖庚申五月，左腿发内痈，溃后，起坐。予曰：疮口未合，当禁风。其妇自恃强健，不听。忽一日眩仆，目劄口祸，身反张，手足挛曲，其家人请予治之。予曰：此破伤风，痓病也。乃用桂枝汤加熟附子、黄芪、防风，一剂而病减，再服十全大补汤，三剂而安。

嘉靖辛酉年二月朔后，大雪平地尺余。一妇人病，至十三日，其家人来求药，告以病状：初头苦痛，至今十日，昏睡不醒，喉中痰响，手足俱冷，其身僵直。予思：此妇人元气素弱，必因远行而得。问之，果于初三日冒雪往亲戚家，归即病也。予曰：此寒初中足少阴、厥阴二经[①]也。默默喜睡者，足少阴肾病也。头苦痛，厥逆僵直痰响者，厥阴肝者也。乃以十全大补汤去地黄、芍药，加细辛、

① 二经：原作“一经”，据视履本、忠信堂本改。

半夏、干姜，与三剂去。五日后来求谢，曰病安矣。

本县知县唐肖峰，嘉靖丙寅年二月丁，祭后得伤寒，医进九味羌活汤不效；又云内伤挟外感，进补中益气汤不效，又进柴苓汤去人参，其病略减。四日，复发热，头苦痛，医欲下之，未决，始召全治。诊其脉，洪长而弦。全告曰：公元气素虚，因起太早，感寒得之。今病在阳明少阳也，乃并病也。乍热乍凉者，少阳也；头苦痛者，阳明也。宜服小柴胡合葛根葱白汤。公曰：吾平生多痰火病，勿用人参。全告曰：公元气不足，乃虚火也。实火宜泻，虚火宜补，公勿疑，愿呈结状。公虽强从，心尚恐也。一剂而病愈，公乃与全斟酌服饵之方。公曰：吾平日服四物汤加黄柏、知母滋阴降火之药，参、芪不敢犯也，汝当议处一方来。全曰：病有虚实，以脉察之；药有补泻，以脉主之。诊公之脉，弦滑而弱。弦者肝脉也，公性急躁，肝火太旺，乃龙雷之火，遇木而燔，遇水而炽，遇金石而销，非若人火可以水灭也。经云：肝苦急，急食甘以缓之。又云：甘能泻火。故非人参、黄芪、甘草之甘温不能制也。脉滑为痰，弱为虚，只因中气之虚，气不归元，血不归经。气失其平则为火；血失所归则为痰，此公之病源也。呈进一方以人参、黄芪、甘草为主，补元气而泻火；陈皮（去白）、白茯苓以行气利痰；麦门冬以清肺平肝，少加黄柏、知母以滋肾水，使一水可以胜二火也。公喜从之，在县三年，只服此方。尝笑谓全曰：吾当时怕用人参，常病痰火；今服过人参二斤余矣，痰火俱无，汝之力也。

本县县丞李天泉，嘉靖壬子管造黄册。六月中暑，腹痛。公有婢妾。医谓病寒，进理中汤一剂，腹痛止。又发热，一身骨节尽痛，医又进十神汤，发汗后热退，身不痛矣。全适往县问安，公称病愈。全观其面色带赤，知病未解，请诊。其脉洪滑而数。经曰：大则病进。今发汗后脉犹洪数，知病方进，公自称愈，未敢言病，全退，未食顷而病作矣，满腹急痛，状如奔豚，上下左右，众手按摩。急召全至，公大呼曰：汝先诊脉，不言而去，知我病也。吾在千里之外，一介之命悬汝之手，幸急救我。全告曰：无伤。乃进建中汤一服而痛定，公熟睡，越宿方醒。公呼全号，幸留调理，勿亟归也。其日止药，次日又省祭官万朴，善医，来问公疾，诊脉时且骇且顾，公亦疑惧。予乃诊之，谓朴：汝怪其脉之促止乎？公之心下怔忡，故脉如是。公即应曰：我心下跳乱不宁。即命取药。予制一方，用人参、麦门冬、甘草、白芍药、生地黄、五味、猜猪心煮汤煎，只一服而心不跳，促脉不见矣。公曰：何其神也。全曰：心恶热，用热远热，向服理中、十神，皆犯时禁，故病复作也。朴亦心服。公谢帖云：吾病正亟，烦子调治，若燎原之火而沃以清冷之泉，信乎！医出于儒，令人敬服。

蕲水县监生李少华知医。隆庆二年六月得暑病，用医王嘉桂，相议服九味羌活汤一剂，汗出不解，谓药剂小，发汗不透，复作大剂服之，汗大泄而热转甚。连进三剂，病益亟，如痴如狂，舌强，言语蹇涩，手足掣动，小便不利，茎中痛，呻吟，以手捏之才下一二滴，不能食，惟饮水。请予往治。诊其脉，微弱而迟。人问曰：病可治否？予曰：坏病也。人问曰：坏病难治？予曰：医之过也。盖心恶热，壮火食气，方今盛暑，火气正壮，虽云发表不远热；岂可重发其汗乎？心主汗，汗之过多则伤心也；心藏神，如狂如痴者，神乱也；舌内应乎心，汗多则血虚不能荣于舌，故舌强不能言也；手足挈动者，汗多故筋惕肉瞤也；渴饮水者，汗多津液涸也；小便不利者，心移热于小肠，小肠移热于膀胱。膀胱者，州都之官，津液藏焉，气化则能出矣。今汗太过则津液少，壮火食气则气不化，故茎中痛而溺不得出也。乃制一方，用人参以补元气，当归身、生地黄以养心血，麦门冬助人参以利窍，使溺得行，助生地黄以入心安神，熟甘草以泻火止惕，生甘草梢以去茎中之痛。连服五剂而安。

本县监生汪怀江，隆庆元年五月中暑，复伤食。一医用五积散发其汗，热转甚，又一医用大柴胡汤以下之，热既不退，利又不止，且后重，请予往治。诊其脉，浮滑而数；视其证，喜裸体而卧，肤燥无汗，两足冷。予曰：前医汗之误，汗不出而反增内热；后医下之轻，下未尽而利为挟热。急则治其标，乃用黄芩、芍药、甘草作汤，一服而自利止。复诊其脉，浮滑而数未改也。予谓人曰：此病属阳明。原无汗证，因误汗而成可汗之证；原有下法，因轻下而立再下之法。或问其故，予曰：方今盛夏气热，乃用五积散燥热之剂，阳气外散，阴津内竭，阳强阴弱，故皮肤干燥而无汗也。当先养其阴以制其阳，使阴阳和，汗出而表和也。然后攻去陈莝以复其阴，以制其阳，邪去而里和也。遂以凉膈散去大黄、芒硝，加知母、石膏、淡豉、竹叶，一服微汗而身润矣。方议下之，又请医至，称是阴虚火动，不可下也，用四物汤加炒干姜，触动阳明之火，齿缝血出，足益冷，成阳厥也，乃从吾言，作凉膈散服之，利三行而病痊。

县学生员胡应龙，嘉靖丙辰年五月，初患热病，请万小竹治之，良医也，半月未愈。予往问之，乃业师胡柳溪之后。见其身侧向左卧不敢转动，其父近东责其不能调理而病反复也。予诊其脉弦数，知病未退，非犯禁忌也。次日鼻衄出，予密问应龙，应龙答曰：我病亦向未退，或三日，或四日则鼻中血出，其热暂退，又发热也。我左胁刺痛，故侧卧不敢动耳，我父只听小竹之言，责我不会调理，无可奈何，死生命也。吾思脉弦而数，病在厥阴。胁痛者，足厥阴肝病也；鼻衄者，手厥阴包络病也。经曰：太阳病，衄者解，病在表也。今病热不以衄解者，病在里也。时衄未止，小竹用熨法，予止之。取出栀子一个，妇人发同烧存性，研末，竹管吹入鼻中，衄止，即乃议治其胁痛。小竹主小柴胡汤加枳壳、桔梗。予曰：不如以当归龙荟丸方作汤饮。小竹曰：甚妙！一剂而胁痛止，能转动矣。应龙称谢曰：我侧卧不能动，今八日矣。予再诊其脉，弦去而浮数。予曰：当以汗解。小竹曰：衄家不可发汗。予不应，近东心服吾之治有法，密问吾曰：诚可汗否？予曰：此法在仲景《伤寒正理论》中，而推广之不与人言也。仲景曰：病人脏无他病，时发热，自汗出而不愈者，此卫气不和也，宜桂枝汤主之。详味仲景之意，今发热自衄而不愈者，此荣气不和也。夫荣行脉中，荣者，阴也；卫行脉外，卫者，阳也。卫气不共荣气谐和，则当用桂枝汤以治其阳；荣气不共卫气和谐，则当用黄连解毒汤合白虎汤以治其阴，使荣卫和则愈也。乃以解毒汤、白虎汤，二方相合，作汤饮之。先告曰：当以战汗解，勿惊也。连进二剂，果得战汗而愈。

本县致仕县丞黄凤山，嘉靖丙午年二月得伤寒病，先请省祭官万黄崖治之，良医也，病愈。请予治其子病，黄崖在座。予视凤山面色犹惨而不明润，谓之曰：兄疾未尽也。凤山忙应曰：请治吾儿，若吾安矣。予再谓之曰：明日请诊之。凤山曰：诺。次日先请予至，诊其脉，右手气口脉大且虚，两尺时见一动脉，予曰：兄之脐下，夜至丑寅时有动气作痛乎？凤山吐舌半饷，曰：果有之。予曰：此龙雷之火动于两肾至阴之中而欲发也，当早治之。黄崖至，诊其脉曰：平和无病。凤山以予之言中彼之病告之，黄崖固执曰：病安矣，不必多疑。予遂辞去。至四月病作矣，似疟非疟，食少，病渐进；五月大发热，口干舌燥，头苦痛。先请黄崖治无效，复请予治。予谓黄崖曰：此内伤病也，宜用补中益气汤为主，随证加减治之。先于本方内加炒黄柏、知母、麦门冬，连进五剂，口舌滋润，热少减，但头痛不止，本方改白术为苍术，加川芎、蔓荆子、细辛、黄柏（酒炒），一服而减，三服而头痛止。复用前方，再加五味子，服十余剂。予诊其脉，曰：病将退矣，当作冒汗。凤山曰：昔病已退，谓吾有病；今病未退，谓当退，何也？予曰：以脉知之。昔谓有病，既验；今谓病将退，当信也。但冒汗可怖，予先说破，安尔家人心。后作眩晕，面黑，口噤，目闭，僵卧，手足强硬逆冷，六脉俱绝，家人谓其死，皇皇无计。予止之曰：此佳兆也。须臾，大汗出而病愈。

本县平湖乡耆老，嘉靖甲辰年二月病伤寒，请予治之。诊其脉，弦滑而数，问其病，发热、头眩，口渴。予曰：病似两感，无恶寒证，乃酒伤寒也。答曰：果因酒后受寒。乃作葛花解醒汤一剂，得微汗而稍安。过三日后，两胁痛如刀刺，亟请予，连呼救我，畏死之心可哀也。请诊其脉，仝曰：不必诊也，此是酒病未尽耳。盖酒性热而有毒，乃无形之气也；其体则水，乃有形之物也。向得微汗，其气已散，其体犹存，两胁刺痛，乃停饮也。取芫花二两，醋炒焦黑，大枣十枚，水一盏，煎服。只一服，利下清水而愈。

阴阳胡松山次子胡龙，嘉靖丁未年六月病热，请予与万小竹同治。身壮热，自汗出，大渴，喜裸体。诊其脉，弦大而虚。予制一方，小柴胡汤内摘柴胡、人参，白虎汤内摘知母、甘草、栀子豉汤内摘淡豆豉，共五味子、淡竹叶，作名三合汤。小竹喜曰：此方甚妙。服一剂而病愈。

县学生员董西麓一子十七岁，嘉靖乙丑年三月病伤寒，请予治。诊其脉浮大无力；问其证，无恶寒，头痛，但身热，口渴，四肢倦怠。予曰：似白虎汤证而脉虚，乃饥渴劳力得之。黄芪（炙）、当归（酒洗）各一两，作汤服之而愈。

蕲水县李养晦，乃致仕知县李桂西侄也。嘉靖癸丑年二月患伤寒。桂西素习陶节庵书，与王医、洪医同治病者。苦右胁痛，用节庵法，小柴胡汤加枳壳、桔梗服之，无效。病十七日，请予往治。诊其脉，沉弦且急。予曰：经云沉弦水蓄支饮，急弦，必饮水过多得之，乃蓄水证也。问曰：曾服何方？桂西曰：向服小柴胡加枳、梗，不效。予曰：只用此方再加牡蛎以泄其蓄水也。只一服而痛止。桂西叹服，洪、王二医曰：诚不及也。

本县生员胡晏，乃三溪乳父也，年五十。嘉靖壬寅四月病伤寒，十六日不解，其证乍寒时，即以衣被厚覆，蒙头而卧，不胜其寒；乍热时，即彻去其衣被，裸露其身，更用扇，不胜其热。一日一夜如此十余次。请医张胜霄、万小竹，皆谓不识其证，三溪自知医，亦云不识，相议云：万密斋看得书多，何不请来治之！即遣人请予至。语其病状可怪，待诊其脉，予曰：不必诊脉，此易知也。夫恶寒，病在表也，何以无头痛证？恶热病在里也，何以无烦渴、便溺不利证？此病在半表半里，阴阳混乱也。故阴气乘阳则恶寒，阳气乘阴则恶热，宜用小柴胡汤以治其半表半里之邪，栀子、豆豉以治其阴阳错杂之邪。三溪顾二医曰：此论是也。即合药服之，其日寒热不再作而愈。

抚治郧阳等处右佥都御史孙，隆庆元年先任湖广右布政使，八月该入场考试。语全曰：吾尝提督陕西学政时，因阅考卷得目疾，但看招多时，则眼珠胀痛，今入场如何则可？汝用方来。全奉命，以八珍汤为主，去白术，川芎，用人参、白茯苓、甘草（炙）、当归（酒洗）、白芍药（酒炒）、生地黄（酒洗），加麦门冬、五味子、柏子仁、酸枣仁、黄连（炒）减半，共十一味呈上。公曰：何不用菊花、蔓荆子？全告：凡目疾，有外生者，有内生者。由受风热得之为外生，则宜发散，故用菊花、蔓荆子、防风之类，所谓火郁则发之也；由久视伤血得之为内生，宜以养血为主，所谓目得血而能视也。公闻之喜。及出场，语全曰：所主方甚妙，吾在场中，日服一剂，虽昼夜看卷，目不胀痛，亦不生眵泪也。遂记录之。

本县致仕州判汪城南内子胡，嘉靖癸亥年五十岁。八月病伤寒十余日，不大便，腹中微痛，口干心烦不得卧，请予治之。诊其脉[①]，迟而微弱。予曰：经云：脉迟尚未可攻，虽有下症[②]，无下脉也。乃以小承气汤去大黄加栀子仁，作大剂一服，微溏而安。

广东高要县知县陈瑞野，隆庆二年正月，朝觐在京都，一门子病伤寒。其县典史知医，与之发汗，七日后不愈，小腹满痛而呻，不敢下。时予同本县知县唐肖峰在京，请治之。诊其脉，两尺沉弦而急。问曰：曾渴饮水乎？其人答曰：甚渴，虽饮水，渴不止。予曰：此蓄水似疝证，诚不可下。乃以五苓散以利其水，加川楝子、小茴香以止小腹之痛。一服，其夜洞泄四五行，皆清水。次日又求治，予曰：不必再药，水尽泄自止。三日后果安。

蕲水县庠生李双溪，予亲家也。隆庆戊辰年五月病热，十七日神昏，睡不宁，口中喃喃，言微气短，大便不通十三日矣。有王医者，欲补不可，欲攻不敢，亟请予治。予曰：此内伤似外感证也，可补不可攻。不攻，则三焦之气不行，邪热内甚，故神昏且烦，多言少气也。乃用补中益气汤以补其正气之虚，作猪胆汁导法以通其邪气之实，取下结粪如羊矢者二三十枚，服补中益气汤二十帖而安。

蕲水县陈正夫，予母舅也。嘉靖戊申年十月病伤寒，九日后胸中痞胀，小便少，大便不通。予闻，往问疾。时麻城一医彭姓者在，作大柴胡汤下之。予察脉证，不可下，乃内伤病，中气不运，故上窍闭而下窍不通也。丹溪云：二陈汤加苍术、白术、升麻、柴胡，则大便润而小便长。与之一服而安。

英山县沈天禄，嘉靖癸卯年三月病伤寒。先请郑斗门治，名医也。汗下后病不解，身无大热，不惺惺，人来问者，但云谵语。以余论之，乃错语也，若作知母麻黄汤证，非差后昏沉也，乃汗下之后，元气未复，神识不清，可与补中益气汤去升麻、柴胡，加麦门冬、生地黄、熟附子，一服而愈。斗门叹曰：名下无虚士，如此益信。

郧阳巡抚孙淮海公，尝有怔忡䐜胀之疾作，召全至，诊之曰：台下脉浮弦滑而急，肓之上，中有父母。又曰：上焦如雾。盖血为阴，故称母，心肺居鬲肓之上

① 诊其脉：原作“证其脉”，据视履堂本改。

② 虽有下症：原作“虽有下诊”，据视履堂本改。

至高处，覆冒各脏，滋养百脉，如彼清雾，润肺太过则伤心血。血既亏损，真阴不足，不能下交于肾，此怔忡之疾所由作也。全闻台下曾患肺痈，不能宣布诸气，通调水道。经曰：诸气膹郁，皆属于肺，在上则生䐜胀之疾所由作也。故脉浮弦，为虚，为胀；滑为数，为火，为怔忡。考诸经文，参以脉候立方，用人参、知母以养肺之阳，当归、麦门冬以养心之阴，五味子、酸枣仁之酸以收怔忡，枳壳、桔梗之苦辛以开结消胀，黄连、山栀仁之苦以降浮散之火而止怔忡，以泻否塞之气而去䐜胀，柏子仁之辛、黄柏之苦以滋肾中之阴，上交于心，炙甘草之甘温以和合阴阳，均调升降则怔忡可止，䐜胀可消矣。公览之大悦，即取药制丸。

伤寒摘锦

成肇仁　校注

目 录

卷之上

论六经脉证治法·太阳经脉证治法

经曰：太阳之为病，脉浮，头项强痛而恶寒。

《内经》曰：伤寒一日，巨阳受之。巨阳者，诸阳之所属也，其脉连于风府，故为诸阳主气也，故头项痛，腰脊强。太阳者，足膀胱，壬寒水也。一日巨阳，其标热，其本寒，此经行身之后，从头下至足，乃有头疼、脊强、恶风寒之证，专主表，是一身之纲维，为诸阳之主气，四通八达，贯五脏六腑之俞，邪从此入，能循经传，亦能越经传，治之若逆，其变不可胜言矣。其脉浮，经曰：尺寸俱浮者，太阳受病也。

浮而缓者为中风。风性解缓也。

浮而紧者为伤寒。寒性劲急也。

其证有汗恶风者，风伤卫，为表虚，宜解表。《内经》曰：汗出而身热者，风也。

无汗恶寒者，寒伤营，为表实，宜发表。

凡太阳病，发热恶寒，头项痛，腰脊强，尺寸脉俱浮者，此风寒中在经，乃标病也，宜汗之，此证治之常也。若恶寒而蜷，身体疼痛，脉反沉者，此寒中在膀胱腑，乃本病也，宜温之，此证之变也。

经曰：太阳中风，阳浮而阴弱，阳浮者，热自发，阴弱者，汗自出，啬啬[①]恶寒，淅淅[②]恶风，翕翕[③]发热，鼻鸣干呕者，桂枝汤主之。其证常自汗出，小便不数，手足温和，或手足指稍露之则微冷，覆之则温，浑身热，微烦而又憎寒，可用桂枝汤。若身无汗，或小便数，或手足逆冷，或不恶寒反恶热者，勿与服。

经曰：太阳病，头痛，发热，身疼，腰痛，骨节疼痛，恶风，无汗而喘者，麻黄汤主之。其证发热无汗，或喘，骨节烦疼，憎寒，手足指末微厥，掌心不厥，可用麻黄汤。若自汗出，反恶热者，勿与服。

经曰：太阳病，项背强几几[④]，反汗出恶风者，桂枝加葛根汤主之。

太阳病，项背强几几，无汗，恶风，葛根汤主之。汗出恶风者，中风表虚也，故桂枝汤，但加葛根一味治之。无汗恶风者，中风表实也，故以葛根汤发汗。

经曰：太阳中风，脉浮紧，发热恶寒，身疼痛，不汗出而烦躁者，大青龙汤主之。若脉微弱，汗出恶风者，不可服。服之则厥逆，筋惕肉瞤[⑤]，此为逆也。此中风见寒脉也，识证之妙，在不汗出烦躁五字，若无烦躁，乃麻黄汤证也。

伤寒脉浮缓，身不疼，但重，乍有轻时，无少阴证者，大青龙汤发之。此伤寒

---

① 啬啬（sè色）：畏怯貌。
② 淅淅（xī息）：风声，引申为恶风貌。
③ 翕翕（xì细）：发热轻浅貌。
④ 几几（jǐn紧）：紧固拘挛貌。
⑤ 瞤：（rún闰）：跳动。

见风脉也，识证之妙，在无少阴证四字。若有恶寒自利之里证，乃少阴四逆汤治也。

太阳病始得之，只有此六证属表可汗者也，为病在经。若发汗，若吐，若下后，若二三日以后病者，或传经，或只在本经，或随经入腑，或入腑，或汗吐下逆证，又当各随其脉证而治之，不可与始得病者同论也。

经曰：病发热头痛，脉反沉，若不瘥，身体疼痛，当救其里，宜四逆汤。此邪中太阳，虚寒证也，为病在本，故宜温之，不可发汗吐下也，下二证同。

又，伤寒脉浮，自汗出，小便数，心烦，微恶寒，脚挛急者，此亦邪中太阳虚寒证，所谓证象阳旦者也，宜芍药甘草附子汤。若小便难者，此真阳旦证，亦太阳虚寒也，宜桂枝加附子汤。

凡可汗证，欲作汤药，不可逾时。其发汗温服汤药，方虽言日三服，若病剧不解，当促其间，可半日中尽三服。如服药后病证犹在，当复作本汤服之。若可汗不汗，或汗之不彻者，邪传于里，寒变为热，或衄，或发黄，或膀胱蓄血，或大便硬，谵语，或小便不利，诸热证生矣。

经曰：伤寒，脉浮紧，不发汗，因致衄者，麻黄汤主之。

伤寒，不大便六七日，头痛有热者，与承气汤。其小便清者，知不在里，乃[①]在表也，当发汗。若头痛者，必衄，宜桂枝汤。

太阳病，脉浮紧，无汗，发热，身疼痛，八九日不解，表证仍在，此当发其汗。服药已微汗[②]，其人发烦目瞑，剧者必衄，衄乃解，所以然者，阳气重故也。麻黄汤主之。此三太阳证，乃在本经不传者也。上二证是当汗不汗，下一证是汗之不彻，故致衄也。盖可汗不汗，则邪无从出，壅甚于经，迫血妄行。衄出于鼻，鼻为肺窍，手太阳之脉，其支别者，从颊上𩑶抵鼻，会足太阳之脉于目内眦[③]。热久不解，连手太阳同病也。头痛目瞑，皆太阳脉之经也。衄出解者，《针经》曰：夺血者无汗，夺汗者无血。汗即血也，衄则热随血散矣。桂枝、麻黄汤非治衄药也。衄者不可发汗，宜犀角地黄汤。仲景赘桂枝、麻黄汤，于衄证之下者，乃未衄之先宜服，非用于衄之后也。

经曰：太阳病，发汗后，大汗出，胃中干燥，不得眠，欲得饮水者，少少与饮之，令胃气和则愈。若脉浮，小便不利，微热消渴者，与五苓散主之。此亦太阳本经病不传者也。言发汗后，大汗出，欲得饮水者，责以胃中干燥也，少与之水以和胃气。若发汗后，脉浮，小便不利，消渴者，责以汗出不彻，其邪随经入[④]腑而为尿涩之证也，故用五苓散利之。

经曰：太阳病不解，热结膀胱，其人如狂，血自下，下者愈。其外不解者，尚未可攻，当先解外。外解已，但少腹急结者，乃可攻之，宜桃仁承气汤方。此亦太阳本经病随经入腑者也。此言病不解见失汗也，所以先解外而后攻之。

太阳病六七日，表证仍在，脉微而沉，反不结胸，其人发狂者，以热在下焦，少腹当硬满，小便自利者，下血乃愈。所以然者，以太阳随经，瘀热在里故也。抵当汤主之。此言表证仍在者见失汗也。

太阳病身黄，脉沉结，少腹硬，小便不利者，为无血也。小便自利，其人如狂

---

① 乃：宋本《伤寒论》作“仍”，于义见长。

② 汗：宋本《伤寒论》与忠信堂本皆作“除”，于义见长。

③ 眦：原作“皆”，据忠信堂本改。

④ 经字后，原脱“入”，据忠信堂本补。

者，血证谛也，抵当汤主之。此亦太阳本经病随经入腑者也。此条当分二证，皆失汗也。夫风寒在表，宜以汗散，失汗则阳气下陷以入于里，寒变为热，结于膀胱。小便自利者，气行而血病也，其经多血，必为蓄血。上下证同小便不利者，气滞而津液不行也，津液不行复还于胃，胃者湿土，候在肌肉，湿热相合，必发黄也，茵陈蒿汤主之。按此证如狂者轻，发狂者重，何以同如狂证而用药反有峻缓耶？盖桃仁承气汤中焦药也，乃蓄血在手太阳小肠，兼有表邪，里证尚微尔。抵当汤下焦药也，乃蓄血在足太阳膀胱，表入里，里证独急故耳。

伤寒有热，少腹满，应小便不利，今反利者，为有血也，当下之，不可余药，宜抵当丸。此条表证既无，里证又缓，无身黄、屎黑、喜忘、发狂，是未至于甚也，病在下焦，非桃仁承气汤所能治，未至于甚，不可遽用抵当汤，故以抵当丸。丸者，缓也。

此上五证，皆太阳随经入腑，为里证也，可下之。五苓散亦太阳里证之下药也。邪入于本用此，利而去之。

经曰：伤寒不大便六七日，头痛有热者，与承气汤。

伤寒十三日不解，过经谵语，以有热也，当以汤下之。此二证皆太阳本经病入胃者也，谓之太阳阳明是矣，用调胃承气汤以和胃气而愈。

凡与汗者，必脉证可汗而后汗之。若脉虚弱，其证咽干、衄、淋、渴、小便数及素有热疾或胃有寒者，虽见汗证，别作区处，不可与发汗，汗之为逆。

经曰：脉浮紧者，法当身疼痛，宜以汗解之。假令尺中迟者，不可发汗，何以知之？然以营气不足，血少故也。此言脉之不可汗也。

咽喉干燥者不可发汗，淋家不可发汗，发汗必便血，小便出血。衄家不可发汗，汗出则额上陷脉急紧，直视不能眴[①]，不得眠。

伤寒脉浮，自汗出，小便数，心烦，微恶寒，脚挛急，反与桂枝汤欲攻其表，此误也。此皆言证之不可汗也。其渴不可汗者，以有里热也。

若酒客病不可与桂枝汤，得汤则呕，以酒客不喜甘故也。

病人有寒，复发汗，胃中冷，必吐蛔。

此二者，言人素有热疾、寒疾者之不可用也。

经曰：太阳病发汗太多，因致痓[②]。经曰：血虚则筋急，汗多亡血不能养筋，故筋急，其背反张成痓也。

太阳病，发汗，遂漏不止，其人恶风，小便难，四肢微急，难以屈伸者，桂枝加附子汤主之。太阳气不足，因发汗阳气益虚而成此证也。

太阳病发汗，汗出不解，其人仍发热，心下悸，头眩，身瞤动，振振欲擗[③]地者，真武汤主之。此汗多亡阳证也。

以上三证，皆汗之逆也。

《此事难知集》曰：太阳禁忌不可犯，小便不利不可使利之，利之是谓犯本，犯本则邪气入里不能解，此犯之轻也。大便不易动，动之是谓 动血，动血是谓犯禁，此犯之重也。表在不可下，下之为逆，此犯之尤重也。

经曰：大下之后复发汗，小便不利者，亡津液故也，勿治之，得小便利必自

① 眴（shùn顺）：目移动。
② 痓（zhì至）：风病。《金匮玉函经》《脉经》注作痉，可从。
③ 擗（pǐ匹）：通“仆”，跌倒。

愈。不可利小便指汗后之证也，若桂枝汤证又不喜小便利矣。盖汗后脉浮，小便不利而渴者，宜用五苓散利之，不利则邪热入胃而发黄也。必脉微涩迟弱者，因汗下亡去津液，小便不利。非若以上虚寒、里热之证，五苓散忌药也，强与利之是谓犯本，重亡津[①]液而成蓄血之证矣，此所以禁利小便也。

经曰：伤寒五六日，头汗出，微恶寒，手足冷，心下满，口不欲食，大便硬，脉细者，此为阳微结，必有表，复有里也。脉沉亦在里也，汗出为阳微。假令纯阴结，不得复有外证，悉入在里，此为半在里半在外也。脉虽沉紧，不得为少阴病，所以然者，阴不得有汗。今头汗出，故知非少阴也，可与小柴胡汤。设不了了者，得屎而解。此太阳本经病渐入里者也。伤寒五六日，当入里之时也，头汗出，微恶寒，手足冷，心下满，口不欲食，大便硬，言其证也，脉细言其脉也，可与小柴胡汤。设不了了者，得屎而解，言其治也。中间却有许多比论者，盖因大便硬，恐人误作纯阳结，又脉细，恐人误作纯阴结与少阴证也。夫大便硬为纯阳结，此为阳微结，以有表，复有里也。设使脉沉为在里，有汗出证，只可为阳微结也。若纯阳结，则无汗出之证矣。此所以断其必为阳微结也。假令脉沉细，大便硬欲作纯阴结而治，则不当复有外证，如汗出恶寒者，悉入在里也。今有表，复有里，必断其非纯阴结也。少阴之脉沉而细，今脉沉紧不得为少阴病者，以阴不得汗，头汗出，故知非少阴证，是阳微结之候也。先与小柴胡汤以除表里之邪，邪则了了而和解矣。尚不了了者，乃与汤，取其微利也。大便不易动者，言可下之证也，以在太阳经，虽有下证，不可大下，恐下多则亡血也，故忌之。此谓与汤取其微利而不言方者，不过以小柴胡加芒硝汤，或以大柴胡汤利之也。

经曰：太阳病外证未解者，不可下也，下之为逆。此以下皆言下之逆证也。太阳病下之，其脉促不结胸者，此为欲解也。脉浮者必结胸也；脉紧者必咽痛；脉弦者必两胁拘急；脉细数者，头痛未止；脉沉紧者，必欲呕；脉沉滑者，协热利；脉浮滑者，必下血。下后诸证。

病发于阳而反下之，热入因作结胸；病发于阴而反下之，因作痞。所以成结胸者，以下之太早故也。表为阳，里为阴，假如桂枝、麻黄汤证，邪在表宜汗，反下之，则里之正气为下所损，而表之余邪乘虚以入于里，结于心下，为结胸。又如柴胡汤证，邪在半表半里宜和解，反下之，里之微邪虽除，而表之余邪乘虚又入，虽不成结胸亦成痞也。表邪若甚，则又为结胸也。

太阳病脉浮而动数，浮则为风，数则为热，动则为痛，数则为虚，头痛发热，微盗汗出，而反恶寒者，表未解也。医反下之，动数变迟，膈内拒痛，胃中空虚，客气动膈，短气躁烦，心中懊憹[②]，阳气内陷，心下因硬，则为结胸，大陷胸汤主之。若不结胸，但头汗出，余处无汗，齐颈而还，身必发黄也。

此条分二证，太阳病至表未解也，言当发汗医反下之，治之逆也。动数变迟以下十句，言其病发于阳而下之，热入因作结胸之候也。若不结胸以下，言其当汗不汗，热不得越而发黄之候也。此亦太阳本经自病失于汗、下之逆证也。

太阳病重发汗而复下之，不大便五六

---

①　津：原作“血”，据清畏堂本改。

②　懊憹（ǎo nǎo 奥挠）：烦闷殊甚，难以名状。

日，舌上燥而渴，日晡[①]时小有潮热，从心下至少腹硬满而痛不可近者，大陷胸汤主之。

上言病在表当发汗反下，热入因作结胸。此言重发汗则表应解矣，复下之，必有可下之证，何以复成结胸也？经曰：如服一剂，病证犹在，故当复作本汤治之，至有不肯汗出服三剂乃解。此言重发汗复下之，必因汗之不解，不与消息表邪有无，谓汗不能去其热而反下之，表之热邪乘虚入里，故亦成结胸也。从心下至少腹硬满而痛不可近者，此大结胸之状也。

小结胸病正在心下，按之则痛，脉浮滑者，小陷胸汤主之。

此承上文而言，邪之甚者入里，则成大结胸，邪之微者入里，则成小结胸，曰正在心下，按之则痛，而陷胸之大小分矣。

伤寒五六日，呕而发热者，柴胡证具，而以他药下之，柴胡证仍在者，复与柴胡汤。此虽已下之，不为逆，必蒸蒸[②]而振，却发热汗出而解。若心下满而硬痛者，此为结胸也，大陷胸汤主之。但满而不痛者，此为痞，柴胡不中与之，宜半夏泻心汤。

此太阳之邪传于少阳，法当和[③]，而反下之，逆也。五六日邪传里之时也，呕而发热，邪在半表半里，乃少阳柴胡证也，当和解之，医反下之，设使下后柴胡证仍在者，复与柴胡汤和解之。下之不为逆者，有里证也。若下后柴胡证罢，心下满而硬痛者，此太阳在表之邪多，所谓病发于阳而反下之，热入因作结胸也。但满而不痛者，此少阳半表半里之邪，所谓病发于阴而反下之，因作痞也，当从结胸与痞论，故曰柴胡不中与之。观心下满而硬痛与满而不痛，而结胸、痞气别矣。

脉浮而紧，而复下之，紧反入里，则作痞，按之自濡，但气痞耳。

心下痞，按之濡，其脉关上浮者，大黄黄连泻心汤主之。

上言作痞之由，下言治痞之方。按心下满而不痛者，此里之正气已虚，邪气作实，故于攻痞之药内加入人参、大枣者，补正气也。心下濡者正气尚强，邪气未实，但气为邪所结，自觉不畅，异于常时耳，故用大黄攻去邪气，不使留于心下以为正气之贼也。观半夏泻心汤与大黄黄连泻心汤，而痞之虚实别也。心下痞而复恶寒汗出者加附子，名附子泻心汤。

结胸证，其脉浮大者，不可下，下之则死。结胸证，寸脉浮，关脉沉者，可下。

伤寒大下后，复[④]发汗，心下痞，恶寒者，表未解也。不可攻痞，当先解表，表解乃可攻痞。解表宜桂枝汤，攻痞宜大黄黄连泻心汤。

此二条乃治痞与结胸之法也。凡结胸与痞无表证者，便可攻之。若结胸脉浮大者，表邪未尽也，下之则里气益虚，邪气复结，不可解救，所以死也。不云解表用何方者，以桂枝、柴胡皆不中与，宜少待之，令表邪自解而后攻之也。若痞，则轻于结胸，且有恶寒之证，故先解表而后攻痞也。使先攻痞，则表邪复入，痞变而成结胸矣。

问曰：病有结胸，有脏结，其状何如？答曰：按之痛，寸脉浮，关脉沉，名曰结胸也。何谓脏结？答曰：如结胸状，饮食如故，时时下利，寸脉浮，关脉小细沉紧，名曰脏结，舌上白苔滑者，难治。

---

① 日晡：指午后申时（即下午3至5时）。
② 蒸蒸：原作“振振”，据宋本《伤寒论》改。
③ 和字后原衍“下”，据忠信堂本删。
④ 复：原作“后”，据忠信堂本改。

此二者皆下后邪气乘虚入里之证也。邪气入里与阳相结者为结胸，与阴相结者为脏结。结胸可治，脏结不可治，阳主生，阴主杀也。又结胸在心之分，乃壬传丁，为夫传妻，故易治。脏结在肾之分，乃壬传癸，为兄传妹，故难治[①]。

脏结无阳证，不往来寒热，其人反静，舌上苔滑者，不可攻也。病胁下素有痞，连在脐旁，痛引少腹入阴筋者，此名脏结，死。

病在表而下之者，上则为结胸，下则脏结，是脏结者亦太阳误下之逆证也。脏结舌上无白苔者，可以调胃承气汤微和胃气则愈；有白苔者，不可妄攻也。按结胸与痞皆下后逆证。经曰所以成结胸者，以下之太早故也。何以只言结胸耶？盖少阳证亦有胸胁痞硬者，恐人不知，以结胸视之也。故曾经下而痞硬者，用结胸之法治之；未经下而痞硬者，用少阳证法治之。经只言结胸者，举重以例轻也。

经曰：病人有寒，复发汗，胃中冷，必吐蛔。此太阳汗后传厥阴也。

经曰：伤寒汗出，解之后，胃中不和，心下痞硬，干噫食臭，胁下有水气，腹中雷鸣，下利者，生姜泻心汤主之。此言汗后胃虚，外伤阳气之证也。

伤寒中风，医反下之，其人下利日数十行，谷不化，腹中雷鸣，心下痞硬而满，干呕，心烦不得安。医见心下痞，谓病不尽，复下之，其痞益甚。此非结热，但以胃中虚，客气上逆，故使硬也，甘草泻心汤主之。此言下后胃虚，内损阴气之证也。按此二证泻心汤是半夏泻心汤加减法也。

经曰：得病六七日，脉迟浮弱，恶风寒，手足温，医二三下之，不能食，而胁下满痛，面目及身黄，颈项强，小便难者，与柴胡汤。后必下重，本渴而饮水呕者，柴胡不中与也。食谷者哕。此言脉证不可下而下之逆证也。呕哕者，少阳病也，可与小柴胡汤。此下后胃气大弱，不纳水谷，水入而呕，谷入而哕，乃柴胡汤之戒也。

经曰：太阳病，桂枝汤证，医反下之，利遂不止。脉促者，表未解也。喘而汗出者，葛根黄连黄芩汤主之。此太阳本经病宜汗而下之逆证也。

太阳病，二三日，不能卧，但欲起，心下必结，脉微弱者，此本有寒分也。反下之，若利止，必作结胸；未止者，四日复下之，此作协热利也。此言太阳本经病，邪在表而下之，表邪乘虚入里。利止则作结胸，利不止则作协热利也。

太阳病，外证未除，而数下之，遂协热而利，利下不止，心下痞硬，表里不解者，桂枝人参汤主之。此上三条皆言太阳本经病不宜下而下，作协热利之证也。凡下后利不止而表邪甚者，葛根黄连黄芩汤；利不止而表解心下痞者，甘草泻心汤；利不止，心下痞而表里不解者，桂枝人参汤。

伤寒，医下之，续得下利清谷不止，身疼痛者，急当救里；后身疼痛，清便自调者，急当救表。救里宜四逆汤，救表宜桂枝汤。此太阳误下传太阴证也。上三证协热而利，以热为本，此证协寒而利，以寒为本。挟寒利为传太阴，挟热者似传少阴也。

经曰：太阳病，下之后，脉促胸满者，桂枝去芍药汤主之；若微恶寒者，去芍药方中加附子汤主之。此太阳经误下而似结胸之证也。按论中下后脉促者三证。其言脉促不胸满者，欲解之候也；脉促胸满者，不解之候也。既不解则为结胸，不

① 难字后原脱“治”，据忠信堂本补。

得为结胸者，以结胸之脉浮也，故经曰脉浮者为结胸。脉促胸满者，邪在里也；脉促，喘而汗出者，邪在表也。此皆脉同而证异也。

经曰：太阳病，过经十余日，医反二三下之，后四五日，柴胡证仍在者，先与小柴胡汤；呕不止，心下急，郁郁微烦者，为未解也，与大柴胡汤下之则愈。此太阳越经传少阳之证也，所谓虽已下之，不为逆，而复可下之也。

伤寒十三日不解，胸胁满而呕，日晡所发潮热，已而微利，此本柴胡证，下之而不得利，今反利者，知医以丸药下之，非其治也。潮热者，实也，先宜小柴胡汤以解外，后以柴胡加芒硝汤主之。此亦太阳越经传少阳证，而医误以丸药下之者也。

伤寒十三日不解，过经谵语者，以有热也，当以汤下之。若小便利者，大便当硬，而反下利，脉调和者，知医以丸药下之，非其治也。若自下利者，脉当微厥，今反和者，此为内实也，调胃承气汤主之。此太阳经入胃腑者也。此上三证皆下后不为逆，而复可下之者，以日久不在太阳也。

经曰：伤寒五六日，大下之后，身热不去，心中结痛者，未欲解也，栀子豆豉汤主之。此言太阳本经病下后虚烦之证也。若身热去而心结痛，结胸也。以有身热，故知虚烦。

伤寒下后，心烦，腹满，卧起不安者，栀子厚朴汤主之。成氏注妙。

此以上皆言犯太阳禁忌之逆证也，其未及者，详见下文。

经曰：太阳病三日，已发汗，若吐，若下，若温针，仍不解者，此为坏病，桂枝不中与也。观其脉证，知犯何逆，随证治之。

太阳病，得之八九日，如疟状，发热恶寒，热多寒少，其人不呕，清便欲自[①]可，一日二三度发。脉微缓者，为欲愈也；脉微而恶寒者，此阴阳俱虚，不可更发汗，更下，更吐也；面色反有热色者，未欲解也。以其不能得小汗出，身必痒，宜桂枝麻黄各半汤。此节当分作四段看。太阳病五句，总言其证也，为本节下三段及后二节之纲领也。其人不呕五句，承言若得此证此脉，为欲愈也。脉微三句，承言若得此脉此证不可妄治也。面色以下，承言若有此证宜用此治也。

若形如疟，日再发者，汗出必解，宜桂枝二麻黄一汤。

太阳病，发热恶寒，热多寒少，脉微弱者，此无阳也，不可发汗，宜桂枝二越婢一汤。上节承上文之证而言，若得此证，宜用此治也。下节即前节脉微者之治法也。

经曰：太阳病，初服桂枝汤，反烦不解者，先刺风池、风府，却与桂枝汤则愈。

服桂枝汤，大汗出，脉洪大者，与桂枝汤，如前法。

服桂枝汤，大汗出后，大烦渴不解，脉洪大者，白虎加人参汤主之。此太阳汗出不彻，循经复转阳明也。白虎汤，阳明和解药也。此三节，皆汗后消息治法也。不渴在表，大渴入里。

经曰：发汗已，脉浮数，烦渴者，五苓散主之。此太阳病，渴，表证未罢者也。

经曰：伤寒脉浮，发热无汗，其表不解者，不可与白虎汤；渴欲饮水，无表证者，白虎加人参汤主之。此太阳病，渴，

① 自：原作“利”，据宋本《伤寒论》和忠信堂本改。

表证已罢而里证有热者也。

伤寒无大热，口燥渴，心烦，背微恶寒者，白虎加人参汤主之。

伤寒病若吐、若下后，七八日不解，热结在里，表里俱热，时时恶风，大渴，舌上干燥而烦，欲饮水数升者，白虎加人参汤主之。

上节言口燥渴，心烦；下节言大渴，舌上干燥而烦，皆里热太甚证也。恶风曰时时，恶寒曰微，在背则表邪轻矣。所以用白虎汤，不得谓表不解也。大抵表未解而渴五苓散，表已罢而渴白虎汤，半表半里而渴小柴胡去半夏加瓜蒌根汤。

经曰：发汗吐下后，虚烦不得眠，若剧者，必反复颠倒，心中懊侬，栀子豉汤主之。若少气者，栀子甘草豉汤主之；若呕者，栀子生姜豉汤主之。

伤寒，医以丸药下之，身热不去，微烦者，栀子干姜汤主之。此证却与前大下之后身热不去，心中结痛者异其法也。

凡用栀子汤，病人旧微溏者，不可与服之。此皆言太阳经汗、吐、下后，邪入胸中之证也。

经曰：太阳病，当恶寒发热，今自汗出，不恶寒发热，关上脉细数者，以医吐之过也。一二日吐之者，腹中饥，口不能食；三四日吐之者，不喜糜粥，欲食冷食，朝食暮吐。以医吐之所致也，此为小逆。此言太阳病以误吐而传阳明之证也。

太阳病吐之，但太阳病当恶寒，今反不恶寒，不欲近衣，此为吐之内烦也。此亦太阳表病以吐而邪入传阳明者也。此二证以热为主，皆吐之逆也。

病人脉数，数为热，当消谷引食，而反吐者，此以发汗，令阳气微，膈气虚，脉乃数也。数为客热，不能消谷，以胃中虚冷，故吐[①]也。

经曰：病如桂枝证，头不痛，项不强，寸脉微浮，胸中痞硬，气上冲咽喉不得息者，此为胸有寒也，当吐之，宜瓜蒂散。此太阳里证吐药也。凡汗吐下后之证为虚烦，用栀子豉汤吐之；若未经发汗吐下，又无表证者，此实邪也，用此吐之。瓜蒂散猛剂也，宜慎之。

经曰：中风发热，六七日不解而烦，有表里证，渴欲饮水，水入则吐者，名曰水逆，五苓散主之。

经云：发汗后，饮水多，必喘，以水灌之亦喘。皆太阳经之水逆证也。

经曰：微数之脉，慎不可灸，因火为邪，则为烦逆，追虚逐实，血散脉中，火气虽微，内攻有力，焦骨伤筋，血难复也。此下二节皆言火邪也。

脉浮热甚，反灸之，此为表实，实[②]以虚治，因火而动，必咽燥唾血。

太阳病，以火熏之，不得汗，其人必躁，到经[③]不解，必清血，名为火邪。上节言火邪迫血上行也，下节言火邪迫血[④]下行也，乃太阳经之火逆证也。此以上皆言坏病也。

太阳经传经欲解合并病脉证治法

经曰：伤寒一日，太阳受之，脉若静者，为不传；颇欲吐，若躁烦，脉数急者，为传也。此言太阳寒邪变热，传[⑤]于阳明也。为循经传。

伤寒二三日，阳明少阳证不见者，为不传也。此只在太阳一经中也。

经曰：伤寒五六日，中风，往来寒

---

① 故字下原脱“吐”，据宋本《伤寒论》和忠信堂本补。

② 实字后原脱“实”，据宋本《伤寒论》补。

③ 到字后原脱“经”，据宋本《伤寒论》补。

④ 血：原作“火”，据忠信堂本改。

⑤ 传：原作“符”，据忠信堂本改。

热，胸胁苦满，默默不欲饮食，心烦喜呕，或胸中烦而不呕，或渴，或腹中痛，或胁下痞硬，或心下悸、小便不利，或不渴、身有微热，或咳者，与小柴胡主之。此言太阳之邪传入少阳者也，为越经传。

伤寒中风，有柴胡证，但见一证便是，不必悉具。此教人临病审证也。

凡柴胡病证而下之，若[①]柴胡证不罢者，复与柴胡汤，必蒸蒸而振，发热汗出而解。凡振而汗解者太阳也；不振而濈然汗出解者阳明也；不振无汗解者少阳也。

经曰：伤寒，腹满谵语，寸口脉浮而紧，此肝乘脾也，名曰纵，刺期门。

伤寒发热，啬啬恶寒，大渴欲饮水，其腹必满，自汗出，小便利，其病欲解，此肝乘肺也，名曰横，刺期门。此二证皆太阳之邪传厥阴，名首尾传。

经曰：凡病，若发汗，若吐，若下，若亡津液，阴阳自和者，必自愈。

欲自解者，必当先烦，乃有汗而解，何以知之？脉浮，故知汗出解也。经曰：脉浮而解者，濈然汗出也；脉数而解者，必能食也；脉微而解者，必大汗出也。此三节皆自解者也。

太阳病未解，脉阴阳俱停，必先振慄，汗出而解。但阳脉微者，先汗出而解；但阴脉微者，下之而解。若欲下之，宜调胃承气汤主之。此言欲解之脉，必待汗下而后解者也。

经曰：太阳与阳明合病，必自下利，葛根汤[②]主之。合病者，邪气盛也。二经同病曰合病。

太阳与阳明合病，不下利，但呕者，葛根加半夏汤主之。

太阳与阳明合病，喘而胸满者，不可下，宜麻黄汤主之。此上三证，太阳阳明合病，皆不可下，以有太阳而阳明在经，故皆宜汗之，用葛根、麻黄汤。

太阳与少阳合病，自下利者，与黄芩汤。若呕者，黄芩加半夏生姜汤主之。凡合病，必自下利，或呕者，邪并于阳，阳方主外而不主里，则里气虚，气下而不上者，但下利而不呕；气上逆而不下者，但呕而不利。此二经合病以有少阳，为在半表半里，非汗所宜，故用黄芩汤和解。

三阳合病，腹满身重，难以转侧，口不仁而面垢，谵语遗尿。发汗则谵语，下之则额上生汗，手足逆冷。若自汗出者，白虎汤主之。腹满身重，口不仁，谵语，阳明证也；面垢，少阳证也；遗尿太阳证也。三阳合病，表里有邪，所以不可发汗、下之也。按三阳合病，数其证而实之。其二阳合病，不言脉证，只言某经与某经合病者，盖太阳病头项痛，腰脊强而脉浮；阳明病目疼而鼻干，不得卧而脉大；少阳胸胁痛而耳聋，其脉弦。凡遇两经病一时齐见，或呕，或下利者，即合病也。其三经病，但见一证便是，不必悉具。仲景不言证，非略也，以论中包涵已尽，不必再述，况各经之证，所见不一，安可拟定而论哉？

经曰：二阳并病，太阳初得病时，发其汗，汗先出不彻，因转属阳明，续自微汗出，不恶寒。若太阳病证不罢者，不可下，下之为逆，如此可小发汗。设面色缘缘正赤者，阳气怫郁在表，当解之、熏之。若发汗不彻，不足言，阳气怫郁不得越，当汗不汗，其人躁烦，不知痛[③]处，乍在腹中，乍在四肢，按之不可得，其人短气，但以汗出不彻故也。更发汗则愈。何以知汗不彻，以脉涩故知也。

---

① 若：原作“有”，据忠信堂本改。

② 根字后原脱“汤”，据宋本《伤寒论》补。

③ 痛：原作“腹”，据忠信堂本改。

太阳证罢，但发潮热，手足漐漐汗出，大便难而谵语者，下之则愈，宜大承气汤。并病论中甚明，乃前后相并而不解，病之传者也，非若合病则一时同病而不传矣。按三[①]阳并病，其下之则主其方，其发汗则不主方。愚谓若小发汗，非葛根汤不可。

太阳与少阳并病，头项强痛，或眩冒，时如结胸，心下痞硬者，当刺大椎第一间，肺俞、肝俞，慎不可发汗，发汗则谵语，脉弦。五六日，谵语不止，当刺期门。又曰慎勿下之，下之成结胸，心下硬，下利不止，水浆不入，其人心烦。此太阳越经传少阳而相并也。

太阳病水气（附腹痛证治法）

经曰：伤寒表不解，心下有水气，干呕，发热而咳，或渴，或利，或噎[②]，或小便不利，少腹满，或喘者，小青龙汤主之。此太阳表证带水者也。

太阳中风，下利呕逆，表解者，乃可攻之。其人漐漐汗出，发作有时，头痛，心下痞硬满，引胁下痛，干呕，短气，汗出，不恶寒者，此表解里未和也，十枣汤主之。此太阳里证带水者也。

经曰：伤寒，阳脉涩，阴脉弦，腹中急痛者，先与小建中汤；不瘥者，与小柴胡汤主之。小建中者，腹痛，虚寒在里也；小柴胡汤者，腹痛，邪气自表入里，里气不和也。

伤寒二三日，心中悸而烦者，小建中汤主之。此不由汗下而悸烦者。悸，气虚也；烦，血虚也。气血内虚，故亦用建中汤治之。凡汗后诸证，经中自详，不必摘入。

外热入血室证，别见妇人伤寒脉证治法例。

阳明经脉证治法

经曰：尺寸俱长者，阳明受病也，当二三日发，以其脉挟鼻络于目，故身热目疼不得卧。此本《内经》之文小变之也。阳明者，足胃，戊土也，其标湿，其本燥。此经行身之前，从面下腹抵足，乃有目疼鼻干，腹大满实之证。凡阳明，专主里，俱宜下，惟身热微恶寒，为病在经，当汗之也。自太阳传来者，名循经传；有本经自受病者，能循经传，亦能越经传，不可不知也。阳明胃又为中州之主，无所不受，六经之邪皆能入之，但入，谓之入腑，入腑不复再传矣。

其脉长而大，经曰：尺寸俱长者，阳明受病也；又曰：伤寒三日，阳明脉大。长大而浮者为经病，长大而沉者为腑病，其证目痛，鼻干，恶寒，身热者，病在经，宜解肌。

潮热，自汗，谵语，发渴，便实[③]不恶寒者，病在腑，宜下。

经曰：阳明病，若能食，名中风；不能食，名中寒。此言阳明本经自受风寒之证别也。

经曰：本太阳初得病时，发其汗，汗先出不彻，因转属阳明也。此即太阳篇中，服桂枝汤，大汗出后，大烦渴不解，脉洪大者，白虎加人参汤证也。若无渴证，微恶寒者，葛根汤主之。

伤寒发热无汗，呕不能食，而反汗出濈濈然[④]者，是转属阳明也。此即太阳篇中颇欲吐者，为传也。胃经受邪则喜

① 三：疑作“二”
② 噎（yē 耶）：食物堵住食管。
③ 实：原作“是”，据忠信堂本改。
④ 濈濈（jī 戟）然：汗出连绵不断。

吐，葛根加半夏汤主之。

伤寒转系阳明者，其人濈濈汗出也。此上三条，皆言太阳循经传于阳明也。

经问曰：病有太阳阳明，有正阳阳明，有少阳阳明，何谓也？答曰：太阳阳明者，脾约是也。太阳经与阳明经齐病者，曰合病。先太阳经病未解，阳明经复同病者，曰并病。若太阳证罢，只阳明经病见者，曰传经病。如太阳经病不传阳明经，即入阳明胃腑者，此太阳阳明也。证治见下。

问曰：何缘得阳明病？答曰：太阳病发汗，若下，若利小便，此亡津液，胃中干燥，因转属阳明。不更衣，内实，大便难者，此名阳明也。此太阳之邪，因汗、下、利小便，转入胃腑，太阳阳明也。

太阳病三日，发汗不解，蒸蒸发热者，属胃也，调胃承气汤主之。

太阳病，若吐，若下，若发汗，微烦，小便数，大便因硬者，用小承气和之，愈。此二条皆太阳阳明证治也。

经曰：正阳阳明者，胃家实是也。邪自阳明经不传少阳，自入于腑，乃本经自传，谓之正阳阳明。正阳阳明者，病火，本风盛气实，津液消烁，或始恶寒，汗出多，寒罢而反发热，或始得病便发热妄言也，证治见后。

少阳阳明者，发汗，利小便已，胃中燥、烦、实，大便难是也。少阳经病不可发汗，利小便，若误，则邪入于胃。又，少阳经病不传三阴即入胃腑者，皆曰少阳阳明也。证治见少阳中。

问曰：阳明病外证云何？答曰：身热，汗自出，不恶寒，反恶热也。

问曰：病有得之一日，不发热而恶寒者，何也？答曰：虽得之一日，恶寒将自罢，即自汗出而恶热也。此二条言阳明胃腑之表证也。

阳明之为病，胃家实也。此总结上三阳明之病，云太阳阳明，正阳阳明，少阳阳明者，胃家实是也。

问曰：恶寒何故自罢？答曰：阳明居中，土也，万物所归，无所复传，始虽恶寒，二日自止，此为阳明病也。此言表邪入胃，不复再传之故也。《内经》曰：五脏者，皆禀气于胃。胃者，五脏之本也。成氏注云：胃为水谷之海，主养四旁。四旁有病，皆能传入于胃，入胃则更不复传。不但太阳、阳明、少阳有入胃之证，虽太阴、少阴、厥阴，亦有入胃腑者，不可不知也。

凡阳明病，身热微恶寒，目眶痛，鼻干，不得眠者，此风寒在经，乃表病也，宜汗之。

经曰：阳明病脉迟，汗出多，微恶寒者，表未解也，可发汗，宜桂枝汤。

阳明病脉浮，无汗而喘者，发汗则愈，宜麻黄汤。此二条皆阳明在经证也。

经曰：阳明病法多汗，反无汗，其身如虫行皮中状者，以胃久虚故也。太阳病身若痒者，责其不能得汗也，故用各半汤。此阳明病身痒如虫行者，责其胃虚不能作汗也，宜小建中汤。

凡阳明病，潮热，自汗出，谵语，发渴，去衣被，扬手掷足，斑黄，狂乱，不恶寒反怕热，大便实者，此阳明腑病，谓之在里，宜下之，三承气汤选而用之。

阳明属胃，其本燥，非通泄不可，必待表证已罢，用承气汤以疏利之，则热除燥润而病瘳矣。若恶寒未除，则表邪尚在，不可下也，切须记此。且病三焦俱伤，则痞满实坚燥俱全，宜大承气汤。枳实苦寒以去痞；厚朴苦温以除满；芒硝咸寒以润燥软坚；大黄苦寒以泄实去热，病斯愈矣。邪在中焦则有燥实坚三证，故用调胃承气汤。以甘草和中；芒硝润燥；大黄泻实。不用枳实，恐伤上焦虚无氤氲之元气，调胃之名于此立也。上焦受伤则为痞实，用小承气汤。枳实、厚朴除痞，大黄泄实，去芒硝，则不伤下焦血分之真阴，谓不伐其根也。假令调胃承气汤下之，则瘥后元气不复，以其气药犯之也；大承气证用调胃承气下之，则瘥后神凝不清，以其气药犯之也；小承气证用芒硝下之，则利不止，变而成虚矣。

经曰：阳明病，脉迟，虽汗出，不恶寒者，其身必重，短气腹满而喘，有潮热者，此外欲解，可攻里也。手足濈然而汗出者，此大便已硬也，大承气汤主之；若汗多，微发热恶寒者，外未解也，其热不潮，未可与承气汤；若腹大满不通者，可与小承气汤微和胃气，勿令大泄下。此阳明本经病入于腑，乃正阳阳明也。即前脉迟，汗出多，微恶寒，桂枝证也。

阳明病，潮热，大便微硬者，可与大承气汤；不硬者，不与之。若不大便六七日，恐有燥屎，欲知之法，少与小承气汤，汤入腹中，转矢气者，此有燥屎，乃可攻之。若不转矢气者，此但初头硬，后必溏，不可攻之，攻之必胀满不能食也。欲饮水者，与水则哕。其后发热者，必大便复硬而少也，以小承气汤和之。不转矢气者，慎不可攻也。此一条乃伤寒里证用下药之秘法也。

伤寒若吐若下后不解，不大便五六日，上至十余日，日晡所发潮热，不恶寒，独语如见鬼状。若剧者，发则不识人，循衣摸床，惕而不安，微喘直视，脉弦者生，涩者死。微者，但发热谵语者，大承气汤主之。若一服利止，不服。经曰：凡服药不[①]中病即止，不必尽剂，即此意也。

阳明病，其人多汗，以津液外出，胃中燥，大便必硬，硬则谵语，小承气汤主之。若一服谵语止，更莫复服。此亦正阳阳明也。

阳明病，谵语，发潮热，脉滑而疾者，小承气汤主之。因与承气汤一升，肠中转矢气者，更服一升；若不转矢气，勿更与之。明日不大便，脉反微涩者，里虚也，为难治，不可更与承气汤也。

汗出，谵语者，以有燥屎在胃中，此为实也，须下之。过经乃可下之，下之若早，语言必乱，以表虚里实故也。下之则愈，宜大承气汤。经言：胃中有燥屎，屎贮于大肠，尿贮于膀胱，屎尿由小肠分别，各从其道而贮，何以燥屎反在胃中也？盖水谷入胃，游溢[②]精气，以营百脉及其变化，而糟粕津液则为屎尿，人皆有之，安能为病？惟伤寒之邪入里，寒化为热，熏蒸脏腑，地道不通，变化不行，其水谷之在胃中者，不能糟粕、津液流行布散，凝聚干涩，谷气与邪气相并，以致发热、烦渴、满实急痛、谵语狂乱，此当下，去之，使地道通，变化行，燥屎去而病愈也。但言胃，则小肠、大肠皆在其中矣。

得病二三日，脉弱，无太阳柴胡证，烦躁，心下硬，至四五日，虽能食，以小承气汤少少与，微和之，令小安。五六日，与承气汤一升。若不大便六七日，小便少者，虽不能食，但初头硬，后必溏，未定成硬，攻之必溏，须小便利，屎定硬，乃可攻之，宜大承气汤。

此上七条，见古人于下证一事详审斟酌，不肯忽略之意，秘法要旨，非心领神会不可得也。

经曰：阳明病，不吐，不下，心烦者，可与调胃承气汤。吐后心烦谓之内

---

① 不：疑为衍文

② 溢：原作"佚"，据固始祝昌辑本改。

烦，下后心烦谓之虚烦。此心烦者，以胃中郁热凌迫火位，故尔心烦也。

阳明病，谵语，有潮热，反不能食者，胃中必有燥屎五六枚也；若能食者，但硬耳。宜大承气汤下之。此大承气汤是治不能食，胃中有燥屎之证，非治能食但硬之证也。

病人不大便五六日，绕脐痛，烦躁，发作有时者，此有燥屎，故使不大便也。此因不大便，绕脐痛，烦躁发作，知有燥屎在大肠中，故使地道不通，不得大便也。方见下。

大下后，六七日不大便，烦不解，腹满痛者，此有燥屎也。所以然者，本有宿食故也，宜大承气汤。此二条皆言燥屎之证，故并宜大承气汤主之。

病人小便不利，大便乍难乍易，时有微热，喘冒不能卧者，有燥屎也，宜大承气汤。小便利则大便硬，今大便乍难乍易，则小便不利也，此燥屎在胃中，与上不同。

伤寒吐后，腹胀满者，与调胃承气汤。《内经》曰：诸胀腹大，皆属于热。

伤寒六七日，目中不了了，睛不和，无表里证，大便难，身微热者，此为实也。急下之，宜大承气汤。不头疼，目痛，恶寒，此无表证也。不腹痛，发渴，谵语，此无里证也。《针经》曰：热病目不明，热不已者，死；目中不明，证近危恶，故急用大承气汤下。

阳明发热汗多者，急下之，宜大承气汤。阳明证虽法多汗，或濈濈然微汗出，或手足濈濈然汗出，此汗出太多，则热迫津液将竭，正气脱也，故用大承气汤急下之。

发汗不解，腹满痛者，急下之，宜大承气汤。热病不以汗解，腹满而痛，传之急也。

腹满不减，减不足言，当下之，宜大承气汤。《金匮要略》曰：腹满时减，复如故。此为寒证，属太阴，当与温药。经曰：大满大实自可除，下之。腹满不减，此为实病，属阳明，当与下之。此上皆可下之证也。

经曰：阳明证，其人喜忘者，必有蓄血，所以然者，本有久瘀血，故令喜忘，屎虽硬，大便反易，其色必黑，宜抵当汤下之。太阳蓄血则如狂者，膀胱，肾之腑也。肾主志，志乱则狂。阳明蓄血则喜忘者，胃，脾之腑也。脾主意，意闭则忘。《针经》曰：肠胃实而心肺虚，虚则营卫留于下，久之，不以时上，故喜忘也。膀胱贮尿，蓄血则尿反快；肠胃贮屎，蓄血则屎反易。

病人无表里证，发热七八日，虽脉浮数者，可下之。假令已下，脉数不解，合热则消谷善饥，至六七日不大便者，有瘀血，宜抵当汤。凡伤寒可下之证，皆自表入里，故下之。今不言阳明病，但言病人无表里证，是外不恶寒，里无谵语，非风寒自表而里之证，乃脾胃内伤之病也。经曰：浮数之脉宜以汗解，不可下也。此非外感，浮则伤胃，数则伤脾，至七八日，发热消烁津液，正阳盛阴虚之时，苟不攻之，其热不已而变生焉。虽脉浮数，可下之，言不待脉候沉实而论也。此内伤之证，属于脾胃，又为下证，故类编于阳明篇中，然必合下三条同看，乃见此脉证治法之详备也。

若脉数不解，而下不止，必协热而便脓血也。此承上文，乃阳明传厥阴也。

趺阳脉迟而缓，胃气如经也。趺阳脉浮而数，浮则伤胃，数则动脾，此非本病，医特下之所为也。营卫内陷，其数先微，脉反但浮，其人必大便硬，气噫而除。何以言之？本以数脉动脾，其数先微，故知脾气不治，大便硬，气噫而除。今脉反浮，其数改微，邪气独留，心中则饥，邪热不杀谷，潮热发渴，数脉当迟缓，脉因前后度数如法，病者则饥，数脉不时，则生恶疮也。此“辨脉法篇”中全文，因与此篇脉证一例，故并附之，以便人之参考也。

阳明病下之，其外有热，手足温，不结胸，心中懊憹，饥不能食，但头汗出者，栀子豉汤主之。此阳明病下后之证，与上文证治宜同，故并集之。按此四条，均是浮数之脉下后之证也。盖浮为热，客于气，数为热，客于血，下之邪热去，而浮数之脉亦当解矣。若下后数去而脉但浮者，则营血间热去而卫气间热在矣，为邪气独留，心中则饥，邪热不杀谷，潮热发渴之证。经曰：脉浮者必结胸也。若不结胸，心中懊憹，饥不能食者，主栀子豉汤吐之。若下后浮去而脉数不解者，则卫气间热去而营血间热在矣，为热气合并，迫血下行，消谷善饥之[①]证。血至下焦，如大便利者，必协热而便脓血，血尽乃愈。如六七日不大便，则血不得行，蓄积于下，为瘀血，主抵当汤以下之。若下后浮数之脉俱不解，则邪气不传于里，郁于营卫之中，必生恶疮也。

凡阳明病表邪未除，里证未具者，犹当和解之。

经曰：阳明病，发潮热，大便溏，小便自可，胸胁满不去者，小柴胡汤主之。以潮热知在胃。凡大便溏者，应气降而胸胁满去也，以胸胁满不去，知其属少阳也。

阳明病，胁下硬满，不大便而呕，舌上白苔者，可与小柴胡汤。上焦得通，津液得下，胃气因和，身濈然而汗出解也。

腹满不大便，舌上苔黄者，为阳明邪热自入于腑，可下；胁满不大便而呕，舌上苔白者，为阳明邪气传入少阳，宜和解之。

阳明中风，脉弦浮大而短气，腹都满，胁下及心痛，久按之气不通，鼻干，不得汗，嗜卧，一身及面目悉黄，小便难，有潮热，时时哕，耳前后肿，刺之小瘥，外不解。病过十日，脉续浮者，与小柴胡汤。脉但浮，无余证者，与麻黄汤。若不尿，腹满加哕者，不治。此条当分作三治法。如脉但浮大，无诸里证者，此邪在于经，可与麻黄汤以汗之；如脉弦大，外证罢者，此邪在于里，可与大柴胡汤下之；病过十日，外不解，脉续浮者，此邪在[②]半表半里，可与小柴胡汤和解之；若不尿，腹满加哕，此关格之病也。

太阳病，寸缓关浮尺弱，其人发热汗出，复恶寒，不呕，但心下痞者，此以医下之也。如其不下者，病人不恶寒而渴者，此转属阳明也。小便数者大便必硬，不更衣十日无所苦也。渴欲饮水，少少与之，但以法救之。渴者，宜五苓散。此条言太阳之邪渐传于里之证治也。如呕而心下痞者，此邪在半表半里，乃小柴胡证。不呕，但心下痞者，此以下后邪气留于心中，乃栀子豉汤证。如未经下者，必渐入于胃而属阳明也。不恶寒而渴，乃白虎加人参汤证。恶寒而渴，还属太阳，故主五苓散。五苓散，太阳药也。若阳明，则猪苓汤，然皆非小便数者所宜也。若吐，若下，若发汗后，小便数，大便硬者，当与小承气汤和之，此不因吐下发汗后，小便数，大便硬，乃发热汗出亡津液，胃中干燥故也。若无满实，不可下之。经曰：今为小便数少，以津液当还入胃中，故知不久必大便也。曰不更衣十日无所苦者，只

① 之字下原衍“之”，据忠信堂本删。
② 邪字下原脱“在”，据忠信堂本补。

问其小便日几行也。

阳明经传经合病变证脉证治法

经曰：病人烦热，汗出则解，又如疟状，日晡所发热者，属阳明也。脉实者宜下之；脉浮虚者，宜发汗。下之，与大承气汤；发汗宜桂枝汤。此阳明本经病证也。脉浮虚者，邪在于经，故宜发汗；脉实者，邪入于腑，故宜下。

阳明病，欲食，小便反不利，大便自调，其人骨节疼，翕翕如有热状，奄然发狂，濈然汗出而解者，此胃不胜谷气，与汗共并，脉紧则愈。此亦阳明本经病也。凡阳明蕴热，为实者，须下之；热气散漫，不为实者，必待汗出而愈。

经曰：阳明病，脉浮而紧者，必潮热，发作有时；但浮者，必盗汗出。浮为在经，紧为里实。阳明病里热者自汗，表热者盗汗。盗汗者，少阳病也。此阳明经之邪传于少阳也，小柴胡汤。

经曰：脉浮而迟，表热里寒，下利清谷者，四逆汤主之。此阳明传少阴也。

经曰：阳明病，下血谵语者，此为热入血室。但头汗出者，刺期门，随其实而泻之，濈然汗出则愈。此阳明传厥阴也。此与上证皆因下后而致，名越经传。

经曰：阳明少阳合病，必下利，其脉不负者，顺也。负者，失也，互相克贼，名为负也。脉滑而数者，有宿食也，当下之，宜大承气汤。

阳明土，少阳木，二经合病，其脉长大而弦，为负，负者死；长大不弦者，为顺，宜下之，以去少阳之邪。脉滑而数，为有宿食也。

经曰：伤寒，脉浮而缓，手足自温者，是为系在太阴。太阴者，身当发黄，若小便自利者，不能发黄。至七八日大便硬者，为阳明病也。此太阴之邪入腑转属阳明也。若七八日下利者，则脾家腐秽尽去，不传阳明。今大便硬，故知入胃腑也。

阳明病无汗，小便不利，心中懊侬者，身必发黄。此阳明自病也。

阳明病，发热汗出，此为热越，不能发黄也。但头汗出，身无汗，齐颈而还，小便不利，渴饮水浆者，此为瘀热在里，身必发黄，茵陈蒿汤主之。周身汗出，热得外越也；但头汗，身无汗，则热不得越矣。小便自利，热不内蓄也；小便不利，渴饮水浆，则热甚于里矣。胃属土而色黄，胃为热蒸则色见于外，必发黄也，故用茵陈蒿汤以逐热退黄。

伤寒六七日，身黄如橘子色，小便不利，腹微满者，茵陈蒿汤主之。

身黄如橘子色，热甚于外也。小便不利，腹微满，热甚于外而津液不得下行也。火胜克水故下之。

伤寒，身黄，发热者，栀子柏皮汤主之。

瘀热在里，当须下去之；此热在表，但宜解散之。黄者，土之色也。太阴与阳明俱属土，其证外不得汗，里不得小便，脾胃之土为热所蒸，故色见于外为黄也。

伤寒发汗已，身目为黄，所以然者，以寒湿在里不解故也。以为不可下也，于寒湿中求之。《金匮要略》曰：黄家所起，从湿得之。汗出热去则不能发黄。今汗后身目反黄者，风气去，湿气在也。若太阳证瘀血身黄者，则可下，此寒湿在里，故不可下，当用茵陈五苓散治之。

伤寒瘀热在里，身必发黄，麻黄连翘赤小豆汤主之。湿热相交，民多病瘅[1]。瘅，黄也。伤寒为寒湿在表，发黄为瘀热

---

① 瘅：原作“痹”，据清畏堂本改。

在里，故用此汤除热散湿。

经曰：阳明病，口燥，但欲漱水，不欲咽者，此必衄。此阳明本经表病也。

脉浮，发热，口干，鼻燥，能食者则衄。此二条均为热甚于经，迫血为衄也。

经曰：阳明病，反无汗而小便利，二三日呕而咳，手足厥者，必苦头痛；若不咳不呕，手足不厥者，头不痛。此阳明本经伤寒，而寒气内攻之证也。

经曰：阳明病，但头眩，不恶寒，故能食而咳，其人必咽痛；若不咳者，咽不痛。此阳明本经中风，而风气内攻之证也。

经曰：夫实则谵语，虚则郑声。郑声，重语也。此阳明本经入里，虚实之证也。

阳明经禁忌不可犯

经曰：阳明病，本自汗出，医更重发汗，病已瘥，尚微烦不了了者，此大便必硬故也。以亡津液，胃中干燥，故令大便硬，当问其小便日几行，若本小便日三四行，今日再行，故知大便不久出。今为小便数少，以津液当还入胃中，故知不久必大便也。凡不大便，若有潮热谵语，痞满实痛者，可下之。无诸下证，只是津液不足，当须自便，所谓不更衣十日无苦也。

发汗多，若重发汗者，亡其阳。谵语，脉短者死；脉自和者不死。

伤寒四五日，脉沉而喘满。沉为在里，而反发其汗，津液越出，大便为难，表虚里实，久则谵语。此三条皆犯不可发汗之禁，而强与发汗之变证也。

脉阳微而汗出少者，为自和也。汗出多者，为太过。阳脉实，因发其汗，出多者，亦为太过。太过为阳绝于里，亡津液，大便因硬也。此二条正言所以不可发汗之由也。

经曰：阳明病，若中寒，不能食，小便不利，手足濈然汗出，此欲作痼瘕，必大便初硬后溏。所以然者，以胃中冷，水谷不别故也。

阳明病，不能食，攻其热必呕，所以然者，胃中虚冷故也。以其人本虚，故攻其热必呕。上证不可攻，攻之则利不止；此证不可攻，攻之则哕，以胃中虚冷故也。

阳明病，脉迟，食难用饱，饱则微烦头眩，必小便难，此欲作谷疸。虽下之，腹满如故。所以然者，脉迟故也。此热未实，下之太早，不能除病也。

伤寒呕多，虽有阳明证，不可攻之。呕者，热在上焦，未全入腑，故不可下。

食谷欲呕者，属阳明也。吴茱萸汤主之。得汤反剧者，属上焦也。此阳明证似少阳者也。食谷欲呕，客寒在胃也，故主吴茱萸；若呕不止，反加甚者，属少阳也，小柴胡汤主之。

阳明病，心下硬满者，不可攻之。攻之利遂不止者死，利止者愈。此三条皆言阳明经病传少阳之证也，为在半表半里，未全入腑，故不可下。

阳明病，面合赤色，不可攻之。必发热，色黄，小便不利也。二阳并病，论曰：设面色缘缘正赤者，阳气怫郁在表也。此面合赤色，乃热在经，当用葛根汤微发之。攻之则经中之热乘虚入胃也。

阳明病，下之，心中懊憹而烦，胃中有燥屎者，可攻。腹微满，初头鞕，后必溏，不可攻之。若有燥屎者，宜大承气汤。无燥屎者，栀子豉汤。

阳明病，自汗出，若发汗，小便自利者，此为津液内竭，虽硬不可攻之，当须自欲大便，宜蜜煎导而通之，若土瓜根及与大猪胆汁皆可为导。

趺阳脉浮而涩，浮则胃气强，涩则小便数，浮涩相搏，大便则难，其脾为约，麻仁丸主之。此上十条，皆言不可下之禁也。

经曰：阳明病，汗出多而渴者，不可与猪苓汤。以汗多胃中燥，猪苓汤复利其小便故也。此条言不可利小便之禁也。汗出多而渴，白虎加人参汤。

经曰：阳明中风，口苦咽干，腹满微喘，发热恶寒，脉浮而紧，若下之，则腹满小便难也。

发热恶寒，病在表也；口苦咽干，腹满微喘，病在里也，当和解之，不可下也。

阳明病，脉浮而紧，咽燥口苦，腹满而喘，发热汗出，不恶寒反恶热，身重。此证与上相类，但上则无汗恶寒，此则有汗恶热，当与和解之。

若发汗则燥，心愦愦[①]，反谵语；若加烧针必怵惕[②]烦躁不得眠；若下之，则胃中空虚，客气动膈，心中懊侬，舌上苔者，栀子豉汤主之。此下后邪气客于上焦，为虚烦，故吐之。

若渴欲饮水，口干舌燥者，白虎加人参汤主之。此下后邪热客于中焦，为燥渴，故润之。

若脉浮，发热，渴欲饮水，小便不利者，猪苓汤主之。此下后邪热客于下焦，而三焦俱带热也，故利之。

少阳经脉证治法

经曰：少阳之病，口苦，咽干，目眩也。

《内经》曰：三日，少阳受之。少阳主胆，其脉循胁络于耳，故胸胁痛而耳聋。少阳者，足胆，甲风木也，此经行身之侧，后有太阳，专主乎表；前有阳明，专主乎里。在于表里之间，故曰不从标本，从乎中治也。太阳之本寒，阳明之本热，少阳居其中，乃有寒热往来之症。少阳之脉起于目锐眦，复[③]从耳后入耳中，出走耳前，下胸，循胁里，出气街，乃有目眩、耳聋、胸胁痛之证。《内经》曰：有病口苦者，名曰瘅。《甲乙经》曰：五脏取决于胆，咽为之使，所以有口苦、咽干之证也。自阳明传来者名循经传；自太阳传来者名越经传；有本经自受病者，亦能传经并入胃腑也，其脉弦。经曰：尺寸俱弦者，少阳受病也。

其证耳聋目眩，胸胁痛，寒热，呕而口苦，咽干，为在半表半里，宜和解之，惟小柴胡汤一汤，更无别方。

按：十二经络，惟少阳胆经络，萦纡盘屈，出入循行，其支别所踞，多于各经，何证治之独少也？盖经络所踞，足太阳在后，表病多；足阳明在前，里病多。汗下分属二经，该之尽矣。少阳在二经之间，既无表之可汗，又无里之可下，只有半表半里之证，和解一法而已也。虽云和解一法，实兼统乎太阳、阳明，未可少其法而轻议之也。

经曰：血弱气尽，腠理开，邪气因入，与正气相搏，结于胁下，正邪分争，往来寒热，休作有时，默默不欲饮食，脏腑相连，其痛必下，邪高痛下，故使呕[④]也，小柴胡汤主之。此言少阳本经自受病也。少阳属胆，无出入之道，不宜汗下，惟柴胡、半夏能利、能汗，消解血热，黄芩佐之也。又胆为清净之腑，其汤去滓再煎，取其清以入胆也。

---

① 愦愦（kuì 溃）：心中烦乱不安之状。

② 怵惕（chùtì 触替）：惊惧恐慌。

③ 复：原作“皆”，据清畏堂本改。

④ 呕：原作“呕”，据忠信堂本改。其下原衍“下”，据忠信堂本删。

经曰：本太阳病不解，转入少阳者，胁下硬满，干哕不能食，往来寒热，尚未吐下，脉沉紧者，与小柴胡汤。此言太阳在经之邪越经而传少阳也。盖未经吐下而脉沉紧，为传里虽深，未至入腑，犹宜和解；若曾经吐下脉沉紧者，此邪气入腑，为里实，宜大柴胡汤下之也。按大柴胡汤证，汗之则里已急，下之则表未解，故以小柴胡中，药兼表里而和解之。加芍药以安太阴，使邪气不纳；以大黄去地道之不通；以枳实去胸胁之痞满也。

少阳传经合病欲解脉证治法

经曰：伤寒六七日，无大热，其人躁烦者，此为阳去入阴故也。此言少阳传经之邪复传于三阴也。阳去入阴者，表为阳，里为阴，言表邪尽，传于入里也。

经曰：伤寒三日，三阳为尽，三阴当受邪，其人反能食而不呕，此为三阴不受邪也。此言少阳传经之邪不传三阴，只在阳经自病也。

经曰：服柴胡汤已，渴者，属阳明也，以法治之。此言少阳本经之邪入胃腑也。

经曰：三阳合病，脉浮大，上关上，但欲眠睡，目合则汗。前三阳合病以证分，此三阳合病以脉分也。关脉以候少阳之气，太阳之脉浮，阳明之脉大，脉浮大上关上，知三阳合病也。凡欲眠睡目合无汗者，此少阴证也。目合则汗者，此名盗汗，乃少阳证也，胆热则睡。

经曰：伤寒三日，少阳脉小者，欲已也。此言传经之邪，至少阳而微，为自已也。

少阳禁忌不可犯

经曰：少阳中风，两耳无所闻，目赤，胸中满而烦者，不可吐下，吐下则悸而惊。此少阳本经自中风之证也，宜小柴胡汤。不可吐下，吐下为犯禁。故以吐除烦，吐则伤气，气虚者悸。以下除满，下则亡血，血虚者惊。治悸以小柴胡汤加茯苓、炙草，治惊以小柴胡汤加龙骨、牡蛎也。

经曰：伤寒，脉弦细，头痛发热者，属少阳。少阳不可发汗，发汗则谵语，此属胃，胃和则愈；胃不和则烦而悸。此少阳本经自伤寒之证也。不可发汗，汗之为犯禁。汗则谵语，此属胃，乃少阳之邪入胃腑也，谓之少阳阳明，当与调胃承气汤以和胃气则愈。

经曰：若已吐下发汗温针，谵语，柴胡汤证罢，此为坏病，知犯何逆，以法治之。凡小柴胡证，吐下发汗后，柴胡证不罢者，则不为逆，柴胡证罢者，此为逆，乃坏病也。

卷　之　下

太阴经脉证治法

经曰：太阴之为病，腹满而吐，食不下，自利益甚，时腹自痛。

《内经》曰：四日，太阴受之。太阴脉布胃中，络于嗌，故腹满而嗌乾，自利。太阴者，足脾，己湿土也。此经布腹中，贯胃上膈，络咽连舌本，故有腹满或痛，吐利，嗌干之证；主营四末，又有四肢烦疼之证；脾属土，其色黄，又有发黄之证。其经寒热所分，不可混治。如本经自受病，为直中太阴之寒证；由三阳递传至太阴者，为传邪之热证。故自少阳传者，为循经传，自太阳传者为误下传，若本经亦能循经传又入腑也。

凡病自阳经发者，为外感风寒，邪从表入，则太阳先受之。病自阴经起者，为内伤生冷，饮食过多，则太阴先受之。

其脉沉而细，经曰：尺寸俱沉细者，太阴受病也。沉细而强疾者为实，为热，当下。强疾，谓有力也。沉细而迟弱者，为虚，为寒，当温。迟弱，谓无力也。此二者里证见脉也。若太阴本经自受风寒者，其脉浮迟弱。

其证腹满咽干，手足自温，发黄者，属热。此传经之邪热也。

自利不渴，或呕吐，腹常痛者，属寒。此直中太阴之邪也。

若外感风寒者，四肢烦疼。

经曰：太阴病，脉浮者，可发汗，宜桂枝汤。此太阴本经自受风寒之邪也，其病在经，属表，故宜汗之。不言证者，经中已言，四肢烦疼是也。桂枝，太阴经表药也，中有芍药、甘草，酸甘相合。甲己化土，故入脾也。

经曰：自利不渴者，属太阴，以其脏有寒故也。当温之，宜四逆辈。此太阴本经自受之寒邪也，其病在脏，属里，故宜温之。凡自利而渴者属少阴，为寒在下焦；自利不渴者属太阴，为寒在中焦。不言脉者，当知沉迟而弱也。不言四逆汤，但言四逆辈，盖太阴自利不渴者，师言用理中汤；甚者理中汤加附子。其言辈者，不过如此。夫四逆甘辛相合，乃大热之剂，苟轻用之，恐有过度之失，所以汉守不为定投也，莫若以理中汤循次而用之更稳，如不得已，四逆方可用也。

经曰：本太阳病，医反下之，因尔腹满时痛者，属太阴也，桂枝加芍药主之。

此言太阳证误下而传太阴也。太阳原受病，脉缓有汗，当用桂枝汤。医反下之，邪因乘虚传于太阴。里气不和，表邪未罢，故腹满时痛，四肢沉重，宜桂枝汤加芍药以解表和里。

大实痛者，桂枝加大黄汤主之。经曰：大满大实坚，有燥屎者，自可除下之。此承上证而言，非本有实证，以其误下，脾复传胃，故用桂枝汤加大黄以除下之也。

太阴入腑欲解脉证

经曰：太阴中风，四肢烦疼，阳微阴涩而长者，为欲愈。此言太阳本经自中风之表证也。表少里和脉长者，为阳渐生也。阴得阳则解，故为欲愈。

经曰：伤寒，脉浮而缓，手足自温者，系在太阴。太阴当发身黄，若小便自利，不能发黄，至七八日，虽暴烦下利，日十余行，必自止，以脾家实，腐秽当去故也。此言太阴传经之邪不入胃腑自愈之证也。邪在三阳则手足热，邪在三阴则手足寒，今手足自温，则知属太阴也。太阴病，小便不利者，身当发黄。发黄者，茵陈蒿汤主之。至七八日小便自利，大便必硬。大便硬者，为太阴入腑传于阳明也，调胃承气汤主之。今暴烦下利则知脾气和，遂下泄不复再传也。

太阴禁忌不可犯

经曰：太阴之为病，腹满而吐，食不下，自利益甚，时腹自痛。若下之，必胸下结硬。此阳邪传里之证也。太阴之脉布胃中，邪气壅而为腹满。上不得降者，呕吐而食不下；下不得升者，自利益甚。凡阴寒在里而为腹痛者，则常痛不止。此阳邪于里，但时时痛而不常也。此证未至于实，不可使下。下之，胸下结硬者，下之早也。经曰：病发于阴而反下之，因作痞，此之谓也。

太阴为病，脉弱，其人续自便利，设当行大黄、芍药者，宜减之，以其人胃气弱，易动故也。此言太阴传经里病，腹满痛者，设当用桂枝汤加芍药、大黄，须当审其脉证，不可轻忽也。如脉沉细有力便实者，不可减少；脉弱便调，不减用之，则下利不止。此其宜禁也。

少阴经脉证治法

经曰：少阴之为病，脉微细，但欲寐也。

《内经》曰：五日，少阴受之。少阴脉贯肾络于肺，系舌本，故口燥，舌干而渴。

少阴者，足肾，癸水也，其本寒，位坎而属寒水也。其标热，配离而同君火也。此经水火统论，寒热分治，须要明辨。今以本经自中者为寒证，阳经传入者为热证，庶几可晓，自太阴者为循经传，自太阳传者为表传里。若本经受病，亦能传经，又入腑也。经中首论并《内经》所言，皆传经之证也，六经同。

其脉沉，经曰：尺寸俱沉者，少阴受病也。

脉沉疾有力者为热，当下；脉沉迟无力者为寒，当温。

经又言：脉微细者，以阳邪传里，深也，亦以迟疾分寒热。

其证口燥，舌干而渴者，大便实，胸腹硬痛，或下利清水者，俱是邪在里也。

口中和，不渴者，无热恶寒，厥冷蜷卧，吐利，脐腹绞痛者，俱是阴寒在里也。凡三阴证，但喜厚衣便是恶寒。

凡伤寒一[①] 时初起，不入太阳，竟入少阴，无头疼身热，便恶寒蜷卧，四肢厥冷，或腹痛自利，小便清白，脉沉迟弱，微细无力，或伏不见，此阴寒直中少阴之真阴证也。在经者，宜温发之，在脏者，宜温补之。

经曰：少阴病，始得之，反发热，脉沉者，麻黄附子细辛汤主之。此少阴本经

---

① 一：原作“二”，据清畏堂本改。

自受风寒之证也，为邪在经，属表，故宜汗之。麻黄附子细辛汤乃少阴经表药也，少阴本无热，故云“反”。

少阴病，得之二三日，麻黄附子甘草汤微发汗，以二三日无里[①]证，故微发汗也。此承上证而言，若得之二三日，只发热脉沉无他证者，病还在经，不可用前汤发汗，当改用此汤以散发汗也。

按上证发热为邪在表而当汗，脉沉属阴而当温，故以附子温经，麻黄散寒，而热须汗解，故加细辛乃汗剂之重者也。下证既无里寒之可温，又无里热之可下，求其所用麻黄附子之意，则是脉亦沉，方可名曰少阴病。身亦发热，方可行发表药。又，得之二三日，邪气尚浅，比上始得病亦稍轻，故不重言脉证，而但曰微发汗，所以去细辛加甘草，是汗剂又轻者。向使脉不沉，身不热，又无他证？是为无病人也，又何治焉。

少阴病得之二三日以上，心中烦，不得卧，黄连阿胶汤主之。此承上第一证而言，若得之二三日以上，身热已除，复心中烦不得卧者，乃邪入于里，上合于心，寒极变热，心恶热而烦不得卧也。若入于肾，则喜寐矣，可见心肾同经，寒热兼化。此足传手也，故用黄连阿胶汤扶阴散热。

少阴病得之二三日，口中和，其背恶寒[②]者，当灸之，附子汤主之。此亦承上第一证而言。若得之二三日，身热已除，复背[③]恶寒者，此少阴在经之邪随经而传于太阳经。太阳证，背恶寒，口中燥者，为热邪，故用白虎汤；此证口中和，里无热也，故用附子汤以温经散寒。可见脏腑相配，表里相通。此里传表也。

按此四证，乃阴寒直中少阴者，分为四证，而治亦不同[④]，其间兼化相通之理，轻重缓急之宜，悉可知焉。

经曰：少阴病，身体痛，手足寒，骨节痛，脉沉者，附子汤主之。此阴寒直中少阴，真阴证也。若脉浮，则属太阳麻黄汤证。今脉沉，知属少阴也。盖少阴与太阳为表里，证同脉异也。

经曰：少阴病，脉沉者，急温之，宜四逆汤。此阴寒直中少阴之脉也。少阴病，寒邪在经者则发之，在里者则温之，并未云急。此云急温者，彼虽寒甚，而证已形，治之则有成法；此初头脉沉，未有形证，不知邪气所之将发何病，是以急温之也，故用四逆汤。此以上皆少阴直中，阴寒而无吐利者之证治也。

经曰：少阴病，二三日至四五日，腹痛，小便不利，下利不止，便脓血者，桃花汤主之。此少阴自受寒邪而下利之证也，为病在里，属脏。凡阳病下利便脓血者，协热也；少阴下利便脓血，里寒也。里寒何以有脓血也？盖二三日至四五日，寒邪变热，迫血下行，血流腐而为脓，下焦不阖，故大便注下也。桃花汤赤石脂以固脱；粳米以补正气；干姜以散肾之寒而阖下焦也。成注未明。

经曰：少阴病，吐利，手足厥冷，烦躁欲死者，吴茱萸汤主之。此少阴自受寒邪而传厥阴之证也，为循经传，乃母传子也。吴茱萸汤厥阴肝经药也，故知。

经曰：少阴病，下利，脉微者，与白通汤。利不止，厥逆无脉，干呕，烦者，白通加猪胆汁汤主之。服汤脉暴出者死；

---

① 无后原脱“里”，据《注解伤寒论》和忠信堂本补。

② 寒：原作“热”，据宋本《伤寒论》和忠信堂本改。

③ 背：原作“皆”，据宋本《伤寒论》和忠信堂本改。

④ 同：原作“用”，据忠信堂本改。

微续者生。此阴寒[①]直中少阴本脏，为真阴证也。肾主水，为胃之关，开窍于二阴。寒气中之，不能闭藏出纳，故少阴证多吐利也。

按白通汤加猪胆汁人尿者，《内经》启玄子注曰，若调寒热之逆，冷热兼[②]行，则热物冷服，下嗌之后，冷体既消，热性便发，由是病气随愈，呕哕皆除，情且不违而致大益。此加二物咸苦寒于白通汤热剂中，要其气相从，可以去格拒之寒也。

少阴病，下利清谷，里寒外热，手足厥逆，脉微欲绝，身反不恶寒，其人面赤色，或腹痛，或干呕，或咽痛，或利止脉不出者，通脉四逆汤主之。此证大略与上证同，乃阴证似阳者也。此以上皆治里寒吐利之证也。按白通汤姜附加葱白，为脉沉细而微涩。姜附以治寒，葱白之辛以润之，为肾恶燥也。何以知其脉之微涩也？经曰：少阴病，下利，脉微涩，必数更衣。白通汤治下利不止故知。四逆汤姜附加甘草，为脉迟细而迟弦。姜附以治寒，甘草之甘以缓之，为肝苦急也。何以知脉之迟弦也？经曰：少阴病，饮食入口则吐，手足寒，脉迟弦者，宜四逆汤，故知也。

经曰：少阴病，二三日不已，至四五日，腹痛，小便不利，四肢沉重疼痛，自下利者，此为有水气。其人或咳，或小便利，或下利，或呕者，真武汤主之。此少阴自病兼有水气者也。水气泛滥，故有或为之证。

按太阳表证有水气者小青龙汤；少阴里证有水气者真武汤。六经中惟肾、膀胱主水，故二经有水气之证也。

凡先见阳病，传经至少阴者，口燥咽干而渴，腹胀不大便，或自利纯清水，心下硬痛，脉沉细有力，此传经之邪热也，宜下之；若无口干燥，腹胀满，大便实之证，宜和解之；若吐利，脉沉细无力者，又当温之也。

经曰：少阴病，得之二三日，口燥咽干者，急下之，宜大承气汤。此少阴经自受邪即与手经相合，或太阳经病即与少阴同病，是名两感，而独盛于少阴。曰二三日，热之急也；口燥咽干，邪甚也。热甚于里，煎熬真阴，肾精干涸，故宜急下以救肾水也。

少阴病，自利清水，色纯清，心下必痛，口干燥者，急下之，宜大承气汤。此少阴之邪传厥阴也。《难经》曰：从前来者为实邪，自利色青，肝乘肾也。心下痛，燥屎也，宜急下。

少阴病，六七日，腹胀，不大便者，急下之，宜大承气汤。此少阴入阳明胃腑也。胃，土也。腹胀不大便，地道不通，胃土壅塞也，急下之，以去土之墩阜，救水之枯涸也。此上皆下证。

经曰：少阴病，四逆，其人或咳，或悸，或小便不利，或腹中痛，或泄利下重者，四逆散主之。此阳经所传之证也。

凡邪在三阳则手足必热，传到太阴，则手足必温，至少阴则邪热渐深，故四肢逆而不温也，及至厥阴则手足厥冷，又甚于四逆[③]矣。四逆散，少阴和解药也。

少阴病，下利六七日，咳而呕渴，心烦不得眠者，猪苓汤主之。此阳邪所传，挟热而利也。是二证者，既无里虚之可温，又无里实之可下，所以和解之也。

经曰：少阴病，欲吐不吐，心烦，但欲寐，五六日自利而渴，属少阴也。虚故引水自救。若小便色白者，少阴病形悉

---

① 阴字后原脱“寒”，据忠信堂本补。

② 兼：原作“必”，据忠信堂本改。

③ 逆：原作“阴”，据忠信堂本改。

具。小便白者，以下焦虚有寒，不能制水，故令色白也。此太阴循经传少阴之证。凡自利不渴者属太阴，理中汤证；自利而渴者属少阴，猪苓汤证，此不确[①]者，以小便别之，色黄为热，色白为寒也。

少阴病，饮食入口则吐，心中温温欲吐，复不能吐，始得之，手足寒，脉弦迟者，此胸中实，不可下也，当吐之；若膈上有寒饮，干呕者，不可吐也，急温之，宜四逆汤。此亦表邪传里之证也。

凡吐而有物者，为传里之邪留于胸中，宜瓜蒂散；吐之干呕无物者，为膈上有寒饮，宜四逆汤温之。上证以小便分寒热，此证以呕吐分虚实，通用四逆汤温之。四逆汤乃少阴里证虚寒温补之药也。

辨少阴咽痛脉证治法

经曰：病人脉阴阳俱紧，反汗出者，亡阳也。此属少阴，法当咽痛而复吐利。此少阴似太阳之证也。脉阴阳俱紧，乃太阳伤寒，法当无汗，麻黄汤证是也。今反汗出，知属少阴伤寒也。少阴伤寒，法当咽痛而复吐利。盖少[②]阴之脉循喉咙，寒气客之，必发咽痛；肾司开阖，少阴治在下焦，寒邪内盛，则开阖不治，下焦不约，吐而又下利也，用四逆汤治之。此少阴自受寒邪之病，故温之。

经曰：少阴病，下利，咽痛，胸满，心[③]烦者，猪肤汤主之。此传经之热邪也。

少阴病，咽中伤，生疮，不能语言，声不出者，苦酒汤主之。此传经之热伤于络脉也。此二证皆阳经传入少阴之客热也，故解之。

经曰：少阴病，二三日，咽痛者，可与甘草汤；不瘥者，与桔梗汤。

少阴病，咽中痛，半夏散及汤主之。此二证皆传经之邪也。

甘草汤主少阴客热咽痛；桔梗汤主少阴寒热相搏咽痛；半夏散主少阴客寒咽痛也。

少阴传经欲解可治不可治脉证

经曰：少阴病，八九日，一身手足尽热者，以热在膀胱，必便血也。此少阴之邪复传太阳也。膀胱，太阳也。少阴太阳为表里传，下血乃愈；血不下，小腹硬痛者，宜抵当汤主之。

经曰：少阴病，脉紧，至七八日，自下利，脉暴微，手足反温，脉紧反去者，为欲解也，虽烦，下利必自愈也。此少阴伤寒欲解之候也。

凡下利烦躁者死，惟太阴暴烦下利为脾实，腐秽当去也。此少阴为正[④]胜邪微，手足反温，脉紧反去也。

少阴中风，脉阳微阴浮者，为欲愈。此少阴中风欲解之候也。

经曰：少阴病，下利，若利自止，恶寒而蜷卧，手足温者，可治。

少阴病，恶寒而蜷，时自烦，欲去衣被者，可治。

少阴病，吐利，手足不逆冷，反发热者，不死；脉不至者，灸少阴七壮。此三证可治者，一以利自止手足温也；一以时自烦，欲去衣被也；一以手足不逆冷，反发热也。

经曰：少阴病，恶寒身蜷[⑤]而利，

---

① 确：原作“余”，据忠信堂本改。
② 少：原作“心”，据忠信堂本改。
③ 心：原作“似”，据忠信堂本改。
④ 正：原作“证”，据忠信堂本改。
⑤ 蜷：原作“躁”，据宋本《伤寒论》和忠信堂本改。

手足逆冷者，不治。以利而手足逆冷也。

少阴病，吐，利，躁烦，四逆者，死。此吐利躁烦而死者，以四逆也。

少阴病，下利止而头眩，时时自冒者，死。阳病冒者，为欲汗解；阴病冒者，死。

少阴病，四逆，恶寒而身蜷，脉不至，不烦而躁者，死。以四逆无脉也。

少阴病，六七日，息高者，死。

此少阴邪入于里，上接于心，与火俱化而克肺金，故息高死。

少阴病，脉微细沉，但欲卧，汗出不烦，自欲吐，至五六日自利，复烦躁不得卧寐者，死。此以脉微细沉，正气久虚也。

少阴禁忌不可犯

经曰：少阴病，脉细沉数，病为在里，不可发汗。宜用大承气汤下之。

少阴病，脉微不可发汗，亡阳故也。阳已虚，尺脉弱涩者，复不可下之。脉微者为阳虚，不可发汗，汗之则亡阳；尺脉弱涩者为阴虚，不可下，下之则亡阴，宜四逆汤。

经曰：少阴病，咳而下利，谵语[①]者，被火气劫故也。小便必难，以强责少阴汗也。太阳中风，被火劫亦谵语，小便难，表里同也。二经有此火逆，小便利者，可治。

少阴病，但厥，无汗而强发之，必动其血。未知从何道出，或从口鼻，或从目出，是名下厥上竭，为难治。此二证皆犯强发少阴汗之禁。

按六经证治，惟少阴传变与太阳相同，如通脉四逆汤、四逆散、真武汤证俱有加减法，谓有或为之证，亦由太阳小青龙、小柴胡之类是也。盖足少阴，肾也，足太阳，膀胱也，二经相为表里，故其证亦相通，少人知斯妙也。

厥阴经脉证治法

经曰：厥阴之为病，消渴，气上撞心，心中疼热，饥而不欲食，食则吐蚘。

《内经》曰：六日，厥阴受之。厥阴脉循阴器而络于肝，故烦满而囊缩。

厥阴者，足肝，乙木，此经独在六经之后。伤寒六七日，传至厥阴，为传经尽。凡经中与《内经》所序六经之证，皆传经之邪，不可与本经自受病者例论也。盖厥阴自受病者，乃直中阴经之真阴证也，其病为寒。传经至厥阴者，其病为热，间有寒者，吐利久与医之误也。所以厥阴经亦有寒热两端，当分治之。自少阴传者，为实邪，母传子也；自太阳传者，为循经得度传。三阴不至于头，惟厥阴与肾脉上行至巅与太阳相接也。至厥阴复传太阳为自愈，不愈为再经。

其脉微缓而沉，经曰：尺寸俱微缓者，厥阴受病也。脉沉实而疾者为热，宜下；脉沉弱而迟者为寒，宜温。

经又言：脉微缓者，以热邪内甚兼风化也。缓者，风脉也，肝为风木。若脉沉缓，为病未已；若得浮缓之脉，浮则邪还于表，缓则脾胃气和，不再受克，邪无所容。否极泰来，水升火降，必寒热作而出汗解也。此言传经尽后脉也。

其证烦满囊缩，舌卷耳聋，消渴，手足乍冷乍温者，为热；恶寒，口吐涎沫，头痛，小腹痛，自利不渴，手足冷，为寒。若发热恶寒似疟，不呕，清便自调，为欲愈。此言传经尽后证也。

凡初病，更无热恶寒，四肢厥冷，头

---

① 语：原作“言”，据忠信堂本改。

痛面清，身如被杖，小腹绞痛，囊缩，口吐涎沫，或下利，小便清白，脉沉迟微弱，寻之似有，按之全无，此厥阴本经受寒之真阴证也。在经、在脏，俱用通脉四逆汤治之。

经曰：手足厥寒，脉细欲绝者，当归四逆汤主之；若其人内有久寒者，宜当归四逆加吴茱萸生姜汤主之。此厥阴自受寒之真阴证也，为病在经。凡六经中，俱称某经病，某经伤寒，惟厥阴不称经者，或居六经之后，脉证独殊，故不称欤。

干呕，吐涎沫，头痛者，吴茱萸汤主之。此厥阴本经自病，表里兼有之证也。

经曰：下利，腹胀满，身体疼痛者，先温其里，乃攻其表。温里，四逆汤；攻表，桂枝汤。此阴经伤寒之证，表里俱急者也。三阴同论。

经曰：伤寒脉微而厥，至七八日肤冷，其人躁无暂安时者，此为脏厥，非为蛔厥也。蛔厥者，其人当吐蛔，今[1]病者静而复时烦，此为脏寒，蛔上入膈，故烦，须臾复止，得食而呕又烦者，蛔闻食臭出，其人当自吐蛔。蛔厥者，乌梅丸主之。又主久利。

此厥阴本经自伤寒也，为病在脏。若不吐，躁无暂安时者，此名脏厥。脏厥者，死，阳气绝也，宜四逆辈冷服之；若吐蛔，时躁时静，此名蛔厥，宜乌梅丸。

伤寒脉促，手足厥逆者，可灸之。此厥阴本经伤寒之脉也。

凡先病自阳经，续传至厥阴者，消渴，烦满，舌卷，耳聋，囊缩。脉微缓者，囊不缩；脉沉短者，囊缩。

腹痛后重，大便稠粘，小便赤涩，或大便闭，或自利谵语，脉沉实急数，此传经之邪热也，宜攻之。亦有大吐、下，发汗后，或吐利久而成虚寒之证，脉亦沉迟微弱，当与厥阴自受寒者同论，不可误攻之也。

经曰：伤寒脉滑而厥者，里有热也，白虎汤主之。此阳明经热传厥阴也。

病人手足厥冷，脉乍紧者，邪结在胸中。心中满而烦，饥不能食者，病在胸中，当须吐之，宜瓜蒂散。此少阴病传厥阴也，与少阴可吐证同。

热利下重者，白头翁汤主之。此阳邪入里，协热而利也。

下利欲饮水者，以有热故也，白头翁汤主之。此与少阴自利而渴相似。凡自利不渴为脏寒，与四逆汤以温脏；下利饮水为有热，与白头翁汤以凉中。

下利后更烦，按之心下濡者，为虚烦也，宜栀子豉汤。此太阳合病自利后之证也。凡病在阳经者，方可谓之邪气乘虚客于胸中，若传至阴经，不宜有是虚烦之证矣。但下利后不烦为欲解；若更烦而心下坚者，则为谷烦。此皆阴经利后之证。今以烦而心下濡，知为阳经利后之虚烦也，故吐之。

下利谵语者，有燥屎也，宜小承气汤。此厥阴入胃腑也。下利者，水渗出也。厥阴之病，消渴，饮水多，其水自肠间渗漏而出，故利清水也，其证必烦满而脉沉实。此以上皆传经之热邪也。

经曰：大汗出，热不去，内拘急，四肢疼，又下利厥逆而恶寒者，四逆汤主之。此言汗后亡阳传厥阴也。

大汗，若大下利而厥冷者，四逆汤主之。此言汗下后阳虚阴胜传厥阴也。

经曰：伤寒本自寒下，医复吐下之，寒格更逆吐下。若食入口即吐，干姜黄连黄芩人参汤主之。此证医之咎也。

厥阴证异于六经者，以厥逆吐利也。

---

① 今：原作“令”，据宋本《伤寒论》和忠信堂本改。

所以别经则称某经病，而厥阴不称经者，以有厥逆吐利可识也。今以厥逆吐利分其寒热脉证各为一类，庶有头绪也。

经曰：凡厥者，阴阳气不相顺接，便为厥。厥者，手足逆冷是也。

此言厥之由也。凡病发于阳而后厥者，谓之阳厥。阳厥者，阳气内陷，热气逆伏而手足为之冷也。病发于阴而后厥者，谓之阴厥。阴厥者，阳气不足而阴气胜也，其厥必上过于肘，下过于膝。《针经》曰：阴气起于五指之里，趋于膝下而聚于膝上。故阴气胜则从五指至膝上寒，此之谓也。大抵厥逆为阴所主，寒者多矣。厥为阴之盛也，若更加之恶寒而蜷者，阴气之极也，则难于制治。阴厥以四逆汤治；阳厥以四逆散。阳厥复有可下者，以脉沉实而证烦满囊缩也。

经曰：伤寒，始热六日，厥反九日而利。凡厥利者，当不能食；今反能食者，恐为除中。食以索饼，不发热者，知胃气尚在，必愈。恐暴热来出而复去也。后三日脉之，其热续在者，期之旦日夜半愈。所以然者，本发热六日，厥反九日，复发热三日，并前六日，亦为九日，与厥相应，故期之旦日夜半愈。后三日脉之，而脉数，其热不罢者，此为热气有余，必发痈脓也。此以下皆言阳厥之证也。此条恐为除中，食以索饼，恐热复去，其热续在，脉数热盛，必发痈脓。凡三候也。

伤寒，一二日至四五日而厥者，必发热，前热者后必厥，厥深者热亦深，厥微者热亦微。厥应下之，而反发汗者，必口伤烂赤。此言厥应下之者，手足或有温时，或手足掌心必暖，证必烦满，脉必沉实，故下之，否则不可下也。

伤寒热少厥微，指头寒，默默不欲食，烦躁。数日，小便利，色白者，此热除也。欲得食，其病为愈；若厥而呕，胸胁烦满者，其后必便血。厥而呕，胸胁烦满者，大柴胡汤证也。厥应下之，亦宜此汤。便血者，桃仁承气汤。

伤寒，发热四五日，厥反三日，复热四日，厥少热多，其病当愈；四日至七日，热不除者，其后必便脓血。此四条皆阳厥也。凡阳厥，热不除，在表者，必发痈脓；在里者，必便脓血者，以肝主血而风木易动也，其脉皆数，便脓血，黄芩汤。

经曰：伤寒，先厥，后发热而利者，必自止；见厥复利。此以下皆言阴厥也。

伤寒，先厥后发热，下利必自止。而反汗出，咽中痛者，其喉为痹。发热无汗，而利必自止；若不止，必便脓血。便脓血者，其喉不痹。阴气胜则厥而利，阳气复则发热而利止。汗出而咽中痛者，热气上行也，桔梗汤；无汗而便脓血者，桃花汤。

伤寒病，厥五日，热亦五日。设六日当复厥，不厥者自愈。厥终不过五日，以热五日，故知自愈。厥为阴气胜也，热为阳气复也。

伤寒厥四日，热反三日，复厥五日，其病为进。寒多热少，阳气退，故进也。此证宜服四逆汤。此四条皆阴厥之证也。

经曰：呕而脉弱，小便复利，身有微热，见厥者难治，四逆汤主之。

此证即东垣所谓子能令母实，自东之比[①]为逆行之证也，乃厥阴肝经本脏病也，属寒。呕而发热，小柴胡汤主之。此少阳之邪传厥阴也，属热。

呕家有痈脓者，不可治呕，脓尽自愈。此厥阴木邪上干胃土也，盖胃与大肠皆属阳明，阳邪传于厥阴，厥阴肝经主血，血为热迫，腐而为脓，入胃则呕脓

① 比：疑作“北”。

血，入大肠[①] 则下脓血，皆厥阴传阳明也。

伤寒哕而腹满，视其前后，知何部不利，利之则愈。此阳邪也。

伤寒，大吐，大下之，极虚，复极汗出者，以其人外气怫郁，复与之水，以发其汗，因得哕。所以然者，胃中寒冷故也。此以上皆言厥阴呕哕脉证治法也。

经曰：下利，有微热而渴，脉弱者，令自愈。下利阴寒之疾，脉大身热者逆。

下利，脉沉弦者，下重也。脉大者，为未止；脉微弱数者，为欲自止，虽发热不死。此发热不为逆者，以脉微弱为邪气微，而阳得复也。

下利脉数，有微热汗出，令自愈；设复紧，为未解。数乃阳脉，紧乃阴脉。

下利，手足厥冷，无脉者，灸之。不温，若脉不还，反微喘者，死。此通脉四逆汤证也。

下利，寸脉反浮数，尺中自涩者，必清脓血。此热迫血下也。

下利，脉沉而迟，其人面少赤，身有微热，下利清谷者，必郁冒汗出而解，病人必微厥，所以然者，其面戴阳，下虚故也。

下利清谷，里寒外热，汗出而厥者，通脉四逆汤主之。上证同方。

下利，脉数而渴者，令自愈；设不瘥，必清脓血，以有热故也。

下利后脉绝，手足厥冷，晬时脉还，手足温者生，脉不还者死。

伤寒四五日，腹中痛，转气下趋少腹者，此欲自利也。

伤寒，厥而心下悸者，宜先治水，当服茯苓甘草汤，却治其厥。不尔，水渍入胃，必作利也。此以上皆言厥阴下利脉证治法也。

厥阴传经欲解可治不可治脉证

经曰：病者手足厥冷，言我不结胸[②]，小腹满，按之痛者，此冷结在膀胱关元也。此厥阴寒邪内传太阳膀胱也。

伤寒六七日，大下后，寸脉沉而迟，手足厥逆，下部脉不至，咽喉不利，唾脓血，泄利不止者，为难治，麻黄升麻汤主之。此邪传厥阴，以下后而传于太阴之证也。《金匮要略》曰：肺痿之病从何得之？被快药下利，重亡津液，故得之。

经曰：厥阴中风，脉微浮为欲愈；不浮为未愈。此阴病见阳脉者生也。

厥阴病，渴欲饮水者，少少与之，愈。

经曰：凡得病，反能饮水，此为欲愈之病。

经曰：发热而厥，七日下利者，为难治。此难治者，以七日经尽，不汗出而解，反下利也。

经曰：伤寒六七日，脉微，手足厥冷，烦躁，灸厥阴，厥不还者，死。

伤寒发热，下利，厥逆，躁不得卧者，死。

伤寒发热，下利至甚，厥不止者，死。

伤寒六七日不利，便发热而利，其人汗出不止者，死，有阴无阳故也。

伤寒，下利日十余行，脉反实者，死。《难经》曰：脉不应病，病不应脉，是为死病。

---

① 肠：原作“便”，据忠信堂本改。

② 胸：原作“胃”，据宋本《伤寒论》和忠信堂本改。

厥阴禁忌不可犯

经曰：厥阴之为病，消渴，气上撞心，心中疼热，饥而不欲食，食则吐蛔，下之，利不止。邪自太阳传至太阴，则腹满而嗌干，未成渴也；邪至少阴者，口燥舌干而渴，未成消也；至厥阴，成消渴者，热甚能消水也。饮水多而小便少者，谓之消渴。此证下后吐下不止者，乌梅丸主之。

经曰：诸四逆厥者，不可下之，虚家亦然。厥逆为阴邪所主，不可下，亦不可汗也。

伤寒五六日，不结胸，腹濡，脉虚复厥者，不可下，此为亡血，下之死。《金匮玉函》曰：虚者，十补勿一泻之。虚者下之，真气乃绝，此四逆汤证也。

下利清谷，不可攻表，汗出必胀满。此四逆汤证也，先温其里，后攻其表，治法也。

经曰：伤寒脉迟，六七日，而反与黄芩汤彻其热，脉迟为寒，今与黄芩汤复除其热，腹中应冷，当不能食，今反能食，此名除中，必死。中，胃气也。邪气太甚，除去胃气，胃欲引食自救，故暴能食。四时皆以胃气为本，胃气已绝，故死。

六经传尽后论解

经曰：其不两感于寒，更不传经，不加异气者，至七日，太阳病衰，头痛，少愈也；八日，阳明病衰，身热少歇也；九日少阳病衰，耳聋，微闻也；十日太阴病衰，腹减如故，则思饮食；十一日少阴病衰，渴止，舌干，已而退也；十二日厥阴病衰，囊缩，少腹微下，大气皆去，病人精神爽慧也。此言大略也。伤寒有循经传者，有越经传者，有始终只在一经者，有始在阳经，即传阴经者，有在经即入腑者，入腑不复再传矣。信如经言，前六日以次而传，后六日以次而衰，则前后合并，阴阳混杂，脉证难辨，而治法莫知适从也。况太阳病未罢复传阳明者，谓之并病。阳经与阴经同病者，谓之两感。但闻三阳并病，未闻并于三阴者。病两感者，六日死，未闻延至十二日也。夫六经传变，太阳传阳明，太阳证罢也；阳明传少阳，阳明证罢也；阳去入阴，少阳之证亦罢也。传至太阴，只太阴一经病；传至少阴，只少阴一经病；传厥阴，只厥阴一经病。病至厥阴，其经已尽，邪之轻者，调理不乖者，六日之后，邪气渐衰，正气渐复，其病愈矣。若邪或甚，或医之咎，病且不间，将为再经，或在于阳，或在于阴，安可必其如前六日以次再传耶？经之所序，盖云以是经得病，亦以是经病终也。数其日者，自当发之日计之，皆得六日也，管见如斯，识者择之也。

按经中所序六经之证，专主乎足，未及手之六经，遂使有伤寒传足不传手之说。殊不知手之三阳接于足之三阳，足之三阴接于手之三阴，上下周流，脉络通贯。风寒之中，未有不俱受病者。不明乎此，故谓只传足经不传手经也。且如太阳病发热，小肠也；阳明病鼻干，大肠也；少阳病耳聋，三焦也；太阴病嗌干，肺也；少阴病舌干、口燥，心也；厥阴病舌卷、烦渴，心包络也。以类求之，斯如伤寒之邪，手经亦有之矣。

六经汗下论解

经曰：此三经皆受病未入于腑者，可汗而已。三经谓太阳、阳明、少阳也。

《内经》曰：其未满三日，可汗而已。三阳受病，未入于腑，可汗而已。虽云可汗，自有轻重。太阳自有诸汗法，如阳明多用桂枝解之，少阳则无可汗之理，若欲解表，但用小柴胡加姜桂也。如太阳病，虽十日去，表证不罢者，犹为一日也。太阳有一二日入于腑者，即可下之，谓表证罢入里也，又不可拘以日数。阳明、少阳同法。

经曰：此三阴[①]皆受病，已入于腑，可下而已。三阴，谓太阴、少阴、厥阴也。

《内经》曰：其满三日，可泄而已。三阴受病已入于腑，可下而已。三阴亦有在经未入腑者，可汗之。如太阴腹痛，稍稍恶寒，既是表证未罢，宜桂枝先解表，然后下之。如又谵语，舌黑，发狂，尚喜厚衣，微恶寒者，即不可下，先当解表，已而下之；有欲作汗，目瞑[②]，发狂，身自冷者，又不可汗。汗则有汗之法，王氏曰：证应随脉升沉而汗下之，不可拘以日数。

盖六经者，俱有表里二证。但有表证，即发汗；但有里证，即宜下；或表里二证俱见，阳证便实者，先解其表，后攻其里。阴证下利者，先救其里，后攻其表。病在半表半里者，和解之。《内经》曰：谨察阴阳所在而调之，以平为期，此之谓也。

伤寒瘥后阴阳易劳食复诸证治法

经曰：伤寒阴阳易之为病，其人身体重，少气，少腹里急，或引阴中拘挛，热上冲胸，头重不欲举，眼中生花，膝胫拘急者，烧裈[③]散主之。男子病新瘥，余邪未尽，而妇人与之交，妇人因得病者，谓之阳易；妇人病新瘥，余邪未尽，而男子与之交，男子因得病者，谓之阴易。曰易者，以阴阳相感，动其余邪，毒气相传染者。如换易也，亦由其人正气本虚，故能相易，不然，安得受其邪哉！然女犯男得病，鲜有死者；男犯女得病，治之稍缓则无及矣，与烧裈散以导阴气，小便得利，阴头微肿者愈。

凡男子大病新瘥，津液虚耗，精血枯竭，切不可为房事，若强合阴阳，内损真气，外动邪热而复病者，此女劳复，非易病也。其证亦与易病相似，急以根猳鼠矢汤调烧裈散救之，以粘汗为效，少缓必舌出而死。故曰：诸劳则可及，御女即死矣。

经曰：大病瘥后，劳复者，枳实栀子豉汤主之；若有宿食者，加大黄如博棋子大，五六枚。栀子豉汤吐剂也。热聚于上，苦则吐之；热散于表，苦则发之也。伤寒新瘥，气血未平，余热未尽，早作动劳病者，名曰劳复。谓之劳者，非但强力摇体，持重远行也，凡言语思虑劳神，梳浴洗颓劳力，劳则生热而复病也。此劳复者，热气浮越，与枳实栀子豉汤以解之；若头痛，四肢疼者，葛根葱豉汤。其病热少愈，而强食之，热有所藏，因其谷气留薄，两阳相合而病者，名曰食复。《内经》曰：病热少愈，食肉则复，多食则伤。言新瘥后肠胃尚弱，多食则难消化，而复病如初矣。此食复者，胃有宿积，加大黄以下之，举其数者，戒多用也。

经曰：病人脉已解，而日暮微烦，以病新瘥，人强与谷，脾胃气尚弱，不能消谷，故令微烦，损谷则愈。病微者，减损谷食；病甚者，尤当损谷。

---

① 阴：原作“经”，据忠信堂本改。

② 瞑（ming 明）：目力昏花。

③ 裈（kūn 昆）：有裆之裤。

凡瘥后不因劳、食复，而有不了了证者，责邪之未尽也。

经曰：伤寒瘥之后，更发热者，小柴胡汤主之。脉浮者以汗解之；脉沉实者，以下解之。脉浮者，热在表，小柴胡加桂枝汤；脉沉者，热在里，小柴胡加芒硝汤。

经曰：大病瘥后，从腰以下有水气者，牡蛎泽泻散主之。此因饮水太多，脾胃气虚，不能制水，溢于下焦而为肿也。《金匮要略》云：腰以下肿，当利小便。

经曰：大病瘥后，喜唾，久不了了者，胃土有寒，当以丸药温之，宜理中丸。此汗后胃虚者也。大抵伤寒瘥后，有未尽之证者，皆脾胃气弱，不能平复也。

经曰：伤寒解后，虚羸少气，气逆欲吐者，竹叶石膏汤主之。

又，伤寒瘥后，终不惺惺，常昏沉似失精神，言语错谬，或无寒热，有似鬼祟，或朝夕潮热颊赤，或有寒热如疟状，此乃发汗不尽，余毒留在心包络间所致也，宜知母麻黄汤。

伤寒两感证论解

经曰：若两感于寒者，一日太阳受之，即与少阴俱病，则头痛口干，烦满而渴；二日阳明受之，即与太阴俱病，则腹满，身热，不欲食，谵语；三日少阳受之，即与厥阴俱病，则耳聋、囊缩而厥，水浆不入，不知人者，六日死。若三阴三阳、五脏六腑俱受病，则营卫不行，腑脏不通，则死矣。脏腑俱病，表里俱伤，名为两感。始得一日头痛者，太阳也。口干烦满而渴者，少阴也。太阳，腑也，其邪自背俞而入；少阴，脏也，其邪自鼻息而入。《内经》曰：天之邪气，感则害人，五脏鼻气通于天，故寒邪无形之气从鼻而入也。此太阳少阴两感邪气，则两证俱见。至于传经，亦阴阳两经俱传也。二日太阳传于阳明，身热谵语，阳明也。少阳[①]传于太阴，腹满不欲食，太阴也。三日阳明传于少阳，耳聋者，少阳也。太阴传于厥阴，囊缩而厥，厥阴也。不言脉者，《素问》已说。大抵阴脉必沉，一日脉当沉而大，二日脉当沉而长，三日脉当沉而弦。仲景不立治法者，《内经》曰：其两感于寒而病者，必不免于死，以表里双传，妨于汗下，故不立法也。然所禀有虚实，所感有浅深，虚而感之深者，必死；实而感之浅者，犹或可治。《活人书》乃引下利，身疼痛，虚寒救里之例，欲施于烦渴，腹满，谵语，囊缩热实之证，以火济火岂不悖乱耶！至易老乃立大羌活汤，以解初在太阳少阴之证，诚发前人之所未发也。今之医者，初见是证，多忽之而莫辨，以头痛烦满而渴，视为常有之证，用药轻缓，或误投汤药，致令死者多矣。凡伤寒初病不渴，至次日而渴者，传经入里之邪也。中暍即渴者，以自汗也；下利即渴，呕吐即渴者，亡津液也。非此两感，无汗吐利而始病即渴也。经云：两感治有先后，攻里发表本自不同，谓太阳少阴先发汗而后下之，阳明太阴表里双攻，少阳厥阴先下之而后汗之，虽有此治，然无瘥理。病在太阳、少阴，迅速治疗，如易老之法，尤或有生；病在阳明、太阴已难治疗；至于少阳、厥阴，虽神医亦莫能及之矣。

伤寒成温暑感异气变他病脉证治法

经曰：中而即病者，名曰伤寒。不即病者，寒毒藏于肌肤，至春变为温病，至

---

① 阳：原作“阴”，据忠信堂本改。

夏变为暑病。暑病者，热极重于温也。《内经》曰：先夏至日为温病，后夏至日为暑病。温暑之病，本伤于寒而得之。治温暑不可发汗，过时而发，不在表也。此下言温暑证。

经曰：太阳病，发热而渴，不恶寒者，为温病。此以脉浮不属阳明也，又发于春。

经曰：太阳中热者，暍是也，其人汗出恶寒，身热而渴。以脉虚又在夏。

经曰：若更感异气，变为他病者，当依旧坏病证而治之。先本伤寒病，热未解又感其时别异乖戾之气，两邪相合，变为他病。既非传经之证，又非入腑之证，当与发汗吐下后坏病同论。观其时令脉证，知犯何气，随证治之也。此盖冬时即病之伤寒，当论异气，若春夏则为温暑，不可谓之伤寒矣。

经曰：若脉阴阳俱盛，重感于寒者，变为温疟。《难经》曰：伤寒之脉，阴阳俱盛而紧涩，前病热未已，再感于寒，寒热相搏，变为温疟，其证寒热往来，责在少阳，小柴胡汤主之。此下皆言变病也。

经曰：阳脉浮滑，阴脉濡弱者，更遇于风，变为风温。《难经》曰：中风之脉，阳浮而滑，阴濡而弱，前热未已，又感于风，风来乘热，变为风温，其证四肢不收，头疼身热，常自汗出，责在足厥阴木，手少阴火，宜萎蕤汤发汗。复身灼热，知母葛根汤；渴者，瓜蒌根汤；误汗风温，防已黄芪汤。

若发汗已，身灼热者，名曰风温。风温为病，脉阴阳俱浮，自汗出，身重，多眠睡，鼻息必鼾，语言难出。若被下者，小便不利，直视失溲；若被火者，微发黄色，剧则如惊痫，时瘈疭[①]，若火熏之。一逆尚引日，再逆促命期。此太阳病汗后而变风温之证也。

经曰：阳脉洪数，阴脉实大者，遇温热变为温毒。温毒为病，最重也。此前热未已，又感温热，两热相合，变为温毒，专责乎少阴心火，表里俱热，为病最重，宜玄参升麻汤。

经曰：阳脉濡弱，阴脉弦紧者，更遇温气，变为温疫。以此各伤于寒，发为温病，脉之变证，方治如说。此前热未已，又感温气，温热相合，变为温疫。

经曰：从立春节后，其中无暴大寒，又不水雪，而有人壮热为病者，此属春时阳气发于冬时，伏寒变为温病。此为温病，羌活汤。

伤寒冬温伏气时行疫病证论

经曰：其冬有非节之暖者，名曰冬温。冬温之毒与伤寒大异。冬温复有先后，更相重沓，亦有轻重，为治不同。此时行之病。

经曰：凡时行者，春时应暖而复大寒，夏时应大热而反大凉，秋时应凉而反大热，冬时应寒而反大温，此非其时而有其气，是以一岁之中，长幼之病多相似者，此则时行之气也。四时气候不正为病，谓之时行之气，此天行时气病也，与伤寒、温暑、寒疫之证不同。

经曰：从春分以后至秋分节前，天有暴寒者，皆为时行寒疫也。三月、四月或有暴寒，其时阳气尚弱，为寒所折，病发尚轻；五月、六月阳气已盛，为寒所折，病热则重；七月、八月阳气已衰，为寒所折，病热亦微。其病与温及暑病相似，但治有殊耳。此言四时寒疫之由也。以上温病，时行寒疫，不言脉证者，《难经》曰：各随其经所在而取之是也。

---

① 瘈疭（chī zòng 翅纵）：手足抽动。

经曰：伏气之病，以意候之，冬月之内，欲有伏气，假令旧有伏气，当须脉之。若脉微弱者，常喉中痛似伤，非喉痹也。病人云：实咽中痛，虽尔，今复欲下利。此随经所在而取之法也。冬时感寒，伏藏于经中，不即发者，谓之伏气。伏气欲发，当须脉之，审在何经。假如脉微弱者，知邪在少阴也，余仿此推之。

痓湿暍脉证治法

经曰：伤寒所致太阳痓、湿、暍三种，宜应别论，以为与伤寒相似，故此见之。痓病有二：刚痓为阳，与太阳伤寒相似；柔痓为阴，与太阳中风相似。其不同者，脉沉而细，独头面摇，卒口噤，背反张也。中湿与太阳伤寒相似，不同者，脉沉而细，头汗面黄，能饮食也。中暍与太阳中风相似，不同者，脉微弱迟细，初病即渴也。三种脉亦相似而证不同：暍则自汗而渴，湿则不渴身疼；痓则身不疼也。

经曰：太阳病，发热无汗，反恶寒者，名曰刚痓。此太阳中风重感于寒也。

太阳病，发热汗出，不恶寒者，名曰柔痓。此太阳中风重感于湿也。太阳中风，重感寒湿，乃变为痓。无汗曰刚痓，葛根麻黄汤；有汗曰柔痓，桂枝加葛根汤。口噤咬牙者，大承气汤。

太阳病，发热，脉沉而细者，名曰痓。此言痓脉也。若脉浮大为中风、伤寒矣。

病身热足寒，颈项强急，恶寒，时头热面赤，目脉赤，独头面摇，卒口噤，背反张者，痓也。此言痓证也。风寒湿邪客于太阳之经，则筋脉拘缩而成痓也。身热足寒者，寒湿伤下也；头热面赤，目脉赤，风伤于上也。此以上皆言痓证也。

经曰：太阳病，关节疼痛而烦，脉沉而细者，湿痹之候，其人小便不利，大便反快，但当利其小便。此言湿痹之证也。痹者，痛也。《金匮要略》曰：雾伤皮腠，湿流关节。湿则关节疼，以五苓散利其小便。古云：治湿之病，不利小便，则非其治也。

湿家之为病，一身尽疼，发热，身色如似熏黄。此湿邪在经，治在脾也。身黄如橘子色者，此阳明瘀热也，栀子柏皮汤；身黄如似熏黄者，此太阴湿在经也，五苓散加茵陈汤。

湿家，其人但头汗出，背强，欲得被复向火。若下之早，则哕，胸满，小便不利，舌上如苔者，以丹田有热，胸中有寒，渴欲得水而不能饮，则口燥烦也。此寒湿相搏之证也，宜发汗。

湿家下之，额上汗出，微喘，小便利者，死；若下利不止者，亦死。湿家发汗则愈。《金匮要略》曰：湿家身烦疼，可与麻黄加术四两，发其汗为宜；若妄下，则大逆。

湿家病身上疼痛发热，面黄而喘，头痛鼻塞而烦，其脉大，自能饮食，腹中和无病，病在头中寒湿，故鼻塞，纳药鼻中则愈。

此有湿气浅者也，成注明白，宜细末瓜蒂，含水，搐少许鼻中。

问曰：风湿相搏，一身尽疼痛，法当汗出而解，值天阴雨不止，医云此可发汗。汗之病不愈者，何也？答曰：发其汗，汗大出者，但风气去，湿气在，是故不愈也。若治风湿相搏者，发其汗，但微微似欲汗出者，风湿俱去是也。此风湿相搏之治法也。

病者一身尽疼，发热，日晡所剧者，此名风湿。此病于汗出当风，或久伤取冷所致也。此风湿相搏之证也。汗出当风而得之者，此先受湿而后感风；久伤取冷得之者，此先伤风而后中湿，可与麻黄杏仁薏苡仁甘草汤治之。

风湿相搏，骨节烦疼，掣痛不得屈伸，近之则痛剧，汗出短气，小便不利，恶风不欲去衣，或身微肿者，甘草附子汤主之。风则伤卫，湿流关节，风湿相搏，两邪乱经，故为是证也。此与下证皆太阳篇中取附于此。

伤寒八九日，风湿相搏，身体疼烦，不能自转侧，不呕，不渴，脉浮虚而涩者，桂枝附子汤主之；若其人大便硬，小便自利者，去桂枝加白术汤主之。此风湿在经之证也。浮虚，风脉也，涩者，寒湿脉也。叔和曰：阳脉濡弱，阴脉弦紧，更遇温气变为湿温。尝伤于温，因而中暑，湿热相搏，发而为病。其证两胫逆冷，胸腹满，目痛，壮热，妄言，自汗，名曰湿温，治在太阴，不可发汗。汗出则不能言，耳聋，不知痛所在，身青而色变，名曰重暍，如此者，医杀之也。湿温之证，数进白虎，则胫自温而瘥。此证与前风温、温疟、温毒四证，即叔和所谓同病异名，同脉异经者也。盖风温与中风脉同，温疟与伤寒脉同，湿温与中湿脉同，温毒与热病脉同，唯证候异而用药有殊耳，误作伤寒发汗者，十无一生。此以上皆湿证也。

经曰：太阳中暍者，身热疼肿，而脉微弱，此亦夏月伤冷水，水行皮中所致也。此本时所得之病，非冬伤于寒至夏变为暑之病也。乃夏时暑热，以水灌洗而得之，一物瓜蒂散主之；若暑病，则用河间之法而治之。

太阳中暍者，发热恶寒，身重而疼痛，其脉弦细芤迟。小便已，洒洒然毛耸，手足逆冷，小有劳身即热，口开，前板齿燥。若发汗，则恶寒甚；加温针则发热甚；数下之，则淋甚。此证表里俱受热而病也，宜白虎汤。大抵暑热之病不可发汗，汗之为大逆，下之其逆小也。此以上皆言暍证也。

霍乱脉证治法

问曰：病有霍乱者何？答曰：呕吐而利，名曰霍乱。此释霍乱之名也。三焦者，水谷之道路，邪在上焦则吐而不利，邪在下焦则利而不吐，邪在中焦则既吐且利，以饮食不节，寒热不调，清浊相干，阴阳乖隔，遂成霍乱。轻者只曰吐利，重者挥霍撩乱，名曰霍乱。

问曰：病发热头痛，身疼恶寒，吐利者，此属何病？答曰：此名霍乱。自吐又利，且复更发热也。此言霍乱之证也。

经曰：霍乱，头痛发热，身疼痛，热多欲饮水者，五苓散主之；寒多不用水者，理中丸主之。此霍乱兼风寒之证治也。中焦为阴阳相半之分，中焦不治，阴阳乖隔，必有偏之者。偏阳则多热，渴欲饮水也；偏阴则多寒，不用水也，理中丸有加减法。

吐利者[①]而身痛不休者，当消息和解其外，宜桂枝汤小和之。承上证言，分寒热治后，吐利得止，身痛不休者，此里和表未解也，必汗出而解。

经曰：恶寒脉微而复利，利止，亡血也，四逆加人参汤主之。此以下证专属于寒者也。利止，非愈，以津液内竭，无所利，故止也，故云亡血，以四逆汤温经助阳，加人参生津液，益血。

吐利汗出，发热恶寒，四肢拘急，手足厥冷者，四逆汤主之。

既吐且利，小便复利，而大汗出，下利清谷，内寒外热，脉微欲绝者，四逆汤

---

① 者：疑作“止”。

主之。此吐利危恶之候也。脉微为亡阳，内寒下利清谷，为纯阴，若无外热，难治。

吐已下断，汗出而厥，四肢拘急不解，脉微欲绝者，通脉四逆加猪胆汁汤主之。此阳气大虚，阴气独盛，亦危恶之证也。若纯与阳药，恐阴为格拒，或呕，或躁，不得复入也，与通脉四逆汤加猪胆汁，胆苦入心而通脉，胆寒补肝而和阴，引置阳药不为格拒，从治之法也。

经曰：伤寒，其脉微涩者，本是霍乱，今是伤寒，却四五日，至阴经上，转入阴必利，本呕下利者，不可治也。欲似大便，而反失气，仍不利者，属阳明也，便必硬，十三日愈，所以然者，经尽故也。凡霍乱吐利止，伤寒之邪未已，还是伤寒。若五日阳去入阴之时再吐利者，谓之重虚，不可治也。其大便硬者，为属阳明，经尽则愈者，以阴阳之气和，大邪之气去也。下利后，当便硬，硬则能食者愈。今反不能食，到后经中，颇能食，复过一经能食，过之一日当愈，不愈者，不属阳明也。此承上文而言，经尽则愈者，以能食也。若能食病复不愈者，此暴热使之能食，非阳明气和也。

经曰：吐利发汗，脉平，小烦者，以新虚不胜谷气故也。损谷则愈。

伤寒将理法并诸死脉论

经曰：凡伤寒之病，多从风寒得之。始，表中风寒，入里则不消矣。未有温复而当不消散者，不在证治，拟欲攻之，犹当先解表，乃可下之。若表已解而内不消，非大满犹生寒热，则病不除。若表已解而内不消，大满大实坚，有燥屎，自可除下之，虽四五日，不能为祸也。若不宜下而使攻之，内虚热入，协热遂利，烦躁诸变不可胜数，轻者困笃，重者必死矣。

经曰：阴盛阳虚，汗之则死，下之则愈；阳虚阴盛，汗之则愈，下之则死。桂枝下咽，阳盛则毙；承气入胃，阴盛以亡。

经曰：凡发汗，温服汤药，其方虽言日三服，若病剧不解，当促其间，可半日中尽三[①]服。若与病相阻，即便有所觉病重者，一日一夜，当晬时观之。如服一剂，病证犹在，故当复作本汤服之，至有不肯汗出，服三剂乃解。若汗不出者，死病也。

经曰：凡服下药，用汤胜丸，中病即止，不必尽剂也。

经曰：凡得时气病，至五六日，而渴欲饮水，饮不能多，不当与也，何者？以腹中热尚少，不能消之，便更与人作病也。至七八日大渴欲饮水者，犹当依证与之。与之常令不足，勿极意也，言能饮一斗，与五升。若饮而腹满，小便不利，若喘，若哕，不可与之，忽然大汗出是为自愈也。

凡得病反能饮水，此为愈之病。其不晓病者，但闻病饮水自愈，小渴者，乃强与之，因成其祸，不可复数。

经曰：凡得病厥，脉动数，服汤药，更迟，脉浮大减小，初躁后静，此皆愈证也。

经曰：凡伤于寒，则为病热，热虽盛，不死；若两感于寒而病者，必死。

经曰：脉阴阳俱盛，大汗出不解者，死。此名阴阳交也。脉阴阳俱虚，热不止者，死。凡脉至乍疏乍数者死。此革脉也。脉至如转索者，其日死。谵言妄语，身微热，脉浮大，手足温者生。逆冷，脉沉细者，不过一日死。

① 三：原作“二”，据清畏堂本改。

经曰：脉浮而洪，身汗如油，喘而不休，水浆不入，体形不仁，乍静乍乱，此为命绝也。

广嗣纪要

林　飞　校注

李之用《广嗣纪要》序[①]

顷刻《保命歌括》，推极人臣之忠，载阅《广嗣纪要》，并有感于人子之孝。夫孝莫大乎事亲。能养，事之文也；能嗣，事之本也。水源木实，肇诸作者身重视；源衍枝疏，引之勿替亲重后。古称三不孝，惟后为大。生生玄化之倪，人禀玄化以生，生又人道之极，不然，将与天地不相似，奚哉其为善事亲？故寄晨昏于楼护，悼缓急于传西，投车绝爱，别鹤嘘忧，往乘所重惜。语云：天与善人乃其变者。迈种之贤，弓裘不续；敦仁之士，桂玉罔闻，令为善者不能必之已信之天道，而至疑于汉安世之荣，若是乎嗣之不可不广也。迹古所谭，履巨降玄，遐乎藐矣。空桑之志幻，征兰之兆幽。甫生自岳，喜生自莲，麟见而曲阜悬弧，龙感而芒砀隆准，是皆非常之希觏。天道之未定者，在彼不能必已信之天道，而此欲以未定求之，难矣。《纪要》者，近取诸身，因人之理，顺诸玄化者五，辅以人事者七，间有出自然之外而实范围自然之中，为愚夫愚妇之知能，又能为贤智者之巧取。详哉乎其言之矣，若乃修德、寡欲诸篇，冠诸卷首。常观德之不修，孔圣犹忧。寡欲养心七篇攸载，其义正，其说严，其际实，其感疾，盖不徒以方术诱人而使之趋。医案诊视之已定，参以汤剂，汤剂之不宜，运以心思，默有探乎指下之微、方外之意。为人子者，倘得是说而持之，以此嗣亲，庶几其有永乎。将生生之说长已，是不可以不传也。

赐进士中顺大夫黄冈李之用撰

---

① 此序未见于万达本，今据上海图书馆《新刻万氏家传广嗣纪要》明万历刻本补。

目　录

卷之一

全尝著《广嗣纪要》，一曰修德，以积其庆；二曰寡欲，以全其真；三曰择配，以昌其后；四曰调元，以却其疾；五曰协期，以会其神。遵而行之，有子之道也。若山水之灵，祈祷之应。必有德无欲者，天地交感，志意潜通，可苐无子而获孔释抱送之祥矣。否则徼福于冥冥之中，其不为天地厌之者，几希？

修德篇第一

巢氏云：夫人无子者，盖有三焉：一者坟墓不嗣，二者夫妇年命相克，三者夫疾[①] 妇病。皆令无子。若夫疾[②]妇病，可以服药而后能有子，余者皆不可治也。

密斋著修德积庆之铭曰：民之有生，宗祀攸系。不生不育，人道乃熄。天不弃人，惟人自弃。厥动匪彝，自求祸戾。无高不摧，无升不坠。盛衰相乘，四时之序。积善之家，庆流不匮。栽者培之，造化之秘。谨按人之乏嗣者，或气数将穷，脉络当绝；或骄奢已极，福泽少减；或残忍太甚，罪业难逃。苟非省躬悔过，积功崇德，则不能转祸为福也。故曰君子修之吉。

太上感应篇十种利益：

一、收街市遗弃婴儿，倩人看养。俟年十五，愿识认者，还归父母团圆。

二、每冬十一月初三为始，收六十以上、十五以下乞丐、贫人，入本家养济院，每日给米一升，钱十五文。至来年十一月初三日，满一年，令其自便求趁。

三、普施汤药，应验救人病苦。

四、施棺木，周给无力津送之家。

五、使女长大，不计身钱，量给衣资，听其适人。

六、专一戒杀，救护众生，遇有飞走物命，买赎放生。

七、每遇荒歉之年，其粮贵粜贱粜，赈济贫民。

八、应有寺观损坏者，修理之；圣像剥落者，为装饰之；或桥梁道路沟渠不通者，咸为治焉。

九、有远乡士夫、客旅流落者，酌量远近，以助裹粮而周急还乡。

十、居权司，凡遇冤枉，必与辨明。

密斋云：十种利益，如收养乞丐、贫人一条，惟公侯宰相之家得为之，不如遇有饥寒者即周急之。如施棺木一条，所济有限，不如见路旁之死人，暴露之枯骨，即倩人掩埋之。如放禽兽一条，不可为例，恐有捉捕来求利者，未免反伤其生也。如贵粜贱粜一条，不如丰歉平粜，勿论贵贱。如修理寺观，装饰神像，必亲监视之，恐被欺罔虚报也。

昔东京有一焦公，三世无嫡嗣，遂为商旅，游玩名山，寻访至人，问其因果。及至京都，见一老僧，声清而远，目视精光，数与谈论，语言甚异，故就席而坐。僧曰：有何所论？焦曰：贫家三世无嫡

① ② 疾：原作“瘆”，据视履堂本改。

嗣，奈何？僧曰：无嗣者有三：一、宗祖无德，自己无行；二、夫妇年命，恐犯禁忌；三、精神不守舍，妻妾血寒。有何法术？焦[1]再拜告曰：愿闻一言。僧曰：不难。先修德，后修身，三年之后，可到五台山，当授异方。说毕，忽不见。焦自遇老僧之后，时时行方便，种种积阴功。遇人临难者，效观音之救苦；见物垂死者，体太上之好生。行恩布德，如此三年，竟往五台山寻访老僧。数日不见，乃忽见行童手持一书言曰：老师传语，大夫功成行满，回宅合药，志诚服之，富贵子孙，随念降生。焦公曰：但得嫡子足矣，何望贵子乎！于是生焦员外。后员外养子不肖，叹曰：有何损德如是。忽遇一道人云：汝有忧色，何不往五台山见老僧？焦氏顿首，遂往五台山决其因果。至五台山不见老僧，只见行童曰：老师昨日言员外今日到山，令行相接也。再三传语，何必来问，但依父行，愚者自贤尔，后必生贤德子孙。焦氏曰：岂愚者反贤乎？行童曰：昔窦氏五子皆不全形，后行恩布德，皆拜科第。焦氏拜谢而归。

密斋云：修德莫如悔过，过而不悔，则累其德矣。祷之于天，不若反求诸己，反身不诚，则获罪于天矣，此无子之报应也。

《良方论》云：分野异域，则所产有多寡之宜；吉事有祥，则所梦各达其类。是故荆扬多女，雍冀多男[2]。熊罴男子之祥，虺蛇女子之祥。是皆理之可推也。

---

① 法术下原脱“焦”，据忠信堂本补。

② 荆扬多女，雍冀多男：原作“荆杨多女，雍异多男”，据视履堂本改。

卷之二

寡欲篇第二

经曰：丈夫二八肾气盛，天癸至，精血[1]溢泻，阴阳和，故能有子。女子二七而天癸至，任脉通，太冲脉盛，月事以时下，故有子。

仓公云：男子精盛以思室，女子血盛以怀妊。

密斋云：男女配匹，所以广胤嗣，续纲常也。厥系匪轻。求子之方，不可不讲。夫男子以精为主，女子以血为主，阳精溢泻而不竭，阴血时下而不愆，阴阳交畅，精血合凝，胚胎结而生育蕃矣。不然，阳衰不能下应乎阴，阴亏不能上从乎阳，阴阳牴牾，精血乖离，是以无子。昧者曾不知此，乃拂自然之理，谬为求息之术方，且推生克于五行，蕲补养于药石，以伪胜真，以人夺天，虽有子孕而不育，育而不寿者众矣。

《褚氏遗书》云：男子二八而阳精溢，女子二七而阴血溢，阳精阴血，皆饮食五味之实秀也。男子精未通而遇女以通其精，则五体有不满之处，异日有难状之疾。阴以痿而思色以降其精，则精不出，小便道涩而为淋。女子天癸既至，逾十年无男子合则不调，未逾十年思男子合亦不调。不调则旧血不出，新血妄行，虽合而难子。

师云：古人男子三十而后娶，女子二十而后嫁。正如褚氏之论，恐伤其精血也。故求子之道，男子贵清心寡欲以养其精，女子贵平心定气[2]以养其血。何也？盖男子之形乐者气必盈，志乐者神必荡。不知安调则神易散，不知全形则盈易亏，其精常不足，不能至于溢而泻也。此男子所以贵清心寡欲，养其精也。女子之性偏急而难容，情媚悦而易感。难容则多怒而气逆，易感则多交而沥枯，气逆不行，血少不荣，则月事不以时也。此女子所以贵平心定气，养其血也。

抑又论之：孟子曰：养心莫善于寡欲。寡欲者，尤男子之至要也。盖肾藏精，肝之脉环于阴器而出其挺末，心不妄动则精常溢泻，肝实而阳道奋发矣。苟心慕少艾，纵恣无度则精竭，精竭则少而不多。精竭于内则阳衰于外，痿而不举，举而不坚，坚而不久。隐曲且不得，况欲输其精乎？是则肾肝俱损，不惟无子，而且有难状之疾矣。

《要略》曰：脉得诸芤动微紧，男子失精，女子梦交，桂枝龙骨牡蛎汤主之。

桂枝　芍药　生姜各三两　甘草二两　大枣十二枚　龙骨　牡蛎各三两

水七升，煮取三升。

密斋云：此方乃固涩之剂，非镇心安神之药也。盖神者，精气之主也。神以御气，气以摄精，故人寤则神栖于心，寐则神栖于肾。心肾，神之舍也。昼之所为，

① 精血：据《素问·上古天真论篇》当作“精气”。

② 气：原作“意”，据忠信堂本改。

夜之所梦，男子梦交而精泄，女子梦交而精出，是皆不知清心寡欲之道者也。斯人也，神不守舍，从欲而动，昼有所感，夜梦随之，心不摄念，肾不摄精，久而不已，遂成虚损。或有神气委靡，念虑猖狂，风邪乘其虚，鬼气干其正，与妖魅交通者，是又难状之疾也。详见上卷。辟邪丹宜镇神镇精丹主之。

人参一两　茯神一两　远志甘草水煮，去心，一两　柏子仁一两　酸枣仁去壳，一两　石菖蒲一两　白龙骨煅　牡蛎煅，各二两半　辰砂水飞，五钱，留一钱为衣

以上共为末，炼蜜丸，如弹子大，每服一丸，枣汤下。

丹溪曰：人受天地之气以生。天之阳气为气，地之阴气为血，故气常有余，血常不足。何以言之？男子十六而精通，女子十四而经行。是有形之后，犹有待于乳哺、水谷之养，阴气始成，而可与阳气为配，以能成人。而为人父母，古人[①]必待三十、二十而后嫁娶，可见阴气之难于成，而古人之善于保养，则伸阳于肾，有补无泻，正是此意。又按《礼记》注曰：惟五十然后养阴者，有以加。《内经》曰：年至四十，阴气自半，而起居衰矣。又曰：男子六十四而精绝，女子四十九而经断。夫以阴气之成，止供给得三十年之用，已先病矣。人之情欲无涯，此难成易败之阴气，若之何而可以纵欲也。

或曰：人在气交之中，今欲顺阴阳之理，而为摄养之法，如之何则可？曰：主闭藏者肾也，司疏泄者肝也，二脏皆有相火，而其系上属于心。心，君火也，为物所感则易于动，心动则相火翕然而随，虽不交会亦暗流而渗漏矣。所以圣贤只教人收心养性，其旨深矣。天地以五行更迭衰旺而成四时，人之五脏六腑亦应之而衰旺。四月属巳，五月属午，为火太旺，火为肺金之夫，火旺则金衰。六月属未，为土大[②]旺，土为水之夫，土旺则水衰。况肾水尝借肺金为母，以辅助其不足。故《内经》谆谆然资其化源也。

古人以夏月必独宿而淡滋味，兢兢业业于爱护保养金水二脏，正嫌火土之旺耳。《内经》又曰：藏精者，春不病温。十月属亥，十一月属子，火气潜伏闭藏，以养其本然之真，而为来春升阳发生之本。若于此不恣欲以自戕，至春升之际，根本壮实，气不轻浮，焉有温热之病？夫夏月火[③]土之旺，冬月火气之伏，此论一年之虚耳。若上弦前、下弦后，月廓空，亦为一月之虚。大风大雾，虹霓飞雹，暴寒暴热，日月薄蚀，忧愁忿怒，惊恐悲哀，醉饱劳倦，谋虑勤勤，又皆为一日之虚。若病患初退，疮痍正作，尤不止一日之虚。今人多有春末夏初患头痛脚软，食少体弱，仲景论春夏剧，秋冬差，而脉弦大者，正世俗谓注夏[④]病也。若犯四者之虚，似难免此。夫当壮年，便有老态，仰事俯育，一切隳废，兴言至此，深可惊叹。古人谓不可见[⑤]欲，使心不乱。夫以温柔之感于体，声音之感于耳，颜色之感于目，馨香之感于鼻，谁是铁心汉不为动扰？善养生者，于此五个月出居于外，苟值一月之虚、一日之虚，亦宜暂远帷幕，各自珍重，保全天和，庶可以滋助化源，水得所养，阴无亏欠，与阳平。然后阳得所附而无损越之变，遂成天地交之泰，何病之可言。

按丹溪此论四者之虚，尤求子者之当谨也。

---

① 人：原作“今”，据视履堂本改。
② 大：原作“火”，据视履堂本改。
③ 火：原作“秋”，据视履堂本改。
④ 注夏：即疰夏。
⑤ 见：原作“晃”，据忠信堂本改。

密斋云：男精女血，难成而易败如此。夫以易败之阴，从以无穷之欲，败而又败，故男不待于八八、女不待于七七而早衰矣。尝见男子近女，一宿数度，初则精，次则清水，其后则是血，败之甚矣！女子之血谓之七损，上为乳汁，下为月经，交合浸淫之水，与夫漏浊、崩中、带下之物，皆身中之血也，加以生育之多，岂不败而又败哉？此求子之道，男子当益其精，女子当益其血，节之以礼，交之以时，不可纵也。

《色欲箴》云：惟人之生，与天地参。乾道成男，坤道成女。配为夫妇，生育攸寄。血气方刚，惟其时矣。成之以礼，接之以时。父子之亲，其要在兹。眷被昧者，徇情纵欲。惟恐不及，济以燥毒。气阳血阴，人身之神。阴平阳秘，我体长春。血气几何，而不自惜。我之所生，翻为我贼。女之耽兮，其欲实多。闺房之肃，门庭之和。士之耽兮，其家自废。既丧厥德，此身亦瘁。远彼帷薄，放心乃收。饮食甘美，身安病瘳。

密斋作箴曰：不孝之大，罪在无子。配匹之际，以续宗祀。时操井臼，常侍衽席。尤物移人，勿被所迷。苟或贪恋，纵欲惟危。匪嗣之求，为身之厉。火盛水衰，形槁色弊。膏肓既入，箕裘何袭。覆宗殒命，悔之无及。

茭山云：形者，精神之舍宇也。气血者，精神之父母也。所以男子养其气以输其精，积精以全其神。人身赖此以为根蒂，盖欲恬澹怡养。古云毋耗我气，毋劳我神，毋伤我血，毋摇我精，可以为守精神者矣。今人但知养其外，不知养其内。养其外者，养其口体者也。但知以酒肉为滋补，以逸欲为舒情，绝不知守精神育子之法，似乎经云以酒为浆，以妄为常者矣。是故多病无子，或生而多夭。古人养其内者，养其心肾也。不妄作劳，年跻百岁，故病少多寿也。今世无子者，多娶幼妾，或寒经而不调，或沸腾而多病，所以未成先伤，未结先坏，精血愈耗，神气愈怯，故无子，或生而多夭也。且人身精神有限，安得用度无穷？须当修省积精，以养天真，寡欲情而益眉寿。如此则惜精爱身，有子有寿，其妙何如耶？

《左传》：晋平有病，求医于秦，秦伯使医和视之，曰：疾不可为，是谓近女室，疾如蛊。非鬼非食，惑以丧志。良臣将死，天命不佑。公曰：女不可近乎？对曰：节之。淫生六疾。六气曰阴、阳、风、雨、晦、明也。分为四时，序为五节，过则为灾。阴淫寒疾，阳淫热疾，风淫末疾，雨淫腹疾，晦淫惑疾，明淫心疾。女，阴物[①]而晦时，淫则生内热惑蛊之疾。今君不节不时，能无及此乎？

按医和所谓不节不时，不能寡欲者也。

---

① 阴物：据《左传》当作“阳物”。

卷　之　三

择配篇第三

择配之道，莫善于卜。人谋鬼谋，再三则渎。文定厥祥，克昌姬箓。攘公之输，十年有臭。或有于姜，或丧其妇。筮短龟长，从长是福。曲礼昏义，钦哉三复。

《要略》曰：男子脉浮弱而涩，为无子，精气清冷。

《脉经》曰：妇人少腹冷，恶寒久，年少者得之，为无子。

脉微而涩，此为居经，三月一来，年少得此，为无子，中年得此，为绝产。

肥人脉细，胞有寒，故令少子。

密斋云：按丈夫无子者，妻妾之多何益？妻之无子，必用妾也。人之娶妾，不可不择，观其相，决之于卜。命不足信，盖有假装年月以欺人者。勿择其美，有美者必有恶，如叔向之母论夏姬之女是也。勿择其族类，芝草无根，醴泉无源也。

《褚氏遗书》云：建平王妃姬等皆丽而无子，择良家女未笄入御又无子。问曰：求男有道乎？澄对之曰：合男女必当年，男虽十六而精通，必三十而娶，女虽十四而天癸至，必二十而嫁。皆欲阴阳气血完实而后交合，则交而[①]孕，孕而育，育而为子，坚壮强寿。今未笄之女，天癸始至，已近男色，阴气早泄，未完而伤，未实而动，是以交而不孕，孕而不育，育而子厄不寿，此王之所以无子也。妇人有所产皆女者，有所产皆男者，大王诚能访求多男妇人，谋置宫府，有男之道也。王曰：善。未再期生六男。夫老阳遇少阴，老阴遇少阳，亦有子之道也。

密斋按：《易》曰：枯杨生梯，老夫得其女妻。枯杨者，老阳之象也。老夫之年，虽过八八之数，受气独厚，天真不匮，故遇少阴，乃能有子，如枯杨之复生梯也。若云老阴遇少阳，此枯杨生华之象。故《易》曰：老妇士夫亦可丑也。

《左传》：晋叔向欲娶于申公巫臣氏。其母曰：子灵之妻，杀三夫，一君，一子，而亡国[②]、两卿矣。可无惩乎？吾闻之，甚美必有甚恶，是郑穆少妃姚子之子，子貉之妹也。子貉早死无后，而钟美于是，必将以是大有败也。昔有仍氏生女，发黑而甚美，光可以鉴，名曰玄妻。乐正后夔取之，生伯封，实有豕心，贪婪无餍，忿戾无期，谓之封豕。有穷后羿灭之，夔是以不祀。且三代之亡，共子之废，皆是物也。汝何以为哉？夫有尤物，足以移人，苟非德义，则必有祸。

某按叔向之母云：甚美必有甚恶。又云：夫有尤物，足以移人，苟非德义，则必有祸。信哉言乎！尝见人有美妻妾者，胎孕未成，形体先坏，身且不保，安望子耶？

---

① 交字下原脱“而”，据忠信堂本补。

② 亡国：据《左传》，当作“亡一国”。

昔[①]康公游于泾水，获三女以归。其母戒之曰：吾闻兽三为群，人三为众，女三为粲。汝小邦德微，不能享，当献与王。康公不听，竟以亡国。

密斋著箴曰：人有恒言，子生众母。宠人太多，恐非其福。夫也不良，贱黄贵绿。妻有偏心，终朝反目。妾婢失防，中冓之辱。设有遗孽，易姓乱族。克偕伉俪，自有嗣续。

梁鳣，年三十未有子，欲出其妻。商瞿曰：吾恐子自晚年耳，未必妻之过。鳣从之，后二年果有子。

袁韶父为郡吏，夫妇俱近五十无子，其妻资遣之往临安买妾。既得妾，乃官家女也，即送还之，遂独归。妻问妾安在，告以故，且曰：吾思之，无子命也，我与汝夫妇年久，若有子，汝岂不育，必待他妇人乃育哉？妻亦喜曰：君设心若此，必当有后。明年生韶，既长，为参政知事。

齐冯勤之父，自耻短陋，恐子孙类也，为子孙娶长大之妻。乡里有女长而陋，相言其贵，娶之而生勤，长八尺，仕至尚书。

《金丹节要》云：骨肉莹光，精神纯实，有花堪用。五种不宜：一曰螺，阴户外纹如螺蛳样旋入内。二曰纹，阴户小如箸头大，只可通，难交合，名曰石女。三曰鼓，花头，绷急似无孔。四曰角，花头，尖削似角。五曰脉，或经脉未及十四岁而先来，或[②]五十五六而始至，或不调，或全无。此五种无花之器，不能配合太阳，焉能结仙胎也哉。

男子亦有五种病：一曰生，原身细小，曾不举发。二曰犍，外肾只有一子，或全无者。三曰变，未至十六，其精自行，或中年多有白浊。四曰半，二窍俱有，俗谓二仪子也。五曰妒，妒者忌也，阴毒不良。男有此五病，不能配合太阴，乏其后嗣也。

---

① 昔字下原衍“密”，据忠信堂本删。
② 先来下原脱“或”，据忠信堂本补。

卷　之　四

调元篇第四

丹溪云：无子之因，多起于父气之不足，岂可归罪于母血之虚寒？况母血之病，奚止虚与寒而已哉？然古人治妇人无子，惟秦桂丸一方，其性热，其辞确，今之欲得子者，率皆服之无疑。夫求子于阴血，何至轻用热剂耶？

刘宗厚云：妇人无子，多因经血不调，或阴虚血少，积聚痰气嗜欲等致种种不同，奚止虚与寒而已哉？然经寒者亦有之，但不可例为常法耳。是以先生论此，戒后人不得病机之的者，斯药勿妄行也。况无子之因，亦岂止于妇室者？如东垣云：李叔和问中年以来生一子，至一岁之后，身生红丝瘤不救，后三四子，三岁皆病瘤而死，何缘至此疾？翼日[①]思之，谓曰汝乃肾中伏火，精气中多有红丝，以气相传，生子故有此病，俗名胎瘤是也，汝试视之。果如其言，遂以滋肾丸数服，以泻肾中火邪，补真阴不足，忌酒辛热之物。其妻与六味地黄丸以养其阴血，受胎五月之后，以条芩、白术二味作散，啖五七服。后生子至三岁，前症不复作，今已年壮。

密斋著《痘[②]疹心要》论胎毒云：人之生也，受气于父，成形于母。胎毒之贻，父亦有之，未可专归于母也。观东垣论李叔和之子红丝瘤之病，丹溪论郑宪史之子得淋病，皆其父之贻毒也。故一治其父，一治其子，悉用泻火解毒之药以获元吉。今之求嗣者，不知滋养真阴之旨，喜服辛燥之药，以致阳火蕴隆，阴水干涸，祸及其身，岂止胎毒贻于子也哉。郑宪史子淋病见前调经论。

东垣滋肾丸　治下焦伏火，阴虚脚痛无力，阴痿无子。

黄柏酒洗，焙　知母酒洗，焙，各一两　肉桂二钱

上末，水丸，如梧桐子大，每七八十丸至百丸，食前百沸汤下。

褚氏云：凡子形肖父母者，以其精血尝于父母之身，无所不历也。是以父一肢之废，则子一肢亦肖其父，母一目亏，则子一目亦肖其母。

愚按男精女血，混合成胎，子形之肖于父母者，其原固有所自矣。然则求子者，男当益其精而节其欲，使阳道之常健，女当养其血而平其气，使月事之时下，交相培养，有子之道也。

又云：父少母老，产女必羸；母壮父衰，生男必弱。古之良工首察乎此，补羸女则养血壮脾，补弱男则养脾绝色。羸女宜及时而嫁，弱男宜待壮而婚。

愚按此言弱男羸女补养之法，诚求子之所当讲求者也。盖男强女壮，精溢血盛，自然有子，何须补益？惟男之弱者，精常不足，当补肾以益其精；女之羸者，

---

① 翼日：即翌日。日，原作“曰”，有误，径改。
② 痘：原作“症”，据视履堂本改。

血常不足，当补脾以益其血。补肾六味地黄汤，精寒加五味子、熟附子。补脾参苓白术散，血少加归、芎。又著箴曰：男精充盈，阴血时行。阳变阴合，旺胎妙凝。男益其精，女调其经。乃能有子，螽斯振振。羸男亏阳，弱女亏阴。虽交不孕，虽孕不成。调养之法，上工所明。不遇其良，反成其疹。

茭山云：或有感而不生，或有感而孕，孕而多堕，其意何也？感而不生者，男子精盛之时，女子阴血不足，犹若老阴得其少阳，枯杨生华，种子下硗田之中，故不发生。又有男子精冷如冰，精清如水，虽女阴血纵横，而终身亦无子矣。感而易孕者，女子血盛，男子精虽不足，犹若老阳得其少阴，枯杨生梯，种子下于肥田之中，故生而秀实也。孕而多堕者，男子贪淫无度，女子好欲性偏，兼以喜食辛酸热物，暴损冲任，故有堕胎之患。

孙都宪淮海公，年四十未有嫡嗣，尝问密斋广嗣之道，且语其故。密斋告曰：男女媾精，万物化生。夫男子阳道之坚强，女子月事之时下，应期交接，妙合而凝，未有不成孕育者矣。然男子阳道之不强者，由于肾肝之气不足也。肾者作强之官，肝者罢极之本。肝之罢极，由于肾之强作也，故阴痿而不起不固者，筋气未至也。肝主筋，肝虚则筋气不足矣。阴起而不坚不振者，骨气未至也。肾主骨，肾虚则骨气不足矣。又有交接之时，其精易泄，流而不射，散而不聚，冷而不热者，此神内乱，心气不足也。凡有此者，各随其脏气不足而补之。在肝则益其肝，如当归、牛膝、续断、巴戟之类。在肾则益其肾，如熟地黄、苁蓉、杜仲之类。在心则益其心，如五味、益智、破故纸之类。再用枸杞子、菟丝子、柏子仁以生其精，使不至于易亏；山茱萸、山药、芡实以固其精，使不至于易泄。修合而服之，其药勿杂，其交勿频，其动以正，其接以时，则熊罴之梦，麒麟之子，可计日而待矣。命其方曰螽斯丸。

当归　牛膝　续断　巴戟　苁蓉　杜仲姜汁炒　菟丝酒蒸　枸杞子　山萸肉　芡实　山药　柏子仁各一两　熟地黄二两　益智去壳　破故纸黑麻油炒　五味子各半两

上十六味，各制研末，秤定和匀，炼蜜丸，梧桐子大，每五十空心食前酒下。

公又问：女子月事或前或后，或多或少，无定期者，何以调之？密斋曰：此神思之病，无以治也。公曰：何故？曰：宠多而爱不周，念深而幸不到，是以神思不舒也。以身事人而其性多傲，以色悦人而其心多忌，故难调也。公曰：据此意思制方，平其气，养其血，开其郁，宜无不可？曰：谨如教。乃进调元丸，方用香附子、川芎、陈皮以开郁顺气，白术补脾利滞血，当归养心生新血。又以治其二阳发心脾之疾。

香附子一斤，醋浸，春五夏三秋七冬十，捶极烂，晒干，研为细末，十两余醋作糊　当归　川芎　白术　陈皮各五两

五味各为极细末，浸药余醋煮面糊为丸，如梧桐子大，每五十空心食前酒下。不饮酒，小茴汤下。

密斋尝见男子阴痿者，多致无子，不可不虑也。惟其求嗣之急，易为庸医之惑，或以附子、石床脂为内补，或以蟾酥、哈芙蓉[①] 为外助，阳事未兴，内热已作，玉茎虽劲，顽木无用，以致终身无子，或有妖殁之惨者。吾见此辈无辜，而受医药之害，遍访诸方，无越此者，出以示人，命曰壮阳丹。

熟地黄四两　巴戟去心　破故纸炒，各

---

① 哈芙蓉：视履堂本作“肉苁蓉”。

二两　仙灵脾一两　桑螵蛸真者盐焙　阳起石煅，别研，水飞，各半两

上六味，合阴之数，研末，炼蜜丸，如梧桐子大，每三十丸空心只一服，温酒下。不可恃此自恣也，戒之。

人有误服壮阳辛燥之剂，鼓动命门之火，煎熬北海之水，以致邪火妄动，真水渐涸，失其养生之道，去死不远矣。治此之法，曰滋水之主，以制阳光。肾者，水之主也。肺者，水之化源也。肾苦燥，急食辛以润之，辛者，肺金之味也，滋其真水之化源，以制其邪火之亢甚，阳光既伏，真水自生，补阴丸主之。

黄柏盐水炒，四两　知母酒洗，四两　熟地黄酒蒸焙，六两　天门冬焙，三两，各勿犯铁

各取末和匀，炼蜜丸，梧桐子大，每五十丸，空心食前百沸汤下。

制方，古云：肾苦燥，知母之辛寒以润之；肾欲坚，黄柏之苦寒以坚之；熟地黄之苦甘寒以补肾之虚；天门冬之甘寒以补肺，滋肾水之化源，所谓虚则补其母也。

丹溪曰：妇人无子者，多因血少不能摄精。俗医悉谓子宫虚冷，投以辛热之药，煎熬脏腑，血气沸腾，祸不旋踵。或服艾者，不知艾性至热，入火灸则下行，入服药则上行，多服则致毒，咎将谁归？

若是肥盛妇人，禀赋甚厚，恣于酒食之人，经水不调，不能成胎，谓之躯脂满溢，闭塞子宫，宜行湿燥痰，用南星、半夏、苍术、川芎、防风、羌活、滑石，或导痰汤之类。

密斋云：肥盛妇人无子者，宜服苍附导痰丸。

苍术制，二两　香附童[①]便浸，二两　陈皮去白，两半　南星炮，另制　枳壳麸炒　半夏各一两　川芎一两　滑石飞，四两　白茯苓两半　神曲炒，一两

上十味，共末，姜汁浸蒸饼丸，梧桐子大，淡姜汤下。

若是怯瘦性急之人，经水不调，不能成胎，谓之子宫干涩无血，不能摄受精气，宜凉血降火，或四物加香附、柴胡、黄芩养血养阴等药。

东垣有六味地黄丸，以补妇人阴血之不足，无子服之，能有胎孕。

仁斋云：人之夫妇，犹天地然。天地阴阳和而后万物生，夫妇之道，阴阳和而后男女生。是故欲求嗣者，先须调其妇之经脉，经脉既调，则气血和平，气血和平，则百病不生，而乐乎有子矣。

古庵云：妇人无子之因，或经不匀，或血不足，或有疾病，或交不时，四者而已。调其经而补其血，去其病而节其欲，夫如是则经调血足，无病而交有时，岂有不妊娠者乎？虽然人之后嗣系乎天命，抑或人事之未尽者，可不究其心欤？

愚按妇人无子，或经水不调，自有调经之方。血不足者，莫如六味地黄丸；素有疾病者，莫如补脾参苓白术散。若夫子宫虚寒者，不可不讲，苟执勿用热药之禁，所谓执中无权，犹执一也。今采韩飞霞女金丹、杨仁斋艾附暖宫丸二方于后，以备治虚寒者之用也。

韩飞霞女金丹可代诜诜丸

白术　当归　川芎　赤石脂　藁本　人参　白薇　丹皮　玄胡索　白芷　桂心　白芍没药　白茯苓　甘草各一两

上十五味，除石脂、没药另研，余以醇酒浸三日，焙干为末，足数十五两。香附子十五两，以米醋浸三日，略炒，为细末，足十五两。共十六味，为末，重罗和匀，炼蜜丸，弹子大，磁银器封收。每取七丸，空心鸡未鸣时服一丸，以清茶灌漱

① 香附下原脱“童”，据忠信堂本补。

咽喉后细嚼，以温酒或白汤下，咸物干果压之。服至四十九丸为一剂，以癸水调匀，受胎为度。胎中三日一丸，百日止。尽人事而不育者天也。

仁斋艾附暖宫丸　兼治带下白淫。

香附六两，俱要各时采者，用醋五升，以瓦罐煮一昼夜，捣烂，分作饼，慢火焙干　艾叶去枝梗①，三两　吴茱萸去枝梗②　川芎　白芍炒　黄芪各二两　当归三两　续断两半　生地黄一两　官桂五钱

共为细末，上好米醋糊丸，梧桐子大，每五七十丸，淡醋汤食远下。

修合宜壬子日，或天德合月德合日，益后续断生气日，精选药材，至诚合造，精用经验。

妇人服药，更戒恼怒，勿食生冷。男子亦要保养精神，戒夜酒，谨慎经期，循素女房中之论，无不效。见《素女论》下。

梁武平齐，获侍儿十余，郄后愤恚成疾。左右曰：《山海经》云鸧鹒为膳可疗，使不忌。郄茹之，妒减半。

附：养肾种子方

枸杞子六两，用好水酒浸，晒干，研细末，不用火炒，忌铁器

菟丝子六两，用好水酒浸，浸满日数毕，为末③，七蒸七晒，如干了，少用酒拌湿，蒸之，研成饼则烂矣，忌铁器

熟地黄三两，用好水酒浸，浸毕，用竹刀薄切，晒干，研末，忌铁器

干山药六两，不必制，研碎，忌铁

白茯苓六两，用好水酒浸，去粗皮，细研，忌铁器，晒干，用竹刀切之

当归三两，用好水酒浸，竹刀切，晒干，研碎，忌铁

川芎三两，去粗皮，好水酒浸，竹刀切，晒干，研碎，忌铁

苍术六两，米泔水浸，用竹刀切，晒干，研碎，忌铁

肉苁蓉六两，好水酒浸，去鳞甲，竹刀切，晒干，研碎，忌铁

小茴香六两，用盐一酒钟，拌炒黄色，去盐，细研，用瓦锅炒

何首乌六两，用黑豆二三升，将一半放罐底，置首乌于其中，仍将一半豆放其上，着水煮一日，去豆浸之，竹刀薄切，晒干，细研，忌铁器

甘草十二两，去粗皮，椎碎，用蜜瓦锅炒

川椒十二两，去子，瓦锅炒黄色，先用黄土细捶，铺在地上，用纸二层置土上，将炒椒在纸上，以瓦盆盖着，去火毒

上十三味，冬天浸七日，秋天浸五日，夏天三日，俱用竹刀薄切，晒干，研细，忌一切铁器，炼蜜为丸，如梧桐子大。不拘时，每服五六十丸，或酒，或滚白水，或盐汤送下。忌豆腐、鹿肉二事。年过六十者，加人参一两，沉香一两。

附：血余固本九阳丹

血余一斤，选黑者，不拘男女，用皂荚煎汤洗净，清水漂过，入口无油垢气为度，晒干，置大锅内，用红川椒去梗目，与发层铺上，用小锅盖定，盐泥秘塞上，锅底上用重石压之，先用武火煅炼一柱香，后用文火半柱香，以青烟去净，无气息为度，冷定取出，研末，双绢筛过

何首乌赤者八两，白者八两，先用米泔水浸，竹刀刮去皮

淮山药八两，共何首乌去皮，竹刀切成片，用黑豆二升上下铺盖，蒸熟晒干

赤茯苓八两，去皮，牛乳浸一日夜

白茯苓四两④，人乳浸一日夜

破故纸四两，酒拌，砂锅⑤炒，以香为度

菟丝子四两，人乳一碗，酒半碗，浸一夕，饭锅上隔布蒸熟，晒干，微炒，研末

枸杞子四两，去蒂梗，酒拌，蒸熟

生地黄半斤，酒蒸

苍术半斤，去皮，为末

熟地黄半斤，酒蒸

龟板半斤，酥油炙

---

①　②　梗：原作“根”，据视履堂本改。

③　为末：原作“末日”，据忠信堂本改。

④　四两：忠信堂本作“八两”。

⑤　锅：原作“铜”，据忠信堂本改。

当归四两，去尾，酒浸

牛膝四两，酒浸，黑豆蒸

以上各药末，炼蜜为丸，如梧桐子大，每服五六十丸，药酒送下。

药酒方

当归　生地黄　五加皮　川芎　芍药　枸杞以上各二两　核桃肉一两　砂仁五钱　黄柏一两　小红枣二百个

用无灰白酒三十六斤，内分五斤入药，装坛内密封，隔汤煮之，冷定去渣，入前酒密封用。

附：乌须种子方

八制茯苓丸　治一切虚损，男子壮筋骨，生心血，乌须发，明目固精；女人滋颜色，暖子宫，调经气。

白茯苓二斤半，须皮光结实者，去皮，打碎，如枣大，分为八处

黄芪六两，切片，水六钟，煎三钟，煮茯苓一分，干为度

肉苁蓉四两，酒洗，去鳞[①]，水六钟，煎三钟，煮茯苓如前

人参六钱，水五钟，煎三钟，煮茯苓如前

甘枸杞六两，水八钟，煎三钟，煮茯苓如前

破故纸五两，水八钟，煎三钟，煮茯苓如前

何首乌半斤，用黑豆一升，煎水三斤，浸首乌，春秋二日，夏一日，冬三日，将浸过首乌豆汁煮茯苓如前

秋石四两，水三钟，化开，煮茯苓如前

人乳半斤，煮茯苓如前

将制过茯苓总入石臼内，捣为细末，用米筛筛过，上甑蒸热，众手为丸，如梧桐子大。生子者，每日早晚一服，每服四十丸，盐汤送下，乌须明目用滚白汤送下。忌烧酒、犬肉。

一修合须用平定开成，生气续世，黄道吉日。先一日午时，将诸药煎制，煮茯苓，捣末，待次日子时完成，微火烘干，不见风日。忌孝服、妇人、鸡，并四废六不成日。

以上三方，本集不载，系附入。

① 鳞：原作“筋”，据忠信堂本改。

卷之五

协期篇第五

种子歌云：三十时中两日半，二十八九君须算。落红满地是佳期，金水过时空霍乱。霍乱之后枉费功，树头树底觅残红。但解开花能结子，何愁丹桂不成丛。

仁斋云：此盖妇人月经方绝，金水才生，此时子宫正开，乃受精结胎之候，妙合太和之时，过此佳期，则子宫闭而不受胎矣。然男女之分，各有要妙存焉。如月候方绝，一日三日五日交会者成男，二日四日六日交会者成女，过此则不孕矣。

诀曰：何为种子法，经里问因由。昨日红花谢，今朝是对周。蓝田种白玉，子午叙绸缪。三五成丹桂，二四白梅抽。

此言经水未行之时，血海正满，子宫未开，不能受精以成其娠。经水既行，则子宫开，血海净，斯能受其精矣。昨日，谓两日半后也。子午，谓阴阳初动之始，即复姤二卦，非二时也。经止后，一日三日五日得奇数为阳，必生男，故曰丹桂成；二日四日六日得偶数为阴，必生女，故曰白梅抽。七日之后，子宫复闭，不成娠矣。

玉湖须浅泛，重载却成忧。阴血先参聚，阳精向后流。血开包玉露，平步到瀛洲。

浅泛者，即《素女论》所谓九浅一深之法也。盖男女交媾，浅则女美，深则女伤，故云重载即成忧也。阴血先聚，阳精后冲，则血开裹精而成男；阳精先至，阴血后参，则精开裹血而成女，即《断易天玄赋》所谓阳包阴则桂庭添秀，阴包阳则桃洞得仙也。

从斯相暂别，牛女隔河游。二月花开发，方知喜气优。好事当传与，谗言莫妄绸。

此言种子之后，男子别寝，不可再交。盖精血初凝，恐再冲击也。故古者妇人有娠，即居侧室，以养其胎气也。二月，即次月也。前月经行，协期种玉，次月经断，真有娠矣。当此之时，胎教之法，不可不讲。故常使之听美言，见好事，闻诗书，操弓矢；淫声邪色，不可令其见闻也。

密斋箴曰：月事初下，谓之红铅。三十时足，佳期不愆。旧污既去，新癸未生。子宫正开，玉种蓝田。阳道刚健，交接勿烦。勿令气忤，必使情欢。阳偶阴和，雨顺风恬。芳花结子，丹桂森森。

种子须得天月二德，天月德合，三合六合，益后续世。日吉：正月丁壬丙辛，建成收开闭；二月申巳甲己，建平定危成；三月丁壬，建执成收开；四月辛丙庚乙，建平满成开；五月亥寅丙辛，建成收除；六月甲己，建除满成闭；七月癸戊丁壬，建危成收；八月寅亥庚乙，建危成除；九月丙辛，建执破危成；十月乙庚甲己，建平成闭；十一月巳申丁壬，建除执破成；十二月庚乙，建成开闭。外建成开闭俱合天喜六合，益后续世在内。

《巢氏病源》云：三阳所会则生男，三阴所会则生女。葛洪《肘后方》云：男从父气，女从母气。《圣济经》云：天之德，地之气，阴阳之至和，相为流薄于一体，因气而左动则属阳，阳资之则成男，因气而右动则属阴，阴资之则成女。乾道成男，坤道成女，此男女别也。

丹溪曰：成胎以精血之后先分男女者，褚澄之论，愚窃惑焉。复阅李东垣之方，有曰经水断后一二日，血海始净，精胜其血，感者成男；四五日以后，血脉已旺，精不胜血，感者成女，此确论也。《易》曰：乾道成男，坤道成女。夫乾坤，阴阳之情性也；左右，阴阳之道路也；男女，阴阳之仪象也。父精母血，因感而会，精之施也，血能摄精，精成其孕，此万物资始于乾元也，血成其胞，此万物资生于坤元也。阴阳交媾，胎孕乃凝，所藏之处，名曰子宫，一系在下，上有两岐，一达于左，一达于右。精胜其血，则阳为之主，受气于左子宫而男形成；精不胜血，则阴为之主，受气于右子宫而女形成矣。

或曰：分男分女，吾知之矣。男不可为父，女不可为母，与男女之兼形者，又何如分之耶？予曰：男不可为父，得阳气之亏者也；女不可为母，得阴气之塞者也。兼形者，由阴为驳气所乘而成，其类不一。以女函男有二：一则遇男为妻，遇女为夫；一则可妻而不可夫。其有具男之全者，此又驳之甚者也。

或曰：驳气所乘，独见于阴，而所乘之形，又若是之不同，何耶？予曰：阴体虚，驳气易于乘也。驳气所乘，阴阳相混，无所为主，不可属左，不可属右，受气于两岐间，随所得驳气之轻重而成形。故所兼之成形，有不可得而同也。

愚按男女居室，人之大伦，交感之道，虽夫妇之愚不肖，可以能知能行也。纪传所载方法甚明，求子之人用之无效者，可以谓其人之不能行也。其道则迩，其事则易，不可谓其人之不能行也。然可语者法也，不可语者意也，两意不洽，故徒法不能行矣。因著论于下，惟高者取正焉。

谨按《易·系辞》曰：天地絪缊，万物化醇；男女媾精，万物化生。诚哉是言也。男女胥悦，阴阳交通，而胚胎结矣。尝观“周颂”之《诗》云：思媚其妇，有依其士。则夫妇亲爱之情，虽在田野，未之忘也。故于衽席之间，体虽未合，神已先交，阳施阴受，血开精合，所以有子。苟夫媚其妇，而女心未惬，则玉体才交，琼浆先吐，阳精虽施，而阴不受矣；妇依其夫，而士志或异，则桃浪虽翻，玉霜未滴，阴血虽开，而阳无入矣。阴阳乖离，成天地不交之否，如之何其能化生万物哉！详见下《素女论》。

或曰：种子论为富贵之人立法，若彼农民则不知此理，而生育偏多也。殊不知男女居室，虽愚不肖，可与能知能行焉，禽兽何知，而字尾亦有期耶。但富贵之人，身安志乐，嗜欲纵而身体瘁，娇妻美妾，爱博而情不专，苟不立此种子之法，则纵恣无度，空劳神思，终不成胎孕也。郊野之民，形苦志苦，取乐不暇，一夫一妻，情爱不夺，至如交合之时，自然神思感动，情意绸缪，积久有余之气，交久未合之身，阳施阴受，此所以交则有孕而生育之多也。或曰：富贵无子者，信如所论，不孝有三，无后为大，不识如之何而可使生子也？曰：修德以求福，寡欲以养心，配必择良，药不妄饵，庶乎可矣。

帝问曰：若人无子，必欲求之，有法乎？素女答曰：求子之法，须察妇人经水毕，四旺日之后，子宫方开，可以交合而成其子。

按四旺日：春，甲乙寅卯日；夏，丙丁巳午日；秋，庚辛申酉日；冬，壬癸亥子日；四季，戊己辰戌丑未日。如不值其日，取四旺时行之。

帝曰：何以为交接则成男女乎？素女曰：男女交合，女人美快，不自知觉。若阴血先至，阳精后冲，纵气来乘，阴血开裹阳精，是阴包阳，则成男；若阳精先至，阴血未参，横气旁来，阳精开裹阴血，是阳包阴，则成女也。

帝曰：夫妇有不相和悦，其故何如？素女曰：盖因女子不能察夫之情，不晓夫妇人伦之道，生育继嗣之理，但自纵，心性凶顽，常怀忿怨不足之意。或因夫背弃自妻，私淫外妇，至令自己夫妇交合之时，虽夫欲无休，而妻情意不向，反生怨恶而憎嫌也。以此夫妇不相和悦，虽交而情不美。

帝曰：交媾之间，情相合而意相敬何如？素女曰：此皆男女通晓夫妇之道，阴阳交合之理，自然得其情意契合，故相敬也。

素女曰：男女交合，男有五伤：一者，男与女交合之时，泄精少者，为气伤；二者，交合之时，精出而勃者，为肉伤；三者，交合之时，泄精而多者，为筋伤；四者，交合之时，精出而不射者，为骨伤；五者，交合之时，玉茎不坚，虽坚而不久者，为肾伤。以上五者，皆因泄精过度，致伤身体，可不畏哉！

《养生经》云：精清者，肉伤；精血者，筋伤；精赤者，骨伤。如此伤者，病乃生焉。

又曰：女有五伤之候：一者，阴户尚闭不开，不可强刺，强则伤肺；二者，女兴已动欲男，男或不从，兴过始交则伤心，心伤则经水不调；三者，少阴而遇老阳，玉茎不坚，茎举而易软，虽入不得摇动，则女伤其目，必至于盲；四者，女经水未尽，男强逼合，则伤其肾；五者，男子饮酒大醉，与女子交合，茎物坚硬，久刺之不止，女情已过，阳兴不休，则伤其腹。

愚按《素女论》男女五伤之候，欲求子者，夫妇交合之时，不可不慎也。其论交接之事，男有四至，女有九到之说，辞太近亵，故不收录，乃窃取其意而补之。虽云情欲之私，实为生民之始，万化之源也。

夫男女未交合之时，男有三至，女有五至。男女情动，彼此神交，然后行之，则阴阳和畅，精血合凝，有子之道也。若男情已至，而女情未动，则精早泄，谓之孤阳；女情已至，而男情未动，女兴已过，谓之寡阴。《玉函经》云孤阳寡阴即不中，譬取鳏夫及寡妇，谓不能生育也。

男有三至者，谓阳道奋昂而振者，肝气至也；壮大而热者，心气至也；坚劲而久者，肾气至也。三至俱足，女心之所悦也。若痿而不举者，肝气未至也，肝气未至而强合，则伤其筋，其精流滴而不射矣。壮而不热者，心气未至也，心气未至而强合，则伤其血，其精清冷而不暖也。坚而不久者，肾气未至也，肾气未至而强合，则伤其骨，其精不出，虽出亦少矣。此男子之所以求子者贵清心寡欲，以养肝心肾之气也。

女有五至者，面上赤起，媚靥乍生，心气至也；眼光涎沥，斜觑送情，肝气至也；低头不语，鼻中涕出，肺气至也；交颈相偎，其身自动，脾气至也；玉户开张，琼液浸润，肾气至也。五气俱至，男子方与之合，而行九一之法，则情洽意美。其候亦有五也。娇吟低语，心也；合目不开，肝也；咽干气喘，肺也；两足或曲或伸，仰卧如尸，脾也；口鼻气冷，阴户沥出沾滞，肾也。有此五候，美快之极。男子识其情而采之，不惟有子，且有补益之助。

男有三至，女有五至者，精之动也。应至而未至者，神未至也。故欲人动者，必先移其神，其神若交，其精自洽。然神交之道，有天之所命者，如姜嫄履巨人迹，歆歆然若有人道之感而生稷，汉薄姬梦苍龙据腹，高祖幸之而生文帝者是已。有梦之所感者，如"斯干"之《诗》云：维熊维罴，男子之祥；维虺维蛇，女子之祥是已。若杨国忠夫人之事，则未免天下后世之非笑也。

《天宝遗事》：杨国忠出使于江浙，其妻思念至深，荏苒成病，忽梦与国忠交，因有娠，后生男名朏泊。至国忠使归，其妻具述梦中之事，国忠曰：此盖夫人相念，情感所至。时人无不讥诮之。

素女曰：男女交媾之际，更有避忌，切须慎之。若使犯之，天地夺其寿，鬼神殃其身，又恐生子不肖不寿之类。谨守禁戒，可以长生。所忌之要，备述于后：天地震动，卒风暴雨，雷电交作，晦朔弦望，月煞日破，大寒大暑，日月薄蚀，神佛生辰，庚申甲子，本命之日，三元八节，五月五日。又有忌禁：名山大川，神祠社庙，僧宇道观，圣贤像前，井灶前后，火炎闹烘。以上类目，切须忌之，不可交合。犯之者，令人寿夭，小则生病，或若生男，令其丑貌怪相，形体不全，灾疾夭寿。

又有交合禁忌：神力劳倦，愁闷恐惧，悲忧思怒，疾病走移，发赤面黄，酒醉食饱，病体方痊，女子行经。以上所忌，不可交合，令人虚损，耗散元气，可不慎之？

诸所禁忌，敷奏于前。复有五月十八日，自是天地牝牟之日，阴阳交合之期，世人须避慎，不可行房。犯之重则夺命，轻则减寿，若于此时受胎孕，子母难保。

密斋云：夫妇交合之时，所当避忌者，素女之论颇详。然男女无疾，交会应期，三虚四忌，不可不讲。三虚者，谓冬至阳生，真火正伏，夏至阴生，真水尚微，此一年之虚也；上弦前、下弦后，月廓空，此一月之虚也；天地晦冥日月，此一日之虚也。遇此三虚，须谨避之。四忌者，一忌本命正冲，甲子庚申，晦朔之日；二忌大寒大暑，大醉大饱之时；三忌日月星辰，寺观坛庙，灶冢墓之处；四忌触忤恼怒，骂詈击搏之事。犯此三虚四忌者，非惟无子，令人夭寿。

上种子法，见于群书所载者，如此仿而行之，无不验者。愚窃有说焉，若彼田野之氓，邪淫之女，多至生育者，岂皆知此种子法耶？盖待其天癸动、子户开而媾精者，此鸟兽字尾之期，待其男三至、女五至而通体者，此阴阳交感之理，其机至微，非文字之能尽者。若夫田野之氓，则交疏而情意狎，邪淫之女，其思切而情先交，所以阴阳和而生育多也。

卷之六

阴阳别论曰：阴搏阳别，谓之有子。

王太仆云：阴，谓尺中也。搏，谓搏触于手也。尺脉搏击，与寸口脉别，则为娠子之兆。何者？阴中有别阳也。

转女为男法

《良方论》曰：阳施阴受，所以有娠，遇三阴所会，多生女子。但怀娠三月，名曰始胎，血脉不流，形象而变，是知男女未定，故令于满三月间，服药、方术转令生男也。其法以斧置妊妇床下，击刃向下，勿令人知。恐不信者，待鸡抱卵时，仿此置窠下，一窠尽出雄鸡子。

又，初觉有妊，取弓弩弦缚妇人腰下，满百日去之，紫宫玉女秘法也。又如三月以前，取雄鸡尾尖上毛三茎，潜安妇人卧席下，勿令知之，验。又，取夫发及手指甲，潜安妇人卧席下，勿令人知之。

又，妊娠才及三月，要男者，以雄黄半两衣中带之，要生女者，取雌黄带之。

密斋云：夫妇媾精，阴阳分形，阳精胜者为男，阴血胜者为女，固已别矣，岂能转移之耶？虽三月男女分形，阳精胜者为男，阴血胜者为女，盖一月二月之间，精血混合，男女之形未彰，至于三月，阴阳始判，震巽之索斯定，故曰男女分也。谓初受之气于兹始定，非谓阴阳男女初无定体，必待三月而后分，故可以转移变化之耳。古人留是法者，必有所试，阴阳变化之妙，愚不得而知焉。

护养胎元

《脉经》曰：妇人怀胎一月之时，足厥阴脉养；二月，足少阳脉养；三月，手心主脉养；四月，手少阳脉养；五月，足太阴脉养；六月，足阳明脉养；七月，手太阴脉养；八月，手阳明脉养；九月，足少阴脉养；十月，足太阳[①]脉养。诸阴阳各养三十日，活儿。手太阳、少阴不养者，下主月水，上为乳汁，活儿养母。怀胎者，不可灸刺其经，必堕胎。

按《巢氏病源论》云：妇人妊娠一月名胎胚，足厥阴脉养之；二月名胎膏，足少阳脉养之；三月名始胎，手心主脉养之；四月始受水精，以成血脉，手少阳脉养之；五月始受火精，以成其气，足太阴脉养之；六月始受木精，以成其筋，足阳明脉养之；七月始受金精，以成其骨，手太阴脉养之；八月始受土精，以成肤革，手阳明脉养之；九月始受石精，以成毛发，足少阴脉养之；十月，五脏六腑关节人身皆备，此足太阳脉养之也。

《良方论》云：四时之令必始于春木，故十二经之养始于肝也。若足厥阴，肝脉也，足少阳，胆脉也，所以养胎一月二月也。手心主，心包络脉也，手少阳，三焦脉也，属火而夏旺，所以养胎在三月四月。足太阴，脾脉也，足阳明，胃脉，属

---

① 足太阳：原作“足太阴”，据视履堂本改。

土而旺长夏，所以养胎在五月六月也。手太阴，肺脉也，手阳明，大肠[①]脉也，属金而旺秋，所以养胎在七月八月也。足少阴，肾脉也，属水而旺冬，所以养胎在九月；又况母之肾脏系于胎，是母之真气，子之所赖也。至十月，儿于母腹之中受足诸脏气脉所养，然后待时而生。此论奥妙而有至理，余书所论皆不及也。

《良方论》云：然则胚胎造化之始，精移气变之后，保卫辅翼固有道矣。天有五气，各有所凑，地有五味，各有所入，所凑有节适，所入有度量。凡所畏忌，悉知戒慎，资物为养者，理固然也。寝兴以时，出入以节，可以高明，可以周密，雾露风邪不得投间而入，因时为养者，理固然也。以致调喜怒，寡嗜欲，不妄作劳，而气血从之，皆所以保摄妊娠，使诸邪不得干焉。苟为不然，方授受之时，一失调养，则内不足以为中之守，外不足以为身之强，气形弗克，而疾病因之。若食兔唇缺，食犬无声，食杂鱼而疮癣之属，皆以食物不戒之过也。心气大惊而癫疾，肾气不足而解颅，脾胃不和而羸瘦，心气虚乏而神不足之属，皆以气血不调之过也。诚能食饮知所戒，推而达之，五味无所伤，诚能于气之所调，推而达之，邪气无所乘，兹乃生育相待而成者。故曰天非人不因。

食物所忌：

食犬肉令子无声。食兔肉令子缺唇。鸡肉合糯米同食，令子生寸白虫。脍鲤同鸡子食，令子生喑多疮。食羊肝令子多厄难。食鳖鱼令子项短。鸭子与桑椹同食，令子到[②]生心寒。鳝鱼同田鸡食，令子喑哑。雀肉合豆酱同食，令子面生黑子。食螃蟹横生。食子姜令子多指生疮。食水酱令绝产。食雀肉饮酒，令子无耻多淫。食茨菇消胎气。干姜、蒜毒胎无益，粘腻难化伤胎。食驴马肉，过月难产。豆酱合藿同食，堕胎。食山羊肉，子多病。无鳞鱼不可食，菌有大毒，有食者诞子多风而夭。食雀脑令子雀目。

妇人有妊，最不可针灸及乱服药饵，恐致堕胎，以贻后悔。

验胎法：

大凡妇人三月经不行，宜用川芎一两，为末，浓煎艾汤，八分一盏，空心调服之，服尽觉腹[③]中微痛则有胎矣。不动者，血病也；若动在脐下者，血瘕也。故《脉经》云：一月血为闭，二月若有若无，三月为血积也。

胎前所忌药物歌

蚖班水蛭地胆虫，乌头附子配天雄。
踯躅野葛蝼蛄类，草乌侧子与虻虫。
牛黄水银并巴豆，大戟蛇蜕及蜈蚣。
牛膝藜芦加薏苡，金石锡粉对雌雄。
牙硝芒硝牡丹桂，蜥蜴陀僧与䗪虫。
代赭蚱蝉胡脑麝，芫花薇蘅草三棱。
槐子牵牛并皂角，桃仁蛴螬及茅根。
榄根硇砂与干漆，亭长溲疏菌草中。
瞿麦榈茹鳖爪甲，猬皮鬼箭赤头红。
马刀石蚕衣鱼等，半夏南星通草同。
干姜蒜鸡并鸭子，驴马兔肉不须供。
切忌妇人产前用，此歌宜记在心胸。

歌中半夏炒过，干姜炮过，可用，不必拘疑。

妊娠所忌，切不可犯，犯则损胎，子母不利。详见下文。

妇人受胎之后，常宜行动，使气血流通，百脉和畅，临产无难也。今之为妇

---

① 大肠：原作“太阳”，据忠信堂本改。
② 到：同“倒”。
③ 腹：原作“胸”，据忠信堂本改。

者，好逸恶劳，喜静懒动，含羞养娇，以致气血不行，产育多苦。况行住坐卧之久，为皮肉筋骨之伤，子在腹中，气通于母，母气既伤，子亦受病。又勿登高，勿越险，勿举动①，恐致堕胎。妇人怀②胎，常欲见美事，闻善言；若彼神怪之像，傀儡之类，必远避之，勿令见也，稍有犯者，儿必肖之，其貌不雅。居处之处，欲其得轩豁明朗，切忌僻静幽暗，无人相伴，恐其胎气怯弱，邪气侵犯，为害甚大。

仁斋云：妇人怀胎，脏气拥③闭，不可多睡，不可忧惧、劳役，不可啖食粘滞、辛辣、坚硬之物，又不可妄施针灸，所贵时行数步，调畅自适，使气得其平。若酒面炙煿，热毒薰蒸；若感触风邪，传染热气；若误服药饵，破血动胎；若七情内伤，快意纵恣，则易致漏胎。若近产多淫，触犯胎气，则易堕落也。

《良方》云：受胎之后，切宜避胎杀所游之方：正月房床，二月户扇，三月门，四月灶，五月母身，六月床，七月碓磨，八月厕，九月门，十月房，十一月炉灶，十二月房床。

六甲胎神：甲己日占门，乙庚日碓磨，丙辛日厨灶，丁壬日仓库，戊癸日房床。十二支胎神：子午日碓，丑未日占厕，寅申日占炉，卯酉日大门，辰戌日鸡栖，巳亥日占床。

---

① 动：忠信堂本作“重”，于义见长。

② 怀：原作“肧”，据忠信堂本改。

③ 拥：忠信堂本作“壅”。

卷　之　七

调理胎疾

仁斋安胎之法有二：或因母病以致动胎者，但疗母病，其胎自安；或胎气不坚，因触动以致母病者，则安胎而母自愈。以胶艾汤、当归汤各半，缩砂佐之为良。

丹溪云：天行不息，所以生生而无穷。产前当清热养血为主。茺蔚子活血行气，有补阴之妙，命名益母，以其行中有补也，故曰产前无滞，产后无虚。黄芩乃安胎之圣药，俗以为寒而不敢用，反用温热药，谓能养脾，殊不知胎孕宜清热养血，使药循经而不妄行，乃能养胎，必择条实者用之。缩砂安胎，以止其痛，行气故也，非八九个月不可多用。

《金匮要略》云：妇人妊娠，常服当归散主之。

当归　川芎　白芍各一两　白术半两　条芩一两

或散，或酒糊丸，或汤。

妊娠堕胎

丹溪云：阳施阴化，胎孕乃成，血气虚乏，不足以荣养其胎则堕。譬如枝枯则果落，藤萎则花坠。又有劳恐伤精，内火便动，亦能堕胎。譬如风撼其木，人折其枝也，火能消物，造化自然。《病源》所谓风冷伤子脏而堕，此未得病情者也。予见贾氏妇，但有娠至三个月必堕，诊其脉，左手大而无力，重则涩，知其血少也。以其壮年，只补中气，使血自荣。时正初夏，教以浓煎白术汤，下黄芩末一钱，与数十帖，得保全而生。因而思之，堕于内热而虚者，于理为多。曰热、曰虚，盖孕至三月，正属相火，所以易堕。不然，何以黄芩、熟地黄、阿胶等为安胎妙药耶？

王节斋云：妇人堕胎，多在三五个月、七个月而堕者，除跌仆损伤不拘外，若前次三个月而堕，则下次必如期复然，盖先于此时受伤，故后于至期必应，乘其虚也。遇有半产者，产后须多服养气血、固胎元之药，以补其虚损。下次有胎，先于两个半月后，即服固胎药十数同帖，以防三月之堕。至四个半月后，再服八九帖，防过五月。又至六个半月后，再服五七剂，以防七月。及至九个月内，服丹溪达生散数十帖，可保无虞。其连堕数次，胎元损甚者，服药须多，久则可以留。方用四物汤，倍加人参、白术、阿胶、陈皮、茯苓、甘草、艾叶、条芩。气加香附、缩砂，痰加姜制半夏调理。

丹溪固胎饮　常堕胎者宜服之。

熟地黄五分[①]　归身　人参　白芍各一钱　白术钱半　川芎五分　陈皮一钱　条芩五分　甘草二分　黄连少许　黄柏少许　桑木上羊儿藤七叶，圆者即桑络也，真寄尤妙

---

① 五分：忠信堂本作“五钱”。

水二盏，糯米五七十粒，煎服。血加阿胶，胎气痛加缩砂。

茭山云：孕而多堕者，男子贪淫情纵，女子好欲性偏，兼以好食辛酸热物，暴损冲任，故有堕胎之患。其膏粱与藜藿妇人不同，欲之多寡故也。有一等妇人，有胎似乎无胎，痰气疼痛发热，医者不明脉理，妄施耗气退热之剂，不知胎气宜养，病气宜攻，若有胎反用攻药，岂不误矣！故养胎者血也，护胎者气也。或有妇人小产太多，及至中年设法服药保全，但欲心不绝，其性情不改，百凡上气，逆损冲任，因而殒命者有之。故昔人有言：飞禽抱卵，走兽怀胎。物类尚能保全产育，人为万物之灵，反不及此，何耶？且小产甚于大产，瓜果生而摘之，岂不伤其枝蔓，养生可不慎哉？

又或问予曰：今妇人小产最多，往往服药保孕鲜有效者，何也？予答曰：妇人纵欲，恣养口体，伤于冲任，故有堕胎之患。医家不审气血冷热，妄施归、芎、胶、艾香燥之药，因而堕者有之，永为则例者亦有之。世俗概用济生宝[①] 艾附等丸以为的当，殊不知前品乃温热之药，助火消阴之剂，血热妄行，故漏胎之患必有。且如果品多生春夏，少结秋冬，既因血漏胎，反为寒治，必致误人。予特为此参出一方，药品虽少，其功甚大，但怀胎时，自知慎重避忌，服此药可以保全。遂名曰千金保孕丸。

杜仲八两，去粗皮，以糯米煎汤拌匀，炒断丝　烟尘续断去芦，三两

上二味，为细末，以山药五两，作糊为丸，如桐子大，每服七十，空心米饮下。忌酒醋，戒恼怒。一方用枣肉为丸。

又云：胎堕，气血不足。气不足，胎无所荣，血不足，胎无所养，荣养失宜，犹木枯果落。其间过伤怒气，劳佚动胎，内外冷热，伤于子脏，又当量轻重而治之。

《胎产须知》云：胎气不固，常小产，用四物汤加炒阿胶、炒黑香附、白术、黄芩、砂仁、糯米，煎服。

密斋预防堕胎之方，莫有善于所集者。惟《金匮》当归散方，去川芎，用熟地黄，加阿胶、炙草，若常服之尤稳。更兼安胎丸，一名湖莲丸。

莲肉去心，二两　白术二两　条芩二两　砂仁炒，半两

共为末，山药五两，糊为丸，如梧桐子大，每五十米饮下。

妊娠漏胎

《要略》：师曰：妇人有漏下者，有半产后间续都不绝者，有妊娠下血者，假令妊娠腹中痛，为胞阻，胶艾汤主之。

川芎　阿胶　甘草各二钱　艾叶　当归各钱半　白芍　熟地黄各二钱

水二盏，酒一盏，煎一盏，去滓，内阿胶，慢火煎，令胶烊，顿服之。

丹溪云：有娠而血，漏下也，属气虚血热，可服固孕之药。方见前《胎产须知》条。

河间二黄散　治胎漏下血。

生、熟地黄等分[②]

上为末，煎白术枳壳汤，下二钱或钱半。

刘宗厚按《良方论》云：妇人有子之后，血蓄以养胎矣，岂可复能散动耶？所以然者，有孕而月信每至，是亦未必因血盛也。若谓荣血有风则经始动[③]，动以其

---

① 宝：忠信堂本无此字。疑为衍文。

② 生、熟地黄等分：忠信堂本作“生地黄　黄芩等分”。

③ 动：原作“始”，据忠信堂本改。

风胜，则有此例。可见胎漏之因，非止一端也，治者宜扩充焉。

如血热胎漏者，用丹溪治漏下血方。

条芩五钱　白术一两　砂仁炒　阿胶蛤粉炒成珠，各三钱

为细末，每服二钱，艾叶汤下。

气血两虚，下血不止者，秘传当归寄生汤，水煎服。

当归　川芎　艾叶　白术各一钱　人参　寄生　川续断　熟地黄各二钱

《良方论》：妊妇全假血以养胎，或因惊走，或从高坠下，冒涉风邪，触忤神祟，以致下血，胎奔上心，腹中急动，或血从口出，皆是伤胎。其下血不止，胎上冲心，四肢厥冷，闷绝将死者。

阿胶炒　艾各二两　青竹茹拳大　白蜜二合

上水六升，煮艾、竹茹至二升，去渣，入胶、蜜一二沸，待胶烊，分作三服。

妊血如月信者，若至胞干，非特损子，亦损母矣。

芑焙　干姜炮，各半两

上为细末，酒调服三钱，日夜分三服。

立圣散　治妊娠下血下止。

用鸡肝二具，以好酒一升，煮熟，共酒食，大效。

密斋云：女子之血，在下为经水，在上为乳汁，一[①]朝有娠，则经水不动，乳汁不行，聚于子宫，以养其胎也。故胎之有血，如鱼之有水，水深则鱼得活，水涸则鱼困矣。今有娠而复下血，乃气虚血虚，胞中有热，不亟止之，但恐血枯，子命难全，母亦随毙。法当用人参、白术以补其气，归、芎以补其血，黄芩以清其热，生甘草以泻其火，阿胶以止其血，未有不安者矣。

① 乳汁下原脱“一”，据忠信堂本补。

卷之八

胎动不安

凡二论八方。

丹溪云：胎动者，因火逼动胎，逆上作喘，急用条芩、香附之类。夫黄芩乃安胎之圣药。安胎饮：胎成之后，觉胎气不安，或腹微痛，或腰间作疼，或饮食不美，宜服；或五六个月常服甚好。此丹溪方也。

白术　当归　白芍　熟地黄各一钱　人参　川芎　条芩　陈皮　甘草　砂仁　苏叶各三分

生姜三片，水煎。

密斋云：胎动不安，其因有七：或因坠跌举重，触动胎气者；或因纵欲无度，触动胎气者；或因七情失节，触动胎气者；或因误食辛热，触动胎气者；或因触冒寒暑，冲动胎气者；或因修造移徙，触犯胎气者；或因母多疾病，胎失其养而不安者。当各求之，勿妄治也。

如因自高坠下，或为重物所压，触动胎气，腹痛下血，宜用安胎散主之。

缩砂不拘多少，和皮略炒，勿令焦黑，去皮取仁，为末，以当归、川芎等分，水煎作汤调服。如觉胎中热，其胎即安矣。此方甚验，大抵妊妇不可缺此，常服安胎易产。

如因夫妇贪欢，不知避忌，纵恣情欲，以致冲任伤损，触动胎元，胎动腹疼，或为漏胎者，宜如圣散主之。

鲤鱼皮鲜者　当归　熟地黄　阿胶面炒为珠　白芍　川续断　川芎　炙草各等分

水一盏，苎根少许，姜三片，煎服。

如因喜怒忧思，恐惧失节，触动胎气不安者，宜加减四物天香汤主之[①]。

当归　川芎　香附　陈皮　苏叶

因于怒，加黄芩、甘草、人参以缓其中，使肝气平。因于忧者，加枳壳、大腹皮以理其气，使脾气平，饮食进。因于喜者，加黄芩、黄连、麦门冬以泻其火，使心气平[②]。因于恐者，加茯神、益智以安其神，使肾气平，则胎自安矣。

如因恣食酒面，炙煿厚味，及误服辛燥毒药者，以致邪火薰蒸，胎动不安，宜加味枳壳汤主之。

枳壳半两　黄芩一两　白术一两　加黄连　黄柏各二钱，炒　生甘草　青竹茹[③]

水煎服，三钱一剂。

如因起居不时，冲寒冒暑，动其胎者，宜《金匮》当归散加减。因寒，加葱白、苏叶、生姜。因暑者，加黄连、人参、知母。

如因修方动土，移徙堆垛，触犯日月胎神，以致不安者，宜服前安胎散，更请道高者，于胎神所占之方作符，使禳之。

如因母疾病，气衰血少，不能护养其

---

① 宜加减四物天香汤主之：忠信堂本作“宜四物天气散加减用之”。

② 使心气平：原作“使气平”，视履堂本作“心气平”，疑各脱一字，据补。

③ 生甘草　青竹茹下，原文无剂量，各本同。

胎，以致不安者，宜十圣散主之。即十全大补加减也。

人参 白术 地黄 砂仁炒 黄芪各五分 炙草 川芎 归身 白芍炒，各一钱 川续断八分

水煎服。

以上胎动不安者，诸症如有腹痛下血者，各就本方加阿胶、艾叶。

妊娠聚积（附：鬼胎）

凡七论三方。

六元正纪大论：帝曰：妇人身重，毒之何如？岐伯曰：有故无殒，亦无殒也。

王太仆云：故有坚大癥瘕，痛甚不堪，则治以破积愈痛之药。是谓不救必死，尽死救之，盖存其大也，虽服毒不死也。上无殒言母必全，下无殒言子亦不死也。

又曰：大积大聚，其可犯也，衰其大半而止，过者死。

河间云：药之性味，本以治疾，诚能处以中庸，与疾适当，且如半而止之，亦何疑于攻治哉。

《要略》云：妇人宿有癥病，经断未及三月，而得漏下不止，胎动在脐者，为癥痼害。妊娠六月动者，前三月经水利时，胎下血者，后断三月下血也。所以血不止者，其癥不去故也，当下其癥，桂枝茯苓丸[①] 主之。

桂枝 茯苓 丹皮 桃仁去皮尖，炒 芍药各等分

上五味，为细末，炼蜜丸，如兔屎大，每日食前服一丸。不止，加至三丸。温水下。

《脉经》云：设令宫中人，若寡妇无夫，曾夜梦寐，交通邪气，或怀作久癥瘕，急当治下。

斩鬼丹 治妇人鬼胎如抱瓮。

吴茱萸 川乌头 白姜蚕炒 秦艽 柴胡 巴戟去心 巴豆不去油 芫花各一两

上为末，蜜丸，梧桐子大，每服七丸，蜜酒吞，取去恶物，取愈。

寸口脉洪而涩，洪则为气，涩则为血。气动丹田，其血则湿，涩则于下，胎冷若冰。阳气活胎，阴气必凝，故必阴阳，其下心僵。假令阳经蓄血若杯，阴为死血，阳为蓄血。

问：妇人双胎，其一独死，其一独生，医其生，下其死者，其病则愈。然后竟免躯，何脉以别之？师曰：寸口脉卫气平和，荣气缓舒，阳施阴化，精盛有余，阴阳俱盛，故知双胎。今少阴微紧，血则浊凝，经养不周，胎则偏大，少腹冷满，膝膑疼痛，腰重起难，此为血理。若不早去，害母失胎，宜芎归汤。

川芎 当归各等分

每服三五钱[②]，加苏叶数茎，酒水合煎。死者即下，未者即安。

妊娠恶阻

凡三论五方二案。

恶阻者，谓有娠而恶心，阻其饮食也。按《内经》：精化于气，气伤于味。注云：精肉内结，郁为秽腐，攻胃则五味居然不得入也。女人重身，精化百日，皆伤于味也。其斯恶阻之谓欤？

妊娠平日喜怒忧思，七情气滞，以致中脘伏痰留饮。有娠之后，经血既闭，饮[③] 血相搏，气不宣通，遂使心下愦闷，头旋眼花，四肢倦怠，恶闻食气，喜啖咸

---

① 桂枝茯苓下原脱“丸”，据前后文义补。

② 每服三五钱前，忠信堂本有“为末”二字，于义见长。

③ 饮：视履堂本作“痰”，于义见长。

酸，多卧少起，甚则吐逆，不自胜持。治疗之法，顺气理痰，自然安矣。肥人是痰，瘦人是热。

密斋云：妊娠恶阻者，乃怀孕之常病，不须服药。惟平日脾胃虚弱，饮食少者，必呕吐大甚，饮食不入者，恐伤胃气，有害胎元，必须治之。然治此者，必用半夏，半夏有动胎之性，必须制用。炒过无妨。

如肥人恶阻，旋覆花汤主之。

旋覆花 川芎 细辛减半 人参各一钱 白茯苓 半夏 归身 陈皮各二钱 干姜炮，五分 炙草一钱

分作二服，姜五片，煎服。

又方：加味二陈汤，一名小茯苓汤

陈皮 白茯苓各四钱半 半夏三钱 白术二钱四分 炙草一钱

上㕮咀，分作二服，水二盏，姜五片，乌梅一个，煎八分服。

瘦人恶阻，宜人参橘皮汤主之。一名竹茹汤，一名参补饮。

橘皮 茯苓各二钱 人参 麦冬 白术 厚朴姜制 炙草各一钱 竹茹鸡子大一团

水碗半，姜五片，煎服。

又方，用：

白术二两 条芩一两 砂仁炒，五钱

为末，神曲糊丸，白汤下。

如呕吐不已者，恐伤胃气，宜钱氏异功散加藿香主之。

白术 陈皮 茯苓各一钱 藿香叶 人参 砂仁各半钱 炙草三分

水盏半，姜五片，煎服。或神曲为丸服，尤妙。

一妇孕两月，呕吐头眩，医以参、术、川芎、陈皮、茯苓服之，愈重，脉弦，左为甚，此恶阻病，必怒气所激，问之果然。肝气既逆，又挟胎气，参术之补，大非所宜，以茯苓汤、抑青丸二十四丸，五服稍安。脉略弦，口苦干，食即口酸，噫其膈间，滞气未尽行，以川芎、陈皮、栀子、生姜、茯苓煎汤下抑青丸，下十五粒而愈。但口酸易饥，此肝气未平，以热汤下抑青丸。愈后两手脉平和，而右甚弱，此时肝气既平，可用参术以防之，服一月而胎不堕。此丹溪治例也。

徽州商人吴俨妻汪氏，年三十余，末子二岁，正食乳，经水未行。一日因与夫争言激怒，得呕逆病，食入随吐，凡所食物，鼻中即作其食臭。请过二医，俱用反胃之药，不效，请予治之。其脉左三部沉实搏手，右三部脉平。予曰：此有孕脉也，当生二男。汪曰：我生过三子，皆三岁而后娠，今小儿方二岁，经又未动，不是娠也。只因与我官人讲口，便有此病。予曰：身自有娠，且不知之，况医人乎，宜其服药而不效。盖怒伤肝，肝传心，诸臭皆属于心，心传脾，故随所食之物，即作其物气出也。呕逆食臭，皆肝心二脏之火炎上之象也。以黄芩一两，黄连、白术、陈皮、香附（童便炒黑）、白茯苓各五钱，砂仁（炒）二钱。共为末，神曲糊丸，绿豆大，每五十白汤下。未五日而安，后生双男。

卷之九

妊娠子悬

凡五论二方一案。

妊娠五六个月以后，胎气不和，上凑心腹，胀满疼痛者，谓之子悬，严氏紫苏饮主之。

紫苏　大腹皮　陈皮　川芎　白芍　当归各六分　人参　甘草各三分

姜三片，葱五茎，水煎，空心服。亦治七情过伤，胎动不安之病。

蔡元度宠人有孕，夫人怒欲逐之，遂成此疾。医官王师复处香术散，用莪术（煨）二钱，丁香一钱，甘草三分。共为细末，分作三服，空心，盐汤调，觉胸中如物推下之状而愈。

古庵云：妇人忿怒，忧思过度，以致胸腹之间气刺满痛。此言良是。盖妇人上有舅姑丈夫，事触物忤，不能自决，而忧思忿怒，沉郁于中。丹溪云：气郁成火，火载胎下[①]，荣卫不通，则心腹之间胀满疼痛俱作也。宜矣。

妊娠子上冲心昏闷，刺巨阙穴，在鸠尾下一寸是，下针令苏不闷，次补合谷，泻三阴交，胎应针而落。如子手掬心，生下子有针痕顶母心，向前人中有针痕，向后枕骨有针痕是。

辨云：按《十四经发挥》云：凡人心下有膈膜，前齐鸠尾，后齐十二椎，周围著脊所遮膈，令浊气不使上薰心肺，是心在膈上也。妊娠之妇，若子上冲至膈，则儿之在腹，指未能执物，尚坚握而不伸者，又有胞衣裹之，岂能破膈握心哉。心为一身之主，神明出焉，不容小有所犯，岂有破冲掬而不死哉。盖以其上冲近心，故云尔，如胃脘痛曰心痛之类是也，学者不可以辞害意。

密斋云：五脏系皆通于心，而心通五脏系也。故胞门子户上通心系，胎气和则安静而不动，胎气不和则伸缩转动，牵拽其系而心痛也，如物悬坠之状，名曰子悬。

妊娠子烦

凡七论九方。

妊娠四月六月，多苦烦闷，盖四月属少阴君火以养精，六月属少阳相火以养气，所以如是。又有不在此两月分，而苦烦闷者，由将息失宜，七情伤感而然也，名曰子烦。

密斋云：子烦之症，皆属于热，有虚有实，更宜分十二经养胎之月，各随其脏气治之。此吾家传之秘，群书未载。

如妊娠食少气弱者，此虚烦也，宜麦门冬散主之。

麦门冬　白茯苓　防风各一分[②]　人参半钱

水一盏，姜三片，淡竹叶十片，煎七

---

① 下：视履堂本作“上”，于义见长。
② 各一分：忠信堂本作“各一钱”。

分服。

妊娠气实体壮者，此实烦也，宜竹叶汤主之。

白茯苓　防风　麦冬　条芩　知母各一钱

淡竹叶十片，煎服。

如初受胎一月二月，此足厥阴肝、少阳胆二经之脉所养也。此时精血混合，胞胎融结，肝胆气逆，使人烦闷不安，呕吐恶阻，柴胡汤主之。

柴胡钱半　赤茯苓　麦冬　条芩各一钱　人参　橘皮　甘草各五分

水盏半，生姜三片，煎八分，温服。

如妊娠三月四月，手心主包络、少阳三焦二经之脉所养。二经皆属相火，其气逆，令人烦闷不安，口干舌燥，加味竹沥汤主之。

淡竹沥一合　黄芩　麦冬　知母各一钱　白茯苓钱半

上㕮咀，水二盏，入炒黄柏三分，煎一盏，入竹沥，再煎一二沸服。

如妊娠五月六月，此时属足太阴脾、阳明胃经之脉所养。若因饮食劳倦所伤，以致气逆，令人腹胀，烦闷不安者，和胎饮主之。

白术　白茯苓　条芩各一钱　厚朴制　麦冬　枳壳炒，各五分　甘草二分

水煎，食远服。

如妊娠七月八月，此时受手太阴肺、阳明大肠二经之气所养。若因形寒饮冷所伤，以致气逆，令人喘咳，烦闷不安者，知母饮主之。

白茯苓　黄芩各二钱半　知母　麦冬　炙草各一钱六分　桑白皮　地骨皮各一钱

分二帖，水二盏，煎一盏，入竹沥一合，再煎沸服。

如妊娠九月，属足少阴肾经脉养。此时胎形俱足，如有烦闷不安者，乃胎肥作热也，宜芩术枳壳汤主之。

条芩钱半　白术　枳壳炒，各一钱　生甘草五分

淡竹叶[①] 十二片煎，空心服。

妊娠子满

凡二论一方一案。

妊娠至七八个月，此时受足太阴脾经、手太阴肺经之气已足，形体俱成，毛发渐生，其妇奉养本厚，安居太过，胎元肥壮，湿热内盛，腹大如鼓，腹满下坠，逼迫子户，坐卧不安，谓之子满。经云：诸湿肿满，皆属脾土。诸气膹郁，皆属于肺。宜东垣和气饮主之。

白术　黄芩各钱半　大腹皮　枳壳炒，各一钱　苏叶茎　砂仁各五分，炒　炙草三分

水煎。

徐太和之妻，娠八月，得子满病，他医作子悬治，不效。腹满转甚，胎坠下迫，玉门大张，胞形外露，但仰卧不能坐，势危，请密斋师治之。诊其脉，两手俱大坚搏手，谓其夫曰：令正病无害，乃双胎也。胎肥气弱，不能束约，故下坠耳。用束胎和气饮[②] 主之，加人参一钱，升麻（炒）三分，服三剂，胎复上而安，后生一男一女。

《要略》云：妇人怀娠六七月，脉弦发热，其胎愈胀，腹痛恶寒者，小腹如扇，所以然者，子脏开故也，当以附子汤温其脏。方未见。

妊娠子肿

一名子气。凡三论五方二案。

---

① 淡竹叶：原作“淡竹沥”，据忠信堂本改。

② 束胎和气下原脱“饮”，据忠信堂本补。

戴云：子肿者，谓夫人手足或头面通浮肿者是也。

《济生方》云：曾有娠妇腹胀，小便不利，吐逆，诸医杂进温胃宽气等药，服之反吐，转加胀满凑心，诊之胎死也。久服下死胎药，不能通，详因得鲤鱼汤。其论曰：娠妊遍身肿满，或心胸急胀，名曰胎水。遂去妇人胸前看之，胸肚不分，急以鲤鱼汤三五服，大小便皆下恶水，肿消胀去，方得分娩死胎，可谓更生之人矣。此症盖怀娠腹大，不自知觉，人人皆谓胎娠如此，终不知胎水之患也。故著此论，以谕后人，当自省察。

三因鲤鱼汤 专治妊娠腹胀，胎有水气。

白术五两 白芍 当归各三两 白茯苓四两

上锉细，鲤鱼一个，不拘大小，破洗鳞腹，白水煮熟，取汁，去鱼不用，每服四钱，鱼汁钟半，姜七片，橘皮少许，同煮七分，空心服，以胎水去尽为度。一方加人参、泽泻。

丹溪治一妇人，三十八岁患有娠水肿，鲤鱼汤加五苓散治之愈。

《要略》云：妊娠有水气，身重，小便不利，洒淅恶寒，起即头眩，宜葵子茯苓散主之。

葵子一升 茯苓三两

上二味，杵为末，米饮服一钱，日三服，小便利为度。

娠妇面目虚浮，肢体肿如水气者，全生白术散主之。

白术一钱 生姜皮 大腹皮 白茯苓皮 陈皮 桑白皮各五钱

上㕮咀，浓磨木香水半盏，同煎八分，去渣温服。

如娠妇三月成胎之后，两足自脚面渐肿腿膝以来，行步艰辛，伏似水气，至于脚指间有黄水出，又名子气，天仙藤散主之。

天仙藤即青木香苗茎也，洗，略炒 香附炒 陈皮 甘草减半 乌药各等分 木瓜三片 木香等分

水盏半，姜三片，煎服。

密斋云：妊娠七八月后，两脚肿者，未可医治，至产后其肿自消。如两脚肿甚者，宜白术茯苓散① 主之。

白术 白茯苓各二两 防己 木瓜各三两

上为细末，每服一钱，食前沸汤调下，日三服，肿消止药。

① 白术茯苓下原脱“散”，据忠信堂本补。

卷之十

妊娠伤寒

凡十五论十二方。

丹溪活套：妇人胎前感冒风寒，头痛发热，或身体疼痛，用四物汤合小柴胡汤，或更加细辛、白芷、羌活、防风等药。

河间云：大抵胎病天行从增损柴胡，杂症从增损四物。然春夏须从柴胡，秋冬必用四物，药性寒热，病症虚实，不可不察也。又云：治产前寒热，小柴胡去半夏，谓之黄龙汤。

密斋云：妊娠伤寒，专以清热安胎为主，或汗，或下，各宜随其五脏表里所见脉症主治，勿犯胎气。故在表发汗，以香苏散为主方；半表半里则和解之，以黄龙汤为主方；在里则下之，以三黄解毒汤为主方。此吾家传之秘，活人甚多。如古方六合汤，虽分治详明，犹不及此切当。

凡娠妇伤寒，勿论日数，但见恶寒头疼，宜香苏散主之。

紫苏二钱　香附子炒黑，二钱　陈皮一钱　甘草半钱

姜三片，葱五根，煎服。

头痛加川芎、白芷各一钱，名芎芷香苏散。

假令得肝脉，其外症善洁面青，善怒，其三部脉俱弦而浮，恶寒，里和，谓清便自调也，本方加羌活、防风各一钱，谓肝主风，是胆受病也。

假令得心脉，其外症面赤口干，善笑，其三部脉俱浮而洪，恶寒，里和，谓清便自调也，本方加黄芩、石膏各钱半，谓心主热，是小肠受病也。

假令得脾脉，其外症面黄善噫，善思，其尺寸脉浮而缓，恶寒，里和，本方加白术、防己各钱半，谓脾主湿，是阳明[①]受病也。

假令得肺脉，其外症面白善嚏，善悲不乐，欲哭，其尺寸脉俱浮而涩，恶寒，里和，本方加黄芪、防风各一钱，谓肺主燥，是大肠[②]受病也。

假令得肾脉，其外症面黑，善恐，其尺寸脉俱浮而濡，恶寒，里和，本方加附子（炮）一钱，谓肾主寒，是膀胱经受病也。附子犯胎，用吴茱萸温之可也。

河间云：解利伤寒，不问何经所受，皆能解之。谓不犯各经之受病，虽不能解尽，亦无坏症。羌活汤尤益妊妇。

羌活二钱　防风　川芎　黄芩　甘草炒，各一钱　细辛三分半　白芷一钱　白术钱半，无汗用苍术

水煎服，无时。

其妊妇伤寒，得之三五日后，有恶寒发热，内有烦渴引饮，小便赤涩之症，此邪在半表半里也，宜黄龙汤主之。

柴胡二钱　黄芩钱半　人参一钱　甘草一钱

---

① 阳明：据前后文当作“胃”。

② 大肠：原作“太阳”，据忠信堂本改。

姜枣引。

如寒热往来，无汗口干，加葛根二钱，去枣，入葱白三根。

如头疼不止，加川芎、白芷各一钱，去枣，加葱白三根。

如发热有汗，口渴，加白术、瓜蒌根各钱半。

如脉浮大有力，大热大渴，本方合人参白虎汤，去姜枣。

如心烦不得卧，本方加白茯苓、麦门冬各一钱。

如呕哕，加半夏（制）、白茯苓各一钱，去枣。

如胸胁满痛，加枳壳（炒）、香附子（炒黑）、川芎各一钱。

如大便秘，本方初加大黄五分，得利则止，不利加一钱，以利为度。

其娠妇伤寒五六日后，表邪悉罢，并无头疼恶寒之症，止烦躁发热，大渴，小便赤，大便秘，或利下赤水，六脉沉实，此病邪在里也，宜三黄解毒汤主之。

黄柏　黄芩　黄连　山栀　大黄等分

水煎。更随五脏脉症加减。

假令得肝脉，其内症烦满消渴，溲便难，尺寸脉沉弦有力，是肝经本脏受病也，本方加当归钱半，甘草五分，倍山栀。

假令得脾脉，其内症腹胀满，谵妄，其脉沉缓有力，是脾经本脏受病也，本方加枳实（炒）、厚朴（姜汁炒）各钱半，倍大黄。

假令得心脉，其内症烦躁，心痛，掌中热而哕，尺寸脉沉数有力，此心经本脏受病也，本方加麦冬一钱，竹茹一团，倍黄连。

假令得肺脉，其内症喘咳胸满，尺寸脉沉涩有力，是肺经本脏受病也，本方加葶苈（炒）一钱，桔梗五分，倍黄芩。

假令得肾脉，泄如下重，足胫寒而逆，尺寸脉沉而石，是肾经本脏受病也，加干姜（炮）五分，熟地黄钱半，倍黄柏。

其娠妇伤寒，发汗后，汗流不止，胎气损者，加减当归六黄汤。

归身　黄芪　生地黄　黄芩　白术　阿胶珠　炙草各等分

浮小麦一撮，煎汤盏半，去麦，每服五钱，煎七分，温服。

其娠妇伤寒，下后，协热而利不止，胎气损者，宜加味黄芩汤。

黄芩二钱　白芍　白术　白茯苓　炙甘草　阿胶各一钱

水盏半，煎一盏，后入阿胶，再煎八分服。

其娠妇汗下后，热不除者，虚也，加味竹叶汤主之。

人参　麦冬　炙草　阿胶　生地黄各一钱

竹叶十二，粳米合引[①]。

其娠妇伤寒，差后发热者，宜黄龙汤、四物汤主之。因于食者，本方加枳实。

其娠妇伤寒，热极发斑，状如锦纹者，宜四物汤去川芎，加黄芩、人参、知母、石膏、玄参、大青叶主之。

其娠妇热病护胎法。夫妊娠感非时之邪，热毒之气，侵损胞胎，遂有动胎漏血，致害子母之命，用白药子不拘多少，为末，以鸡子清调，摊于纸上，如碗大，贴脐下胎存处，干则以温水润。又方：以灶心土研细，水调涂脐下，干又易之。又方：以井底泥敷心下，令胎不伤。又方：用干浮萍、朴硝、大黄（炒）、蛤粉、板

① 竹叶十二，粳米合引：忠信堂本作“水竹叶十二片，粳米一合，水煎服”。

蓝叶，共为末，水调贴脐下，安胎，解燥热，和脏腑。

其娠妇值天行热病，壮热，百节疼痛，不急治，即堕胎。

柴胡　知母　葛根　石膏各六钱　大青叶八钱　栀仁一两　升麻八钱　葱白切，半盏

水七盏，煎三盏，分四服，服之。

其妊娠热病六七日，极者伤胎，儿死腹中，身冷不能自出，须用暖胎药，服黑神散，温酒调，暖胎自出。评此不若用催生汤。

苍术二两　桔梗一两　橘仁[①] 六钱　白芷　桂心去皮，各二钱　炙草二钱　干姜炮　当归　厚朴制　芍药　半夏洗　川芎　枳壳炒，各四钱　杏仁炒　木香各一钱

水盏半，姜枣引。

妊娠霍乱

一论一方。

霍乱者，阳明经病之别名也。阳明者，胃也。盖因平日五味肥脓，腐积成痰，七情菀结，气盛为火，停蓄胃中，乍因寒热之感，邪正交争，阴阳相混，故令心腹绞痛，吐利并作，挥霍变乱，故名霍乱。如邪在上胃脘，则当心而痛，其吐多。邪在胃脘[②]，则当脐痛，其利多。邪在中脘，腹中痛，吐利俱多。吐多则伤气，利多则伤血，血气受伤，不能护养其胎。况邪气鼓击，胎气震动，寿未有不殒者矣。此危恶之症，不可不亟治也，宜前香苏散加藿香叶治之。

香苏散一剂　藿香叶　缩砂炒，各五分

如转筋加木瓜一钱，胎动不安加白术钱半。

如夏月得之，加黄芩钱半，黄连一钱，香薷二钱。

如冬月得之，加人参、白术各一钱，干姜（炮）五分。

妊娠风痉

又名子痫。一论三方一案。

痉，俗作痓，乃太阳膀胱病之别名也。论曰：妊娠中风，颈项强直，筋脉挛急，言语謇涩，痰涎壅盛，或发搐不省人事，名曰子痫。亦有临月发风痉，或晕闷倒地不识人，吐逆如痫，亦名子痫。治各有方。

其因中风，腰背强直，时复反张无汗者，宜防风葛根汤主之。

防风　葛根　生地黄　川芎各二钱　杏仁去皮尖　麻黄去节，各钱半　桂枝少许　独活　甘草　防己各一钱

上㕮咀，分二帖，每水盏半，煎麻黄去沫，入药煎八分，温服，以安为度，不安连服勿间。

其有汗者，或发搐不省人事者，宜羚羊角散主之。

羚羊角镑　川独活　酸枣仁炒　五加皮各半钱　薏苡仁　防风　当归　川芎　茯神　杏仁去皮尖，各四分　木香　甘草各二分半

水钟半，姜三片，煎服如上法。

其临月发者，宜葛根汤主之。

葛根　贝母　陈皮　防风　防己　川芎　当归　白茯苓　桂枝　泽泻　人参　独活　石膏　炙草各等分

每帖七钱，水二盏，煎八分，不拘时。贝母令人易产，未临月用升麻代之。

密斋师在郧阳时，值郧阳知县一婢，

---

① 橘仁：忠信堂本作“陈皮”。

② 胃脘：视履堂本作“下脘”。疑各脱一字，当作“下胃脘”。

临月患此病，口眼㖞斜，腰背反张，手足挛曲，不省人事，请师治之。用黄连解毒汤方，加朱砂末，斡开口灌之，稍定，其夜生一男。主谢曰：以一剂之药，活二人之命，其功大矣。产后病，尤昏迷不醒，以七珍汤与之，即安。

卷之十一

妊娠心腹腰诸痛

凡三论九方。

妊娠以安静为贵，但有心腹诸痛，便是胎气不和，此胎气之为母病者也。若因饮食不调，恼怒不已，或素有痰气，发作无时者，此母病之害其胎气也。须分治之。

丹溪云：凡心气诸痛，不可用参术补气，其痛愈甚。师谓治诸心腹痛者，用香苏散加砂仁最妙。

其二三月娠，忽心腹腰痛不安，此肝气不和也。

当归三钱　阿胶珠二钱　炙草一钱　葱白四钱

水煎。

其三五月[1]娠，忽心腹绞痛者，此心气不和也。

大枣十四个，烧令黑　盐煅，一钱

为末，取一撮许，酒调服愈。

其娠妇心痛，气欲绝者，火龙散主之。

艾叶末盐炒，一两半　茴香炒　川楝子去核，各一两

上为末，每服二钱，水一盏，煎七分，食后服。

其娠妇腹中绞痛，心下急痛者，当归芍药汤主之。

白芍药四两　当归三两　白茯苓一两　泽泻一两　川芎二两　炙草一两

共为细末，每服三钱，食前温酒调服，蜜丸亦可。

其妊娠无故下血，腹痛不可忍，或下黄汁，如漆水，如豆汁。

野苎根[2]炒　金银花各一两

酒水各一盏，煎服。

其娠妇素有冷气，心痛如刀刺及腹痛者，加减当归散主之。

当归　香附炒黑　川芎各三两　青皮二两　吴茱萸半两，炮七次

上为末，温酒调一钱，服无时。

其娠妇腰痛不可忍者，通气散神妙。

破故纸不拘多少，瓦上炒令香

上为末，嚼胡桃肉半个，空心温酒调服二钱。

其因于七情者，前方香苏散加砂仁、木香各五分。

其因于饮食者，香苏散加白术、枳实各一钱，砂仁五分。

妊娠痎疟

凡一论四方。

疟者，苛毒苦恼之名也。寒则凛凛，汤火不能御，热则蒸蒸，冰雪不能解，所谓来如风火，去似微尘，易受而难退也。有孕之妇，岂堪忍受。方其初得，急驱逐之，及其久也，须和解之，勿犯胎气，勿

---

① 三五月：忠信堂本作“四五月”，于义见长。

② 野苎根：忠信堂本作“野草根”。

伤胃气，此治之之大要也。

初病之时，小柴胡合四物汤以解之。解之不退，宜常山饮截之。

知母 川常山各二钱 炙草一钱 乌梅一钱

酒水各盏半，桃枝七寸，露一宿，发日五更服，面东，如吐勿忌，得吐即愈。

其疟久不可再截，只以补脾和胎为主，宜加味异功散主之。

人参 白术 白茯苓 炙甘草 陈皮 当归 黄芩 柴胡等分

上为末，每服一钱，米饮下，日三服，得汗而解。或加九肋鳖甲作丸，服之妙。

如寒多热少者，驱邪散主之。

良姜炒 白术 草果仁 藿香叶 陈皮 缩砂 白茯苓各五分 炙草二分半

姜五片，枣一枚，服不拘时。又治食疟。

如热多寒少者，加味白虎汤主之。

生地黄钱半 黄芩 麦冬 人参 知母 葛根各一钱 石膏三钱 甘草五分

乌梅半个，水煎。亦治暑疟。

卷之十二

妊娠吐泻

凡二论五方。

吐利并作者，霍乱也。常吐者，恶阻也。治法在前。惟忽然呕吐者，勿认恶阻，须详审之。如吐清水，同食物出者，寒也，宜理中汤主之。

人参　白术各一钱　炙草三分　干姜炮，五分　藿香叶五分

水盏半，煎七分，入姜汁一匙。

如吐酸水，同食物出者，热也，宜加味二陈汤主之。

陈皮钱半　白茯苓　半夏炒，各一钱　甘草三分　黄连姜汁炒　吴茱萸炮，去皮，三分

水钟半，姜五片，煎服。

妊娠多食瓜果生冷，及当风取凉，则令[①]胎冷，腹胀虚疼，肠内虚鸣，脐下冷痛，大便滑泻，宜安胎和气饮主之。

诃子面煨，去核　白术各二钱　陈皮　良姜炒　木香　白芍炒　陈粟米炒　炙草各钱半

分二帖，水二钟，姜五片，煎服。

如泻久不止，恐其伤血，无以养胎，宜加减八珍汤主之。

人参　白术　白茯苓　炙草　当归　生地　白芍　阿胶各等分

水钟半，煎一钟，入阿胶，煎八分，食前服。

如不止，兼服三物桃花丸。

赤石脂　白龙骨等分　干姜炒焦，减半[②]

上为末，粥糊丸，梧桐子大，每服三十丸，或五十丸，米饮下。

妊娠痢疾

一论五方一案。

病属湿热，努责之时，胃气下陷，胎气坠，不亟治之，恐其伤胎。

初病腹中胀痛，里急后重，宜下之，三黄解毒汤主之。方见前。

腹中微痛，里急后重，用河间行气，后重自除，养血则下利自止，法宜芍药汤主之。

白芍一钱　当归　黄连各五分　槟榔二分　木香二分　桂少许　大黄三分　黄芩一钱　炙草二分

上㕮咀，水盏半，煎八分，食前服。

又，芍药柏皮丸常服。

白芍　黄柏各二两　黄连　当归各半两

上为末，水丸，小豆大，每五十丸，陈米饮下。

大抵妊娠痢疾，以清热解毒为主，此治湿热之圣药也。

妊娠下利赤白，肠鸣后重，谷道疼痛，黄连阿胶丸主之。

黄连　砂仁　归身　阿胶炒　白术各一两　干姜炒，二钱半　枳壳炒，五钱　炙甘

---

① 令：原作“冷”，据视履堂本改。

② 减字下原脱“半”，据忠信堂本补。

草三钱。

上为末，盐梅肉三两[①]，入少醋，同杵丸，陈米汤下。

妊娠脓血下痢，状如鱼脑，小腹绞痛难当。

地榆　黄连　阿胶另煎　酸石榴皮等分

水煎。

临产痢疾，用栀子烧存性，末之，空心热水调下一匙，甚者不过五服。或用四物汤调枳壳散服，效。

罗田典史熊镜妻有娠，先于五月病热，请女医朱廷和治之，变疟；又请万元献壬子举人治之，加痢；至八月疟痢并作，请师调治。诊其脉，左手沉实有力，右脉浮大而虚，此乃男娠内伤病也。用补中益气汤加条芩，倍白术，连进十余服，疟痢俱止，后以胡连丸[②]调理而安，次年春果生一男。

妊娠喘嗽

凡一论四方。

妊娠喘嗽，当分二症。有风寒外感者，有胎气内壅者，须详审之。其风寒外感者，必发热，鼻塞声重，初病之时，宜发散之，桔梗散主之。

天门冬　茯苓各一钱　杏仁去皮尖　人参　甘草　桑白皮蜜炒　紫苏叶　桔梗各五分　麻黄去节，七分

姜三片，水煎。

久嗽不止，谓之子嗽，引动胎气，胎必不安，宜紫菀汤主之。

天门冬　紫菀各二钱　桔梗五分　甘草　杏仁去皮尖　桑白皮蜜炒，各二分半　防风五分

上㕮咀，水二盏，竹茹一块，煎八分，入蜜半匙，再煎一沸服。

如服上药不止，或痰中有血者，宜门冬清肺饮主之。

天冬　麦冬各一钱　桑白皮蜜炒，　杏仁去皮尖　黄芩　五味子　阿胶　桔梗　甘草各五分　苏叶五分　乌梅肉半个[③]

水煎服。

痰甚加陈皮五分，淡竹沥一合。有血加生地黄一钱，大蓟根、茅根汁各一二匙。

妊娠七八月以后，受肺与大肠之气，胎气壅盛，咳嗽喘急，宜马兜铃散主之。

马兜铃　桔梗　枳壳炒　甘草　陈皮　大腹皮　苏叶各一钱　五味子七粒

姜三片，水煎。

妊娠子淋（附：不禁）

凡三论六方。

子淋之病，须分二症：一则妊母自病，一则子为母病。然妊母自病，又分二症：或服食辛燥，因生内热者，或自汗自利，津液燥者。其子为母病，亦分二症：或胎气热壅者，或胎形迫塞者。症既不同，治亦有别也。大抵热则清之，燥则润之，壅则通之，塞则行之，此治之之法也。

娠妇奉养太厚者，喜食炙煿酒面，辛燥之物，以致内热，小便赤涩作痛者，宜加味木通汤主之。

木通　生地黄　赤芍　条芩　甘草梢等分

淡竹叶十二片　水煎。

妊妇尝病自汗，或因下痢后，小便短少，不痛者，此津液不足也。

---

① 两：原作“同”，据忠信堂本改。

② 胡连丸：原作“胡莲丸”，据忠信堂本改。又疑此“胡莲丸”为预防堕胎之湖莲丸。

③ 半个：忠信堂本作“五个”。

麦冬　通草　滑石各三钱　当归　甘草各五钱　人参　细辛各一钱

上为细末，每服二三钱，灯心煎汤，空心服。

娠妇素淡滋味，不嗜辛酸，病小便赤涩而痛者，此胎热也，宜冬葵子汤主之。

冬葵子一两　赤芍　条芩各半两　赤茯苓　车前子各三钱

上末，每二钱米饮调服，不拘时。如小便不通，恐是转胞，加发灰少许极妙。

娠妇八九月，胎形肥硕，小便短少，小腹胀，身重，恶寒，起则晕眩欲倒，此胎气迫塞，膀胱之气不行也，宜大腹皮散主之。

枳壳炒　大腹皮　甘草炙，各一钱　赤茯苓三钱

上为末，每服一钱，浓煎葱白汤下，不拘时。一方有黄芩一钱。

一娠妇淋沥，小便不通，医作转胞治之，不愈，后用槟榔、赤芍药二味研末，顺取长流水煎汤调服，效。此方治男妇一切血淋，及淋涩水道疼痛，用之无有不效。

娠妇九个月后，多小便不禁者，胎下坠也。凡见小便频数，或自出不觉，其势将产，不须治之。如九月以前，遗尿不知出者，此病也，用真桑螵十二个，炙焦，为末，空心米饮调下。又方：用白薇、白芍药等分，为末，酒调方寸匕，日三服。

《要略》云：娠妇小便难，饮食如故，归母苦参丸主之。

当归　贝母　苦参各四两

上为末，炼蜜丸，如小豆大，米饮下，三丸加至十丸。

妇人怀胎有伤，腹满不得小便，从腰以下重，如有水气状，怀身七月，太阴当养不养，此心气实，当刺泻劳宫及关元，小便微利则愈。

卷之十三

妊娠转胞

仲景曰：妇人本肌肥盛，头举自满，反羸瘦，头举中空，胞系了戾，亦多致此病，但利小便则愈，宜服肾气丸。按此方以中有茯苓故也，地黄为君，功在补胞。方见上卷。

丹溪曰：转胞之病，胎妇之禀受弱者，忧闷多者，性急躁者，食味厚者，庸或有之。古人皆用滑利疏导药鲜有应效，因思胞不自转，为胎所压，展在一边，胞系了戾不通耳。胎若举起，居于其中，胞系自通，水道自利。然胎之坠下，必有其由。近吴宅宠人患此，遂用四物汤加参、术等药，空心饮，随以指探喉中，吐出药汁，俟少顷气定，又与一帖，次早亦然，如是与八帖而安。此法未为的确，恐偶中耳，后又历用数人皆效，未知果何如耶？方名参术散：四物汤加人参、白术、半夏、陈皮、甘草。入姜煎，空心服。

吴宅宠人患转胞，两脉似涩，重则弦，左稍和。予曰：此得之忧患。涩为血少气多，则胎气弱而不举[①]，弦为有饮。血少则胎弱，气多有饮，中焦不清而隘，则胞知所避而就下。乃以参术散与服，去八帖而安。

妊娠便秘

凡一方。

便难之病蓄热，属血虚，宜润肠丸主之。

火麻子去壳，取净仁，二两，净研　桃仁去皮尖，另研，一两，生用

上和匀，研极细末，蜜丸，梧桐子大，每服三十，空心，枳壳汤下。

妊娠杂症

凡十三症十三方三案。

娠妇冬月中寒，宜理中汤加细辛主之。

娠妇夏月中暑，宜人参白虎汤加黄连主之。

娠妇伤食，香苏散加白术、枳实（炒）、黄连主之。

娠妇夏秋之间中湿，宜平胃散加黄柏主之。

娠妇胎不长者，血气不足也，五六月脾胃脉养之时，宜十全大补汤去桂，加陈皮，姜枣引。

娠妇胎肥者，八月以后，胎气壅盛，宜常服枳壳散，易产。

商州枳壳五两，炒　炙粉草一两　香附炒黑，一两

上为末，每服二钱，空心沸汤调服。一方有糯米半斤（炒），同为末，令儿易产。初生胎气微黑，百日后肥白，此为古方之冠。若娠妇稍弱者，单服恐胎寒腹痛，胎弱多惊，王隐君于内加当归一两，木香半两，不见火，如此用之，则阳不致

---

① 举字下原衍“举”，据忠信堂本删。

强，阴不致弱，二气调和，有益胎嗣。

湖阳公主胎肥难产，方士进瘦胎散，用枳壳四两，和甘草二两，为末，空心服六钱匕，茶调服。

妊娠胎惊者，七八月以后，胎形既成，或因气闷，或因喧呼，心神[①]脉乱，致令子惊，使母心神忪悸，睡里多惊，坐卧不宁，气急逼迫，宜服大圣散，保安胎孕，子母无虞。

白茯苓　川芎　麦冬　炙草　当归　木香　人参　炙芪等分

上㕮咀，每服七钱，水钟半，姜三片，煎服。

妊娠胎热者，皆因娠妇多居火间，衣著太暖，伏热在里，又食酒面炒煿，热物太过，致令胎热，头旋眼晕，视[②]物不见，腮项肿核，若加涎壅，命在须臾，此肝脏毒热上攻也，宜消风散主之。

石膏炒　菊花　当归　羌活　防风　芥穗　川芎　白芷各钱半　羚羊角半钱　炙草半钱　茗苦茶一钱　大黄豆卷一钱

分二帖，水煎。

一娠妇将临月，两眼忽然失明，不见灯火，头痛眩晕，项腮肿不能转，诸医治疗不瘥，转加危困，偶得消风散服之，病减七八获安。分娩，其眼吊起，人物不辨。有人云：只服四物汤加荆芥、防风，更服眼科天门冬饮子，但以此方间服，目渐稍明。大忌酒面煎炙，鸡鱼鹅鸭豆腐，辛辣热毒物并房劳，不然，则眼不复明也。

天门冬饮子：

天门冬　茺蔚子　知母各二钱四分　茯苓　羌活　五味子　人参各一钱八分　防风二钱一分

㕮咀，分二帖，每水二盏，姜三片，煎八分服。

妊妇七八月，忽然无故悲伤欲哭，状如神灵所作，数欠伸者，此名脏躁，乃肺也，宜甘麦大枣汤主之。出《要略》。

甘草二两　小麦一升　大枣十枚

三味，以水六升，煮取三升，分三服。

妊娠失音不语，奇病论：帝问曰：人有重身，九月而喑者，何也？岐伯对曰：胎之络脉绝也，胎络者，系于少阴之脉，贯肾，络舌本，故不能言。帝曰：治之奈何？岐伯曰：无治也，当十月复。

妇人有娠，故服毒药攻胎，药毒冲心，外症牙关紧急，口不能言，两手强直握拳，头低自汗，身微热，与中风子痫相似，其脉浮数，十死一生。医者不识，作中风治之，更不审问，必致损[③]绝。宜用白藊豆一味，研末，新汲水调，斡开口灌之。此症不正之妇有之。

妊娠儿在腹中哭，宜黄连汤主之。

黄连三钱　甘草一钱

浓煎二味，令母呷之。

又一方：用半年空屋下鼠穴中土一块，令母含之，即止。

一云：脐带上疙瘩，乃儿口中含者，因娠妇登高取物，脱出儿口，以此作声，令娠妇曲腰在地拾物，使儿复得入口，即止。

密斋云：此症临月将产妇人有之。师母钱氏，嘉靖戊子有娠九个月，儿在腹中哭，钱大惊，令作男子拜而止之，过二十日生师兄邦孝也。

娠妇日月未足而腹痛，如欲产者，用知母一味，为末，蜜丸，鸡头实大，酒化下。

---

① 神：忠信堂本作“恍”，于义见长。

② 视：原作“食”，据忠信堂本改。

③ 损：忠信堂本作“殒”，于义见长。

卷之十四

预防难产

丹溪云：世之难产，往往见于郁闷安逸之人，富贵奉养之家，若贫贱辛苦者无有也。方书止有瘦胎饮一论，而其方为湖阳公主设也，实非极至之言。何者？有此方，其难自若。予族妹苦于难产，正与湖阳公主相反。今其有娠五六个月，遂于大全方紫苏饮加补气药，与十数帖，因得男而甚快。遂以此方随母之形色性禀，参以时令加减与之，无不应者。因名曰达生散。

大腹皮三钱　人参五分　陈皮五分　白术一钱　白芍一钱　炙草二钱　紫苏梗叶五分　归身一钱

入青葱五叶，黄杨脑七个此即黄杨树叶梢儿也，或加枳壳、砂仁，以水煎，食后服。于八九月服数十帖，甚得力。

夏加黄芩，冬不必加，春加川芎，或有别症，以意消息。

气虚加参、术，气实香附、陈皮，血虚倍归、芎，形实倍紫苏，性急加黄连，有热加黄芩，湿痰加滑石、半夏，食积加山楂，食后易饥倍黄杨脑，腹痛加木香、桂。

予族妹苦于难产，后遇胎孕，则触去之，予甚悯焉。说[①] 其形肥而勤于针指，静思旬日，忽自悟曰：此症与湖阳公主相反，彼奉养之人，其气必实，耗其气使和平，故易产。今形肥知其气虚，久坐知其不运，而其气愈弱，久坐胞胎因母气不能自运尔，当补其母之气，则儿健而易产。今其有孕至五六个月，遂与达生散十帖，遂得男而甚快。

又云：难产多是气血虚。亦有气血凝滞而不能转运者，亦有八九个月内不能谨欲者。

丹溪束胎丸　至七八个月内服之。

黄芩夏一两，秋七钱，冬五钱，春七钱　白术二两　茯苓七钱五分　陈皮三两，并不见火

上为末，粥丸，梧桐子大，每服三四十丸，白汤下。

又方　第九个月服。

黄芩一两，酒炒焦，怯弱者减半　白术一两　枳壳炒，七钱半　滑石七钱半，小便多者去之

上为末，粥丸，梧桐子大，每三十丸空心白汤下，多则恐损元气。

刘宗厚按世俗妇室妊娠鲜有服束胎药者，盖局方、良方诸法，未能尽其妙用者，多辄动娠，故率不敢行。然丹溪先生因系以上三方，以备世俗取择，好生君子之一端也。

密斋云：妇女之怀胎，有膏粱藜藿劳逸苦乐之殊，岂必人人有产难之厄哉。自湖阳公主后，始有瘦胎之论，前此有寤生者，岂无法耶？今之娠妇未有尽服束胎药者，盖生育者，妇人之常，非病也，故不用药耳；惟素有产难之苦者，不得不讲求其方，以为保生之计。其束胎之方，用各

① 说：忠信堂本作“观”，于义见长。

不同，如枳壳瘦胎散，及用滑石方，气实多痰者宜用之；达生散，束胎丸，气虚血少有热者宜用之。若不审其虚实，不若不服之，善也。

蕲水朱宅一妇女李氏，尝苦难产，其夫以情叩师求方，且曰形颇壮，性急食少。予思此气滞也，与一方，枳壳、甘草、香附子为主，当归、川芎、白术、陈皮佐之，至八九个月内，每月服三帖，后生三子甚快。

张氏方　临月服之，束胎易产，行气宽膈。

枳壳五两，炒　甘草两半　香附子二两半

上为末，姜汤点服。

难产七因

全著。

一、因安逸。盖妇人怀娠，血以养之，气以护之，宜常行动，使气血周流，胞胎活泼，不可久坐久卧也。今富贵之家，爱惜娠妇，惟恐劳役，任其安逸，久坐久卧，以致气滞而不运，血滞而不流，胎亦沉滞而不转动，故诞弥厥月，而难产矣。试观贫贱之妇，亲执井臼之劳，勤动不倦，生育甚易者，彼何如哉？若是难产者，宜于八九个月常服达生散。

二、因奉养。盖胎之肥瘦，气通于母，母之所嗜，胎之所养也。故怀胎之妇，宜节饮食，淡滋味，一切肥甘之味，皆当远之，不惟母无产厄，子亦少病矣。今富贵之家，惑于俗论，谓非辛热则胎不暖，非肥脓则胎不长，恣食厚味，而不知节，以致胎肥而难产也。试观糟糠之妇，藜藿之肠，何以无产厄哉？是以难产者，宜于八九月间多服瘦胎散及张氏方。

三、因淫欲。盖古者，妇人怀娠之后，即居侧室，不共夫寝者，保养胎气也。今之为夫者，纵欲而不休，为妇者，贪欢而无忌，至七八个月之间，胎形已俱，情欲犹昔，以致败精浊液粘滞胞胎，故临产不利也。何以知之？其子生下，头上有白膜一片，俗呼为戴浆生者是已①。若此者，宜服瘦胎丸加滑石。

四、因忧疑。按兵法曰：禁祥去疑，恐惑众也。而今人家求子之心既切，保胎之计甚疏，或问命卜，或祷鬼神。殊不知谈其祸福者，惑人之听，信于祈祷者，干鬼神之怒，此等无益之事，适增有娠之忧，心常疑惧，产必艰难也。若此者，必戒卜筮，常使娠妇闻正言、见善事为贵。观不正之女，多产厄者，可以理会。

五、因软弱。如少妇初产者，神气怯弱，子户狭隘，常怀恐怖之心，不任折副之苦，当产之时，腰曲不伸，脚直不开，展转倾侧，儿不得出。又如中年妇人，生育既多，气血亦损，当产之时，气虚血少，生理不遂。若是二者，淹延数日，针药不施，母子获安者鲜矣。

六、因仓皇。娠妇临产，自觉儿身转移，胞浆流溢，腰腹急痛，门户张迫，当是时也，儿欲奔出，母则着力一送，儿便下矣。若儿身未转，胞浆未破，腹中阵痛，乍作乍止，当是之时，宽心忍耐，直待如上形状，然后使力可也。有等粗俗稳婆，不认正产弄产，但见腹痛，遽令努力，娠妇无主，只得听从，以致或逆或横，子母殒命，皆仓皇之失也。

七、因虚乏。娠妇当产之时，胞浆已破，着力逼送，视儿欲出之势，或急或缓，顺其势而利之可也。若使儿未欲出，用力太早，及儿欲出，母力已乏，使儿留住产户之间，津液干涩，产有艰难。若是者，可以大补气血催生汤救之。

---

① 已：原作“以”，据忠信堂本改。

卷之十五

育婴方论

谚云：宁医十男子，莫医一妇人；宁医十妇人，莫医一小儿。非以小儿口不能言，脉无可诊，为哑科欤。传曰：如保赤子，心诚求之。虽不中，不远矣。大抵小儿之病有三：一曰禀赋不足，二曰胎毒，三曰乳食所伤。盖禀赋不足者，羸父弱母，精耗血衰，胞胎之气既亏，血肉之躯先损。既生之后，目无精采，啼声不扬，颅解发稀，皮薄肉软，齿久不生，行坐过迟者，皆禀赋不足之病也，宜大补肾地黄丸主之。胎毒者，父饵壮阳之丹，母饮暖宫之药，交接无度，淫火猖狂，饮食不忌，膏粱内变，令儿受之，丹瘤疮疹，惊痫脐风，盘肠内吊之病作矣，宜保婴解毒丸主之。乳食所伤者，小儿肠胃脆薄，乳食过多，难以传化，而父母溺于护爱，惟恐饥乏，凡肥甘生冷与食之，以致宿食成积，久积成癖，而吐泻疟痢，肿胀腹痛，疳虫之病生矣，肥儿丸主之。

小儿肝常有余，病多惊痫，琥珀抱龙丸主之。脾常不足，病多疳痨，集圣丸主之。

八味地黄丸 治禀赋不足，肾气虚弱，骨髓枯竭，囟大头缝不合，体瘦语迟，行步多艰，齿生缓者。

干山药去黑皮 山茱萸酒拌润，蒸软，去核取肉，焙干 熟地黄酒洗，焙干，各五钱 鹿茸蜜涂炙，酒浸炙亦可 川牛膝酒洗，焙，各四钱 牡丹皮去心，净洗 白茯苓去皮，各三钱 泽泻二钱

上锉，焙，研为细末，炼蜜丸，如麻仁大，每服十五丸，或二十五丸，至三十五丸，空心温盐汤下，温酒亦佳。

保婴解毒丸 治胎热，胎惊，胎黄，脐风，丹瘭，疮疹，一切胎毒。

甘草半生以解毒，半熟以温中 黄连去枝梗，解毒泻火，各三钱 黄柏去皮，蜜水炒，泻阴火，二钱 辰砂水飞，镇惊解毒，二钱

共为细末，腊雪水杵和为丸，如芡实大，未周岁者半丸，周岁者一丸，灯心煎汤化下。

肥儿丸 健脾胃，进饮食，消积滞，杀疳虫，补疳痨，长肌肉，乃保婴之第一方也。

人参去芦，三钱 白术坚白者，去芦，五钱 橘红刮净，五钱 白茯苓去皮，四钱 甘草去皮，炙，二钱 青皮四花者，去穰，三钱 缩砂仁二钱五分 木香二钱五分 山药刮净，五钱 莲肉去皮去心，五钱 使君子去壳，三钱 山楂子蒸取肉，三钱 三奇神曲炒，三钱

共研为极细末，用生荷叶包粳米煮熟，去荷叶，将米杵烂，以净布扭出，再煮成糊，为丸，如麻仁。每服二十五丸，或三十五丸，至五十丸，陈仓米炒熟，煎汤，不拘时服。

琥珀抱龙丸 抱者，养也。龙者，阳之象也。《易》曰：震为龙，一阳初生，乃少阳之气。震为乙木，内应乎肝。小儿初生，纯阳之体，肝常有余，故立此方。

以抱龙名者，所以保养阳气，使不至于暴泄，滋益阴精，令得制乎炎光也。常服祛风化痰，镇心解热，和脾胃，益精神，尤保婴之第一方也。

真琥珀　天竺黄　白檀香细锉　人参去芦　白茯苓去皮，以上五味各一两五钱　粉草去皮节，三两　枳壳水浸润，去穰，面炒黄色　枳实去壳，制，各一两　朱砂水飞，五两　山药去黑皮，一斤，锉碎，慢火炒，令黄熟勿焦　牛胆南星一两　金箔一百个，另筛入药中，和匀

上一十二味，除朱砂、金箔另制，檀香不见火外，九味或晒，或焙，同研为末，和匀。朱砂、金箔每一两重药，取新汲井水一两重，入乳钵内，略杵匀，随手丸如芡实大，约五分重一粒，阴干，晴霁略晒，日色燥甚则拆裂，宜放当风处，取其自干。百日内儿，每丸作三次，一岁以上者，一丸或二丸，并用薄荷汤化服。痰壅嗽甚，淡姜汤下。感冒风寒，葱汤下。痘疹惊痫搐搦，滚白水下。心悸不安，灯心汤下。中暑迷闷，麦门冬汤下。凡合此药，品味必备，但缺一味，制不依法，即不效也。常用瓦罐收贮，勿令泄气。

集圣丸　治小儿疳瘦发热，肚大青筋，头皮光紧，发稀作穗，喜吃泥土，此治疳病之第一方也。

芦荟　五灵指　夜明砂洗净，焙　缩砂仁　陈皮　青皮去穰　莪术煨　木香　使君子去壳，煨，各二钱　黄连去皮梗　干蟾炙焦，去足，各三钱

疳瘦加当归、川芎各二钱。

共为细末，用猜猪胆二枚，取汁和药，入糕糊丸，麻子大，陈米饮下。

卷之十六

幼科医案

山中读《易》，研精宓义。小往大来，福寿均齐。岁月云迈，而无所之。及其出壬，人相扶持。别号通仙，业专于医。江湖逸叟，七十有四。幼科医案，暮年自叙。

胎　　疾

嘉靖丁酉八月，英山县郑斗门初八日初生一男，命名廷试，生五日不乳，喷嚏昏睡，请予视之。予曰：此脐风病也，一名马牙风。小儿生后，一腊之内尤急。斗门惊惧，予曰无妨。乃看其口中上腭有白泡子，如珠大者三四个，取银挖耳刮去之。斗门怜惜之情见于色。去之未尽，次日犹不乳。邻亲金氏老妪闻之，传语斗门，以脐风之害。斗门忧惶，复请予，叩问脐风之病何如？予告之曰：脐风之病，不可治者有三：脐肿腹胀，大小便不通者，名曰锁肚；口紧不开，不乳不啼，时作搐者，名曰噤风；环口青色，口唇紧撮者，名曰撮口。令郎初病，未至困也。复以手法去其白泡而安。斗门曰：当用何药？予曰：儿在母腹之中，赖母之血以养之；及其生也，食母之乳，乳亦血所化也。胃气常脆，谷气未生，岂能任其药毒耶？虽有古方，不敢用[①]也。斗门曰：若然，则坐视其死而不救哉？予曰：上工治未病，中工治初病，下工治已病。治未病者，十全八九；治初病者，十救四五；治已病者，十无一生也。斗门曰：治未病者何如？曰：儿初生时，必先浴之，后断其脐。断脐之后，以火灸其断处，脐干未落，常谨视之，勿为儿尿所浸，则自无脐风之病矣。斗门曰：治初病者何如？曰：但见儿喷嚏多啼，少乳者，即视其口中上腭，有白泡子成聚者，急以手法刮去之，以软布拭净其血，则脐风不发矣。斗门曰：治已病者何如？曰：不知以上二法，其泡落入腹中，或为锁肚，或为噤风，或为撮口，虽有神丹，不能救也。斗门谢曰：请详记之，以为育婴之法。

隆庆壬申，罗田监生胡正衢次子生两月，病吐乳发热，昏睡不思乳，请予视之。予曰：此伤乳病也。先有一乳母，其乳少，又使一乳母佐之。儿生两月，脾胃尚弱，乳哺易伤。二乳母恐儿之啼，触主之怒，强以乳相继哺之，因此成病。教令损其一日之乳，其病自愈，不必服药。乳母听教，次日果安。

惊　　风

黄州府同知张，命我县知县朱，差人致书云：本府张二守公子得风疾，苦无良医，闻汝知医且精，转我召汝，汝当星夜速来，是亦济世之端，功名之会也。全奉命，亟往视其病，两腮红，上气喘急，脉浮缓而濡。此因伤食得之，食伤脾，脾虚

① 敢字下原脱“用”，据忠信堂本补。

不能养其肺，脾为之母，肺为之子，母子俱虚。两腮红者，虚热也；上气喘急者，肺虚也；脉浮缓而濡，气虚也。时医各以惊风治之，用抱龙丸、牛黄丸、苏合香丸，不效。予告曰：公子不是风病，乃肺虚证也。诸医顾笑。予用阿胶炒成珠，一服二分，煎苏叶乌梅汤化服，三剂而安。张公大喜，厚赐而归，众医各有惭色。

罗田知县朱云阁一女，未周岁，病惊风，召全治之。乃用泻青丸，治惊风之秘方也，何故不效而搐转甚？岂喉中有痰，药末颇粗，顽痰裹药，粘滞不行之故欤？改用煎过作汤，以薄绵纸滤去滓，一服而效。朱公大喜，赐以儒医之匾。

英山县知县吴前洲公子病惊风，差人请全往治之。至则众医聚议，用药无功，吴甚忧惧，而有千金之托。全告曰：公子病可治，勿忧也。乃用导赤散作汤，吞泻青丸，一服而搐止，复进琥珀抱龙丸，调理三日而安，吴公大喜。

罗田县学教谕曾加一子病惊风，先请万石泉治之。庠生也，善医。时予在痒，因往问之，曾留予同医。石泉主小续命汤，予曰：不可用也。肝主风，心主惊[①]，风火相煽，乃发搐也。续命汤多辛燥之药，恐反助火邪，而病益甚也，不如通圣散效。石泉心服，未尽剂而安。

蕲水县庠生徐淑道一子病惊风，先请张医治之，不效，遣人请余。时病七月矣，发搐无时，痰鸣气急，其势危困。予按治惊之法，先降其痰，次止其搐，后补其虚，一言以蔽之，惟治其火而已。乃用河间凉膈散，改朴硝为马牙硝，煎成汤，入青礞石末，调服之，痰下喘止。随用泻青丸、导赤散，二方相合，作汤服之，而搐止。余热未除，张主小柴胡汤、竹叶汤、凉惊丸，予不许，乃用四君子汤加炒黑干姜，一服而身凉。祖母萧氏怪而问淑道曰：莫非用芩、连、栀子，令儿身冷耶？淑道应其母曰：所服者参、术、干姜，非芩、连也。萧命其子问予治病之法，后来有病，莫为医所误也。予答曰：大凡小儿肝常有余，脾常不足。肝主风，搐搦气逆，皆属于肝。经云：太过则乘其所胜，而侮所不胜。故肝木旺则乘其脾土，侮其肺金，所以用参、苓补肺，甘、术补脾也。肝胆之火，名龙雷之火，水不能制，寒不能胜，必辛甘之药，从其性而伏之，故用炒干姜之辛热，合人参、甘草之甘温，以泻其火而身凉也。张医闻而惊服，乃[②]命其子从予讲幼科，予尽以其术教之。

罗田县富室胡淑卿一子病惊风，先请甘医治之，甘乃吾妾之兄，授以幼科，其术颇明，用泻青丸不效，复请予至。吾恐其丸剂太缓，作汤加全蝎服之，不效。予思药之不效，不对病也，于是亲视其发惊之状，其子昏睡，醒则大笑一声，复作猫声而后搐也。予曰：怪得泻青丸不效，此非肝病，乃心病也。用导赤散一剂而搐止。淑卿大喜，详问其故。予曰：心属火，笑者火之声也。火生在寅，属虎，猫声者虎之声也。心为君主，不可轻犯，小肠为之府，导赤散以泻小肠之火，则心火自平矣。

又一富室张世鲁子病惊风，迎予往治之。时病已十七日矣，目右视而眨，口右张而动，手足向右掣引，舌上黑苔，势已危急。予谓世鲁之父希贤曰：令孙病剧，宜急取薄荷叶煎浓汤洗其舌，如黑苔去而舌红，则病可治，否则不可治也。洗之黑苔尽去，以泻青汤作大剂服之，口眼俱定，手足不掣，以凉惊丸、至圣保命丹调

① 惊：忠信堂本作“火”，于义见长。
② 乃：原作“萧”，据忠信堂本改。

理十余日而安。

又张族一寡妇吴氏，有子周岁，病惊风，大小便不通，请予治之。予用五色三黄丸利其惊热，至圣保命丹定其搐。

县学庠生汪元津一子，年五岁，伤食成疟，疟后发搐，乃脾虚病也，请予治之。予谓元津曰：凡治惊风，必用泻青丸、导赤散，虽良工不能废其绳墨也。今在令郎，必不可用，非予不能理此疾也，愿得女衣一套，与公治之。元津曰：但得小儿安，何止女衣哉。予用调元汤、琥珀抱龙丸服之而搐止，但目不能开，昏昏喜睡，父母忧之。予思脾虚极矣，脾主困，故喜睡，目之上下胞属脾，脾虚故不能开也。仍以调元汤服之，以补其虚，琥珀抱龙丸以安其神。脾喜乐，命平日所与作伴，同嬉戏者，环列床前，取鼓钹之器击之，或歌或舞以引之，病儿之目，乍开乍闭，以渐而醒，不喜睡矣。后用肥儿丸调之，儿病既安，竟负前言。

又伯兄监生汪前川一子，年四岁，七月病惊搐，请医以拿法掐止之；八月连发二次，并以掐法；九月又发，乃遣人来问予。予曰：痰[①]聚成惊，惊久成痫，幼科拿法，即古之按摩法也，病在荣卫者，可以用之，使荣卫之气行，亦发散之意，病在脏腑，则不能去矣。惊久成痫，痰塞心窍之中，不亟治之，必成痼疾，古人所谓五痫者，自此得之。因制一方，以黄连泻心中之邪热为君，枳实、半夏去胸中之积痰为臣，朱砂、寒水石之类坠之，以安其神为佐，甘遂以逐上焦之痰饮，麝香以利窍为使，神曲作糊丸，如龙眼大。每用一丸，用豮猪心一个，刀批开，纳丸于中，缚而煮之，待心熟，取丸和心食之，饮其汤以吞之，名曰断痫丸。凡服猪心五个，再不发矣。

英山县闻宅一子，年六岁，病惊风，请予往治。至则闷死，衣棺具备。予视其形色未变，手足尚温，谓其父母曰：勿哭，吾能活之。与之针涌泉二穴，良久而苏。父母喜而称谢予。予曰：此儿之病，得之伤食，宿食成痰，痰壅作搐，今病虽愈，宿痰未去，恐他日复再作也，当制丸药以除其根，不然神气渐昏，必成痫也。其家不听，谓吾索利，至次年八月，果成痰迷之病，大小便不知，解去其衣，水火不知避，复求予治之。予思其重医之情，因制一方，以黄连、山栀仁泻其浮散之火，牛胆南星、白附子（炮）以去其壅积之痰，茯神、远志、石菖蒲、朱砂以安其神，麝香以利其心窍，用豮猪心中血和神曲糊为丸，如黍米大，灯心煎汤送下，调理半年，不复发矣。又与之灸风池、曲池、三里六穴而安。

蕲水县陈宅一子，年二岁，病惊风，失于调理成痫，半月一发，来求药。予用六一散末，分三包，一包用青黛相和，名安魂散，寅卯时竹叶煎汤下；一包朱砂相和，名宁神散，巳午时灯心煎汤下；一包入轻粉少许，名定魂散，申酉时薄荷煎汤下，调理半年而安。大凡痫病初得之者，十全八九，如遇[②]二三年后者，不可治矣。时医有用吐法者，有用滚痰丸下之者，徒损胃气，百无一效。有制寿星丸治之者，一杯之水，岂能减积薪之火哉。

予婿李中庵，蕲水县之学生也，年九岁时得痫，病则昏仆，口眼俱合，手足不动，喉中无痰，但僵仆如醉人也。予知其心病，乃制一方，用东垣安神丸去地黄，加茯神、远志、石菖蒲以通其心窍，南星、珍珠末、铁花粉以坠其痰，汤浸蒸饼丸，如黍米大，灯心煎汤下，调理一年而

① 痰：忠信堂本作“热”。
② 遇：忠信堂本作“过”。

愈。

子第四男邦治，七八岁有痫病，发则面先青惨，目定视，口中有痰，如嚼物之状，昏仆一食顷即苏。予教其母，但见面[1]青目定时，即以鹅翎探吐其痰，母依吾教，前后叶痰二升许，痫竟不发，如此调理三年而安。大抵痫病皆痰也，虽有五兽之名，各随其脏，详见钱氏方中。凡得此病，气实者，控涎丹；气虚者，断痫丸。病愈之后，以琥珀抱龙丸调之，未有不安，但年深日久不可治也。

蕲水县金谷山周小应子，半岁，病惊风，迎予往治之。视其昏睡[2]不乳，发搐不休，予曰：搐而不止，止而复发，此不治证也。其家又请张医，张用掐法，掐则目张口动，乃护痛也；捏其乳汁于口中，则吞之有声。旁人窃笑予之不能，而称张之术。予请再视其儿，目斜视，张曰看娘；口张而动，张曰要吃奶。予曰：非也。目斜视者，睹不转睛也；口张而动者，脾绝也；掐而痛不哭者，啼不出声也；吞乳有声者，乳汁如水，下流汩汩，非自吞也。去生远矣，何术之足称耶？半夜儿死，张亦逃去。

麻城县新店童云衢一子，生三月，遍身有疮，一日疮隐而发搐，时予在见素家，因请予视之。曰：但得疮复出，则惊止矣。以泻青丸方与之，加白僵蚕、全蝎，遍身红，搐略止。予曰：皮肉红者，疮必出也，不须服药。云衢求安之心太亟，不信吾言，或用拿法，或服汤剂，疮久不见，又发搐，七日后而儿死。大抵小儿生下三月，变蒸未足，脏腑未实，不宜服药，或不得已而用之，中病即止，不可过也。

黄州府学庠生周小川一女，生周岁，病昏睡不醒，头倾项软，众医议作风痰治之，时有管粮厅通判萧取予在府，小川与予视之。予曰：头者，六阳之合也。头倾项软者，乃阳虚之病也，非风也。主调元散，一服而安，觑者称奇。

疳　病

罗田知县朱云阁只有一子，年七岁，甚珍爱之。脾胃虚弱，食多则伤，食少则困，形瘦而黑，常使韩医治之。因其伤食，则与枳术保和丸以消导之；因其困倦，则与参苓白术丸以补之。时补时消，精神日瘁，将成疳矣。予告之曰：公子之脾胃素虚，不能消谷，故食易伤也。伤食而复消导之，则脾益虚，虚而复补，脾未得实，而伤者又至矣，岂良法哉？全进一方，专以补脾为主，内兼消导，名肥儿丸。公视其方，以四君子汤为主，加陈皮、青皮、木香、砂仁、山药、莲肉、使君子肉、神曲、麦芽、山楂肉，共为细末，荷叶包粳米，煮烂，捣为丸，米饮下，命予修制。自此不复伤食，肌肉渐肥矣。

县学教谕许厚举一子，年十四岁，吐血，诸医作痰火治之，不效。生员董万卷荐全，厚举听而请之。全诊其脉，两[3]尺右关皆不足。全告曰：公子之年未及二八，脉当沉紧，今反不足，当作胎禀怯弱之病。全观宗师体厚，何以有此？必夫人有虚病，或乳少得之也。厚翁闻而跃起大笑，呼师母曰：汝当初怀身时多病，生小哥后无乳，密斋之脉神哉！问作何病治之？全曰：十六岁以后病此者曰痨，十五岁以前病者曰疳，疳即痨也。宜用六味地黄丸以补肾，治其胎禀怯弱之病，参苓白术丸补脾，助其生长之气，病自安矣。乃

① 见字下原脱“面”，据视履堂本补。
② 睡：原作“肿”，据视履堂本改。
③ 两：原作“而”，据视履堂本改。

制二药服之，一月而安。厚举称赞之，全之名由此渐著矣。

监生王三峰有子，年二岁，多病，请予治之。予曰：此乳少病也。三峰曰：母乳极多。予不应而遂行。其父竹泉留之曰：烦公调治，必有厚谢。予曰：若使全治，必作少乳之病，今曰乳多，识证不明，不敢医也，愿别求明医以治。力辞而退。时予寄寓三溪书馆中，其夜东郊会川来访，问予数日曾治几病？所得几何？予笑曰：只今早王三峰请去，看其子病，乃疳证也，因乳少得之，彼曰乳多，吾不与治，此儿成疳，可惜不救。会川闻知，亟去。三溪曰：此会川之婿，汝言太甚，故去矣。予曰：必与三峰同来，公等少坐。须臾，会川果与三峰至，谢曰：今早多慢！此儿之病，与吾先在南京所丧之儿病症同，乃疳病也。今闻会川述先生之言，正合吾心，望推犹子之爱，为我治之。予曰：因乳多乳少治法不同，请归验之，明早再议。各散去。次早三峰复至曰：先生之见神妙，及昨夜归问拙荆，拙荆捏其母之乳，果无乳也，昼则嚼饭以哺之，啖以粑果，夜则贮水以饮之，奈何？予曰：欲使换其乳母，则母子认惯，不可换也。若不使有乳妇人养之，则此疾终难治也。不如仍与旧母养之，择一少壮妇人有乳者，夜则相伴，以乳补之，久而惯熟，自然相亲矣。三峰曰：有乳无乳，其法异乎？予曰：有乳之疳，得之伤乳，乃饱病也，宜集圣丸。无乳之疳，得之失乳，乃饥病也，宜肥儿丸。调理一月而安。

监生汪怀江有子，年六岁，病疟久不已，面皖白，发稀成穗，腹胀，食不作肌肤，乃疳病也。怀江一家凡有病者，诸医用药不效，惟予治之，所活者多，是以留居其家，朝夕甚恭。予重其情，故于此子之病，以养脾丸平其疟，肥儿丸治其疳，调理半月而愈。

蕲水县陆沉港李黄之妻，程浠川之女也，寡而一女，五岁，因伤风寒不愈，变为疟疾，疟止变为泄痢，痢止成疳，肌肉消瘦，饮食减少，日啖莲肉十数枚。其母恐怖，遣人请予往治之。予曰：病名曰疳，形色虽衰，胃气犹存，病可医也。时有江西一医万鼎者，其叔李庄留在其家，学水炼秋石之法，妄谈此病不治。予笑曰：勿患此女之病难治，当患水炼秋石之不成也。乃谓其母曰：坚心服吾之药，勿为浮言所惑，吾去矣，待女病大愈，不负吾功。以集圣丸调理三个月而安，复请予谢之。予至其家，女出拜，貌甚妍。予问万鼎何在？家人答曰：秋石不成，今骗一骡，而远遁矣。

吾县富室胡黑三长孙，一岁，病脑后哑门穴出一毒，如桃大，已溃，白脓不干，请视之。予曰：此无辜疳也，法不能治。或问何谓无辜疳？予曰：《全幼心鉴》云：有妖鸟名睢，一名夜行游女，白昼不出，夜则出飞，此鸟无雄，飞入人家有儿裸衣挂晾未收者，则布毒其上，儿着此即病而死，掠取其魂，化为己子，是名无辜疳，亦传尸之类也。故病则颈上有核，针破之，内有白粉，况项后之疽，又九不治中之一证也，故云难治。时有一老医号邓风子者，以善拿法名，人相慕之。黑三请视其孙，邓曰可治。予曰：久慕先生之名，如治此儿之病，名不虚传。邓曰是不难，乃留。五日后而儿死矣，邓大惭而去。

又乡中一小儿，方二岁，常利下绿水，形瘦如鬼状，医作疳病治之，不效。其父来问，予审其病状，曰：此非疳病，乃胎气所害，名曰魃病者是也。凡人家养子者，勿与怀娠妇人抱之。如胎禀强者，则无此病，胎禀怯弱者，胎气犯之，即成魅病，如客忤之类。若治此病，只补其脾胃，待彼儿生，自然安矣，宜肥儿丸主之。

咳嗽　哮喘

胡元溪，戊子科举人，三十九岁始得一子，时嘉靖丁酉也。辛丑春病嗽，请医张鹏治之，名医也，用葶苈丸，乍止乍作。至夏转作，又请甘大用治之，吾所教者，用五拗汤不效。或以葶苈，或以五拗，发表攻里，其嗽益加，至百十声不止，面青气促，口鼻血出，势急矣。不请予者，予先补县学廪膳，元溪与胡明睿、蔡惟忠等嫉而害之，不敢请也。至是事急，不得已而占之于筮，得大蹇朋来之辞，于是请予。予以活人为心，不怀旧恨，欣然而往，约以调理两月而愈。元溪曰：何如是之难也？予曰：自春至秋，病已半年，肺为娇脏，治之不易，请勿怀疑，看予调理。乃立一方，用天、麦门冬、知母、贝母、桔梗、甘草、苏子、陈皮（去白）、黄芩、栀子仁、白茯苓，连进三剂，咳只二三十声，口鼻血止。元溪心中不安，又请医万绍至。予心怪之，欲留不可，欲去则误此儿之命。观其主方，以二陈汤加防风、百部、杏仁、紫菀、桑白皮。予谓绍曰：肺气已逆，升而不降，吾方抑之，其咳稍定，防风、百部升发之药，似不可用。绍曰：防风、百部乃咳嗽之圣药也。元溪曰：各有秘方，何以沮之？予曰：吾为尔子，岂沮同辈如昔日同类之嫉吾哉？乃摩其子之头云：勿多服药，病再发矣。力辞而归。是日服其药后，气上逆而咳百十声不止，口鼻血复来。其子呼曰：爷爷送了我命也。其妻邓娘子且怒且骂，元溪心忙，托吾妾母谢罪，恳求予治。予笑曰：各有秘方，吾决不敢夺人之功也。待绍术穷，吾自来矣，不必强也。元溪跪而叩头曰：明书不是，愿勿峻拒。予往其家，邓娘子出拜，谢曰：奴家丈夫不是，望勿记心，治好吾儿，必重报谢。其子手指白金一锭，约重三两，曰：权为利市，望救我命。予恐多元溪疑，愿置一簿，逐日登记病证药方，以为医案。元溪大喜，仍用前方，调理五日而血止。乃取生茅根，捣自然汁，和药服之。血止，只用前方，或加款冬花、杏仁以止其咳，或去黄芩、栀子仁，加人参、白术以补其脾，或去黄芩、栀子，加阿胶以补其肺，调理二十日而安。元溪问曰：小儿之咳，张、甘二医治之不效，万绍治之反甚，先生治二十日而愈者，何也？予曰：方春之时，多上升之气，肺感风寒，当与发散，葶苈丸乃攻里之剂，肺金本虚，而反泻之，此一逆也。夏天火旺，肺金受克，当用清金泻火之剂，五拗汤乃发散药也，用热犯热，此二逆也。一汗之，一下之，肺金大[①]虚，方秋之时，气应降而不降，万绍反用升发之剂，此三逆也。予用收敛清降之药，以平其浮散之火，火衰于戌，时值九月，故病易已。元溪叹服。

黄冈县省祭许成仁有子，病嗽，痰中带血，医用茅根汤治之，不效。时予在府，请视其子，且叙其所服之药。予曰：此吾家治咳血方也，因胡元溪之子咳血，而立在彼则可，在此则不可。许问其故，予曰：彼病于秋，肺旺时也；此病于春，肺衰时也。彼病气逆上，而口鼻出血；此病气逆而痰中有血也。病既不同，治亦有别。乃用阿胶为君，杏霜、瓜蒌霜、贝母为臣，苏叶、桔梗[②]、甘草为佐[③]，炼蜜

---

① 大：原作“火”，据视履堂本改。
② 桔梗：原作“苦梗”，据视履堂本改。
③ 佐字下，忠信堂本有“共为末”三字，于义见长。

作丸，薄荷汤化而服之，效。

致仕县丞胡三溪一女，素有哮病，遇天欲雨则发，发则多痰，服五虎汤、九宝汤即止，不能断根。吾于三溪呼为知己，思欲与之断其根也。一旦得之，盖痰聚而作喘，痰去则止。痰者，水液之浑浊者也。《难经》云：肾主液，液者水所化也。肾为水脏，入心为汗，入肝为泪，入肺为涕，入脾为涎。此肾喘也，乃以六味地黄丸服之，不复发矣。

一富室小儿，先病泻，医以药服之，乃作喘，归咎于医，请予治之。予曰：非医之误，乃冷伤脾作泻，脾传肺作喘。脾为母，肺为子，传其所生也。用陈氏苧蝎散，一服喘止而安。后用此方，治泻后喘者良验。

万石泉，乃宾兰之父也，一女，病久嗽不止，胸高气急，问治于予。予曰：此龟胸病也。胸者，肺之腑也，肺胀则胸骨高起，状如龟壳。吾闻其病，未曾治之，故无方也，或者不可治乎。石泉曰：肺胀者，气实也，当服葶苈丸。予曰：病有新久，证有虚实，嗽久肺虚，再服葶苈泻肺之剂，恐有虚虚之祸。石泉不听，竟以是病卒。

吐　呕

县学教谕熊文村[①]子，二岁，病呕吐，更数医治之，皆不效，药食入口，即吐出也。时学中诸友，或嫉予者短之，至是病亟。或与吾厚者荐之，文村差人请。全往告曰：病可治也。文村问用何方？曰：理中汤。文村曰：服多剂矣！不效，奈何？全曰：此在《内经》乃阴盛拒阳之病，寒因热用，热因寒用，伏其所[②]主，先其所因，则效矣。时蔡惟忠在旁，嗾之曰：不必多谈[③]，且看用药何如？予曰：吐止之后，乃见吾能，兄亦不必多谈论也。乃作理中汤一剂，取獍猪胆汁、童便各半杯[④]，和药炒干，煎而服之，吐立止。次日诸友来问，文村曰：神矣哉！药入不吐，其吐止矣。公子称渴，以汤饮之，复作吐。全曰：凡呕家多渴者，胃脘之津液干也，当忍一二时，吐止胃气立，津液生，渴自止矣。可将先药渣再煎服之，仍禁其饮食。半日而安。文村详问：同是理中汤，他医用之不效，先生用之效者，何也？全对曰：公子胃寒而吐，当以热药治之。寒盛于中，投之热药，两情不得，故不效也。今以理中汤为治寒之主，用猪胆汁之苦寒，小便之咸寒为佐，以从其格拒之寒[⑤]。药下于咽，两寒相得，药入于胃，阴体渐弱[⑥]，阳性乃发，其始则同，其终则异，故曰：伏其所主，先其所因也。此轩岐之秘旨，启玄子之奥议，张长沙之良法也。文村称善。

嘉靖戊午九月，庠生王民肃季子半岁，病吐，先请医甘大文治之。亦吾之所教者，用理中丸、益黄散服之，不纳，乳入即吐。议请予，大文沮之，民肃暗使人请予往。至则昏睡仰卧而努其身，有作慢风之候。予谓民肃曰：势危矣。取理中末三分，用水一酒钟，煎至半钟，入獍猪胆汁、童小便各一匙在内，搅匀，以茶匙灌之。民肃曰：恐吐。予曰：不妨。初进一匙，少停，再进一匙，又少停，进一匙，命以乳哺之。乳母曰：怕吐。予曰：不妨。吮吸三五口，令其止，儿乃熟睡，一觉而醒，服尽其药，乳不吐，身不努而

---

① 村：原作“材’，后文中多作“村”，据改。

② 所：原作“用”，据视履堂本改。

③ 谈：原作“啖”，疑为“谈”，改。忠信堂本作“言”。

④ 半字下原脱“杯”，据忠信堂本补。

⑤ 寒：忠信堂本作“阳”。

⑥ 弱：忠信堂本作“消”。

安。

泄 泻

湖广右布政使孙公淮海，隆庆元年五月有女病泻，诸医治之不效。身热口渴，日渐羸瘦，医作疳泻主治，病益甚。公只一女，忧惧不安，有吏王滨江，黄冈人，知医，因予曾治许成仁子咳血之病有效，乃荐全于公。公亟差人召全，时七月十三日也，全奉命而往。小姐年五岁，公命抱出视之。全告曰：泻久气虚，津液不足，故发热而渴也。渴饮汤水，多则脾受湿，而泄泻不止，肾益燥，而渴转甚，泻则伤阴，阴虚则发热也。法当专补脾胃，使津液生，而先止其渴，渴止则泻亦止，而热自除矣。不出旬日，小姐大安。公喜，留居公廨书馆中，令其早晚调理之便。全用白术散作大剂煎汤，戒勿饮水，以汤代之，未半日而进两剂。予揣其肺为津液之主，肺金太燥，不能生水，故渴不止，乃加法制天花粉。与葛根同等分，只一服，其夜渴减，泻亦少。十五日，仍用前方，加天花粉，十六日，渴泻俱止。公问：何不用胡黄连、银柴胡以退其热？全告曰：胡黄连、银柴胡苦寒之性，恐伤胃气，不敢用也。只服白术散，其热自除。二十日，身凉而热除矣。公大喜，问全曾读书否，全以实告。公因此加敬，赐之坐，问其病后调理之法，全进参苓白术散方，作丸服之。公尝命全侍饮，卮谈经书子史，律历之学。公文学之名，朝野知之，尤好佛经，见全旁通三教，忘其形迹。全告归，公曰：我先以《礼记》中乡试，后以《书经》中会试，颇有文名。今秋场屋中代巡，取我作两经总裁，我入场，欲留汝在此调理八月，以宽吾爱子之心。全告曰：敢不奉命？公于八月初七日入场屋中，命其义男孙还朝夕相伴。还极聪明，先随公在四川作廉使时，公命学医，尤精于针。十三日，夫人娇爱小姐太过，误与菱啖之。小姐脾胃尚弱，生冷易伤，病喘，面目浮肿，夫人大惊，使还请全，以药治之，幸勿使老爹[①] 知也。全使还复命曰：夫人勿忧，有全在此。还问：当用何方？全曰：宜钱氏异功散为主治，加藿香叶以去脾经之湿，紫苏以去肺经之风，则安矣。还如方，只一服而肿去喘止，还记其方。二十九揭晓后，公出场，见其方，喜谓全曰：此可作一医案。留住至九月初十日，赐全以冠带归。

知县朱云阁只一子，年七岁，嘉靖戊午六月病泻且渴，请[②] 医治之，至七月中旬犹渴泻不止。予被人牵告在省，归，公亟差人召之，全承命而往。公抱其子出，与全视之。全曰：公子大渴不止。公曰：病泻，非病渴也。全曰：泻伤脾胃，津液不足，故渴也。渴饮汤水，浸渍肠胃，故泻不止。勿治其泻，当治其渴，渴止泻自止矣。公问宜且何方？全对曰：白术散。公曰：前医所用，皆是方也，不效奈何？全曰：用法不同。公问有加减不同乎？全曰：无之。按本方云：常与服之。常字有义。白术散乃治泻渴之圣方也，安得不效？但医者之药剂小，病者饮水多，药不胜水，故不效也。谓之常者，以药代汤，常与饮之，勿杂以水之谓也。乃作大剂，煎而饮之，未尽剂而渴泻俱止。公由此知全，赐以儒医之匾。

胡三溪一子多疾，托我调理。年三岁病泻，时予在英山教书，三溪尝学医于我，甘大用吾之所教者，二人同议治之，不效。其兄胡元溪谓三溪曰：今有璞玉于此，虽万镒，必使玉人雕琢之。汝一子，

① 老爹：忠信堂本作“老爷”，于义见长。

② 请：原作“诛”，据视履堂本改。又疑作“诸”。

不请密斋治之，可乎？三溪始遣人请予。予受其托，义不可辞，星夜来其家，视其子疾，乃伤食泻也。予谓三溪、甘子曰：药贵对病，病贵识证，证之未辨，宜药之不效也。三溪曰：曩与甘子同治泻者，皆公之教，未敢异也，然或证有异乎？予曰：吾尝立教，泻有三证：有热泻，粪色黄而渴；有冷泻，粪色青而不渴；有食积泻，粪酸臭而腹痛，或渴或不渴。此子之疾，所下酸臭，乃积泻也。用丁香脾积丸一服而愈。三溪曰：巴豆下积而止泻，何也？本草云：巴豆未泻者能令人泻，已泻者能令人止。积去泻止，自然之理也。

万宾兰，石泉之长子也，以癸未年九月生，次年六月病泻，与吾先子菊轩翁求药治之，随止随发。石泉年三十一始生子，爱子甚笃，来请先子，年七十七岁，不能往，命全往治之。至其门，石泉闻泻甚，仆于地，起书牛，牛字放木凳上云：以牛谢之，就以牛字卜其病。予曰：牛下一横凳，乃生字也。吾到，令郎之病即愈矣。予取陈氏肉豆蔻丸合胃苓丸，车前草煎汤下，只一服而泻止。石泉曰：尝服令尊药，用一粒丹合胃苓丸服之，止而又发，再欲进一服。予曰：小儿肠胃娇弱，不得已而用药，中病即止，不可过也。其泻果止。三日后，身发红斑，状如绵纹，石泉《伤寒活人书》了在心，曰泻后发斑，此与阳明证下之太早，热气乘虚入胃之病同也，宜服化斑汤。只石膏性寒，泻后脾虚，不可用也。予曰：有是病，则投是药，何谓不可，请用之。未尽剂而斑没身凉。

庠生胡凤原，精于医，有子病泻，以理中汤治之，不效，复与吾儿万邦正求药，正以理中丸服之，亦不效，复问予。予曰：长沙著《伤寒正理论》① 云：伤寒下利，宜理中汤，不止，理中者理中气也，治泻不利小便，非其治也，五苓散主之。令郎之泻不止，何不服五苓散？凤原如其言而果效。

胡逵泉，东郊之长子也，其子年一岁，六月病泻，东郊远出，先请甘大用治之，不效，其母李夫人极贤，遣人请予。予视之，泻下频，并黄白而后重，发热而渴，时天甚暑，皮肤干燥而无汗，发稀成穗。予谓李夫人曰：令郎热泻成疳矣。泻下频并后重者，里热也；粪黄者，脾热之色也；白者，乳汁不化，邪热不杀谷也；口渴，皮肤干燥，发成穗者，津液枯也。乃用四物汤合黄连香薷饮，乳母服之，以解其暑毒。初用四君子汤，调六一散，与儿服之，以解其里热；次用四君子汤合黄芩芍药汤，以止其泻；三用白术散，以止其渴；四用白术散加升麻，以举其下陷之气；五用白术散加乌梅肉，以收其滑泻之气，皆不效。李夫人托人问之，予曰：五法不中病，术将穷矣。只有一法，此儿有福，必无虑矣。乃以黄连、木香、诃子、肉豆蔻、干蟾、使君子肉、砂仁等分为末，粟米糊丸，陈仓米炒热，煎汤下，调理三日，满头出热疮及小疖，身有微汗，渴泻俱止。李夫人谢曰：吾儿得活，先生再造之恩也。

吾子邦正，辛卯年闰六月生，壬辰年六月病泻，时予遭蹶，出外教书，妾兄甘大用学小儿科于我，以药治之不效，加以大热而渴，亟报予归。问其所用何药，甘曰理中丸。吾知其犯时禁也，乃制玉露散，澄水调服而愈。

嘉靖癸巳年六月，邑中有屠家徐姓者，子周岁半，病泻，请甘医之不效，大热大渴，烦躁不安，甘强予往视之。予问曰：向服何药？甘曰：玉露散，初服泻已

① 长沙著《伤寒正理论》：原文如此。

止，因热未除，再与服之，又泻[1]，至今五日，病益甚。予教可用理中汤加熟[2]附子治之。如服药后，越加烦躁，再进一剂即效。若不烦躁，不可治也。予归半月后，甘携三牲酒来吾家，供献药王毕，命其妹设酒，请吾上坐，举酒跪而劝。吾问何故？甘拜曰：祀[3]药王，乃问前年祖保（正乳名也）病泻，用理中丸不效，师教以玉露散止之；今徐家子病泻，用玉露散不效，师教以理中汤加附子止之，何也？予曰：理中丸之止泻，补中气之药也。玉露散之止泻，解暑毒之药也。前年祖保病，汝用理中汤是也，中病即止，不可再服。因汝用之太过，犯时禁也，经云用热远热，故以玉露散解之。今徐家儿病，汝用玉露散亦是也，中病即止，不可再服。因汝用之太过，犯脏禁也，脾喜温而恶寒，故以理中汤加附子救之。甘曰：如此则理中汤、玉露散，皆不可用也？予曰：理中、玉露正治暑泻之药，当观其证何如。若泻而渴者，里有热也，先用玉露散煎服，以解其热，渴止即用理中丸以补其中。泻而不渴者，里有寒也，先用理中丸以温其中，即用玉露散、五苓散煎汤调服，以解其热，利小便也。甘曰：师谓服理中汤后，加烦躁者可治，不烦躁者不可治，何也？曰：夏至后一阴生，坤乃六月之卦。《易》曰：坤为腹，阴在内而阳在外。坤属土，土爱暖而不爱寒。玉露散虽治暑泻之药，其性寒，服之太过，脾土受伤，阴盛于内，阳脱于外。前日徐家儿病，吾见其面赤目张，口开唇燥，大热大渴，此阳脱病也，故用理中汤加熟附子，以补其中气，扶阳而抑阴也。如服药之后，不加烦躁者，则脾为死阴，不可救也。必加烦躁，则阴胜阳，胃气犹存，争药不敌病，故再进一服，则阳胜阴退而安。

胡汴一子，夏月病泻，医用理中以理中气，五苓以利小便，豆蔻丸以止泻，皆不效，请予治之。吾见发热昏睡，肠鸣而利，水谷不化，曰：此伤风泄泻也。经曰：春伤于风，夏生飧泄。飧泄者，谓水谷不化也。初病时，宜且黄芩芍药汤加羌活、防风发散之。今病久，中气弱矣，用建中汤加白术、茯苓服之，三剂而安。

邑市中一小儿，未周岁，七月病泻，诸医不效，请予视之。曰：面娇唇鲜，不可治也。钱氏云：泻不定，精神好者，死。其家不信，请巫禳之，数日死。

痢　疾

郧阳抚治都御史孙公淮海女病痢，时隆庆戊辰七月也，承差王嘉宾驰驿来召全，全奉命往，自罗田至郧凡五昼夜。公闻全至，亟召入，见之大喜，曰：吾女自五月病痢起，至今未安，荆州、襄阳、德安、郧阳共四府医官治之，今得汝来，吾无忧矣。全曰：先在湖广，仗台下小姐之福，幸而中病，安得徼天功以自夸耶？小姐万福，痢不足忧。乃以河间黄芩芍药汤加人参服之，五日而安。公谓全曰：那四个医官，吾问他：养其血而痢自止，调其气而后重自除，当用何方？彼皆不应。今见汝所用者，正此方也，果效。公于政暇时尝语全曰：小姐去年五月病泻，赖汝调理，今年五月病痢，又赖汝治效，吾想小姐两年之病，都自五月得之，非泻则痢，此何故也？全曰：脾虚故也。娇惜太过，饮食伤脾。脾者，阴中之至阴也，属己土。夏至一阴生，离卦主夏纳己，一阴初

① 泻：原作“泄”，据忠信堂本改。后文中多处“泄”字皆改作“泻”。

② 熟：原作“热”，据视履堂本改。

③ 祀：原作“治”，据忠信堂本改。

生，阴土尚弱柔，加以饮食之伤，故有病常在五月为泻痢也。公曰：烦汝立一方调治，勿使他年再病，可也？全曰：诺。乃以参苓白术散方去扁豆、桔梗，加陈皮、青皮、木香、砂仁、使君子、神曲、粳米粉、荷叶，水煮糊为丸服之，自此大安，至今不复泻矣。

知县张鼎石公子生九个月，病红痢，请全治之。曰：此伤热乳病也。公曰：当服何药？全曰：子母双调，乳母宜服四物合黄连解毒汤，儿宜服香连丸。七日而愈。

汪四竹之子媳，周柳溪之女也，病疟且痢，下白脓，治更数医，半年不愈，请吾治之。用小柴胡汤合桂枝汤，加当归、陈皮，服二十余剂而疟愈。随以黄芩芍药汤加人参治其痢，不效。予曰：药不对病，待吾思之。悟曰：此病得之内伤，名为白蛊。乃用升阳胜湿防风汤，只一剂而安，众惊服曰：神哉！

祝道山之长子，年七岁，病久痢不已，求治于予，予为制丸剂治之。丸者缓也，以治久病也。用钱氏异功散合香连丸为主，加猪苓、泽泻、车前子以利其小便，神曲、麦芽以消其积滞，诃子、肉豆蔻、炒干姜以止其痢，合之曰和中丸，约二两许，服之未尽而痢止。此为家秘，治久痢不止方也。

汪望江年六十生一子，年三岁，病痢。先请甘医下之太过，脾胃受伤，中气下陷，泻痢频并。又请张鹏以豆蔻香连丸并粟壳等止之，痢甚，后重而少物也。请予治之。予曰：老年之子，胎禀已弱，痢宜下之，此通因通用之法，因人而施，不可过也。中气下陷，法当举之，陈莝未尽，劫涩之方，亦不可用也。乃以钱氏异功散，加木香、黄连、当归、白芍药、山药、莲肉[①]，神曲作糊为丸，服之，十日后痢止。元气未复也，只用前药调之。谢予归后，遇往武当进香者杨大明、陈德荣来辞望江，望江先因子病，有托二人便带香疏之愿，二人问其病何如？望江曰：请万密斋治好也。二人曰：我有阿魏，治痢甚效。望江即求五分，作丸五粒，与子服之。予复至其家，望江以告。予曰：阿魏性热[②]，有大毒，耗人元气，虚弱之人不可服也。望江曰：今早服一丸，饭后服一丸，服药后熟睡未醒。予曰：痢止矣，何必服药。此药太峻，神气被伤，恐非正睡也，试请呼之。望江命其母呼之不应，推之不知，急请予入房视之[③]，白睛张露，气已绝矣，望江大恸。详记于此，以为轻妄用药之戒。

疟　疾

知县林乐田只一女，年七岁，习男装，官出则送至门内，拱候升轿，官入则拱俟于门内，公笃爱之。一旦病疟，三月一发，医以药截之不效，神倦形弱，乃召全治之。全曰：脾胃虚矣，法当补之。公曰：疟之不绝，何谓补脾？全曰：治疟有三法。初得之，邪气尚浅，正气未伤，宜急截之，不可养邪以害其正。中则邪气渐深，正气渐衰，宜先补正气，而后截之，不可常截，使正气益衰而邪之独强也。末则正气衰甚，邪气独存，宜补其正气，使正气复，则邪气自退也。公曰：善。命全制药，全以平疟养脾丸调理一月而愈，仍禁其鸡鱼生冷。

蕲水县团陂王桂屏之子病疟，三日一发，请予治之。予用胃苓丸合小柴胡汤方，作丸服之。初三日一发，又间日一

① 莲肉：原作“连肉”，据忠信堂本改。

② 热：视履堂本作“烈”，于义见长。

③ 视字下原脱“之”，据忠信堂本补。

发，后一日一发；初于午后发，渐移于辰时发。桂屏问曰：连日服药，疟疾转发急者，何也？予告曰：此疟将退之渐也。盖疟疾三日一发者，邪气深，难已；一日一发者，邪气浅，易愈。午后疟者，邪在阴分，难已；午前疟者，邪在阳分，易愈。今令郎之疟，自三日移作一日，自阴分移至阳分，故云将退之渐也。时有麻城丁医生来，闻吾之论，笑曰：那有许多议论，吾有秘方，治疟如神。桂屏急欲其子之安，求药治之。予不知其所用者是丸是散也，自此依旧三日一发，发以酉时至次日巳时后始退。予见病辞归，桂屏留之甚坚。予曰：令郎病将愈，是丁先生一个秘方，又劳我重费一番力，前功落水矣。桂屏亦埋怨丁，丁惭而去，予留一月，调理而安。

肿　病

万邦瑞一女，年十四年，病肿。寅至午，上半身肿；午至戌，下半身肿；亥子丑三时，上下肿尽消，惟阴肿，溺不得出。诸医不识其病，邦瑞不轻用药，请予治之。予曰：此肾肝二经病也。肾者，水脏也，亥子丑三时，水旺之时也。肝属木，肾之子也，水生于亥，子丑二时，肝胆气行之时也；足厥阴肝经之脉，环于阴器，故当其气行之时，阴肿而溺不得出也。水在身中，随气上下，午时以前，气行于上也，故上半身肿，午时以后，气行于下也，故下半身肿，此病源也。五苓散，泻水之药也。经曰：诸湿肿满，皆属脾土。平胃散，燥湿之药也。故以二方相为主，名胃苓汤，加生姜皮之辛热，助桂枝、陈皮以散肝经之邪，茯苓皮之甘淡，助猪苓、泽泻以渗泄肾经之邪，防己之通行十二经，以散流肿上下之邪也。服十余剂而愈。

旧县张宅一子，疟后病肿，求予治之。予曰：此脾虚肿也。与之胃苓丸，用长流水煎灯心送下。教以每日午时前后，天气和暖，烧温水，于避风处洗儿。洗毕，床上被覆睡一时，令有微汗甚佳。此水渍法也。经曰：渍形以为汗。调理半月而平复如常。

胀　病

汪元津幼子病腹胀，按之甚坚，食渐少。元津之婿胡正衢与吾之婿李中庵，两亲家也，因此私亲，请予治之。予曰：此伤食病也。以胃苓丸调理而愈。

发　热

义官黄学仪有子，病热不退，请先翁调理，约以热退厚谢。一日先翁归不乐，全问其故，翁曰：黄家小儿热，今医七八日不效，是以不乐。全问其状，翁曰：日夜发热，小便赤，大便难。全曰：父用何药治之？翁曰：先服胃苓丸，今服凉惊丸。全曰：不效。翁问全曰：汝能治此病否？全对曰：能之。此名风热，乃肝病也，宜用泻青丸，热即退矣。翁以是言告黄公，黄公同来请全，往视之，真肝病也，遂用泻青丸治之，五日而愈。父喜谓吾母曰：曩教儿读书，尔说我不教儿学医，吾曰医出于儒，尔不信，吾有子矣。

一染铺余姓者有子，病热，诸医汗之、下之、和解之，皆不效，请予视之。曰：此虚热也。用调元汤加炒干姜，未尽剂而热除。

吾之长男万邦忠，先翁年八十始见此孙，笃爱之。幼多疾，一日病疟后，潮热，日瘦一日，先父母忧之。全告之曰：此疳热也。用小柴胡汤加鳖甲、当归、川芎、陈皮、青皮为丸，服之愈。

腹　痛

王小亭之子，胡三溪之婿也，尝病腹痛，乃虫痛也，托予治之。予用安虫丸，取下一虫，长一尺，大如拇指，引而伸之，约长丈余，其形如线，以火焚之。后又胃脘当心而痛，予以草豆蔻丸治之不效，心窃怪之，是何痛也，以吾治之，三日不愈。乃以手按而摸之，问其痛在何处，手不可近，因悟曰：上焦如雾，有气而无物也。经云浊气在上，则生䐜胀者是也。若痰饮，若宿食，若瘀血，停在胃脘，当心而痛者，此物而非气也。凡痛，手可按者，虚痛也；手不可按者，实痛也。气之为痛，有实有虚；物之为痛，有实而无虚也。今痛在胸中，手不可按，非食则痰，乃实痛也。以小陷胸汤内取黄连、枳实、半夏，控涎丹方内取甘遂、白芥子，加大黄、黑牵牛，神曲作糊为丸，如萝卜子大，姜汤下二十一丸。其痛下在[1]脘，又进十四丸，痛下小腹，又进七丸，利下黄涎半碗而安。

胡滂，少丧父母，伯母萧氏养之，尝病腹痛，伯父胡泮西请予视之，乃虫痛也。泮西曰：何以辨之？曰：凡腹痛一向不止，乃积痛也。乍发乍止，腹中成聚，口吐涎水者，虫痛也。用苦楝根白皮煎浓汤，送下雄黄解毒丸。取一虫，如指长，如婴儿形。伯父母怪之，以铁钳夹定，请予问之，是何虫也？予曰：此三传痨虫也。初起于父，再传其母，三传其子。今取下矣，此子之福也。因命一婢，夹定送至河中，火焚之。其婢受烟气一口，病瘵而卒，自此断根。

户房吏闻安，麻城人，有子病虫痛，先翁尝用雄黄解毒丸，苦楝根煎汤下，未见有虫，腹痛不止，先翁命全与治之。全思此虫有神，如二竖藏于膏肓之中，针药之所不能治也。默思一法，此食积所化也，宿食成积，积久成虫，食积之虫，所嗜者味也，乃问此儿平生爱吃何物，其母答曰：喜吃煎炒。于是择上旬破日，暗煎苦楝根汤，勿令儿知，用清油煎鸡卵作饼，十分香美，儿欲食之，故迟不与，以少许啖之，喉中涎出，即取苦楝根汤，送下雄黄解毒丸，服药下咽，以卵饼与之，似不爱矣，半日后大泄，取下黑虫如蝌蚪子者约半盆，盆中旋走，以火焚之，自此腹不痛矣。

啼　哭

知县张鼎石在任生一公子，少乳，求有乳妇人为乳母，年未一周，病啼哭，昼夜不止。幼科甘大用阴结乳母，钻求进用，至是召入视之。初称腹痛，用理中丸不止，又称伤食，用益黄散不止，鼎石想起全名，急差人请去。抱公子出，全观其形色，曰：公子腮颊目赤，乃心烦啼哭也。公曰：腹痛。予曰：腹痛者面青。公曰：伤食。予曰：伤食者面黄。此心中有热，烦而啼也。用导赤散加黄连、麦门冬，灯心煎服之。次日早，公差人促全入衙，面语全曰：昨夜哭更多，何也？全曰：病安矣。公曰：病安何以哭不止？全告曰：公子啼哭，三日夜不乳，昨夜热退心凉，欲得乳，而乳母在外，故知往夜之哭，病哭也，昨夜之哭，饥哭也。公笑曰：果然。乳母五更到，哭即止矣。萧敬吾闻之，问予曰：先生何料之审耶？予曰：识证既明，用药且当，料之审矣。

胡三溪之子，年一岁半，日入后，忽然大哭不止，时七月七夕也。三溪设酒，请予露坐庭中，共庆牛女之会。汪娘子见儿哭不止，请全入视之。曰：无病。须臾

[1] 在：视履堂本作“中”。

又请入，问曰：哭久不止，必有病痛。吾细察之，无病。饮未数杯，汪不命酒出，使人责其夫，微言侵我。三溪强予再入，仔细察之，果非病也。无病而哭，必心中有所欲而不能言，谓之拗哭。乃问此儿今日所喜弄者何物也？乳母答曰：马鞭子。亟命取至，乃笑而持之，击其乳母，不复哭矣。吾谓三溪曰：令正娘子见儿哭不止，说了许多闲话，今喜哭止，必须盛馔痛饮一醉可也。再设酒，饮至半夜而止。次早三溪以此言语人，人皆曰密斋心聪。或有据乎？因问之。予曰：有此一条，小儿害相思病医案也。触类而得，诚有据也。

汪玉虹生子三日，啼哭不止，亟请予去。谓玉虹曰：必断脐失谨，风冷之气入于脐中，腹痛而哭也。玉虹曰：我亦如此想。乃取蕲艾炒热，捣如绵，再烘令热，以封其脐，冷则易之，凡三易而哭止。

汪怀江生子二月，夜啼不止，请予治之。予曰：此肝热也。以泻青丸，竹叶汤入砂糖少许，调服而安。

卵　肿

朱云阁公子病卵肿，逾年不消，成癞疝矣。尝与全议其病，全告曰：足厥阴肝经之脉，环于阴器，肝之志为怒，小儿性急多哭者，常有此病，一名气卵，常见人病此者，不废生育，与寿无干。公又曰：有治法，此病亦可治乎？全告曰：有治，但勿求速效可也。公曰：病既有治，虽一年有效，何如？全制一方，用川楝子肉、小茴香（炒）、青皮（不去穰）、山茱萸肉、山楂、木香、当归、川芎、海藻、三棱、莪术（二味用黑牵牛同炒，去牛不用），共为末，神曲糊为丸，温酒下。更灸脐旁穴，而肿消矣。

知县梁大公子，年七岁，常有疝气病，发则右边卵肿，上贯小腹，下连睾丸，约长五寸，大如杵，坚紧苦痛，大小便难。一旦病发，公谓全曰：闻汝幼科甚精，烦为小儿治之。全曰：诺。乃制一方，用当归梢、青皮（不去穰）、川芎、山栀仁、木通、木香、川楝子肉、小茴香、甘草梢、猪苓、桂、附，与医生韩风岐取药，合服之，二剂而安。

结　核

蕲水县庠生朱震三长子，年五岁，病结喉下生一核，大如李，两旁有小核相连者二三核，托予婿李中庵求药。予制一方，用东垣凉膈散方去甘草，加龙胆草、玄参、贝母、海藻、麦芽粉，共为末，神曲作糊为丸，如弹子大，每服一丸，研细，温酒调服，七日而安矣。予用此方治活儿甚多。

团风镇帅碧泉有子，颔下一结核大如李，误听俗医之言能去之，贴以药。一日，丘长史定斋至其家，见之，谓碧泉曰：若是结核，不必治也，久则自消。碧泉不实，告谬曰：热疖也。自后核肿溃烂，横亘颔下，请予去，其子口张，脾已败也，终不可治。

监生王思泉有子，年五岁，耳后出结核二枚，求予治之。予曰：此有二证，无辜疳核不可治，结核不必治也。王子不听吾言，必请他医治之，妄用纵横内消之毒剂，核不少减，胃气乃伤而无救矣①。

予记此二条，以为轻妄用药之戒。

虫　疥

吾长孙，乃邦孝之子，生下遍身生虫疥。予制一方，用乌梢蛇（酒浸，去皮骨，取净肉，焙干）一钱，苦参（酒浸，

① 无字下原脱“救矣”，据视履堂本补。

切，晒干，取末）一钱半，白蒺藜（炒，去刺）一钱半，三味为末，酒糊丸，如粟米大，每服十五丸，竹叶煎汤下，虫疥灭迹不复发矣。

邑中有一小儿，身生虫疥，医用药搽之，疮尽没，腹胀而喘，求药于予。曰：幸未发搐，尚可治也。乃与雄黄解毒丸，竹叶、灯心煎汤下，利黄涎，疮出而安。或问予曰：虫疥不可搽乎？予曰：虫疥者，胎毒也，宜用解毒之药，使毒散于外，不可妄用搽药逼之，使反于内也。搽疮之药必用砒硫水银，以杀其虫，药毒之气乘虚入里，误儿性命，切宜慎之。

口 疮

一小儿舌上生疮，口唇破裂，吮乳不得，日夜啼哭，求药于予。予用洗心散，入竹叶煎服，以解其里热，外用柏连散擦之，效。

予一小孙无父，年周岁半，生走马疳疮。吾制一方，用尿桶白垢（刮下，新瓦上炭火烧过）五分，五倍子壳内虫（灰焙）二分半，鼠妇（焙干）二分半，枯白矾一分，共为细末，擦之即愈。

万氏女科

王晓萍　校注

裘氏原叙①

《万氏妇人科》即楚黄罗邑万密斋先生所著之《济阴编》也。其书于妇人一道，自调经以迄产后，条分缕析，洞悉源委。虽穷乡僻壤，罕遇良医，但能别其句读，明其意义，按方剂药，亦可立起沉疴，真寿世之金科也。昔王念斋明府，尹吾西昌日，曾授梓官衙，后解组携板以去，故江右传布不广。庚午乡校，长儿君弼出其门，窃附渊源，幸有藏本。予乡居多暇，为校订重刊，用广其传，并纪其本末如此。

康熙甲午初冬上浣西昌七十老人裘琅玉声氏题于世德堂

① 此序原无，据清·康熙五十三年裘琅重刊本补。

郭氏新叙①

《万氏女科》一书，脍炙人口，余闻之久而未及见。岁癸卯奉命出守西川，友人骆星斋携一编示余。略观数幅，字体荒谬，点划错讹，令人不能卒读。余慨然曰：著是书者为罗田万密斋，刊是书者为西昌裘玉声，二君者皆学问淹通，精深医理。书之传将以济人，非以害人也。大抵蓝本久失，坊间目不识丁之贱工，率意翻刻，遂致鲁鱼豕亥，积渐相沿。噫嘻！差之毫厘，谬以千里，流传蜀中，不知历年几何？误尽苍生，可胜叹哉。因属星斋考核更正，然后重付剞劂。庚戌秋，星斋邮寄中州，始复加较雠，以授梓人。庶几散布海内，期无负万裘二君救世之苦心云尔。

咸丰辛亥潍县郭梦龄小房氏序

① 此序原无，据清·咸丰承荫堂刻本补。

目　录

附录

卷之一

立科大概

夫男女者，均禀天地之气以生。有生之后，男则气血俱足，女则气有余而血不足也。至于受病，外感内伤之证，未尝不同，但女则别有调经、胎前、产后之治，此所以更立一科也。调经专以理气补心脾为主；胎前专以清热补脾为主；产后专以大补气血兼行滞为主。此妇人科调治之大略云。

济阴通玄赋

概论八条。

阴阳异质，男女殊科，特立专门之证治，以救在室之沉疴。因其血之亏也，故调之必使流通；因其气[①]之盈也，故抑之不使郁遏。体本娇柔，性最偏颇。肥白者多痰，瘦黑者多火。胃太过者气结，养不足者血涸[②]。专宠爱者，治合异乎孤冷；饫膏粱者，疗莫同于藜藿。月事时下兮，如潮汐之应期；血海常满兮，似江汉之流波；谓之无病，可以勿药。或不及期而先来兮，气有余而血易亏；或过期而后来兮，气不足而血本弱。花气淡淡兮，由血室之水虚；桃浪紫色兮，被胞户之火灼。经未行而腹痛兮，气滞血涩而可调；经已行而腹痛兮，和气养血而勿错。或一月再行兮，邪火迫而气血不藏；或数月而一行兮，元气亏而生化不多。皆是损真之证，贵在调理之和。满而不泄兮，为经闭、为血枯、为癥瘕；泄而不满兮，为崩中、为带下、为漏浊。常满者恶其中满，常泄者虑其气脱。脉惟喜于芤涩，诊切忌乎洪数。或隐忍而病盛兮，愚妇自速其亡；妄攻补而病增兮，庸医反助其虐。

经候既调，男女可合，不出三日之期，宜尽应候之媾。乾辟坤阖，阳唱阴和。滴秋露于花枝兮，玉粒可结；鼓春风于桃浪兮，金鳞自跃。阴包阳兮，则丹桂发芽；阳包阴兮，则红莲吐萼。天地之大义，生民之本始，勿谓刍荛之言，漫作诙谐之谑。

震风之喜有征，妊娠之脉必确。尺数关滑而寸盛，阳搏阴别而雀跃。精神虽倦兮，桃腮更妍；饮食粗恶兮，天癸不落。无妨恶阻之害，所慎漏胎之浊。热常要清，脾不可弱。热不清兮而胎动不安，脾若虚兮而胎危易堕。惟以安胎为本，其余杂证为末。斯先哲之格言，宜后人之守约。

子悬急痛而勿疑，子痫卒倒而可愕，子满胎肥而气壅，子疟脾虚而气弱。子烦子淋兮，胎热所为；子肿子气兮，胎水所作。子嗽子痢兮，病转剧而胎损；伤寒伤食兮，痰若多而成恶。常惨常笑兮，肺气结而非祟；暴哑不语兮，心血虚而勿药。胎若肥而瘦胎速进，脉怕微而诊脉休错。

---

① 气：原作“血”，据裘氏重刊本、经纶堂本改。
② 涸：原作“调”，据裘氏重刊本、经纶堂本改。

怀胎之后禁忌不可少犯，临产之前戒慎乃为要约。预备药物，审择稳婆。禁哗去疑兮，恐产母之心动；居安守静兮，令产母之气和。儿身未转兮，坐草不宜太早；胞浆既破兮，使力未可太过。或逆或横兮，在稳婆之妙手；若迟若留兮，系催生之圣药。

医药之系非轻，母子之命所托，差之毫厘，甚于水火。胎衣未下兮，取之有道；恶露未尽兮，去之勿过。血迷血晕兮，死生存乎呼吸；血胀血痛兮，攻击戒乎挥霍。但以补虚为主，莫因他病而讹。药喜甘温兮，切忌苦寒；脉宜和缓兮，最嫌洪数。

恶阻各归于脏腑，诸病若似于障魔。头旋而常见黑花兮，乙木之病；声哑而乍见鬼神兮，丁火之疴。脐下痛而或淋或秘兮，沟渎塞于污淤；腹中痛而或胀或肿兮，仓廪积乎陈莝。息逆而喘嗽不宁兮，因犯素天之气；腰疼而俯仰不利兮，乃冲元海之波。烦热兮，责其血去而阴虚；羸怯兮，知其蓐劳而气弱。能详察夫证候，斯可议乎方药。

经候不调兮，乌鸡可投；天癸或阻兮，苍莎宜托。地黄补肾兼行，参术养脾莫却。三补凉血兮，专治崩中之药；补中暖宫兮，能固带下之脱。安胎胡连兮，在妊娠为最宜；瘦胎达生兮，视形证而休错。黑神去恶露而可取胎衣，十全补虚羸而能除阴火。临病审证兮，请观设问之辞；举一该百兮，勿讶立言之约。吐露灵府之珠玑，掣开医门之锁钥。

调　经　章概论五条

谨按经云：女子二七而天癸至，冲任满盛，月事以时下，乃有子。故得其常候者为无病，不可妄投调经之剂。苟或不及期而经先行者，或过期而经后行者，或一月而经再行者，或数月而经一行者，或经闭不行者，或崩者，或漏下者，此皆失其常候，不可不调也。大抵调治之法，热则清之，冷则温之，虚则补之，滞则行之，滑则固之，下陷则举之，对证施治，以平为期。如芩连栀柏，清经之药也；丁桂姜附，温经之药也；参术归茯，补虚之药也；川芎香附、青皮玄胡，行滞之药也；牡蛎赤石脂、棕榈炭侧柏叶，固精之药也；升麻柴胡、荆芥白芷，升举之药也。随其证而用之，鲜有不效者矣。

妇人经候不调有三：一曰脾虚，二曰冲任损伤，三曰脂痰凝塞。治病之工，不可不审。

脾胃虚弱者，经曰：二阳之病发心脾，女子不月。夫二阳者，阳明胃也。胃主受纳五谷，长养血气，灌溉脏腑，流行经隧，乃水谷之海，血气之母也。惟忧愁思虑则伤心，心气受伤，脾气失养，郁结不通，腐化不行，胃虽能受，而所谓长养灌溉流行者，皆失其令矣。故脾胃虚弱，饮食减少，气日渐耗，血日渐少。斯有血枯、经闭及血少、色淡、过期始行、数月一行之病。

冲任损伤者，经曰：气[①]以吹之，血以濡之。故气行则血行，气止则血止也。女子之性，执拗偏急，忿怒妒忌，以伤肝气。肝为血海，冲任之系，冲任失守，血气妄行也。又褚氏曰：女子血未行而强合以动其血，则他日有难名之疾。故女未及二七天癸之期，而男子强与之合，或于月事适来未断之时，而男子纵欲不已，冲任内伤，血海不固。由斯二者，为崩为漏，有一月再行、不及期而行者矣。

---

①　气：原作“风”，据裘氏重刊本、经纶堂本改。

脂痰凝塞者，盖妇女之身，内而肠胃开通，无所阻塞，外而经隧流利，无所碍滞，则血气和畅，经水应期。惟彼肥硕者，膏脂充满，玄室之户不开，挟痰者痰涎壅滞，血海之波不流。故有过期而经始行，或数月而经一行，及为浊为带为经闭，为无子之病。

不及期而经先行

如德性温和，素无他疾者，责其血盛，且有热也。用：

归身　川芎各七分　赤芍　生地　知母　麦冬　地骨皮各一钱　甘草五分

水煎，空心服。

如性急躁，多怒多妒者，责其气血俱热，且有郁也。用：

归身　川芎　白芍各一钱　生地七分　条芩炒　黄连炒　香附童便浸，炒，杵，各一钱　生甘草五分

水煎服。

如形瘦素无他疾者，责其血热也。用四物加芩[1]连汤。四物内用赤芍，芩连俱炒各一钱，甘草生五分，水煎，食前服。兼服三补丸和之。

三补丸　专治血热。用：

黄芩　黄连　黄柏各炒，各等分

蜜丸，白汤下。

如形瘦素多疾且热者，责其冲任内伤也。用：

归身　白芍　熟地　人参　知母　麦冬各一钱　川芎七分　炙草五分

姜三枣二引，水煎，食前服。更宜常服地黄丸。

地黄丸　治女子冲任损伤，及肾虚血枯、血少、血闭之证。

熟地焙，八两　山药四两　山茱萸去核，焙，四两　白茯去皮，三两　牡丹皮去木，三两　泽泻[2]去毛，三两

蜜为丸，空心白汤下。

如曾误服辛热暖宫之药，责其冲任伏火也。用：

归身一钱　川芎七分　赤芍　生地酒洗，各一钱　黄柏炒　知母　木通去皮，各一钱　甘草生五分

水煎，食前服。更服三补丸和之。

如形肥多痰多郁者，责其血虚气热也。

归身　川芎　生地姜汁炒，各七分　陈皮去白　半夏滚水泡，各五分　白茯　甘草生各五分　条芩炒　香附童便浸，炒　黄连炒，各一钱

姜引，水煎服。

经过期后行

如德性温和，素无疾者，责其血虚少也，八物汤主之。

川芎　白芍　人参　白术　茯苓　归身酒　甘草生，各等分　生地酒洗　姜三片　枣三枚去核

水煎，食前服。

如性急躁，多怒多妒者，责其气逆血少，八物汤加香附汤主之。前方加香附（童便浸炒）、青皮等分，水煎服。兼常服苍莎丸以调之。

苍莎丸　和中开郁。

苍术米泔浸　香附童便浸一日夜，各三两　条芩炒，一两

共末，汤浸蒸饼为丸，白汤下。

如形瘦素无他疾者，责其气血俱不足也，用十全大补汤主之。此汤治气血两虚，脾胃不足。

人参　黄芪蜜　白术　白茯　甘草炙　当归酒洗　川芎　白芍酒　生地酒洗，各

---

① 芩：原作“黄”，据裘氏重刊本改。

② 泽泻：原脱，据裘氏重刊本补。

一钱　厚桂五分

姜枣引，煎服如前。

如形瘦食少，责其脾胃衰弱，气血衰少也，用异功[①]散加当归川芎汤主之。此方专补脾胃，进饮食，养气血。

人参　白术　白茯　炙草　陈皮　归身酒洗　川芎各一钱

姜枣引。兼服地黄丸。

如肥人及饮食过多之人，责其湿痰壅滞，躯肢迫塞也。用六君子加归芎汤主之。

人参　白术　茯苓　炙草　陈皮去白　半夏汤泡七次　归身　川芎　香附童便浸、炒，各一钱

姜引。兼服苍莎丸。

如素多疾[②]者，责脾胃虚损，气血失养也。用参术大补丸、地黄丸。参术大补丸即参苓白术散加归芎。

人参五钱　白术　白茯　陈皮　莲肉　归身各七钱半　甘草炙，三钱[③]　山药一两　砂仁　川芎　石菖蒲各五钱

共末，荷叶包米煮饭为丸。米饮下。

一月而经再行

如性急多怒气者，责其伤肝以动冲任之脉，用四物加柴胡汤主之。

归身　川芎　白芍　生地　柴胡　人参　条芩　甘草生　黄连

煎服。更宜常服补阴丸，以泻冲任之火。

补阴丸

黄柏炒　知母去皮，等分

蜜丸。每服五十丸。

如曾服辛热之药者，用四物汤加黄柏知母汤及三补丸主之。

如曾伤冲任之脉者，用四物人参知母麦冬汤及地黄丸主之。

数月而经一行

瘦人，责其脾胃弱，气血虚，用十全大补汤及地黄丸主之。

肥人，责其多痰兼气血虚，用六君子加苍莎导痰丸主之。

人参　川芎　半夏泡，各七分　甘草五分　白术　白茯　陈皮去白　苍术米泔水浸，　归身　香附童便炒　枳壳各一钱

苍莎导痰丸

苍术泔水浸焙　香附童便浸，焙，各二两　陈皮去白　白茯去皮，各一两五钱　枳壳麸炒　半夏泡七次　南星炮、去皮　炙草各一两

生姜自然汁浸，蒸饼为丸，淡姜汤下。

经行或前或后

悉从虚治，加减八物汤主之。

人参　白术　茯苓　归身　川芎　白芍酒炒　炙草　陈皮　丹参　香附童便浸　牡丹皮各一钱[④]

姜枣引。更宜常服丸药。

乌鸡丸　此丸专治妇人脾胃虚弱，冲任损伤，血气不足，经候不调，以致无子者，服之屡验。

白乌骨雄鸡一只，要未镦者，先以粳米养七日，勿令食虫蚁野物，吊死，去毛去杂细，以一斤为率。用：生地、熟地、天冬、麦冬各二两，放鸡肚中，甜美醇酒十碗，以沙罐煮烂，取出，再用桑柴火上焙。去药，更以余酒淹尽，焙至焦枯，研罗为末。再加杜仲（盐水炒）二两，人参、炙草、肉苁蓉（酒洗）、破故纸

---

① 功：原作“攻”，据忠信堂本、裘氏重刊本、经纶堂本改。

② 疾：裘氏重刊本、经纶堂本均作“痰”。

③ 钱：原作“分”，据经纶堂本改。

④ 钱：原作“分”，据经纶堂本改。

（炒）、小茴（炒）各一两，归身、川芎、白术、丹参、白茯各二两，砂仁一两，香附（醋浸三日，焙）四两。

共研末，和上末，酒调面糊为丸。每服五十丸，空心温酒下，或米饮下。

经期腹痛

凡经水将行，腰胀腹痛者，此气滞血实也，桃仁四物汤主之。

归尾　川芎　赤芍　丹皮　香附醋浸　玄胡索各一钱　生地　红花各五分　桃仁二十五粒

水煎，入桃泥在内倾出服。

如瘦人责其有火，加黄连、黄芩（炒）各一钱。

肥人责其有痰，加枳壳、苍术各一钱。

凡经水过后腹中痛者，此虚中有滞也，加减八物汤主之。

人参　白术　茯苓　归身　川芎　白芍　生地各一钱　甘草炙　木香各五分　青皮七分　香附醋炒，一钱

姜枣引。

经水多少

瘦人经水来少者，责其血虚少也，四物加人参汤主之。

人参　归身　川芎　白芍　生地　香附童便浸，炒　炙草各一钱

姜枣引。

肥人经水来少者，责其痰碍经隧也，用二陈加芎归汤主之。

陈皮　白茯　归身　川芎　香附童便浸炒　枳壳炒，各一钱　半夏泡七次，八分　甘草五分　滑石二分

姜引。

凡经水来太多者，不问肥瘦，皆属热也，四物加芩连[1]汤主之。

归身　白芍酒洗　知母　条芩　黄连各一钱　川芎　生地各五分　黄柏七分

兼服三补丸。

经水紫色淡色

色紫者热也，四物加香附黄连汤主之。

归尾　川芎　赤芍　生地　香附童便浸　黄连炒　生草　牡丹皮各一钱

煎服。

色淡者虚也，八物汤主之。

人参　白术　白茯　归身　川芎　白芍　熟地　黄芪　香附童便浸，各一钱　炙草五分

姜枣引。更常服地黄丸。

以上各例调经之法，并宜于经候行时，连进十余服，则下次经候自不愆矣。若丸药，则宜常久服之，乃效。

经闭不行

妇人女子，经闭不行，其候有三：乃脾胃伤损，饮食减少，气耗血枯而不行者，法当补其脾胃，养其气血，以待气充血生，经自行矣。不可妄用通经之剂，则中气益损，阴血益干，致成痨瘵之疾而不可救。所谓索千金于乞丐，棰楚日加，徒毙其生而已。一则忧愁思虑，恼怒怨恨，气郁血滞，而经不行者，法当开郁气、行滞血而经自行。苟用补剂，则气得补而益结，血益凝聚，致成癥瘕胀满之疾，所谓养虎自遗患也。一则躯肢迫寒，痰涎壅滞，而经不行者，法当行气导痰，使经得行。斯谓之良工矣。

如因脾胃伤损，血枯不行者，用加减补中益气汤主之。

人参　白术各二分　炙芪　柴胡各七分

---

① 芩连：原作“黄芩”，据经纶堂本改。

炙草五分　归身　白芍酒洗　川芎　陈皮各七分　神曲炒　麦芽炒，各五分

姜枣引。更宜服前参术大补丸、乌鸡丸，以经行为度。

如因气郁血闭不行者，用开郁二陈汤主之。

陈皮　白茯苓　苍术　香附童便浸　川芎各一钱　半夏泡，炒　青皮　莪术煨　槟榔各七分　甘草　木香各五分

姜引。更宜服四制香附丸，以经行为度，此丸乃妇人常用之要药也。

四制香附丸

香附一斤，净，杵，分四制，酒、醋、盐水、童便各浸三日，焙研　天台乌药八两

共末，醋糊为丸，白汤下。

如因痰者，用前苍莎导痰丸主之。更服上开郁二陈汤，去莪术，加枳壳一钱，服之。

有愆期未嫁之女，偏房失宠之妾，寡居之妇，庵院之尼，欲动而不能得遂，憾愤而不能得信，多有经闭之疾。含羞强忍，不欲人知，致成痨瘵之病，终不可救者，宜用四制香附丸、参术大补丸，攻补兼行，庶几可瘳。此七情之变，无以法治者也。

有经闭不行，骨蒸潮热，脉虚者，增损八物柴胡汤主之。

人参　白茯各一钱　炙草五分　归身　白芍酒拌炒　生地　麦冬　知母　北柴胡

有汗加地骨皮，无汗加牡丹皮各一钱，淡竹叶十五皮，煎服。

凡妇人血虚有热者，皆可服之。如热太甚，服此不平者，加黑干姜一钱，神效。

有经闭发热，咽燥唇干，脉实者，用四物凉膈散主之。

归身　川芎　赤芍　生地　黄芩酒炒　黄连酒炒　山栀酒炒　连翘　桔梗各一钱　生草　薄荷叶各五分　淡竹叶十皮

凡血实形盛，脉有力者，皆可服之。

附：石　瘕

石瘕者，因行经之时，寒风自阴户而入，客于胞门，以致经血凝聚，月信不行，其腹渐大，如孕子状。妇人壮盛者，半年之后，小[1]水长而消矣；若虚怯者，必成肿病。温经汤主之。

归身梢　川芎　赤芍　莪术煨　人参各一钱　炙草五分　川牛膝　破故纸炒，杵　小茴炒，各一钱

姜枣引。更宜频服香附丸。

附：肠　覃

肠覃者，因经行之时，寒风自肛门而入，客于大肠，以致经血凝涩，月信虽行而血却少，其腹渐大如孕子状，为胎漏状。壮盛妇人半年以后，气盛[2]而除，虚怯者必成胀病。桂枝桃仁汤主之。

桂枝　槟榔各一钱五分　白芍酒炒　生地酒洗　枳壳麸炒，各一钱　桃仁二十五粒　炙草五分

姜枣引，煎熟入桃泥，去渣服。更宜常服四制香附丸。

以上二证，载《灵枢经》内，人鲜知者，女科未载焉，特表而出之。

崩　漏　章

崩

妇人崩中之病，皆因中气虚，不能收敛其血，加以积热在里，迫血妄行，故令

① 小：承荫堂本作“经”。
② 气盛：原作“长失气”，据裘氏重刊本、经纶堂本改。

经血暴下而成崩中。崩久不止，遂成下漏。叔和《脉诀》云：崩中日久为白带，漏下时多肾水枯也。治有三法，初止血，次清热，后补其虚，未有不痊者也。

凡妇人女子，初得崩中暴下之病者，宜用止血之剂，乃急则治其标也。四物汤调十灰散服之，以血止为度。

十灰散

藕节　莲蓬　艾叶　棕榈　大小蓟根　侧柏①　干姜　油发　干漆②

以上十味，各烧存性，为灰，等分，和匀，每服三钱。或用醋煮糯米粉为丸，每服百丸，不喜散者用之。血止即服清热之剂，用凉血地黄汤主之。

生地　当归各一钱　黄连　黄柏　知母　藁本　川芎　升麻各五分　柴胡　羌活　防风各七分　黄芩　炙草　细辛　荆芥穗　蔓荆子各四分　红花一分

煎服。如血未尽，再吞十灰丸。

血已止，里热已除，宜用补中之剂，加味补中益气汤主之。

炙芪　人参　白术　陈皮　归身　白芍酒炒　熟地各一钱　炙草　白茯　升麻　柴胡　知母　黄柏炒，各五分

姜枣引。更宜早服地黄丸，夕服参术大补丸，以平为期。

漏

凡崩久成漏，连年不休者，此中气下陷，下元不固也，宜用前加味补中益气汤，兼服鹿角霜丸主之。

鹿角霜丸

鹿角霜　柏子仁去壳，炒　归身　茯神　龙骨煅　阿胶蛤粉炒成珠，各一两　川芎七钱　香附醋炒，二两　炙草五钱　川续断两半

共末。山药五两，研作糊为丸。每服五十丸，空心温酒下。

附：经血妄行

如经血妄行，或吐血、或唾血、或口内血腥，用前四物凉膈散加生韭自然汁服之。

赤白带下

带下之病，妇女多有之。赤者属热，兼虚兼火治之；白者属湿，兼虚兼痰治之。年久不止者，以补脾胃为主，兼升提。大抵瘦人多火，肥人多痰，要知此候。

赤带用前四物加芩连汤，再加升麻、丹皮主之，兼服三补丸。

白带用加味六君子汤主之。

陈皮　半夏泡　苍术米泔水浸　人参各一钱　白术一钱五分　白茯一钱二分　炙草七分　升麻　柴胡各五分

姜引。兼服苍莎导痰丸。

带久不止者，专以补虚为主，宜服十全大补汤去地黄，加陈皮、半夏、干姜炒。更服参术大补丸，以补脾胃之虚，及服补宫丸，以固下元之脱。

补宫丸

鹿角霜　白茯　白术　白芍酒炒　白芷　牡蛎煅，童便淬　山药　龙骨煅　赤石脂各等分　干姜炒，减半

醋糊丸。空心米饮下。

白浊、白淫、白带辨证

妇人常有白带、白浊、白淫之疾，证既不同，治亦有别。白带者，时常流出，清冷稠粘，此下元虚损证也，用上带久不止之法治之。白浊者，随小解而来，浑浊如泔，此胃中浊气渗入膀胱也。加味二陈

---

① 侧柏：原作“女柏”据经纶堂本改。

② 干漆：原脱，据裘氏重刊本加。

汤主之。

陈皮　半夏泡　白茯　白术　苍术泔水浸　益智仁盐水炒，杵末，各一钱　炙草五分　升麻　柴胡七分

姜引。

附：遗白带方

酒煮白果三升，去心去膜，晒干为末，每服二钱，白水下。

白淫者，常在小便之后而来，亦不多，此男精不摄，滑而自出，不须治即自愈。

温经汤　妇人行经之时，连服三剂，易能成孕。

陈皮　半夏　生地各一钱　归身尾二钱　川芎　白芍　红花　秦艽　乌药各八分　香附一钱半　木通三分　青皮七分

姜引。水煎服。

种子章

十二条。

无男女，乾坤或几乎息矣。男女配匹，所以广嗣，厥系匪轻，勿谓无预于人事。生育者，必阳道强健而不衰，阴癸应候而不愆。阴阳交畅，精血合凝，而胎元易成矣。不然，阳衰不能下应乎阴，阴亏不能上从乎阳，阴阳乖离，是以无子。虽云天命之有定，抑亦人事之未尽欤！

故种子者，男则清心寡欲，以养其精；女则平心定气，以养其血；补之以药饵，济之以方术，是之谓人事之常尽也。何谓男贵清心寡欲？盖形乐者易盈，志乐者易荡。富贵之人，不知御神，则荡必倾；不知御形，则盈必亏。此清心寡欲，为男子第一紧要也。何谓女贵平心定气？盖女子以身事人，而性多躁；以色悦人，而情多忌。稍不如意，即忧思怨怒矣。忧则气结，思则气郁，怨则气阻，怒则气上。血随气行，气逆血亦逆。此平心定气，为女子第一紧要也。药饵惟何？男子宜服地黄丸，以补左肾之阴；加杜仲、苁蓉、巴戟、补骨脂、沉香，以补右肾之阳。女子宜服乌鸡丸，以养其气血，调其经候，斯为得理。若彼桂、附、丹石，动气耗阳、损血消阴之剂，一切远之。何谓济之以方术？如种子之歌，《素女》之论是也，宜博求之。

女人无子，多因经候不调，药饵之辅，尤不可缓。若不调其经候而与之合，徒用力于无用之地。此调经为女人种子紧要也。

如肥盛妇人，禀受甚厚，及恣于酒食之人，经水不调，不能成胎，谓之躯脂满溢，闭塞子宫。宜行湿燥痰，用前苍莎导痰丸、四制香附丸。

如瘦怯性急之人，经水不调，不能成胎，谓之子宫干涩无血，不能摄受精气。宜凉血降火，用地黄、三补丸调之。

如素有浊漏带下之人，经水不调，不能成胎，谓之下元虚惫，不能聚血受精。宜补虚涩脱，用前乌鸡丸、补宫丸调之。

种子歌云：三十时辰两日半，二十八九君须算。落红满地是佳期，经水过时空霍乱。霍乱之时枉费工，树头树底觅残红。管教芳花能结子，何愁丹桂不成丛。此盖言经水未行之时，血海正满，子宫未开，不能受精以成其孕。经水既行，则子宫开，血海净，斯能受其精矣。然亦自经水初行之时，计算三十个时辰，足恰两日半，欲种子贵当其时。故一日、二日、三日与之交，则多生男；四日、五日、六日与之交，则多生女。七日之后，子宫复闭，不必再交矣。

妇女阴质，取象于月。若自朔至望，经水行不失其候者，结胎易，生子多寿，以月光渐生，月轮渐满也。若自望至晦，

经水行或失其期者，胎难结，生子多夭，如月光渐消，月廓渐空也。此造化之理，可与懵者道之耶？

《素女》论中，男有三至，女有五至。如男至而女未至，玉体才交，琼浆先吐，虽能下应乎阴，而阴不从也；如女至而男未至，则桃浪虽翻，玉露无滴，虽能上从乎阳，而阳不应也，所以无子。此气至者，亦有先后男女之别。如阳精先至，阴血后参，则精开裹血而成女；阴血先至，阳精后冲，则血开裹精而成男。故卜书云：阴包阳则桂廷添秀，阳包阴则桃洞得仙。此之谓也。

何谓男有三至？盖阴痿而不举，肝气未至也；举而不坚，肾气未至也；坚而不热，心气未至也。肝气未至而强合则伤肝，其精流滴而不射；肾气未至而强合则伤肾，其精散漫而不粘聚；心气未至而强合则伤心，其精冷而不热；此男子之所以无子，贵乎清心寡欲，以养肝肾心之气也。何谓女有五至？盖交感之时，面赤而热，心气至也；目中涎沥，微睨视人，肝气至也；娇声低语，口鼻气喘，肺气至也；伸舌吮唇，以身偎人，脾气至也；玉户开张，琼液流出，肾气至也。五气皆至而与之合，则情洽意美，阳施阴受，有子之道也。

男女无疾，交会应期，三虚四忌，不可不避。三虚者，天地晦冥，日月薄蚀，雷电[1] 风雨，晦朔弦望，天之虚也；地震土陷，山崩水溢，地之虚也；忧怒悲恐，醉饱劳倦，人之虚也。犯此三虚，则交而不孕，孕而不育，疾病且生，为身之灾也。四忌者：一忌本命正冲甲子庚申，灭没休废之日；二忌大寒、大暑、大醉、大饱之时；三忌日月星辰、寺观坛庙、灶厕冢墓之处；四忌触忤恼犯、骂詈击搏之事。犯此四忌，不惟令人无子，且致夭也。

凡种子者，当应候之时，男服补肾益精之药，女则调其饮食，淡其滋味，避其寒暑，至于夜半生气乘旺之时，依上三至、五至、三虚、四忌行之，自然交而必孕，孕而必成矣。

---

① 电：原作“霓”，据经纶堂本、承荫堂本改。

卷之二

胎前章

总论胎养

十条。

妇人受胎之后，所当戒者，曰房事，曰饮食，曰七情，曰起居，曰禁忌，曰医药，须预先调养，不可少犯，以致伤胎难产，且子多疾，悔之无及。

古者妇人有孕，即居侧室，不与夫接，所以产育无难，生子多贤，亦少疾病。今人不知禁忌，纵情恣欲，有触动胎气而堕者，有胎肥硕而难产者，有败精凝裹而碍产者，有生子多疾、痘疮稠密者，皆不禁房事故也。

妇人受胎之后，最宜调饮食，淡滋味，避寒暑，常得清纯和平之气，以养其胎，则胎元完固，生子无疾。今为妇者，喜啖辛酸煎炒肥甘生冷之物，不知禁口，所以脾胃受伤，胎则易堕；寒热交杂，子亦多疾。况多食酸则伤肝，多食苦则伤心，多食甘则伤脾，多食辛则伤肺，多食咸则伤肾，随其食物，伤其脏气，血气筋骨失其所养，子病自此生矣。又如食兔肉则儿缺唇，食羊肉则儿多白睛，食犬肉则儿声喑之类，皆有明验，所宜禁者。不然，则儿之形体相貌，且[1]有不备不全者矣。

古有胎教，凡视听言动莫敢不正，喜怒哀乐莫敢不慎。故其子女多贤，此非贤母不能也。盖过喜则伤心而气散，怒则伤肝而气上，思则伤脾而气郁，忧则伤肺而气结，恐则伤肾而气下。母气既伤，子气应之，未有不伤者也。其母伤则胎易堕，其子伤则脏气不完，病此多矣。盲聋喑哑，痴呆癫痫，皆禀受不正之故也。妇人受胎之后，常宜行动往来，使血气通流，百脉和畅，自无难产。若好逸恶劳，好静恶动，贪卧养娇，则气停血滞，临产多难。况行立坐卧之久，为筋骨肌肤之有伤，子在腹中，气通于母，必有伤者。又勿登高，勿临深，勿越险，勿负重，少有触动，其胎必堕。

妇人怀胎，欲其生男贤，则令睹书史操弓矢；欲其生女美，则令观鸾凤牡丹。凡忌食之物，忌用之药，不可轻犯。逐月胎神所占之物，不可触犯，以致堕胎。睡卧之处，要人护从，不可独寝，邪气易侵。虚险之处，不可往来，恐其堕跌。

妊娠在于清热养血。条实黄芩为安胎圣药，清热故也，置水中取沉者为佳。俗人不知，以为害，而不收用。又谓温经之药，可养胎气，误人多矣。

养胎全在脾胃。譬之钟悬于梁，梁软则钟下坠，梁断则钟下堕。故白术补脾，为安胎要药。胎中痛者，非缩砂不止，必择连壳者捶碎用之。妊娠七个月以后，须用枳壳、大腹皮则易产，行气开滞故也。

孕妇有疾，只以和胎安胎为本，所感

① 且：原作“早”，据经纶堂本改。

外伤内伤之证，以末治之。

孕妇有疾，必择其专门平日无失者用之。若未试之，医有毒之药，不可轻用，以贻后悔。又不可轻用针灸，以致堕胎。

妊娠恶阻

恶阻者，谓有胎气恶心，阻其饮食也。其症颜色如故，脉息平和，但觉肢体沉重，头目昏眩，择食，恶闻食气，好食酸咸，甚者或作寒热，心中愦闷，呕吐痰水，胸膈烦满，恍惚不能支持。轻者不服药无妨，乃常病也。重者须少药调之，恐伤胎气，专主行痰，以二陈汤为主。但半夏有动胎之性，不可轻用。

肥人专主痰治，半夏茯苓汤主之。即二陈汤加砂仁也。

陈皮　半夏汤泡七次，炒黄，各一钱半　茯苓一钱　甘草五分　砂仁八分

姜枣引，乌梅半个。水煎，食远服。再加白术钱半，尤妙。又传云：二陈汤加桂枝甚效。

瘦人兼痰兼热治之，人参橘皮汤主之。

人参　陈皮　白术各一钱　麦冬七分　甘草五分　厚朴姜炒，钱半　茯苓钱半

姜引，竹茹一团。水煎，食远服。再加黄芩尤佳。

恶阻甚，不能食者，保生汤主之。

人参　甘草　砂仁炒、研，各一钱　白术　香附童便制　乌梅　陈皮各一钱五分

姜引。水煎服。

胎动不安

如脾胃素弱，不能管束其胎，气血素衰，不能滋养其胎，不以日月多少而常堕者，安胎饮主之，更服杜仲丸、胡连丸尤佳。

安胎饮

黄芩条实　白术　人参　归身　生地　陈皮　白芍各一钱　炙草五分　砂仁连壳炒，捶碎，五分

姜枣引，食前服。

杜仲丸　治胎动不安，防其堕者，预①宜服之。

杜仲姜汁炒　川续断酒洗，各二两

共末，煮，红枣肉杵，和为丸。每服三十丸，米饮下。此方宜与胡连丸同服。

胡连丸　安胎之圣药也。

条芩沉水者，四两　白术无油者，二两　莲肉去心，二两　砂仁微炒，一两　炙草一两

共末，山药五两，作糊为丸，米饮下。

二方一日二服，前服胡连丸，空心服杜仲丸。

如因房事过度，有触动不安者，四物去川芎加砂仁、阿胶汤主之。

归身　熟地　阿胶炒，各一钱　炙草　砂仁炒，各五分

竹茹水煎，调男子裩裆灰一钱服。忌房事，免致再堕。

如因七情触动，胎气不安者，加味四物汤主之。四物为主。

归身　白芍　生地酒洗，各一钱　川芎八分

如因怒伤肝者，主胞络，本方加黄芩一钱五分，人参、柴胡、甘草各一钱。

如因忧悲伤肺者，本方加黄芩、阿胶、苏叶各一钱，五味十三粒，炙草五分。

如因恐伤肾者，主胞胎，本方加川续断、黄柏（炒）、杜仲（炒）各一钱，五味十五粒，改用熟地。

如因思虑积久不解伤脾者，本方加白术钱半，人参、陈皮、香附各一钱，炙草

---

①　预：原作“须”，据经纶堂本改。

五分。

如因喜乐太过伤心者，本方加条芩、黄连、白术、麦冬各一钱，炙草五分。

如因跌扑触动者，安胎和气饮主之。

归身　白芍各一钱　白术　黄芩　苏叶各一钱五分　炙草　砂仁各五分

姜枣引。水煎，食前服。

如因犯胎神所占方位，胎动不安者，用上安胎和气饮主之。此上二证，并用安胎和气饮，如见血动，即加阿胶、艾叶。

妊娠漏胎

漏胎者，谓既有孕而复血下也。女子之血，在上为乳汁，在下为经水。一朝有孕，而乳汁、经水俱不行者，聚于子宫以养胎也。今复漏下则是气虚、血虚，胞中有热，下元不固也。法当用四君子以补其气，四物以补其血，黄芩、黄柏以清其热，艾叶以止其血，杜仲、续断以补下元之虚，未有不安者矣。增损八物汤主之。

人参　白术　归身　白芍　熟地　艾叶　条芩　黄柏　知母　阿胶　炙草各等分

姜枣引。水煎，食远服。兼用杜仲丸。见上。

妊娠伤寒

妊娠伤寒，专以清热和胎为主，各随六经所见表里之证治之。务宜谨慎，不可与常病伤寒同治，以致损胎，误其母子性命也。此予家传之秘，宜珍重之。

凡得伤寒，勿拘日数，但见恶寒、头痛、发热，即病邪在表也，宜用四味紫苏和胎饮为主。

苏叶　条芩　白术各一钱半　甘草一钱

如恶寒、头痛、项强、腰脊痛，此病在太阳经。本方加羌活、藁本、川芎、草风各一钱，连须葱三茎，姜引。水煎热服，以厚衣被盖之，汗出而解。

如恶寒却不发热，只头痛、鼻干或项强，此病在阳明经也。本方加葛根、白芷、防风各一钱，葱白三根，淡豆豉一撮。煎服，以汗而解。

如寒热往来，头眩，或呕，或心下烦，或胸胁满，此病在少阳经也。本方加柴胡、人参各一钱。呕，加半夏七分；胸胁满，加枳壳、桔梗各一钱；头眩，加川芎一钱；姜枣引。

如发热、恶寒、咳嗽甚者，此病在手太阴经也。本方加麻黄（去根节）、杏仁各一钱，葱白三根，姜引。水煎，食后服，以汗而解。

如恶寒无热，腹中疼痛，吐泻不渴，手足逆冷者，此病在足太阴脾经也。本方加人参、干姜（炙）、白芍（酒炒）各一钱，姜枣引。水煎，热服。

如恶寒倦卧、发热、手足冷者，此病在足少阴肾经也。本方加独活、熟地、细辛各一钱，生姜、大枣引，热服。

如恶寒、手足厥冷、唇口青，遍身痛如被杖，头项顶痛者，此病在足厥阴经也。本方加归身（酒洗）、吴茱萸（炒）、羌活、细辛各一钱，连须葱白三根，姜引，热服。

凡得伤寒，勿拘日数，但无恶寒，无头痛，只发热、口燥、咽干而渴者，此病邪在里。用黄龙汤为主，各随所见之症加减治之。

柴胡　人参　甘草　黄芩各一钱

如发热、口渴，小便不利者，此在手足太阳小肠膀胱腑病也。本方加白术钱半，猪苓、泽泻、赤茯、木通各一钱。

如其发热大渴者，病在手足阳明胃与大肠也。本方加知母一钱，石膏（捶碎）二钱，淡竹叶十五皮，粳米一撮，煎服。

如大热、大渴、躁烦，大便不通者，

此病在足阳明胃腑也。本方去人参，加枳实（炒）、大黄（煨）、芒硝各一钱半，姜引。水煎，温服，以利为度。

如发热，口干而渴，心烦不得眠者，或干呕者，此病在足少阳胆腑也。本方加麦冬、天花粉、山栀仁、酸枣仁各一钱，竹茹一大团。煎，去渣，再煎一沸服。

如发热而渴，腹中痛，自利者，此病在足太阴脾经也。本方加白术、白芍、阿胶（炒）、白茯各一钱，引姜枣三枚，食前服。

如发热而渴，利下脓血，手足冷者，此病在足厥阴肝脏也。本方加归身、白芍（酒炒）、白术、白茯各一钱，乌梅一个，食前服。

凡伤寒瘥后，调理失宜，复发热者，此劳复也。用黄龙汤加知母、麦冬各一钱，石膏（杵）二钱，淡竹叶十五皮，粳米一撮。煎服，以汗为度。

如因饮食失节，复发热者，此食复也。四味紫苏和胎饮加枳实（炒）、黄连（炒）、陈皮、神曲（炒），姜枣引。水煎，食远服。更宜节省，免致内伤。

若天行时气传染者，只依上法，分六经表里治之无失。或于初病之时，用败毒散加和胎药解之，亦是妙方。

人参　羌活　柴胡　前胡　白茯　甘草　川芎　桔梗　枳壳　黄芩　白术　苏叶　葛根　姜引　葱白三根

水煎，热服，盖覆得汗而解。

凡病伤寒热病不解，遍身发斑，赤如锦文者，加味化斑汤主之。

人参　知母各一钱　石膏二钱　甘草　黄芩　栀子仁　生地各一钱　淡竹叶二十皮　豆豉半合

水煎，食远服。

妊娠中风

太乙者，冬至日在坎，正北；立春日在艮，东北；春分日在震，正东；立夏日在巽，东南；夏至日在离，正南；立秋日在坤，西南；秋分日在兑，正西；立冬日在乾，西北。故太乙移宫之日，即八节日，天必应之以风雨。其风自此方而来为正风，不能伤人。如自冲方而来，谓之虚风，中人即病。中其皮毛经络者，则发寒热，头项身体皆痛，或肌肉顽痹；中其筋骨者，则拘挛僵直；中其脏腑者，则卒倒昏闷，口眼㖞斜，手足瘈疭，口禁不语。孕妇得此，不可用常治中风之法，只以补虚安胎为本，兼用搜风之剂，增损八物汤主之。

八物内用，归身、甘草炙，加黄芩、黄芪炙、羌活、防风、秦艽各一钱。

姜枣引。水煎，多服，以平为期。

妊娠中暑

凡盛暑时，中其暑热之毒者，其症发热而渴，自汗，精神昏愦，四肢倦怠少聘，清暑和胎饮主之。

黄芪炙　炙草　人参　白术　黄芩　黄连　知母　麦冬各一钱　五味十二粒

煎服。

妊娠中湿

凡孕妇或早行感雾露之气，或冒雨，或久居下湿之地，或大汗出取冷水浴之。其症发热、骨节烦痛，身体重着，头痛，鼻塞，黄芩白术汤主之。

条芩　白术各五钱　苏叶二钱五分　姜五片

水煎服。

妊娠咳嗽

如初得之，恶风寒、发热、鼻塞声

重，或鼻流清涕者，宜发散，加减参苏饮主之。

人参 紫苏 陈皮 白茯 甘草 桔梗 枳壳 前胡 黄芩各一钱

姜引，薄荷叶少许。水煎，食后服，得微汗而解。

久嗽不已，谓之子嗽，引动其气，恐其堕胎，人参阿胶散主之。

人参 白术 白茯 炙草 苏叶 阿胶炒 桔梗各等分

水煎，食后服。

妊娠疟疾

凡孕妇病疟，不可轻用截药，恐致损胎，柴胡知母汤主之。

柴胡一钱半 人参 黄芩 知母 白术各一钱 甘草五分 归身一钱

姜枣引。水煎，多服，以平为期。

如疟久不退转甚者，宜与截之，七圣散主之。经云有故无殒，此之谓也。

柴胡 黄芩 炙草 知母 常山酒炒 草果仁一钱半 乌梅去核，三个

水酒各半煎。临发，五更服。宜露一宿，汤温服。忌生冷、鸡鱼。

妊娠霍乱

其症心腹绞痛，上吐下泻，用前四味紫苏和胎饮加藿香叶、陈皮各一钱，砂仁（炒）五分，姜枣引，水煎。

妊娠泄泻

凡孕妇泄泻，以补中安胎为主，用四君子汤加白芍一钱。更分寒热治之，如发热而渴者为热，本方加条芩一钱；不渴者为寒，本方加炒干姜五分，并用乌梅一个为引，水煎服。

如渴泻久不止者，用四君子汤加白芍（酒炒）、诃子肉、干姜（炒）、乌梅（去核）二个，水煎，皆食前服。

如久泻大渴者，人参白术散主之。

人参 白术 白茯 炙草各一钱 藿香五分 木香 干姜二钱五分

作大剂，水煎，频频与之，以代汤水，效。

妊娠痢疾

凡孕妇痢疾，以清热和胎、行气养血为主。虚坐努力者，防其损胎，当归黄芩芍药汤主之。

当归 白芍 黄芩 黄连 白术 枳壳 白茯 陈皮 生地 甘草生，各一钱 木香五分 乌梅一个

水煎，空心服。

痢久不止，黄连阿胶汤主之。

黄连炒 阿胶炒，各一钱 木香七分 干姜炒，五分 人参 白术 白茯各一钱 炙草五分 乌梅三个

姜枣引。水煎，食前服。

子悬

孕妇五六个月以后，胎气不和，上凑心腹，胀满疼痛者，谓之子悬，紫苏饮主之。

紫苏 陈皮 大腹皮 川芎 白芍 归身各一钱 人参五分 炙草五分 姜五片 葱白七寸

水煎，食前服。

子烦

孕妇心惊胆怯，终日烦闷不安者，谓之子烦，人参麦冬散主之。

人参 茯苓 黄芩 麦冬 知母 炙草 生地各等分 竹茹一大团

水煎，食前服。

子　　痫

孕妇忽然眩晕卒倒，口禁不能言，状如中风，须臾即醒，醒而复发，此名子痫。乃气虚挟痰挟火证也，清神汤主之。

人参　白术　白茯　白芍　炙芪　炙草　麦冬　归身各等分

姜枣引。水煎，食远服。兼服寿星丸。

琥珀寿星丸　宁神定志，去风化痰。

天南星一斤（掘地作坑，深二尺，用炭火二十斤于坑内烧红，去炭扫净，用好酒五升浇之，将南星趁热放坑内，用瓦盆急盖定，以黄泥封固，经一宿取出，焙干为末），入琥珀末一两，朱砂末五钱，和匀，以生姜自然汁，煮面糊熟，再入獖[①]猪心血三个，搅匀，和末为丸，朱砂为衣。每服五十丸，人参煎汤下，日服三次，神效。

子　　肿

孕妇面目、身体、四肢浮肿者，此胎水泛溢，谓之子肿，加味五皮汤主之。

大腹皮　桑白皮炒　生姜皮　茯苓皮　白术　紫苏茎叶，各一钱

枣去核，引。水煎，服时以木香磨浓汁三匙，入内同服。

子　　气

孕妇自六七个月以来，两足肿大，行步艰难，脚指间有黄水出，此名子气，亦多有之。不须医治，至生子之后，其肿自消。甚者茯苓汤主之。

白茯苓　白术　陈皮　香附　乌药各一钱　炙草五分　紫苏五分　木瓜三片

姜引。水煎，空心腹。

孕妇腹大有水气者，亦名子肿，鲤鱼汤主之。

白术三钱　白茯苓一钱半　归身　白芍各一钱　陈皮五分　活鲤鱼一个，煮汁一盏半，去鱼　加生姜五片

煎七分，空心服。

子　　满

孕妇至七八个月，其胎长大，腹大腹满，逼迫子户，坐卧不安，谓之子满，束胎饮主之。

白术　黄芩　苏叶　枳壳　大腹皮各一钱半　砂仁和壳者略炒，五分　炙草三分

姜引。水煎，空心服。

子　　淋

孕妇小便少又涩痛者，谓之子淋，加味火府汤主之。又治溺血。

木通　生地　条芩　甘草梢　麦冬　人参　赤芍各一钱　淡竹叶十五皮　灯心四十九寸

水煎，空心服。

子　　鸣[②]

气足时，子在腹中鸣者，谓之子鸣。此由母或欠身向高处取物，子在腹中失脱口中所含脐蒂，故啼。治法或令母作男子拜状，或以豆掷地，令母拾之，子复含着则止矣。又方，以鼠窟门土，取大块含之。

妊娠伤食

孕妇伤食，腹满吞酸，恶心不喜食者，加味六君子汤主之。

人参五分　白术　白茯各一钱　炙草三分　陈皮一钱　半夏曲五分　枳实炒　神曲炒　砂仁炒，各五分

姜引。水煎，食后服。

---

① 獖：阉割。

② 子鸣：原文后有“补”字，据经纶堂本删。

妊娠头痛

因外感头痛者，此虚也，加味芎归汤主之。

川芎 当归各一钱半 黄芩酒炒 白术各一钱

细芽茶二钱为引，食后服。

妊娠目鼻咽喉唇口诸病

孕妇专以清热为主，有热病者，俱用东垣凉膈散，各随其症加减主之。

黄芩 黄连 山栀仁各酒炒 连翘 桔梗 生草各等分 薄荷叶少许

目赤痛者，本方加当归、川芎、羌活、防风、菊花各一钱，竹叶引。咽喉痛者，本方加牛蒡子（炒、杵碎）一钱。口舌生疮者，只依本方姜引。鼻衄不止者，本方加当归、生地各一钱，茅花一大团，生姜引。

妊娠疮毒

孕妇多有病乳痈者，托里解毒汤主之。

川芎 当归 黄芩 白芷 连翘 天花粉 金银花 甘草节各一钱 青皮五分 皂刺七个

如背上臀上生者，此阳明经也。本方去青皮，加升麻、葛根各一钱。

如胸前两颊生者，此少阳经也。本方去白芷，加柴胡、胆草、栀仁（炒）各一钱。

如肩膊腋下生者，太阴经也。本方去青皮，加陈皮、桔梗、桑白皮、天冬各一钱。

如在胯内阴旁生者，厥阴经也。本方去白芷，倍加青皮。

如在手足掌内生者，少阴经也。本方去白芷、青皮、天花粉，加黄连、黄柏、木通各一钱。

凡治痈毒，要知九不治处，不可医也。《经》云：一、伏兔（脚背）[①]；二、腓腨（脚肚）；三、背（中脊）；四、五脏俞（挟脊两旁）；五、项（对口凶）；六、胸；七、鬓；八、髭；九、颐。

杂 证

二条。

孕妇忽然无故悲惨哭泣，状若邪祟者，此脏躁症也，枣麦[②]汤主之。

甘草三两 小麦一升 大枣十枚

用水六升，煎三升，去渣，分三服，温饮即效。

再服竹茹汤数服以和之。

竹茹汤： 治孕妇心虚惊恐、脏躁悲泣。

人参 麦冬 茯苓 炙草各一钱 小麦一合 青竹茹鸡子大一团 姜三片 枣五枚

水煎，食后服。

孕妇八九个月，忽然暴喑不语者，此少阴之脉下养乎胎，不能上荣于舌，十月生子之后自能言，非病也。不可服药，勿信庸医图[③]利。

八 月 章

凡孕妇至八九月，形盛胎肥腹大，坐卧不安者，防其难产，宜预服瘦胎丸。

枳壳麸炒，四两 白术 当归 甘草各二两 辰砂为衣，蜜丸

每服五十丸，食前白汤下。多服瘦胎滑胎，自然易产。

如胎气本怯，不可服上瘦胎丸，欲防

---

① 伏兔：经穴名，出于《灵枢·经脉》篇。属足阳明胃经，位于大腿前外侧。文中注为脚背上，疑误。

② 麦：原脱，据忠信堂本加。

③ 图：原作“罔”，据裘氏重刊本、经纶堂本改。

产难，达生散主之。

大腹皮三钱　人参　紫苏茎叶　陈皮各五分　白术　当归各一钱　甘草五分　白芍一钱　枳壳七分　砂仁五分　青葱五根

水煎，食前服，至十数帖，甚得力。

难　产

七条。

一、妊娠以血为主，以气为辅。气行则血行，气滞则血滞也。富贵之家，保爱孕妇，惟恐运动，任其坐卧，以致气滞而不舒畅，血滞而不流通，胎不转动，临产因难，甚至闷绝。且如贫贱人，勤动劳苦，生育甚易，明可徵矣。难产之症，宜服前达生散去人参、白芍，加香附、乌药各一钱。

二、孕妇至六七个月，胎形已全，不知禁忌，恣情交合，以致败精瘀血聚于胞中，子大母小，临产必难。何以验之？儿子生下，头上有白膜一片，滞腻如胶，俗呼戴白生者是也。此证宜服瘦胎丸，盖因子大母小故也。

三、孕妇之家，或问命卜，妄谈祸福，或祷[①]鬼神，仓惶忧戚，使其孕妇常怀惊恐，丧神丧气；又或临产之时，大小慌乱，闹杂往来，交头接耳，言三语四，孕妇恐怖，以致产难。试观不正之女，偷生之儿，既无产厄，子母俱全，可以理推。若此证必戒命卜，止祈祷，但令一二惯熟稳婆，在房扶持，一切闲人杜绝，更令言语宽慰，勿令惊疑。

四、孕妇临产之时，自觉儿转动，胞浆流出，腰腹痛甚，目中如火，手足俱冷，此正产也。若儿身未转，胞浆未破，腹中[②]阵痛，或作或止，此名弄产。稳婆粗率，便令努责，用力太过，母力已乏，及至产时，无力转运，以致产难。若此证，催生汤丸视其形症用之。

五、孕妇临产之时，胞浆既破，儿身既转，著力一送，儿即下矣。稳婆粗率，见其浆破，即令使力，儿身未转，或转未顺，被母努责，逼其快下，有逆产者，有横产者，有侧产者，极为凶危。若此证，惟稳婆之良，或可调护保全，非医药之力也。稳婆最忌粗率。

六、少妇初产，身体纤渺，子宫紧窄。当产之时，胞浆已破，儿欲奔出，却被其母不耐痛苦，辗转倾侧，两足不开，儿不得出。又有中年之妇，生育多者，气弱血少。当产之时，胞破浆下，子宫干涩，生理不滑，淹延数日。如此证，子母得全者鲜矣。天命使然，人力莫及。

七、产育之时，气以行之，血以濡之，然后子宫滑溜，生理顺易。盖子犹鱼也，胞浆犹水也，水行鱼行，水止鱼止。令产妇胞浆未破之先，不当用力而用力太过，胞浆既破之后，应当用力而力已乏，加以忧恐之甚，起卧之劳，气闭血阻[③]，浆干水枯，所以产难，以催生汤丸救之。

催生四法

凡初生一二日间艰难者，只以加减五苓散主之。

猪苓　泽泻　白术　茯苓　桂　车前子　木通　枳壳　槟榔　甘草各一钱　滑石末二钱　灯心四十九寸

长流水顺取，煎服，连进，以子生为度。

如过二三日，人事强实，饮食能进者，此胞浆干涩也，加味四物汤主之。

归尾　川芎　赤芍　生地　桂　玄胡索　枳壳　香附　槟榔各一钱

---

① 祷：原作“杂”，据经纶堂本改。
② 腹字下原脱“中”，据忠信堂本补。
③ 阻：原作“沮”，据经纶堂本改。

取水煎服如上，调益元散三钱，以子生为度。

如过二三日，人事困顿，饮食少者，此中气不足，不能运动其胎也，加味四君子汤主之。

人参　白术　茯苓　炙草　归尾　川芎　枳壳　香附　桂各一钱

取水煎法如上，槟榔磨木香浓汁各五七匙，入内同服。

如三四五日不产，或胎死腹中，何以验之？观其母之唇舌俱红者，子母无事；唇青舌红者，母死子活；唇红舌青者，母活子死；唇舌俱青者，母子俱死。夺命丹主之。

蛇蜕全者一条，新瓦上煅存性　金银箔各七片　大者母丁香另研，五钱　男子乱发烧灰，一钱　马鸣蜕即蚕蜕，烧灰，一钱　黑铅二钱五分　水银七分

先将铅溶化，入水银急炒，结成砂子，倾出别研，千里马鼻（烧灰）七个。于静室中修合，勿令妇人、鸡犬见。各研为末，和匀，用猜猪心血为丸，如梧子大。每服二丸，长流水送下。如昏闷者，研细灌之，可以救得。

临产须知

凡八条。

凡孕妇未产数日前，胎必坠下，小便频数，此欲产也。慎重之家，于合用药物、惯熟稳婆，宜预图之，以备不虞。

其产妇合用之药物，如催生汤丸、血晕药物，须要预备。如干漆渣，又破漆器，产时烧之，使产母得闻其气，无血晕之疾。又烧红石放盆内，以好醋浇之，房中转游数次，使产母常闻醋气，亦无血晕。又取生韭菜一握，放有嘴瓦瓶中，以热醋浇浸，塞其大口，以嘴向产母鼻嗅之，亦止血晕。又取无病童男小便五、六碗，净器收贮，临产之时，即温一、二杯饮之，自无血晕。

产母房中，只令稳婆一、二人，谨闭门户，勿使杂人往来，更禁人无事商问，大惊小怪。直待胞浆已动，儿身已转，逼近子门，可以用力。当此之时，产母护痛，其身倾侧，护生者不可抱束其腰，恐致损儿，但扶其肩膊，勿令困倒。

临产时，如白蜜沸汤、薄粥美膳，常要齐具。如渴，则以白蜜半杯，温汤化开饮之，以润燥滑胎，令其易产。如饥，即以薄粥美膳食之，令其中气不乏，自然易生。

如夏月盛暑之时，必用冷水洒扫房内，解其郁蒸之气。将四面窗牖大开，以薄纸帐遮之。使产母温凉得宜，庶新血不妄行，以致血晕。

如冬月严寒之时，必于房中四处燃火，使和暖之气如春，更要闭其户牖，塞其穴隙，使邪气莫入，庶免冻产及中风寒之疾。

临产时，凡合用水火柴炭、锅罐刀剪、麻绳线布，无一不备。临产禁忌，如借地安床埋衣之方不用。

卷之三

产后章

产后专以补虚为主，其有他疾，以末治之。今并催生之法，设为问答，以尽病源，以著治法。临产之工[①]，庶有所凭，司命之寄，亦可无负。

难　产

问：难产者何也？曰：前章已备矣。多因产母仓皇，坐草太早，或胞浆虽破，儿身未转，或转未顺，被母用力努责，以致足先来者，谓之逆产；手先来者，谓之横产；或漏其肩与耳与额者，谓之侧产；或被脐带缠绊，不得下者，谓之碍产。仓卒之间，二命所系，不可无法，而隘为仁之术也。

救逆产

令其产母正身仰卧，务要定心定神，不可惊怪，却求惯熟稳婆，剪去指甲，以香油润手，将儿足轻轻送入，又再推上，儿身必转直。待身转头正，然后服前催生之药。渴则饮以蜜水，饥则食以薄粥。然后扶掖起身，用力一送，儿即生矣。此在稳婆之良，若粗率[②]蠢人，不可用也。切不可使针刺足心及盐涂之法，儿痛上奔，母命难存。

救横产

法当[③]如上前截云，仍将儿手轻轻送入，再推上，摸定儿肩，渐渐扶正，令头顺产门，后进催生之药。饮食之物，一切如上。扶正儿即下矣，忌用针刺。

救侧产

亦令母仰卧，法如上。稳婆用灯审视，或肩或额，偏左偏右，务得其实，以手法轻轻扶拨令正。仍服药食如前法，起身用力，儿即下矣。

救碍产

令母仰卧，稳婆用灯审视，看脐带绊着儿之何处，仔细以手法轻轻取脱。服药食如前法，扶起用力一送，即下矣。

盘肠生

问盘肠生者何？曰：当产之时，母肠先出，盘露于外，子随后生，生后而肠不即收，此谓盘肠生也，苦不忍见。盖由平日气虚，不能敛束，血热易于流动，下元不固，关键不牢，致此苦恶。救治之法，于子下衣来之后，却令产母仰卧，稳婆先将母肠温水洗净惹带之物，然后托起，轻轻送入，推而上之，却令产母两足挟紧谷道，其肠自收上也。或取蓖麻子四十九粒，去壳，捣烂，敷在顶心，待肠收尽而急去之，次也。或用冷水和醋，令人喷

---

① 工：原作“功”，据经纶堂本改。
② 率：原作“历”，据裘氏重刊本、经纶堂本改。
③ 当：原作“半”，据承荫堂本改。

面，一喷一收，以渐收之，又其次也。欲免其苦者，宜于此后无孕时，多服地黄丸，加五味子一两、桂一两，以固下元之关键。及有孕时，多服胡连丸，加人参一两以补气，又服三补丸以凉血。如滑胎瘦胎之药，不可轻服。于八月之时，再服八物汤，加诃子、瞿麦、粟壳，连服十余剂庶可免矣。

产子气绝不啼

问云：云者何？曰：子欲下时，母护其疼，伛偻倾侧，两足不开，扭挟儿头，气不得伸，故生下闷绝不啼，谓之寤生。救法待胎衣来，切勿断脐，急取小锅烧水，以胎衣置汤中，频频用水洗脐带，须臾气暖入腹，儿气即回，而啼声发出矣。若仓卒断其脐带不可救矣。

子死腹中

问云：云者何？曰：儿当欲下之时，被母护疼，两足不开，夹其头而死者；或因产母挣挫忍耐，当直之人不善扶掖，紧抱其腰，以致伤胎而死者；或因产难，胞浆已干，生路渐塞，子不得出，气闭而死者；或因生路不顺，若逆侧等证，稳婆蠢厉，用手莽撞，反伤其子而死者；或被脐带缠颈，气绝而死者。其候但观其母，口青、手指青、脐下冷、口中有臭气者，子死腹中的矣。急用加味五苓散、夺命丹，取去死胎，以保其母，稳婆善取者尤妙。如母唇面俱青，则难救矣。

胎衣不下

问云：云者何？曰：或因产母力乏，气不转运，或因血少干涩，或因子宫空虚，吸贴而不下者，急服加味五苓散甚快。若仓卒无药，可寻路上破草鞋一只，近阴处轻系脐带数道令下。务宜仔细紧束系定，然后断其脐带，洗儿收养。产母任其坐卧行立，胎衣自下。有过旬日而烂下者，屡试有验。若不断带，使子气贯入衣中，衣转浮胀而不得出矣。天寒之时，犹不便于子也，惟惯熟稳婆善取胎衣者，甚不劳力。

产后血晕

问云：云者何？曰：新产妇昏眩卒倒，不省人事，口噤气冷，谓之血晕。此恶候也，不可救者多。若误作暗风，庸医杀之耳。盖由坐草之时，不知用前防血晕等方，所以有此。其证有二，当分治之。有如血来太多，卒然昏仆者，此血气两虚也，急用韭醋嗅法，以待其醒，清魂散主之。

泽兰叶　人参各一钱　荆芥穗　川芎　归身各二钱　炙草八分

酒水各一盏，煎一盏，入童便一钟，同服。

如血去少，恶露未尽，腹中有痛而昏眩者，同上法令醒，黑神散主之。

黑豆炒，一合　熟地　当归　桂去皮　干姜炮　炙草　白芍酒炒　生蒲黄各二钱

酒水各一盏，入童便一钟服。

产后子宫脱出

问云：云者何？曰：其人素虚，产时用力努贡太过，以致脱出，自不能收也，宜用补中益气汤主之，外用洗法。

荆芥穗　藿香叶　臭椿木根白皮等分

锉碎，煎水，无时洗之，子宫即入。

产后乍见鬼神

问云：云者何？曰：心主血，血去太多，心神恍惚，睡梦不安，言语失度，如见鬼神。俗医不知，呼为邪祟，误人多矣。茯神散主之。

茯神　柏子仁　远志　人参　当归酒洗　生地酒洗　炙草各一钱　桂心五分　猜猪心一个

法如上煎服，调辰砂一钱，食后服。

如心下胀闷，烦躁昏乱，狂言妄语，如见鬼神者，此败血停积，上干于心，心不受触，便成此证，芎归泻心汤主之。

归梢　川芎　玄胡索　蒲黄　牡丹皮各一钱　桂心七分

水煎，调五灵脂（另研末）一钱，食后服。

产后心痛

问云：云者何？曰：心者血之主，其人宿寒内伏，因产大虚寒，持于血，血凝不行，上冲心之络脉，故心痛也。但以大岩蜜汤治之，寒去则血脉行而经络通，心痛自止。若误以为败血，攻之则虚与寒益甚，渐传心之正经，变为真心痛而死矣。

生地酒洗　归身酒洗　独活　吴茱萸炒　白芍酒炒　干姜炮　炙草　桂心　小草即远志苗，各一钱　细辛五分

水煎，热服。

产后腹胀满闷、呕吐恶心

问云：云者何？曰：败血散于脾胃，脾受则不能运化津液，而成腹胀，胃受则不能受水谷而生呕逆。若以寻常胀呕之剂治之，则药不对证，反增其病，宜用抵圣汤主之。

赤芍　半夏汤泡　泽兰叶　陈皮去白　人参各二钱　炙草一钱　生姜焙，五分

水煎服。

亦有伤食而腹胀呕逆者，以脉辨之。因于血则脉弦涩，不恶食而呕多血腥；因于食则脉弦滑，恶食而呕多食臭。加味平胃散主之。

苍术泔水浸，焙　厚朴姜炒　陈皮　香附醋炒　人参各二钱　炙草　生姜焙，各五分　神曲炒，一钱

水煎，热服。或用䀹脘丸亦佳。

䀹脘丸：

良姜炒　姜黄炒　荜澄茄　陈皮去白　莪术煨　三棱煨　人参各等分

共为末，萝卜漫火煮熟，研为末，和药，将余汁打糊糊为丸，萝卜汤下。

加味六君子汤　治产后伤食，呕吐腹胀满。

人参五分　白术七分　陈皮一钱　半夏泡，七分　白茯二分　炙草三分　枳实麸炒，五分　山楂五分　姜黄二分

姜三片引。水煎，食远服。

产后口干痞闷

问云：云者何？曰：由血气太虚，中气未足，食面太早，脾胃不能消化，面毒结聚于胃，上熏胸中，是以有此症也。慎勿下之，䀹脘丸主之。

若其人脏气本虚，宿夹积冷，胸腹胀痛，呕吐恶心，饮食减少。亦因新产血气暴虚，风冷乘之，以致寒邪内胜，宿疾益加，吴茱萸汤主之。

吴茱萸炒，一钱半　桔梗　干姜炒　炙草　半夏　细辛　当归酒　白茯苓　桂心　陈皮

生姜引。水煎，热服。

若因胎衣未下，恶露不来，肚腹胀大，绷急如鼓，呕吐黄水，多带腥臭，加喘者死[①]。

若因产后多疾，妄投汤丸，重虚其内，肌肉消削，精神疲困，血少气乏，干呕者死。

---

① 死字下原脱“若因产后多疾”至文末一段，据裘氏重刊本、经纶堂本补。

产后咳嗽

问云：云者何？曰：产后多因恶露上攻，流入肺经，乃成咳嗽。其症胸[①]膈胀闷，宜服二母汤主之。

知母　贝母　白茯苓　人参各一钱　杏仁　桃仁各二钱

水煎，食后温服。

又曰：肺主气，气为卫，所以充皮毛，密腠理也。产后气虚卫虚，皮毛不充，腠理不密，风寒袭之，先入于肺，亦成咳嗽。其症发热、恶寒，鼻塞后重，或多喷嚏，鼻流清涕，旋覆花汤主之。

旋覆花　赤芍　前胡　半夏　荆芥穗　甘草　白茯苓　五味　麻黄去根节　杏仁各等分

姜五，枣三引。煎服同前。有汗者，去麻黄加桂枝。

如咳久不止，涕唾稠粘，加味甘桔汤主之。

甘草　桔梗　款冬　贝母　前胡　枳壳　白茯苓　五味　麦冬各等分　淡竹叶十五皮

煎服同前。

如产后吃盐太早者，难治。

产后喉中气急喘促

问云：云者何？曰：荣者血也，卫者气也，内水流通，荣卫相随。产后血下过多，荣血暴竭，卫气无主，独聚肺中，故令喘也。此名孤阳绝阴，最为难治，急取鞋底炙热，于小腹上下熨之，次取夺命丹主之。

附子炮，去皮脐，半两　牡丹皮去木　干漆渣炒烟尽，各一两，

共末，用酽醋一升，大黄末一两同熬成膏，和末为丸，梧子大。每服五十丸，温酒下。

又问，产后血入于肺，面赤发喘欲死者，参苏饮主之。

人参末，一两　苏木二两　水三盏

煎一盏（去木），人参末随时加减服，效难尽述。

产后腰痛

问云：云者何？曰：女人之肾，胞脉所系，产后下血过多则胞脉虚，脉虚则肾气虚，肾主腰，故令腰疼，利肾地黄汤主之。其症隐隐痛。

熟地黄　归身酒　杜仲盐水炒焦　独活　桂心　续断各一钱　生姜三片　枣二枚

水煎，空心服。

又曰：败血流入肾经，带脉阻塞，有腰痛者，其症胀痛如刺，时作时止，手不可近，加味复元通气散主之。

归身酒　川芎　小茴炒　破故纸炒，捶　玄胡　牛膝　桂心各一钱　丹皮一钱

水煎，木香五分，磨水和之，更调乳香、没药末各五分服。

有因产时起伏阇闼，挫闪肾气及带脉者，亦或腰疼，用上散方。

产后遍身疼痛

问云：云者何？曰：产时骨节开张，血脉流散，元气衰弱，则经络肉分之间，血多凝滞，骨节不利，筋脉不舒，故腰背不能转侧，手足不能屈伸而痛也。勿作风寒用汗之剂，宜趁痛散主之。

当归酒、全用　桂　白术　牛膝酒浸　黄芪　独活　生姜各一钱　炙草　薤白各五分

水煎服。

又有因新产气虚，久坐多语，运动用力，遂致头目昏眩，四肢疼痛，寒热如

---

① 胸：原作“胞”，据承荫堂本改。

疟，自汗，名曰蓐劳。勿作伤寒，误投汗剂，白茯苓散主之。

白茯苓　归身　川芎　桂心　白芍酒炒　黄芪炙　人参　熟地各一钱　猪猪腰子一对，去脂膜，切片

煎汤一盏，去肾，姜三片，枣二枚引，同药煎服。

予按蓐劳之证，或因临产之时，生理不顺，忧恐思虑，内伤其神，辗转闸阓，外劳其形，内外俱伤，形神皆瘁；或因新产之后，气血未复，饮食未充，起居无度，语言不止，调摄失宜，情欲失禁，外感风寒，内伤饮食，渐成羸疲，百病俱作。苟非良工妙剂，鲜有不成痨瘵而毙者。必宜常服十全大补汤。又早用地黄丸加归身、牛膝、肉苁蓉（去甲酒洗）、五味、柏子仁各二两；日服人参白术散，作丸服之，常煮腰子粥以助之，大效。

腰子粥煮法：取猪猪腰子一对，去脂膜薄切如柳叶大，用盐酒拌合一时，水三盏，粳米三合，瓦罐煮粥，入葱、花椒末，调和得宜，食之。

产后腹痛

问云：云者何？曰：女人之血，未有胎时，则为经水，经水不来则病；产时则为恶露，恶露不来则病。故产妇中气多虚，不能行血，血斯凝滞，或闭而不来，或来而不尽，败血入腹，故为腹痛，乍作乍止，其痛如刺，手不可近，黑神散主之。盖败血随其所止之处，无不成病。

或产后血虚，外受风冷之气，内伤寒冷之物，以致腹痛者，得人按摩略止，或热物熨之略止者是也。当归建中汤主之。

归身酒洗　白芍酒炒　桂心　炙草各二钱　生姜五片　大枣三枚

水煎，入饴汤三匙，搅匀，热服。

或小腹痛者，脐下胞胎所系之处，血之所聚也，产后血去不尽，即成痛症。其症无时刺痛，痛则有形，须臾痛止，又不见形。黑神散主之。

黑神散①

熟地黄　蒲黄炒　当归　干姜煨　桂心　白芍药　甘草各四两　黑豆炒、去皮，半升

上为细末，每服二钱，好酒、童便各半盏，同煎服。

又有因产时寒气客于子门，入于小腹，或坐卧不谨，使风冷之气乘虚而入，此寒疝也，但不作胀，且无形影为异。金铃子散主之。

川楝子去核　小茴炒　破骨脂　桂心　木香汁，各一钱

姜引，水煎，入木香汁，食前热服。

产后儿枕痛

问云：云者何？曰：腹中有块，上下时动，痛不可忍，此由产前聚血，产后气虚，恶露未尽，新血与故血相搏而痛，俗谓之儿枕痛，即血瘕之类也。当归玄胡索汤主之。

当归身尾酒洗　玄胡索各一钱半　五灵脂　蒲黄各一钱　赤芍　桂心各七分　红花五分

酒水各一盏，煎一盏，入童便一杯，同服。

又羊肉汤　通治上腹痛、小腹痛、儿枕痛之神方也，专治虚羸。

精羊肉四两　当归酒洗　川芎各五钱　生姜一两　水十盏

煎三盏，分四服。

产后头痛

问云：云者何？曰：人身之中，气为

---

① 黑神散方后原脱药物，据经纶堂本补。

阳，血为阴，阴阳和畅斯无病。盖产后去血过多，阴气已亏，阳气失守。头者诸阳之会，上凑于头，故为头痛。但补其阴血，则阳气得从，而头痛自止。芎归汤主之。

川芎　当归用酒洗，各五钱　葱白连须，五根　生姜焙干，五片

水煎，食后服。

又有败血停留子宫厥阴之位，其脉上贯顶巅，作顶巅痛者，黑神散主之。

产后发热

问云：云者何？曰：产后血虚则阴虚，阴虚生内热。其症心胸烦满，呼[①]吸短气，头痛闷乱，晡时转甚，与大病后虚烦相似，人参当归散主之。

人参　归身酒洗　熟地　桂去皮　白芍酒炒，各一钱半　麦冬去心，一钱　水二盏

先以粳米一合，淡竹叶十片，煎至一盏，去米叶，入药并枣三枚，煎七分，温服。热甚加炒姜一钱。

产后大热，必用干姜，何也？曰：此非有余之热，乃阴虚生内热也，故以补阴药大剂服之。且干姜能入肺和肺气，入肝引血药生血。然不可独用，必与补阴药同用。此造化自然之妙，惟天下至神，可以语此。

产后乍寒乍热似疟

问云：云者何？曰：败血未尽，阴阳不和，皆能发寒热也。何以别之？曰：败血为病，则小腹刺痛，此为异耳。故败血未尽者，以去滞为主；阴阳不和者，以补虚为主，若作疟治，误矣。

问：败血不尽，乍寒乍热者何？曰：败血留滞，则经脉皆闭，荣卫不通，闭于荣则血甚而寒，闭于卫则阳甚而热，荣卫俱闭，则寒热交作，荣卫气行则即解矣。惟黑神散、卷荷散为去血之要药也。

卷荷散

初出卷荷焙干　红花　归尾　蒲黄　牡丹皮各一钱　生地一钱　生姜三片　童便一碗

水煎，热服。

问：阴阳不和，乍寒乍热者何？曰：产后气血亏损，阴阳俱虚。阴虚则阳胜而热，阳虚则阴胜而寒，阴阳俱虚，则乍寒乍热。增损四物汤主之。

归身酒洗　白芍酒洗　川芎　干姜炒焦黑　人参各一钱　炙草五分　姜三片　枣三枚

水煎服。寒多热少者，加桂一钱；热多寒少者，加柴胡一钱，干姜减半；烦渴者，加知母、麦冬各一钱；食少者，加陈皮、白术各一钱；虚倦甚者，加黄芪（蜜炙）一钱。

问：似疟真疟，何以别之？曰：似疟寒不凛凛，热不蒸蒸，发作无时，亦不甚苦，此正气虚而无邪者也。真疟者，寒则汤火不能御，热则冰水不能解，发作有时，烦苦困顿，此正气虚而邪气相搏者也。

产后疟疾

问云：云者何？曰：气血俱虚，荣卫不固，脾胃未复，或外感风寒，内伤饮食，皆能成疟。又有胎前病疟，产后未愈者。产后之疟，最难调理，只以补虚扶正为主，正气胜则邪气自退，不可轻用截药，重虚正气，为害甚大，增损柴胡四物汤主之。

北柴胡　人参　半夏　炙草　归身酒洗　川芎　干姜　桂　姜三片　枣三枚

水煎，不拘时服。久疟加黄芪（蜜炙）、鳖甲（醋炙）各一钱。

---

① 呼：原作“吸”，据经纶堂本改。

产后渴

问云：云者何？曰：胃者水谷之海，津液之府也。产后去血甚多，津液内耗，胃气暴虚，顿生内热，故口燥咽干而渴也。加人参麦冬汤主之。

人参　麦冬　生地　瓜蒌根　炙草各二钱

先取淡竹叶十片，粳米一合，煎汤一盏，去米叶，加生姜三片，枣二枚，煎七分，温服。

产后汗出不止兼变证

问云：云者何？曰：血为荣，行乎脉中；气为卫，行乎脉外，相须为守者也。产后去血过多，荣血不足，卫气失守，不能敛皮毛，固腠理，故汗泄而易出也。宜急止之，恐风寒乘虚而入，变生他症，宜麻黄根汤主之。

归身酒洗　黄芪蜜炙　麻黄根　人参　炙草一钱半　牡蛎煅，另研

水二盏，以浮麦一合，煮至一盏，去麦，入药，再煎至七分，调牡蛎粉二钱，服之。

如眩晕汗出者，此名冒汗，虚极也。急用：

黄芪炙　人参　炙草各二钱　附子制，一钱

水煎，斡开口灌之。大抵此危症，多不可救。

如汗不止，风邪乘之，忽然闷倒，口眼㖞斜，手足挛曲，如角弓反张者，此痓病也。急用：

桂枝　葛根　白芍　炙草　炙芪　归身各二钱　熟附五分

斡开口灌之。此亦危症，不治者多。

产后中风

问云：云者何？曰：产后正气暴虚，百节开张，风邪易入，调理失宜，风即中之，不省人事，口自蠕动，手足挛曲，身如角弓，此风外中者也，愈风汤主之。

羌活　防风　当归酒洗　川芎　白芍酒炒　桂　黄芪　天麻　秦艽各二钱

姜枣引。水煎，热服。

又曰：诸风振掉，皆属肝木。肝为血海，胞之主也。产后去血过多，肝气暴虚，内则不能养神，外则不能养筋，以致神昏气少，汗出肤冷，眩晕卒倒，手足瘈疭，此肝虚生风，风自内生者也。用当归建中汤加黄芪、人参各一钱，熟附五分，姜枣引，不用饴汤。

如痰迷心窍，神气不清，恍惚昏眩者，用琥珀寿星丸，人参煎汤下。

产后伤寒

问云：云者何？曰：气血俱虚，荣卫不守，起居失节，调养失宜，伤于风则卫受之，伤于寒则荣受之，而成伤寒也，只以补虚为主，随证以末治之。

五物汤

人参　归身　川芎　白芍酒炒　炙草等分　姜三片

葱白三根引。水煎服。

有汗曰伤风，本方加桂枝、防风；无汗曰伤寒，本方加麻黄、苏叶；寒热往来，本方加柴胡；头痛本方加藁本、细辛；遍身痛本方加羌活、苍术；但热不恶寒，本方加柴胡、葛根；发热而渴本方加知母、麦冬、淡竹叶。

产后霍乱吐泻

问云：云者何？曰：脾胃者，气血之本也。产后血去气损，脾胃亦虚，风冷易乘，饮食易伤，少失调理，即有霍乱、心腹绞痛、手足逆冷、吐泻并作。加味理中汤主之。

人参 白术 炙草 干姜炮 陈皮 藿香 厚朴姜汁炒 生姜焙，五片

水煎，温服无时。

产后泄泻

问云：云者何？曰：产后中气虚损，寒邪易侵，若失调理，外伤风寒，内伤生冷，以致脾胃疼痛，泄泻不止，理中汤主之。如泄不止者再加肉豆蔻（面包煨），共末，蜜丸，米饮下。

产后痢疾

问云：云者何？曰：湿多成泄，暴注下迫，皆属于热。赤白痢者，乃湿热所为也。故赤者属热，自小肠而来；白者属湿，从大肠而来。俗云：赤为热，白为寒，非也。无积不成痢，盖由产母平日不肯忌口，伤于饮食，停滞于中，以及中气虚损，不能调理，宿积发动而为痢也。亦有因子下之时，说腹中空虚，纵食鸡蛋与鸡之类以补虚，殊不知食饮自倍，脾胃乃伤，脾胃气弱，难以克化，停滞而成痢也。务宜详审斟酌，以施治法，庶不误人矣。

如果新产之时，饮食过伤者，其症腹中胀痛，里急窘迫，身热口渴，六脉数实，宜下之。加味小承气汤主之。

枳实麸炒 厚朴姜炒，各二钱 大黄酒炒，二钱五分 槟榔一钱半 炙草一钱 生姜三片

水煎，热服。以快便为度，中病即止。后用四君子汤加陈皮和之。

如新产后未有所伤，其症其脉与上却同者，此宿食为病也，宜消而去之，枳实汤主之。

枳实麸炒 木香 炙草各一钱 厚朴姜制，二钱 槟榔一钱五分 生姜三片

水煎服。快利为度，后以四君子汤加陈皮和之。

如无新旧食积，下痢赤白，腹痛窘迫，脉沉数者，此虚痢也。宜行气和血为主，当归芍药汤主之。

归身 白芍酒 人参 白茯各一钱 炙草 木香各五分 枳壳炒，七分 黑干姜二分 陈皮一钱 乌梅一个

水煎，食前服。

如久痢不止者，此气虚血少，肠滑不禁也，宜四君子汤加白芍、乌梅、罂粟壳、大枣主之。

又有产后恶露不下，以致败血渗入大肠而利鲜血者，腹中刺痛，里不急、后不重是也。用：

枳壳麸炒，一钱半 荆芥穗略炒，二钱五分

水煎服，神效。

产后大便闭涩不通

问云：云者何？曰：人身之中，腐化糟粕，运行肠胃者，气也；滋养津液，溉沟渎者，血也，产后气虚而不运，故糟粕壅滞而不行，血虚而不润，故沟渎干涩而不流，大便不通，乃虚秘也。不可误用下剂，反加闭涩，宜润燥汤主之。

人参 甘草各五分 归身梢 生地 枳壳各一钱 火麻仁去壳捶碎，二钱 桃仁泥二钱 槟榔磨汁，五分

先将上六味煎，后入桃泥末二钱，入槟榔汁服。

更用苏麻粥

真苏子一合 火麻子三合

共擂烂，以水一盏，滤汁，又擂取汁，渣尽为度。用汁和粳米煮粥食之，甚效。老人虚秘，尤宜常用。

产后小便不通或短少

问云：云者何？曰：膀胱者，州都之官，津液藏焉，气化则能出矣。产后气虚，不能运化流通津液，故使小便不通，

虽通而亦短少也。勿作淋秘，轻用渗利之药，其气益虚，病亦甚，宜加味四君子汤主之。

人参　白术　白茯　炙草　麦冬　车前子各一钱　桂心五分　姜三片

水煎，食前服。

又有恶露不来，败血停滞，闭塞水渎，小便不通，其症小腹胀满刺痛，乍寒乍热，烦闷不安，加味五苓散主之。

猪苓　泽泻　白术　茯苓　桂各一钱　桃仁　红花各二钱

水煎服。

产后淋

问云：云者何？曰：此亦血去阴虚生内热证也。盖肾为至阴，主行水道，去血过多，真阴亏损，一水不足，二火更甚，故生内热，小便成淋而涩痛也，加味导赤散主之。

生地　赤芍　木通去皮　甘草梢　麦冬去心　黄柏　知母　桂心各一钱　灯心四十七寸

水煎，调益元散二钱服。

问：前言小便不通，后言淋闷，二证何别？曰：不通者属气虚不通，淋属内热涩痛，以此别之。

产后尿血

问云：云者何？曰：小腹痛者，乃败血流入膀胱，小腹不痛，但尿时涩痛者，乃内热也。并用小蓟汤主之。

小蓟根　生地　赤芍　木通　蒲黄　甘草梢　淡竹叶各一钱　滑石二钱　灯心四十九寸

水煎。败血加归梢、红花各一钱，兼内热加黄芩、麦冬各一钱。

产后小便数及遗尿不禁

问云：云者何？曰：下焦如渎，所以主潴泄也。产后气血虚脱，沟渎决裂，潴蓄不固，水泉不止，故数而遗也。下者举之，脱者涩之，宜用升阳调元汤合桑螵蛸散主之。

人参　黄芪炙　炙草　升麻　益智子去壳、炒，各一钱五分

姜枣引。水煎，调桑螵蛸散服。

真桑螵蛸　白龙骨煅　牡蛎左顾者，煅，各等分

细研末，每服三钱，入汤调服。

又有产前稳婆用手误犯胞破者，以致小便不禁，宜用参术汤主之。

人参二钱半　白术二钱　桃仁　陈皮　白茯苓各一钱　炙芪一钱五分　炙草五分

猪胞或羊胞一个，洗净，水二盏，煮至一盏，去胞，入药，煎七分，食前多服乃佳。

产后咳[①]逆

问云：云者何？曰：此气从胃中出，上冲贲门，吃忒而作声也。有胃气虚寒者；有中气不足，冲任之火直犯清道而上者；有饮水过多，水停而逆者；有大小便闭，下焦不通，其气上逆者；有胃绝者。大约产后咳逆，乃胃虚气寒证也。加味理中汤主之。

人参　白术　炙草　干姜炮　陈皮各一钱　丁香五分　干柿蒂二钱

水煎服。有热去丁香，加竹茹二钱。

如虚羸太甚，饮食减少，咳逆者，胃绝也，难治。

产后浮肿

问云：云者何？曰：新产之后，败血不尽，乘虚流入经络，与气相杂，凝滞不行，腐化为水，故令四肢浮肿，乍寒乍

① 咳：据文义疑为“呃”。

热。勿作水气治之，轻用渗利之剂。但服调经汤，使气血流行，其肿自消，调经汤主之。

归身酒洗　赤芍　牡丹皮　桂心　赤茯苓　炙草　陈皮各一钱　细辛　干姜炒，各五分

姜引，水煎服。

又有产后虚弱，腠理不密，调理失宜，外受风湿，面目虚浮，四肢肿者，加味五皮汤主之。

桑白皮　陈皮　生姜皮　茯苓皮　大腹皮　汉防己　枳壳炒　猪苓　炙草

姜引，水煎服。

产后恶露不止

问云：云者何？曰：产后冲任损伤，气血虚惫，旧血未尽，新血不敛，相并而下，日久不止，渐成虚劳。当大补气血，使旧血得行，新血得生。不可轻用固涩之剂，使败血凝聚，变为癥瘕，反成终身之害，十全大补汤主之。如小腹刺痛者，四物汤加玄胡索、蒲黄（炒）、干姜（炒）主之。

产后恶露不下

问云：云者何？曰：此有二证，治各不同。或因子宫素冷，停滞不行者，黑神散主之。此必小腹胀满刺痛无时也。或因脾胃素弱，中气本虚，败血亦少，气乏血阻，不能尽下。其症乍痛乍止，痛亦不甚，加减八珍汤主之。

人参　白术　白茯　炙草　归身　川芎　赤芍　熟地　玄胡　香附

姜枣引，水煎，食前服。

产后眼见黑花昏眩

问云：云者何？曰：恶露未尽，败血流入肝经，肝经开窍于目，故眼见黑花。诸风振掉，皆属肝木，故为昏眩。用前清魂散加牡丹皮一钱，煎服如前。

产后胁痛

问云：云者何？曰：此亦败血流入肝经，厥阴之脉，循行胁肋，故为胁痛。证有虚实，宜分治之，不可误也。如胁下胀，手不可按，是瘀血也，宜去其血，芎归泻肝汤主之。

归尾　川芎　青皮　枳壳　香附便浸　红花　桃仁各二钱

水煎，入童便一钟，酒一钟服。

如胁下痛，喜人按，其气闪动肋骨，状若奔豚者，此去血太多，肝脏虚也。当归地黄汤主之。

归身　白芍　熟地俱酒洗　人参　甘草　陈皮　桂各钱半

姜枣引，水煎。

产后不语

问云：云者何？曰：人心有七孔三毛。产后虚弱，败血停积，闭于心窍，神志不能明了，故多昏瞶。又心气通于舌，心气闭则舌强不语。七珍散主之。

人参　石菖蒲　生地　川芎各一钱　细辛三钱　防风五分　辰砂研，五分

水煎，调辰砂，食后服。

又有语言不清，含糊蹇涩者，盖心主血，血去太多，心血虚弱，舌乃心之苗，其血不能上荣于舌，萎缩卷短，语之不出也。加味参麦散主之。

人参　麦冬　归身　生地　炙草　石菖蒲各一钱　五味子十三粒　猿猪心一个，劈开

水二盏，煮至一盏半，去心入药，煎七分，食后服。又治怔忡有效。

产后暴崩

问云：云者何？曰：产后冲任已伤，

气血未复；或恣欲劳动胞脉；或食辛热鼓动相火；或因恶露未尽，固涩太速，以致停留。[①] 一旦复行，须要详审。先用四物汤倍加芎归，再加人参，作大剂服之，扶其正气，然后随其所伤，加减调治。

因于房劳者，本方加黄芪、炙草、阿胶（炒）、艾叶同服。

因于辛热者，本方加白术、白茯、甘草、黄连（炒）。

因于劫涩者，本方加香附、桃仁。

崩久不止，只用本方调十[②] 灰散服之。盖崩本非轻病，产妇得之，是谓重虚，尤不可忽也。

产后瘕块

问云：云者何？曰：此恶露不尽之害也。盖由新产恶露不来；或来不尽；或产妇畏药，虽有痛苦，强忍不言；或主人与医坚执产后虚补之说，不可轻用去血之药；以致败血停留，久而不散，结聚成块，依附子宫，妨碍月水，阻绝嗣息，夭其天年。欲治此者，必用丸药以渐磨之，非汤散旬日之力。

熟地二两　香附醋制，四两　山茱萸去核，二两　牡丹皮去木，一两五钱　桂一两　归身二两　川芎二两　三棱醋煮煨，一两　莪术醋煮煨，一两　九肋鳖甲去肋，醋炙枯，一两　桃仁另研，一两　五灵脂一两五钱　玄胡素炒　破故纸炒，各一两　木香一两

蜜丸。每空心服五十丸，白术陈皮汤下。

此证惟坐马丹方见效如神。瓦楞子破瘕圣药也。万氏未注此一方，或者因方骇众，故不注耶[③]。

产后玉户不敛

问云：云者何？曰：女子初产，身体纤柔，胞户窄小，子出不快，乃致拆裂，渐次溃烂，日久不敛。宜内服十全大补汤，外又用敷药。

白芨　白龙骨　诃子肉　烂蜂壳　黄柏炒，等分

为细末。先用野紫苏煎洗，拭干，以此药搽之，即效。又乌龟壳入干夜合草于内塞满，烧烟熏之自合。

产后乳汁不通

问云：云者何？曰：或初产之妇，则乳方长，乳脉未行；或产多之妇，则气血虚弱，乳汁短少。并用加味四物汤。

归身　人参　川芎　赤芍　生地　桔梗　甘草　麦冬　白芷各一钱

如因乳汁不行，身体壮热，胸膈胀闷，头目昏眩者，加木通、滑石末，水煎，食后服。更煮猪蹄汤食之，则乳汁自行。猪蹄一对，洗净，煮烂，入葱调和，并汁食之。又云：要入香油、炒穿山甲，共煮，去甲食之才好。

---

① 致字下原脱“停留”，据经纶堂本补。

② 十：原作“石”，据经纶堂本改。

③ “此证”下文字疑为后人注语，误入正文。

附　录[①]

回生丹并论

何集庵曰：回生丹，保产之仙药也。数年前有修合施人者，临产服一丸，坦然快便，不觉其功。但闻制药时，必先斋戒，虔心发愿普济，然后择一静室，如法遵行。同学马禹琛，又在吴门制六百余丸，蒙以十丸见赠，余归即随手与人。癸丑冬日，有一难产者，子死腹中，余闻而急简笥中，尚有一丸，送与服之，死胎立下，母命获全，人咸惊叹。余遂发心，即日修制广施。迄今丙辰，业已四载，其间产中艰难诸症，无不立效。但此方不知始自何人，遍简方书，唯《万病回春》有之。记云：长葛孙奎台经验，较余所传之方尚有所缺。制法汤引亦未[②]讲明。余特为详述之，列方于下：

回生丹

锦纹大黄一斤，为末　苏木三两，打碎，用河水五碗煎汁，三碗听用　大黑豆三升，水浸，取壳，用绢袋盛壳同豆煮熟，去豆不用，将壳晒干，其汁留用　红花三两，炒黄色，入好酒四碗，煎三五滚，去渣存汁听用　米醋九斤，陈者佳

将大黄末一斤，入净锅，下米醋三斤，文火熬之，以长木箸不住手搅之成膏，再加醋三斤熬之，又加醋三斤，次第加毕。然后加黑豆汁三碗，再熬。次下苏木汁，次下红花汁，熬成大黄膏。取瓦盆盛之，大黄锅粑亦铲下，入后药同磨。

人参二两　当归一两，酒洗　川芎一两，酒洗　香附一两，醋炒　玄胡索一两，醋炙　苍术一两，米泔浸，炒　蒲黄一两，隔纸炒　茯苓一两　桃仁一两，去皮尖、油　川牛膝五钱，酒洗　甘草五钱，炙　地榆五钱，酒洗　川羌活五钱　广橘红五钱　白芍药五钱，酒炒　木瓜三钱　青皮三钱，去穰，炒　白术三钱，米泔浸炒　乌药二两半，去皮　良姜四钱　木香四钱　乳香二钱　没[③]药二钱　益母草二两　马鞭草五钱　秋葵子二钱　熟地一两　三棱五钱，醋浸，逗纸裹煨　五灵脂五钱，醋煮化，焙干，研细　山茱萸肉五钱，酒浸湿，捣烂，入药酒

上三十味，并煎黑豆壳，共晒干为末，入石臼内，下大黄膏拌匀，再下炼熟蜜一斤，共捣千杵，取起为丸。每丸重二钱七八分，静室阴干，须二十余日，不可日晒，不可火烘，干后只重二钱有零，溶蜡护之，所谓蜡丸也。用时去蜡壳，调服其汤。又各有所宜，开列于下：

一　临产用参汤服一丸，则分娩全不费力，如无参，用淡淡炒盐汤。论曰：凡胎已成，子食母血，足月血成块，谓之儿枕。将产，儿枕先破，血裹其子，故难产。服此丹，逐去败血，须臾自生。横生、逆产同治。亦有因气血虚损难治者，宜多服人参。

---

① 附录：原无，据经纶堂本补，疑为后人增附。

② 制法汤引亦未讲明：原作“法制汤引亦示明”，据裘氏重刊本改。

③ 没：原作“末”，据裘氏重刊本改。

— 子死腹中，因产母染病所致，用车前子一钱煎汤，调服一丸或二丸至三丸，无不下者；若因血下太早，子死，用人参、车前子各一钱，煎汤服。如无参，用陈酒少许，煎车前汤。

— 胎衣不下，用炒盐少许泡汤，调服一丸或二三丸，即下。

— 产毕血晕，用薄荷汤，调服一丸，即醒。

以上四条，乃临产紧要关头，一时即有名医，措手不及，起死回生，此丹必须预备。

— 产后三日，血气未定，还走五脏，奔充于肝，血晕，起止不得，眼见黑花，以滚水调服此丹，即愈。

— 产后七日，气血未定，因食物与血结聚胸中，口干、心闷、烦渴，滚水下此丹愈。

— 产后虚羸，血入于心肺，热入于脾胃，寒热似疟，实非疟也，滚水服此丹愈。

— 产后败血，走注五脏，转满四肢，停留化为浮肿，渴而四肢觉寒，乃血肿非水肿也，服此丹愈。

— 产后败血热极，心中烦躁，言语癫狂，非风邪也，滚水服此丹愈。

— 产后败血，流入心孔，闭塞失音，用甘菊花三分，桔梗三分，煎汤，调服。

— 产未满月，误食酸寒坚硬之物，与物相搏，流入大肠，不得克化，泄痢脓血，用山楂煎汤调服。

— 生产时，百节开张，血入经络，停留日久，虚胀酸疼，非湿证也，用苏梗三分，煎汤，调服此丹愈。

— 产后月中，饮食不得应时，兼致怒气，余血流入小肠①，闭塞水道，小便涩结，溺血似鸡肝，用木通四分煎汤，调服此丹。又或流入大肠，闭却肛门，大便涩难，有瘀而成块如鸡肝者，用广皮三分，煎汤调服此丹。

— 产后恶露未净，饮食寒热不得调和，以致崩漏，形如肝色，潮热烦闷，背膊拘急，用白术三分，广皮二分，煎汤，兼用调服。

— 产后败血入五脏六腑，并走肌肤四肢，面黄口干，鼻中流血，遍身斑点，危症也，陈酒化服此丹，可愈。

— 产后小便涩，大便闭，乍寒乍热，如醉如痴，滚水调服此丹。

以上十三条，皆产后败血为害也，故此丹最有奇功。至产后一切异症，医所不识，人所未经，但服此丹，无不立安。一丸未应，二丸、三丸必效无疑。

胎前常服此丹，壮气养胎，滋阴顺产，调和五脏，平理阴阳，更为神妙。室女经闭，月水不调众疾，并效。

调经种玉汤

当归身八钱　川芎四钱　熟地一两　香附六钱，炒　白芍六钱，酒炒　茯苓四钱　陈皮三钱　吴茱萸三钱　丹皮三钱　玄胡索三钱

若过期而经水色淡者，血虚有寒也，加官桂、炮姜、熟艾各一钱；若先期三五日，色紫者，血虚有热也，加条芩三钱，锉，四帖，生姜三片，水碗半，煎至一碗，空心温服。渣再煎，临卧时服。经至之日服起，一日一服，药完经止，即当入房，必成孕矣。纵未成孕，经当对期，俟期来再服，最效。

歌曰：归芎熟地香附芍，茱萸苓陈丹皮索。

---

① 小肠：原作“大肠”，据承荫堂本改。

产前治法

产前之证，俱照各门治之，惟有子悬、胎漏、胎动最难。更可畏者，是横生倒养，不可不急讲也。子悬之症，乃胎热而子不安，身欲起立于胞中，故若悬起之象，其实非子能悬挂也。若作气盛，下之立死矣。用：

人参二钱　白术五钱　茯苓二钱　白芍五钱　黄芩三钱　杜仲二钱　熟地一两　生地三钱　归身二钱

此方全是利腰脐之圣药，少加黄芩清之，则胎得寒，而子自定，况方中滋补有余，而寒凉不足。盖胎系于腰脐之间，而胞又结于任冲之际，今药皆直入于内经之中，则深根固蒂，子即欲动而不能，况又有清子之药，有不泰然于下者乎？

漏胎乃气血不足之故，急宜以峻补之方。用：

人参二钱　白术五钱　杜仲二钱　枸杞一钱　山药二钱　归身一钱　茯苓一钱　熟地五钱　麦冬二钱　北五味五分　萸肉二钱　甘草一钱

水煎服。

此方不寒不热，安胎之圣药也，凡有胎不安者，此方安之，神效。胎之动也，由于男女之癫狂，今补其气血，自然镇定，又何至漏胎哉。

胎动，即漏胎之兆，亦以此方治之，无不神效。

难产，如横生倒养，此死亡顷刻也。若无急救之法，何以成医之圣。然而胎之不顺，由于气血之亏，气血既亏，子亦无力，往往不能转顺头，遂至先以手出，或先脚下矣。倘手足先出，急以针刺儿之手足，则必惊而缩入。急用：

人参一两　归身三两　川芎二两　红花三钱

速灌之，少顷则儿头直而到门矣。倘久而不顺，再将前药服之，不可止也。若儿头既已到门，久而不下，此交骨不开之故。速用：

柞木枝一两　归身二两　川芎一两　人参一两

煎汤服。

少顷，必然一声响亮，儿即生矣。倘儿头不下，万万不可用柞木枝。盖此味专开交骨，儿未回头，而产门先开，亦死之道。故必须儿头到门，而后可用此方也。此产前之法，必当熟悉于胸中，而后临产不致仓皇。

小产治法

小产虽无大产之虚，而气血亦大伤矣，宜急补之，则日后坐胎，不致再有崩漏。方用：

人参五钱　茯苓三钱　熟地一两　杜仲二钱　炮姜五分　白术五钱

水煎服。

此方乃补气补血之圣方，胞动而下，必损带脉，补其气血，则带脉损处可以重生，他日受孕，不致有再损之虞也。

治胎动方

白术一两　熟地一两

水煎服。

此方妙在用白术以利腰脐，用熟地以固根本，药品少而功用专，所以取效神也。此方可以救贫乏之人，名黑白安胎散。

治胎漏方

白术五钱　熟地一两　三七根末三钱

水煎服。

此方妙在三七根，乃止血神品，故奏效如响，名止漏绝神丹。

治产难方

难产妇人之常，但难产非儿之横逆，实母之气衰，以致儿身不能回转，于是手先出而足先堕矣。但见此等生法，口中念："无上至圣化生佛"百遍，儿之手足即便缩入。急用：

人参一两　附子一钱　归身二两　川芎五钱　黄芪一两

煎汤与之，儿身即顺，立刻产下。盖参芪补气，归芎补血，气血既足，儿易舒展，何必服催生之丸哉！倘不补气血，而用催生堕胎之药，必致转利转虚，不杀母即杀子矣。

又治产难方

如胞浆已破，血来许久而不生者，皆因血气干枯所致。急宜用：

归身四两　川芎一两　益母草二两　人参一两

浓煎汤，频频与之，自无不下。如贫不能得许多参，即数钱亦可，或重用黄芪代之亦可。如用黄芪，必须三四两，再加附子一钱。横生逆产俱可治。

佛手散

治六七个月后，因事跌磕伤胎，或子死腹中，疼痛不已，口噤昏闷，或心腹饱满，血上冲心者，服之，生胎即安，死胎即下。又治横生、倒产及产后腹痛、发热、头痛。逐败血，生新血，能除诸疾。

当归五钱　川芎三钱

水七分，酒三分，同煎七分。

如横生倒产，子死腹中者，加黑马料豆一合，炒焦熟，乘热淬入水中，加童便一半煎服，少刻再服。

加味芎归汤

百试百验，万叫万灵，真神方也。此方必儿头到门，方可服。

当归一两　川芎七钱　龟板手大一片，醋炙研末　妇人头发如鸡蛋大，瓦上焙存性

水二碗，煎一碗服。如人行五里即生，死胎亦下。

薛云：交骨不开者，阴气虚也，用此方如神。又云：上舍某之妻，产门不开，两日未生，服此方一剂，即时而产。上舍传，此方用之者无不验。

保产神效方

未产能安，临产能催，偶伤胎气，腰疼腹痛，甚至见红不止，势欲小产，危急之际，一服即愈，再服全安。临产时交骨不开，横生逆产，或子在腹中，命在垂危，服之奇效。

全当归酒洗，一钱五分　真川芎一钱五分　紫厚朴姜汁炒，七分　菟丝子酒泡，一钱半　川贝母去心净，一钱，煎好，方和入　枳壳麸皮炒，六分　川羌活六分　荆芥穗八分　黄芪蜜炙，八分　蕲艾醋炙，五分　甘草炙，五分　白芍药酒炒，一钱二分，冬用一钱　生姜三片

水两钟，煎八分，渣水一钟，煎六分，产前空心预服二剂，临产随时热服。此乃仙授奇方，慎勿以庸医加减其分两。

产后治法

产后之病，不可枚举，总以补气补血为主。产后往往血晕，头痛，身热，腹疼，或手足逆而转筋，或心胁满而吐呕，风邪入而变阴寒，或凉气侵而直为厥逆，皆死亡定于旦夕，而危急乱于须臾也。此时若作外证治之，药下喉即变证莫测矣，可不慎欤！方用：

人参五钱　白术五钱　熟地一两　归身

二两　川芎一两　荆芥末炒黑色，二钱

此方为主，有风感之，加柴胡八分；有寒入之，加附子一钱；肉桂一钱，其余诸证俱不可乱加。以此方服之，无不神效，但可或减分两而不可去取药味。盖产妇一身之血，尽行崩下，皮肤腠理，如纸之薄，邪原易入，然亦易出也。故于大剂补正之中，略加祛邪之药，少粘气味，邪则走出于躯壳之外，焉可照平常无病之人，虑其邪之难散，而重用逐邪之方也。方中妙在纯是补气补血之品，全不顾邪，尽在补正，正气既盛，邪气自遁。况方中原有荆芥之妙剂，不特引气血各归经络，亦能引邪气各出皮毛。此方之所以真奇妙也。惟有儿枕痛，手按之少痛者，宜加入山楂十粒，桃仁五个可也。一剂即去之，余药万不可轻用增入也。或问熟地三日内可用否？曰：一日何尝不可用也。

产后圣方

人参三钱　归身一两　川芎五钱　荆芥末一钱，炒黑　益母草二钱

水煎服。

有风加柴胡五分，有寒加肉桂一钱，血不净加山楂十粒，血晕加炮姜五分，鼻中衄血加麦冬二钱，夜热加地骨皮一钱，有食加山楂五粒、谷芽一钱，有痰加白芥子五分，余断断不可侵入。此方纯补气血而不治表，所以为妙，屡治产后，无不神效。

又产后圣方

产后最宜服参，但贫者不易得，今酌定一方代之。

黄芪八钱，蜜炙　白术三钱　归身三钱　茯苓一钱　熟地四钱　炙草一钱　益母草二钱　淮牛膝一钱　炮姜一钱

如自汗、眼花、视小为大，是将脱也，宜服参附汤。

人参一两　附子一钱或二钱、三钱

参不可得，则前方黄芪可加至二两，更加附子一钱。

临产宜服独参汤，参不可得，则前方去牛膝、炮姜，加滑石末二钱，产自易。此方届月即可服。

治乳肿硬方

产后诸证悉属虚，惟乳肿硬发热，则暂宜疏滞，订方如下：

漏芦　瓜蒌　橘叶　甘草节各一钱　青皮　通草各八分　蒲公英　金银花各二钱

二剂即产，不可多服。

小儿开口良方

穿山甲一片　防风二钱　甘草五分

煎汁极浓，磨穿山甲二三匙，开口，余搽乳头上。二日后小儿大便出黑屎为验，可免终身一切惊风。屡试屡验。小儿开口，最忌金黑黄连，切不可用。

小儿免麻痘方

俟小儿脐带落下，以新瓦二片，上下各一片，将脐带挟在中间，焙成炭，存性，务宜勤视，总以烟尽为度。取出用碗覆地上，去火气，一时取起。戥称，如脐炭重一分，外用辰砂五厘，同脐炭放乳钵内研成细末，另用当归一钱，防风一钱，煎流水二三匙，调前末，与小儿服尽为度。三日后小儿通身发出沸疮样，脱去皮肤，即验。终身可免麻痘，纵出亦必稀。

又稀痘神验方

大麻子去壳取肉拣肥白者，三十六粒　朱砂一钱，另研极细末，须选红劈砂为妙　真麝香五厘

上将朱砂、麝香二味，共为细末，然后入大麻三味，共研一处，极细成膏子。

于五月五日午时，搽小儿头顶上、前心窝、后背心、两手心、两足心、两胯湾、并两胁窝、两腿湾，共一十三处。俱要搽到，勿使药有余剩，如钱大，搽后不可洗动，待其自落。本年搽过一次，出痘数粒；次年端午节午时再搽一次，出痘一、二粒；再次年端阳午时，又搽一次，痘永不出。如未过一周小儿，于七月七日、九月九日，亦依前法搽之，更妙。传方之家，已十六代不出痘，有益无损，诚宝赤之灵丹也，宜留心预备之。

片玉心书

王岱平　何先国　校注

幼 科 序①

大凡医之为理，有可以简而明者，有不可以简而明者。矧稚子何知，将问之莫从问也，且切之莫可切，症变奇出，治法多端，尚示之以简而其症不明，其治有乖，小儿之所以生死存亡系焉，是诚简之无可简也。万先生育婴书，始以分门心诀，继以各脏发挥，终以痘疹科目，反复论辨，再三开导，可谓无症不备，无法不全，无理不透者矣。小儿不能言者，言之而已悉其奥；凡医不能治者，治之而已极其神。世之读是书者，初视之未尝不以为不简也，细体之究知其不可简也。先生诚求之心则苦矣，先生保赤之心不朽矣，是为叙。

汉阳恪斋张坦议撰于五知庄

① 此序原无，据《片玉心书》忠信堂本补。

目　　录

卷之一

活幼指南赋

小儿方术，号曰哑科，口不能言，脉无可施，惟形色以为凭，竭心思而施治。故善养子者，似豢龙以调护；不善养子者，如舐犊而爱惜。爱之愈勤，害之愈急。乍头温而足冷，忽多啼而不乳，差之毫厘，失之千里。此小儿方术专门，以补化工之不及。肠胃脆薄兮，饮食易伤，筋骨柔弱兮，风寒易袭，父母何知。看承太驰。重绵厚袄，反助阳以耗阴；流歠放饭，徒败脾而损胃。闻异声，见异物，失于提防；深其居，简其出，过于周密。未期而行立兮，喜其长成；无事而嘻笑兮，谓之聪慧。一旦病生，双亲心戚，不信医而信巫，罔求药而求鬼，乃人事之弗修，谓天命之如此。

欲观气色，先分部位：左颊兮青龙属肝；右颊兮白虎属肺。天庭高而离阳心火；地角低而坎阴肾水。鼻在面中，脾土通气。观乎色之所现，知乎病之所起。又况脾应乎唇，肺通乎鼻，舌乃心苗，目为肝液，胃流注于双颐，肾开窍于两耳，爪则筋余，而脾为之运，发则血余，而肾为之主，脾司手足，肾连牙齿，苟本脏之或衰[①]，即所属之先惫。能辨形色兮，似梃撞钟；若昧朕兆兮，如石投水。

凡观乎外，可知其内。红色现而热蒸；青色露而惊悸。如煤之黑兮，中恶之因。似橘之黄兮，脾虚之谓。白乃疳痨；紫为热极[②]。青遮口角，扁鹊难医；黑掩太阳，卢医莫治。年寿赤光兮，多生脓血；山根青色兮，频见灾危。能察色以知由，岂按图而索骥。

朱雀贯于双瞳兮，火入水乡。青龙绕于四白兮，肝乘脾位。泄痢而带黄者[③]须防，咳嗽而拖蓝者可畏。腹痛方殷，常面青而唇撮。惊风欲发，先颊赤而目瞪。火光焰焰兮，外感风寒；金气浮浮兮，中藏癖积。乍黄乍白兮，疳热连绵；又青又赤兮，风邪紧急。察之既精，治之得理。鸦声鱼口，枉费心机。肉折皮干，空劳气力。

气色改移，形容变易。气乏则囟门成坑，血衰则头毛作穗。眼生眵泪兮，肝风涩目；口流涎沫兮，脾冷滞颐。面目虚浮，定膨胀而气喘；眉毛颦蹙，则肚痛以多啼。蚘蛔兮脾胃渐败，䘌疮兮肛脏先亏。苟瞑眩而弗瘳，纵神仙亦何益。

手如数物兮，惊风将发；面如涂朱兮，心火已炽。坐卧爱冷兮，烦热之攻；伸缩就暖兮，风寒之畏。肚大脚小，脾欲困而成疳，眼撑口张，势已危而必毙。弄舌脾热，解颅肾惫。重舌木舌，盖热积于心脾；哽气喘气，实火浮于肝肺。龈宣息露，必是牙疳。哺露丁奚，多缘食积；唇干作渴，肠鸣自利。夜啼分为四症，变蒸

① 或衰：原作“盛衰”，据忠信堂本改。
② 热极：原作“热急”，据忠信堂本改。
③ 带黄：原作“带阳”，据忠信堂本改。

周于一岁。心热欲言而不能，脾虚无时而好睡。病后失声者肾怯，咳嗽失声者肺痿。肚痛而清水流出者虫，腹痛而大便酸臭者积。口频撮而脾虚，舌长伸而火炽。龟胸是肺火胀于胸膈，龟背乃肾风入于骨髓。鼻干黑燥兮，火盛金衰，肚大筋青兮，木强土溃。

丹瘤疮疥，皆胎毒之流连；吐泻疟痢，乃积食之沾滞。不能吮乳者，热在心脾；尝欲俯卧者，火蒸肠胃。喜视灯火，烦热在心；爱吃泥土，疳热在脾。腹痛寒侵，口疮热积。脐风忌于一腊[①]，火丹畏于周岁。惊自热来，痫因痰致。吐泄而精神耗者则危，疟痢而饮食减者必瘁。

惊本心生，风由肝致。搐分左右兮，证有顺逆；药分补泻兮，病有虚实。急惊由于积热之深，凉泄便宜；慢惊得于大病之后，温补为贵。头摇目窜而气喘兮，上工莫医；口禁鼻张而足冷兮，神丹何济。闭目者无魂，狂叫者多祟。不知吞吐者，必见阎罗；反加闷乱者，终归蒿里。既明症候，次知调理。

胎毒用甘草、黄连，食积用白术、枳实。急惊搐掣，以导赤泄青；慢惊瘈疭，以补中益气。集圣去疳，备急治积。抱龙丸化痰镇惊，胃苓丸补脾开胃。夜啼须退热清心，哺热必养血升提。理中止泄，香连止痢。积热不除，凉惊丸大有神效；沉寒难疗，养脾丸最为密秘。痰火交攻兮三黄丸，水谷不化兮一粒丹[②]，柴苓治疟，月蟾消痞。潮热金花，咳嗽玉液。疮疥者胡麻，丹瘤者凉膈。吐泻而渴者，白术可投；烦热而渴者，益元为最。斑疹兮消毒，腹痛兮脾积。衄血、咳血者茅花，重舌、木舌者针刺。口疮不愈者洗心，腹胀不食者平胃。五拗治喘，四苓利水。退黄消肿，胃苓加减以堪行；破积安虫，集圣从容而可治。大抵婴儿，易为虚实，调理最取其平，补泻无过其剂，尤忌巴牛[③]，勿多金石。辛热走气以耗阴，苦寒败阳而损胃。如逢食积，解之不可或迟；若遇虚羸，补之尤为至急。才少俄延，便成劳瘵。

慈幼儆心赋

医门治例，幼科最难。肠胃脆而多伤乳食，筋骨嫩而易感风寒。易虚易实兮，变如反掌；或补或泄兮，贵若转丸。咸多泄肾，酸甚扶肝。苦入心而寒凉损胃，辛走肺而燥热伤元。欲求中正，无过平甘。或病须于瞑眩兮，勿犯其毒；且从治于权宜兮，但取其能。中病即已，救本为先。苟误投于汤药，即便致于损残。此上工誓于活人，而良医验于折肱[④]

尝闻法无一定，但占症候；医不三世，勿服汤丸。病者详于择术，医者务于救痊。视疾若己，见利勿贪。先察运气兮，阳阴妙契；次观形色兮，顺逆了然。春夏阳而苦寒可用，在夫人之勇健；秋冬阴而辛温可参，相其人之劳疳。既温反补，以寒再宣，七神离散，五脏亏崩。虽留心于方脉兮，何补于世；反致人于伤夭兮，获罪于天。是故胎疾兮急于解毒，食积兮利在消疳。治分二法，效可十全。襁褓未宁，但调其母；匍匐不快，当固其元。悲夫，肠胃中和，岂堪药石；微乎，气血稚弱，以渐发生。治非得已，病有卒然。如护风烛，心常凛凛；若惜掌珠，意惟拳拳。医可补乎司命，应无忝于家传。

且如病则热起，热则惊生。或治热以

---

① 一腊：指小儿初生八日。

② 一粒丹：原作“金丹一粒”，据忠信堂本乙正。

③ 巴牛：巴豆、牵牛子。

④ 折肱：原作“拆肱”，据忠信堂本改。

热，或攻热以寒。热在表而柴葛解肌可饮，热在里而芩连消毒急煎。积热无如集圣，虚热妙以调元。要在识夫脉色，不可妄投汤丸，贻终身之痼疾，促婴儿之寿年。轻以变重，功不补患。徒委命于气数，不详审乎简编。前车既覆，后辙犹然。魂魄游于郊野，哭声达于渊泉。识此之故，是谁之愆？嗟夫！渡蚁驾桥，放雀解樊。况伊万物之灵，匪值一虫之贱，不知谨密，遽尔轻泛。推恻隐之良心，如见入井；考圣贤之遗训，如弗及泉。居易虑险，因蹶知便。证随百出，治无一偏。燮调造化，保养真元。善攻不如善守，宜急不若宜缓。种杏成林，踵当年之董奉；植橘名井，见今日之苏躭。奈何泻久变痢，积久成疳，疟久生痞，惊久成痫。未至留连兮，攻之宜速；已见沉疴兮，治之且缓。肠胃秘塞，急泄而已；气血虚羸兮，急补而安。外毒急攻，毋令入腹；表邪急解，毋令再传。余则缓而调理，常恐急而生变。若药下咽，犹防其过；治或中病，勿张其能。知者常虑一失，死者不可复全。与其悔于已误，孰若谨于未然。欲求鱼兔，当守蹄筌。苟多方而治病，宜三复于斯言！

卷之二

小儿总治法

面赤发热服凉惊，黄白发热用胃苓。
身热便秘三黄下，瘦弱发热集圣灵。
变蒸发热用拿法，惊风导赤吞泻青。
泄泻胃苓用一粒，热泄玉露散同行。
寒泄理中丸可服，泄渴白术散生津。
痢疾保和同香连，疟疾养脾疟自平。
咳嗽玉液降痰气，浮肿胃苓引灯心。
疮疥胡麻丸最好，养脾最是保孩婴。
蛔虫寸白用集圣，临时用药细叮咛。

小儿初生脐风

初生三五日，大便血尝来。
黑色为胎粪，鲜红实可哀。
初生便呕吐，胞浆蓄胃中。
物尽吐自止，不止便为凶。
小儿初生十日内，少乳多啼常喷嚏。
急看喉中有珠泡，手法刮去免忧虑。
不看撮脐风，撮脐粪少通。
急用解毒散，便下得从容。
便闭肚膨胀，口紧咬唇青。
时时手足掣，脐风枉用心。
腹胀不便名锁肚，口紧不乳是噤风。
目直叫哭盘肠吊，天吊[①] 身仰似角弓。
初生芽儿[②] 有此病，父母欢喜一场空。

小儿变蒸

小儿初生多变蒸，三十二日细推论。
如蚕之眠添智慧，遍身发热不惺惺。
变蒸休用药，三日自然安。
外感惺惺散，伤食保和丸。
惺惺散内用人参，甘桔川芎白茯苓。
细辛少许天花粉，防风白术九味行。

小儿胎疾

胎热甘草黄连汤，胎寒去连加桂方。
胎黄甘草加茵陈，胎惊辰砂一味良。
胎瘦胎肥浴体法，胎怯五软用地黄。
此是家传真口诀，儿孙记诵莫遗忘。
肝色多青心赤红，脾黄肺白肾黑同。
黄白疳虚黑中恶，赤红是热青惊风。

小儿五脏部位

五脏有外候，不离正面间。
耳乃肾之窍，两眼原属肝。
鼻孔肺为主，脾唇心舌尖。
左颊属木肝生风，右颊属金肺位同。
额为心火颏为肾，准头鼻土位居中。

---

① 天吊：即“天瘹”。
② 芽儿：罗田方言，即小儿。

五脏外症

肝主风兮目直视，闷乱叫哭不安宁。
心主热兮不得眠，惊悸饮水口舌干。
脾主困兮多好睡，吐泄瘦弱病成疳。
肺主气兮多咳嗽，皮干发枯喘绵绵。
肾主虚兮胎气弱，小儿肾弱养应难。

看小儿虎口纹

今人专看虎口纹，风关气关命关分。
风关病轻气关重，命关若过死将临。
青筋红热黑势恶，直轻斜曲重看云。

脉 法

小儿一指分三位，息数须将六至看。
七至八至数为热，三至四至迟虚寒。
坚实平和无病断，细小沉迟有病看。

按《全婴》等书云：小儿三岁以前，虎口第一指上寅卯关有脉弦见者，可验病状。男左女右，视之脉弦。从寅关起不至卯关者，病易治；若连于卯关者，病难治；如寅连卯，卯过辰关者，十难救一；若脉弦小或短者，病可治。宜参视之。

小儿夜啼

啼哭直视热在肝，泻青一服即时安。
啼哭面赤热在心，导赤麦冬效如神。
面赤四逆腹中痛，益黄散用姜汤送。
夜夜见灯多拗哭，父母娇爱多不足。

惊 风

急症惊风面赤青，目多直视不回睛。
手足搐掣牙关紧，只怕昏昏再不醒。
惊来掐人中，虎口拿总筋。
泻青吞导赤，调理治凉惊。
口眼若㖞斜，看他左右偏。
太阳颊下穴①，一焠自然安。
面色黄白神气弱，昏睡眼闭口不合。
口鼻气冷手足冷，慢惊搐掣时时作。
慢惊不可医，调元急补脾。
渐醒能食吉，常昏不乳危。

吐 泻

吐泻之病面皮黄，有寒有热有食伤。
面红热渴难调理，手足寒时急补阳。
吐泻常治法，胃苓一粒丹。
脾积去食积，理中补虚寒。
吐泻多伤食，益黄散最宜。
看他病略退，胃苓再补脾。
泄泻常如是，消积功十全。
泄泻作渴白术散，人参白术茯苓甘。
木香干葛藿香叶，常与服之真格言。
泻甚乌梅加入，热甚知母门冬。
虚烦甘草炙用，随症用药不同。

痢 症

痢疾赤白皆是热，眉头常皱腹中疼。
身热脉大难得退，脉小身凉容易安。
痢症多因积，先下木香丸。
保和消滞积，止痢用香连。
痢疾若不食，噤口痢必残。
急用香连散，能食保平安。

小儿疟疾

疟疾之色多黄黑，病至作寒又作热。
早疟日来容易退，晚疟间来治宜急。

---

① 颊下穴：原作“颊了穴”，据忠信堂本改。

初疟要吐痰，斩鬼及常山。
久疟不可截，养脾功十全。

咳 嗽

形寒[①] 饮冷即伤肺，咳嗽病来多痰气。
面青气促怕生惊，面白胸高还不吉。
初咳要发表，五拗并九宝。
气实葶苈宜，肺虚阿胶好。
尝服玉液丸，桔梗同甘草。
五拗用麻黄，杏仁甘草强。
石膏腊茶叶，发汗是奇方。
九宝苏叶配麻黄，薄荷陈皮杏桂良。
大腹桑白同国老，乌梅加入细参详。

疳 痨

面色黄白是疳痨，肚大颈细头发焦。
折乳伤食大病后，只怕时时热来潮。
疳症无多法，集圣初如神。
面色转红活，相间服胃苓。
潮热如不退，只防作慢惊。

伤 食

伤食发热面赤红，恶心腹胀痛时攻。
露身怕热不思食，症与伤寒大不同。
伤食宜调解，藿香散最宜。
保和同与服，病退再养脾。
若是成惊搐，惟有下为奇。
伤食发热用藿香，苏叶香附朴陈苍。
半夏黄连甘草曲，茯苓引子用生姜。

伤 风[②]

伤风发热面色赤，烦闷不困不思食。
喜人偎抱畏风寒，作渴便秘里必实。
恶寒病在表，败毒拿法好。
里实三黄丸，惊来泻青讨。
败毒发表用羌[③] 防，升麻柴葛解肌凉。
前胡枳壳甘草桔，苏叶人参用成汤。

浮 肿

小儿浮肿因风湿，久疟脾虚亦有之。
上身主风下主湿，养脾一法少人知。
遍身若浮肿，胃苓丸里求。
避风行浴法，切莫用牵牛。
肚大有青筋，灯火叉处[④] 焠。
内用集圣丸，胃苓宜相兼。

口 疮

小儿鹅口疮，白屑珠矾良。
赤疮姜连散，洗心是奇方。
洗心散内用麻黄，荆芥薄荷赤芍当。
白术将军同国老，临时煎服入生姜。
牙根烂成疮，走马疳可防。
出血又作臭，文蛤散宜良。
小儿口流涎，滞颐脾虚寒。
益黄加苍术，不治必成疳。

疥 疮

遍身疥疮是何因，血热由来胎毒成。
痛痒不安多夜哭，切莫入腹命归冥[⑤]。
疥疮不宜搽，胡麻丸最佳。
入腹宜解毒，惊来莫治他。

---

① 形寒：原作“行寒”，据忠信堂本改。
② 伤风：原作“伤寒”，据忠信堂本改。
③ 羌：原作“姜”，据忠信堂本改。
④ 叉处：俗语，叉手处之简称，即虎口。
⑤ 冥：原作“云”，据忠信堂本改。

杂　症

小儿吃泥土，脾热用泄黄。
集圣相间服，疳成不可当。
小儿合面睡，原来热在心。
只用导赤散，泻心与凉惊。
小儿多白尿，落地如米泔。
胃苓盐汤送，数服解忧煎。
小儿大便清，邪热在肝经。
只用泄青丸，此法效如神。
小儿粪焦黄，邪热在脾乡。
谁知泄黄散，端的是奇方。

五脏外症

吐泄疟疾病在脾，惊风心肝两经为。
咳嗽哮喘病在肺，发稀骨软肾元亏。

五软病症

如小儿五软，有胎禀不足软者，有大病后软，有误服凉药软者。胎禀软者，地黄丸主之；大病后软者，参苓白术丸主之；误服凉药软者，加味八味地黄丸主之。

以上三症，若不急治，有伤真元，久则成痿，以致不可治者多矣。

卷 之 三

水 镜 诀

夫阴阳运合，男女成形，已分九窍四肢，乃生五脏六腑。部位各分，顺逆难明，若凭寸口之浮沉，必乃横亡于孩子。须明虎口，辨别三关，参详用药，必无差误。未至三岁，止看虎口，男左女右，从第二指第一节名风关，若脉见，初交病；第二节为气关，脉见，则难治；第三节为命关，脉见，则死。又当辨其色，若三关青，四足惊；三关赤，水惊；三关黑，人惊。紫色泄痢；黄色雷惊。三关脉通度，是急惊之症，必死，余病可治。或青或红，有纹如线一直者，是乳食伤脾及发热惊；左右一样者，是惊与积齐发。有三条或散，是肺生风痰，或似齁齁声，有青是伤寒及嗽，如红火是泻，有黑相兼主下痢。红多白痢，黑多是赤痢；有紫相兼加渴不虚。虎口脉纹乱，乃气不和也。盖脉纹见有色者，曰黄、红、紫、青、黑，由其病甚，色能加变。如黄红之色，红盛作紫；红紫之色，紫盛作青；紫青之色，青盛作黑；青黑之色，至于纯黑之色者，不可治矣。又当辨：长珠形，主夹积伤滞，肚腹疼痛，寒热，饮食不化。来蛇形，主中脘不和，积气攻刺，脏腑不宁，干呕。去蛇形，脾虚冷积泄泻，神困多睡。弓反里形，主感寒热邪气，头目昏重，心神惊悸，倦怠，四肢稍冷，小便赤色。弓反外形，主痰热，心神恍惚，作热，夹惊夹食，风痫证候。铃形，主Ｉ 热，痰盛生风，发搐惊风。鱼骨形，主惊痰热。水字形，主惊，积热烦躁，心神迷闷，夜啼痰盛，口噤搐搦。针形，主心肺受热，热极生风，惊悸烦闷，神困不食，痰盛搐搦。透关射指，主惊、风、痰、热四症，皆聚在胸膈不散。透关射指，主惊风恶候，受惊传入经络，风热发生，十死一生，难治。此十三位形脉，悉有轻重，察其病根，则详其症。

指 掌 形 图

虎口者，叉手处是也。

三关者，二指三节是也。

风关，第一节寅位是也。

气关，第二节卯位是也。

命关，第三节辰位是也。

辰关，指头上节。

卯关，指中节。寅关，指下节。

命关死候。

气关病深。

风关易治。

末关命门。

中关气候。

初关风候。

凡婴儿生下一月至三岁以前，须看虎口脉次指，辰节为命关，次气关，次风关。所谓初得风关，病犹可，传入气命，定难陈。汤氏云：小儿初生至五岁，血气未定，呼吸至数太过，必辨虎口脉色，方可察病之的实。男验左手，女验右手。盖取左手属阳，男以阳为主；右手属阴，女以阴为主。然男女一身均具此阴阳，左右两手亦当参验。

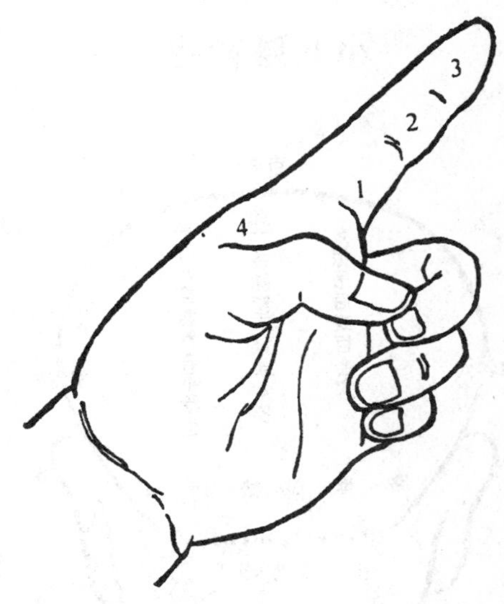

1.风关(寅位)　2.气关(卯位)
3.命关(辰位)　4.虎口
男以左手侧看之　女以右手侧看之
图1　指掌形图

左手之纹,病应心肝;右手之纹,病应肺脾。知此消息,又得变通之意。惊风初得,纹出虎口。或在初关,多是红色。传至中关,色赤而紫。看病又传过,其色紫青,病热深重;其色青黑而纹乱者,病深重。若见纯黑,危恶不治。大抵红者风热轻,赤者风热甚,紫者惊热,青者惊积,青赤相半,惊积风热俱有,主急惊风。青而淡紫,伸缩来去,主慢惊风。或紫系、青系、黑系,隐隐相杂,似出不出,主慢脾风。脉纹从寅关起,不至卯关者,病易治。若连卯关者,有病难治。如寅关连卯,侵过辰关者,十难救一。若脉纹小或短者,看病不妨。如纹势弯曲入里者,病虽重而症顺,犹可用力。纹势弓反出外,骎骎[①] 靠于指甲者,断不可回。其有三关纹,如流珠流来,三五点相连,或形于面,或形于身,危恶尤甚。

入门候歌三首

五指梢头冷,惊来不可安。
若逢中指热,必定是伤寒。
中指独自冷,麻痘症相传。
女右男分左,分明仔细看。
初起寅关浅,纹侵过卯深。
生枝终不治,辰位实难禁。

辨虎口指脉纹诀

气纹黄盛作红,红盛作紫,紫盛作青,青盛变黑,纯黑则难治矣。

黄色无形者,即安乐脉[②] 也。红若无形,亦安宁脉也。有前数样形者,即病之脉。次第而变,初作一点,于气多红,脉至风关。其病危急,纯黑分明,不可疗治。

左有红纹似线形,定知发热又兼惊。右有双纹如左状,脾伤惊积一齐生。纹头有似三叉样,肺气生痰夜作声。青赤应是伤寒症,只是空红泄定生。

又　歌

虎口乱纹多,须知气不和。
色青惊积聚,下乳泄如何。
青即慢惊发,入掌内瘹多。
三关忽通过,此候必沉疴。
指上辨青纹,认是四足惊。
虎口脉青色,是猪犬马惊。
黑色因水扑,黑脉见者,因扑跌在水起。
赤色火人惊,赤脉见,是人惊,或跌在火而起。
紫色多成泻,紫脉见者,主泄痢。
黄色是雷惊。黄脉见者,因大雷声着𧭈。
曲反风还盛,曲是伤寒,并有干热。
弯弓食上蒸,曲外是伤寒。

---

① 骎骎(qīn qīn):形容马跑得很快的样子。比喻脉纹从风关向命关进速。

② 安乐脉:原作"失乐脉",据忠信堂本改。

但看叉手处，方可辨其形。

凡小儿三岁以上有病，深重危急者，指甲口鼻多作黑色，盖儿脉绝神困，症候恶极，虽有良药，断断乎不可保矣。

额印堂山根论歌

额红大热燥，青色有肝风。
印堂青色见，人惊火则红。
山根青隐隐，惊遭是两重。
若还斯处赤，泄燥定相攻。

年寿论歌

年上微黄为正色，若平更陷夭难禁。
忽有黑色痢疾候，霍乱吐泄黄色深。

小儿正面图

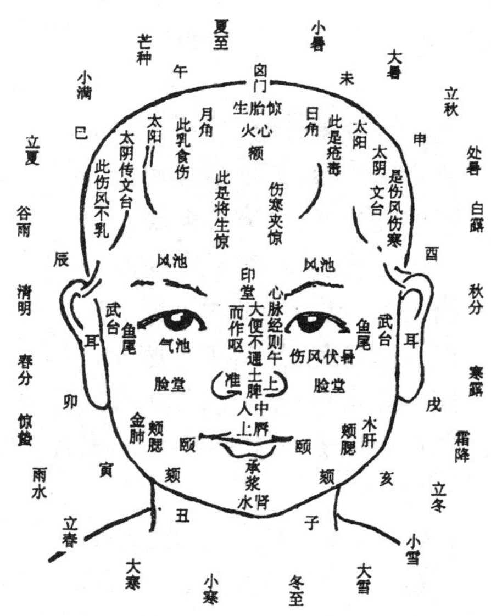

图2　小儿正面图

小儿脑背图

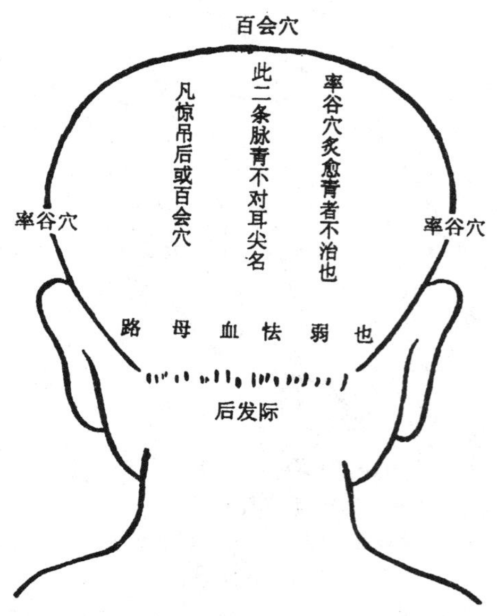

图3　小儿脑背图

察形色之图

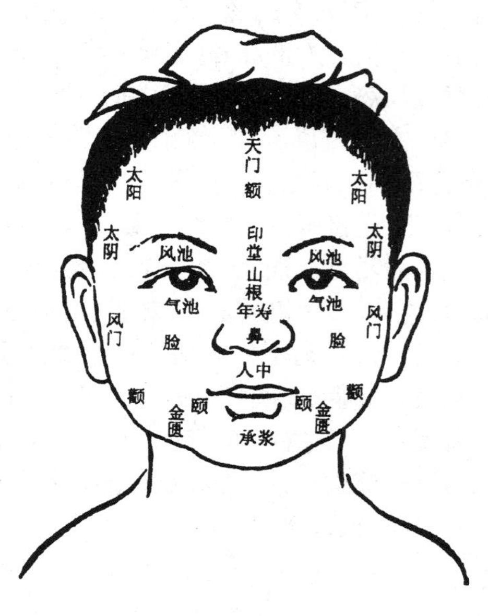

图4　察形色之图

鼻准论歌

鼻准微黄赤白平，深黄燥黑死难生。
人中短缩吐因痢，唇反黑候蛔必倾。

正口论歌

正口常红号曰平，燥干脾热积黄生。
白主失血黑绕口，青黑惊风尽死形。

承浆两眉论歌

承浆青色食时惊，黄多吐逆痢红形。
烦躁夜啼青色吉，久病眉红死症真。

两眼论歌

白睛青色有肝风，若是黄时有积攻。
或见黑睛黄色现，伤寒病症此其宗。

风池气池两颐论歌

风气二池黄吐逆，烦躁啼哭色鲜红。
更有两颐胚样赤，肺家客热此非空。

两太阳论歌

太阳青色惊方始，红色赤淋萌孽起。
要知死症是如何，青色从兹生入耳。

两脸论歌

两脸黄为痰实咽，青色客忤红风热。
伤寒赤色红主淋，二色请详分两颊。

两颐金匮风门论歌

吐虫青色滞颐黄，一色颐间两自详。
风门黑疝青惊水，纹青金匮主惊狂。

观形色总论

凡看小儿疾病，先观形色，而切脉次之。盖面部气总见，而五位青色者，惊积不散，欲发风候；五位红色者，痰积壅盛，惊悸不宁；五位黄色者，食积癥伤，疳候痞癖；五位白色者，肺气不实，滑泄吐痢；五位黑色者，脏腑欲绝，为疾危恶。面青、眼青肝之病，面赤心之病，面白肺之病，面黄脾之病，面黑肾之病。先别其五脏，各有所主。次者，禀受盈亏，胎气虚实，阴阳二症，补过泄多，当救其失。兼五脏六腑，表里各有相应，若能辨其标本，则神圣工巧矣。

五位所属

心为额，南方火。脾为鼻，中央土。肾为颏，北方水。肺为右颊，西方金。肝为左颊，东方木。

命门部位图

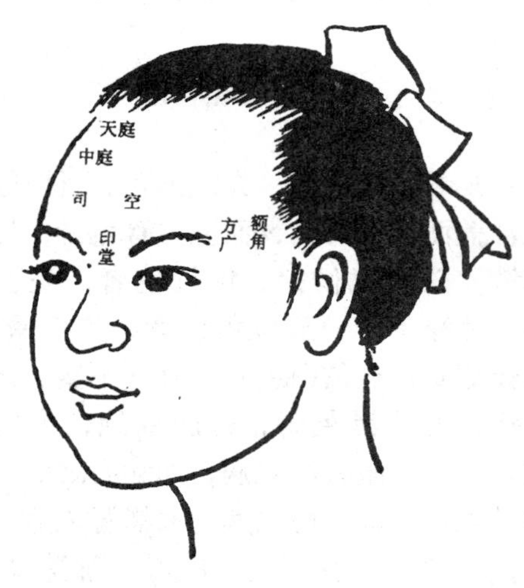

图5 命门部位图

部 位 歌

中庭与天庭，司空及印堂。
额角方广处，有病定存亡。
青黑惊风恶，体和滑泽光。
不可陷兼损，唇黑最难当。
青甚须忧急，昏黯亦堪伤。
此是命门地，医师妙较量。

观形色西江月

凡观小儿形色，青筋肝热生风，两腮红赤热相攻，黄色脾虚取用。黑气腹疼中恶，白为疳瘦生虫，如逢两目赤重重，此是南柯一梦。

要识小儿症候，但将外貌推求，黄浮肌削痞瘕瘤，唇撮面青痛楚。吐舌唇焦内热，昏昏好睡脾枯，手掀足掣是惊由，疳疾青筋大肚。

眼角眵生肝热，口边涎出脾寒，头毛稀竖血将干，胞肿脾家湿显。鼻孔黑焦肺热，耳轮枯燥肾传，胸高气促肺炎炎，热惫囟门肿陷。

小儿精神忽减，面皮黄白无常，必因乳食内成伤，生冷油磨阻挡。或致肠鸣泄痢，或为疟疾难当，忽然膨胀渐羸尪，癖积虫疳四样。

小儿面皮红赤，两腮恰似涂朱，风寒外感事何如，潮热无时来去。或作惊风症治，或为斑毒驱除，口干啼哭泪如珠，睡困昏昏不乳。

小儿病形各样，慢憁眼力消详，怀中畏缩[①]怕风凉，合面睡时热瘴。夜啼热烦腹痛，目直惊搐须防，长吁短气热中藏，痰喘上冲火旺。

要辨小儿死症，囟门陷下成坑，喉中拽锯气和痰，目闭无神拘管。口唇牙龈粉白，手足恰似冰寒，鸦声口紧眼常翻，不乳遗尿闷乱。

小 儿 脉 法

小儿一岁以上，可以看脉。以六至为平和，七至八至为实热，三至四至为迟，为虚弱。

西 江 月

小儿寻常脉候，一息六至平和，七至八至热生多，三四虚寒病作，九十连来雀啄，一二动指成疴，微虚紧数不差讹，补泄分明用药。

---

① 畏缩：原作“猥缩”，据忠信堂本改。

身热脉浮可汗，身寒脉细休攻，喘咳紧数药无功，肿胀细微堪痛。泄痢沉迟易愈，痘出洪数宜从。若还吐蛔怕浮洪，腹疼沉微拈弄。

小儿治法

如足胫热，两腮红，烦渴不止，头面好露，扬手掷足，大便闭，小便黄，身壮热不退，此宜凉解，不可服热补之药。

如足胫冷，面㿠白，吐泄不止，肚腹作痛，身常偎人[①]，眼珠青，口中冷气，潮热往来不定，此宜温补，不可服凉利之药。

西　江　月

小儿不宜热药，两腮俱带绯红，手足壮热火烘烘，六脉浮洪乱动。小便赤黄又涩，大便秘结难通。掀衣饮水喜当风，烦渴鼻流血涌。

小儿不宜凉药，面皮㿠白无精，四肢厥冷似寒冰，六脉浮微隐隐。吃乳不消呕吐，粪如鸭屎频频，神虚腹疼眼珠青，病久成疳诸症。

小儿纯阳之体，阴阳不可偏伤，常带三分饥与凉，此个孩儿易养。大抵脾常不足，有余肝气须防，不寒不热药为良，切忌妄行孟浪[②]。

小儿何为难治，古今号曰哑科，脉无可视如之何，口不能言病作。父母时时惊怕，医人试验诚多，从容对症用方药，有甚难为捉摸。

凡小儿一岁以下有病者，多是胎毒，只宜解毒为急。小儿二岁以上有病者，多是食积，只宜消积补脾而已。其余症治方略，详载各门之下，故不重述。

① 偎人：原作“猥人”，据忠信堂本改。
② 孟浪：原作“猛狼”，据忠信堂本改。

卷之四

胎毒门

凡小儿在月内有病者，皆胎毒也，并治其母。

小儿月内，肠胃甚脆，气血未充，若有微疾，不可妄施补泻，恐脏腑一伤，将贻患终身，或致夭命矣，可不戒哉！如不得已而用汤丸，毋伐天和，中病即止，又不可过剂也。乳母服药，必别择乳母，而后可补可泄也。若蓐母生儿之母，谓之曰蓐自乳，又不可乱投汤药，盖产后之妇，气血甚虚，有补无泻。苟儿有热病，而用凉药，则犯产后之禁，必害其母；如有温补，则反加小儿之热，又害其子。医者人之司命，而可妄为乎？必须斟酌谨慎，勿损阴德。

凡小儿才生即死者，急看儿口中悬雍腭上，必有泡塞住，即以手指摘破其泡，速以软绢拭血令净，若血入咽即死。

凡小儿初生气绝不能啼者，必因难产，或因冒寒所致。急以绵絮重裹其儿，抱于怀中，不可便断脐带。却把胞衣置铫[①]中，向炭火上煮之，又作油炷点着，于脐带上往来燎之，须臾热气由脐入腹，便能啼，方可洗浴断带。若不如此急救之，而先断带者，多死不治。

凡小儿初生下，被寒风所吹，鼻塞，服药不得者，用天南星为末，生姜自然汁调成膏，贴囟门上，自愈。

凡小儿生后，或月内，或百日，气急喘满，目闭眼赤眵多，神困呵欠，遍身壮热，小便赤涩，大便不通，时复惊烦，此胎热也。因母平日嗜食辛甘热物，贪服暖药而致，用凉惊丸、黄连解毒汤治之。

黄连解毒汤

黄连　甘草　木通　生地　连翘　薄荷少许　川芎　陈皮　灯心三根

水煎服。

小儿生后，觉口冷腹热，肠滑泄泻，昏昏多眠，或夜多啼，此胎寒也。因母喜啗生冷，或外感多服凉药，致伤胎气。理中丸、匀气散治之。

匀气散

桔梗　陈皮各二钱　砂仁五分　茴香炒五分　生姜炮二分　粉草炙四分

加木香二分，共为细末，每服一字，枣汤调下。

凡小儿生下浮胖，遍身红色，满月以后，渐渐瘦弱，五心烦热，此名胎肥；又有生下，面无晶光，身无血色，目无精彩，肌肉消削，此名胎怯。并内服八物汤，外用沐浴法。

八物汤

当归　川芎　生地　白芍炒　人参　白术　甘草　白茯苓各等分

姜枣引，水煎服。

沐浴法

天麻　蝎梢　朱砂各五分　白矾　青黛　麝香少许　乌梢蛇肉酒浸烧为末，各三钱

---

① 铫（diào）：铫器，温器也。

共研为细末，每用三钱，水三碗，桃枝连叶一握。同煎十沸，待温热沐之，慎勿沐背。

凡小儿生下，遍身面目皆黄，状如金色，身上壮热，大便不通，小便如栀子汁，乳食不思，皆胎黄也。因乳母受热，而传于胎。用地黄汤：

生地　赤芍　天花粉　赤苓　川芎　当归　猪苓　泽泻　木通　甘草　茵陈

水煎温服。

凡小儿生后，壮热翻眼，握拳咬牙，身腰强直，涎潮呕吐，搐掣惊啼，腮缩囟开，或颊赤面青眼合，更胎风眼合，不可误作慢脾风，妄用汤药。要视其眉间气色，若红赤鲜碧者可治，若黯黑青黑者不治；虎口指纹曲入里者可治，出外者不治。此因妊妇调食乖常，饮酒嗜肉，忿怒惊扑，母有所触，胎必感之；或外挟风邪，有伤于胎，故子乘母气，生下即病。以至圣保命丹，金银、灯心汤下。

至圣保命丹　治小儿惊风内瘸，腹肚坚硬，睡不安，夜多啼哭，急慢惊风，眼目上视，手足搐掣，不省人事者，服之即效。

全蝎去毒十四个　防风二钱　白附子煨一钱　南星炮用牛胆制　蝉蜕去毒　僵蚕炒去毒　天麻各二钱　辰砂另研一钱　麝香五分

上为末，揉糯米饭丸，如黄豆大，金箔为衣，每一丸，钩藤灯心汤磨下。有热加牛黄、脑子、硼砂。

又方　加羌活二钱，此药常服，镇心化痰。

袖珍方云，胎惊治法，宜解散风邪，利惊，化痰，调气，贴囟。甚则以朱银丸利之。面青拳搐者，宜服保命丹、钩藤散、全蝎散。初生婴儿，难以用药，凡有此侯，急取猪乳，细研辰砂、牛黄、麝香各少许，调抹入口中即愈矣。

全蝎散　治胎惊痫、诸惊。

全蝎一个　琥珀　辰砂各少许

麦冬汤调下一字。

独活汤　治胎惊，发散风邪。

羌活　独活各二钱　槟榔　天麻　麻黄去节　甘草各一钱

上锉散，每服一钱，白术煎，内加天南星末，蜜调贴囟门上。

凡小儿生下，大便三五日不通者，此名锁肚。胎中受热，热毒壅盛，结于肛门，闭而不通，无复滋润。急令妇人以温水漱口，吸咂儿前后心，并脐下手足共七处，凡四五次；再用轻粉五分，蜜少许，温水化开，时时少许服之，以通为度。如更不通，即是肛门内合。或以金簪透而通之，须刺入二寸，以香油和蜜纳入孔中，粪出为快也。若肚胀不乳，呻吟声至于七日，难可望生矣。

凡小儿生即不吮乳，此由拭口不净，秽物入腹，致令腹满气短，不能吮乳；或有呕吐，乳不得下；或胎中受寒，令儿腹痛不乳，此则多啼。以木香散治之。

木香　甘草　茯苓　干姜　木瓜　丁香　陈皮各等分

共为细末，每用一字，水煎绵蘸，滴与食之。

脐风者，由断脐之后，被水湿风冷之气所乘，流入心脾，令腹胀脐肿，四肢强直，日夜多啼，不能吮乳。甚则发为风搐，若脐边青肿，撮口不开者，是为内搐，不治。爪甲黑者，死。

撮口者，由胎气挟热，兼风邪入脐，流入心脾二经，故令舌强唇青，口撮喘急，啼声不出，不乳。若口出白沫，四肢冷者，不治。最为急候，一腊之内尤甚。

噤风者，眼闭口噤，啼声渐少，吮乳不得，口吐白沫，大小便皆不通。亦由胎中受热，热毒流入心脾，故形于喉舌间也。

以上三症，其名虽异，受病则一。初生七日之内，得此症者多死。若不急救，坐以待毙，良可悯焉！

但见小儿喷嚏多啼，身热不乳，急看儿上腭，有小泡子如粟米大，或以指甲，或以挖耳，轻轻刮去，以绵绢缠指，蘸温水拭净其血，勿令下咽，即便安妥，不必服药，诚良方也。

凡小儿牙关紧急，已成撮口惊搐者，先用撮风散以开其关，次用控痰散以吐其痰，然后用益脾散和胃，保命丹祛惊，即愈。若手足挛拳，口噤不开者，不治。

撮风散

金脚蜈蚣炙，令毒不明　全蝎炒，去毒五个　直僵蚕炒，去嘴　麝香少许

共为末，每用一字，以猪乳和之，滴入口中即开。

控痰散

蝎尾　铜青各五分　朱砂一钱　腻粉一钱　麝香少许

共为末，每服一字，腊茶清化下，吐出风痰。

益脾散

白茯苓　草果煨　木香　甘草　陈皮　厚朴炙　苏子各等分

为细末，每服五分，姜枣煎汤，细细服之。

亦有热在胸膛，伸缩无时，呃呃作声，努胀其气，以致脐突浮肿。此非断脐使之然也，但散其血愈，加减龙胆汤主之。

胆草　前胡　黄芩　防风　麦冬　桔梗　赤芍　茯苓　甘草　大黄煨，减半

水煎服，得下便止。

亦有肚胀青筋，吊肠卵疝，内气引痛而撮口者，皆肠胃郁结不通致之，治法贵乎疏利，紫霜丸量而与之，一粒金丹尤妙。

紫霜丸

代赭石醋淬七次　赤石脂各一两　杏仁去皮尖，五十粒　巴豆去壳，心，三十粒

先将杏仁、巴豆研如泥，后入二石和匀，浸蒸饼丸，如粟米大。百日者三丸，周岁者五丸，看儿肥怯加减，微利为度。

凡脐中出汗不干者，用龙骨五分，黄柏一钱，枯矾二分半，为末敷之。

西　江　月

小儿初生病症，许多名状难同，胎惊撮口与脐风，寒热肥瘦黄肿。呕吐昏昏不乳，脐间血水溶溶，未曾满月病多凶，好似风中烛弄。

最是脐风可畏，三朝八日为殃，初时[①]喷嚏似风伤，啼哭时时噪嚷。急看口中上腭，刮除白泡中央，展揩[②]恶血细端详，莫使下咽为上。

若是不知此法，致令泡落儿吞，忽然腹胀满膨膨，脐肿青筋杂乱。撮口昏昏不乳，目瞪又紧牙关，啼声不出命归天，劝取衣棺早办。

胎黄状如金色，身热大便难通，小便黄赤色朦胧，少乳时时舌弄。此症传来无毒，脾胃湿热相攻，凉惊凉血解重重，保养胎元兼用。

外有胎肥胎瘦，此为禀赋虚盈，父精母血必多亏，儿子不充元气。此个甚难调理，愚夫不晓支持，一朝有病致倾危，却把命来抵对。

生下时时吐奶，不思乳食昏沉，此由秽物下咽门，拭洗未能洁净。会厌中间阻隔，太仓上口留凝，豁痰顺气药通神，炮制生姜作引。

---

① 初时：原作“初然”，据忠信堂本改。

② 展揩：原作“展开”，据忠信堂本改。

生下忽然腹胀，脐中血水淋漓，断脐将息失调宜，客水邪风侵入。外用灰矾粘贴，速令干较为奇，若还撮口哭声稀，纵有灵丹莫治。

小儿生下数日，睡中啼哭多惊，此因母气失和平，常因七情为病。以致胎胞气逆，痰涎流入脾心，治须顺气更清神，镇坠痰涎始定。

胎热遍身如火，发斑丹毒风疮，神昏目痛又惊彰，大小便难哭嚷。此是母贪煎炒，温经暖药乖方，急须解毒令清凉，甘草黄连为上。

胎寒生来吐泄，大便滑溜多清，腹中疼痛哭声频，面色青黄不定。平日母喜生冷，寒邪传入胞经，治宜丸散用甘温，可保婴儿性命。

要识小儿治法，方为得业专门，半周一岁病何因，胎毒单单见症。自后饮食渐减[①]，肥甘之变须明，此时脾胃病多寻，消食养脾法定。

胎病要行凉解，无如甘草黄连，若加脾弱病相参，参术陈皮有验。巴豆牵牛丁桂，砒硫白汞青铅，俱伤正气损真元，误了孩儿命短。

变　蒸　门

变蒸者，此小儿正病也。盖变者异也，每变毕，性情即异于前，何者？长生脏腑之意也。蒸者，蒸蒸然热也，万物生于春而长于夏者，以阳主生长，将于人亦然。故变蒸足，始及成人，气血充实，骨肉坚牢也。小儿此症，譬如蚕之有眠，龙之脱骨，虎之转爪，而变化同也。故每三十二日有变蒸，至五百七十六日，大小变蒸足矣。轻则发热微汗，其状似惊；重则壮热，脉乱而数。或汗或烦，啼哭燥渴。轻者五日解，其候与伤寒相似；亦有变蒸之余感寒邪者。但变蒸则耳冷，上唇发泡如浊珠，若寒邪传之，则寒热交争而腹痛，啼哭之声，旦夜不绝。治此之法，轻者不须服药，重者以平和饮子微表之。热甚便结，以紫霜丸微利之。若吐泄不乳多啼者，调气散治之。

平和饮子

人参五分　白茯苓去皮，一钱　甘草五分　升麻煨，五分

禀受弱者，加白术一钱，肥实者不用，水煎服。

调气散

木香　香附　厚朴炙　人参　陈皮　藿香　炙草

姜枣，水煎。

凡小儿初生，有用黄连、甘草以下胎粪者。若儿壮实者，禀胎足固无所损，若禀胎怯弱者，受此寒凉之剂，不生异症者鲜矣。

如有里症郁结，壅闭不通者，欲下胎毒，只用淡豆豉浓煎汤与之，五七口其毒自下，又能助养脾胃，真奇方也。

凡小儿当变蒸之时，不热不惊，别生他症，是为暗变，此受胎气壮实故也。

凡小儿初生，多有灸百会者，取其可以截风也。殊不知地有南北，人有勇怯，北人用灸固宜，南人用之，无益而有害也。

凡小儿初生下，有身破裂者必死；阴囊白者必死；阴不起者必死；无粪门者必死；股间无肉者必死；哭如鸭声者必死。周岁之间，颅骨开解，齿未生，手足挛缩，膝如鹤节，身体瘦弱，长大不能行立者，此皆胎气不足者也，多夭。若筋实则多力；骨实则行早；血实则形瘦多发；肉实则少病；精实则伶俐多语笑，不怕寒

① 减：原作“瘦”，据忠信堂本改。

暑；气实则少发而体肥。此皆受禀胎气之有余也，多寿。

西　江　月

小儿变蒸何以，三十二日为期，精神改变异常时，发热蒸蒸昏睡。或遇风寒飧校乚蚣　乳食伤脾，留连苦楚莫差池，好把汤丸调治。

大抵六十四日，初生肾与膀胱，再生心火与小肠，肝胆第三长养，肺与大肠居四，脾胃五次消详，三焦胞络不同乡，只为有名无状。

小儿变生智慧，自然发热如蒸，昏昏不乳欠醒醒，恰似蚕眠相应。医者不须妄治，父母何必忧惊，三日之后自和平，只怕别生形症。

若遇风寒外感，惺惺散子堪行，内伤乳食不安宁，保和养脾兼进。咳嗽参苏饮子，吐泄理中最灵，惊来搐掣用泄青，导赤亦宜选进。

惊　风　门

惊自是惊，风自是风，要分别明白，不可混治。

凡小儿因闻非常之声，见异类之物，或为争斗推跌，或大小禽兽之类致惊，其神气结于心而痰生焉。痰壅气逆，遂成搐搦。口眼歪斜，口吐涎沫，一时即醒，如常无事。或一日一发，或间日再发，或三五日一发，或半年一发，一年一发。若不急治，变成痫疾，而为终身之痼病也。治法当先利痰顺气，后用清心安神。

风者，或因外感风寒，或内伤饮食，以致热生痰，痰壅发搐，口眼歪斜，手足牵动，气喘涎潮，口吐涎沫，发过略醒。潮热不退，须臾复发。治法当先泄火开痰，后用安神清热。

惊风有二，有急有慢。急惊风为实为热，当凉惊泄火；慢惊风为虚为寒，当用温补。不可一例混治，以致杀人。

急惊风，小儿元气素实，或因恐怖，或因风，或因饮食而发，要审明白，详察症候，而施治法。

如曾因恐怖而成惊者，其症发过即如常，若无他症，先以利痰丸顺气开痰，后用安神丸调之。

如曾因风寒而成者，其症发过略醒，须臾复发。轻者，只用导赤散吞下泻青丸，以清心肝之火，后以抱龙丸治痰，保命丹除风，缓缓调之。

如曾因伤饮食而成者，其症发过略醒，醒多啼哭，须臾复发，不思乳食。先用陈皮麦芽汤吞下五色丸，推去食积，则痰自降。后用辰砂五苓散治之。

凡治急惊风，除饮食一症外，不可遽用下药，必先问其大小便何如。若小便清，大便通利，其邪在表，只用导赤散加防风，或泻青丸去大黄加全蝎作汤服之，去表中之寒邪，其风自退。后以辰砂五苓散调之，不可犯麝香，恐引邪入里。若小便赤涩，大便秘结，此邪在里，可用五色丸下之，后用抱龙丸、保命丹调之。

凡急惊发时，牙关紧闭不醒者，急用艾炷灸两手大指头少商穴，合而灸之，在甲旁，即醒，而后施治法。

凡急惊风，痰气喘急者，用定喘汤加竹沥治之。痰涎涌塞不开者，可用吐法。

凡病退后潮热不退者，此脾虚热也，四君子汤加炒干姜以治之。若小便赤，大便硬，两腮红，足胫热者，此余邪未尽，不可作虚看。用凉惊丸，薄荷、灯心煎汤吞下调之。

凡病退后，睡眠不醒者，此心脾二经之邪热未尽去也，安神丸治之。

凡小儿但有潮热，观其两颊若赤，目

上视者，必作惊风也。当先以导赤散，加灯心、薄荷以去其热，次用抱龙丸以安其神，则风自不作矣。

利痰丸

南星牛胆者，二钱　枳壳麸炒，二钱　陈皮去白，一钱　大黄二钱　牵牛头末二钱

共为末，皂角煮水为丸，灯心汤吞下。

安神丸

黄连去毛，二钱　石菖蒲二钱　远志去心，二钱　归身二钱　麦冬去心，二钱　茯苓二钱　山栀子二钱

共为末，炼蜜为丸。

导赤散

生地　木通　甘草　竹叶七皮[①]

水煎服。

五色丸

黄芩二钱　大黄二钱　黄连二钱

共为末，分作五份，滴水为丸。一份青黛为衣，名青丸子；一份朱砂为衣，名红丸子；一分轻粉为衣，名白丸子；一份皂角烧灰存性研末为衣，名黑丸子；一份雄黄为衣，名黄丸子。

泻青丸

归身　川芎　大黄煨　羌活　防风　栀子仁　胆草各等分

为末，炼蜜为丸，如梧桐子大，竹叶汤下，此泻肝火之药也。如发热，去大黄，加全蝎、僵蚕（炒），竹叶引，水煎服。

辰砂五苓散

猪苓　泽泻　赤茯苓　白术　官桂

灯心引。水煎，调辰砂末服之。

定喘汤

陈皮去白　南星制　栀子仁　软石膏　杏仁泥　薄荷叶　赤茯苓

上锉，水煎，入竹沥服之。

吐法

用土牛膝根，取自然汁灌入口中，其涎自吐。

灸法

先以两手大指相合，于甲侧缝中处，烧三壮；又以两手中指相合，于甲侧缝中心烧一二壮。即醒者可治，不知痛者不治。

祖传治惊风　先以雄黄解毒丸利去痰热，后用凉惊丸退火，再用保命丹、安神丸调之。

发急惊风之时，手撮，目闭，口张，囟陷，鱼口，气促急，吐沫，喷药，昏睡不语不啼，口禁绝，不饮食。遗尿失屎，面赤如朱，此皆不治之症。

凡慢惊风，小儿胎禀素弱，又多疾病，或大吐大泻，或久疟痢，误服吐下之药，皆致精神虚耗，渐成搐搦，十无一全。如元神虚弱，又逢恐怖而成慢惊者，其症发过即如常。但多啼哭，睡中不宁，不可妄用利痰之药。先以青州白丸子，加青礞石以去其痰，次服安神丸，以四君子汤送下。如因吐泻大病之后，手足逆冷昏睡，目睛微露，而无搐掣者，此欲成慢惊症也。急温补之，四君子汤加熟附子一片，愈后以集圣丸调之。

凡吐泄大病之后，已成慢惊风者，其症口目牵引，手足搐掣，以醒脾散驱风醒脾。风退，以参苓白术散为丸服之。

凡慢惊风痰气壅塞者，不可妄用通利之药，只以青州白丸子加青礞石治之。

凡慢惊风不醒不退者，灸百会、三里男左女右、乳下。

凡慢惊风已退，或有余热，不喜饮食，先服四君子汤一二剂，后以集圣丸调之。

青州白丸子

---

① 皮：罗田方言，义同“片”，下同。

半夏炮　川乌去皮尖，各五钱　南星二钱　白附子五分

共为末，以绢袋盛之，用水摆尽为度，放磁器内，日晒夜露，一日一换其水，换水必搅数转，候如玉片，再研细；又用青礞石一钱，另研细，以焰硝五分，同石末入铜锅内，煅通红，硝尽为度，令冷，入上药和匀，以糯米粉打糊为丸，以薄荷汤入蜜调送下，其痰自坠。

调元汤

黄芪一钱　人参五分　甘草炙二分半　白芍五分

水煎服。《内经》云："热淫于内，以甘泻之，以酸收之。"此之谓也。

醒脾散

人参　全蝎　白附子　天麻　甘草炙　白茯苓　木香　白术　石菖蒲　莲肉

水一钟，姜枣引，煎服。有热去木香。

凡治惊风，不可妄用辛香、寒凉之药，盖辛香能窜元气，寒凉反伤脾胃也。

凡小儿夜啼哭，目睛上视，日间略定者，此内瘹也。盖因受寒气，腹中作痛，以至痛极目定。以灯心烧灰，调滚水化下理中丸，痛止病退。

如小儿日夜啼哭，目睹物不转，身后仰者，此痫也。盖食积作痛，其身强直，而目亦定，以灶心土泡滚水，送下丁香脾积丸，病退痛止。

如小儿忽然气急涎响，口眼如常，手足不搐，身无热者，此乍感风寒，肺经受邪也。用芎蝎散一服即退。

如小儿腹胀喘满，胸膈气急，两肋扇动，陷下作坑，两鼻窍张，闷乱，咳嗽作渴，声嗄，涎痰壅塞，大小便闭，此马脾风也。若不急救，或不识症，死在旦夕。宜先用牛黄夺命散下之，后用白虎汤平之。

如小儿两手轮指，目略直视，此白虎证也。但身不热，手足不掣，宜向本年[①]白虎方取土泡汤，吞苏合香丸。

如小儿口吐黄白沫，面色变易，喘急腹痛，反侧掣搐，其状似惊，但眼不上窜，此由精神虚弱，外感客气，卒暴触忤，名客忤耳。先视其口中上腭左右，有小肿泡，急摘破之，更以苏合香丸姜汤化下；外以降香、皂角二味烧熏；次用淡豆豉三合，水浸湿捣烂为丸，如鸡子大，摩儿囟上及两足心各五六遍，次摩脐心良久，掐开有毛，即掷之。

如小儿久咳，腹胀作喘，胸高气逆。目睛上视，手足牵引，此名龟胸，热证也。但身无热，以葶苈丸治之。方见咳嗽门。

以上之证，俱与惊相似。不可一例施治。误者，恐伤其命。

芎蝎散

川芎　荜拨各一钱　蝎梢二分　细辛一分[②]　半夏酒浸一宿，汤泡七次，焙干，一分

共为末，热汤调服，或薄荷汤化下亦可。

牛黄夺命散

白牵牛　黑丑各半生半熟取头，五分　大黄　枳壳各一钱

共为末，冷浆水调下。涎多者，加蜜少许。

如小儿痘疹惊搐者，只用导赤散调辰砂末一服，不可妄用凉惊、抱龙、保命等药。

西　江　月

小儿惊风证候，须分急慢根由，急因实热泄中求，慢是虚寒温补。急为风寒食

---

① 年前原脱"本"字，据忠信堂本补。

② 细辛后原脱"一分"，据忠信堂本补。

积，慢是久病绸缪，如斯辨认不差谬，才显神功妙手。

急惊卒然大热，因而热则生风，痰涎哽塞角张弓，口眼歪邪沉重。先使嚏惊妙散，后用导赤疏通，合灸少商与中冲，泻青凉惊选用。

若遇风寒外感，先须发汗为宜，泻青丸子作汤医，加上蝎蚕二味。果是内伤饮食，又当解利相随，三黄五色任施为，积去热除惊止。

慢惊先因久病，精神渐减脾虚，恹恹沉困气长吁，口眼张开不乳。搐搦时时齐发，四肢逆冷何如，理中附子急驱除，不瘥艾灸左乳即期门穴也，小儿乳下一指。

要认惊风死症，面如红粉涂搽，口张涎出紧关牙。目直气粗声哑。喉内响似拽锯，毛端汗如珠下，目瞪眼小不须夸，大叫闷乱尤怕。

搐掣乍作乍止，痰气无了无休，昏昏鼾睡唤难苏，乳食不知吞吐。屎尿遗时少觉，四肢僵直难收，啼声不出汗如油，纵有灵丹难救。

小儿惊风咳嗽，人人当作风哮，大黄白黑二牵牛，人参分两匀用。四味俱研为末，蜜水调和稀稠，灌将一字下咽喉，免得胡针乱灸。

两指伸缩名为搐，十指开合搦之形。掣则连身常跳起，颤而四体动摇铃。身仰向后为反症，手如挽弓引状成。怒目觑高是擶样，睛露不活是斯真。

呕　吐　门

声物俱有曰呕，无声有物曰吐，有声无物曰干呕。其症有三，有寒、有热、有食积。

寒吐者，吐时少而出物多，此胃受寒也。以理中丸治之，或用胃苓丸，以煨姜汤送下。寒吐，食不化，恶食。

热吐者，吐时多而出物少，此胃有热也。以二陈汤加黄连、煨姜治之。热吐，食化，不恶食。

食积吐者，要分三焦，明白俱恶食。如食即吐者，此积在上焦胃口也，宜用淡盐汤吞一小钟，后以鹅翎毛扫喉中，令其吐尽旧积。后以二陈汤加干姜（煨）、神曲（炒）、麦芽（炒）、砂仁治之。如食入之时而吐者，此积在中焦下口，过小肠上口处也，先以丁香脾积丸通去旧积，后以二陈汤加消导药治之。如早食晚吐，晚食早吐者，此积在下焦，小肠下口，过大肠上口处也，先以丁香脾积丸下之，后以二陈汤加消导药治之。

消导药：神曲、麦芽炒、砂仁、香附子之类。

如呕吐久而诸药不纳者，此胃口壮火，关格之病，用理中汤，以童便、猪胆汁同炒，煎服即安。

如呕吐蛔虫者，以理中丸加乌梅一个，附子一小片，黄柏、川椒一服，即愈。

凡呕吐后瘦弱者，只以集圣丸调之。

理中汤　此药性热，所以治寒。

人参　甘草炙　干姜炒　白术

水一钟煎服。若为丸，炼蜜临时为丸，滚水送下。

如诸吐不纳药者，此阴盛拒阳也。必加童便、猪胆汁者，取童便味酸咸性寒，胆汁味苦性寒，以和理中汤服，则阴体渐消，阳性乃发。故《内经》曰："伏其所主，先其所因"之谓也。

二陈汤　此药性平，寒热通用。

陈皮　半夏姜汁泡七次　白茯苓　甘草

水一钟、生姜三片引。呕吐加白术、煨干姜，此二味呕吐必用之药也。挟热而吐者，加煨干姜、炒黄连。凡伤食加神曲、炒麦芽、砂仁、香附子、山楂。此五味消导必用之药。

祖传治呕吐　只用胃苓丸，煨干姜汤吞治之，不问寒热。

凡吐不止，服药无效加烦闷者，不治；吐不止，目上窜，头后仰者，不治。

西　江　月

呕吐病原不一，治者要辨根由，呕则声物一时有，有物无声曰吐。更有有声无物，此名哕而干呕，又当辨症药分投，有甚难为措手。

冷吐乳食不化，腹胀喘急无时，面白眼慢气多吁，吐有夹食清水。此因风寒入胃，或食生冷伤亏。抑伤宿乳胃中虚，不纳乳食吐出。

热吐唇红面赤，乳食入而难消，吐物黄色遍身烧，大热渴多烦躁。此因暑气在胃，或食热物煎熬，胃气因热不和调，气逆遂成吐了。

积吐如何分晓，眼胞浮面微黄，足冷肚热异寻常，昼轻夜重魔瘴。宿冷滞在脾胃，故吐黄酸水浆，或吐酸馊气难当[①]，此伤宿食形状。

小儿伤乳吐者，形症更要消详，乳才哺后吐浪荡，或少停而吐止，此因乳食无度，脾气弱不能当，速将空乳令儿尝，乳节吐止为上。

吐症既分明白，治法犹贵精微，冷吐理中汤最宜，热吐五苓去桂。积吐九转灵应，下后枳术调之，伤乳而吐药方奇，三棱散子为最。

呕吐乳食不纳，任是汤药难尝，此谓阴盛格孤阳，时医都无主张。参术煨姜熟附，乌梅童便尤良，猪胆同入慢消详，此法应如影响。

吐呕诸药不纳，我有绝胜奇方，定吐饮子妙非常，半夏官桂二样，生姜独宜多取，甘草少用为良，依方制造水煎尝，仍用生姜为上。

一等蛔虫吐出，此为蛔多厥阴，乌梅丸子效如神，一服蛔安吐定。又有咳而吐者，化痰顺气须明，如常呕吐只胃苓，汤用生姜作引。

呕吐不止之症，分明说与医人，如服正药俱无灵，更加烦躁乱闷。呕吐只是不止，目睛上窜须危，头往上仰魄如飞，只好安排后事。

再附恶心一症，有痰有热有虚，三症生姜通用之，药宜随症区处。若是胃中有热，二陈加上芩连，姜汁炒过共同煎，各用一钱最验。

泄　泻　门

泄泻皆属于湿，其症有五，治法分利、升提为主。

如泄泻清白，或不思食，食不化[②]，腹痛，四肢冷，面㿠白，作渴者，此寒湿也。其症多得于冬，以五苓散作引，吞化理中丸即止。如寒甚不止者，理中汤加附子一片，即效。

如泄泻注成黄水者，或渴或不渴，此风湿也。其症多得于春，五苓散加防风、羌活、苍术治之。

如泄泻清水，腹中无痛者，此纯湿也。以胃苓汤治之。

如泄泻肠滑不止者，此湿伤元气下陷也。宜升提之。四君子汤加升麻、防风、乌梅治之。或用四君子汤吞下七味肉豆蔻丸。

如泄泻酸臭，腹痛，面黄带热，不喜饮食者，此食积也。先以丁香脾积丸推去

① 气难当：原作“气味香”，据忠信堂本改。

② 不化前原脱“食”，据忠信堂本补。

其积，后以集圣丸调之。

如泄泻日久，目无神气，口略张，四肢冷，好睡者，以四君子汤调之，多服有效。甚者，加熟附子一片，煨姜服之。

如泄泻日久，身热不退，只以调元汤治之。此虚热也，不可妄用寒凉之药。甚者，加干姜即效。

凡久泄后，人事黄弱者，以集圣丸调之。

五苓散　入膀胱、肾经。

猪苓去皮　泽泻　白术　赤茯苓　官桂

此分利阴阳之药也，水一钟煎服。

理中丸

人参　白术　甘草炙　干姜　加砂仁　藿香　乌梅　附子　猪苓　泽泻

玉露散　此药性寒，所以治热。

寒水石　滑石各一两　甘草五钱

共为末，每服一钱，冷水调下，或用此药煎汤吞理中丸。

胃苓汤

苍术　厚朴　猪苓　泽泻　白术　白茯苓　甘草　陈皮　官桂

四君子汤　此药性温，可以补元气之不足。

人参　白术　白茯苓　甘草

水一钟，姜三片，枣二枚，温服。

肉豆蔻丸　此药性温而涩，所以止滑也。

肉豆蔻面煨，五钱　赤石脂七钱五分　广木香二钱　砂仁二钱　枯矾七分半　白龙骨五钱　诃子肉五钱

共为末，水糊为丸，陈米汤送下。

白术散　此治渴之圣药也。

人参　白术　白茯苓　木香　藿香叶　甘草各一两　干葛二钱

共为粗末，每用一二钱，姜三片引，水煎服。袖珍方：非干葛，乃干姜也。

调元汤　此治虚热之圣药也。

黄芪　人参　甘草

如热不退，加干姜即效。如身热手足寒者，加熟附一片，煎服。

祖传治泄泻　不问寒热，只用胃苓丸，兼一粒金丹，以车前草同炒米煎汤服之。

凡久泄不止，精神美好，面赤唇红者，不治。

凡久泄不止，作渴不休者不治。

凡久泄不止，脉沉细，遍身皮冷，不思乳食，泄滑不止者，不治。

凡久泄不止，又成惊搐者，不治。

凡久泄不止，变成赤白痢疾者，不治。

凡久泄不止，大肉消瘦者，不治。

凡久泄不止，大孔如竹筒不收闭者，不治。

凡泄泻不问轻重，只要饮食如常，不生他症者，不难于治而易愈。

西　江　月

泄泻秘传治法，等闲不语时人，如今传授与子孙，胜似良田万顷。初次且行淡渗，温中以次施行，三升四塞救儿婴，此方古今永定。

泄泻缘何发作？只因水谷无分，所以淡渗法先行，小便长而泄定。滑石车前赤茯，人参白术猪苓，甘草泽泻与砂仁，姜枣煎来作引。

淡渗行而又泄，须防谷气中虚，温中丸散不须拘，断要一时泄住。白术人参砂藿，炙姜炙草依书，乌梅熟附泽泻猪，引用生姜作主。

温中若还不效，中气下陷须提，人参白术与黄芪，甘草干姜炙取。泽泻猪苓赤茯，升麻熟附乌梅，柴胡白芍与当归，引用姜枣休弃。

以此升提未止，只因肠滑难收，塞用通用更何忧，击其惰归可救。参术炙姜炙草，乌梅粟壳相扶，升麻诃子芍归求，姜枣同煎温服。

法尽泄还不止，其间吉少凶多，假饶父母不奈何，要你医时休错。参术附陈姜枣，砂仁豆蔻粟诃，干蟾[①]芦荟木香和，赤石醋丸服可。

泄泻时常作渴，白术散子如仙，人参白术木香兼，干葛藿香叶片，甘草茯苓七味，乌梅加上同煎，临时再用伏龙肝，此法千金不换。

泄泻如常治法，不须别用心机，只将黑药胃苓医，三服自然停息。如此不能取效，依前四法支持，吾将心法教人知，才显明医三世。

五六月间泄泻，其中寒少热多，理中丸子救沉疴，玉露散子真可。不效四苓作引，同吞理中调和，自然泄止莫蹉跎，活得人多念我。

夏月人多泄泻，腹疼烦热相攻，猪苓泽泻茯苓同，甘草干姜炙用。白术黄连滑石，人参砂藿温中，升麻提气妙无穷，更把乌梅煎送。

泄泻症虽各别，大要总因湿成，风寒水湿中人身，乳食过伤为病。此由中气不足，脾胃积滞惟深，以致气脉不调匀，故成泄泻之症。

人皆知有泄泻，当分泄泻原根，冷则滑泄故无声，热则肠结为病，故致里急后重，如水注下有声，此名泻症热缘因，下面条陈病症。

细详冷泄病症，腹中却似雷鸣，注下清白水之形，面白肚疼等症。甚者四肢厥逆，此由儿弱溺寒侵，寒气在腹刺攻人，故令儿患此症。

热泄色多黄赤，小便不利心烦，口燥作渴定咽干，食乳必粗可验。此由肠胃挟热，冷风乘入其间，热气相传不安然，所以儿有此患。

冷热不均泄泻，泻色赤白不常，或水或谷病为殃，小儿如何抵当。此由先冷后热，先热腹被冷伤，肠胃宿虚亏[②]中脏，冷热交攻匀当。

更有伤食而泄，腹痛乳食不思，面黄寒热异常时，粪多酸臭气味。此由乳食过度，以致脾胃伤亏，遂成泄泻病孩提，小儿多有此疾。

又有一般暑泄，多于暑热之时，亦宜寒热症中推，庶好斟酌用剂。若或泻瀼赤白，腹大青筋发稀，或吃泥土出蛔时，此为疳泄之疾。

又见泄多青色，亦或发热有时，睡卧不安忽惊悸，乃是惊泄之势。此是脾受肝克，速宜及早医之，若变脾风瘈疭时，就是神仙费力。

泄泻注成黄水，或渴不渴殊途，此在风湿症中求，多病春天时候。如或泻下清水，腹中不作痛楚，此是纯湿病之由，症传阴雨之后。

泄泻肠滑不止，湿伤元气陷虚，药宜升举救儿躯，才得医理妙处。如或泄泻日久，身热仍旧不除，此为日久气多虚，调元汤剂宜服。

丹溪治泄之法，泻水腹无痛疼，此症因受湿分明，四苓二术当增。饮食入胃不住，宿谷不化犹存，此则气虚病之根，参术升麻芍并。

腹内痛甚而泻，泻后痛减觉轻，此在食积症中寻，神曲大黄推渗。一痛一泄成障，泄火更见肠鸣，火症分明用四苓，加上芩通尤胜。

大端泄泻诸症，治法条贯分明，医人

---

① 干蟾：原作“干蝉”，据忠信堂本改。

② 亏：原作“内”，据忠信堂本改。

最要细详论，尤贵依方对症，调治只依前法，涩药切莫先行，若然胡乱败章程，反变痢脓重症。

泄泻不知症候，许久不止堪忧，精神美好渴无休，面赤唇红消瘦。脉理若见沉细，滑泄不乳烦愁，变痢赤白或惊搐，大孔如筒不救。

辨　症　歌

便黄因内热，红赤黑同看，绿白青皆冷，疳肥食臭酸。

久泄四肢瘫，才惊睡不安，热疳毛作穗，涎嗽定伤寒。

肝冷传脾臭绿青，焦黄脾土热之形，肺肠寒色脓粘白，赤热因心肾热成。

身热发厥歌久泄多虚热

气虚多发厥，血虚须作热，气血若俱虚，身热手足厥。

吐　泻　门

吐泻名曰霍乱，其症有三：有寒、有热、有食积。

凡上吐下泻，两腮红赤，遍身热，口作渴，吐泻时多而出物少者，此属于热。用五苓散煨干姜治之，或用煨姜汤澄冷调服益元散，神效。

凡上吐下泻，面晄白，足冷，腹痛，多啼哭，不作渴，吐泻时少而出物多者，此属于寒，用理中汤治之。甚者，加附子乌梅效。此上二症，皆不阻乳食。

凡吐泻出物酸臭，面黄，不喜饮食，腹常作痛者，此食积也。以丁香脾积丸推去其积，后以集圣丸调之。

凡吐泻久，身瘦作热者，只用集圣丸治之。

祖传治吐泻　不问寒热虚实，只用胃苓丸，煨姜汤送下，即安。

益元散　又名六一散，又名天水散。

滑石六两　甘草一两

为细末，或煎服，或冷水调服。

凡吐泻不止，作渴不休者，不治。加惊搐者，不治。口舌生疮，手足冷，身热，此阴降阳升脾气中绝，不治。

西　江　月

大凡男女吐泻，阴阳顺逆当明，男逢泻甚下无阴，女子吐多不应。出物多而数少，此为寒盛相侵，如逢物少数频频，火盛细加体认。

吐泻若是同见，此名霍乱阴阳，只用一剂理中汤，上吐下泻了当。服此若还不效，再加熟附煨姜，乌梅作引是良方，莫与俗人夸奖。

吐泻时时作渴，诸般汤药无灵，饮水饮汤腹膨膨，束手坐观死症。急用伏龙饮子，时时与吃调停，须臾吐止火邪宁，才与理中对症。

吐泻分为三症，食积寒热当知，面黄粪臭恶乳食，此症方为食积。若是身热作渴，宜为热症祛除，面白身寒腹痛时，正是虚寒之疾。

食积宜行转取，灵应去积为宜，如逢热症又何如，益元五苓为主。寒症理中可用，甚加附子乌梅，寒热总用胃苓奇，吞用干姜煎水。

痢　疾　门

痢疾不问赤白，皆属湿热，或以赤为热，白为寒者，非也，亦有食积而成者。其治法有补有泄。赤白湿热皆有，但热症腹痛，湿症腹不痛。

凡痢有赤者[①]，此湿热伤在血分，从小肠中来也。以四物汤加黄连、黄芩、黄柏治之。

凡痢有白者，此湿热在气分，从大肠中来也。以四君子汤加黄连、苍术治之。

凡赤白相杂者，此血气俱伤。以八物汤加黄连、黄芩、黄柏、苍术、滑石治之。

以上三症，有后重者，俱加槟榔、枳实。

凡治痢疾，不问赤白。但初起之时，里急后重，腹中胀痛者，先用三黄丸、大承气汤下之，后用香连丸调之。

凡痢赤白日久，人事虚弱，原未经下者，若下之，则人事虚，而不可损其不足；若不下，则积不去而难愈。只用保和丸，连服数次，俟腹痛止为度，后以香连丸调之。

凡治痢不可妄用巴豆、牵牛，只用三黄丸稳当。

凡痢有鲜血者，用清血丸，以车前草、陈米煎汤送下。

凡痢有白涎，久不止者，用固肠丸，以陈米饮送下。

凡暑月痢纯血者，以益元散、炒过滑石，加红曲为丸，陈米饮送下。

凡赤白痢脱肛者，此气下陷也。宜升提之，和中丸以升麻汤吞之。

凡赤白痢呕吐不食者，此名噤口痢，用木香则失之温，用山药则失之闭，只以参苓白术散，加石菖蒲末，陈米饮调下，胸次一开，自然思食。

凡痢止后，身热不退，或人事瘦弱者，只用集圣丸调之。

芍药汤　行血则便脓自愈，和气则后重自除。

白芍二钱　归尾　黄连　黄芩各一钱　大黄七分　甘草　槟榔　木香　桂心各五分

上细切作一服，水碗半，煎一碗，空心服。如病初后重急迫者，倍加大黄，加芒硝一钱。若痞满气不宣通者，加枳实一钱。

四物汤

当归　川芎　白芍　熟地黄

加黄连、黄芩、黄柏，水煎温服。

四君子汤见泄泻门

加黄连、黄芩、苍术，水煎服。

八物汤见胎毒门

加黄连、黄芩、黄柏、苍术、滑石、枳壳、槟榔。

水煎，空心温服。

三黄丸

黄连　黄芩　大黄各等分

为末，神曲糊丸，木香槟榔汤送下。

大承气汤　此通肠去积之药。

枳壳　厚朴　大黄　芒硝　甘草

加槟榔，水煎服。

保和丸　凡食积脾胃虚者，用此药。

山楂肉一两　神曲炒　半夏　白茯苓　陈皮　莱菔子　连翘各五钱　麦芽炒，一两　甘草三钱

共为末，蒸饼和丸，如粟米大，米饮送下。

清血丸

槐米炒　荆芥穗　枳壳麸炒　侧柏叶醋炒，各等分

为末，醋糊丸，陈米汤送下。

固肠丸即二根丸

红椿树根白皮　白椿树根白皮各等分

为末，米糊丸，陈米饮送下。

清六丸　即益元散加红曲是也，血痢者此方主之。

滑石炒，一两　甘草二钱半　红曲去壳炒，五钱

---

① 赤字下原无“者”，据上下文义补。

为末，米糊丸，陈米汤送下。

和中丸

黄连炒　陈皮各五钱半　泽泻　车前子　白茯苓　山药　白术　木香　石莲肉　肉豆蔻面包火煨　干姜炒　人参各二钱

共为末，醋糊丸，陈米饮送下。如脱肛者，升麻汤送下。

参苓白术散　此药性平，补助脾胃之药也。

人参　白术　白茯苓　山药　白扁豆姜汁炒　甘草　桔梗　薏苡仁　石莲肉各一两

加石菖蒲一两，共为末，陈米汤化服。

祖传治痢　不问赤白，只用保和丸、香连丸调之。

凡痢久，大热、大渴不退者，不治。

凡痢日久，六脉洪数，面赤身热者，不治。

凡痢日久，作渴不止者，不治。

凡痢日久，呕吐不食，服药无效者，不治。

凡痢日久不止，下紫血成块者，不治。

凡痢日久，下黑水，如屋漏尘水者，不治。

凡痢日久，大肉瘦削折者，不治。

凡痢久，脱肛出寸余者，不治。

凡痢久，转作惊搐者，不治。

凡痢变作泄泻，饮食如常者，易治。

西　江　月

痢疾古名滞下，食积湿热相参，肠鸣腹痛不能安，里急后重无遍。赤乃小肠火盛，白自大肠邪传，愚医以白作寒看，辛热乱行丸散。

治痢无过二法，河间秘诀流传，行气和血术中仙，管取十全无变。气行后重自止，血和下痢自安，寒凉淡渗禁辛甘，不怕年深日远。

凡痢先行通药，黄连枳壳槟榔，多加酒蒸过大黄，或用三黄推荡。若是虚人忌此，且从消导推详。保和丸子是仙方，只要认病停当。

下后痛除里急，再将赤白消详，赤痢无过剪红方，白痢固肠稳当。赤白相兼不愈，香连丸子高强，术精乡郡把名扬，夺取锦缠头上。

若遇时行痢疾，排门一样无差，头疼身痛慢吁嗟，疫疠气行须怕。先用人参败毒，次将承气推详，然后察脉看减加，虚实分明调他。

痢久前法不止，气陷肠滑无停，急将凉药与提升，固涩兼行甚稳。参术升麻归芍，乌梅粟壳连芩，干姜诃子赤茯苓，粳米陈皮作引。

记得痢症药品，解毒栀子芩连，大黄芒硝可推陈，木香青皮痛定。槟榔枳壳后重，升麻柴胡提升，固肠粟壳诃梅灵，泽泻猪苓水顺。

痢疾不治数症，脉若洪大须防，禁口不食吐水浆，大热烦渴腹胀。大孔不收魄户，粪如尘黑瓜瓤，面红唇赤陷眉眶，气急闷乱死样。

小儿肛头脱出，此由泄痢深沉，气虚下陷不能升，冷热不和相并。里急后重难便，用力太过伤神，以致肛出冷寒乘，不得收返而进。

要识脱肛症治，养血和气为宜，川芎白芷与当归，白芍人参赤石。槐子山药莲肉，龙骨五倍相随，细研五倍丸子儿，仍用米汤吞吃。

内服汤丸取效，外用诸药扶持，梁上倒挂壁尘灰，鳖头烧灰研细，鼠粪共末艾捻，入桶用火燃之。人坐其上令熏宜，顷刻肛头收入。

前法若还不效，田螺取捣为泥，朴硝大黄共和之，捶膏敷上即愈。不效再用搽药，熊胆冰片堪题，鹅胆调搽病即除，此法医人牢记。

导气芩连共木香，大黄归芍壳槟榔。痢下脓血时无度，管取一服即安康。

治脱肛浴法

用陈艾煎水，以陈壁土研细，入艾水澄过渣，以艾水温浴之，俟收入为度。外用熨法。

熨法

用麦面以好米醋和成薄饼，敷在脐上，将艾薄薄铺于饼上，燃之。

卷　之　五

疟　疾　门

疟疾治法有二：新疟先截后补，久疟先补后截。

凡疟要分早晚治之，如上半日发者，此邪在阳分气位也，先用平胃散加常山、草果截之。后用平疟养脾丸，调理而安。如下半日发者，此邪在阴分血位也，轻者以四物汤加桂枝、桃仁、红花，发出血中寒邪。甚者，以小柴胡汤加升麻、当归，提到阳分，然后以小柴胡汤加常山、草果截之。略愈，以平疟养脾丸调之而安。

如疟来寒多热少者，以平胃散加常山、桂枝，草果仁截之；热多寒少者，以白虎汤加常山、草果、青皮截之；寒热相半者，用小柴胡汤加常山、草果截之。后以平疟养脾丸调之。如大人以补中益气汤调之。以上数症，皆先截后补也。

如久疟连绵不退者，或二三日一次，其邪已深，不可妄用截药，只以平疟养脾丸调之。有汗要无汗，无汗要有汗，其疟易退。再要避风寒，禁鸡鱼、冷水，无不安者。如犯禁戒，虽九转灵丹，亦难治也。

凡疟后转作痢症者，此症多得于夏末秋初，因内有伏阴，多伤生冷故也。当从虚治，不可妄用通利之药。如平常下痢者，以香连丸，米汤送下。

如疟痢并作者，以平疟养脾丸、橘皮和中丸相间服之。

如疟后遍身浮肿者，此因汗后受风故也。以胃苓丸加五加皮、大腹皮，灯心、长流水煎汤治之，大儿加减胃苓汤治之。外用浴法，于日当午时，向避风处，以温水拂拭遍身，略睡一时，以被盖之，微汗为度。每日依此行之，为妙甚效。

如疟后腹胀，或喘或不喘者，此因内伤生冷，脾肺俱病故也。盖脾主胀，喘属肺，以塌气丸消胀，以葶苈丸定喘治之。后以集圣丸调之。

如疟后腹中有痞者，此疟母也。因多食冷水所致。亦有热而成者，治以月蟾丸主之。

凡疟后形体黄瘦者，只以集圣丸调之。

平胃散　此治湿养脾之药也。

苍术米泔浸炒，一钱二分　厚朴姜汁炒，一钱　陈皮二钱　甘草一钱　加常山三钱　草果三钱

姜枣引。

四物汤见痢疾门　此药性平，治血不足之圣药也。

桂枝汤　此发散风邪之要药也。

桂枝　赤芍　甘草

姜枣引。

小柴胡汤　此半表半里之药也。

柴胡二钱　黄芩一钱五分　半夏七分　人参七分　甘草五分

加山栀、丹皮，名加味小柴胡汤，姜枣引。

心中饱闷，加枳壳、桔梗。痞满加黄

连、枳实。口渴加知母、石膏。内热甚，错语，心烦不得眠者，合解毒汤。

白虎汤 此药性寒，所以治热也。

石膏五钱 知母二钱 粳米一勺 甘草七分

水煎服。

以上诸方，截疟必用常山、草果者，盖此二味乃治疟必用之药也。

补中益气汤 此补中气不足之圣药也。

黄芪 人参 甘草 柴胡 升麻 白术 当归 陈皮

水煎，姜枣引。有汗用白术，无汗用苍术，治疟加青皮。

加减胃苓汤 此渗利之圣药也。

猪苓 泽泻 赤茯苓 白术 官桂 五加皮 苍术 陈皮 厚朴 甘草 木通 大腹皮 防风 生姜皮

灯心、姜引，取顺流水煎服。

平疟养脾丸

归身 人参 陈皮去瓤，各一钱 黄芩二钱 草果仁一钱 南星炮，一钱 白术一钱五分 白茯苓一钱 柴胡一钱五分 甘草炙，五分

共为末，米糊丸，如黍米大，竹叶、炒米汤下。

一方加常山、黄芪、鳖甲（醋炙黄色）。

月蟾丸

木香 人参 黄芪 当归 桔梗 使君子肉 黄连 三棱炮 枳实 莪术煨 鳖甲炙 苦楝根皮 干蟾烧存性 诃子肉 夜明砂 绿矾各等分

共为末，醋糊丸，陈米汤下。

祖传治疟之法 以斩鬼丹截之，胃苓丸调之。

常用平胃散，加常山、草果为末，每服一字，于临发日五更，用桃柳枝七根，煎汤调服。

治大人疟疾方

人参五分 常山酒炒，三分 槟榔三分 草果仁四分 绿豆粉炒 甘草炙 贝母三分 青皮五分

水煎服。

又方

常山 槟榔一个 当归 苍术 甘草 陈皮

先一服，用酒擂细，滚酒泡服。

如不效，将桃枝七根，灯心七根，水煎二三滚，露一宿，发日五更温服。禁生冷鸡鱼发物。

西 江 月

疟疾来时潮热，内伤外感生痰，初时截法似神仙，不可养虎遗患。外感小柴饮子，内伤平胃为先，内加草果与常山，东面桃柳枝煎。

截后才调脾胃，只消清疟养脾，祛邪补正作良医，不让仲阳钱氏。疟久若成痞块，面黄腹满消肌，月蟾[①]集圣是根基，此个方儿密记。

如是小儿久疟，或于午后来潮，又如间日又三朝，截法不宜急暴。只用养脾清疟，相兼集圣和调，神丹斩鬼莫轻饶，发日五更分晓。

疟痢如逢并作，其间吉凶须知，大端饮食要如时，胃气完全可治。若是不思乳食，强将脾胃扶持，胃苓丸子莫差池，间以香连止痢。

久疟多成坏症，脾焦肚大青筋，颈干脚细减元神，饮食全然不进。面目虚浮怯弱，四肢无力难行，不须医治枉劳心，九死一生危病。

平疟养脾用人参，白术陈皮当归身，

① 蟾：原作“蝉”，据忠信堂本改。下同。

茯苓厚朴姜汁炒，苍术五钱米水浸。粉草半夏浸七次，青皮柴胡与黄芩，常山草果二钱半，鳖甲三钱效如神。

发　热　门

小儿凡病有热，症既不同，治亦多异，须分虚实，不可妄用汗下也。

伤风发热，其症汗出，身热，呵欠，目赤涩，多睡，恶风，喘急，此因解脱受风所致。宜疏风解肌退热，先服柴葛解肌汤，发去风邪，热退之时，再服凉惊丸，以防内热。

伤寒发热，其症无汗，身热，呵欠，烦闷，项急，面赤，喘急，恶寒，口中气热，此因解脱受寒所致。宜发散寒邪，退热镇惊，先服惺惺散，发去寒邪，后以凉惊丸，以防内热。

以上二症，如小儿禀赋原实者可用凉惊丸，若虚怯者，不如只用胃苓丸，甚效。

如伤风寒发热，又吐泻者，不可发散，此脾虚怯也。只以五苓散吞理中丸，甚效。

伤热发热，多得于夏，其症身热，自汗，作渴，昏睡，手足俱热。此因天气已热，包裹太厚，重受其热也。先以白虎汤调益元散，以解其热；次服调元生脉散，以补正气。

伤暑发热，亦多得于夏，其症身热，自汗，作渴，昏睡，手足冷。此由阴室中贪凉太过所致。服调元生脉散，补其元气；次服四君子汤，以防吐泻之病。

如夏月汗出当风，以致身热，浑身自汗不止者，此名暑风。四君子汤加麻黄根、黄芪以去风，次以益元散以去热。

伤食发热，其症手心、肚腹尤热，噎气吐乳，大便酸臭，或腹疼多啼，饱胀喘急，不思乳食。此因饮食过度所伤，宜先用利药去其积，用丁香脾积丸，复以集圣丸调之。

如伤食已久，日渐黄瘦，无时作热者，不可下之。轻者保和丸，重者集圣丸，百无一失。

痘疹发热，其症面燥腮赤，目胞亦赤，呵欠烦闷，乍热乍凉，咳嗽喷嚏，手足指冷，惊惕多睡。此由时行痘疹，各相传染，宜清热解毒。惟痘疹宜参苏饮加木香，麻痘宜用荆防败毒散，不可妄施汗下，恐生变症。若变蒸发热，此小儿常症，不须服药。见本门。

潮热者，当分二症：有时间发热，过时即退，来日依时复发，其状如疟，此肺热也；有早晚发热，每日两度，如潮水之应期者，此胃热也。盖因感触邪气，以致血脉凝滞，不得流通，若不治之，变为惊疳者多矣。肺热地骨皮散主之，胃热三黄丸下之，如虚热者，用集圣丸调之。

惊热者，遍身发热，面青自汗。心悸不宁，脉数烦躁，颠叫恍惚，此心热也。以凉惊丸退热，安神丸定心。

夜热者，但夜发昼退，此血虚症也。以人参当归散治之，更兼抱龙丸，以防作搐。

余热者，伤寒汗后而热又来，乃表里俱虚，气不归元，阳浮于外，不可再用寒凉之药，古人戒之。当和胃气，使阳气收敛，其热自退。人参苍术主之，甚者，四君子汤加炒干姜即效。

疳热者，形色黄瘦，食不长肉，骨蒸盗汗，泄泻无常，肚大脚小。此多得于大病之后，失于将息，又或伤饱失饥，用集圣丸调理。

壮热者，一向热而不已，由气血壅实，五脏生热，郁蒸于内，则睡卧不安，精神恍惚；熏发于外，则表里俱热，躁急喘粗，甚则发惊痫。先以导赤散、泻青丸以治其热；后以抱龙丸镇其惊。如实热，大小便秘者，三黄丸下之。

烦热者，心躁不安，五心烦热，四肢温壮，小便赤色。宜导赤散加麦冬、山栀仁治之，再以凉惊丸，撤其余邪。

积热者，颊赤口疮，大小便赤涩，此表里俱实。或内伤酒面、煎煿、热药峻补；外因厚绵炉火所侵，皆能生热，此内外蕴积之热也，非食积。先以三黄丸下之，后以凉惊丸调之。

虚热者，或因汗下太过，津液虚耗；或因大病之后，元气受伤，皆能生热。其症困倦少力，面色青白，虚汗自出，神慢，嘘气软弱，手足厥冷。此气血俱虚，气虚则发厥，血虚则发热也。四君子汤加炒干姜，甚者加熟附子一片，待热少退，以凉惊丸调之。

客热者，阳邪干于心也。心若受邪，则热形于额，故先起于头面而身热，恍惚多惊，闻声则恐。此由正气虚而邪气胜，故与之交争，发热[①] 无时，进退不定，如客之往来。先以导赤散去其邪，后以凉惊丸调之。

癖热者，由乳食不消，伏结于中，致成癖块，以生内热，熏灼于外。集圣丸主之。

疟热者，寒热往来。有头痛汗出者，有呕吐不食、憎寒壮热作渴者，有遍身疼痛者，或吐泻者。症既百出，病非一端。头疼汗出及遍身疼者，小柴胡汤加苍术、羌活治之；腹痛者，脾积丸下之；作渴者，白术散治之；吐泻者，理中汤治之。后用平疟养脾丸调之。

血热者，每日巳午时发热，遇夜则凉，此心热也。轻者导赤散，重者四顺饮治之。

柴葛解肌汤

柴胡　干葛　黄芩　桂枝　赤芍　人参　甘草　竹叶七皮

姜枣引。

惺惺散

人参　白术　白茯苓　甘草　桔梗　天花粉　细辛　防风　川芎　加麻黄　薄荷叶

姜引。

调元生脉散

黄芩　人参　麦冬　甘草　五味子

水煎服。

参苏饮

人参　半夏　茯苓　甘草　桔梗　枳壳　干葛　前胡　木香　苏叶　陈皮

姜枣引。

防风败毒散

生地　防风　连翘　升麻　荆芥穗　牛蒡子　酒柏　人参　桔梗　甘草

水煎服。

地骨皮散

知母　柴胡　甘草炙　地骨皮　赤茯苓　半夏

姜三片引，水煎服。

人参当归散

人参　归身　生地黄　地骨皮　柴胡　甘草

生姜引。

四顺散　解小儿膈热。

当归　大黄酒蒸　赤芍　甘草

水煎服。

祖传治发热　不问其症，脾胃虚弱者，以胃苓丸，竹叶、炒米汤吞；元气虚者，以凉惊丸，竹叶、薄荷、灯心汤送下。随症用引。

---

① 热：原作“渴”，据忠信堂本改。

西　江　月

小儿病则生热，须知得病根苗，风寒外感热来潮，饮食内伤烦躁。吐泄疟痢疮疥，变蒸痘疹如烧，骨蒸体热渐成痨，调治般般分晓。

若是风寒外感，面红又恶风寒，惺惺散子妙难言，有咳参苏效验。饮食内伤可下，三黄脾积相参，再加集圣保平安，莫使脾虚难转。

吐泄胃苓最妙，赤白痢用香连，疟家平疟解邪干，疮疥胡麻丸散。变蒸小儿常病，不须妄用汤丸，如逢痘疹别科传，集圣专调疳软。

治热汗下休错，误汗误下伤人，应汗而下痞满侵，应下而汗惊定。只为不明表里，致令儿命早倾，果难捉摸且因循，药用胃苓集圣。

哮　喘　门

哮喘之症有二，不离痰火。

有卒感风寒而得者，有曾伤盐水而得者，有伤醋汤而得者，至天阴则发，连绵不已。轻则用五虎汤一帖，重则葶苈丸治之。此皆一时急解之法，若要断根，常服五圣丹，外用灸法。

五圣丹

天南星煨，一两　半夏泡七次　陈皮去白盐水拌，一两　甘草四钱　杏仁四十九粒，另研

先以南星、半夏二味研末，姜汁、皂角汁拌匀和作饼。又将甘草、陈皮研末，取竹沥一碗，以药和成饼子，焙干，又浸湿，又焙干，竹沥尽为度。再研杏仁泥，蒸蜜和为丸。临时噙化一丸，以薄荷汤送下。

灸法

取心穴右背上、足三里穴，各三壮，仍禁酸咸辛热之物。

西　江　月

哮喘症虽有二，皆由痰火中藏，或被风寒袭外方，内被盐水醋呛。亦有乳呛而得，致令攻腠为殃，用药调理法虽良，断根灸法为上。

哮喘多成宿疾，天阴欲雨连绵，治时发表及行痰，九宝时常灵验。表邪未除五虎，里实葶苈为先，不须砒石作成丸，误了孩儿命短。

咳　嗽　门

咳嗽治法有三：有发汗，有下泄，有清补。

如初起挟风寒外感者，轻则苏沉九宝汤，重则五虎汤，一帖即效。

如咳久，身热喘急，此肺中伏火也，以葶苈丸利之。

如咳久肺虚，连绵不已，即当补肺，阿胶散主之。

如咳久连声不已，口鼻出血者，茅根汤主之。

如夏月得咳嗽者，以加味白虎汤治之。不可汗下。方见疟疾门。

如咳痰甚者，以利痰丸主之。方见惊风门。

如咳久成龟胸者，以葶苈丸主之。

如咳嗽吐血者，二陈汤加姜汁主之。

如咳嗽咽痛声嗄者，以甘桔汤主之。

苏沉九宝汤　此发散之药也。

桑白皮去赤　甘草　大腹皮　官桂　陈皮　苏叶　麻黄不去节　乌梅一个　薄荷叶　杏仁不去皮尖，各等分

姜引，水煎服，微汗为度。

五虎汤　此发散之上药也。

麻黄七分　杏仁一钱　甘草四分　细茶

炒，七分　白石膏一钱五分

水煎服，发汗禁风。

葶苈丸　泄肺喘，通水道。

甜葶苈略炒　黑牵牛炒　杏仁去皮尖，炒　汉防己各等分

共为末，然后入杏仁泥和之，枣肉同捣为丸，淡姜汤送下。

阿胶散　定喘，消痰，止嗽，此补肺之药也。

牛蒡子　甘草　杏仁　马兜铃　阿胶粉炒成珠　糯米

水煎服。

茅根汤

陈皮去白　半夏炒　茯苓　甘草　天冬去心　杏仁泥　黄芩　栀子　贝母　知母　石膏　瓜蒌霜　生地　桔梗

水煎，取茅根自然汁和服。

凡咳嗽日久，面青而光，其气喘促，哽气时多出声，唇白如练，此肝气旺而肺气绝者，不治。

凡咳嗽日久，喉舌生疮，其声嗄者，不治。

凡咳嗽日久，胸高而喘，肩与胸胁俱动，加惊搐者，不治。

凡咳嗽日久，潮热喘急，一咳之时，面青黑，目上窜，血从口鼻长出者，此木[①]火旺盛而肺已绝，不治。

凡咳嗽日久，面白唇青，目闭闷乱，头摇手摆者，此肺气将绝，不治。

西　江　月

小儿或病咳嗽，医家症要分明，咳为有伤于肺经，嗽则脾家病症。有声无痰是咳，无声有痰嗽真，时乎咳嗽病同临，有声有痰一定。

小儿伤风咳嗽，其症身热憎寒，自汗躁烦不安然，日夜嗽声无遍。时常鼻流清涕，咽喉不利痰涎，脉浮头痛症多端，治则宜乎发汗。

咳嗽或伤寒症，此因饮冷形寒，冬月坐卧湿地间，抑被冷风吹犯。其症脉紧无汗，烦躁不渴恶寒，治宜发散汗为先，药用参苏饮验。

若是咳嗽伤热，其症面赤躁烦。饮水不止膈咽干，咳唾稠粘症现。甚则急喘而嗽，痰涎必生喉咽，潮热手足或冰寒，小儿多有此患。

咳嗽若患火症，决然咯唾血脓，甚者七窍血流通，此是肺热火动。若吐青绿白水，胃冷停饮相攻，嗽吐痰涎乳食中，宿滞不消取用。

要知治嗽大法，依时认症扶持，春天外感症无疑，夏是炎上火气，秋则肺伤湿热，冬为风冷相随，相时而动作良医，对症依方用剂。

大抵实者当下，虚则补药为宜，寒者温散药中推，热症清凉为贵。风则尤当发散，停痰消逐为施，初然止涩莫投之，总要化痰顺气。

肺乃五脏华盖，皮毛易感风寒，初医发汗最为先，杏仁麻黄最验。薄荷石膏甘草，黄芩桔梗人参，前胡枳壳腊茶煎，一服诸风发散。

久咳不宜发汗，化痰顺气为宜，润下玉液有神奇，不效再行汤剂。贝母陈皮枳壳，茯苓甘草芩栀，前胡薄荷杏仁泥，有热石膏堪取。

久咳痰壅发热，看他二便何如，若还清利是中虚，只用抱龙区处；如果秘结实热，葶苈五色驱除，要分虚实不须拘，此是小儿命主。

久咳连声出血，清金降火为佳，芩连甘桔款冬花，知贝二冬多下，去白陈皮枳壳，前胡地骨霜瓜，茯苓玄参茅根加，此

---

① 木：原作“本”，据忠信堂本改。

个方儿无价。

大凡咳嗽治法，必须清化痰涎，化痰顺气最为先，气顺痰行咳减。顺气陈皮枳壳，化痰半夏天南，黄芩栀子火邪干，桔梗茯苓开渗。

虚咳时加作热，面黄气短无神，当归陈皮白茯苓，栀子黄芩桔梗，知贝前胡天麦，甘草枳壳人参，更加黄柏妙如神，煎用生姜作引。

久咳连声不已，面青目窜常吁，胸高肩息汗如珠，脸白唇青背屈，骨瘦如柴潮热，鼻干发燥神虚，哑嗄惊搐不须拘，纵有灵丹无处。

蛤蟆瘴论症治歌

咳嗽小鸡鸣，痰多吐血淋，升麻汤一剂，管叫得安宁。

心腹痛门

心腹痛有六：有寒，有热，有食，有积，有虫，有霍乱。

凡小儿外感风寒，内伤冷物，胃气当心而痛，啼哭闷绝，手足冷，或吐或不吐，以热手按摩则止者，用草豆蔻丸主之。

凡小儿受寒，绕腹疼痛，叫哭不宁，手足冷，汗出，或泄或不泄，得热稍定，以理中汤主之。

凡小儿腹痛，无时举发者，此积痛也。不可数下，下则气伤而难愈，以集圣丸调之。

凡小儿饮食之后，卒然腹痛，此伤食也。须问其平日，曾有此疾否？若原无此疾，作伤食看，以丁香脾积丸利去所伤之食，用原伤之物，煎汤送下。后以集圣丸调之。若原有此疾，当作积论。

凡小儿心腹疼痛，嘈杂，口吐清水，面黄肌瘦，得食即止，肚饥又作嘈杂痛，此虫痛也。先用雄黄解毒丸，苦楝根白皮煎汤吞下，追去其虫，后用集圣丸调之。如元气弱者，不可下，只用集圣丸主之。

凡小儿昼则无事，夜则啼哭，此腹痛也。盖腹属阴，痛主寒，遇夜则发，阴寒甚也。以理中丸，灯心烧灰煎汤下。

草豆蔻丸

草豆蔻面包煨去油，一钱　陈皮六钱　泽泻　半夏各一钱　桃仁去皮尖，七粒　麦芽炒，二钱半　神曲炒　柴胡　姜黄各四钱

共为末，汤浸蒸饼为丸，白汤下。

丁香脾积丸

丁香　良姜醋炙，各五钱　木香　巴豆霜　三棱煨　莪术各三钱　青皮醋浸去白，五钱　皂角烧存性，二钱　百草霜四钱

共为末，醋糊丸。有积，茴香汤下。伤食，原物汤下。水泻者，甘草汤下。

祖传治腹痛　甚者，解毒丸下之，轻者，脾积丸下之。

凡小儿心腹痛急，面青，手足冷，指甲青，目上窜，闷乱烦躁，狂言邪语，喷药喘急者，皆不治。

西江月

凡遇小儿腹痛，必须察认原由，面黄腹痛食中求，脸白蛔[①]虫作楚。指冷面青寒痛，三家啼哭无休。或温或下药先投，不可临时差谬。

积痛先行脾积，养脾以次调和；虫家别用取虫科，集圣勤勤服可；寒痛理中最妙，茱萸汤引宜多；无时腹痛又如何，集圣妙如利药。

积痛有时发作，面黄腹胀难痊，丁香脾积下当先，后用养脾调缓。苍白青陈曲麦，茴香莪术三棱，砂仁灵脂木香兼，枳

---

① 蛔：原作“肝”，据忠信堂本改。

实黄连川楝。

虫痛时时作楚，面白清水长流，槟榔芦荟与糖毬，君子芜荑楝肉，白术木香灵脂，黄连辰砂莪缩，青陈干蟾与麦曲。虫去痛除是福。

疝　气　门

疝气初得属寒，久则属火。

凡小腹疼痛，外肾肿硬者，此名疝气。盖由小儿久坐湿地，以致寒气内侵于肾而得，所以小腹刺痛，外肾肿硬。但左为偏坠，右为膀胱。轻者内服五苓散加茴香、川楝子、橘核、槟榔，少加木通，屡试屡效。甚者加附子一片，即效。后服茱萸内消丸调之。外用敷药及熏洗法。

凡小儿性急多啼，有伤于脾肝，以致睾丸肿大下坠者，小腹不痛，但外囊浮大，汩汩有声。此宜二陈汤去甘草，加海藻、昆布、荔枝核、小茴香、川楝子，为末，顺流水调服；更以泻青丸去大黄加青皮，相间服之。

敷药

用蚯蚓粪，不拘多少，为细末，以葱汁调敷肿处，一日一换，以消为度。

熏法

用葱捶研细，煎百沸汤，入盐少许，以瓶盛之，令小儿正坐其上，蒸其肿处，待水温洗之，后加敷药。

灸法

牵小儿阴茎，向胯侧比之，尽处是穴，左则取左，右则取右，并灸三阴交穴，各三壮。

祖传治小儿疝气偏坠　用茱萸内消丸，外用敷药。

西　江　月

疝气如何而得，下焦热结膀胱，肾囊肿大似茄样，左右坠难抵挡。内服茱萸丸子，外用龙土葱汤，待他痛止肾消囊，再灸两边胯上。

我有得传妙法，橘核木香沉香，茴香大小用相当，食盐故纸为上。巴豆少炒川楝，去巴取楝如常，研为细末酒调尝，一服汗淋停当。

浮　肿　门

浮肿治法，开鬼门者，发汗也，洁净府者，利小便也。

凡小儿面目遍身浮肿者，或因胎禀虚弱，卒冒风湿，或因疟疾汗后，不曾禁风，皆成此症。轻者用胃苓丸治之，重者用加减胃苓汤治之。

凡小儿浮肿，又加喘急者，此脾传肺也，当专治脾而兼治肺，日服加减胃苓汤，夜服葶苈丸。如先喘急而后面目浮肿者，此肺传脾也，当专治肺而兼治脾，日服葶苈丸，夜服胃苓汤加麻黄、杏仁。如先浮肿而后腹胀者，此表邪传里也。只以加减胃苓汤主之。

凡浮肿，不可妄用汗下，更不宜用大戟、甘遂、牵牛之类，以伤元气。

加减胃苓汤

陈皮　苍术　厚朴姜汁炒　甘草　猪苓　赤茯苓　泽泻　木通　白术　官桂　滑石　防己　五加皮　生姜皮

因喘而致者，加麻黄、杏仁、桑白皮。腹胀者，加大腹皮、木香、槟榔、苏梗，去甘草。气虚者，加人参。

灯心引，顺取长流水煎，温服。

浴法

于午时煎葱百沸汤，避风处浴之。盖覆，略取微汗，日日依此行之效。

祖传治浮肿　只用胃苓丸，用长流水、五加皮、灯心煎汤吞，外用浴法。

凡浮肿气促，面黑，脉微细，不饮食者，不治。

西　江　月

小儿病患浮肿，或因胎气羸虚，卒冒风湿外邪欺，以致浑身肿起；又或诸病汗下，脾虚又被风吹，遂尔浮肿堪忧虑，症别轻重用剂。

轻用胃苓丸子，重则加减堪行，再用浴法保安宁，此法古今永定。不可太施汗下，太补亦不宜行，能依方法救孩婴，方可称为司命。

大抵浮肿治法，鬼门净府须知，木通防己五加皮，苏叶车前滑石。渗湿四苓饮子，补脾平胃须宜，灯心长流水煎之，每日清晨早吃。

要识浮肿死症，气促面黑须忧，脉微细小不堪谋，饮食不飧难救。脐翻粪如羊屎，泰山倒了难扶，忽生大喘肺经虚，纵有灵丹何救。

胀　满　门

胀满专属于肺，有虚胀，积胀，热胀，寒胀。

虚胀者，或因吐泄，或误服下药，致成胀满者，此宜补中调气，利小便，以四君子汤去甘草，加厚朴、陈皮、苍术、木香、木通治之。盖中满忌甘草，所以去之，若厚朴乃胀满必用之药。

积胀者，腹中原有食积结粪，小便黄，腹时作痛，微喘脉实，时时饮水，又不能食者，可下，用丁香脾积丸，下后，以集圣丸调之。

如脾胃素弱，不能消导运化，伤食作胀者，先补脾，四君子汤去甘草，加厚朴、陈皮、砂仁，后以脾积丸下之。后又补脾，集圣丸主之。轻者，只以保和丸调之。

热胀者，浑身壮热，面赤烦躁，大便秘，此因胎禀素厚，误服药而致者，急以三黄丸下之。不通者，用胆导法，下后以胃苓丸调之。

寒胀者，因寒积郁结而胀，手足厥冷，面青气急。先以塌气丸治之，后以胃苓丸调之。

凡胀满喘急，除寒胀一症，其余俱以葶苈丸治之。

亦有遍身疮疥，因淋洗涂搽，逼毒归内而腹胀者，轻则败毒散治之，重则解毒丸下之，疮出胀消而愈。如面青黑，气上急，手足冷，目直视，或目闭呕乳者，皆不可治。

塌气丸

胡椒一两　蝎梢去毒，五钱

共为末，面糊丸，陈米饮下。

一方加莱菔子，名褐丸子。

败毒散

荆芥　防风　连翘　枳壳　升麻　薄荷叶　羌活　独活　桔梗　干葛　木通　金银花　黄芩　川芎　甘草　山栀子

上肿加葱三茎，下肿加灯心一握，姜三片引，水煎服。

凡肿胀，大小便不通，呕吐者，不治。脐突背平者，不治。

凡腹胀喘急，气长出，目闭，不食者，不治。

凡腹胀喘促，惊搐，闷乱者，不治。

祖传治胀满　以解毒丸下之，胃苓丸调之。

西　江　月

腹胀名为恶症，寒热虚实分明，忽然饱闷势狰狞，伤食热家体认。吐泄胀而寒取，大便秘而实因，四肢浮肿湿家寻，痞疟久成虚病。

伤食胀而急下，下后还用保和，若是寒胀理中可，塌气神方不错。秘结三黄葶苈，木香顺气宜多，胃苓又是湿家科，痞疟月蟾堪妥。

实证闷乱喘满，治宜白饼灵丹，其症气喘作虚看，温药补养方验。二术参苓厚朴，陈皮木香当参，更加木通利小便，此药虚症可咽。

凡治小儿虚胀，先服塌气神方，不愈食积腹中藏，粪结小便黄样。但觉时间微喘，饮水能食如常，脉浮而实下为良，下后再宜补养。

大抵腹胀急症，背平脐突多凶，二便秘结下难通，反吐水浆堪痛。气喘胀家常病，只愁目闭疲癃，面浮脚细黑筋丛，集圣丸子妙用。

小儿腹胀多因食，山楂曲麦术青陈，甘草砂仁同入内，寒加茱藿热加芩。

小儿患腹胀，紫萝葛陈甘，食少加白术，煎服自然安。

黄　疸　门

黄疸不必分五样，总是湿热。

凡小儿身皮目皆黄者，黄病。身痛背强，大小便涩，一身面目指爪俱皆黄，小便如屋漏尘水色，着物皆黄，渴者，难治，此黄疸也。其症多得于大病之后，以茯苓渗湿汤主之。

如小儿生下百日及半年，不因病后，身微黄者，胃热也，加减泻黄散主之。

如面黄腹大，吐食而渴者，脾疳也，集圣丸主之。

又有自生而身黄者，胎疸也，地黄汤主之。若淡黄兼白者，胃怯，白术散主之。

如夏月身体蒸热，胸膈烦满，皮肤似橘，白睛亦黄，筋骨痿弱，不能行立者，脾胃郁热也，加减泻黄散主之。

通治黄疸，茵陈五苓散尤稳。

如吐泻黄疸，三棱汤主之。

茯苓渗湿汤

白茯苓　泽泻　茵陈　猪苓　黄芩　黄连　栀子　防己　白术　苍术　陈皮　枳壳

水煎，徐徐温服。

加减泻黄散

黄连　茵陈各五钱　黄柏　黄芩　茯苓　栀子各三钱　泽泻二钱

水煎服。

三棱汤

三棱　莪术　青皮　陈皮　神曲　麦芽　甘草　黄连　白术　茯苓

伤食吐泻加山楂，时气吐泻加滑石，发热吐泻[①]加薄荷，水煎服。

祖传治黄疸

以胃苓丸一料，加茵陈末五钱，同为丸。用竹叶、灯心、车前子煎汤吞服。

凡发黄大渴不止，面黑，鼻气冷，寸口无脉者，不可治。

诸　汗　门

汗者心之所藏，在内为血，在外为汗。

小儿气血嫩弱，肤腠未密，若厚衣太暖，熏蒸脏腑。脏腑生热，热搏于心，故液不能自藏，而额汗出也。额属心本位，宜收敛心气，团参汤主之，此虚汗也。

如大病后，气血尚弱，液溢自汗，或潮热，或寒热，发过之后，身凉自汗，日久令人黄瘦，失治则变为骨蒸疳痨，黄芪固真汤主之。

如睡中汗出，不睡则无汗，乃睡浓

---

① 发热后原脱“吐泻”，据忠信堂本补。

也。醒觉则止，而不复出汗，亦是心虚，此盗汗也。宜敛心气，团参汤主之。

如睡中遍身汗出，醒觉时久不干，此积症盗汗，脾冷所致，益黄散主之。

如病困睡中身体汗流，此因阳虚所致，黄芪固真汤主之。

如脾虚泄泻，自汗后遍身冷，而汗出有时，遇泄则无，未泄则有，此为大虚证，急当补脾，宜理中汤加熟附子，待泄止，又以黄芪固真汤主之。

凡自汗，上至胸，下至脐，此胃气虚也，当补胃，四君子汤加黄芪治之。

如肺虚自汗，其症右脸色多皖白，脉按之无力，盖因久咳嗽连声不已，以致肺气上壅，故令汗出，以四君子汤加麦冬，此益母救子之义也。

如慢惊自汗，遍身俱有，其冷如冰，此危症也，大补汤加熟附子一片治之。

如伤风作热自汗者，宜救表解肌，以柴葛解肌汤主之。

如无时冷汗出，发根如头珠，面颜上濈濈然，此为惊风，宜抱龙丸、四君子汤，加麻黄根治之。

凡小儿自汗，上至头，下至项，谓之六阳虚汗，不须治之自愈。

凡小儿伤寒汗出，至颈而止者，此欲发黄，茵陈汤主之。

凡诸汗症，服前药不止者，俱加牡蛎、蛤粉，或止汗散调之。如有实热在内，烦躁汗出不止，三黄丸下之。

团参汤

人参　当归各三钱　雄猪心一个切三片

每药二钱，猪心一片，井水钟半，煎一钟，食前温服。

黄芪固真汤

黄芪　人参　白术　甘草炙　当归　麦冬

水煎服。

益黄散

陈皮一两　青皮　诃子肉　粉草炙，各五钱　丁香二钱

共为末，每服二钱，未周岁者，只服五分，水煎。如感寒吐泄，加姜枣。

大补汤

当归　人参　黄芪　白芍　生地　甘草炙　白术　白茯苓　川芎　加附子去苓、芎

浮小麦一撮为引，水煎服。

止汗散

以败蒲扇烧灰。

灯心汤调下，或酒调亦可。

夜　啼　门

夜啼之症有四：惊啼，热烦啼，腹痛啼，神不安啼。

惊啼者，邪热乘于心也。当安心，以导赤散加灯心退心热，以安神丸定心效。

热烦啼者，其哭无泪，见灯则喜而止，以导赤散加麦冬、栀子仁治之。

腹痛啼者，脾脏冷而痛也，面青而光，以温中药调理中气，益黄散治之。

神不安啼者，睡中忽觉自哭，以安神丸，灯心烧灰，调汤吞服。

又有拂其性而拗哭者，要审明白，不可妄投药丸。

祖传治夜啼

以至圣保命丹，灯心灰调汤下，甚效。

西　江　月

小儿夜啼四症，忤惊肚痛心烦，如逢拗哭忤家言，睡中忽啼惊见。肚痛手足厥冷，腰曲口气冰寒，心热烦躁不安眠，其症面赤腹暖。

既辨夜啼症候，其间治法须明，分明

传授与人间，只得心诚求遍。忤惊安神丸子，理中专治脾疼，凉惊锭子治心烦，总用灯花妙散。

灯花散

用灯花七枚　辰砂一分

研末，灯草汤吞。

疳　症　门

丁奚者，手足极细，项小骨高，尻削体痿，腹大脐突，号哭胸陷，骨蒸潮热是也。哺露者，虚热往来，头骨分开，翻食吐虫，烦渴呕哕是也。丁奚、哺露，皆因脾胃久虚，不能化水谷，以致精神减损，无以荣其气，故肌肉消削，肾气不足，复为冷风所伤，故[①]骨枯露也。

小儿十五以下[②]为疳，十五以上[③]，其症为痨，此皆气血虚惫，肠胃受伤致之，同出而异名也。盖小儿易虚易实，凡病久则成疳，用药乖方，饮食过度，将息失宜，俱成疳症。俱用集圣丸加减治之。

小儿脏腑娇嫩，饱则易伤，饮食失常，不为疳者鲜矣。或小儿失乳，粥饭太早，耗伤神气，则疳之根生。故乳食稍多，过饱无度，则疳因伤得。恣食肥甘粘腻，生冷咸酸，以滞中脘，则疳因积生。

或乳母睡卧，寒暖失其调理，饮食乖常，喜怒房劳，即与儿乳，则疳因母患，传气而入，以致脾胃一伤，诸脏皆弱。但见目涩，或生白膜，唇赤身黄，喜卧冷地，爱吃泥土，泄痢无常，肚腹胀满，耳鼻生疮，头发作穗，脚弱项小，极瘦饮水，潮热进退，皆其症也。以集圣丸本方调之，兼服参苓白术丸，百无一失。

有因大病，妄投吐利之药，以致胃虚而亡津液，内发虚热，外消肌肉者，以集圣丸去莪术、青皮，加人参、白术治之。

有因热病不退，以致津液枯燥者，集圣丸去砂仁、莪术，加龙胆草治之。

有因吐泻下利而成疳者，集圣丸去青皮、莪术，加白术、肉豆蔻、诃子治之；亦兼服参苓白术丸治之。

有因久疟不退而成疳者，集圣丸加鳖甲治之。

有因食积而成疳兼腹痛者，集圣丸去归、芎，加川楝子肉、小茴香、三棱治之。

有因虫痛而成疳者，本方去归、芎，加白芜荑、川楝子肉治之。

有因脾胃久虚，不能运转，以荣其气，或胎中受毒，脏腑血少，以致手足极细，项小骨高，尻削体瘦，若前丁奚、哺露之症者，以集圣丸、参苓白术丸治之。

有因乳母恣食五辛，酒面炙煿，致令小儿日则烦渴饮水，乳食不进，夜则渴止，此名疳渴。以集圣丸去莪术、砂仁，加人参、白术治之；兼服人参麦冬散治之。

凡疳症，热者，虚中之热，冷者，虚中之冷。治热不可用凉，治冷不可用温，尤不可妄施汗下，以致杀人。

凡小儿略见黄瘦作热，肚大腹痛，不思乳食者，即服五疳消积丸，或集圣丸治之。

凡治疳症，不必细分五疳，但虚则补之，热则清之，冷则温之，吐则治吐，痢则治痢，积则治积，虫则治虫，不出集圣丸加减用之，屡试有验。

亦有无辜疳者，脑后项边有核，如弹子，按之则动，软而不动，久则肢体痈疮，便痢脓血，壮热羸瘦，头露骨是也。凡见此症，速破其核，有虫如米粉，膏药

---

① 骨前原脱“故”，据忠信堂本补。

② 下：原书及忠信堂本均误作“上”。

③ 上：原书及忠信堂本均误作“下”。

贴之，内服集圣丸调治。

集圣丸

芦荟焙干　五灵脂炒　夜明砂淘去灰沙焙干　缩砂仁炒　木香　陈皮去白　莪术　使君肉各二钱　黄连　川芎酒洗炒　干蟾炙，各二钱　当归一钱半　青皮二钱

因于虚者，加人参二钱，白术三钱，去莪术、青皮、五灵脂。因于热者，加龙胆草三钱，去砂仁、莪术。因于疟者，加鳖甲（炙焦），三钱。因于吐泄下痢者，加白术二钱，肉豆蔻（煨）、诃子肉各一钱五分，去青皮、莪术。因积痛者，加三棱（煨）、川楝子肉、小茴香（炒），各二钱，去当归、川芎。因于虫者，加芜荑一钱五分，川楝肉二钱，去当归、川芎。因于渴者，加人参、白术各二钱，去莪术、砂仁。

上为末，用雄猪胆二个取汁，和面糊为丸，米饮送下。

参苓白术丸

人参　白术　白茯苓　甘草　山药　白扁豆　桔梗　薏苡仁　莲肉各一钱　加归身一钱五分　川芎七分

共为末，神曲糊丸，米饮送下。

人参麦冬散

人参　白术　麦冬　黄连　甘草　干葛　柴胡

竹叶引。

五疳消积丸

使君子肉炒，五钱　麦芽炒　陈皮　神曲　山楂肉　白芜荑　黄连　胆草各等分

上为末，陈米饭为丸，米饮送下。

西　江　月

小儿疳痨又险，愚夫不识根苗，面无血色发毯焦，肚大颈干脚小。吐泻时时举发，似疟非疟来潮，吃泥弄舌滞颐交，不治休嗟命夭。

小儿伤食脾胃，疳痨烦热虚羸，黄连芦荟解蒸危，莪术缩青去积，当归川芎养血，夜砂君子攻蛔，干蟾木香五灵脂，粟米糊丸为最。

大小便门

凡小儿有病，或热腹痛，或惊，大小便不通者，此症极危，看虚实，急通利之。

如小儿形实热甚，内服三黄丸，外用贴脐法，即通。

如小儿形怯，不可下者，用熨脐法、胆导法，即通。

如用上法不通，又加腹胀气喘，多哭，闷乱，目上视，手足冷者，不可治也。

凡小便不通者，有阴阳二症。阴闭者，冷湿乘虚入里，因而不通，五苓散加南木香为末，空心盐汤调服。外用炒盐熨脐即通。阳闭者，因暴热所逼，涩而不通。轻者，五苓散加车前子、灯心治之。重者，以木通散，外用熨脐法即通。

小便淋涩者，盖小肠为受盛之腑，气通于膀胱，膀胱者，为津液之府，气通于肾，小肠受气，客于膀胱，销灼肾水，水道涩而不利，故小便涩痛也。先以八正散泄去其热，次以香芎丸调之。不论五淋，治法皆同。

小便出血者，热之极也。盖心生血，于小肠相合，热甚则失其常道，故不流渗入于胞，故小便血出也。以导赤散，加蒲黄末，空心时，灯心汤送下。

小便出白者，初出微赤，良久澄白，如米泔状。此由乳哺失节，有伤于脾，致令清浊不分而色白也。久则成疳，以分清饮主之。

祖传治小便

白色如米泔者，以胃苓丸温盐汤下。

小便不禁，此肾与膀胱俱虚，而冷气乘之，故不能制其尿出而不禁，谓之遗尿。睡里自出者，谓之尿床。俱以鸡肠散治，更以地黄丸调之。

凡大小便不通者，有虚有热。虚者，津液不足，大肠干涩而秘结，内服通幽汤，甚者，用导法。

热者，脏腑积热，内有燥粪，其腹必痛，或作渴，内服三黄丸，外用导法。

大便下血者，是大肠中有积热也。因恣食酒面，炙煿热物，流入心肺，血热妄行，渗入肠中，故大便下血。久则脏毒，无时下血，黄连丸主之。

凡小儿初生七日之内，大小便有血者，此胎毒也。不可用他药，只以生地黄取自然汁，入蜜少许和匀，温服之，自愈。

凡小儿非月内大小便有血者，此积热在心肺二经。热积于心，故小便出血；热积于肺，故大肠出血。三黄解毒汤主之。

若小儿出痘疹之时，大小便出血者，此热毒内攻，脏腑俱坏，乃危症也。难救。

凡小儿常时粪后出血不止者，此名野鸡痢，地榆丸主之。

木通散

木通　扁蓄　大黄　瞿麦　滑石　赤茯苓　栀仁　黄芩　车前子　甘草梢

灯心引。

八正散

滑石　瞿麦　大黄　木通　扁蓄　车前子　山栀仁　甘草梢　加黄柏

灯心引。

香芎丸

香附　川芎　赤茯苓各五钱　海金砂　滑石各一钱　枳壳　泽泻　石苇　槟榔各三钱

共为末，糯米粥糊丸，麦冬汤送下。

如小便涩痛者，取长流急处顺水，用火微温，入盐少许调匀，空心服。

分清饮

益智仁　白萆薢　石菖蒲　乌药　加茯苓各等分

共为末，灯心引，水煎服。

鸡肠散

鸡肠烧存性，男用雄，女用雌　牡蛎煅　白茯苓　桑螵蛸微炒，各五钱　肉桂　龙骨各二钱半

共为粗末，姜枣汤服。

地黄丸

熟地酒浸焙，八钱　山茱萸肉　山药各四钱　泽泻　丹皮　白茯苓各五钱

共为末，炼蜜为丸，温水空心服。

通幽汤

生地　升麻　桃仁泥　归身　甘草　红花　麻仁炒　加大黄

水煎，调槟榔末服。

黄连丸

黄连五钱　槐米炒　侧柏叶炒　枳壳　荆芥穗各三钱　地榆三钱　脱肛者加猬皮炙，三钱

共为末，醋糊丸，陈米饮送下。

三黄解毒汤

黄连　黄芩　黄柏　红花　木通　大黄　生地　归身　甘草

水煎服。

地榆丸

防风　乌梅肉　枳壳　阿胶　甘草炙　荆芥穗　黄连　生地　当归身　槐花　白术　伏龙肝　地榆

水和丸，陈米饮下。

贴脐法

用田螺大者，捶烂贴脐下，能开结热。

熨脐法用：

连须葱一根，不洗去泥土　生姜一片　淡豆豉二十一粒　盐二匙。

同研捶作饼，烧铫子烘热饼，掩脐中，以厚绵絮系定，良久气通自利，不然再换。

胆导法

用猪胆大者一个，将鹅毛筒截去两头，一头插入胆中，用线扎定，不令移动，着口吹气入胆内，又以线作活套子扎定其气，将鹅毛筒向内纳入谷道中，取出活套，捏胆汁入腹中，须臾气通自利。

西　江　月

大便不通症候，有虚有实不同，虚为津液少流通，肠涩不能传送。内服通幽汤剂，外法贴导疏通，若是热症腹中疼，屎燥三黄可用。

若是伤食症候，腹中必作痛疼，面黄便秘实难禁，药用九转灵应。大便若是下血，大肠积热之因，连槐壳柏榆榔荆，脱肛猬皮加增。

粪后时常出血，地榆丸子高强，防风枳壳与生黄、地榆当归为上。乌梅甘草诃子，黄连荆芥同行，伏龙槐花白术当，米醋为丸吞放。

小便不通症治，阴闭阳闭须知，阴为风冷入乘虚，五苓木香加入，又加灵砂为末，空心盐汤吞之，外用盐炒熨其脐，热气流通罔滞。

阳闭暴热所逼，其症唇赤面红，便如点滴血鲜流，五苓车前加用。或用煎红散子，重者八正木通，外用熨脐法即通，活幼之功可颂。

又有湿痰下坠，其儿体胖身肥，喉中有痰面微红，小便落地停注。其形浑如米泔，此症不要胡为，二陈汤内增苍术，木通升麻加入。

初出有微红色，良久澄白如泔，此由乳食损脾元，清浊不分症现。治用分清饮子，或用胃苓汤丸，补脾化滞法为先，脾实方除此患。

凡治小便不通，凉药不可多施，若用田螺贴其脐，逼寒入腹难出。宜用人参白术，茯苓甘草相随，再加车前与滑石，升麻芩通并入。

大小二便俱闭，此症果是凶危，先通大便最为宜，小便自然通利。药用九转灵应，车前煎水调之，此般治法实为奇，医者铭心牢记。

大小二便下血，心肺积热相攻，三黄解毒有神功，黄连黄芩相共。黄柏红花生地，大黄甘草木通，当归只可用其身，白水煎汤相送。

头　项　门

小儿之头，四时要凉，但见头热，即有病生，可预服抱龙丸。

小儿头囟肿大，青筋显露者，此脐热也，泻青丸主之。头囟肿起者，此因热在内，其气上冲，故而肿起。宜退热疏风，泻青丸、抱龙丸主之。

小儿无病，忽项软者，此肝热有风也，泻青丸主之。

囟门下陷者，此因久病，脏腑虚弱，气不上行，故下陷如坑，参苓白术丸主之。已成疳者，集圣丸主之。

囟门开而不合者，此肾气有亏，名曰解颅，乃恶病也。宜内服地黄丸，外用封囟法。

久病之后，其颈软者，此天柱骨倒，乃危症也。当大补气血，八物汤主之，以僵蚕末调服。

小儿生下便颈软者，此胎气不足，地黄丸主之。

封囟法

用大南星微炮为末，米醋调涂绢帛上，烘热贴之，以合为度。

目　病　门

黑珠属肝，白珠属肺，瞳仁属肾，两角属心，两胞属脾。

目内赤者，心经积热上攻，导赤散加黄连、防风。方见惊风门。

祖传治小儿目赤者，以凉惊丸，菊花煎汤下。

目内黄者，脾热也，泻黄散主之。目胞肿者，同治。

目连眨[①] 者，肝有风也。凡病或新或久，皆引肝风。目属肝，风入目，上下左右如风吹，儿不能任，故连眨也。用泻青丸主之。方见惊风门。

目直视者，肝有热也。热入于目，障其筋脉，目之两角俱系，不能转视，故目直也。俱用泻青丸主之。

凡小儿初生，其目闭者，此胎热也。内连服生地黄汤，外用胆草煎水洗目上，一日七次，恐缓则损目。

小儿生下，眼胞赤烂者，此因生时洗拭不净，以致秽污渍两角中，故两胞赤烂，至长不瘥。真金散主之。

小儿久嗽，其目两眶紫黑，如物伤损，白珠红赤如血，谓之血眼。内服玉液丸，外用贴法。

小儿生下日久之后，目不见物者，谓之雀目，此肝虚也。用地黄丸治之，以猪羊肝吞压。

小儿痘疹之后，目内有膜者，以谷精散主之。

小儿热病，其目羞明喜暗者，此风热也。宜解风热，以清阳散火汤主之。

小儿吐泻后，目有白膜，闭不能开，及无精光者，难治。

泻黄散

藿香叶七分　山栀仁一钱　石膏五分　甘草七分半　防风二钱

上锉细，用蜜拌炒，但微炒为末，水煎温服。

真金散

黄连　黄柏　当归　赤芍各二钱　杏仁去皮尖，五钱

上锉细，用乳汁浸一宿，晒干为末，生地黄汁调一字，频频点眼，以新帛蘸荆芥汤洗之。

生地黄汤

生地黄　赤芍　川芎　当归　甘草　天花粉

各等分为末，每少许，灯心汤调服。

贴药

用生地黄、黑豆，湿研成膏，贴目上，其血自散。如血泪既出，肿黑自消，甚妙。

谷精草散

谷精草一两　蝉蜕去翅足，三钱　密蒙花五钱　白蒺藜炒去刺，三钱

共为末，每用一钱，取雄猪肝一两，竹刀剖开，擦药于内，以草束定，水煮肝熟，令儿食肝饮汤。

清阳散火汤

黄芩　荆芥穗　川芎　防风　薄荷叶　甘草　连翘　山栀仁　当归　石膏　羌活

水煎温服。

小儿惊风，目斜视而不转睛者，灸风池穴，目左斜，灸右穴；右斜，灸左穴。

西　江　月

小儿眼目多病，皆因自食酸甘，脏生邪热炙其肝，冲发于目为患。或为赤肿痒痛，或多眵泪遮幔，甚则翳膜掩瞳间，更

① 眨：原作“劄”，据忠信堂本改。

有睛盲雀眼。

眼目部分当识，五脏各属一位，黑珠属肝白珠肺，瞳仁又属肾水。大小两角虽异，心火是则属之，上下两胞属何如，脾上中央定位。

目内若见赤色，心经积热上冲，导赤加连并防风，更有洗心堪用。又或现出黄色，此为脾热蒸攻，泻黄散子有神功，此方又医浮肿。

小儿目患赤痛，难用点药医攻，只将汤药内疏通，外用敷药止痛。汤药洗心肝散，敷药田螺连同，二味共研要通融，纸摊贴之休动。

如或要用点药，莫将眩药妄行[①]，只把黄连细研匀，将大田螺水浸，药末纳入螺内，须臾黄水流行，蘸水点入眼中存，热退凉生痛定。

目痛肝家风热，泻肝散是仙方，外用乳洗目清凉，勿使点药轻妄。久病目生白膜，肝虚之症消详，虚则补母用地黄，养血养精为上。

耳　病　门

耳窍属肾，耳珠前属少阳。耳病有五，皆由于肾经气实，热气上冲于耳，遂使津液壅而为脓，为清汁也。亦有因沐浴，水入耳中，灌为聋耳。内服蔓荆子散，外用龙骨散搽之。

耳珠前后生疮，浸淫不愈者，黄药散主之。

耳旁赤肿者，此热毒也。若不急治，必成大痈，外用敷毒散，内服消毒饮。

凡暴聋者，此气闭也，通窍丸主之。

百虫入耳者，以清油灌之，其虫即出，又用两刀于耳边磨，其虫闻磨刀声即出。

脓耳方

用蛇蜕焙黑存性，研末，吹入耳中甚效。

蔓荆子散

蔓荆子　甘草　干葛花　升麻　赤芍　前胡　桑白皮炒　木通　麦冬　生地黄　赤茯苓

姜枣引，水煎服。

龙骨散

龙骨　白枯矾各三钱　麝香少许　黄丹煅，二钱　胭脂一钱

共为细末，以绵展干脓，用筒吹药入耳。

黄药散

黄柏　白枯矾　海螵蛸　滑石　龙骨各等分

为末，湿用干搽，干用猪油调敷。

敷毒散

用绿豆粉，不拘多少，或豆研细末，以淡醋调敷肿处，干则易之。

消毒饮

羌活　防风　黄芩　连翘　桔梗　甘草　人参　川芎　当归　柴胡

水煎服。

通窍丸

用磁石一钱为末　麝香五厘

同研成丸，如枣核大，绵裹之，纳耳中。又以锈铁一块，热酒泡过，含口中，须臾气即通矣。

西　江　月

寻常耳中水出，日久干结难通，虽然聤耳不为凶，只恐成脓堪痛。治在少阳风热，肾经湿热同攻，红绵鳝血可消脓，方子分明选用。

---

① 妄行：原作"难禁"，据忠信堂本改。

鼻　病　门

鼻为肺之窍，鼻塞者，盖肺气不通于窍。然肺主皮毛，风寒外感，则肺气壅闭而鼻塞。川芎膏主之。

鼻涕者，肺为风寒所袭，而津液不收，则为鼻涕，细辛散主之。

齆鼻者，肺受风寒，久而不散，脓涕结聚不开，使不闻香臭，则齆矣。万金膏主之。

以上三症，皆宜疏利，俱用加味丽泽通气散。

鼻干者，心脾有热，上蒸于肺，故津液枯竭而结，当清热生津，导赤散吞抱龙丸治之。

如痛已极，鼻干而黑，窍张，长出冷气者，此肺绝也，必死之症。

鼻渊者，流下唾涕，极其腥臭，此胆移热于脑，又名脑崩，辛夷散主之。

凡小儿初生，三朝五日一腊，忽然鼻塞，不能吮乳，不得呼吸者，因乳母安卧之时，而不知回避，鼻中出气，吹着儿囟门，或因洗浴，用水温冷，又不避风邪，所以致儿鼻塞，通关散治之。

鼻衄者，是五脏积热所为也。盖血随气行，今得热，则热气动而妄行，溢出于鼻也。宜凉血为主，内服加减地黄汤，外用吹鼻散。

川芎膏

川芎　细辛　藁本　白芷　甘草各三钱　龙脑五分　麝香五分　杏仁去皮尖，七粒

共为末，炼蜜为丸，灯心汤化服。如体弱者，绵裹一丸，塞鼻孔中，男左女右。

细辛散

细辛　前胡　防风　川芎　人参　甘草各等分

为末，乳香汤调服。

万金膏

羌活　川芎　细辛　木通　麻黄　石菖蒲各一钱　龙脑少许　麝香少许

加味丽泽通气散

羌活　独活　苍术　防风　升麻　荆芥穗　葛根　甘草炙　细辛　麻黄　白芷　川芎　木通　姜三片　枣二枚　葱白三寸

水煎食后服。

辛夷散

辛夷仁五钱　苍耳子炒，二钱半　白芷一钱　薄荷叶五分　黄连一钱

共晒干为末，葱汤调服。

通关散

香附子　川芎　荆芥穗　僵蚕　细辛　牙皂

共为末，以葱白捣成膏，摊绢䌷上，烘热，临卧时贴囟门。

加减地黄汤

生地　黄芩　栀子仁　赤芍　郁金

茅花引，水煎入车前草自然汁，细细服之。

吹鼻散

山栀仁　乱头发烧灰

共为末，吹入鼻中。

祖传治衄血

用神芎丸，茅花煎汤下。

西　江　月

小儿若是鼻塞，风寒各有根由，伤风清涕必长流，干燥伤寒热搐。清涕荆防发散，干燥火热中求，芩连栀柏可同俦，引用葱姜平复。

忽然鼻中衄血，五脏积热所为，血随气上溢于鼻，治用凉血为主。川芎当归赤芍，生地黄芩生栀，黄连甘草牡丹皮，柏叶茅根煎吃。

口　疮　门

口者脾之窍，唇内应乎脾。

小儿鹅口者，口内白屑满舌上，如鹅之口者，此为胎热，而心脾最甚，重发于口也。当内服凉惊丸，外用鹅口中涎，以绢包手指洗净，以保命散吹之，此亦名口疮。

口疮者，满口赤疮，此因胎禀本厚，养育过温，心脾积热，熏蒸于上，以成口疮。内服凉惊丸，外用地鸡即扁虫，人家房内砖下多有之擂水，遍涂疮上，又以一连散敷之。

以上二症，如服凉惊丸不效，洗心散一服如神。

口糜者，满口生疮溃烂，乃膀胱移热于小肠，膈肠不便，上为口糜。以导赤散去小肠热，五苓散去膀胱热，当以导赤散调五苓散主之。

口疮服凉药不效，乃肝脾气不足，虚火泛上而无制，用理中汤治之，外用官桂末吹之。

吐泻后，口生疮者，亦是虚火。理中汤主之。

小儿上腭有胀起如悬痈者，此名重腭，由脾胃挟热，血气不能收敛而成此者，用针刺去恶血，内服凉膈散，外用碧雪散吹之，轻者服凉惊丸。

小儿两颐流涎浸溃胸前者，此滞颐。盖涎者脾之液，口为脾之窍，由脾胃虚冷，不能收敛津液，故涎从口出，而溃于颐者，宜温脾丹主之。

小儿口频撮者，气不和也。盖唇应乎脾，气乃肺之所生，脾虚不能养子，故口频撮。宜补其母，则气自和，以异功散主之。

小儿口撮面青多哭者，此脐下痛也，理中汤主之。

初生因脐风口撮，脐腹肿者，不治。

小儿急欲乳吃，而口不吮乳者，此心脾有热，泻黄散治之。

保命散一名朱矾散

朱砂　白枯矾各五钱　牙硝五钱

共为细末，搽舌上。

一连散即泻心汤

黄连为末，蜜水调敷。

洗心散

白术　甘草　当归　荆芥　加生地　大黄煨　麻黄　赤芍　薄荷叶

生姜引。

碧雪散

蒲黄　青黛　硼砂　火硝　生甘草

各等分为细末，吹之。

温脾丹

木香　半夏各五钱　生姜一钱　白术一钱　青皮一钱　陈皮一钱

共研末，粽糊为丸，米饮下。

异功散

人参　白术　茯苓　甘草　陈皮

姜枣引，食前温服。

小儿鹅口、口疮、重腭，不能吮乳，咽喉肿塞者，用青黛散。

青黛散

青黛二钱　黄连　黄柏各五钱　牙硝一钱　辰砂一钱　雄黄　硼砂　牛黄各五分　脑子一分

共为细末，先以薄荷汁拭口，后擦药入口，每用二分半。

西　江　月

小儿心脾积热，唇口舌上生疮，白为鹅口屑浮霜，赤者石榴子样。上下口唇破裂，令儿乳食难尝，洗心凉膈是奇方，搽洗各宜停当。

舌病门

舌尖属心，舌根属脾。

重舌者，心脾有热也。盖心候乎舌而主血，脾之脉络出于舌下，若心脾有热，则气俱盛，附舌根而重生一物，形如舌而短小。内服凉膈散，外用针刺去恶血，以蒲黄和黄柏敷之。

木舌者，心脾积热之气上冲，故令舌肿，渐渐长大，塞满口中，若不急救，必致害人。内服凉膈散，以针刺去恶血，用碧雪散和竹沥敷之。

弄舌者，脾脏微热，令舌络紧，时时恬舌，勿冷药及下之，少以泻黄散服之。亦或饮水，面无红白色者，此脾胃少津液故耳，不可误认为热，以白术散主之。

面黄肌瘦，五心烦热弄舌者，此疳症也，集圣丸主之。

大病后，用药而舌弄者，凶。舌上生白苔者，此丹田积热也。内服凉惊丸，外用碧雪散治之。

舌上生黑苔者，其热已剧，急以薄荷煎水洗之。如红者可治，以凉膈散下之，洗不红者，必死。

舌上生苔又加大热者，不可治，十有九死。

吐泄后，舌上生白苔者，此虚热也，理中汤主之。

凉膈散

连翘　山栀仁　大黄　薄荷叶　黄芩　甘草　芒硝

姜汁少许引。

西江月

小儿重舌木舌，心脾蕴热攻中，舌下生舌两重重，木舌大硬肿痛。急用针刺去血，何妨鲜血流红，枯矾搽上有神功，解热消风可用。

牙齿门

上片牙属胃，下片牙属大肠，齿属肾。

凡齿生迟者，肾气不足也。盖肾主骨，齿者骨之余。肾不足则髓亏，髓亏则不能充乎齿，所以齿生迟也。以地黄丸治之。

上下齿床肿者，此阳明实热也。凉膈散以酒蒸大黄为君，加知母、石膏、升麻为佐，频频含咽。

重龈者，肾脏积热。附龈肿痛，谓之重龈。以针刺去其血，用盐汤洗净，黄柏末敷之。

小儿多食肉，牙齿臭息不可近者，此阳明有热也。内服神效丸，外用姜汁荆沥含咽。

牙疳者，状如狐惑，初作臭气，次则牙齿黑，甚则龈肉烂而出血，名曰宣露。此由肾热，其气奔上焦，故以走马为喻，当速治之。若上下唇破鼻穿，牙齿落者，此名崩砂。气喘痰潮，饮食减少，则不可治。当内服黄柏丸，外用如圣散敷之。

咬牙者，风热也。由阳明、大肠二经积热，热则生风，故令相击而作声，必于梦中者，盖动则风散于表，静则风归于里也。宣风散主之。

上唇生疮，虫食其脏，曰惑。下唇生疮，虫食其肛，曰狐。出《伤寒指掌》之言。狐惑者，取其进退犹豫之义。

咬牙，惟痘疹中有此者为危，余无大害。亦有因病战慄，鼓颔而斗牙者，治其病则自止矣。

牙齿落而不再生者，由于舌舐之故，其肉顽厚，用针刺出血，以鼠骨散擦之，即生。

文蛤散　治牙疳。

雄黄　枯矾各五分　五倍子二钱　蚕蜕纸烧灰存性，一钱

共为末，先以米泔水洗净，以药搽上，一日三、四次，以愈为度。

蚕蜕纸散　治牙疳。

蚕蜕纸烧灰，五分　人中白烧过，五分　红褐片烧灰，五分　白砒枣肉包烧烟尽，取用一分

共为末，搽之。

神效丸

兰香叶　当归　藿香叶　木香各一钱　升麻二钱　生地酒洗　甘草各二钱　黄连酒炒　砂仁各五钱

共为末，汤浸蒸饼为丸，白汤送下。

黄柏丸

黄柏半生半炒，为末

炼蜜丸，白汤送下。

如圣散

用妇人尿桶中白垢（刮取，煅尽烟）一钱，铜绿二分，麝香半分。共为末，先以腊茶浸米泔水洗净血后，搽此药。

宣风散

槟榔二个　陈皮　甘草各两半　牵牛半生半炒

共为末，蜜水调，食前服。

鼠骨散

用雄鼠一只，烂尽肉，取骨研末，加麝香少许，擦上，用姜汤漱口。

西　江　月

上下牙龈黑烂，龈宣息露堪嗟，败唇穿鼻落齿牙，迅速呼为走马。肉坏咽喉可畏，啼声渐变哑嗄，又名狐惑兆非佳，治䘌回疮无价。

咽　喉　门

咽者，胃脘主纳水谷；喉者，肺管①主气出入，为一身之总要。若胸膈间蕴积热毒，致生风痰，壅滞而不散，发而为咽喉病，名虽数种，皆受热毒，宜速解热毒，缓则有难救之患。轻则甘桔汤，重则化毒汤主之。

如出痘疮而咽喉痛者，此毒气上攻也，加减甘桔汤主之。喉中生疮，不能吮乳者，化毒汤主之。

小儿为诸骨所哽，骨大难咽者，以鹅羽扫喉吐之。骨小者，用海上方及祝由科治之，不治恐伤人。

误吞麦芒者，取鹅口中涎咽之，即效。

甘桔汤

桔梗　甘草　人参

水煎，细细吞之。

化毒汤

桔梗五钱　薄荷叶　荆芥穗各二钱　甘草二钱半　朴硝一钱　山豆根一钱半　牙硝　硼砂各二钱半　雄黄　辰砂各二钱

为细末，吹之，或以水调服。

海上方

用金凤花根捶碎，米醋煎，用有嘴瓶盛之。将口衔瓶嘴，仰面咽之，其骨即出，吞时勿令沾牙。

用玉簪花根亦可，或威灵仙根亦可，俱如前法。

祝由科

用净水半碗，一气书龙师火帝七遍，吞水即效。

西　江　月

小儿咽喉部位，一身躯命所关，蕴积热毒膈胸间，致生风痰不散。病虽数种各别，治宜去痰为先，后解风热病斯痊，迟有难救之患。

---

①　管：原作“腕”，据忠信堂本改。

咽喉若然有疾，治宜认其重轻，轻者甘桔散先行，重则化毒当进。如或喉肿口噤，开关散子宜熏，喉风急救散通神，吐痰消肿退病。

如患单双蛾症，治者不可胡行，可针之症要用针，不当针时要禁。只用熏渗等药，退后依次施行，蟾酥锭子点疮疔，疮毒自消可幸。

形声门

发乃血之余，肾之苗也。小儿发久不生，虽生不黑而稀，此由肾气衰，则血气不足之故也，地黄丸主之。

齿乃骨之余，骨者肾所主也。齿久不生，虽生而不齐者，此肾虚故也，地黄丸主之。

行迟者，何也？盖骨乃髓之所养，血气不充，则髓不满骨，故软弱不能行。此由肾与肝俱虚得之。盖肝主筋，筋弱而不能早行；肾主骨，骨弱而不坚。加味地黄丸主之。

脚细者，禀受不足，气血不充，故肌肉瘦薄，骨节俱露，如鹤之膝，此亦由肾虚，名鹤膝节。加味地黄丸主之。

小儿大病后，手足痿弱，及惊风后手足痿缓，并宜加减地黄丸主之。

语迟者，由儿在胎之时，母受惊邪之气乘心，儿感母气，心神不定，不能荣舌，故而语迟。菖蒲丸主之。

凡吐泄及大病之后，虽有声而不能言，又能进药，此外失音乃肾怯不能上接于阳也。地黄丸主之。

有卒暴寒冷而声不出者，此肺[1]风邪也。加味泻白散主之。

龟胸者，其胸高肿，状如龟样，此肺热也。加减葶苈丸主之。

龟背者，坐卧伛偻，状如龟背，由客风吹脊入于骨髓，此症多成痼疾。间有灸肺俞二穴第三椎骨节下两旁各寸半，膈俞穴第七[2]椎骨下两旁各寸半，如此而收功者，然未尽见效也。以枳壳丸主之。

地黄丸

熟地黄酒蒸，八钱　山茱萸去核　山药各四钱　泽泻　白茯苓　丹皮各三钱

肾弱失音者，加巴戟（去心）、石菖蒲各三钱，炼蜜为丸，麦冬汤下。

加味地黄丸

虎胫骨酒炙　生地黄　酸枣仁炒　肉桂　防风　白茯苓　当归

如惊后得前症者，加羌活

炼蜜为丸，白汤下。

菖蒲丸

人参　石菖蒲　麦冬去心　远志肉姜汁炒　川芎　当归各三钱　滴乳香　朱砂各一钱

因于惊得者，加牛胆南星三钱

炼蜜为丸，米饮下。

加减葶苈丸

大黄煨　天冬去心　杏仁去皮尖，另研　百合　桑白皮炒　木通　甜葶苈炒

蜜丸，滚白水送下。

囟颠[3]诗七言

乳食不常饥饱起，寒热积脾气上冲。
致成此症随轻重，风热相交未易攻。
治宜退热疏风症，泻青丸子显神功。

囟陷诗七言

泻泄久而气血虚，不能上冲元气亏。
狗脊炙黄为细末，鸡蛋白调服即愈。
药用参苓白术散，服之此症顷能除。

---

① 肺：原作“脾”，据忠信堂本改。
② 七：原作“二”，据忠信堂本改。
③ 囟颠：即“囟填”。

滞颐诗七言

脾胃虚寒涎自流，不能收敛渍颐谋，
半术姜陈青皮末，一岁一丸米饮投。

语迟诗七言

受胎母即有惊邪，二气乘心舌未加。
菖蒲茯神参远志，麦冬当归乳香砂。
蜜丸粟大吞二十，薄荷汤下可见瘥。

行迟诗七言

肝肾二经俱不足，肝主筋兮肾主骨，
若要二经气血充，加味地黄能助补。

龟胸诗五言

小儿龟胸症，肺热胀如胸，
加减葶苈丸，服之有神功。

龟背诗五言

龟背为恶症，肾风入骨髓，
内服枳壳丸，灸法宜相继。

发齿生迟诗七言

发久不生生不黑，齿久不生生不齐，
肾虚血弱成斯症，地黄丸子俱能医。

解颅四言句

解颅八物，有热加连，
以绵系束，香附白敛。

鹤膝四言句

小儿鹤膝，此属肾虚，
地黄加味，服却无虞。

诸　疮　门

小儿初生，遍身生虫疮及流水疮、风疮，皆胎毒也。切勿搽药，恐逼毒入腹，宜服胡麻丸。

凡有误用搽药，逼毒入腹，以致腹胀者，解毒丸主之。

凡有头面遍身生疮，非干搽药，忽然自平，加痰喘者，切不可解利。当以连翘汤治之。以上数症，俱是胎毒，不可用灸法。

其有一岁以上，生流水疮者，此血风疮也，胡麻丸主之。

痘疮后，生脓疱疮者，此痘风疮，以胡麻丸治之。

以上二症，俱是风热，宜灸风池穴、曲池穴、血海穴、足三里穴，各灸三壮。

连翘汤

连翘　人参　川芎　黄连　生甘草　陈皮　白芍　木通

水煎入竹沥服。

小儿生痈毒肿疖者，皆因气血凝而热乘之。内服解毒汤，外用贴药。如已溃者，内服大补汤，外用紫金锭涂之。

解毒汤

玄参　连翘　升麻　黄芩　赤芍　当归　羌活　防风　生地　甘草　荆芥穗

秘结者，加大黄　木通

大补汤

人参　黄芪　川芎　连翘　白芷　白茯苓　当归　生地　白术　甘草　赤芍

姜枣引。

紫金锭

山慈姑三两　五倍子三两　大戟两半　续随子肉一两　麝香三钱　雄黄　朱砂各一两

为末，糯米糊作锭子，磨水搽。

贴药

黄芩　黄连　黄柏各二钱　大黄　蒲黄各三钱　血竭　乳香各二分　没药二分　麝香少许

共为末，取生姜自然汁，和鸡蛋清打

匀，调药贴之。

头上生软疖，脓水不干者，用紫金锭搽之，自愈。用单方搽亦效。

单方

用上好磁器，不拘多少，研为极细末，鸡子清调搽。

又方

大枳壳一个，去瓤，令空磨，令口平，以面糊涂抹枳壳四围，安贴于疖上，自破。脓血流尽，先于一边以灯草一根通之，疖痊便无痕迹。

又方

用石灰筛过，以鸡子清和灰为丸，入炭火烧炼通红，如此捶和三次，依法煅炼，取研细，香油调敷。

颈上生核，肿胀发热者，内服连翘丸，外用五倍子为末，淡米醋调敷，一日二次易之，效。

连翘丸

连翘　桑白皮　白头翁　牡丹皮　防风　黄柏　肉桂　豆豉　独活　秦艽各五钱　海螵蛸三钱半

为末，炼蜜丸，灯心汤下。

西　江　月

小儿遍身疮疥，虫窠脓血浸淫，此由胎毒内藏深，故有许多形症。凉血杀虫解毒，胡麻丸子通神，切防搽洗毒归心，腹痛神昏命尽。

若是要用搽药，瘙痒无过蛇床，䘌虫作楚用雄黄，痛肿寒水为当。不痒须加狗脊，喜盐汤火硫磺，斑猫[①] 同研熟尤良，手擦鼻闻搽上。

丹　毒　门

小儿赤游丹毒，虽有十种，皆由心火内盛，热与血搏。或起于手足，或发于头面胸背，游移上下，其热如火，痛不可言，赤如丹砂，故名丹毒。自腹出四肢者易治，自四肢入腹者难治。疗此症者，其法必先用表药，以解热毒，方可搽敷。若遽用药搽，使气无所泄，而入于里，伤人者多矣。

小儿丹毒，一岁以上[②] 者，易治。未周岁者，难治。

有因惊后而发丹者，此毒气由内出外，易治。有先发丹而后惊者，此毒气由外入内者，多死不治。

一从头项起者，名飞灶丹。

二从头上起者，名走灶丹。

三从面上起者，名鬼火丹。

四从背上起者，名天火丹。

五从两手起者，名天灶丹。

六从两胁起者，名水丹。

七从脐起者，名葫芦丹。

八从两脚起者，名野火丹。

九从两脚背起者，名烟火丹。

十从阴上起者，名胡漏丹。

飞灶丹：先用葱白取自然汁搽。

走灶丹红肿痛：用赤小豆末，鸡子清调擦。

鬼火丹：用伏龙肝、鸡子清调搽。

天火丹：用桑白皮末，羊脂调搽。

天灶丹：用柳木烧灰，水调搽。

水丹：用生铁锈末，猪油调搽。

葫芦丹：用槟榔末，米醋调搽。

野火丹：用乳香末，羊脂调搽。

烟火丹：用猪槽下土，清油调搽。

胡漏丹：用屋漏处的土，羊脂调搽。

以上十种丹毒，俱先服防风升麻汤，以解其毒。次用蜞针法，以去其毒血，如无蜞针，用砭针法，然后用救急法。

---

① 斑猫：斑蝥之别名。

② 上：原作“下”，据忠信堂本改。

防风升麻汤

防风　升麻　山栀仁　甘草　麦冬去心　荆芥穗　木通　葛根　薄荷叶　玄参　连翘　牛蒡子　便秘者加大黄

水煎服。

蜞针法

用水蜞[①]数条，放于红肿处，令吃出毒血，立愈。

砭针法

用磁瓦片，打成尖锋，以筷子夹定扎住，连刺令出恶血。

急救法

取灶心对锅底焦土，研末，以新汲水调搽，干则易之。

小儿丹毒，腹胀，气喘，闷乱，不乳，反惊搐者，皆不可治。

小儿生后，百日之内，半岁以上，忽两眼胞红晕微起，面青黯色，夜则烦哭，或脸如胭脂，此因伏热在内，发之于外，初则满面状如水痘，脚微红而不壮，出没休息无定，次至颈项，赤如丹砂，名为惊丹。以三解散治之。

三解散

人参　防风　天麻　郁金　茯神　白附子　大黄　黄芩　僵蚕　全蝎　枳壳　薄荷叶　粉草　赤芍

灯心引。

小儿惊风后，风从气行，血从气使，毒气蓄于皮肤，流为肿毒，多在腮颊、耳根间，成痈成疖，谓之毒风。宜内服当归百解散，外用拂毒散敷之。

当归百解散

当归　赤芍　大黄　川芎　升麻　薄荷叶　干葛　麻黄　黄芩　甘草　枳壳　皂角刺

葱姜引。

拂毒散

半夏一钱　贝母　大黄　朴硝　五倍子各二钱半

共为末，淡醋调敷患处，干则易之。

小儿或因跌仆，刀斧破伤皮肤，风邪侵袭伤处，发此谓之破伤风。宜内服疏风活血散，外以紫金丹涂之。

疏风活血散

当归　生地　川芎　赤芍　荆芥　防风　甘草　红花　苏木

水煎服，入酒少许。

西　江　月

小儿赤游丹毒，虽有十种原根，皆由心火热多深，上下游移不定，其色浑如丹石，故称丹毒之名，治法方册甚分明，全在医家体认。

小儿流丹最毒，十种发出不同，自上而下莫至胸，自下至肾可恸，半周之内休见，满周病此宜攻，蜞针的的有神功，内解外敷兼用。

内解归梢赤芍，羌活荆芥防风，升麻甘草地黄通，竹叶玄参煎用。外用益元敷贴，更加寒水相同，三朝五日急相攻，惊搐灵丹如梦。

治丹用功次第，从头一一铺陈，解表下毒药先行，次用蜞针吮进。若是蜞针不便，须臾急用砭针，然后涂药救孩身，此法前人已定。

捷法先须解毒，或将利药疏通，初起涂敷莫胡攻，毒入于里遏壅。解毒无价散子，防风升麻汤同，利药灵应有神功，只在医人善用。

经验治丹妙法，而今说与后人，先将灵应涤病身，下后才施涂润。田螺捣饼敷贴，或用水调灶心，又将南星大黄停，芒硝研匀水浸。

烘热衣与儿，火丹遂成之，芒硝寒水

① 水蜞：水蛭也。

石，青黛石膏奇。赤痣因何起，胎中受热多，原来无大害，不必请医和。

斑疹瘾疹门

小儿斑疹，其焮肿于外者，属少阳相火也，谓之斑。红点在皮肤之中不出者，属少阴君火也，谓之疹。

其症有阴阳轻重之别，阳斑用托里消热，化斑凉血，此急治其标也。阴疹用调中温胃，其疹自消，此缓则治其本也。大抵安里之药多，发表之药少，首尾不可妄下。

阳毒者，或发于面部，或发于背部，或发于四肢，极其稠密，状如锦纹。红赤者，胃热也。紫黑者，胃烂也。一则下之早，其热乘虚而入胃；一则下之晚，其胃热不得发越，当服消斑青黛饮。

阴疹者，或出胸背、手足稀而小者，此由失守之火，聚于胸中，上熏于肺，传于皮肤，而成斑点，如蚊蚋蚤虱所咬，而非锦纹也。宜服理中汤治之，其火自降，其斑自退矣。

斑疹若自吐泻者，慎勿乱治。因其毒气上下皆出，宜调中气。若吐泻之后，遍身发斑如锦纹者，此热即乘虚入胃，其症多得于夏天，化斑汤主之。

消斑青黛饮

黄连　甘草　石膏　知母　柴胡　山栀仁　玄参　升麻　生地　黄芩　人参　青黛

生姜三片，豆豉二十粒引。

调中汤

苍术　陈皮　砂仁　白芍炒　甘草炙　藿香叶　桔梗　半夏　白芷　羌活　枳壳　川芎

姜三片引。

化斑汤

人参　石膏　知母　甘草　水竹叶　粳米引。

如斑红者易治，黑者难治。

小儿瘾疹多属于脾，以其隐隐在皮肤之间，发而多痒。或不红者，并风与湿而成也。加味羌活散治之，或加减攻毒散亦效。

加味羌活散

羌活　前胡　人参　桔梗　甘草　薄荷叶　枳壳　川芎　天麻　茯苓　蝉蜕

姜三片引。

加减攻毒散

羌活　独活　前胡　柴胡　当归　川芎　枳壳　桔梗　茯苓　人参　甘草　薄荷叶　防风　荆芥　苍术　芍药　生地

姜枣引。

续诸疮验方

小儿眉丛中生疮，浸淫不干者，名曰链银疮。用穿山甲前膊上甲，炙焦为末，入轻粉少许，清油[①]调敷。

冻耳成疮者，内服防风通圣散，外用铅粉，以水擂细，将艾揉烂，焚成乌色，研末敷之。

防风通圣散

防风　川芎　当归　薄荷叶　大黄炒　山栀仁　赤芍　麻黄去节　连翘　石膏　黄芩　桔梗　滑石　荆芥　白术　甘草　加干葛

生姜引。

身上生疮如粟米大，成块成路极痛者，此名龙缠疮。用珍珠、凤尾草，捣汁搽之。又以渣调清油敷之，效。

又验方

取糯米不拘多少，浸胀擂浆，淀粉搽之。

---

① 清油：系罗田方言，即芝麻油，参见1998年版《罗田县志·附录》，下同。

治天疱疮方

以韭菜地蚯蚓粪，炒干研极细，蜜调搽。

小儿手足生疮，疮头黑，破流黄水，四畔浮浆极痛者，此名鱼脐疮。用蛇皮烧存性，研细末，鸡子清、清油调搽。

阴囊生疮溃烂，皮脆子欲坠者，此名脆囊症，乃湿热也。用紫苏叶为末，湿则渗之，干则清油调搽。

又方

用墙中白螺壳子，为末敷之。

凡小儿不论痈毒疮疖，及无名恶疮，破伤血出，与诸虫咬螫者，并用紫金锭水磨化，内服外涂，效不可言。

有头顶上生疮，似流水而非流水者，以远年铁磨水搽之，其效如神。

又治流水疮方

盐一钟，麦麸一钟，少将水和匀，如弹子大，放炭火上烧灰存性，如疮湿则干搽，疮干以清油调搽之。

秘传十三方

抱龙丸　抱者，养也；龙者，纯阳之物也。小儿纯阳无阴，所以病则有热，热则生风，必用此药，所以养其阴而济之，令不太过也。又青龙位，肝木属之，小儿肝常有余，脾常不足，故以此药抑肝扶脾，乃名抱龙。治形实壮热，昏睡气粗，或痰壅嗽，惊风搐搦。

牛胆南星五钱，腊月取牛胆一个，将南星去皮脐，研为末，放于牛胆中，阴干备用　天竺黄　辰砂各一钱　琥珀三分　牛黄二分　麝香半分　珍珠三分　白檀香三分　枳实　枳壳各三分

共为末，山药打糊为丸，如黄豆大，金箔为衣。潮热，灯心汤化下。惊风，薄荷汤下。咳嗽，白开水化下。

凉惊丸　退五脏热，泻心肝火，治急惊，解胎毒，如小便黄，大便秘，丹毒斑疹，衄血，口疮，并皆治之。

黄连五钱，泻心火　黄芩五钱，泻肺火　山栀仁五钱，泻肝火　黄柏五钱，泻肾火　大黄二钱，泻脾胃火　龙胆草三钱，泻胆火　雄黄解毒　辰砂镇心，各二钱

共为末，水糊丸，如粟米大，竹叶灯心汤下。急惊，薄荷灯心汤下。胎热，竹叶灯心汤下。衄血，茅花汤下。丹毒斑疹，升麻汤下。口疮，水竹叶、薄荷汤下。

胃苓丸　分阴阳，退潮热，止吐泄，消浮肿、黄疸，调脾胃，止便浊，小儿常用之药也。

苍术米泔水浸去黑皮，焙干，五钱　陈皮五钱厚朴姜汁炒，五钱　白术五钱　粉草炙，二钱　猪苓三钱　泽泻三钱　白茯苓三钱　草果仁二钱　官桂一钱

共为末，水糊丸，如粟米大，炒米汤下。呕吐，煨姜汤下。调胃，炒米汤下。白浊，盐汤下。泻泄，炒米、车前草汤下。潮热，水竹叶、炒米汤下。浮肿，长流水、灯心、五加皮汤下。疝气，茴香汤下。黄疸，加茵陈五钱，灯心汤下。

养脾丸　治小儿脾胃虚弱，不思乳食，伤食癖积，面色黄，呕吐泄泻，腹痛膨胀，并皆治之。

苍术制，五钱　厚朴三钱　陈皮五钱　砂仁二钱　草果仁二钱　神曲炒，三钱　益智仁二钱　茯苓三钱　麦芽炒，三钱

共为末，酒糊丸，如粟米大，米饮下。呕吐，煨姜汤下。脾胃虚弱，米汤下。食积，山楂汤下。腹痛，茴香汤下。肿胀，萝卜汤下。寒泄，姜枣汤下。

胡麻丸　治小儿风疮疥癣。

苦参五钱　何首乌　胡麻仁炒　蔓荆子炒　威灵仙　荆芥穗　白蒺藜炒，去刺

牛蒡子炒，各三钱　石菖蒲一钱五分　干菊花三钱

共为末，酒糊为丸，如粟米大，竹叶、灯心汤下。

神芎丸　治小儿上焦积热，惊风壅滞，头目赤肿，咽闭，大小便赤涩及痰喘之症，并皆治之。

大黄酒蒸　黄芩各一钱　黑牵牛头末　滑石各四钱　黄连　川芎　薄荷叶各五钱

共为末，滴水为丸，如粟米大，竹叶汤下。

玉液丸　治风壅，化痰利膈，清头目烦热，除咳嗽。

寒水石火煅水飞，二两　半夏制，一两　枯矾五钱

共为末，米糊丸，如粟米大，姜汤下。感风寒咳嗽，桑白皮汤下。咳血，茅根汤下。常咳，茶汤下。咳而吐，煨姜汤下。

茱萸内消丸　治偏坠，膀胱疝气，及内瘸惊，啼哭不止。

山茱萸五钱　桔梗　川芎各三钱　小茴香炒，五钱　陈皮　青皮　白蒺藜炒去刺　川楝子去核，各五钱　吴茱萸炒　肉桂各三钱　木香二钱　枳实炒，一钱　桃仁三钱　大腹皮酒洗　海藻　玄胡索炒，各五钱　五味子一钱

共为末，酒糊丸，如粟米大，茴香汤下。久不愈者，盐汤下。

香连丸　治赤白痢相杂，里急后重。

黄连吴茱萸炒，五钱　广木香五钱　石莲肉三钱　久痢不止者，加肉豆蔻面包煨去油，五钱

共为末，醋糊丸，如粟米大，陈米汤送下。

雄黄解毒丸　下痰去热，追虫打积。

雄黄一钱，另研　郁金三钱　巴豆霜二钱

共为末，米糊丸，如粟米大。痰涎壅甚，竹叶汤下。积痛，茴香汤下。缠喉风，滚白水化开吐痰。虫痛，苦楝子根白皮汤下。先以鸡蛋油煎，空心时，令儿闻之，然后服药，必要上半月，谓其虫之头向上故也。

至圣保命丹　治急慢惊风，夜啼，常服清心安神。

全蝎十四个　蝉蜕去翅足，一钱　使君子肉煨，五分　麝香半分　辰砂一钱　天麻二钱　胆星二钱　防风一钱　僵蚕炒，二钱　白附子炮，一钱　珍珠五分　金箔四十张

共为末，粟米粉糊和匀，印成锭子，薄荷汤磨服。惊风，薄荷灯心汤下，夜啼，灯心烧灰化温水下。

一粒丹　治小儿水泄。

寒水石二两　枯矾一两

共为末，水和丸，如绿豆大，每服一丸，米汤下。

斩鬼丹　治小儿大人疟疾。

黄丹水飞晒干，一两　独蒜大者，七个

捣烂和丹为丸，取端午日修合，如绿豆大，勿令妇人、鸡犬、孝服见之，每于发疟日五更，用桃枝、长流水煎汤，面向东方服一丸，其效如神。

育婴家秘

姚昌绶　校注

目　录

幼科发微赋

医道至博，幼科最难。如草之芽兮，贵于调养；似蚕之苗兮，慎于保全。血气未充兮，脉无可诊；神识未开兮，口不能言。诚求于心，详察乎面，苟得其要也，握造化于妙手，未达其旨也，摘章句于残编。

调护若失，疾病乃生。头要凉而背要暖，食勿饱而衣勿绵。肠胃脆薄兮，乳哺伤而成积；精神怯弱兮，闻见异而成痫。嗟哉慈母兮，过于姑息；笑彼粗工兮，误于汤丸。伐其发生之气，夭其童稚之年。徒啼号于邱陇[①]，休祷祀于旃坛。

证候要识，夭寿须知。不在手指之侧，但凭面部之间。心火上而天庭可察，肾水下而地角宜观。右颊金而属肺，左颊木而属肝。脾土之位，鼻准之端。青惊赤热，黄积白疳。如煤之黑兮，必中恶毒；似赭之紫兮，斯感乎风寒。

胎禀虚损兮，则发稀而头软；赋质充实兮，自肉厚而骨坚。性静兮少笑，神困兮多眠。肺热兮浊涕结于鼻内，脾冷兮清涎滞于颐间。两目连劄[②]兮，肝风之鼓；双瞳直视兮，心火之炎。气不足而囟陷，突起则为热也；血有余[③]而脸鲜，萎黄则为虚焉。

行坐迟者肾弱，啼哭多者心烦。脾热者弄舌，肝[④]强者握拳。发竖作穗兮，疳痨渐起；颅解欲破兮，短折可占。皮聚肉脱兮，元气损而欲逝；鼻昂唇缩兮，谷气绝而难全。赤蚓入眼兮，不必问夫卢扁；青蛇绕口兮，何须问[⑤]乎神丹！

五脏各证，一言可参：肝主风而叫哭顿闷，心主热而惊悸呵欠，肺主气而喘嗽善嚏，脾主困而吐泄喜眠，惟肾本虚，为命所关。肝常有余兮，实则生风；脾常不足兮，虚则成疳。木乘于土兮，泄痢久而发搐者不治；火刑于金兮，咳嗽久而成痫者必残。

一腊之中，脐风最险；百晬之内，痰嗽尤难。证莫危于中恶，势莫急于流丹。变蒸尽于周岁，必计日以为准；惊搐发于期月，难引日以求安。有所苦者呻吟，失所欲者嗞煎。昼常叫兮，肝脏之热；夜多啼哭兮，脾脏之寒也。

出胎而疾者，胎毒之发；能食而疾者，食积之干。胎毒之变也，为黄、为瘤、为疮毒；食积之变也，为癥、为痛、为痞满。吐泻有寒有热有食，咳嗽有虚有实有痰。痢因积得，疟以痞延。胀乃脾胃之虚，肿则风湿之感；疝本肝来，淋以膀胱之热；疸因脾致，渴以津液之干。

风从肝起，热自心生。风热并而搐急，吐泻久而成慢。证分八候，治贵十全。痰涎

---

① 陇：原作“垄”，据忠信堂本改。

② 劄：原作“创”，据忠信堂本改。又，“劄”同“眨”。

③ 有字下原脱“余”，据忠信堂本补。

④ 肝：原作“脾”，据忠信堂本改。

⑤ 问：忠信堂本作“觅”。

未去兮，为言语之謇涩；气血未复兮，成手足之拘挛。天吊如痓而上窜，内吊似疝而里疼。客忤轻于中恶，虫痛类于发痫。形症既混于雷同，诊治宜详于藻鉴。

眼中白膜兮，肝疳已现；鼻下赤烂兮，肺疳所传。壮热而渴兮，邪火熏于绛宫；多疮而瘠兮，真水涸于玄关。饮食伤而脾损，津液亡而胃干。干奚手足之渐细，哺露糟粕之不敛。爱吃泥土兮面黄，齿白而头皮光急；喜啖瓜果兮口馋，肉削而腹皮满坚。

论病之证已明，立治之法尤简。平胃燥湿，五苓利水，二药合而吐泻兼调；泻青疏风，导赤泻火，两方并而惊风可蠲。金花凉惊而退热，玉液宁嗽以化痰。保和消积兮，同香连又治痢疾；异功补脾兮，助集圣可救痨疳。理中止吐泻而寒热通用。保命镇惊痫而急[1] 慢相兼。

抱龙主惊风而平痰火，惺惺解变蒸而散风寒。养脾平疟兮，疟久有母者消癖；豆蔻止泄兮，泄久生风者调元。白术救虚渴之仙药，丁香取虫积之神丹。五色泄脏中之热，三圣除膈上之痰。口舌生疮者洗心，胸胁急痛者控涎。参苓肥儿兮，虚羸甚者勿弃；地黄补肾兮，禀气怯弱者有验。

嗟夫！婴儿稚弱兮，岂堪药石；良工调理兮，尤贵精专。或补或泄兮，中病即止；易虚易实兮，其证勿犯。治不乖方兮，有如援溺救焚，药不对病兮，何异带刀背剑。发吾心之秘兮，为取兔以彀罝，获斯术之利兮，勿得鱼而忘筌。

① 急：原作“兼”，据忠信堂本改。

卷　之　一

十　三　科

古来医有十三科，分例分门证治多，
何事幼科门例少，岂因难治废吟哦。

大方脉科，小方脉科，妇人科，伤寒科，风科，眼科，口齿咽喉科，疮肿科，针灸科，正骨科，金镞科，祝由科，养生科。

以上一十三科，分门分例，详悉俱备。惟小方脉一科，钱、陈二先生外，不多见也。盖小儿初生，只是一块血肉耳，虽有神脏、形脏，有其具而未能用也。百日之后，知觉运动以渐而生。至于有疾，口不能言，脉无可诊，名曰哑科。一、二、三岁，口虽能言，而胃气未实，经脉未满，其脉难辨。故曰：子生三年，然后免于父母之怀，其有疾也，而欲治之，则肠胃脆薄，不胜汤丸；荣卫微弱，难施针灸。四岁以后，诸病与大人同，但药剂小耳。惊疳痘疹四证，当别论之。经曰：不能察其幼小者，谓冠壮易明，童稚难治也。

育婴四法集成篇，博采诸书尽格言，
人欲求嗣能读此，何忧丹桂不森森。

嗟夫！世之求嗣者，惟知问命卜，祷鬼神，而不知当务之为急也。余尝集《广嗣纪要》，列例十条：一修德，二寡欲，三择配，四调元，五感孕，六保胎，七护产，八育婴，九风水，十祈祷，求嗣之道尽矣。今集《育婴家秘》，又分四目：一曰预养以培其元，二曰胎养以保其真，三曰蓐养以防其变，四曰鞠养以慎其疾。预养者，即调元之意也；胎养者，即保胎之道也；蓐养者，即护产之法也；鞠养者，即育婴之教也。二书之论并行而不悖也。有志求嗣者合而观之，笃信而守之，则桂子森森，厥后其昌矣。

预养以培其元一

孕元立本章云：《易》曰，大哉乾元，万物资始；至哉坤元，万物资生！有生之初，虽阳予之，正育而充，必阴之主。因形移易，日改月化，无非神道之代终也。天之德，地之气，阴阳之至和，相与流通于一体，能顺时数，谨人事，勿动勿[①]伤，则生育之道得矣。昧者曾不知此，乃拂自然之理，谬为求息之术方，且推生死于五行，祈补养于药石，以伪胜真，以人助天，虽或有子，孕而不育，育而不寿者多矣。昔人论年老有子者，男不过尽八八，女不过尽七七，则知气血在人固有自量，岂外阴阳之定数哉！出《大全良方》。

凝形殊禀章云：《易》曰，男女媾精，万物化生，天地阴阳之形气寓焉。其禀赋也，体有刚柔，脉有强弱，气有多寡，血有盛衰，皆一定而不易也。以至分野奠域，则所产有多寡之宜，吉事有祥，则所梦各应其类。是故荆杨薄壤多女，雍冀厚壤多男。熊罴为男子之祥，虺蛇为女子之

① 勿：原作“而”，据忠信堂本改。

祥。是皆理之可推也。同上。

娠子论云：昔有人以妇人无子，问西京常器之者，乃曰：女人自少多病，服燥药无节，使天癸耗动，且早夭，终身无子。又有问衮伯宋大亨者，亦然。同上。

按《道藏经》云：有床子法云，妇人月信初止后一日、三日、五日，值男女旺相日，阳日阳时交合，有子多男。若男女禀受皆壮则多子，一有怯弱则少子。同上。

按《道藏经》云：有床子法云，妇人月信初止后，一日、三日、五日，值男女旺相日，阳日阳时交合，有子多男。若男女禀受皆壮则多子，一有怯弱则少子。同上。

《褚氏遗书》曰：男女交合，二情交畅。阴血先至，阳精后冲，血开裹精，精入为骨，而男形成矣。阳精先入，阴血后参，精开裹血，血入居本，而女形成矣。阴阳均至，非男非女之身，精血散分，骈胎品胎之兆。父少母老，产女必羸；母壮父衰，生男必弱。古之良工，首察乎此。补羸女先养血壮脾，补弱男则滋肾节色。气之偏瘁，与之补也。

东垣云：李和叔问，中年以来，得一子，至一岁以后，身生红瘤不救，后生四子，一二岁皆病瘤而死，何缘至此？翌日见之，谓曰：汝乃肾中伏火，精气中多有红丝，以气相传，生子故有此疾，俗名胎瘤是也。试观之，果如其言。遂以滋肾丸数服，以泻肾中火邪，补真阴不足，忌酒辛热之物。其妻以六味地黄丸以养阴血。受胎五月之后，以黄芩、白术二味作散啖五七服。后生子，前证不复作矣。按东垣先生此论，诚求子之要，百世不可易也。

丹溪云：无子之因，多起于父气之不足，岂可独归于母血之虚寒。况母之血，岂止于虚与寒而已哉？无子多因血少不能摄精，俗医率从子宫虚冷，投以热剂，如泰桂丸之类，煎熬脏腑，气血沸腾，祸不旋踵。按丹溪先生此论，诚可为妇人服热药子[①]之戒。全按《易》曰：天地细缊，万物化醇。设使阴阳偏胜，则不能成变化而生万物矣，男女亦然。故男之无子者，责精之不足也；女之无子者，责血之不足也。精气之不足，肾实主之，六味地黄丸其要药也。

补肾地黄丸

熟地八两　干山药四两　山茱萸肉四两　泽泻四两[②]　牡丹皮去心[③]　肉苁蓉酒洗，去鳞甲，三两[④]

共为细末，炼蜜为丸，如梧桐子大，每五十丸、空心、食前服，淡盐汤送下。

今人不知此理，男女[⑤]喜服壮阳之药，以快其欲，如附子、阳起石、鹿茸、硫黄、沉香、母丁香之类，女子喜饮暖宫之药，亟欲生子，如桂枝、吴茱萸、沉香、附子之类，以致自误，终身无生，反成热中，内则津液消耗，为消渴秘结之类；外则经脉壅滞，为痈疽之发也。生子之道，不在于药石也。设使情欲之感不节，变合之神不交，虽汤丸兢进无益也。必于平日，男子清心寡欲以养其精，女子忍性戒怒以养其血，至于交合之时，男悦其女，女悦其男，两情欣洽，自然精血混合而生子也。

胎养以保其真二

娠子论云：夫至精才化，一气方凝，始受胞胎，渐成形质，子在腹中，随母听

---

① 子：疑作“求子”，宜据上文“求子之要”补。

② 泽泻四两：万达本无剂量，今据忠信堂本补。

③ 万达本及忠信堂本均无剂量。

④ 万达本“酒洗”后为“去心、鳞甲”，无剂量，今据忠信堂本改。

⑤ 男女：据上下文义，当为“男子”。

闻。自妊娠之后，则须行坐端严，性情和悦，常处静室，多听美言，令人讲读诗书，陈说礼乐，耳不闻非言，目不观恶事，如此则生男女福寿敦厚，忠孝贤明。不然则生男女多鄙贱不寿而愚顽，此所谓因外象而内感也。昔太妊怀文王，耳不听恶声，目不视恶色，口不出恶言，世传胎教之道，此之谓也。

妊娠三月，名胎始，当此之时，血不流行，形象始化，未有定仪，见物而变。须知端正严庄，当令母见贵人，不可见状貌丑恶人也。欲生男，宜操弓矢，乘牡马；欲生女，宜著珥珰，施环珮；欲子美好，宜玩白璧，视孔雀；欲子贤能，宜看诗书，务和雅。吾见鄙俗妇人怀胎时，看搬傀儡，装神像，舞猴戏者，后来生子，貌多肖之。

胎养之法，有所谓转女成男者，亦皆理之自然也。如食雄鸡，取阳精之全于天产者；带雄黄，取阳气之全于地产者；操弓矢，藉芩芹，取阳物之见于人事者。气类潜通，造化秘密，必于三月兆形之先，仪象未具，阳可以胜用[①]，变女为男，理固然也。

气质生成章云：具天地之胜，集万物之灵，阴阳平均，气质完备，成具自尔，然而奇偶异常，有衍有耗，刚柔异用，有强有羸，血荣气卫，不能逃于消息盈虚之理，则禀赋之初，讵可一概而论。是以附赘垂疣，骈母枝指，侏儒跛躄，形气所赋，有如此者；疮疡痈肿，矇聋喑哑，瘦瘠疲瘵，形气之疾，有如此者。然则胚胎造化之始，精通气变之后，保卫辅翼，固有道矣。按此条禀赋之症，除疮疡属胎毒，皆禀赋之偏，不可治矣。

天有五气，各有所凑，地有五味，各有所入。所凑有节适，所入有度量，凡所畏忌，悉当戒惧，慎物以为养者，理固然也。以致调喜怒，节嗜欲，作劳不妄，而气血从之，皆所以保摄妊娠，使诸邪不得干焉。苟为不然，方禀受之时，一失调养，则内不足以为守中，外不足以为强身，气形弗充，而疾病因之。如食兔唇缺，食犬无声，食杂鱼而疥癣之嘱，皆以食物不戒之故也。心气被[②]惊而颠疾，肾气不足而解囟，脾胃不和而羸瘦，心气虚乏而神不足之类，皆以气血不调之故也。

全尝由此推广之。儿在母腹中，借母五脏之气以为养也。苟一脏受伤，则一脏之气失养而不足矣。如风则伤肝，热则伤心与肺，湿则伤脾，寒则伤肾，此天之四气所伤也。酸多则伤肝，苦多则伤心，甘多则伤脾，辛多则伤肺，咸多则伤肾，此地之五味所伤也。怒则伤肝，喜则伤心，思则伤脾，忧则伤肺，恐则伤肾，此人之七情所伤也。是以风寒暑湿则避之，五味之食则节之，七情之感则绝之，皆胎养之道也。若夫勿登高，勿临险，勿独处暗室，勿入庙社，勿恣肥甘之味，勿啖瓜果之物，勿犯禁[③]忌之方，所以调护辅翼者，各有道也。

如不利嗣息，或骄倨太甚者，动必成咎。虽邻家有所兴修，亦犯其胎气，令儿破形殒命。如刀犯者，形必伤；泥犯者，窍必塞；打惊者，色青黯；系缚者，相拘挛。如此诸例，验于形影，可不慎哉！

妊妇有疾，不可妄投药饵。必在医者审度病势之轻重，药性之上下，处以中庸，不必多品。视其病势已衰，药宜便止，则病去于母，而子亦无殒矣。

全尝集女科，凡孕妇无疾，不可服

---

① 用：疑为“阴”之误。

② 被：原作“火”，据忠信堂本改。

③ 犯字下原脱“禁”，据忠信堂本补。

药。设有疾，只以和胎为主，其疾以末治之。中病即已，勿过用剂也。故孕妇之病，宜柴胡和胎饮主之。

柴胡和胎饮

柴胡　黄芩君，条实沉水者佳　白术君，无油者佳，二味乃安胎之圣药　当归身酒洗　白芍臣　陈皮　甘草　紫苏茎叶，佐

挟伤风者，加葛根、葱白；挟伤食者，加枳壳、神曲；挟伤热[①]者，加知母、石膏；胸满者，加枳壳、桔梗；腹满者，加大腹皮；胎中痛者，加枳壳、砂仁；漏下血者，加阿胶、陈艾叶。如方加减，不可轻忽。水煎，食前服。

妇人有孕，至八九月间，宜服丹溪达生散，庶免难产之症。

大腹皮酒洗，一钱　人参　陈皮各五分　白芍　白术　当归各一钱　甘草炙，二钱

上细切，作一服，入姜七片，葱五叶，水煎服。

春加防风、川芎，夏加黄芩、黄连、五味子，秋加泽泻，冬加砂仁。

临产之时，胞浆已破，急进秘传催生如圣散，以免难产，即五苓散加车前子，顺取长流水，煎服。

蓐养以防其变三

蓐养之时，顺而易者，无苦也。设使逆而难者，必得稳婆之老、惯熟、谨慎、轻便者，辅翼调护之；苟非其人，则母子之免于患者，亦罕矣。

回气捷法　儿才生下即气绝、不啼哭，俗名闷脐生，即瘖生也。必是难产，或冒寒所致。急[②]以绵絮包裹，抱怀中，不可断脐带，且将胞衣置火上锅铫滚水中煮之，仍以热水于脐带抹之，使暖气由脐入腹，须臾气回，啼哭如常，方可浴洗，断去脐带。今乡俗见瘖生者，即连呼其父乳名，纵有醒者，如儿寐中呼唤惊醒也。

拭口时法　儿初生，稳婆急以绵裹指，拭儿口中恶物令净，方可浴秽，若不急拭，啼哭一声、咽下，则生百病矣。然仓卒之际或有不及如法者，古人有甘草法、黄连法、朱蜜法，用之殊佳。其法临月预备甘草一钱切煎，以绵裹指，蘸甘草汁，拭其口中令净；次用黄连细切五分捶碎，绵裹放甘草沸汤中，同浸泡汤，如上法拭口；拭毕，更用朱砂大豆许研极细入蜜、螺壳许[③]和之，拭儿口中，然后以乳乳之。此葛稚川真人时方也，非独能解恶秽之毒，亦可安神免疮疹惊风之疾。

又秘方

取儿胞衣上脐带一二寸许，焙为末五分　黄连末二分半　朱砂末一分

共研，用蜜和，当生下三日内抹儿口中令咽之，以解胎毒，名曰育婴解毒延龄膏。

又方

儿生下一日之内，用甘草一节长，炙透切细，以水二合，煮取一合，以绵裹指，蘸汁点儿口中约一蚬壳，吐出胸中恶汁，待其饥渴更与之，若两服不吐，尽一合止，则小儿智慧无病。

浴儿法

临产时，预取豮[④]猪胆一枚，以水七升，煮取四升，澄清浴儿，令长大及终身永无疮疥。

如儿生下，浴水未到，且以绵絮包裹，暖抱大人怀中。浴汤须调和，若冷热失宜，则令儿惊，亦致五脏疾矣。虽浴出亦当暖之，虽遇夏月，亦未可去其绵絮，以乍出母腹，不可令冒寒气也。

---

① 伤字下原脱“热”，据忠信堂补。

② 急：原作“必”，据忠信堂本改。

③ 许：忠信堂本无此字。

④ 豮：（fén）豕去势曰豮，义与豶（fèn）同。

儿生三日，浴用五枝汤。

桃　柳　棘　梅　槐各取嫩枝

加苦参，白芷，煎汤，去渣澄清，入猪胆汁浴之，不生疮疥。

断脐法　儿生下浴后，方可断脐，口咬最好，或以火燎而断之，或以剪放火烧热剪之。断后，艾炷从断处烧三壮，令暖气入腹，可免脐风之疾。断脐后用蕲艾杵烂和绵絮包护其脐，勿令犯脱。使寒湿之气入之，则成脐风、内痨之疾。断脐后，或脐已落未干时，或伤于风湿，或尿在抱裙之内，必成脐风、内痨腹痛，误儿命矣，慎之！慎之！

哺儿法　儿生下后，产母乳汁未行，必择乳母年壮体厚，乳汁浓白者，以乳之可也。产母乳汁既行，必须揉而捏去之，此乳不可哺也。积滞之气，恐损儿也。

凡儿吮乳，初则乳汁渐行，其来尚缓而少，久则如泉涌出，急而且多，急取出之，恐儿气弱，吞咽不及，错喉喷吐，伤胃气也。

儿生七日，助谷神以导达肠胃。用粟杵烂煮粥饮，与乳母，日与一二匙吃，或用粳米研烂亦佳。

刮泡法　儿生后十日之内，常抱向明处，视其口中悬痈，上腭有小泡子如珠堆积者，急用银挖耳刮去之，或以手指甲刮去之，任以软绵拭去恶血，煎甘草汤洗之。不然，则泡落成疾，不可救矣。

通便法　儿初生后，大小便不通，腹胀欲绝者，急令妇人以温水漱口，亟吸咂儿前后心并脐、两手足心，共七处，每一处凡三、五次。漱口吸咂，取红赤为度，须臾自通，不尔，无生意。

又古方[①] 用

皂角烧存性，研为细末，炼蜜作丸，如枣核样，内谷道中，即通。

贴囟法　儿生后，鼻塞气倨，吮乳不得者，用天南星一钱，北细辛五分

共为细末，生姜汁、生葱汁共调成膏，涂贴囟上，自愈。

牛黄法　儿生三日，去[②] 惊邪，除恶气，用真牛黄大豆许，细研以后，蜜加酸枣许，共研匀，以绵蘸之与吃，一日令尽。

鞠养以慎其疾四

养子须调护，看成莫纵驰，
乳多终损胃，食壅即伤脾。
衾厚非为益，衣单正所宜，
无风频见日，寒暑顺天时。

丹溪曰：人生十六岁以前，气血俱盛，如日方升，如月将圆，惟阴常不足。故童子裳不裘帛。前哲格言。裳，下体之服；帛，温软甚于布也；裘，皮衣，温软甚于帛也。盖下体主阴，得寒则阴易长，得温暖则阴暗消。是以下体不与绢帛夹厚温暖之服，恐阴气受伤[③]，是为确论。

小儿始生，肌肤未实，不可暖衣，暖甚则令肌肤缓弱，宜频见风日。若不见风日，则肌肤脆软，易得损伤。当以父母着过破絮旧衣，勿加新绵，天气和暖之时，宜抱向日中嬉戏，数见风日，则血凝易刚，肌肤坚实，可耐风寒，不致疾病。若藏于帐帏之内，重衣温暖，譬如阴地草木，不见风日，软脆不任风寒。当以薄衣，但令背暖。薄衣之法，当初秋习之，不可卒减其衣，否则令中风寒。所以从秋初习之者，以渐稍寒。如此则必耐寒，冬月但着两薄襦一复裳耳。若不忍见其寒，适当略加耳。若爱而暖之，适[④] 所以害

---

① 古字下原脱“方”，据忠信堂本补。
② 去：原作“出”，据忠信堂本改。
③ 恐阴气受伤：原作“恐防阴气”，据忠信堂本改。
④ 之字下原脱“适”，据忠信堂本补。

之也，又当消息，勿令汗出。如汗出则表虚，风邪易入也。昼夜寤寐，当[①]常慎之！

丹溪曰：小儿气血俱盛，食物易消，故食无时。然肠胃尚脆而薄[②]，若稠粘干硬，酸咸辣甜，一切鱼肉瓜果酒面，烧炙煨炒，但是发热难化之物，皆宜禁绝。只如生栗、干柿、熟菜、白粥，非惟不能纵其口，且可养其德。盖生栗味咸，柿干性凉，可以养阴之助。然栗大补，柿大涩，俱为难化，亦宜少与。妇人无知，惟务姑息，畏其啼哭，无所不与，积成痼疾，虽悔何及。所以富贵骄养，有子多疾。

按：陈氏曰小儿宜吃七分饱者，谓节之也。小儿无知，见物则爱，岂能节之？节之者，父母也。父母不知，纵其所欲，如甜腻粑饼、瓜果生冷之类，无不与之，任其无度，以致生疾，虽曰爱之，其实害之。

丹溪曰：乳子之母，尤宜谨节。饮食下咽，乳汁便通；情欲动中，乳脉便应；病气到乳，汁必凝滞。儿得此乳，疾病立至，不吐则泄，不疮则热，或为口糜，或为惊搐，或为夜啼，或为腹胀。病之初来，其溺必少，便须询问，随证调治。母安子亦安，可消患于未形也。

小儿啼哭正甚，其母强以乳哺之，啼哭未息，逆气未定，被乳所阻，乳又被气滞，积于胸中，便成疾也。吐泻、噎痢、腹痛、痞满、疳痨之病从此起矣。

小儿在腹中，赖血以养之，及其生也，赖乳以养之。乳，积血所化也。未及一岁之后，不可便以肉果啖之，胃薄脾脆，不能消化也。乳者，饮食之津液。其母亦当淡滋味，一切酒面肥甘之热物，瓜果生冷之寒物，皆当禁之。苟不知禁，气通于乳，犹儿食之，以成寒热之病，乳母之过也。

凡乳母大醉后勿乳，大劳后勿乳，大怒后勿乳，房事后勿乳，有热病勿乳，其子啼哭未止勿乳，睡未醒勿乳，饱后勿乳。夜间母必起坐床上，抱起儿乳之，勿侧卧乳。乳后抱其子，使其身直，恐软弱倾侧，致乳溢出也。不尔，皆令儿病。

陈氏养子十法云：一要背暖，二要肚暖，三要足暖，四要头凉，五要心胸凉，六勿令忽见一非常之人，七脾胃要温，八儿哭未定勿使饮乳，九勿服轻、朱，十宜少洗浴。大凡小儿冬不可久洗，浴则伤冷；夏不可久浴，浴则伤热。频浴则背冷而发惊。若遇热时，以软绢蘸汤拭之可也。

小儿脐带未落时，不可频浴，浴则水入脐中，脐风、撮口皆从此起。

小儿神气衰弱，忽见非常之物，或见未识之人，或闻鸡鸣犬吠，或见牛马禽兽，嬉戏惊吓，或闻人之叫呼，雷霆铳爆之声，未有不惊动者也，皆成客忤惊痫之病。盖心藏神，惊则伤神，肾藏志，恐则志失，大人皆然，小儿为甚也，凡小儿嬉戏，不可妄指他物，作虫作蛇，小儿啼哭，不可令人装扮欺诈，以止其啼，使神志昏乱，心小胆怯成客忤也。不可不慎。

小儿玩弄嬉戏，常在目前之物，不可去之，但勿使之弄刀剑，衔铜铁，近水火，见鬼神耳。

小儿能言，必教之以正言，如鄙俚之言勿语也。能食则教以恭敬，若亵慢之习勿作也。能坐能行则扶持之，勿使倾跌也。宗族乡党之人，则教以亲疏尊卑长幼之分，勿使谍嫚。言语问答，教以诚实，勿使欺妄也。宾客往来，教以拜揖迎送，勿使退避也。衣服器用，五谷六畜之类，

---

① 当：原作“常”，据忠信堂本改。

② 薄：原作“窄”，据忠信堂本改。

遇物则教之，使其知之也。或教以数目，或教以方隅，或教以岁月时日之类。如此则不但无疾，而知识亦早矣。

凡小儿专爱一人怀抱，见他人则避之，此神怯弱也。抱之则喜，放之行坐则哭者，此气虚弱也。喜食甘味，腹有虫也。

小儿周岁有病者，勿妄用药，调其乳母可也。不得已而用，必中病之药。病衰则已，勿过其则[①]也。

幼科有拿掐法者，乃按摩之变也。小儿未周岁者，难以药饵治，诚宜之则可以治外邪，而不能治内病也，能治小疾及气实者，如大病气虚者用之，必误儿也。为父母者，喜拿而恶药，致令夭折者，是谁之过欤？

父母常将幼子怜，儿因爱恤取愁烦，
育婴家秘无多术，要受三分饥与寒。

人之无子者，置姬妾，觅方术，问命卜，祷鬼神，其心劳矣。及其生子，爱恤之深，保养之失，过于热也，热则生风；过于饱也[②]，饱则成积。医不择良药，或犯毒不可救也。柳子种木传云：虽曰爱之，其实害之。所以取辟也。

谚云：若要小儿安，常受三分饥与寒。饥，谓节其饮食也；寒，谓适其寒温也。勿令太饱太暖之意，非不食不衣之谬说也。

头要清凉背要温，露其下体养真阴，
天时勿犯如春候，寒热乖违客气侵。

此言适其寒温之法也。头者六阳之会，常要凉，不可缠裹。腹为阴，背为阳，皆脏腑之俞募也，常要和暖，不可使露。小儿纯阳之气，嫌于无阴，故下体要露，使近地气，以养其阴也。天时者，即寒热也。春者，温和之气，万物皆赖以生长也。谓襁褓之中，寒不犯寒，热不犯热，常如春气温和时，以长养儿之身体，若有乖违，寒热之客气来侵矣。

乳为血化美如饴，肉谷虽甘更乱真，
到得后来能食日，莫教纵恣损脾阴。

此言节其饮食之法也。儿在母腹之时，赖血以养。既生之后，饮食之乳，亦血之所化也。虽有谷肉，不可与之，以乱其肠胃中和之气。至于能食，犹当节之，不可纵其所好，以快其心。因而致病者多矣。《内经》曰：饮食自倍，肠胃乃伤。不可不慎也。

耳目之神寄在心，异闻异见易生惊，
痰生气逆因成痫，恨煞终身作废人。

初生小儿未与物接，卒有见闻，必惊其神。为父母者，必慎之可也。若失防间，致成惊痫，为终身之痼疾，有子何益。

医不执泥曰上工，能知富贵与贫穷，
生来气体分清浊，居来看承又不同。

人有恒言富贵之子多病者，其气清，其体薄，而过于饱暖也。贫贱之子少病者，其气浊，其体厚，而常受饥寒也。上智之医识得此意。观父母，而知其气禀之厚薄；观形色，而知脏腑之虚实。猛峻之药，不可妄加；和平之方，亦不可执用也。

人之受病者，有富贵贫贱之殊。自天地视之，皆其所生者也，无一人不养焉，则无一人不爱矣。医者，仁术也，博爱之心也，当以天地之心为心，视人之子犹已之子，勿以势利之心易之也。如使救人之疾，而有所得，此一时之利也。苟能活人之多，则一世之功也。一时之利小，一世之功大。与其积利，不若积功。故曰："古来医道通仙道，半积阴功半养身"。

小儿初诞多胎疾，能食过多为食积，

---

① 则：疑为"剂"之误。

② 饱字下原脱"也"，据忠信堂本补。

于斯二者作提纲，仲阳复起从吾议。

小儿之疾，如痘疹、丹瘤、脐风、变蒸、斑黄、虫疥、解颅、五软之类，皆胎疾也。如吐泻、疟痢、肿胀、痞积、疳痨之类，皆伤食之疾也。惟发热咳嗽，或有外感风寒者。故曰小儿之疾，属胎毒者十之四，属食伤者十之五，外感者十之一、二。

惊痫原来肝有余，脾常不足致疳虚，

形体不全知肾弱，上医会得谨其初。

大抵小儿脾常不足，肝常有余。肾主虚，亦不足也。故小儿之病，惊风属肝，疳痨属脾，胎气不足属肾。上医治病，必先所属而预防之。故曰："不治已病治未病"。

家传三法

家传三法救孩童，惊痫须防用抱龙，

胎禀怯时宜补肾，肥儿癎病[①]有奇功。

治痫用琥珀抱龙丸，治疳用肥儿丸，治胎禀不足，用补肾地黄丸。此三方者，祖训相传，子孙敬守。

抱龙丸解　抱者，养也。龙者，纯阳之物。盖震为龙，东方乙木也，为少阳之气，时至乎春，乃万物发生之始气也。乙者，肝木也。肝为风木，初生小儿，纯阳无阴，龙之象也。肝为有余，少阳之气壮也。肝主风，小儿病则有热，热则生风，上医虑之，制此方以平肝木，防惊风，此抱龙之名义。

钱氏抱龙丸，壮实儿宜用之。然内有雄朱金石之药不可服，如麝香之耗真气，能引风邪入里，如油之入面，不得出也。故人皆禁之，不可用也。

琥珀抱龙丸内用补益之药，人皆喜而用之。然有枳壳、枳实二味，能散滞气。无滞气者，能损胸中至高之气。如急慢惊风[②]及元气弱者，减去此二味，可用当归、川芎各二两代之。然琥珀、天竺黄二味，须择真者。

钱氏抱龙丸　治伤风瘟疫，身热昏睡气粗，痰实壅嗽。又治惊风潮搐及蛊毒者。盛暑沐浴后并可服。壮实小儿，宜时与服之。

雄黄二钱半，飞　辰砂五钱，另研　天竺黄一两　胆南星四两　麝香五分

共为末，煮甘草水为丸，皂角子大，温水化下。百日儿，每丸分作三服。

琥珀抱龙丸　理小儿诸惊，四时感冒风寒，湿痰邪热至烦躁不宁，痰嗽气急及疮疹欲出发搐，并宜可服。

真琥珀　天竺黄　檀香细锉　人参去芦　白茯苓各一两半　粉甘草去节，三两　枳壳麸炒　枳实麸炒，各一两　朱砂飞，五钱　胆南星一两　山药一斤，去黑皮　金箔百片

取见成药末一两，同在乳钵内，研极细、杵，仍和前末用。上为末和匀，取新汲井水为丸，如此○样大粒，阴干，每服用薄荷汤化下。

肥儿丸　小儿脾胃素弱，食少而瘦，或素强健，偶因伤食成积而瘦，或因大病之后而瘦者，宜服之。

人参　白术各二钱　陈皮　白茯苓去皮，各一钱半　甘草炙　木香　砂仁　青皮　神曲炒　麦芽炒　使君子肉各一钱　山药　莲肉去心，各二钱　桔梗一钱

共为细末，荷叶浸水，煮粳米粉为丸，米饮下。此参苓白术散加减以治疳病将成之圣药也。

腹中有癖者，加三棱、莪术各煨，九肋鳖甲醋炙，各一钱半。

有热者，加北柴胡二钱，黄芩、黄连、芦荟、干蟾烧存性，各一钱半。

---

① 癎病：忠信堂本作"疳疾"。

② 惊字下原脱"风"，据忠信堂本补。

瘦太甚者，加当归、川芎各二钱。

泄泻者，加肉豆蔻面包煨、诃子肉各一钱。

疳瘦食少者，去麦芽、神曲。

乳母须求不病人，择其体厚性和平。
不贪口腹无淫欲，鞠养何求子不成。

养子之道，当择乳母，必取无病妇人，肌肉丰肥，性情和平者为之，则其乳汁浓厚甘美，莹白温和，于子有益。如病寒者，乳寒；病疮者，乳毒；贪口腹者，则味不纯；喜淫欲者，则气不清，何益于子？故宜远之。

幼科精熟是专门，寿夭平时认得明，
色脉合观知五脏，补虚泻实药通神。

古语云：三折股肱为良医，谓历练熟也。故幼科精专者，凡小儿之寿夭，先了然于目中矣。病不可治，必不可治也。至于临病之时，观形察色，便知五脏之证治，所以补之泻之，意之所生，有通神之妙也。

辨小儿寿夭

小儿寿夭最难明，只在良工眼力精，
形气有余为寿相，如其不足岂遐龄。

小儿寿夭，须观形气。如形实气实者，此禀气有余，为寿相，无病易养。如形虚气虚者，此禀气不足，为夭相，多病难养。盖儿之生也，受气于父，成形于母。父母俱强者，则形气有余；父母俱弱者，则形气不足。父强母弱则气有余，父弱母强，则气不足，而形有余也。大抵寿夭穷通，聪明愚痴，皆以预定，岂能逃乎？小儿所禀，全赖父母之余气以长形质。故肥不可生瘦，瘦不可生肥，大小与父母不等，则难养也。虽初生多患，若形体相称，则寿也。小儿面舒，转首迟滞，稍费人雕琢者，寿之兆也。若小儿预知人意，身轻力弱者，难养也。古人有言，譬如梅花早发，不睹岁寒；甘菊晚荣，终于年事。故知晚成者，寿之兆也。若小儿阴小而黑，与身相等者，可养之子。若阴大而白者，难养也。若小儿形体弱，头面多青脉，精神昏瘁者，难养。若小儿刚悍，眼目俊朗，神气爽健，发绀而泽者，寿之相也。若小儿精神实，则少病，故易长成也。若形瘁而多病者，难养也。若小儿黑珠少，白睛多，面色㿠白者，非寿之相也，纵长不及天年。若青珠大而白睛少，面色黑，形不淡者，亦要观其眼中，黑白分明，表里相称，曰寿曰康；若黑珠动摇，光明闪烂，纵长亦应目疾，寿亦不及四旬也。

头圆背厚腹如垂，目秀眉清鼻准齐，
耳角分明口方正，肾坚肉实体丰肥。

头者，髓之海也，肾主骨髓，头圆则肾足矣。背者，五脏之所附也，背厚则五脏安矣。腹者，水谷之海也，腹大则水谷盈矣。目者肝之窍，耳者肾之窍，鼻者肺之窍，口者脾之窍，七窍无阙则形全矣。脾主肉，肉实者脾气足也。肝主筋，筋强者肝气足也。肾主骨，骨坚者则肾气足矣①。

腮妍发绀形表端，二便调和里气安，
脚健项肥囊紧小，肌肤温润更红鲜。

腮妍如桃，发黑如漆，此表实也。小便长，大便润，此里实也。脚者，身之柱也，柱壮而强，则身不挠。项者，头之茎也，项长而肥，则头不欹。囊者，宗筋之会也，囊黑而小，如荔枝者寿。肌肉者，荣卫之所舍也，温润红鲜，则荣卫宣畅，而气血足矣。

性静神安状若愚，自然精彩与人殊，

---

① 骨坚者则肾气足矣：原作“骨气足则肾坚矣”，据忠信堂本改。

乐然后笑不多哭，若到眠时不久嘘。

英华不露，神气内藏，此非凡儿相也。心主笑，不妄笑者，心气足也。肺主哭，不多哭者，肺气足也。又哭气不绝连绵者，肺气实也。脾主睡，睡不久者，脾气实也。此上三条，皆寿相也，其儿无病而易养也。

头破露缝眼露睛，鼻干唇缩口流津，
发稀项软腓腨小，满面纷纷青紫筋。

诸阳皆会于头，头破则阳上衰矣。诸阴皆起于足，腓腨者，足肚肉也，小则阴下衰矣。鼻为肺窍，鼻干则肺气衰矣。唇口为脾窍，唇缩流津，脾气衰矣。发为血余，发稀则血衰矣。项为天柱，项软则柱折矣。青紫之筋，皆风热之候，散见于面，必多惊痫之病。

形枯色夭欠火晶，肚大筋浮泻利频，
虫疥浸淫多叫哭，见人语笑弄精神。

形枯色夭者，此表虚也，泻利无时者，此里虚也。疥疮啼哭多笑语者，皆阳火妄动之候。此上三条，皆夭相也，其儿多病而难养。

辨小儿形色

小儿有病观形色，青主惊风红主热，
黄为伤食白主疳，若中恶时其面黑[①]。

肝主风，其色青。心主热，其色红。脾主谷，其色黄。白者，气血不荣于面也，故主疳。黑者，凶色也，故主中恶。

气色须看何部中，心主正额火光红，
左颊木肝右金肺，颏[②] 为肾部鼻脾宫。

此以五形分部位也。肝属木，东方，故于左颊候之。肺属金，西方，故于右颊候之。心属火，南方，故于额上天庭候之。肾属水，北方，故于颏[③] 下地阁候之。脾属土，中央，故于鼻准候也。

肝病须观眼目中，脾唇心舌自相通，
肺有病时常在鼻，肾居耳内认其宗。

此以五窍分五脏也。肝之病见于目，心之病见于舌，脾之病见于唇，肺之病见于鼻，肾之病见于耳，各随寒热虚实决之。

目扬面赤热生风，眉皱呻吟腹痛攻，
面肿色黄知癖疾，发稀面白有疳虫。

肝主风，目扬者，肝病也。扬者，直视也。心主热，面赤者，心病也。风热相搏，必生惊搐。人有痛则眉皱而呻吟。诀云：痢疾眉头皱，肠中痛。脾主湿，湿胜则肿，面肿色黄，故知脾病。宿食成积，积久成癖。疳者，津液不足之病也。发稀面白，血之虚也，疳病多虫。

下痢应嫌面貌妍，惊风面赤亦堪怜，
咳嗽面白为真色，青绕唇傍青紫筋。

诀云：泻不定，精神好者，死。风病，面如涂朱者，死。咳久不止，面皖白者，肺之真脏色见也。

小儿疾厄命宫寻，虎口三关食指纹，
欲知死生无错误，不离五色认分明。

命宫，谓山根也。小儿山根断绝，青红紫黑筋横拦者，多病难养。《相法》云："山根青色，出胎频见灾危是也"。男左女右，手指横纹初节曰风关，中节曰气关，三节曰命关，谓之虎口纹。青主惊，赤主热，黑主水，其纹曲向内者病在内，曲向外者病在外。其纹初节止者病轻，上至次节[④] 者病重，过三关者死。下大上小者吉，下小上大者凶。

要知虎口气纹脉，到指看纹分五色，

---

① 黑：原作"热"，据下文及忠信堂本改。
② 颏：原作"额"，据忠信堂本改。
③ 颏：原作"额"，据忠信堂本改。
④ 次字下原脱"节"，据忠信堂本补。

黄红安乐五脏和，红紫依稀有损益，
紫青伤食气虚烦，青黑之时证候逆，
忽然纯黑在其间，好叫医人心胆寒。
若也直上到风关，粒米短长分两端，
如枪冲射惊风至，分作枝叉有数般，
弓反里顺外为逆，顺逆交连命似[①]难，
叉头长知犹可救，如此医师仔细看。

辨小儿脉息

小儿未损天真气，指下脉来宜有力，
大滑数实最为良，细涩迟虚终不吉。

脉大者，气实也。脉滑者，血实[②]也。六至为数，脉来有力，皆禀赋有余之脉也。脉细者，气虚也。脉涩[③]者，血虚也。三至为迟，虚则无力，皆[④]禀赋不足之脉也。小儿寿夭，以此辨之。

一息六至号平和，八至之说不可凭，
四至以下虚冷惫，八九十至热生惊。

小儿之脉，一呼三至，一吸三至，谓之一息六至，乃和平无病之脉也。诀云：八至为平和脉者，勿从。一息四至曰离经，三至以下谓之损脉，为虚冷疳痨之病。一息八至曰离经，九至以上谓之至脉，为实热惊风之病。

辨小儿脉证治

上医色脉尽须明，虚实证治如法行，
有一乖违即不中，为儿作祸犯天刑。

《内经》曰：能合色脉，可以万全。盖上医之治小儿也，以色合脉，以脉合色，实则泻之，虚则补之，不违其[⑤]制，万全之道也。且如两腮红者，色实也；脉急数者，脉实也；大便秘，小便黄，渴不止，上气急，足胫热者，实证也。有此三实者，宜以寒凉之药泻之，所谓不可服热药者，有七也。如面㿠白者，色虚也；脉微沉者，脉虚也；粪色青，腹虚胀，呕乳，见眼珠青，足胫冷，虚证也。有此三虚者，宜以温热之药补之，所谓不可服寒药者，有七也。今之粗工，色脉证治，茫然无知，妄作汤丸，夭儿性命，天必谴之。

药必对证无差错，中病即已勿太过，
待其来复真气生，食养尽之无补佐。

谓此治病之要术也，色脉证治，了然在心。故以寒治热，以热治寒，实则泻之，虚则补之，皆对病之方药也。服药之后，中病即已，勿过其制者，即《内经》大毒治病，十去其三；小毒治病，十去其五；无毒治病，十去其七之法也。《内经》曰：及其衰也，待其来复。谓病衰其半，即止其药，以待其真气之发生，又以乳食之养，助其发生之气。谚云：药补不如食补者是也。粗工不知此理，攻寒令热，寒未退而内热已生；制热令寒，热未除而中寒又起，欲求其适，安可得乎？夭札之由，必始于此。此条治法，亦吾吃紧为人处。

小儿用药择其良，毒药毫厘不可尝，
邪气未除真气损，可怜嫩草不耐霜。

良，谓气味平和，无毒之药也。毒，谓猛峻蚀利，瞑眩之药也。故小儿之病，实则泻之，如泻青、导赤、泻白、泻黄之类；虚则补之，如安神、异功、阿胶、地黄之类。如凉惊治热，理中治寒，抱龙治痫，肥儿治疳之类，皆和平无毒之剂，此吾家秘传之良方也。如巴豆、牵牛，虽未尝不用，亦不敢专用也。予见今之行幼科

---

① 似：原作“以”，据忠信堂本改。
② 实：原作“虚”，据视履堂本改。
③ 涩：原作“滑”，据视履堂本改。
④ 皆字下原衍“则”，据忠信堂本删。
⑤ 其：原作“则”，据忠信堂本改。

者，以硇砂治积，轻粉治痰，以砒治疟，以硫治寒，皆是大毒之药，小儿之肠胃娇脆，安能当此毒也。

小儿汗下勿轻尝，实实虚虚必损伤，
寒热误投如太过，温中解毒有奇方。

按仲景治伤寒法云：不应汗而汗之者，为斑疹、惊惕、汗不止之证，所谓桂枝下咽，阳盛则毙也。不应下而下之者，为痞满、腹痛、吐泻、肠滑不止之证，所谓承气入胃，阴盛乃亡也。

小儿有病不可下，不热自汗兼自泻，
神困囟陷四肢冷，干呕气虚神怯怕，
吐虫面白发焦穗，疳瘦潮热食不化，
鼻塞咳嗽及虚痰，脉细肠鸣烦躁呀，
若将有积与疏通，是谓虚虚诚可怕。
孩儿实热下无妨，面赤睛红气壮强，
脉上弦洪肚上热，痄腮喉痛尿如汤，
屎硬腹胀胁肋满，四肢浮肿夜啼长，
遍身生疮肚隐痛，下之必愈是为良。

如误服寒凉药过多者，以致脾胃虚弱，胃脘痛，宜温胃散主之。

陈皮　黄芪炙，各七钱　砂仁　甘草炙　厚朴姜汁炒　益智仁各四钱　白豆蔻仁　泽泻　干姜炮　姜黄各三钱　人参二钱

共为细末，每服五分至一钱，水煎去滓，食前温服。

如误服热药太过者，以致烦躁闷乱，或作吐，或狂，或渴，宜先解毒，绿豆粉饮主之。

绿豆粉一两，黄连炙　干葛　甘草生，各半两

三味共为末，同绿豆粉杵匀，每服五分至一钱，淡豆豉汤温调服。

如小儿病惊，多用药性太温及热药治之，有惊未退而别生热证，有病愈而致热证者，有反为急惊者，甚多[①]。当问病家[②]因何得之，曾以何药调之。可用解毒之药，无不效也。以豆卷散主之。

贯众　板蓝根　甘草炙　大豆黄卷以水浸黑豆生卷是也，晒干，各一两

共为末，服五分至一钱，水煎去渣服

芽儿嫩小不耐伤，针灸汤丸莫妄尝，
破肉损筋成瘦[③]疾，坏肠败胃作余殃。

初生小儿，内外脆薄，药石针灸，必不能耐也。良工当以爱其己子之心，而爱人之子，怜惜之，抚摩之，未可轻治，为儿作祸也。书曰：如保赤子，其爱养之谓欤，为父母者，不可不知。

病来发热不惺惺，不信医师信鬼神，
龙术祝由真人诀，未闻牲杀解病惊。

经曰：惑于鬼神者，不足与言至德，故有信巫不信医之戒。祝由科龙术所传，乃移精变气之术，如祷鬼神之事，徒杀牲耳，何益哉！

病不可治对人言，病可医时用意专，
三法始经常记忆，勿伤脾胃反成愆。

古语云：病不可治，即宜早告，不可隐忍，遭人耻笑。诚哉是言也。其病可治，视人之子如己子，调护保养，无所不至可也。然有三法：初用猛法，以攻病之药去之，不可恶攻而爱补，反助其邪，为儿之害；中用宽猛相济，病久不除，乳食必少，脾胃失养[④]，于补脾药中加攻病药，看儿强弱加减；末则用宽法，儿病既久，久则成疳，只以补脾胃为主，正气完则邪气自尽矣。

五脏证治总论

五脏之理与五脏之方真万氏独步[⑤]。

---

① 甚多：忠信堂本无此二字。
② 当问病家：原作“当病者数日”，据忠信堂本改。
③ 瘦：忠信堂本作“瘤”。
④ 失养：原作“大卷”，据忠信堂本改。
⑤ 此十四字疑为后人所加。

是病皆从五脏生，不知脏腑亦徒然，
细将色脉相参合，对证裁方治不难。

五脏平和则病不生，或寒暑之违和，或饮食之失节，则风伤肝，暑伤心，寒伤肺，湿伤肾，饮食伤脾，而病生矣。语其色，则肝青，心赤，脾黄，肺白，肾黑也。语其脉，则肝弦，心洪，脾缓，肺毛，肾沉也。语其证，则肝主风，心主惊，脾主困，肺主喘，肾主虚也。语其治，则心肺脾三脏有补有泻，肝则有泻无补，肾则有补无泻也。色脉证治，本诸五脏。心中了了，谓之上工。

五脏之中肝有余，脾常不足肾常虚，
心热为火同肝论，娇肺遭伤不易愈。

人皆曰：肝常有余，脾常不足。予亦曰：心常有余，肺常不足。有余为实，不足为虚。《内经》曰：邪气盛则实，真气夺则虚。此所谓有余不足者，非经云虚实之谓也。盖肝之有余者，肝属木，旺于春。春乃少阳之气，万物之所资以发生者也。儿之初生曰芽儿者，谓如草木之芽，受气初生，其气方盛，亦少阳之气，方长而未已，故曰肝有余。有余者，乃阳自然有余也。脾常不足者，脾司土[①]气。儿之初生，所饮食者乳耳，水谷未入，脾未用事，其气尚弱，故曰不足。不足者，乃谷气之自然不足也。心亦曰有余者，心属火，旺于夏，所谓壮火之气也。肾主虚者，此父母有生之后，禀气不足之谓也。肺亦不足者，肺为娇脏，难调而易伤也。脾肺皆属太阴，天地之寒热伤人也，感则肺[②]先受之，水谷之寒热伤人也，感则脾先受之，故曰脾肺皆不足。

肝脏证治

肝为风木主生风，形证昭然在目中，
虽然泻之无用补，少阳生气与春同。

肝者，足厥阴风木也。木生风，故主风。钱氏云：肝主风，实则目直视、大叫，呵欠、顿闷、项急，虚则咬牙、多欠。气热则外生，气湿则内生，此肝病之证也。肝之窍在目，故有病常以目候之，如肝有风，则目连劄，肝有热，则目直视，肝疳则白膜遮睛之类是也。又肝主筋，肝病则筋急，为项强，为搐搦牵引。肝主怒，病则性急大叫，哭甚则为卵肿，俗呼气卵是也。肝在下焦，热则大小便难。肝藏魂，肝热，手寻衣领及乱捻物，甚则撮空摸床，此丧魂之病也。

肝病，钱氏有泻青丸一方而无补者，谓其气有余也。然肝乃少阳之气，所以养生者也，肝无病固不可泻以伐生气，亦不可补以助长也。

肝胆原来从火治，木中有火无人识，
水不能胜号龙雷，惟有甘温差可制。

肝胆之病从火治者，木中原有火。燧人氏传云：知空有火，丽木则明，此其验也。肝胆之火，水不能灭，寒不能胜，又谓龙雷之火。惟甘温之剂，如人参、甘草之类，可以制之也。故曰：甘能泻火也。《内经》曰：辛以散之，如川芎、防风之类。又曰：辛甘发散为阳，以辛甘之药，合而用之，所谓火郁则发之。此治肝病之大略也。

肝热以泻青丸，当归芦[③]荟丸泻之。肝实同法。肝虚以六味地黄丸补之。肝乃肾之子，虚则补其母也。肝寒以温胆汤及吴茱萸、生姜之类。

儿病，目视物不转睛者，或斜视不转者，或目合不开，或目开不合，或哭无泪，或不哭泪自出者，皆肝绝也。

泻青丸　治肝热急惊搐搦。钱氏云：

① 土：原作“火”，据忠信堂本改。
② 肺：原作“肝”，据忠信堂本改。
③ 芦：据下文及药物组成，当作“龙”。

气温则内生，气热则外生，谓口中之气也。此方治气热则外生急搐之症。

羌活 大黄包煨 川芎 山栀子仁 胆草 当归 防风各等分

炼蜜为丸，鸡头子大，每服半丸至一丸，竹叶汤同砂糖温水化下。

当归龙荟丸 治肾水阴虚，风热蕴积，时发惊悸，筋惕搐搦，神志不宁，荣卫壅滞，头目昏眩，肌肉瞤瘈，胸膈咽嗌不利，肠胃燥涩，躁扰狂越，詈骂惊骇，火热等症。钱氏云：气温则内生惊搐者，此方主之。

当归 龙胆草 大栀子 黄连 黄柏 黄芩各一两 大黄 芦荟 温青黛各半两 木香一钱 麝香五分

蜜丸，如小豆大，姜汤下，每二三十丸。

六味地黄丸 见后肾脏。

温胆汤 治心胆虚怯，触事多惊，亦治水气怔悸。

半夏制 枳壳制 白茯苓各一两 橘红一两半 甘草炙，五钱

锉，和匀，每服三钱半，姜七片，枣三枚，刮竹青一块，如钱大，水煎服。或加制远志尤妙。

不睡者，胆寒也，加酸枣仁炒。若喜睡者，胆热也，酸枣仁生用。

心脏证治

心为神舍易生惊，色脉相通恶热侵，
实则避嫌惟泻腑，如虚从胜要安神。

《内经》曰：心者，君主之官，神明出焉。儿之初生，知觉未开，见闻易动，故神怯而易生惊也。钱氏云：心主惊，实则叫哭，发热，饮水而搐；虚则困卧，悸动不安，此心病之证也。心主血脉。色者，血之萃；脉者，心之合也。如色见红润，脉来大数者，此心气有余之象，其儿易养。如色见昏黯，脉来沉细者，此为不足，其儿多病难养。此观其形色脉，以知其心中之虚实也。心恶热，与风相搏则发搐，故肝生风，得心热则搐也。心属火，火盛则津液干而病渴。心藏神，热则神乱而卧不安。喜合面睡卧者，心气热，则胸中亦热，欲言不能，而有就冷之意，故合面卧。心气实，则气上下行涩，合面则气不通，故喜仰卧。有努其身而直伸者，谓之上窜，亦心热也。舌者，心之苗。热则舌破成疮，又为重舌、木舌、舌长出不收之病。《内经》曰：诸痛痒疮疡，皆属于心火。儿病瘤丹、斑疹、龙缠虎带，虫疥瘰疮，皆心火之病也。

钱氏治心热病以导赤散。夫导赤乃泻小肠之药也。心为君主，不可犯之，泻其腑者，以避嫌也。心虚则主不安，故以安神丸补其脏也。

心为君主岂容邪，客热来侵事可嗟，
泻实补虚有成法，何须方外觅灵砂。

心为火脏，常苦缓散而不收。孙真人立生脉散，夏月取之，以五味子之酸，能收耗散之气也。治儿心病者，扩而充之可也。故心热病生于内者，宜导赤散、泻心汤、东垣安神丸之类；生于外者，如口舌生疮，洗心散主之。心气虚者，钱氏安神丸；虚易惊者，琥珀抱龙丸。《内经》曰：以苦泻之，黄连是也。以咸补之，泽泻、车前子是也。神气浮越，多惊悸者，宜朱砂、赤石脂、龙骨以镇之。如心病久，汗出发润，或舌出不收，或暴哑不语，或神昏愦乱，或斑疹变黑，此皆心绝之候，不治。

导赤散 治心热及小便赤，夜啼。

生地 木通 甘草炙，各等分

共为粗末，每用二钱，水一盏，入淡竹叶七片，同煎至五分，食后温服。

钱氏安神丸 治邪热惊啼，心疳面

黄，烦赤壮热。

麦冬焙　马牙硝　白茯苓　寒水石　甘草各五钱　朱砂一分　龙脑一钱

蜜为丸，鸡头子大，每服半丸，砂糖水化下，不拘时候。

东垣安神丸　《内经》曰：热淫所胜，治以甘寒，以苦泻之。以黄连之苦寒去心烦，除湿热为君；以生地、甘草之甘寒，泻火补气，滋生阴血为臣；以当归补血之不足，朱砂纳浮游之火，而安神明也。

甘草五钱五分　黄连净酒洗，六钱　当归去芦，二钱五分　生地一钱五分

上四味，为细末，汤浸蒸饼为丸，如黍米，以朱砂五钱，另研水飞为衣。每服十五丸或二十丸，津唾咽下，食后或温水或凉水少许送下亦得。此近而奇偶，制之缓也。

泻心汤　实热宜服。

黄连净，一两

为末，每服一字至五分、一钱，临卧时，温水调下。

洗心散　治壮热烦躁，风热壅塞，大小便闭涩，口舌生疮。

大黄包煨　甘草炙　当归　芍药　麻黄不去节　荆芥穗各三分　白术七钱五分

共为末，每服二钱五分，生姜、薄荷少许同煎，食后服。

琥珀抱龙丸　见家传立法内。

脾脏证治[①]

幼科方中脾病多，只因乳食致沉疴，
失饥失饱皆成疾，寒热交侵气不和。

《内经》曰：脾胃者，仓廪之官，谓为水谷之所聚也。儿之初生，脾薄而弱，乳食易伤，故曰脾常不足也。钱氏云：脾主困，实则困睡，身热饮水，虚则吐泻生风。此脾病之证也。脾属土，其体静，故脾病喜困。土主湿，湿伤则为肿，为胀，为黄，为吐泻不止，则成慢惊风。《内经》曰：土气之下，木气承之。土为坤土，坤为腹，故脾病则腹中痛，脾疳则肚大筋青也。脾之窍在口唇，脾有风则口㖞唇动，热则口臭唇疮，寒则口角流涎，谓之滞颐，气不和则口频撮。脾主舌本，热则吐舌弄舌。脾主肉，脾虚则瘦，大肉折。脾主味，脾虚则不喜食，脾热则食不作肌肤，伤于食则成积，积久则成癖。脾主津液，脾热则口干饮水，虚则津液不生而成疳也。

脾与胃异同论。盖胃受谷，脾消谷也。调其脾胃者，当适其寒温，节其饮食也。故饱则伤胃，饥则伤脾；热则伤胃，寒则伤脾。

胃爱清凉脾爱温，难将脾胃一般论，
阴阳相济和为贵，偏热偏寒不可凭。

脾喜温而恶寒，胃喜清凉而恶热，喜恶不同，故难拘于一法也。盖脾胃属土，居中以应四傍。其立法也，必四气俱备，五味调和而后可。四气者，谓寒、热、温、凉也。五味者，谓酸、苦、甘、辛、咸也。辛甘温热为阳，酸苦咸寒为阴，气味合而服之，谓之阴阳相济，得其中和之法也。如偏热则伤胃，偏寒则伤脾，非中道也。钱氏立方，以益黄散十二[②]补脾。东垣老人谓其偏热，而以异功散代之，其虑深矣。祖训钱氏诸方，法当遵守，惟脾胃一条，吾于脾热者，泻黄散；胃热者，人参白虎汤；脾胃寒者，理中汤丸；脾胃虚者，异功散、调元汤、人参白术散、养脾丸；伤食者，消积丸、保和丸；宿食成积者，枳朴大黄丸；湿胜者，胃苓丸；欲

---

① 脾脏证治：万达本正文部分脱此标题，今据万达本目录及忠信堂本目录、正文补入。

② 以益黄散十二：忠信堂本为“用益黄散”。

成疳者，肥儿丸；已成疳者，集圣丸，此吾家秘之法也，不可轻泄。

如脾病久，大肉消削，肚大青筋，或口噤不开，或唇口开张，或遍身虚肿，或脚背肿，眼下胞肿，或吐泻不止，饮食不入，或睡则露睛，口开不合，或多食而瘦，口馋，喜啖甜物，或虫出于口，或唇骞而缩，此皆脾绝之证也，不可治。

益黄散

陈橘皮一两 青橘皮 诃子肉 甘草炙，各五钱 丁香二钱

为粗末，每二钱，水一盏，煎六分，食前温服。

按：益黄散治脾胃寒湿太甚，神品之药也，以补脾胃之虚则误矣。东垣云：丁香辛热助火，火旺土愈虚矣。青橘皮泻肺，丁香大泻肺与大肠。脾实当泻子，今脾虚反更泻子而助火，重虚其土，杀人无疑。故以异功散代之。病非呕吐、腹痛、泻利青白，不可服。

钱氏异功散 温中和气，治吐泻不思饮食。凡治小儿虚冷病，先与数服，以正其气。

人参 茯苓去皮 白术 甘草炒 陈橘皮各等分

为末，每一钱，水一盏，姜五、枣三引，煎，食前温服。

调元汤 此平肝木，益脾土，泻邪火，补元气之要药也。

黄芪炙，二钱 人参一钱 甘草炙，五分

锉细末，水煎，食远服。

养脾丸 健脾消食。

甘草炙 麦芽炒 枳实炒，各五钱 白术一两 陈皮七钱五分 半夏曲 青皮 厚朴姜汁炒① 神曲炒，各五钱

为极细末，薄荷叶浸水，煮粳米粉，作糊为丸，米饮送下。此枳实丸变化法也。

胃苓丸 补脾胃，消积，退热，解渴，祛疟疾，止吐泻，去肿胀，乃幼科之要药也。

苍术制 陈皮 泽泻 白术 白茯苓各一两 猪苓 甘草各七钱 厚朴二钱半

共为末，水煎面糊为丸，补脾胃，常服，米饮下。

祛疟退热，竹叶炒陈米，煎汤下；肿，用五加皮、灯芯、长流水顺取煎汤下；小便黄，白盐汤下。

参苓白术散 治脾胃虚弱，饮食不进，或呕吐泻利。大病后补助脾胃，此药极妙。

人参 白术 山药 白扁豆去壳，姜汁浸炒，各一两五钱 甘草 桔梗 薏苡仁 莲肉各一两半

共为细末，枣汤调服。

泻黄散 治脾热弄舌。

藿香叶七钱 山栀仁一两 石膏五钱 甘草七钱半 防风四两

共锉，用酒、蜜微炒香为末，水煎温服。

人参白虎汤 泻胃火。此治大热大渴之圣药也。

石膏君 知母臣 甘草佐 粳米使

㕮咀，水煎，待米熟去渣温服。

保和丸② 治一切饮食所伤，胸腹饱闷不安，或腹中有食积痞块，多服日渐消散。脾胃虚者勿服。

山楂肉五钱 神曲炒 半夏汤泡，各三两 茯苓 陈皮去白 萝卜子炒 连翘 发蘖面炒，各一两

为细末，别用生神曲五两，入生姜汁一小盏，水调打糊为丸。每服白汤或米

① 姜字下原脱“汁炒”，据忠信堂本补。

② 保和丸：原作“理中汤丸”，据药物组成、下文中之“上丹溪保和丸”及忠信堂本改。

饮[1]送下。

此方脾胃虚者服之，虚虚之祸，疾如反掌。盖山楂一味，大能克化食物，若胃中无食，脾虚不运，不思食者服之，则克伐之气胜，故云然也。

家传保和丸　治气虚伤食者。伤食之病有二：小儿素强者，偶被饮食所伤，此食伤脾胃也，宜用上丹溪保和丸治之；如脾胃素弱者，饮食略多，便成内伤，此脾不能传化，宜服此方，以助传化之职也。

参　白术去芦，各三钱　白茯苓去皮，一钱半　甘草炙　山楂肉　麦芽　神曲炒，各一钱

为细末，另用神曲水煎作糊为丸。

加减保和丸　消痰利气，扶脾胃，进饮食，治痢疾。

山楂　神曲炒　半夏汤泡七次　茯苓去皮，各三两　陈皮　连翘　萝卜子各二两　白术五两　苍术米泔浸，去粗皮　枳实各一两　香附酒浸，去皮　厚朴姜汁炒[2]，各二两　黄芩云腐酒浸、炒　黄连去须、酒浸、炒，各一两

共为末，姜汁煮面糊为丸，每食后服，水汤下。

秘传保和丸　治小儿五疳及痢、吐泻，肚大青筋，面黄肌瘦，疳积等证，神效。

白术泔浸、土炒，三两　神曲炒　木香　槟榔　茯苓　三棱各一两　莪术一两半，使君子　厚朴姜汁炒　青皮　甘草炙，各一两，苍术茅山二两　陈皮去白　枳实去穰，麸炒　人参　砂仁炒　黄连猪胆制　麦芽炒　益智炒肉豆蔻制，去油　藿香　白豆蔻各五两

共末，炼蜜为丸，龙眼大，每服一丸，用清水磨化送下。

呕吐，姜汤下；肉积，加山楂一两；喘，加萝卜子一两；泄，加猪苓、泽泻各一两。如无他症，只服本方神效。

保和丸有四：丹溪保和丸，乃二陈汤加消导药，气实者宜用之；家传保和丸，乃异功散加消导药，气虚者宜用之；加减保和丸，乃丹溪保和丸加平胃散、枳术丸也，惟久积有热者宜用之；秘传保和丸，又上加减保和丸、家传保和丸相合变化也，久积成疳者宜用之。临病之工，择而用之可也。

枳实大黄丸　见后积症。

肥儿丸　见家传三法。

集圣丸　见后疳症。

肺脏证治

肺为娇脏原主气，寒热蒸侵其气逆，

热壅胸高喘不宁，虚羸气短难报息。

肺最居上，为脏腑之华盖。口鼻相通，息之出入，气之升降，必由之路，故主气。钱氏云：肺主喘，实则闷乱喘促，有饮水者，有不饮水者，虚则哽气，长出气，此肺病之症也。《难经》曰：形寒则伤肺。儿之衣太薄则伤寒。《内经》曰：热伤肺。儿之衣太厚则伤热。寒热伤肺则气逆，为喘，为咳。鼻者，肺之窍，肺受风，则喷嚏，鼻流清涕；受寒则鼻塞，呼吸不利；受热则鼻干，或为衄血；肺疳则鼻下赤烂。肺主皮毛，肺虚则皮干毛焦。病喘咳者，喘不止则面肿，咳不止则胸骨高，谓之龟胸。变惊者，死证也。肺属金，其体燥，病则渴不止，好饮水，谓之膈消。

真膈肺气与天通，药用清阳以类从，

肺实麻黄强泻白，阿胶虚补有奇功。

《内经》曰：天气通于肺，轻清为天。清阳出上窍。本乎天者，亲上也。故治肺病者，宜用辛苦升浮之药，如苦酸，必用酒炒，使上升也。钱氏立方，肺实者以泻

---

① 米饮：原作“清水饮”，据忠信堂本改。

② 姜字下原脱“汁炒”，据忠信堂本补。

白散、葶苈丸；虚者以阿胶散。祖训云：其法太简。肺主喘咳，因于寒者，麻黄汤为主；因于热者，以泻白散。肺热在胸者，以东垣凉膈散；渴饮水者，人参白虎汤；咽喉痛者，甘桔牛蒡子汤；咳有痰者，玉液丸；肺虚甚者，调元汤。肺乃脾之子，虚则补其母也。或加[①]以生脉散，其法始备。

如肺久病，咳嗽连绵，喘息不休，或肩息，或龟胸，或咳血不止，或咳而惊，或鼻干黑燥，或鼻孔张开而喘，或泻痢不休，大吼如筒，或面目虚浮，上气喘逆[②]，此皆肺绝之候，不治。

泻白散　治咳嗽而后喘，面肿身热。

桑白皮蜜炒黄　地骨皮焙洗，等分，甘草炙，减半

上㕮咀，入粳米同煎，食后服。

葶苈丸　治乳食冲[③]脾，伤风咳嗽，面赤身热，痰甚喘促者。

甜葶苈去土，隔纸略炒　黑牵牛炒　杏仁去皮尖、炒黄，另研，双仁者杀人　汉防己各等分

为末，入杏泥，取蒸陈枣肉，和捣为剂，丸如麻子大，每服五丸至七丸，淡生姜汤，乳食后或临卧服，量儿加减。

此方因乳食冲[③]脾、痰甚者及壮实小儿可用之。苟不因乳食所伤而痰甚者，如怯弱者，宜去牵牛，加真苏子（炒）各等分为丸。

阿胶散　治久咳嗽，肺无津液。

阿胶一两五钱，蛤粉[④]炒　黍粘子二钱半，炒　马兜铃半两　炙甘草一钱，杏仁七分[⑤]，去皮尖　糯米一两

为粗末，煎，食后温服。

小阿胶散　治风热痰涎，潮热喘促[⑥]，搐掣窜视。

透明阿胶炒，二钱半　紫苏一钱

为末，每服一钱，入乌梅肉少许同煎、灌下，神效。

热出于肺，热则生风，阿胶清肺行便故也，肺风用之尤效。

麻黄汤、玉液丸　两方见后咳嗽。

调元汤　见前脾脏。

东垣凉膈散　见后发热。

人参白虎汤　见前脾脏。

甘桔汤　治涎热，咽喉不利。

甘草炒，二两　桔梗泔浸二时，焙干用，一两半　加牛蒡子炒，五钱

为末，每服入阿胶少许水煎[⑦]，食后温服。

生脉散　此孙真人所立方，使人夏月常服。

人参　麦冬　五味子三味

见大人科中暑门。

肾脏证治

天一真精聚命门，人无天脉水无根，
内行骨髓宜坚固，一水难胜二火焚。

肾属水，乃天一真精之所生也。人之有肾，犹[⑧]木之有根。其脉在尺，肾之虚实，以尺脉候之。命门在肾之间，为元气聚会之处，儿之强弱寿夭，尤系于斯。全主实无虚也。肾气不足则下窜，盖骨重惟欲下坠而缩身。肾水阴也，肾虚则目[⑨]畏明。儿本虚怯，由胎气不成，则神不足，目中白睛多，其颅即解，色晄白，此

① 加：原作“单”，据忠信堂本改。
② 上气喘逆：原作“上喘气逆”，据忠信堂本改。
③ 冲：忠信堂本作“伤”。
④ 蛤粉：原作“葛彩”，据忠信堂本改。
⑤ 分：忠信堂本为“个”。
⑥ 风热痰涎，潮热喘促：原作“治风热涎潮喘足”，据忠信堂本改。
⑦ 入阿胶少许水煎：原作“入阿胶泡故煎”，据忠信堂本改。
⑧ 犹：原作“由”，据忠信堂本改。
⑨ 目：原作“月”，据忠信堂本改。

皆难养。或有因病而致，非肾虚也，此属病之证也。肾主骨，肾虚者，骨髓不满也，儿必畏寒，多为五软之病。尻骨不成，则不能坐；髌骨不成，则不能行。齿乃骨之余，骨不余，则齿生迟。肾之液为血，发乃血之余，肾虚则发稀不黑。肾之窍在耳，肾虚则耳薄，热则耳中出脓。肾主齿，热则生疳，即走马疳也。

肾开窍于二阴，肾热则大小便不通，肾冷则小便下如米泔。二火者，乃君相火也。经曰：一水不胜二火者，正此谓也。

阴常不足肾常虚，筋骨难成貌必癯，
钱氏立方惟有补，经云疮疹泻其余。

水为阴，火为阳，一水不胜二火，此阳常有余，阴常不足，肾之本虚也明矣，故钱氏只用补肾地黄丸一方。不敢泻者，因无实证也。或谓痘疹，肾不可实，当泻之。此言甚谬。盖肾主液，痘中之血化为水，水化为脓，皆肾之津液所化也。若无肾水，则疮枯黑而死矣，岂可泻之。痘疹曰归肾者，盖疮疹之毒，内发于骨髓，外发于皮毛者为顺，变黑复陷入于骨髓之中，故为害。此非顺之为害也，乃火旺水衰之病。钱氏以百祥丸、牛李膏治黑陷者，以泻肾中之邪、非肾中之真阴也。详见痘疹心要。

肾热大便不通者，宜以猪胆汁导之。猪者，水畜也。小便不利者，宜五苓散泻其膀胱腑也。东垣滋阴丸以泻肾火。如肾病久，身下窜，目中如见鬼状，或骨萎弱，卧不能起，或二便遗失，皆肾败之候，不治。

钱氏地黄丸　治肝疳白膜遮睛，泻血失音，身瘦，疮疹。又治肾怯不言，解颅，小儿长大不能行者。专服即效。

熟地黄酒洗、焙干　山茱萸　干山药各四两　泽泻　牡丹皮　白茯苓各三两[1]

蜜丸，如梧桐子大，三岁以下儿二丸至三丸，空心温水化下。

活幼补肾地黄丸　治禀赋不足，肾气虚弱，骨髓枯竭，囟大头缝不合，体瘦语迟，行步多艰，齿生缓者。

干山药去黑皮　山茱萸酒浸、去核　熟地酒洗、焙，各五钱　鹿茸酒洗，炙　牛膝酒洗，各四两　牡丹皮去心　白茯苓去皮　泽泻各二两

一方不用鹿茸，有川续断酒洗，四钱

蜜丸如上法。

五苓散　治伤寒中渴[2]，烦躁小便不利而渴，或霍乱吐泻不止。

泽泻一两五钱　白术　赤茯苓　猪苓各一两　肉桂半两

为末，每服二钱[3]，或白汤或清米饮任服。

东垣曰：五苓散乃太阳里之下药也。夫太阳高则汗而发之，下则引而竭之。渴者，邪入太阳本也，当下之，使邪从膀胱出也。其肾燥，膀胱热，小便不利，此药主之，小便利者，不宜用。然太阳病热而渴，小便虽利，亦宜此药下之。当服不服，则谷消水去形亡，必就阳明燥火，伐胃发黄，此太阳入本失下也。

东垣滋肾丸　治肾热，小便不利。

黄柏三两　知母二两　肉桂一两半

热水为丸，每服食前沸汤下。

本脏自病论精神，补泻分明有定方，
若是相传作兼病，更宜通变五提纲。

按《难经》有五邪之论，论本脏自病者为正邪，自前来者为实邪，自后来者为虚邪，自所胜来者为微邪，自所不胜来者为贼邪，此以五行生克之理论之也。钱氏所论肝主风，心主惊，脾主困，肺主喘，肾主虚，此皆本脏自病者，谓之正邪，故

① 三两：原作“三钱”，据忠信堂本改。
② 渴：疑为“风”之误。
③ 二钱：万达本无剂量，据忠信堂本补。

立五补六泻之方以主之。洁古先生乃取《难经》之言，以明五脏传变之证，补钱氏之所未及者，其法始备。故风伤肝，热伤心，湿伤肺，寒伤肾，饮食劳倦则伤脾，此五脏自受之邪，为本病也。如肝主风，其中风者，本病也，谓之正邪；由伤热得之，乃心乘肝，自前来者为实邪；由伤湿得之，乃肺承[①] 肝，自所不胜来者为贼邪；由伤寒得之，乃肾乘肝，自后来者为虚邪；由饮食劳倦得之，乃脾乘肝，自所胜来者为微邪。余脏仿此。语见四十九难。洁古论其治五脏之法，如肝脏自病者，只治其肝，宜泻青丸。若心乘肝者，宜以导赤、泻心，实则泻其子也。肾伤肝者，宜以姜附四逆汤补肾，虚则补其母也。肺传肝者，宜以泻白散泻肺，地黄丸补肝，先补而后泻也。脾乘肝者，宜调元汤以益脾制肝。余仿此推之。其余方法不必拘定，以意[②] 会而通之可也。是皆治其初得之病也。

又有一脏之病而传别脏者，谓之兼证，当视标本之缓急而治之。先见病谓之本，后见病谓之标，急如大小便不通，或吐泻不止，或咽喉肿痛，饮食不入，或心腹急痛之类，虽后得之，当先治之，故曰急则治其标也。如无急证，只从先得之病治之，以后病之药，随其证而治加之，所谓缓则治其本也。

大抵婴儿脾病多，只因乳食欠调和，
知他脏病须调胃，若到成疳受折磨。

胃主纳谷，脾主消谷。饥则伤胃，饱则伤脾。小儿之病，多过于饱也，或母有气实形壮者，其乳必多，求儿不哭，纵乳饮之，定乃伤于乳也。母之气弱形瘦者，其乳必少，恐子之哭，必取谷肉粑果之类，嚼而哺之，不饱不止，定乃伤于食也。故小儿之病，胃[③] 最多也。五脏以胃气为本，赖其滋养也。胃者，中和之气也，非若五性[④] 之偏也。如五脏有病，或泻或补，慎勿犯其胃气，胃气若伤，则不食而瘦，或善食而瘦，疳病成矣，不可治。经曰：全谷则昌，绝谷则亡。诚医科之龟鉴也。

---

① 承：忠信堂本为“乘”。
② 定字下原脱“以意”，据忠信堂本补。
③ 胃：忠信堂本作“胃脾”。
④ 性：原作“脏”，据忠信堂本改。

卷之二

胎疾

孩儿初生襁褓中，如苗秀实渐成童，

四因内外能分辨，治不乖方大有功。

幼科立方，古有定制。儿初生后病者，惟以膏丸化而服之。盖以变蒸未定，肠胃脆弱，恐不胜药，则立调治乳母之法。一岁之后，则有汤药与大人同，但剂小耳。

有因气动而病生于内者，如惊、病、虫、癖之属。惊用安神丸，内瘸用木香丸，虫用安虫丸[①]，癖用消癖丸。

有不因气动而病生于内者，如伤乳食之属。初伤以胃苓丸和之，和之不去，以保和丸消之，消之不去，以脾积丸取之。量儿虚实，勿损胃气。

有因气动而病生于外者，如结核、虫疥、丹瘤之属。结核用家秘内消丸，虫疥用苦参丸，丹瘤用砭法。

有不因气动而病生于外者，如伤风、伤寒、伤暑、伤湿之属。风用泻青丸、防风惺惺散，寒用理中丸、藿香正气散，暑用凉惊丸、黄连香薷饮，湿用胃苓、天水五苓散。

胎疾初生治较难，幼科证治莫[②]空谈，

丹溪妙论如绳墨，家秘书中次第看。

小儿胎病有不必治，有不可治者。尝观《内经》巅疾之文、东垣红丝瘤之论，则儿疾之生于父母者，似乎不必治矣。一腊之脐风不治，百晬之痰咳难医，未三月而惊搐者凶，恰一月而丹瘤者死，又不可治者矣。

今幼科有胎热、胎寒、胎肥、胎瘦、胎惊、胎黄之论，证治虽详，岂小儿常服之药也？况寒热者，胎胚之余毒也，肥怯者，父母之赋予也，非惟不可治，亦且不必治矣。惟丹溪论治胎毒者，只调治乳母，其法诚幼科之绳墨欤。

胎寒者，母娠时多热病，乃服寒凉之药，令儿受之。生后昏昏多睡，间或哯乳泻白，此其候也。或百日之内，忽病战慄，口冷，手卷曲不伸，手亦握拳，腹痛，昼夜啼哭不止，此生后受寒得之，亦名胎毒。宜服温补之剂，当归散主之。乳母宜服酿乳当归散。

当归散　治小儿胎中受寒，生下再感外风，面色青白，四肢厥冷，大便青黑及腹痛盘肠内瘸。

归尾酒洗　黄芪蜜炙　人参　细辛　龙骨　桂心　赤芍　甘草炙，各半分

为细末，每服一字，以乳调下。

酿乳当归散　乳母服之。

当归　川芎　赤芍　生地　香附　炙甘草各等分　桂心　煨姜各减半

㕮咀，水煎，食后服。少顷，捏去宿乳，与儿哯之。

胎热者，母娠时喜食辛热煎炒之物，

---

① 安字下原脱“虫丸”，据忠信堂本补。

② 莫：原作“若”，据忠信堂本改。

或患热病失于清解，使儿受之。生后目闭面赤，眼胞浮肿，常以身努，呢呢作声，或时啼叫，或时惊烦，遍身壮热，小便黄涩，此胎热也。若不早治，则丹瘤疮疖由此生。宜用净黄连、炙甘草各等分为末，入朱砂减半和匀，生蜜调成剂，每取豆许大，纳儿口中，令其咽下。乳母宜服酿乳赤芍散。

酿乳赤芍散 生地黄酒洗 黄芩 川芎 当归 木通酒洗 炙甘草 赤芍 天花粉 连翘各等分

㕮咀，加淡竹叶水煎，食后服。令乳母捏去宿乳，亦须少与儿吮之。

胎惊者，母娠时曾因惊悸，气传于子，子受之，生后频频发惊，此胎痫也，不可治，治之无功。如因有热发搐者，必先啼哭，亦名胎惊，用灯心汤下东垣安神丸，效。搐不止者，此真搐也，勿治。

又方 治小儿胎中受惊，生未满月而惊啼。用

牛黄 朱砂 麝香少许

研细，取猪乳调稀，纳入口中。

又用

全蝎一枚，以生薄荷叶裹之，线扎定，火上炙焦，为末，分四服，入朱砂、麝香少许，麦冬汤调下。

胎黄者，儿生下，面目身尽黄者，亦胎热也，治同法。

胎肥者，儿生下，遍身肌肥，肉如血色红，满月以后渐渐羸瘦。

胎怯者，儿生下目无晶光，面无华彩，身无血色。此二症者，乃胎禀不足之病，宜服地黄丸方见前。

又用

浴体法

天麻二钱 蝎梢五分 朱砂五分 白矾 青黛各三钱 麝香一字 乌梢蛇肉酒洗焙干，三钱

同研末，每用三钱，水三碗，桃枝一握并叶五六片，同煮十沸，去渣，温热浴之。勿沐背。

一小儿初生，遍身无皮，俱是赤肉，用白果粉遍身掺上，候生皮乃止。

一小儿初生如鱼泡，又如水晶，破则水流，用密陀僧研极细擦之。

小儿胎疾，有胎禀不足，并宜地黄丸。有胎毒者，如胎热法。所谓胎禀不足者，各随五脏论之。如语迟，心气不足也，心主言；行迟者，肝气不足也，肝主筋；齿发不生者，肾气不足也，发者血之余，肾主血，齿者骨之余，肾主骨；吐泻频并者，脾胃之气不足也，脾胃为水谷之府；啼声短小者，肺气不足也，肺主声。

脐风证治

脐在身中号命关，冲任在此养灵根，
最宜调护无伤损，才少差池减寿元。

脐在两肾之间，谓之命门，乃人之根本也。冲任胃三脉，皆起于脐之下。任脉自中而上，至于人中，与肾脉合；冲脉二道夹任脉而上，散于舌下，与脾脉合；胃脉二道，又夹冲脉、任脉而上，入于龈中。上下往来，如环无端。故男子十六岁而精行，女子十四岁而血动，任脉行，冲脉满，胃脉实也。小儿初生，三脉方具，而脐之干系尤重也。所以断脐之时，不可不慎。或剪脐带太短，或结缚不紧，致外风侵于脐中；或用铁器断脐，为冷所侵；浴儿时，或牵动脐带，水入生疮，客风乘虚而入，内伤于肾，肾传肝，肝传心，心传脾，脾传肺，肺蕴蓄其毒，发为脐风之病。其证，面赤啼哭者，心病也；手足微搐者，肝病也；唇青口撮，痰涎壅塞者，脾病也；牙关紧者，肾病也；啼声不出者，肺病也。五脏之中，略见一二脏之证

者，病犹可治；悉见，不能矣。

脐风幼子几遭伤，一腊之中最不祥，

识得病在何处起，欲求[①]无患早提防。

小儿初生，一腊之内，惟脐风为恶候也。如脐肿腹痛，啼哭不止，唇青口撮者，曰“脐风”；牙关紧急，吮乳不得，啼声不出者，曰“噤风”；肚腹紧胀，肠若雷鸣，大小便不通者，曰“锁肚”。此三者同一病也，但症不同耳。俗名“马牙风”者是也。三证多死。脐肿唇撮者，脾胃之气绝于中也；噤风乳食不入者，心肺之气绝于上也；锁肚大小便不通者，肝肾之气绝于下也。任脉止，冲脉闭，胃脉散，如之何不死？欲免此症，须要提防。

预防法　小儿初生十日之内，但见喷嚏，多啼不乳者，此将发之候也。急抱儿向明处，视其喉中悬痈、上腭，有小泡如珠之样相聚者，即用银挖耳或手指甲刮去之，以软绵蘸甘草汁，拭去其血。去之早而泡白者，无虑也。其色黄，或有泡痕在而落入腹中者，急用朱砂、牛黄、麝香各少许，研细，取猪乳汁调稀，抹入口中，或取猪乳汁一二匙，与儿吞之佳。盖猪乳汁主小儿口噤不开[②]最良。

又法　五苓散加当归、川芎、木通、木香除此不煎，磨汁入药内，与乳母服如上法。

若失预防之法，其病将来，而口渐撮，啼多乳少者，此腹中痛也，内瘹同。宜五苓散加当归酒洗、吴茱萸炒、木香、乳香、没药、钩藤各二分，为极细末，乳拌如芡实大，纳儿口中，服之无时。乳母仍服上五苓散。

又取附子、肉桂等分为末，生姜自然汁[③]调作饼，约一分厚，与脐相等，放在儿脐上，以纸托住，上用熨斗火熨之。如诸证悉见，不可治也。

近古方治脐风者，初用控涎膏，以吐风痰，次用益胃散和胃，又用辰砂膏利惊，此良法也。又用僵蚕、全蝎、蜈蚣、蜘蛛诸毒药，以祛噤风者，此皆治其标也。不治其本而治其标，故鲜克有济者矣。然父母爱子之心，必欲救之，医有活人之心，不可不救也。病轻，各如上以五苓散为主，盖五苓散是太阳膀胱之里药也。泽泻、茯苓以养心安神，官桂、吴茱萸、当归以伐肝脏寒邪之气，白术、茯苓以去脾脏寒湿之气，木香、乳香、没药以止腹中之痛，官桂、茯苓、泽泻、猪苓又去肾中之湿，以钩藤、官桂去风之搐，以人乳和之。盖[④]乳母血之所化，其气用也。若有痰者，本方加胆星末；口噤者，加白僵蚕末，更加人参末服之；如大便不通者，宜三黄解毒丸下，此急则治其标也。去其恶毒之后，如此法治之。

脐风之病，有胎毒者，十无一生。吾见人家难于子息者，所生之子，多以脐风死。如东垣所论红丝瘤之事，是以知之。

脐疮者，其带因有所犯而落，故根未敛，溃肿而成疮也。宜白龙骨、枯矾、黄柏三味为末敷之，甚妙。要宜常看，勿使抱裙之内有尿湿也。

脐突者，小儿多啼所致也。脐下为气海，啼哭不止，则触动气，气动于中，脐突于外，理之常也。其状突出者，光浮如吹起者，捏按则微有声。此症乡俗但遇妇人挑水来者，即抱儿以突脐当担头上触之，不拘日数，以脐入为度，每试辄效，亦良法也。吾见小儿脐突者多难养，由于多哭也。

---

① 欲求：原作“无求”，据忠信堂本改。
② 不开：原作“不闭”，据忠信堂本改。
③ 自然汁：原作“自然汤”，据忠信堂本改。
④ 盖：原作“或”，据忠信堂本改。

不乳似脐风。小儿生下三日之内，忽有不乳者，当审问之，勿以不乳似脐风治也。脐风[①] 有多啼撮唇之症，若此无之，但不乳也。有吐乳，乳之又吐者，或因拭口不净，恶物入腹也。用黄连、甘草、木香、木瓜各少许，为末，每用少许纳儿口中，乳汁下。如有啼哭不乳者，此腹痛也，乃胎寒症，宜上方去黄连、甘草，加乳香、没药，以当归汤少许调药[②]，如上喂之。如无上症，无故不乳者，问其母之乳汁多少。有乳多者，伤乳也，宜少节之，不久自思乳矣；乳少者，必有他症，心诚求之。

变蒸证治

草木逢春变化新，太和元气日熏蒸，
细推物理皆如是，莫把芽儿作病名。

天地之造化，阳主生长，阴主收敛。故草木之生长于春夏者，阳之舒也。收藏于秋冬者，阴之惨也。幼科书中变者，变生五脏也；蒸者，蒸养六腑也。以变蒸二字分脏腑论，又有变蒸之后，有三大蒸之说。后人因之，莫有觉其非者，故予直解之曰：变者，变易也，谓儿之知觉运动以渐而发也；蒸者，蒸然发热也，形神变易之时，真阳发舒之象也。人之生也，一岁而变蒸。是男子八岁而真牙更，十六岁而精动，六十余岁而精竭；女子七岁而真牙更，十四岁而经行，四十九岁而经止。此天地阳阴之气，其分数固已定矣。其一岁之外复有三大蒸之论者，诚未达其旨也。若一岁之内变蒸之日，似亦不可执也。形有强弱，气有清浊，变有迟速，故形壮气清者，其变常速；形弱气浊，其变常迟。谓三十二日一变者，乃举其大数如是也。至于形之强弱，气之清浊，则又禀于父母，出于造化阴阳之殊也。

幼科中治变蒸者，发热方用黑散子，麻黄、杏仁发表药也，大黄攻里药也，表里无邪，不知此法如何而立。变蒸之热，生于其中，发于其外，自有微汗而解。按仲景论有伤寒不宜汗下之戒，如是方者，误儿多矣。

儿当变蒸之时，或有伤风，或有伤食者，法当治之。先后补泻，不可不辨。如先有所伤，儿后变蒸者，邪气盛而正气受伤，当先泻后补也；先变蒸而后有所伤者，正气虚而邪气乃凑也，当先补后泻。家秘之法，挟外感者，宜挐捏之法以发散；挟内伤者，宜枳术丸研细与之，更节其乳。有客忤者，宜至圣保命丹、薄荷汤研服。或吐泻者，钱氏异功散加藿香叶，共作细末，蜜为丸，如芡实大，每服一丸，米汤化下。

小儿变蒸过，如蒸不除者，调其乳母，用加减小柴胡汤。

人参　柴胡　甘草　麦冬　生地　木通　陈皮等分

淡竹叶水煎，食后服，如前法。

有变蒸咳嗽，痰壅鼻塞声重，惺惺散，要方也。方见伤寒。

又浴法　用白芷或苦参煎汤，抱儿向避风处浴之。

有变蒸发搐者，此热甚生风，亦胎惊也。宜寻惊风法治之。泻肝，泻青丸；泻心，导赤散。如先发惊搐方治[③]，正[④] 后变蒸又发者，此胎惊将成痫也，勿用正[④] 法，此有痰伏心中，宜安神去痰，钱氏安神丸主之。方见心脏。

---

① 脐字下原脱“风”，据上下文义补。
② 调药：原作“药调”，据忠信堂本改。
③ 治：忠信堂本作“止”。
④ ④ 正：忠信堂本作“止”。

急慢惊风

儿在母腹中，只是一块血肉耳。及其生也，啼声一发，然后九窍开张，四肢蠕动，如梦初觉之象；肌骨娇嫩，又如草木萌芽之象，故曰芽儿。以渐壮健，全赖父母之养，一旦有病，医药之助，不可无之。然病有三因，须明辨之。有因于胎毒者，如丹疹疮痈之类，宜解其毒，如幼婴解毒延龄丸、溯源解毒汤之类是也。有因胎禀不足者，如解颅五软之类是也，宜地黄丸主之。有因外感风寒暑湿之气得者，谓之外因；有因饮食寒热之伤得者，谓之内因；有客忤倾跌汤火得之者，谓之不内外因。如外因者，发散之；内因者，消导之；不内外因者，各从其症治之。临机应变，不失其宜可也。

幼婴延龄解毒丹　解胎毒，儿初生下便宜服之。

用胞衣余带近衣者，不拘长短剪下，炭火上焙干，为末，每一钱　加甘草一钱　净黄连五分　朱砂飞，三分

为细末，用生蜜和匀，分作七服，每日取豆大许，纳儿口中，以乳送下，七日去其腹中之秽毒，自无脐风之疾。

溯源解毒汤　儿有胎疾，乳母服之。此四物汤加减也。

当归　川芎　生地　人参　连翘　黄连　陈皮　甘草　木通

水煎浓，入竹沥服之。

丹溪曰：乳母致病，事起于默，人多玩忽，医所不知。故乳母禀受之厚薄，性情之缓急，骨肉之坚脆，德行之善恶，令儿相肖，为大关系，不可不择也。

惊风总论

小儿大病是惊风，急慢阴阳便不同，

采集前贤诸秘诀，指挥后学救孩童。

钱氏云：急惊[①]，或闻大声，或大惊而发搐，发过则如故，此无阴也，当下之。此症本因热生于心，身热面赤，嗜饮，口中气热，大小便黄赤，剧则热也。盖热甚则生风，风属肝，此阳盛阴虚也，故下之以除其痰也。不可与巴豆大温药下之，恐触虚，热不消也。小儿热痰客于心间，因闻非常之声，则动而惊搐矣。若热极，不闻声及惊，亦自发搐也。按钱氏治之用利惊丸，亦以朱砂膏代之。

慢惊因痰后或吐泻，脾胃虚损，遍身冷，口鼻出气亦冷，手足时瘈疭，昏睡露睛，此无阳也。按钱氏用瓜蒌汤，不知其义。今用调元合建中汤。

急、慢惊，阴阳异证，切宜辨而治之。急惊合凉泻，慢惊合温补。如不分别，则误甚矣。

陈氏曰：小儿平常无事，忽发壮热，手足搐搦，眼目戴上，涎潮壅塞，牙关紧急，身热面赤，此急惊风，属阳，病在腑，当治以凉。如面白身无热，口中气冷，多啼不寐，目睛上视，项背强直，牙关紧急，涎潮，或自汗，此慢惊风，属阴，病在脏，当治以温。

肝惊眼赤面青，粪下青白。

心惊面皮红赤，夜啼至晚。

肺惊气喘，饮水喉中痰鸣。

肾惊梦中咬牙，睡中惊哭。

脾惊五心烦热，干呕，腹胀不食。

又陈氏治慢惊风，初去痰，用芎蝎散；次温中，用油珠膏；后补元气，用补

---

① 惊：原作"慢"，据忠信堂本改。

脾[1]益中汤。多辛燥之药，今改用沉香礞石丸，以降其痰；调元建中汤加附子，以温其中；十全大补汤以复其元气，或用[2]参苓白术散。

洁古云：急惊，阳证也，俱腑受病耳。小儿客痰热于心膈，是少阳相火旺。经云：热生风，因时火盛而作。盖东方震木，得火气而发搐。木火不动，得风而动，两用利惊丸、导赤散、泻青丸、地黄丸主之。搐止，服安神丸，乃东垣安神丸也。

慢惊，阴证也，俱脏受病耳。小儿吐泻病久，脾胃虚损，若不早治则成慢惊，名曰瘈疭，似搐而非真搐也。因脾虚损，故大便不聚，当去脾间风，则其利自止。既以失治，则脾肺俱虚，致肝[3]木所乘，是为慢惊也，当用温补。按洁古用宣风散以导脾间之风，不知其义。盖脾胃虚损，岂可用牵牛大泻元气，此不可服也。用益黄散、羌活膏皆犯辛热，大耗真气之药，不如东垣之论，其义最精。见后。

东垣曰：外物惊，宜镇心，以黄连安神丸，若气动所惊，宜钱氏寒水石安神丸。大忌防风丸，治风以辛温之药，必杀人，何也？辛散温浮，热火也。

因惊而泻青色，先治肝，以朱砂之类，勿犯寒凉之气，大禁凉惊丸。风木旺必克脾胃，当先实其土，后泻其木。阎孝忠集钱氏方，以益黄散补土，误矣！其药有丁香辛热，以助其火，火旺土愈虚矣。青橘皮泻肺，丁香辛热[4]，大泻肺与大肠，脾实当泻子，今脾胃虚反更泻子而助火，重虚其土，杀人无疑矣。其风木[5]既旺，有关脉洪大，掌中热，腹皮热，岂可以助火泻金？今立一方，先泻火补金，大补其土，之为神治之法，宜黄芪汤主之，乃治慢惊之神药也。即调元汤加芍药是也。

丹溪曰：惊风有二：慢惊属脾虚，所主多死，宜温补。一云温补宜参术煎汤，下安神丸；急惊属痰热，宜凉惊。一云用养血药作汤，下降火清痰丸子。钱氏凉惊丸，世以一概通治二证，甚谬。

急慢发热、口疮、心肺伏热、痰热、痰嗽、痰喘，并用涌法，重则瓜蒂散，轻则用苦参末，小豆末，以淡豆豉汤[6]调服吐之。吐后搐定，更宜防风通圣散为末，蜜丸服之。

《全婴方》云：惊证因风则目青、面红、发搐，其病在肝；因惊，舌疮面赤，忽然作声发搐，其病在心；因食，则嗄吐气而发搐，其病在脾，皆阳痫也。脾胃经虚则生粘痰，痰涎者，脾胃所出也。痰则凝滞，在于咽喉，如牵锯之声。时复瘈疭，或因吐泻所致。脾虚则肺亦虚，痰涎流溢，其证亦然，此阴痫也。

身热脉浮，精神恍惚，或吐泻不思乳食，发搐，即半阴半阳合病。身热脉沉，精神倦怠，或吐不泻，又能乳食，发搐，亦半阴半阳合病者也。

亦有急惊，凉泻[7]而不愈，或与吐下药太过者，变为慢惊。又有慢惊温补而不愈，变为急惊者。

急慢惊风，症有阴阳，证有顺逆，搐有真假，治有次第，不可不知。其候可预防者，如目鲜、目眩、目白、目青、目斜、目闭、目转、目瞪，声实、声嗄、声战、声轻、咂口、弄舌、卷舌，露筋、嘘风、撮口，噎乳噎食，忽然定睛，吐涎

① 补脾：原作“销脾”，据忠信堂本改。
② 或字下原脱“用”，据忠信堂本补。
③ 肝：原作“按”，据忠信堂本改。
④ 辛热：原作“热”，据忠信堂本改。
⑤ 风木：原作“风未”，据上文及忠信堂本改。
⑥ 淡豆豉汤：原作“淡蒸汁”，据忠信堂本改。
⑦ 凉泻：原作“泻凉”，据忠信堂本改。

沫，扭项摇头，仰身擦面，藏头畏明，手挛手战，脚挛不伸，忽撩忽乱，失张失志，精神恍惚，睡卧不宁，睡中喜笑，困啮齿龈，心烦躁啼哭咬人，面脸色变，或红或青，身舒用力，呢呢作声者，已上应，乃急惊之先兆也。宜预防之，驱风膏、钱氏抱龙丸。

凡见摇头斜视，以手抹人，昏睡喜卧，额上多汗，身亦粘汗，其脉沉细，即是慢惊之候。宜急温之，调元汤、建中汤、定心丸主之。

病有阴阳，急惊风属实热，病在肝心二脏，谓之阳痫，慢惊风属虚寒，病在脾肺二脏，谓之阴痫，此以寒热分阴阳也。五脏为阴，六腑为阳，急惊发于六腑，为易治；慢惊发于五脏，为难治，此以脏腑分阴阳也。

证分顺逆者，男发搐目左视，握拳拇指在外者为顺，反此者逆。女发搐目右视，握拳拇指在内者为顺，反此者逆。盖天地之道，阳左阴右，阳外阴内也①。

钱氏云：男发搐目左视无声，右视有声，女发搐目右视无声，左视有声，相胜故也。盖震东兑西，男女之定位也。震属乙木，兑属辛金，肝肺之分位也。男子生于寅而左行，女子生于申而右行，左右者，阴阳之道路也。今男搐左视无声，寅乃甲之旺位，乙之从甲，妹之从兄也，故为顺而无声。右则从庚，乙与庚合，金木相击而有声也。女搐右视无声，申乃庚金旺位，辛之从庚，妹之从兄也，故为顺而无声。左则从丙，辛与丙合，火金钉灼而有声也。《活幼心书》顺搐散可取用之。如此观之，急惊风为顺而易治，慢惊风为逆而难治。

搐有真假，此钱氏论百日内发搐之证也。真者不过三两次必死，假者发频不为重。真者内生惊痫，假者外生风冷。盖血气未实，不能胜任，乃发搐也。欲知假者，口中气出热也，治之可发散。

按钱氏肝主病云：气温则内生，气热则外生。外生者病在表，故可治。发散宜泻青丸去大黄，加天麻、全蝎主之。内生者病在里，乃气动之病也，周岁以后小儿宜泻其本脏，当归龙荟丸主之。

治有次第，初发搐时，卒然昏绝，牙关紧急，俗用掐法、灸法以醒其惊者，盖不知昏绝口噤，皆痰涎壅塞之所为也。轻者可掐可灸即醒，重则先用嚏惊散吹鼻中，嚏出可治；不出则用霹雳散，必醒。如不嚏不醒，不可治也。次用开关散擦牙，涎出自开，然后进药，急慢同法。

如痰涎壅塞，或吐之，或利之，皆非其治也。盖痰之上壅者，火载而上也，譬如釜中之水溢沸，故云扬汤止沸，不如釜底去薪。今不泻火，而但吐之利之，前痰虽去，后痰壅塞复至矣。急惊风用朱砂膏、搊风汤，甚则用礞石滚痰丸。慢惊风用星香散，甚则以礞石丸降之，痰去则搐自止矣。搐不止者，依后法治之。搐止惊退，可以安也。急，用钱氏凉惊丸；慢，用温惊定心丸。此治急慢惊风，始终之要药也。

急慢惊风，气喘气鸣、手足冷，皆不可治。

急慢二证贵先知，风在肝经食在脾，
惊恐伤心神志乱，观其发搐在何时。

钱氏曰：伤风得之，口中气出热，呵欠顿闷，手足摇动，当发散。小儿本怯者，多此病也。

钱氏曰：因食得之，身体温，多睡多唾，或吐，不思食而搐，当先定搐，后安神。

---

① 阳外阴内也：原作“阳内阴外也”，据忠信堂本改。

儿因嬉戏，指虫蚁以阻之者，或因啼哭，扮称异类以止之者，皆能作搐。盖心藏神，心主惊，惊则伤神；肾藏志，肾主恐，恐则伤志。神志既伤，则心肾俱虚，而胆亦怯矣。如此搐者，若作惊搐治之，误矣。宜补心肾之神志，定志丸主之。

钱氏曰：病潮热，寅卯辰时身体壮热，目上视，手足摇动，口内生热涎，顿闷项急，此肝旺也。洁古云：潮热于寅卯辰时，木旺之位，是肝旺也。当先补肾水，以制心火：地黄丸；后泻肝以止其搐：泻青丸。

因潮热，巳午未时发搐，心神惊悸，目上视，白睛赤色，牙关紧急，口内涎潮，此心旺也。洁古云：巳午未时，火旺之位而热搐者，心热也，导赤散、凉惊丸。钱氏方或木通散，以泻心肝之火。

因潮热，申酉戌时不甚搐而喘，目微斜视，身体似热，睡露睛，手足冷，大便淡黄水，是肺旺也。洁古云：申酉戌时，金旺之位，而肝木强，法当补脾，恐被木之贼所克害。当泻心肝以挫其势，而后补肺，按泻心肝，宜木通散；补脾，钱氏异功散；治肺又小阿胶散。

因潮热，亥子丑时，不甚搐，而卧不稳，身体温壮，目睛紧斜视，喉中有痰，大便银褐色，乳食不消，多睡不醒。洁古云：皆因大病之后，脾胃虚损，多有此病，故宜补脾凉心。按：补脾宜异功散，凉心宜凉惊丸。皆钱氏方。

按：钱氏、洁古论日夜发搐之证治，亦有阴阳之分。寅卯辰巳午未，阳之位也。申酉戌亥子丑，阴之位也。故肝心之搐，多用凉泻；肺脾之搐，多用温补也。

他病传来发搐多，或因搐后发他疴，
能将脉证分虚实，从本从标治不讹。

脐风发搐，此胎毒也。儿生一腊之内，多啼不乳，或撮唇，或牙关紧，或肚大，或脐突[①]发搐者，此胎惊也，谓之真搐。生于内者气喘痰鸣，手足冷者不治。详见脐风。

变蒸发搐，此胎病也。因变蒸之后，或伤风，或伤乳，或吃惊，或发搐。百日之内，搐有真假，说见前。皆曰胎惊。真搐者频发必死，假搐者少，宜散风化痰安神，至圣保命丹主之。百日以后，发搐口中气热，此肝旺病也。宜泻青丸、竹叶汤，入砂糖少许化服，后以至圣保命丹安神。如逢变蒸之期，必发搐者，此胎痫也。自内生者，若不急治，后成终身之病，宜安魂、镇心、定魄，频频细与服之，以不发为度，秘传三圣散主之。

白滑石飞，两半　甘草二钱半和匀，作三分

一用青黛一钱和匀，名安魂散，早以淡竹叶汤下。

一用朱砂飞，一钱和匀，名镇心散，午用灯心汤下。

一用苦梗细末和匀，名定魄散，晚用苏叶汤下。

外感伤风发搐，其病在肝，即前伤风发搐也。治同法。如肝有风，甚则角弓反张，似天痫，似痓痉，此有搐也，宜泻肝散风。盖足厥阴经之脉，随肾[②]脉循脊里，上至巅顶。脊旁两行，则足太阳膀胱脉也，故风甚，同见证也，宜加减穹合汤主之。如脊下客三指者不治。

人参　柴胡　黄芩　杏仁去尖　麻黄不去根、芦，一分　甘草　川芎　葛根　升麻　羌活　当归　防风　石膏

此泻青、柴胡、麻黄、葛根四方加减也，共为细末，钩藤汤调服。

伤食发搐，其病在脾，谓之食痫，即

① 脐突：原作“脐尖”，据忠信堂本改。
② 肾脉：忠信堂本为“督脉”。

伤食[①]发搐病也。搐甚者，如前治法。夭甚者宜用轻剂下之，去其食热，三黄枳术丸主之。

黄芩二钱　黄连酒洗　大黄酒煨　神曲炒　陈皮　白术各一钱　枳实五分

为末，汤浸蒸饼丸，百沸汤下。

中暑发搐，一名暑风，宜清暑、凉心、下痰、安神，却暑汤主之。

五苓散一两　黄连末　甘草末各二钱五分　朱砂飞，一钱半

和匀，蜜丸如芡实大，每服一丸，麦门冬煎汤下。此辰砂五苓散也。

霍乱发搐，其病在胃，此干霍乱也，神气变乱，心腹绞痛，不吐不泻，所以邪气上下不得出，陈氏所谓气逆而作搐，痰聚发惊是也。不急治之，必死。先用涌吐法，宜瓜蒂散，吐出积食，痰散气顺后，和其胃气，以藿香正气散主之。

藿香　紫苏　白芷各二钱　厚朴姜　白术　陈皮去白　桔梗　半夏各四分　甘草炙，二钱　加枳实麸，六分

为细末，姜汁调服。

吐法　瓜蒂、猪牙皂、朱砂。共为末，每少许，以淡豆豉汤服，即吐。

吐泻发搐者，病在肝。先病吐泻，后发搐者，此因吐泻不止，脾虚生风，乃慢惊风也。治法同后，但吐泻未止，又加发搐者，宜参苓白术散，加肉豆蔻，作丸服。

如先发搐，后吐泻者，此因病时多服利惊之药，脾胃受伤所致。宜参苓白术散，或散或蜜丸，如龙眼大，每用一丸，米饮下。如搐甚胀泄者，乃遗屎也，不治。

痢疾发搐者，其病在肝。先病未止，而又发搐者，此因误服丁香、木香、豆蔻等辛热止痢之剂太多，以致内有积热则生风也。盖肝为厥阴风木，在里则便脓血，在外则为痈胀，肝乃属火，反服辛热助火之药，安得不发搐也？宜用泻青丸，加黄芩、黄连，蜜丸，甘草汤下。此泻青、三黄丸二方合也。如痢止后发搐者，作脾虚治，同慢惊风法，东垣调元汤加白芍汤主之。

搐后[②]变痢，此表邪入里也。盖风伤脾，入里则便脓血。先用小柴胡汤加大黄下之，后以加减龙荟丸主之。

当归　川芎　陈皮　青皮各一钱　黄连酒炒　黄芩酒炒，各一钱半　山栀仁　木香各五分　人参一钱　炙草一钱

为末，别用阿胶三钱，溶化作丸，陈米饮下。

疟疾发搐者，其病在肝脾。此有三证，或并病者。疟至发热则搐，疟止搐止，日日如之，病如是者，不必治搐，但治其疟，疟退搐亦退也。初起宜用劫药，风疟小柴胡汤，暑疟用白虎汤，食疟用平胃散，痰疟用槟榔吐出其痰即愈，久疟补脾平肝，宜加减平疟养脾丸主之。

黄芪炙　人参各一钱　白术　当归　白茯苓　半夏曲　黄芩　陈皮　常山　鳖甲九肋者，醋炙　使君子肉各一分　柴胡　草果　厚朴姜　神曲炒，各七分　肉桂五分　青皮六分　炙草五分

神曲糊丸，陈米汤下。

一先搐后疟者，此肝传脾也，宜养脾平疟丸主之。

一先疟后搐者，脾虚损，肝木乘之也，为慢惊风，治同慢惊。

一咳嗽发搐者，病在肝肺。肝木肺金，金木相搏，故成此病。得此者多不治，但观新久衰旺何如，如初得咳嗽，数十声不止而发搐，此痰盛气逆也，所谓气

① 伤食：原作“前伤”，据忠信堂本改。

② 搐后：原为“不后”，据忠信堂本改。

逆而作搐，痰聚而发惊是也。宜丹溪薄荷散主之。如久咳发搐者，面目唇白，咳而喘促，此肺虚而肝木乘之也，病不可治。无上证者，身热而渴，宜小阿胶散，或搐甚者，宜先补肺后泻肝，补肺以阿胶散，泻肝以泻青丸主之。

如搐后咳嗽者，惊痰未去也，宜丹溪镇惊丸主之。以上方并见前。

一丹毒发搐者，病在少阳。少阳者，胆之相火也。先搐后发丹瘤者，此毒火自内出外也，可治；先发丹后发搐者，毒自外入内也，必死。自内出者火之余，宜发散解毒及砭法，防风通圣散主之，或用加减升麻葛根汤。

桔梗　干葛　升麻　川芎　赤芍　归尾　羌活　柴胡　甘草各等分

井水煎服。此惊丹之要药也。

一疮痈发搐，此胎毒也。小儿身生虫疥，浸淫痒痛，不知用药，内服解毒之剂，外用砒硫毒药搽之，疮忽自平，或不搽自平者，其候腹胀便秘，肤无血色，目闭不开而发搐者，乃恶候也，急进解毒之剂。疮出方生，疮不出加喘者死。雄黄解毒丸主之。

雄黄另研　郁金各一两　巴豆去油，炒焦，八钱　乳香另研　没药另研，各二钱

各制为末，醋糊丸，朱砂衣。

此方治诸恶病甚妙。

凡小儿未周岁者，不问痈毒、疮疥、丹瘤，但发搐者，皆难治。脾胃嫩脆，谷气未实，难以药攻也。

一痘疹发搐者，其病在心。初发热时作搐，此疮毒欲出也，宜清心安神，导赤散入朱砂末调服，神效。疮出搐止者，吉；疮出搐不止者，凶。疮正发时作搐者，宜钱氏凉惊丸，加朱砂主之。搐不止者，不治。疮结靥作搐者，此非正靥，乃倒靥也，疮毒陷于内，乃凶恶之候，急用雄黄解毒丸，紫草井水煎汤下，疮复起者，吉；搐不止者，凶。

搐后余症

病有搐久不止，其舌黑者，热剧也。内服凉惊丸，外用生薄荷叶煎汤洗之，舌转红者可治。《玉涵歌》曰：伤寒舌黑洗不红，药洗分明见吉凶①，即此意也。

一病有搐久未止，大小便秘者，宜八正散主之。如大便四、五日不通者，不可利之，恐损其胃气，宜猪胆汁导法通之，神效。

一病有唇内生疮者，此热在心脾二经也。内服洗心散，外以柏连散加朱砂搽之，神效。

一病有日久，其搐似止不止，神昏有痰者，不早治之必成痫证。此病在心，宜利惊丸主之。

龙胆草　防风　真青黛　芦荟　胆星　钩藤各二钱　铁花粉　牙硝各一钱　朱砂飞，一钱　冰片　麝香各少许

蜜丸，芡实大，每服一丸，金银煎汤下。

一病有搐时失音者，宜木通汤主之。

木通　石菖蒲　防风　苦梗　真桑螵蛸　全蝎焙　炙甘草　僵蚕各二钱半　胆星一钱

共末，每服二字，紫苏三片，煎汤调服。

一病有搐后失音者，此痰入心肺窍中故也。如不早治，必喑成废人矣，宜加减钱氏安神丸主之。

黄芪炙　人参　归身　川芎　麦门冬

① 伤寒舌黑洗不红，药洗分明见吉凶：原作“伤寒舌黑洗不红者凶，药洗明见吉凶”，据忠信堂本改。

去心　石菖蒲　木通　炙甘草　远志去心，姜汁浸、焙干，各一钱　寒水石一钱半

蜜丸，芡实大，每服一丸，苏叶三片，煎汤下。每日取獖猪心连肺管处，割一半煎汤饮之，以助药力。久服神效。

一病有搐时鼻血不止者，此肺热症，肝乘肺也。又有心火上炎者，以心火乘肺也。宜泻心肝之火，朱砂凉膈丸主之。

黄芩　黄连　山栀仁　连翘　桔梗　甘草　人参各等分　薄荷叶减半　朱砂飞，为衣

蜜丸，芡实大，麦冬汤下。

一病有搐后目不明者，此肝虚也，地黄丸主之。

一病有余热不退者，当察其虚实治之。如身壮热，面赤唇燥，大小便不利，此热为实，因服补脾之药太早，宜小柴胡汤[①]加大黄主之。如面㿠白，大小便自调，唇润者，此虚热也，宜清心丸主之。

人参　麦冬　茯苓　柴胡　防风　炙甘草各一钱　朱砂飞，五分

蜜丸，芡实大，金箔十片为衣，每服一丸，淡竹叶汤下。

一、病后发热喘咳者，当察其虚实治之。如身热饮水，鼻干唇燥，脉疾有力者，此热在心肺，为实，宜从小便利之，宁肺散主之[②]。

桑白皮炒　葶苈子炒　赤茯苓　车前子　山栀仁各等分　炙甘草减半

姜枣引，煎服。

如面㿠白，不热不渴，此虚也，阿胶散主之。

一病后肌肤消瘦，精神昏愦者，此惊疳也，宜安神丸主之。

茯神去心　芦荟　琥珀　黄连　赤茯苓各三钱　胆星　远志　甘草汤煮，晒干　虾蟆灰，各一钱　石菖蒲　使君子肉各一钱

山药煮糊丸，灯心汤下。

一病后食少形瘦者，宜补脾和中丸主之。

钱氏异功散一两　加青皮　砂仁　使君子各一钱

另取神曲作糊为丸，陈米汤下。

一凡病搐止后宜补胃，参苓白术散，或蜜为丸，甚效。

凡病搐后，以养心安神定志丸主之。方俱见前。

痫

惊自心生风自肝，凡因病后见痫瘫，
急求妙手施方法，父母因循作废残。

痫者，其候卒然忽倒，四肢强直，目闭或翻上不转，口噤或有咬其舌者，口中涎出，或有无涎者，面色或青或白，或作六畜声，其状不一，乃小儿之恶候也。一时即醒如常矣。其发也，或以旬日计，或以月计，或以年计。古人有三痫五痫之名，证治太多，又与急、慢惊同论，似无一定之说，故后学不知其所从也。虽有论者，不过依样画葫芦耳。愚不自惴，强为辨之：所谓三痫者，原其得病之因也；所谓五痫者，叙其病发之状也。惊久成痫，痫者，慢惊风之变症也。不然，何以小儿之发搐者，皆有治法，而发痫者，至终身更无治法耶？管见如是，惟高明者择之。

一痫之所起，由于父母之因循[③]，医之无远虑也。且如初发搐时，或有不治自愈者，或有因掐法而愈者，父母喜之，见其易退，儿无他苦，恬不加意，或有频发之时，不过请医掐之，请巫祷之而已，不

---

① 胡字下原脱“汤”，据忠信堂本补。

② 散字下原脱“主之”，据忠信堂本补。

③ 由于父母之因循：原作“因父母之循”，据忠信堂本改。

知求上智之医以断之，乃为终身不治之症，此父母之过也。其为医者，当初起病之时，如风痫则发之，食痫则下之，惊痫则安之，幸其病退，以为能也，及其再发，不过仍用前法，更不思有结痰在心，以致沉痾，为终身之病，此医之过也。

治痫之法，幼科所载，其方甚多，而无可取者也。惟钱氏五色丸、《宝鉴》琥珀寿星丸及甘遂猪胆汤和苏丸三者，诚治痫之要药也。今予本此三法，新立一方，屡试屡验如神，乃名为断痫丸。

黄连　礞石　石菖蒲　朱砂　珍珠　铁花粉　胆星各五分　甘遂三分沉香二分　茯苓二钱

共末熬膏，为末，别用人参一钱　白术三钱，煮糊为丸，芡实大。每用一丸，取猜猪心一个劈开，入药在内，将线扎住，长流水煮熟，取出丸子研细，灯心汤调下，以猪心及汁，与儿食之，三日服一丸，又宜常服参砂[①]膏，以通心气。

朱砂五钱　牙硝　雄黄飞，二钱半　麝香一钱　金银箔各十五片　真白附子　枳壳麸，各三钱　川芎　白茯苓各四钱　人参　黄连远志肉各二钱

前五味另研匀，后七味共末和匀，蜜丸，芡实大，每服一丸，用麦冬煎汤下。此朱砂膏加减也。

一痫之为病，乃痰迷心窍之所致也，初病之时，便宜服通窍化痰镇心之剂。医者虑不及此，执用平日治惊之法，父母不肯早治，淹延年久，其状如痴、如健忘者，终不可治也。常见在火水而卒发者，后致夭伤亦多矣。

一胎痫，由儿在母腹中受惊气得之，生来便有是病者，不可治也。

按：大无云一小儿周岁，因长老摩顶受记，僧人念咒，恐惧发搐，痰涎有声，目多白睛，强项背，一时许方醒。安后见皂衣人即发，多服犀、珠、脑、麝镇坠之药，已四年余，此症尚在，又添行步动作、神思如痴，诊其脉沉弦而急。《针经》云：心脉洪大，痫瘈筋柔，病久气弱，多服镇坠寒凉之剂，复损其气，故添动作如痴。先灸两跻各二壮，然后服药，后肝脉小急。盖小儿神气尚弱，因而被惊，神思无依，又动于肝，肝主筋，故瘈疭筋挛。立方名沉香天麻汤。经曰：恐则气下，精怯而上焦闭，以羌活、独活之苦温，引气上行，又入太阳为引，故用以为君；天麻、防风辛温以散火，甘草、当归辛甘温以补气血之不足，故养脾气，是以为臣；附子、川乌、益智大辛温行阳退阴，又主助胃，肾主五液，入脾为涎，以生姜、半夏燥湿化痰，沉香辛温，体重气清，去怯安神，故以为使。

钱氏云：一小儿吐泻，诸医药下之，至虚变慢惊，手足瘈疭而身冷。医复与八正散，口不能食，而胃中虚，故利大小便即死。久则脾肾俱虚，常身冷而目闭，必用益黄散、四君子丸补脾，遂能饮食。又不愈，以地黄丸补肾，一月而安。引此一事，以为治痫者之法。

一灸法：按《针经》云：癫痫瘈疭，不知所苦，两跻，男阳女阴。洁古云：昼发灸阳跻中脉穴[②]，夜发灸阴跻照海穴，各二七壮。

一瘫者，手足或挛曲强直，或软缓无力，不能举动，或左或右，其人目视不正，口中流涎，语言蹇涩。因受风寒之气得之[③]，未得发散。初病搐时，日久不醒，以致风湿之气深入筋骨。后虽搐止，手足之病未平，如五软五硬之状，父母因

① 参砂膏：原作“参以膏”，据忠信堂本改。
② 中脉穴：疑为申脉穴。
③ 因受风寒之气得之：忠信堂本无“得之”二字。

循，不知早治，遂成废疾。

一治瘫之法，当视其在左在右。在左者为血虚，其治在肝。肝主筋，肝血虚，则筋无所养，故筋急拘挛强直，宜补肾，地黄丸主之，乃虚则补其母也。

山药　山茱萸酒洗、取肉　熟地各三钱　独活　川续断酒洗　茯苓　丹皮　泽泻各二钱

手不利，加肉桂；足不利，加牛膝。手足俱不利，并加之，各二钱。蜜丸，空心温酒下。此地黄丸加减法也。

在右者为痰，其治在脾。脾主四肢，手足为痰涎流注经络[①]，故手足缓而不能举也。宜补脾行痰，大补丸主之。

炙黄芪　人参　白术　白茯苓　炙甘草　当归酒　川芎　白芍酒炒　半夏泡　陈皮各二钱　川乌炮，三分

酒糊丸，姜汤下。

此十全大补汤加减也。更灸曲池、三里、绝骨、肩髃各二七壮。若口眼逆向一边者，灸颊车穴，左灸右，右灸左，即止。

惊风诸证

儿多异病状如痫，莫作真搐一例看，
家秘幼科皆有法，非人勿示泄心传。

一天瘹似痫：天瘹者，壮热惊悸，眼目翻腾，手足搐掣，或哭或笑，喜怒无常，甚者爪甲皆青紫之状，此肝病也，但不睡卧耳。宜解利风邪则愈，钩藤散主之。

钩藤　白茯苓各五分　大黄包煨，二分半　防风　朱砂　蝉蜕　羌活　独活　青皮　甘草各三分

末，姜蜜调服，此泻青丸加减也。

又方　用：

钩藤　人参　犀角屑各五分　炙甘草　天麻　全蝎各二分半

为末，薄荷汤调服。

一内瘹似痫：内瘹者，腹痛多啼，唇黑囊肿，伛偻反张，眼内有红筋斑黑者也，此肝病也，但不昏困耳，乃受寒气所致。先是内脏抽掣，极病狂叫，则泄泻缩脚，肠痛而啼。内瘹一过，外证抽掣又来，内外交攻，极难调理，须分内外用药治之。内瘹甚者，宜乳香膏主之。

乳香五分　沉香一钱

为极细末，蜜丸，如梧桐子大，每服二丸，用石菖蒲、钩藤煎汤下。

又方，木香丸

没药　茴香　木香炒，各等分　钩藤同上全蝎　乳香各半分

先研乳香，另放，后研上诸药为末，取蒜少许，研和匀为丸，梧桐子大，每服二丸，酒下。

按此二方，治内瘹之要药也，内瘹甚者，宜钩藤丸主之。

钩藤　白茯苓各五分　天麻　防风　朱砂飞　蝉蜕　羌活　独活　青皮　炙甘草各二分半

除朱砂另研，余为末，水煎，调朱砂末服。

按：天瘹内瘹二证，百日内小儿多有之。此二者，皆肝之病也。盖厥阴肝经，内行于小肠，外行于背，故外感伤风，热则为天瘹，内伤寒冷，则为内瘹。故曰：天瘹者阳也，内瘹者阴也。

病有盘肠腹痛似内瘹者，乃小肠气痛也。亦令腹痛作啼，伛偻腰曲，干痛多啼，额上有汗，此小肠为冷气所搏然耳。宜用和平温气之剂，川楝子散主之。眼内无红筋黑斑，囊不肿者：

---

① 手足为痰涎流注经络：原作“手夜为液痰流经络”，据忠信堂本改。

木香　小茴香盐炒、去盐，各一钱　川楝肉二钱，用巴豆二粒炒，去豆

共末，酒调服。

一客忤似痫：小儿神气怯弱，外邪客气，兽马异物，暴触而忤之。其候口吐青黄白沫，水谷鲜杂，面色变异，喘急腹痛，反侧瘈疭，状似惊痫，脉来弦急而数。视其口中悬雍，在左右若有小肿核，即以竹针刺溃，或以指甲摘破治之。当辟邪正气，散惊安神，久延则难为力也。古方作客忤及中恶者，急作醋炭，服苏合丸。此方治客忤、中恶之要药也。

全按：客忤者，谓客邪之气忤其儿之正气也。论其所忤，不但外邪之气与人物之气自鼻而入，乃外因之客忤也，闻见之惊，自心而生，乃内因之客忤也。然邪之所凑，其气必虚，小儿神气既虚，故易动耳。邪有微甚，治有轻重，幼科混同论之，所谓辨之未辨者矣。夫痫则病发而困，忤则病发而醒，此似痫而非痫也。若发而困，亦真痫矣。予特表而出之。按手指三关纹，经曰：脉候若深青，情知四足惊，赤因水火得，红色是人惊。此治客忤者，以此辨。

养小儿之法，详见前卷育婴四要中。凡小儿客忤中恶诸病，皆父母及抱养者之过也。或因生人远来忤者，或因六畜忤者，或因戏冷水忤者，皆外生者也。人物之气，自鼻而入，上冲巅顶。经曰：五气入鼻，藏于心肺。肺主皮毛，心主血脉，顶巅之上，诸阳之所会也，邪中之即病矣。宜用沐体法、涂囟法治其外，吹鼻法搐之，内服对证之药，以扶正气为主，正气胜则邪气自退也（并用酿乳汤）。

病时睡不醒，醒而喜睡者，忤之微也。宜发散惺惺散。

人参　白术　白茯苓　炙甘草　桔梗　天花粉各等分　细辛减半　一方加防风　川芎各等分

水煎，薄荷叶引，微汗妙。

浴体法　治客忤中恶自利诸证，有邪者当宜浴之。

川芎　苍术　白芷　藁本　零陵香各等分

长流水煎，去渣，向无风处浴之，浴后睡片时。

涂囟法　治客忤白虎证。伏龙肝散。

灶心黄土一钱　雄黄五分　麝香少许

枣肉和丸，捏作饼子，如钱样，四围出囟一分，囟门上安饼，取艾作小炷，灸三壮。

搐鼻法（一名救苦散）　治伤风寒，头目不清并客忤。

川芎　藿香　藜芦各三钱　玄胡索　牡丹皮　朱砂飞，各二钱

为极细末，少许吹鼻，得嚏，则邪气出矣。如病时，客忤症悉具者，此忤之甚也。宜表里发散，摄生饮、安神惊气丸主之。

摄生饮　治一切卒中。大小科同。

南星包煨　木香　半夏泡，各一钱半　北细辛　生苍术①　石菖蒲　甘草各一钱

为末，每用生姜同水煎，调惊气丸服。

惊气丸　治惊忧积气，又受风邪，发则牙关紧急，涎潮昏塞，醒则精神如痴，又可治痫。

木香　白僵蚕　白花蛇肉酒洗，焙　橘红去白　天麻　麻黄去根节　铁花粉各半两　全蝎二钱半　苏子一两　胆星半两　朱砂飞，二钱半　脑　麝少许，另入

此许学士方也。蜜丸，芡实大，每服一丸。

痫用薄荷金银汤下。

---

① 生苍术：原作“生花术”，据忠信堂本改。

以上治外中客忤之法。

如抱儿骑马，或父母骑马远归，未及换衣熏衣即抱其儿，或戏抱儿在马鞍上坐得病者，此名马客忤，或闻马嘶著惊者，取马尾烧烟熏儿面，频熏以醒为度。

如见生人、异扮人，或六畜跳跃异者，或鬼神恶状者，或迅雷击鼓、一切大声使儿成客忤者，此内生之病也。宜安神去痰，不尔，病根日深，但见闻原忤之例即发，儿成痫矣。抱龙丸主之。

水银二两　铅一两五钱，溶化入水银制死。以柳枝烧成珠，又入朱砂末　乳香末各一两在内，乘热用柳木槌擂匀，为丸芡实丸大，每一丸，空心井花水下，服后令睡，不可惊动。或作小丸服亦妙。

此钱氏五色丸加减也。

如见平常惯熟之人，喜啖之果，玩戏之物，有所不得，则忤其意，但见神昏不食，即其病也。宜顺意，更与之，及服安神之剂，沉香丸主之。

人参五分　白术　陈皮去白　枳壳麸　桔梗　青礞石硝煅金色，各一两　炙甘草　沉香各五分　朱砂飞，一钱　黄连一钱半

神曲糊为丸，黍米大，麦冬汤下。

小儿客忤者，吾以为父母之过：有所喜者，乃戏而夺之，则怒而哭矣；有所畏者，乃戏而吓之，则恐而惊矣。夫失所喜者，思则伤脾；遇所畏者，惊则伤心。因循而成痫，谁之过哉？

一中恶似痫：此客忤之甚者，乃小儿危恶症也。其候因初中恶毒，心腹刺痛，腹皮青黑不能啼息，闷乱欲死。古方治此先用皂角末吹鼻[①]，急服苏合香丸。全按：中恶与尸厥同，但腹不鸣，心腹俱暖也。此有二证，幼科未辨。有中恶毒之气，自鼻而入，心肺受之，故忽然倒地，四肢厥冷，两手握拳，不能喘息也。有中恶毒之物，自口而入，肠胃受之，故心腹刺痛，腹皮青黑，闷乱欲死者。先用霹雳散搐鼻，令醒进药，仍以杀鬼丸房内烧之，以熏百鬼恶气。

霹雳散　治卒恶死者。

牙皂三分　细辛　川芎　白芷各五钱　羊踯躅花一分半　雄黄二分　麝香少许

共末，每用少许，灯心三寸长，蘸点鼻内，喷嚏为验。

杀鬼丸　雄、雌黄各二两　牯羊骨　虎头骨[②]各一两　龙骨　鳖甲　鲮鲤甲　刺猬皮各三两　樗鸡十五枚，无，即以芫青五枚代之　川芎　白蒺藜　鬼臼　禹余粮　东门上雄鸡头一枚

用蜡二十两为丸，梧子大。门口房内烧之，男左女右臂上带一丸，可辟百鬼。如中恶毒之气即死者，宜返魂汤主之。即仲景麻黄汤也。

麻黄去根节，三钱　杏仁去皮尖，七个　炙甘草一钱

水一盏，煎半盏，分开细服。

如中恶毒之物卒死者，宜雄黄解毒丸主之。方见惊风。

又方　通治中毒，用

降真香　白胶香　沉香　虎头骨　鬼臼　龙胆草　人参　白茯苓　雄黄各五钱　麝香一钱

炼蜜丸，芡实大，乳香汤下，或令儿佩带一丸，即烧卧房妙。

一儿忽大叫一声而闷绝者，亦中恶例，不治。

一白虎似痫；白虎者，流年白虎神，太岁后五位，是所占之方，不可犯也。小儿变蒸未满者，乳母无知，抱儿向其方顽戏，更触犯之，使儿不精爽，两目视物不转，手如数物，此客忤之轻者也。宜用浴

① 吹鼻：原作“治鼻”，据忠信堂本改。

② 头字下原脱“骨”，据忠信堂本补。

体法，更以杀鬼丸房内烧之，使儿闻其烟，又取伏龙肝，捣醋和丸球大，摩儿头及五心，效。乡俗妇人以鸡子一枚遍身摩之，送粪地埋之，亦禳法也。

一邪祟似痫：汗濯儿衣，不可夜露，恐为睢鸟落羽所污，染触儿身，未有不为痫者，其后，面色变异[①]，见人羞怕。宜常用前浴体法，房中烧杀鬼丸，又以囊盛一丸，挂儿背上，男左女右。宜辟邪丸主之。

人参　白茯苓　炙甘草　使君子肉　夜明砂　干蟾灰，各一钱　沉香五分　雄黄飞　朱砂飞，各一钱　黄连一钱五分　麝香少许

猪胆汁和粟米糊为丸，黍米大，每服二十一丸至三十五丸，米饮下。

一马脾风似痫：小儿肺胀喘溺，胸高气逆，两胁扇动，鼻张闷乱，嗽喝声嗄，痰涎潮塞，俗谓之马脾风者，宜雄黄夺命散主之。

黑白丑各两半，取头末半两　大黄　槟榔各半两　木香三钱

为末，三岁者，服二钱，温水调服。

涎多者，加轻粉少许　方见《丹溪附余》。

一虫痛似痫：小儿本怯，致胃虚冷，则虫痛而心痛，口中沫及涎水出，发痛有时，但目不斜，手不搐也。宜木香化虫丸主之。

槟榔一钱　木香　鹤虱　贯仲　锡灰　干漆炒尽烟　使君子肉各五分　轻粉二钱　巴豆肉　雷丸各二钱半

飞罗面作糊为丸，五更米饮下。

一痓痉似痫：其症项背强直，腰身反张，摇头掣手瘈疭，噤口不语，发热腹痛，镇目不醒，病在足太阳经。其候有二：如面红眼赤，牙紧手张，痰涎壅甚，昏愦烦渴，小便赤涩，先谵语而发者，此刚痓也，宜小柴胡加大黄汤方见前。如大便滑泄，不渴不语，手足先冷而发者，此柔痓也，宜理中加桂枝汤主之。理中汤加桂枝、白芍，水煎服。

---

① 变异：原作“变不常”，据忠信堂本改。

卷　之　三

治诸热证

阳在身中主发生，奈何拂郁热熬煎，
婴孩本是纯阳体，热证推求有数般。

人身之中，温养脏腑，流通荣卫者，阳气也。有风寒伤之于外，则荣卫之气不行，水谷伤之于内，则赃腑之气不行。不行则阳气拂郁而热生焉。故随其所发，以为热病之名也。夫伤有轻重，则热有微盛，病有新久，则热有虚实。此其当辨者也。钱氏有论，详见下文。

按钱氏云：心热者视其睡，口中气温或合面而卧及上窜，掐头[①]咬牙，泻心汤主之；肝热者手寻衣领及乱捻物，泻青丸主之；脾热者，其热在肌肉，遇夜更深，怠惰嗜卧，身热饮水，四肢不收，泻黄散主之；肺热者，手掐眉目，日西热甚，喘嗽壮热饮水，泻白散主之，一云凉膈散；肾热者，两足不喜衣覆盖，脐之下皆肾之所主，缘心下行于肾部也。宜地黄丸主之，一云东垣滋肾丸。

上按：此论五脏之热，见前五脏歌内，家传凉惊丸、金花丸、三黄丸，皆治五脏热之方也。

家传凉惊丸　退热，解毒，镇惊，安神。

黄连净　黄芩去腐　山栀仁　黄柏各等分　朱砂　雄黄俱飞，减半

研极细末，和匀，雪水煮面糊为丸，黍米大，一岁儿十五丸，以渐加至五十丸，薄荷汤下。

此黄连解毒汤加减也。

大金花丸　治中外诸热，寝汗咬牙，大小便不利。即前凉惊丸，去胆草、雄、砂，加九黄[②]，雪水丸，又名既济解毒丸。

三黄丸　治三焦积热，小便赤涩，大便秘结。此三黄泻心汤也。即前金花丸去栀子、黄柏是也。炼蜜为丸，如皂角子大，白汤化服。

按钱氏云：潮热者肝热也。时间发热，过后即退，次日又依时发热，此欲发惊也，地骨皮散主之。壮热者心热也，热而不已，甚则发惊痫也，导赤散主之。风热者肺热也，身热口中气热，有风症，人参生犀散主之。温热者脾热也，但温而不热，泻黄散主之。

上按：此论四脏潮热者，如水之潮，不失其候也。若有寒热则如疟，此只以时论也。故痛属肝。如日晡潮热，又属胃者，谓身常有热，至日晡尤甚也，此是宿食，宜下之，枳壳大黄丸主之。地骨皮散治虚热作潮及伤寒后余热，又名人参地骨皮散。

人参地骨皮散

知母　柴胡　炙甘草　人参　地骨皮自采者　半夏水泡，洗　赤茯苓各等分

共细末，量儿大小加减，入生姜一

---

① 掐头：忠信堂本为“摇头”。
② 九黄：忠信堂本为“大黄”。

片，水煎服。

按：幼科引《机要》论表里之热，为小儿之法，似未精当。《机要》之论表里者，乃风寒之气邪，自表入里者也。小儿之热乃自里而出表者也。如胎毒之热生于命门，变蒸之热生于脏腑，饮食之热生于脾胃。其伤寒者仅十之一二耳，惟《直指》之论得之。

按《直指》云：小儿表里俱热，面黄，颊赤，唇焦，口干，小便赤涩，大便焦黄。先以四顺清凉饮为之疏利，其热即去。既去而复热者，里已清而表未解也，当用惺惺散，少加去节麻黄，以取微汗，则表尽除。其或表里已解，而热又时来，此则表里俱虚，而气不归元，荡浮于外，不可再用凉药与之。解表当为和其胃气，使阳气敛而归内，身体自冷，宜参苓白术散。方见脾脏。姜枣引，略煎服。

四顺清凉饮　治小儿脏腑蕴积实热。

当归　大黄酒蒸　甘草生　赤芍各等分

㕮咀，水煎服。

惺惺散　治小儿虚热解表。

人参　桔梗　白茯苓　白术　天花粉各一两　细辛二钱　炙甘草七分　防风　川芎　南星生，各二钱半

每服加生姜片半，薄荷叶共药末，慢火煎。

此方前七味本方也。

加减惺惺散　治伤风，风热，及伤寒鼻塞发热。

前方去人参、白术、茯苓、南星四味，加苍术、羌活、白芷、赤芍、麻黄、荆芥、当归。

上方治表虚热，此方治表实热。

参苓白术散　治胃气，收敛浮阳，退余热。方见脾脏。

小儿有病，惟热居多，夫热有虚有实。实则面赤浓黄，气粗口热，燥渴唇肿，大小便难，掀揭露身，烦啼暴叫。虚则面色青白，恍惚神缓，口中清冷，嘘气软弱，泻泄，多溺，夜出虚汗，其或乍清乍温，拂郁悖惕，上盛下泻，水谷不分，此冷热不调之症。虚热者惺惺散，实热者四顺清凉饮加柴胡，冷热不调则败毒散加木香、当归。

按《全婴论》云：小儿气禀纯阳。脏腑主热，阴阳气变，蒸薰于外，致身热也。则两眼赤痛，流泪羞明，或生翳障。心热则口内生疮，小便赤肿，淋沥不通。肺热则鼻衄不止，大肠必结。脾热则多涎沫，口内常流。心脾热则生重舌、木舌。胃热则口臭。肾热则耳聋，或出浓汁。

上所论五脏热证，与前钱氏不同。大抵热证俱多，不能尽也。今以上中下立方治之。头面之热，神芎上清丸主之；中焦之热，凉膈散主之；下焦之热，八正散主之。手足热者，升阳散火汤主之；表里俱热者，通圣双解散主之。

神芎上清丸　治一切热证，清头面，利咽膈。

大黄　黄芩各二两　滑石四两　薄荷叶　川芎各半两　桔梗　黄连　甘草各二钱半

蜜丸，芡实大，每服一丸或二丸，滚白汤化下。

东垣凉膈散　治上焦积热，烦躁多渴，面赤，咽喉痛，口疮。

黄芩　栀子仁　连翘　甘草生　桔梗各等分　薄荷减半

为极细末，每用淡竹叶汤入蜜少许调服，或炼蜜丸，竹叶汤下。

河间凉膈散　治中焦烦躁，狂妄啼哭，睡卧不安，便溺赤涩。

即前方无桔梗　有大黄　朴硝是也。

本方加黄连，名清心汤。

八正散　治下焦热，二便秘结，多渴咽干，口热淋血。

大黄　瞿麦　木通　滑石末　扁蓄　车前子　山栀仁　甘草梢各等分

㕮咀，入灯心，煎服。

升阳散火汤　治手足发热，此胃虚也。

升麻　葛根　独活　羌活　人参　白芍各五分　防风二钱半　柴胡八分　甘草炙、生，各三钱

㕮咀，水，作四剂煎服。

通圣双解散　治表里俱热，又治疮疹。

防风　川芎　桔梗　芍药　黄芩　薄荷　当归　荆芥　滑石　石膏　白术　连翘　栀子　麻黄　大黄　朴硝各等分　甘草减半

㕮咀，入生姜，水煎，调益元散服。或末，蜜丸，姜汤化下。有表无里去硝黄，有里无表去麻黄。

胎热者，儿初生十日之内，便有诸热症者，宜育婴解毒延龄丸；目赤肿不开者，用黄连磨乳汁洗之；口疮者，黄连、黄柏二味为末，蜜水调搽。

儿生满月后，有伤发热者①。恶寒，病在表，宜用推摩掐法除之；恶热，病在里，用猪胆汁导之。勿轻汗下之。三岁以后，方与大人同论，前法主之。

夜热者，至夜则发热，啼哭不止，日则无事。此血热也，心主热，东垣安神丸主之。乳母宜服小柴胡加参黄汤。

余热者，三岁以后，如伤寒后，里已解，又发热者，此虚热也，宜凝神散主之，收敛胃气，清凉肌表。

凝神散

人参　白术　白茯苓　山药各一钱　粳米　白扁豆炒　知母　生地　炙甘草各五分　竹叶　地骨皮　麦冬各二分半

三岁儿分作四剂，姜枣引，水煎，频频服之。

食热者，伤食得之，手心壮热，嗳气吐乳，大便酸臭。轻者胃苓丸，重者保和丸，甚者枳壳大黄丸，不可猛浪，伤儿胃气也。

烦热者，心烦不安多啼，此心热也，钱氏安神丸主之，恐发惊搐。虚热者有二，皆大病之后也。如形气未甚弱者，此胃虚也，宜参苓白术散；若形瘦头发成穗，肚大足小者，此疳病也，宜集圣丸主之。方见疳病。

癖热者，如疟而不寒，如潮热而作止无时，面黄，消癖丸主之。方见癖病。

误服热药而发热者，宜大豆卷散主之。用：

黑豆水浸生芽，取出晒干　贯众　板蓝根　炙甘草各等分

浆水煎服。浆水者乃粟米泔水也。

凡人喜仰卧，或合面卧者，皆心热也，宜导赤散。

调理脾胃

万物五行皆藉土，人身脾胃是根基，

四时调理和为贵，胃气常存怕损亏。

《内经》曰：胃者，五脏六腑之海也。水谷皆入于胃，五脏六腑皆禀气于胃。胃者，五脏六腑之源也。万物借土而生。故古人以调理脾胃为医中王道，厥有旨哉。胃主纳谷，脾主消谷，皆谷气之本也，谷多则伤胃，谷少则伤脾，全谷则昌，绝谷则亡。故人身之中，谷为宝焉。然脾喜温而恶寒，胃喜清而恶热，所以调理脾胃者，节其饮食，适其寒温，为中和之道也。苟能饮食有节，寒温适宜，则脾胃强实，外邪不能侵，内邪无由起，何病之有哉？若饮食无节，寒暑不适，则脾胃虚

① 有伤发热者：忠信堂本作“有伤寒发热者”。

弱，百病生矣。况小儿脾常不足，非大人可比。幼小无知，口腹是贪，父母娇爱，纵其所欲，是以脾胃之病，视大人犹多也。盖调理脾胃，必资于药。五气属天，五味属地，味气之中，惟甘平者，土之性也。古人立法，必四气浑合，五味相济，所以“合于四时五脏阴阳揆度，以为常也”。今幼科方中，多用丁香、豆蔻、益智仁、砂仁之例，一切辛燥者，集群成剂，温养脾胃，耗散阳气，熬煎阴血，甚非所宜也。盖调理脾胃之法固难，而变通之法尤难。热则消于肌肉，寒则减于饮食。吾有家秘养脾丸，以和中进饮食之伤[①]，肥儿丸以补脾胃之弱，又加黄芪调元汤，钱氏异功散、参苓白术散，皆调理脾胃之要药也。兹于其间，又取古方可用者，以补其未尽之法于下。

加减异功散 调理脾胃。

伤食不消，炒神曲、麦芽、山楂肉。

伤食呕吐，加半夏、藿香、干姜（炒）；如吞酸水，再加黄连（将吴茱萸同炒，去萸）。

伤食、胸膈痞闷，加半夏、枳实、黄连（姜汁炒），去白术。

伤食腹痛，加木香、砂仁；常觉气逆，去人参、白术，加半夏、枳壳、桔梗、香附。

伤食泄泻酸臭者，加木香、黄连、泽泻，细末，姜枣汤调服。

加味理中丸 治脾胃虚寒，不进饮食，呕吐泻泄，或服寒药太过。用：

白术四钱 人参 白茯苓 神曲各一钱 砂仁 干姜煨 麦芽炒，各二钱 炙甘草钱半

炼蜜丸，姜汤嚼下。

加味平胃散 治胃脾不和，不思饮食。用：

平胃散一两 加人参一钱 白茯苓一钱半

枣肉和丸，姜汤下。

健脾丸 养脾进食，调理胃气，和养荣卫。即：

前胃苓丸方内，加山药 莲肉各二钱 木香 砂仁八分 白术钱半 当归 麦芽炒 神曲炒，各一钱

枣肉和丸，米饮下。

人参白术膏 治脾胃虚弱，肌肤瘦怯，欲成疳症者。

人参 白术土炒 茯苓 山药 莲肉去心，各一两 山楂肉七钱 当归 麦芽炒 泽泻各五钱

末，炼蜜丸，龙眼大，每服一丸，米饮化下。

感冒四气

感冒天时四气中，小儿亦与大人同，
必先岁气无轻犯，寒热温凉有逆从。

天地之气行乎四时者，有四气焉。四气者，风寒暑湿[②]之气也。人在气中，体之虚也，感则病矣。故春伤风，夏伤暑，秋伤湿[③]，冬伤寒。此四时之正气病也。小儿失其调理，尤易感之，嫩弱故也，治法与大人同，但剂小耳。又小儿病则发热，则发搐，此与大人异也。四时调理之法不同，春宜食凉不可犯温，夏宜食寒不可犯热，秋宜食温不可犯凉，冬宜食热不可犯寒。然发表者，必宜用辛甘温之剂，如有可汗之症，必犯其禁而用之，经云：发表不远热者是也。但于汗药中少加凉药以制之，勿使热甚而发搐也。小儿四时感冒病，幼科未备，今特表而出之。

---

① 以和中进饮食之伤：忠信堂本作“以和中治其饮食之伤”。

② 风寒暑湿：原作“风寒暑热”，据忠信堂本改。

③ 湿：原作“温”，据忠信堂本改。

小儿伤风寒者，口不能言，脉无可诊，但以虎口之指之色验之也。钱氏云：男体重面黄，女面赤喘急恶寒，口中气热，呵欠顿闷，项急者是也。然病有表里阴阳之症，治有汗解温下之法，临病之时，当详察之，不可误也。如恶风寒者，必偎藏其身于母怀内，引衣密隐，是为表症，可微汗之，人参败毒散主之。如恶热，出头露面，扬手掷足，渴烦躁粪，掀衣气粗，是为里症，略与疏通之，小柴胡加大黄汤主之，方见惊风。中病即止。如头额冷，手足凉，口中冷气，面色暗淡，大便泄青，此为阴病里虚，当以温药救其里，以理中汤加附子主之。方见脾脏。如不恶风，大热大渴，此表里俱热，半表半里也，宜和解，柴胡白虎汤主之。又有夹食夹惊者，不可与上症同治也。夹惊伤寒者，或因惊之时，又感寒邪，以发散为主，宜脱甲散主之。或因伤寒发热，以致惊风者，宜退惊为主，以薄荷散主之。夹食伤寒者，如先伤寒，后伤食者，此食伤证也，枳实大黄丸主之。如先伤食后伤寒，无吐下者，先解其表：香葛散；后去其宿食：枳实大黄丸主之。如有吐泻者，以藿香正气散主之。

人参败毒散　治四时感冒及时行瘟疫并痘疹，初发热宜服。

羌活　独活　前胡　柴胡　川芎　枳实　桔梗　茯苓　人参　甘草各等分

㕮咀，水煎服。

斑疹，加防风、荆芥，名荆防败毒散。

痢疾时行，加陈仓米，名仓廪汤。

柴胡白虎汤　治伤寒半表半里，大热大渴，自汗不止。

柴胡　人参　黄芩　知母　甘草　石膏

㕮咀，淡竹叶水煎服。

脱甲散　治夹惊伤寒，烦渴。

柴胡软　当归酒　胆草　炙甘草　知母各三钱　白茯苓　人参　川芎各二钱半　麻黄去根、节，一钱

用连根葱白水煎服。

热甚加升麻、干葛。

薄荷散　治伤寒发惊，痰涎壅甚。

薄荷叶半两　羌活　全蝎去毒　麻黄　甘草炒　僵蚕炒　天竺黄　白附子

薄荷汤调下一匙，略煎数沸，入竹沥少许，服。

枳朴大黄丸　治伤食腹满烦热及伤寒后食复症①。

枳实　厚朴　大黄酒煨，等分

炼蜜丸，芡实大，每服一丸，用大栀子一个，劈破，淡豆豉三粒，水煎浓汁化下。

香葛散　治夹食伤寒，不吐利者。

香附子　紫苏叶等分　葛根　陈皮　青皮各减半　炙甘草又减半

此香附散加减也。㕮咀，生姜、葱白引。要温服，以汗微出为度。

伤食轻者，本方去葛根、姜、葱，加小枳实一枚，重者一分。

三黄枳术丸　治伤食，乃下剂之轻者，有热者可服。

黄芩酒炒　黄连炒　大黄酒煨　枳实炒　白术等分

神曲糊丸，黍米大，每服二三十丸，白汤下。

藿香正气散　治夹食伤寒，有吐利者。

藿香　白术如发汗用苍术　厚朴　陈皮　半夏　白茯苓　白芷　桔梗　大腹皮　苏叶　甘草

---

① 伤寒后食复症：原作“伤寒后食服”，据忠信堂本改。

㕮咀，入生姜片煎，徐徐服之。

凡小儿风寒外感，用推摩捏掐法亦妙。

中暑，夏月有之，其症面垢，遍身大热，自汗，烦躁不安而渴，儿不能言，但哯乳不止，是渴也。治有二法。

富贵家小儿，居高厚深凉之处，其有病也，乃静而得之，谓之中暑也。恶寒发热者，以人参白虎汤加减主之；不恶寒而发热者，人参白术汤，皆可服。热退，服调元生脉散。如有吐泄者，加味五苓散主之。乳母服清暑汤。

寻常家小儿，常在烈日之中，坐于热地之上，浴于寒涧之内，其有病者，乃动而得之，为中热也。或有寒热者，或吐泻者，并以薷苓饮加减主之。

如上暑热二症，有发惊搐者，如先病热，后作搐者，辰砂五苓散和益元散主之。或先惊搐，又中暑者，以薷苓汤加减主之。

人参白虎汤 方见肺脏。

有中暑不恶寒者，只恶热而渴，加麦冬、淡竹叶，水煎，调天水散。用滑石（水飞）六钱，甘草一钱，和匀。

无汗恶寒者，加麻黄（不去根节）、杏仁（不去皮尖）；有汗恶寒者，加桂枝、白芍药。

调元汤 见脾脏。加麦冬、五味子，乃生脉散二方合也。

清暑汤 小儿一岁内中暑，以此方调其乳母。

人参 白术 茯苓 炙甘草 生地 麦冬 黄连 黄芩等分

㕮咀，煎，食后服。

五苓散 此治暑之要药也。方见肾脏。加朱砂。

吐泻加藿香、木瓜、砂仁。炼蜜丸，芡实大，陈皮汤化下。

有寒热，加香薷，厚朴（姜汁炒），白扁豆（炒），甘草（炒）。名薷苓汤。

有吐泄，再加藿香，木瓜。

有惊搐者，五苓散末二两，加辰砂三钱，黄芩（末）、甘草（末）各五钱，和匀，炼蜜丸，芡实大，麦冬汤下，名却暑丹。如先惊后中暑者，合香薷饮加人参、黄连、麦冬。

中　湿

凡小儿喜弄冷水者、坐湿地者，名此病。其症，头重体重，寒热往来，并宜五苓散、平胃散为主，二方合者，乃治湿之要药也。盖五苓散治中湿，恶热如疟，小柴胡汤合服，名柴苓汤。中湿吐泻，与平胃散相合，名胃苓汤，更加砂仁、藿香、木瓜。

平胃散 治中湿体重，兼补脾胃。

苍术米泔浸、焙，四两 厚朴姜汁炒 陈皮各二两 炙甘草一两半

每姜汤服。

本方与五苓散合泽泻、苍术八两，同茯苓、白术、厚朴、陈皮等两，桂枝、甘草等两，名胃苓丸，小儿要药也。

本方末半斤，加川椒末二两，和匀，别用红枣蒸取肉四两，蒜去皮，入猜猪肚内煎热，去肚不用，取蒜与枣肉共捣烂，和药令匀，为丸，酒与米饮任下，名椒术养脾丸。男女并宜服之，脏寒者最宜，忌生冷腌臜等物。

本方㕮咀一料，加小红枣二百枚，蒸去核，生姜二两，和皮切，共和水五升，慢火煮干，捣作饼子，晒干，淡盐汤调服。大人小儿温养脾元，调和胃气，最良。

中湿浮肿者，胃苓汤加五皮汤主之。生姜皮、大腹皮、茯苓皮、桑白皮、五加

皮，即五皮汤。

中湿黄者，五苓加茵陈蒿，名茵陈五苓散。

如时行温疫，小儿得染者，用平胃散去厚朴，加苏叶、香附为末，雪水煮绿豆粉为丸，芡实大，雄黄朱砂为衣，每服一丸，姜枣汤化下，面东服之，可免不正之气所中也。常用雄黄磨水，抹儿鼻孔。乳母尤宜服之。

咳嗽喘各色证治

风寒乘外从虚入，肺主皮毛先受邪，
气逆上冲成咳嗽，绵延转变入他家。

按钱氏论咳症云：八九月间，肺气大旺，其病乃实，以葶苈丸下之；十一二月间咳者，乃伤风寒咳嗽也，或以麻黄，或以甘桔汤；五、七月间，身热痰甚吐乳者，以褊银丸下之，有吐青绿水者，以百祥丸下之。虚者，阿胶散补之。后人信之，得治咳大法不过如此。愚窃有疑焉。仲阳先生著论立方，仲景之下，一人而已。仲景之治伤寒，在表则汗之，在里则下之，在半表半里之间则和解之。小儿咳嗽，皆自风寒得之，岂无在表里之可发散者乎。八、九月间咳嗽者，岂专可下之乎。观其下药，非牵牛、巴豆，则铅绿、轻粉也。如此峻利之剂，幼小娇弱者，岂能胜之乎。欲治其肺，先损其胃，岂有不误人者乎。是书也，皆出于阎孝忠之笔，恐非先生法也，或曰有之，吾亦不敢用矣。今采诸贤之论，分三法于下。初得之，未有不因感冒而伤于肺。《内经》曰：皮毛者，肺之合。皮毛先受邪气，邪气得从其合，使气上而不下，逆而不收，充塞咽嗌，故令咳也。乍暖脱衣，风邪从背肺俞穴而入，面赤唇红，气粗发热，咳来痰鸣。或因汗出未干，遽战冷水者，眼胞微浮，额汗痰鸣，如此数者，当以鼻中辨之。因乎风者，则鼻流清涕，有汗，宜参苏饮主之。因于寒者，则气塞气促，声浊无汗，以麻黄汤主之。

参苏饮　治四时冒风寒，头痛发热，咳嗽痰壅。

人参　茯苓　枳壳　半夏　前胡　桔梗　苏叶　葛根　陈皮等分　甘草减半

㕮咀，葱姜引，温服，取微汗。

加味麻黄汤　治肺感风寒，痰涎咳嗽。

麻黄　苏叶　桑白皮蜜炙，等分　甘草减半

加茯苓、陈皮，名华盖散，其功同。㕮咀以煎服，得汗咳止。

身热而渴者，加知母、石膏。

百部丸　小儿未一岁，不能服汤药者，以此代之。

百部　麻黄各三钱　杏仁去皮尖，四十粒

以水略煮，又各取末，和匀，蜜丸，皂角子大，温水化二、三丸。

此以上初治之法。

凡咳嗽，发热后不止，或有未发散，看其兼症，以法治之。

咳嗽气上逆，喘嗽有痰者，此肺咳也，宜清肺饮主之。喘甚者，葶苈丸下之。方见肺脾脏。

清肺饮　治肺气上逆咳嗽。

前胡去芦　柴胡　荆芥　桑白皮蜜炒　炙甘草　枳壳各三分　知母　贝母　薄荷　茯苓　桔梗　紫苏　阿胶炒　杏仁去皮，另研　天冬各五分

散，用乌梅同煎，去渣服。

咳，喉中介介有声，面赤发热心烦，或咽喉痛，声哑者，此肺病兼见心症也，以清宁散。咽喉痛，宜清心汤加桔梗。方见诸热。心闷惊悸者，以钱氏安神丸主之。方见心脏。

清宁散　治咳嗽心肺有热者，宜小便利出之。

桑白皮炒　葶苈炒　赤茯苓　车前子　栀子仁等分　甘草炒，减半

细末，每服半钱，姜枣煎服。

咳嗽面黄，痰涎壅塞，或吐痰，或吐乳食者，食少喜卧，此肺病见脾症也。大抵咳嗽属肺脾者多，肺主气，脾主痰也。

橘皮汤　治咳嗽痰甚，呕吐者。

半夏洗，五钱　茯苓　陈皮各三钱　细辛人参　旋覆花各一钱　青皮　桔梗　枳壳　炙甘草各二钱

为散，入生姜，水煎服。

玉液丸　化痰涎，止咳嗽，此家传治小儿咳嗽者。

寒水石炼，研，取末，二两　半夏泡七次，研，七钱半　枯矾三钱

为极细末，生姜自然汁煮，飞罗面糊丸，黍米大，淡姜汤下。

咳嗽痰涎壅塞，搐咳不转，瞪目直视，此肺病兼肝症也，不治则发搐，宜豁痰丸主之。转者，琥珀抱龙丸主之。方见家传三法。

豁痰丸　咳嗽痰涎壅塞通用。

南星三钱　半夏二钱，二味切片，用浓皂角水浸一宿，取出焙干为末　白附子　五灵脂　白僵蚕炒　细辛　枯白矾各一钱　全蝎三分半

为末，皂角浓汁，煮面糊丸，黍米大，姜汤下。

咳嗽久不止，吐痰涎水，此肺病兼肾症也，宜大阿胶丸主之。

大阿胶丸

阿胶炒　熟地黄　白茯苓　五味子　山药各一两　贝母　百部　柏子仁　破故纸　桂心　杜仲姜汁炒　麦冬焙干，末，各半两　人参　沉香各三钱

蜜丸，芡实大，每服一丸，紫苏汤下。

凡咳嗽有热者，宜东垣凉膈散加泻白散主之。大小便不利者，加大黄、风化硝；咳嗽气盛者，宜加减苏子降气汤。

加减苏子降气汤

真苏子　半夏曲　炙甘草　前胡　陈皮　厚朴姜汁炒　肉桂去皮　大腹皮　桑白皮各等分

煎服，兼治面浮肿。

咳嗽痰甚者，轻者，玉液丸；壅塞者，沉香化痰丸[①]。

沉香化痰丸

青礞石硝煅金色　枯白矾　猪牙皂炙　南星泡　半夏洗　白茯苓　陈皮各三钱　枳壳炒　黄芩各一钱半　沉香五分

共细末，姜汁煮神曲糊为丸，黍米大，薄荷汤下。

咳嗽声不止，口鼻出血者，此气逆血亦逆也。只宜止咳为主，加味[②]人参款花膏主之。

人参　五味子　天冬　麦冬　款冬花　贝母　桑白皮炒　阿胶炒，各一钱　黄芩　黄连　炙甘草　桔梗　当归各一钱半

炼蜜丸，圆眼大[③]，每服一丸，陈皮汤化下。以上中治之法也。

调理之后，其咳不止，此肺虚也，只以补肺为主。钱氏阿胶散。方见肺脏。

然补肺不补脾，非其治也。虚则补其母，脾为肺之母也。况病久者，胃气亦虚，尤宜补其胃气也，用人参五味子丸主之。

人参五味子丸

人参　五味子　桔梗　白术　白茯苓

---

① 沉香化痰丸：原作"沉香丸化痰"，据忠信堂本及下文改。

② 加字下原脱"味"，据忠信堂本补。

③ 圆眼大：忠信堂本作"如龙眼大"。

炙甘草　熟地黄　当归各五钱　地骨皮　前胡　桑白皮　枳壳炒　黄芪炒　陈皮去白　柴胡各三钱

蜜丸，芡实大，每服一丸或三丸，姜枣汤化下。

久咳不已经验方，名提金散　此劫剂也。用：

罂粟壳水润去其筋膜，晒干，二两　乌梅择肥者，水洗，去烟[①]，取肉，焙干，七钱　甘草　陈皮去白，各七钱　苏州薄荷叶二两

蜜丸，圆眼大[②]，卧时令噙化一丸，妙。

以上为末治之法也。

久咳须防百晬中，痰涎作搐类多凶，

胸高其状如龟壳，咳血无忧只怕浓[③]。

小儿百日内有痰嗽者，谓之百晬嗽，或因出胎之时，暴受风寒，或因浴儿之时，为风所袭，或因解换襁褓，或出怀喂乳，皆风邪之自外入者也。因乳脉涌出，吞咽不及而错喉者；或因啼哭未定，以乳哺之，气逆呛出者，此病之从内出者也。皆能为咳。如前汗下调理之剂难其服之，盖胃气方生，恐药伤也，故曰小儿百晬咳难治。

如上百晬咳者，一岁及三岁者加以痰涎壅塞、逆气冲并、以致发惊搐者，多不可治。盖小儿无知，痰在咽中，不会吐吞，往来自任故也。将作搐者，急进朱砂膏，以降去之，搐止者吉，频搐者凶。故头摇者、目带上视者、闭目呻吟者、手足摆舞者、肩息胸突者、喉中痰鸣者、口噤不乳者、喘不休者、手足冷者、咬牙者，皆死也。

久咳不止，胸高骨起，其状如龟者，谓之龟胸，此肺热也。

天冬去心，焙　杏仁去皮尖，微炒　百合水洗　木通　桑白皮炒　葶苈隔纸炒　石膏各等分

蜜丸，芡实大，服一丸，紫苏汤下。

嗽者吉，如龟胸已成，乃终身之痼疾也。

久嗽不止，咯唾血者，如前治之，唾脓血腥臭者，此肺痈也，多死。欲治此者，无如桔梗汤。

桔梗　当归　贝母　瓜蒌　汉防己　甘草节　杏仁炒　百合　枳壳炒　薏苡仁　黄芪　桑白皮炒

加玄参等分，生姜煎，频服。

有热，口干燥，加黄芩；大便秘，加大黄；小便赤少，加木通。

喘

气喘绵绵自肺生，有寒有热有痰泥，

寻常哮喘无他虑，病笃应喘嫌急添。

《内经》曰：诸气膹郁，皆属于肺。喘者，肺气之膹郁，逆而上行也。有因感寒而得之者，必恶寒发热，面赤唇红，鼻息不利，清便自调，邪在表也，宜发散之，用五虎汤主之。内有寒痰者，苎蝎散。

麻黄七分　杏仁去皮、尖，一钱　甘草四分　细茶炒，八分　石膏钱半

煎服。

有因热而得之者，必口燥咽干，大小便不利，宜葶苈丸下之。有因宿痰而得者，必痰涎壅上，喘息有声，以千缗汤主之。

千缗汤

半夏七个，汤泡七次　甘草炒，一寸　生姜一指　皂角一寸

㕮咀，作一服煎。

---

① 去烟：忠信堂本作“去核”。

② 圆眼大：忠信堂本作“如龙眼大”。

③ 浓：忠信堂本作“脓”。

以上皆素无而暴有者也。

素有哮喘之疾，遇天寒暄不常，犯则连绵不已，发过自愈，不须上方。但人有苦于此，必欲治之，可预为之防也。有一发而吐痰涎者，宜服补肾地黄丸，加五味子、破故纸（炒）。方见肾脏。有发而不吐痰涎者，宜丹溪治痰喘方。

南星　半夏　人参　瓜蒌　香附　陈皮去白　皂角炭　萝卜子

为末，姜汁煮神曲糊丸，黍米大，每服二十丸，姜汤下。

切不可轻听时医，妄用砒信有毒之物。

临时宜用九宝汤，此常治经年喘嗽，屡验。

麻黄去节　陈皮去白　薄荷各五分　辣桂　紫苏　桑白皮炒　大腹皮　杏仁去皮尖，各三分　炙甘草六分

锉，乌梅、生姜、童便少许，煎服。

小儿胸膈积热大喘者，此肺胀也，名马脾风，用牛黄夺命散主之。方见惊风。

又方

用：

甘遂一钱　雄黄五分

每服五分，新汲水五七匙，清油三点调下，吐痰后喘定。

大抵喘者，恶候也。有因利下而愈者，亦有因利下而殂者；有数年疣痼而自瘳者，亦有因他痰火而不救者。如汗出、发润、喘者，为肺绝；自汗如油喘者，为命绝；直视谵语喘满者，不治。诸有笃疾，正气欲绝，绝时邪气盛行，多壅逆而为喘也。

诸　疳

荣卫皆从水谷生，衰水减便成疳症[①]，只因饥饱失调理，肥瘦空将口诀记。

儿童十六岁以下，其病为疳，十六岁以上，其病为痨。疳痨[②]皆血气虚惫，脾胃受病之所致，同出而异名也。盖胃者，水谷之海也，水谷之精气为荣，荣者血也；悍气为卫，卫者气也。气以呴之，充皮毛，肥腠理者，气也；以濡之，润皮肤，美颜色者，血也。故水谷实者无病，水谷少减者病，水去谷亡则死矣。凡病疳而形不魁者，气衰也；色不华者，血弱也。气衰血弱而脾胃伤，则水谷少矣，疳之生于脾胃也，明矣。盖小儿脏腑娇嫩，饱则易伤乳食。二者失常不成疳者，鲜矣。疳皆饮食不调，肥甘无节而然，或婴儿厥乳，粥饭太早，或二三岁后，谷肉菜果恣其欲，则肝已伤[③]，得因而太饱，停滞中焦，食久成积，积成疳，或因取积，转下太过，耗散胃气，或转下之后，又伤食，一伤一取，重亡津液，疳之病起于积者也。或因大病之后，吐泻疟痢，乳食减少，脾胃失养，气血益虚，此疳之生于大病之后者也。其候头皮光急，毛发焦稀，腮缩鼻干，口馋唇白，两眼昏烂，揉鼻揉眉，脊耸体黄，斗牙咬甲，焦渴自汗，尿白泻酸，肚胀肠鸣，癖结潮热，酷食瓜果、碱、炭、水泥者，皆其候也。

按：钱氏云大抵疳病，多辨冷热、肥瘦。其初病者，名肥热疳，病久者，多瘦冷疳。冷者，木香丸；热者，黄连主之。斯言也，亦其让人附会之误也。故杨氏云疳之为病，皆虚使然。其热，有虚中之热；冷者，虚中之冷。治热不可妄泻过凉，治冷不可妄补过温。积温成热，积凉

① 衰水减便成疳症：忠信堂本为“水衰谷减成疳症”。

② 疳字下原脱“痨”，据忠信堂本补。

③ 肝已伤：忠信堂本为“脾已伤”。

成冷，当识此意。今木香丸内，槟榔、续随子乃下虫转下之剂，岂久病者可服乎。吾为之解曰：凡病得于伤食之后者，其病虽虚，宿食犹存，此受有余之病，曰肥热疳。得于大病之后者，正气已伤，此为不足之病，谓之曰瘦冷疳。热者宜加减集圣丸，冷者宜加减肥儿丸。

加减集圣丸　治肥热疳。

黄连　干蟾烧存性，各二钱　莪术煨　青皮　木香　砂仁　当归　使君子肉　夜明砂　五灵脂　神曲炒　山楂肉各一钱半

用粟米糊为丸，黍米大。量儿大小加减，米饮下。

如未至成疳者，只服祖传保和丸。方见脾脏。

加减肥儿丸　治瘦冷疳。

黄芪炙　人参　白术　茯苓　炙甘草　陈皮　青皮　当归　川芎　白芍　鳖甲九肋，醋炙　使君子肉　黄连　干蟾烧存性　木香等分

另取山药煮，糊丸，黍米大。量儿加减，米汤下。

如未成疳者，只服肥儿丸。方见家传三法。

凡有疳热者，不可妄用推摩掐法，吾见杀儿多矣。

不问诸疳，总属脾胃无津液致羸疲，只将集圣丸为主，随症从权加减。

大抵疳之为病，皆由乳食过饱；或因无乳而以他物饲之；或因病后，被食所伤，于脾胃一家有积，不治，传之他脏。亦有儿饥食少，或病后食少，脾胃亦虚，五脏六腑皆无所禀，乃成五疳之症。治此者，只以脾胃为主，集圣丸主之。其有五脏兼症，或因他病变成疳者，各视其症，从权加减，不必多求方法也。

集圣丸　不问冷热诸疳病，皆治之。此治疳之神方也。

芦荟　五灵脂　夜明砂　陶砂仁　陈皮　青皮　莪术煨　使君子肉　木香　当归　川芎各二钱　黄连　干蟾炙焦，各三钱

用猪胆一个，取汁和药，粟米糊丸，黍米大，服三十丸，米饮下。

病有咬牙舒舌，舌上生疮，爱饮冷水，唇红面赤，喜伏地而睡，此心疳也，又名惊疳，前方去莪、缩、青、陈、芎、木香六味，加生地、白茯苓、胆南星各二钱，甘草（炙）、朱砂（水飞）各一钱。目生眵泪，发际左脸多青，或目生白膜，泄痢夹水，或如青色，此肝疳，又名风疳。前方去莪、缩、陈、木香四味，加龙胆草、山栀仁、防风、天麻、蝉蜕各二钱，青黛一钱半。

病爱吃泥土冷物，饮食无度，身面俱黄，发稀作穗，头大项小，腹胀脚弱，间或酿泻肌瘦，昼凉夜热，不思乳食，此脾疳也，又名食积疳。宜前方主之。

病鼻下赤烂，手足枯细，口出腥气，或作喘咳嗽，右腮晄白，名肺疳；宜前方去莪术、缩砂、青、芎、木香五味，加桑白皮（焙）、桔梗、炙甘草、紫苏叶、阿胶（炒）各二钱。为丸，外用兰香叶（烧灰）一钱，铜青五分，轻粉二钱半。细末，贴鼻下赤烂处。一方用熊胆泡汤，笔蘸洗鼻中。

病两耳内外生疮，脚如鹤膝，头缝不合，或未能行，或齿生迟，或齿缝臭烂，传变作走马疳之例，名曰肾疳。前方去莪、缩、陈、木香、五灵脂六味，加泽泻、茯苓、丹皮、山茱萸、山药各二钱，地黄（焙）三钱。为丸。外治两耳前后赤烂，用：

黄丹煅赤色　枯白矾　绿豆粉各一钱

研末搽之，或以唾调亦可。

又方　治牙疳。

取尿桶内白茎[①]刮起，新瓦上火煅过，五分 鼠妇七枚 文蛤内虫二分 枯矾半分

末，效。

病积成疳，又复伤食，其症形瘦腹紧，时发潮热，羞与人见，见之则哭，依前方去芦荟、五灵脂二味，加人参、黄芪、白术、茯苓、炙甘草、半夏曲、枳实（炒）、厚朴（炒）、神曲（炒）、麦芽（炒）、鳖甲（醋炙）、三棱（煨）各二钱。为丸。

痢有泻久不止，胃虚成疳者，此疳泻也。宜前法去芦荟、莪术、五灵脂三味，加人参、白术、茯苓、肉豆蔻（煨）、诃子肉各二钱。粳米糊丸。如先病疳，又病泻者，宜先止泄，用钱氏异功散加白芍、诃子肉、豆蔻、干姜（炙）各等分，山药作糊丸服，待泻止，又服治疳泻本方。

病痢久不止，胃虚成疳，此痢疳也。以前方去芦荟、莪术、青皮、五灵脂四味，加诃子、石莲子各三钱，粳米糊丸。如先有疳病，复病痢者。以治痢为主，宜和中丸。方见后痢门。痢止，再服本方治疳痢[②]。

病疟未已，胃虚成疳者，此必有癖，谓之疳疟，宜前方去芦荟、五灵脂二味，加黄芪（炙）、人参、鳖甲（炙）、柴胡、半夏、神曲、三棱各一钱，粳米糊丸。如先病疳又病疟者，用平疟养脾丸，与前方相间服之。

病惊后成疳者，即心疳肝疳也，宜前方。但疳病变惊风者，谓之慢脾风，难治。如肿胀者，此疳之外候，即脾疳也；咳久成疳者，肺疳也；疮痍成疳者，此肾疳也。各有本方。

病脑疳者，头皮光急，满头饼疹，脑热如火，发结如穗，遍身多汗，腮肿囟高，令儿眼痛。其病在肝，宜前方去莪、缩、青、陈、木香五味，加胆草、川芎、升麻、羌活、防风各末二钱，猪胆汁浸烂糊丸，薄荷汤泡下，外用鲫鱼胆滴鼻中，连三五日，甚效。产妇月中多忿，令儿有此。

病脊疳者，虫食脊膂，发热羸黄，积中生热，烦渴下痢，拍背如鼓鸣，脊骨如锯齿，或十指皆疮，频啮爪甲，宜前方去莪、缩、青、陈、归、芎六味，加苦楝根皮（白者），绿色贯众、芜荑、槟榔各二钱，为末，名安虫丸。盖五疳成有停食成积，积久成虫，或如丝发，或如马尾，多出于头项腹背之间，黄白或赤者可治，青黑则难治也。按歧伯云：三伏内用桃柳枝煎水浴儿，于午时当日中，灸儿尾翠骨上三寸陷中，三壮后用青帛拭之。有见疳虫随汗出也，此法甚效。

病蛔疳者，皱眉多啼，呕吐清沫，腹中乍痛，中则成聚，肚腹青筋，唇口紫黑，肠头啮痒者是也。蛔虽食虫，虫不可动，从口鼻出者，难治，用下虫丸。方见虫痛。轻者，前安虫丸主之。

病手足极细，项小骨高，尻削体痿，腹大脐突，号哭胸陷，是为丁奚；虚热往来，头骨分开，翻食吐虫，烦渴呕哕，是为哺露。是为疳病之状也，宜集圣丸主之。

病无辜疳者，脑后项边有核如弹，按之随动，软而不痛，其间有虫如米粉，不速攻之，则虫随热气流散脏腑，淫蚀精血，以致遍身痈疮，便利脓血，壮热羸瘦，头露骨高，幼科书中称是妖鸟之毒，此或有之，亦客忤中恶之类耳。天地间游魂为变之气甚多，不但妖鸟也。宜刺其核，用紫金丹涂之，内服前方去莪、缩、五灵脂三味，加人参、黄芪（炙）、鳖甲

① 茎：忠信堂本作“垢”。

② 再服本方治疳痢：忠信堂本为“再服治疳方”。

(醋炙)、槟榔二钱共末，取青蒿自然汁煮，飞罗面为丸，米饮下。

病疳热者，脾胃虚弱，阳浮于外，气不归元，只以补脾胃为主，使阳气收敛，热自退也。参苓白术散主之，多服佳。见脾脏。

病疳渴者，此胃气下陷，津液不生，故渴也。宜补其胃气，使清气上升，津液渐生，渴自止矣。七味白术散主之。见泄泻。多服佳。

病走马疳者，虫也，一名䘌，谓匿于脏腑之间不见也。以走马名者，齿属肾，肾主虚，才受热邪，直奔上焦，故以走马为喻。状如狐蜮、伤寒唇疮之证。初作口气，名曰臭息；次第齿黑，名曰崩砂；盛则断烂，名溃糟；热血迸出，名曰宣露；甚者齿皆脱落，名曰腐根。其根既腐，纵得全活，齿不复生。外证脑热肌削，手足如冰，寒热时来，滑泻肚痛，口臭干渴，齿龈生疮，爪黑面黧，身多疮疥，疮疹之后，多有此病。不可救者，毒归于肾故也。宜服加味清胃汤。

黄连　当归　升麻　生地黄　丹皮　白芷梢等分　细辛减半

噙，漱，咽之。

外用烧盐散

用：

橡斗子不拘多少，择两个入盐满壳盖，作一合，或十数个，安在火内，和盐烧透，取放地上，退火毒，以碗盖定存性，候冷，入麝香少许，乳钵内擂极细，先用盐汤洗疮上，后以敷之。

又方　治走马疳，蚀透损骨，用：

天南星一个，当心剜坑，安雄黄一块在内，以面裹煨，候雄黄作汁，以碗盖定出火毒，去面，入麝少许，为细末，搽疮甚验。

或发满腮，鼻穿牙落，饮食不进，气促痰鸣，乃不生之症也。

儿方周岁，母腹有孕，乳汁成毒，敛郁小儿神气，亦致骨主尪羸，是为魃病，宜龙胆汤主之。

龙胆草微炒　钩藤皮　柴胡　桔梗　赤芍　川芎　茯苓　甘草炙　大黄湿纸煨，各等分　人参减半

井水煎服。

仍以夜明砂不拘多少，红纱作袋盛之常佩。

霍　乱

霍乱无嫌吐泻频，绞肠干痛腹中寻，
治其吐泻多寒热，干痛须防喘与惊。

霍乱之病起于仓卒，多因夹食伤寒，阴阳乖隔，上吐下泻，而躁烦闷乱也。人有三焦，上主纳水谷，入而不出；中主腐化水谷，流行脏腑；下焦主分别水谷，出而不入。上焦者，上胃脘也，邪在上焦则吐。下焦者，下胃脘也，邪在下焦则泻。中焦者，中胃脘也，邪在中焦则上吐下泻。霍乱者得吐泻，则邪气上下得出，无苦也。陈莝出尽，吐泻自止。不吐不泻者干霍乱，又名绞肠沙，其病因胃邪气无从出也。若加喘满惊搐者，十不救一。其吐泻者，须分寒热，主治大要断其乳食，恐增痰也，故霍乱饮米汤必死。霍乱吐泻，宜用藿香正气散主之。方见感冒四气。

其先泻后吐者，乃脾胃虚食[①]，故先泻白水，吐亦不多，口气缓而神色慢，额前有汗，六脉沉滞，此为冷也，宜补温之，钱氏益黄散　方见脾脏。及理中汤加藿香、木瓜主之。

理中汤　治霍乱吐泻，水谷不化，手足厥冷。

---

① 脾胃虚食：忠信堂本作“脾胃虚冷”。

人参　白术　甘草炙　干姜煨，各等分　加藿香　木瓜

㕮咀，水煎服，或为末[1]，蜜丸，芡实大，米饮化下。霍乱姜汤送下。

其先吐后泻者，乃脾胃有热，故促唇红吐来面赤[2]，渴饮水浆，脉洪而数[3]，此为热也，宜和解之，五苓散加藿香主之。

五苓散　治小儿霍乱吐泻，躁渴饮水。

猪苓　泽泻　白术　茯苓　加藿香

上末，水煎。

其干霍乱不得吐泻者，有盐汤吐法最佳。但小儿必待探吐之，或以针刺手十指甲缝令血出，或于委中刺血，皆良法也。

或发惊搐，或腹胀气喘者，皆死候也，急用：

枳实一枚，锉　制半夏一枚，劈破　黄连三分，切细

用水煎汤，入甘遂末五厘，沉香磨水一匙，和匀灌之。

得吐住后，进合香丸。

病素有积者，发则吐泻不止，非霍乱也。宜下之，脾积丸主之。方见积聚。

呕　　吐

小儿呕吐有三因，因热因寒因食停，
药食难尝成格拒，吐多清水是虫名。

幼科云：小儿呕吐大概难举，有寒，有热，有食积。然寒吐热吐，未有不因于食积者。故呕之病多属于胃也。又有溢乳，有哯乳，有呕哕，皆与吐相似，不可以吐泻治之。又有格拒者，有虫者，当仿法外求之。大抵小儿呕吐，莫如节乳。节者，减少之谓，非断其乳食也。呕吐多渴，勿急饮之。水入复吐，终不得止，必强忍一二时，而后以薄粥与之，吐自止矣。

按：刘河间论吐者分三焦，此言甚善。如食入即吐者，有积在上焦胃脘也。上胃脘在咽喉之下。太仓之上口，名曰贲门。食方下咽被积，堵塞不得入胃，故吐出也，宜瓜蒂散吐之。此在上者，因而越之。吐，是用吐法，使积去，乳食得入也。如食入，少顷吐出者，有积在中焦胃脘也。中胃脘，太仓下口之上。小肠上口之上，名曰幽门。饮食入胃，不得入于小肠，故转而上出则吐也。吐出皆完谷未腐熟者是也。如食半日后复吐者，此积在下焦胃脘也。下胃脘在小肠下口之下，大肠上，名曰阑门。有积壅塞，传化不去，复转向上出为吐，吐多糟粕之物是也。此二吐并宜下之，去陈莝菀物，使肠胃之气得通，水谷之物得行，吐自止矣。丁香脾积丸主之。方见前伤寒。

瓜蒂散

瓜蒂炒黄，君　赤小豆臣

共末，每少许，淡豆豉煎浓汤调服，量儿加减。

寒吐者，乳片不消，多吐而少出，面白眼慢，气缓神昏，额上有汗出，脉息沉微，宜温中消食，轻者胃苓丸，煨姜汤，研碎服之；不止，用理中丸加藿香；如诸药不止，以参香散治之。

参香散　治小儿胃虚作吐，诸药不止者。

人参　沉香　丁香去丁　藿香叶　木香等分，细末

木瓜汤调下。

如服以上药并乳食不得入，入则吐

---

① 㕮咀，水煎服，或为末：原作“那咀，水煎，为末”，据忠信堂本改。

② 故促唇红吐来面赤：忠信堂本为“故唇红面赤吐沫”。

③ 而字下原脱“数”，据忠信堂本补。

者，此阴盛格阳，谓之格拒也。宜理中切成剂，用豮猪胆汁、童便各少许，拌药炒焦，煎服即止。《内经》曰：热因寒用之法，盖阴寒气太甚，阳热之药难入，故理中汤温热，用胆汁、童便之寒凉与之服，其始则同，其终则异，入咽之后，阴体渐消，阳气乃发，伏其所主，先其所因，此仲景之秘论也。

热吐者，面赤唇红，吐次少而多出，乳片消而色黄，遍身热甚而烦躁。夏月多此证，宜胃苓丸，用向东陈壁土一块，杵细炒热，入水煎数沸，澄清，将丸研服。不止，用黄连、厚朴（炒）、藿香等分，香薷[①]加倍，水煎服。吐久不止，用理中汤煎热，调天水散冷服，即止。

食积吐者，眼胞浮肿而微黄，足冷，热日轻夜重，或吐酸馊之气，或吐黄水，或吐青痰，脉弦实而滑，此有宿食也。宜下去其积乃止，脾积丸主之。

伤乳吐者，才哺乳即吐，或少停而吐。此因乳食无度，脾胃嫩弱，不能运化。譬如，小瓶注水，满则溢出也，宜节其乳自止。哯乳者，时时吐乳而不多，似吐非吐，非吐是吐，此胃虚吐也，参香散主之。

溢乳者，谓乳多而溢出，非真吐乳也。苟不知禁，即成真吐矣。百日内小儿多有之。盖身小身软，不能自立，必待母拥抱之。苟有倾则，乳即溢出。譬以瓶注水，瓶侧而水出矣，不须治之。

嗽吐者，必待儿嗽定而后乳也。或嗽未定，以乳哺之，其气必逆，乳不得消，化而为痰。痰气壅塞，嗽不得转，故嗽而吐乳也，宜玉液丸，姜汤下。

小儿初生，三日内吐者，钱氏方用白饼子下之，误也。初生小儿，出离母腹，惟乳可食，安可当此毒药也。此由拭口不尽，使恶秽之物损其胃气，只用丁香一小粒，去苞，陈皮一分，木瓜一分，共研细末，每半分，乳调纳儿口中，令自咽，用煎皆是[②]。

呕哕者，有声无物也，不问大小，但病久危困呕秽者，不治。经云：木陈者，叶必落；弦绝者，声必嘶是也。

蛊者，腹有虫，时作酸痛，痛则吐清水涎沫，宜下之。

下虫丸

白苦楝根皮酒浸、焙　绿色贯众　木香　桃仁去皮、尖　芜荑焙　尖槟榔各二钱　鹤虱炒　干蟾炙焦，各一钱　轻粉五分　使君子肉五十枚

上末，面糊丸，麻子大，每服一二十丸，俟天明，先以肉汁味臭鼻内，使香闻鼻中，即仍[③]肉汁下丸。

伤食证治

伤食无如损节奇，视其轻重法何为，
欲求陈莝推将去，消导不行攻取之。

《内经》曰：饮食自倍，脾胃乃伤。东垣先生解云：饮者，无形之气也；食者，有形之血也。由此推之，乳为血所化，饮之类也。乳食之类，宜有辨矣，幼科消乳丸有三棱、莪术，误也。

小儿之病，伤食最多，故乳食停留中焦不化而成病者，必发热恶食，或噫气作酸，或恶闻食臭，或欲吐不吐，或吐出酸气，或气短痞闷，或腹痛啼哭，此皆伤食之候也，方见伤食之证。不必悉具，便宜损之。损之者，谓姑止之，勿与食也，使其自消。所谓伤之轻者，损谷自愈也。损之不减，则用胃苓丸以调之。调之者，调

① 香薷：原作“香藿”，据忠信堂本改。
② 皆是：忠信堂本为“亦可”。
③ 仍：忠信堂本为“仍以”。

其脾胃，使乳谷自消化也。调之不减，则用保和丸以导之。导之者，谓腐化乳食，导之使去，勿留胃中也。导之不去，败攻下之。轻则枳朴大黄丸，重则备急丸主之。

枳朴大黄丸

枳实炒　厚朴姜汁炒　大黄酒蒸，各等分　槟榔减半

共细末，神曲糊丸，黍米大，量儿减加，姜汤下。

备急丸

大黄　巴豆去膜　干姜等分

须得精新好药，研末炼蜜丸，黍米大，每服三五丸，量儿加减，白汤下。

凡用消导攻取之药，必的见其所伤之物，则胃气不伤而食物去，却无遗毒矣。故伤热物者，如酒肉、湿面、辛辣之类，则以枳实、青皮、黄连、大黄、牵牛主之。伤冷物者，如瓜果、冰水、豆粉之类，则以丁香、木香、砂仁、草果、巴豆治之。又如山楂之消肉食，神曲、麦芽之消谷食，半夏、干姜之消菜果生冷，各有所宜也。苟不问寒热，而以寒治寒，以热治热，则所伤之物虽去，而偏寒偏热之药性留于胃者，或为热中，或为寒中，作儿终身之害者，皆一时之误也。

小儿伤食，最关利害，父母不可轻忽，医人不可粗率也。如弃而不治，则成积癖；治之失法，则成疳痨。故儿之强壮者，脾胃素实，恃其能食，父母纵之，以致太过，停留不化，此乃食伤脾胃，真伤食也，可用前法治之。如小儿之怯弱者，脾胃素虚，所食亦少，或因少加，则必停蓄不化，此乃脾虚不能消谷，转运迟耳，非其伤食也，治以前法则误矣，宜用养脾丸主之。

小儿易虚易实者也，如使壮实[①]者，纵其口腹，则饮食自倍，脾胃乃伤，而实者亦虚矣。其虚怯者，节饮食则脾胃无伤，谷气渐长，而虚者可实矣。

胃苓散之方，如五苓散之利水，平胃散之消谷，可以调理脾胃，可以消导饮食，诚小儿之要药也。如伤食又感风寒者，此内伤夹外感也。不吐泻者，谓之夹食伤寒，先解其表，宜藿香正气散主之；表解后，攻其食积，枳朴大黄丸。有吐泻者，谓之霍乱，宜藿香正气散主之。详见感冒四气。如伤食发热变惊风者，先去食积，使食去热除而搐自止，宜加减宣风散主之；发搐者，人参羌活散。详见惊风。

宣风散

槟榔二个　草果仁　陈皮各半两　黑牵牛生、熟各半，二两　大枳实五枚　大黄一两

共末，每半钱，蜜汤调服。

人参羌活散

柴胡　防风　天麻　前胡　人参　川芎　当归　枳壳　茯苓　羌活　桔梗　甘草　蝉退各等分

末，薄荷同煎服。

伤食或吐或泻，则其所伤之物去矣，只以肥儿丸调之，和其胃气，或钱氏之异功散，蜜汤调服。

积聚证治

宿食停伤脾胃中，是名食积法宜攻，
必询原物分寒热，莫犯虚虚可立功。

按：东垣云食者有形之物，伤之则宜损其谷。其次莫若消之，不止则攻之。此治初伤乳食之法也。只因不早治之或治之晚，以致陈莝菀聚，乃成积也。小儿病积者多，其候面黄色白，腹大或紧，食少，或腹作痛，无时发作，发作则数日不止。治其积者，若不问平日所伤之物是寒

---

① 壮实：原作“壮食”，据忠信堂本改。

是热，观儿之形或虚或实，一概用偏寒偏热峻下之剂，而犯虚虚之戒，其害大矣。如曾伤乳热食热者，则为热积；如伤冷乳冷食者，则为冷积。伤五谷者，则为食积。伤五畜之肉者，则为肉积，热积。伤五果之类者，则为果子积，生冷积。伤五菜之类者，则为菜积，有冷有热。冷积宜丁香脾积丸下之，以原食生冷之物作汤。热积宜丁香槟榔丸下之，以原伤谷肉之物作汤，谓之溯源汤。

凡用攻下取之药，必先补其胃气，如异功散之类，而后下之。所谓补而泻之，勿犯胃气也。

家传丁香脾积丸　治冷积腹痛，又治伤食积泻，效。

丁香　木香　良姜清油炒，各一钱　青皮　皂角烧存性　槟榔各二钱　三棱煨　莪术煨，各三钱　巴豆四十九粒，去壳、膜，另研如泥

上前八味细末，入巴豆泥，研令匀，用醋煮面糊丸，麻子大，每五丸，原物汤下。

如取虫，苦楝根皮汤下。

木香槟榔丸　治热痰腹痛，又治痢疾。

木香　槟榔　青皮　陈皮　枳壳炒　莪术煨　黄连　黄柏各一两　香附　大黄各三两　黑牵牛取头末三两

上细末，滴水为丸，麻子大，每服十丸，原物汤下。

原物汤取原日所伤之物，用韭菜捣烂捏成饼子，烧存性，研细煎汤送下，名取积丸。

如素弱者，不可轻下，当以补药去之。用钱氏益黄散，加莪术、木香、黄连(炒)，共细末，水煎，神曲糊丸，黍米大，服二三十丸，米汤下。

泄泻证治

泄泻先须辨五因，治分三法见于经，
养其脾胃尝为本，莫使五虚成慢惊。

泄有五者，谓风、寒、暑、湿、食积也，皆属湿论。故风湿、寒湿、湿热，中湿，此者湿之生于外者也。食积，则湿之生于内者也。叔和云：湿多分五泻者是也。治有三法者，按仲景《伤寒论》云：下利不止者，宜理中丸。理中者，理中气也。治泻，不利小便非其治也，五苓散主之。不止者，利在下焦也，宜赤石脂禹余粮汤止之。故初则温中，理其胃气也；次则分利，使阴阳和畅，水谷分别也；末则止涩，涩可去脱，恐肠胃滑而谷气不收也。此三者治泻之大法也。故予家传心法，初用理中汤，中用五苓散，末用七味豆蔻丸，或一粒白玉丹，即是仲景之法。

七味豆蔻丸　治泄泻不止，涩可去脱之法也，又治虚泄。

肉豆蔻面裹煨　木香　砂仁各三钱　白龙骨　诃子肉各五钱　赤石脂　枯矾各七钱

共细末，面糊丸，麻子大，量儿加减，小者十五丸，服止五十丸，米饮下。

白玉丹又名一粒丹　治滑泻不止，神效。大人通用。

寒水石炼研，水飞，二两　枯白矾一两

共细末，面糊丸，小者麻子大，大者皂子大，中者豌豆大，母服一丸，米饮下。久者宜用，初则勿用。

伤风泄泻，其症口中气热，呵欠顿闷，乍凉乍热，睡多气粗，大便黄白色，呕吐乳食不消，令咳嗽。宜发散，加减惺惺散主之。

加减惺惺散　治小儿风泄，补脾胃，发散风邪为主。

人参　白术　白茯苓各一钱　炙甘草

七分　防风　川芎　藿香各三钱半　细辛二钱

按：小儿科论夏至后泄者，热多；秋分后泄者，寒多；中间按节气分寒热多少之说，似太琐细，不若《原病式》明白。盖冷泄热泄，四时有之，但暑月多热，冬月多寒。

热泻者，《原病式》云：谷虽不化而色变非白[1]，烦渴，小便赤涩。凡谷消化，无间色及他症，便为热也。寒泻而谷消化者，未之有也；然热泻亦有不化谷者，邪热不杀谷也。谷虽不化，乃糟粕耳，非若邪气之完谷出也，此宜辨之。如夏月得之，大渴者，宜五苓散作汤，调玉露散，另身热与渴略减者，只服五苓散，不可更加玉露散，恐生中寒之症。泻仍不止，用胃苓丸和一粒丹止之，神效。非夏有此热泻者，渴饮水，白术散乃圣药也。

寒泻者，《原病式》云：完谷不化而色不变，吐利腥秽，澄清冷，小便清白不涩，身凉不渴，此为寒也。冬月得之，宜理中汤、丸。不止，以五苓散加姜枣煎；再不止者，七味肉豆蔻丸主之。春秋月同，惟夏月得之，先服理中汤、丸，后以五苓散和玉露散。

玉露散　一名甘露饮，治伤热泻黄色。

石膏二两　寒水石煅研、水飞，二两　生甘草七分半

上极细末，每服一字，或半钱，温水调下。

如寒泄久不止，一日三四次，溏而不多，腹中鸣，宜黄芪补胃汤。

黄芪补胃汤

黄芪炙　归身　川芎　柴胡　益智仁　陈皮　炙甘草各二钱　升麻六分

共末，水煎服。

湿泻者，身重泄水；风湿者，水谷混杂。宜升麻除湿汤。湿热者，宜五苓散加玉露散。湿不渴，宜胃苓汤。此病夏秋间多有之，益黄散尤妙。

升麻除湿汤　治风湿作泻，自下而上者，引而竭之。

升麻　柴胡　神曲炒　防风　泽泻　猪苓各五分　苍术一钱　陈皮　炙甘草　麦芽炒，各五分

如胃寒肠鸣，加益智仁、半夏等分，入姜、枣煎，非肠鸣不得用也。上㕮咀，分作五服，水煎。

胃苓汤　治夏秋间，脾胃伤冷，水谷不分，泄泻不止。

五苓散　平胃散二方相合

入姜、枣同煎服。

今治泄泻者，不问大人小儿，通用此方。

如寒湿泻不止，宜益黄散，此治寒湿之要药也。

食积泄者，因饮食过多，遂伤脾胃，以致泄泻。其候大便不聚，臭如败卵，或作酸臭之气，或色黄白，腹中或有痛者，宜先补胃气而后下之。补用钱氏异功散加神曲，下用丁香脾积丸，小下积之方，惟此能去痛止泻也。有巴豆，按药性，巴豆能令未泻者泻，能令已泻者止故也。

凡大泻引饮者，其病不论新久，皆服白术散，痢病亦同。盖脾恶湿，肾恶燥，饮水太多，其肾益燥，津液不升，则渴益不止。水止于脾，湿伤脾胃，泻亦不止。故白术散治渴泻之圣药也。常宜服之以代[2]汤水，不可再饮汤水，兼之不效矣。

白术散　治泄泻胃热烦渴。间阴阳并宜服之[3]。

---

① 非白：忠信堂本作“黄白”。
② 代：原作“拆”，据忠信堂本改。
③ 间阴阳并宜服之：忠信堂本无此句。

人参　白术　茯苓　木香　甘草　藿香各一钱　葛根二钱

共细末，水煎服。

本方治小儿阳明经本虚，阴阳不和，吐泻亡津液，烦热口干。以参、术、甘草甘温补胃和里；木香、藿香辛温以助脾；茯苓甘平，分阴阳，利水湿；葛根甘平倍于众药，其气轻浮，鼓舞胃气，上行津液，又解肌热，治脾胃虚弱，泄泻之圣药也。不问泄痢，但久不止者，并服之。

钱氏云：泻黄者，伤热乳也。泻青者，伤冷乳也。予家通用胃苓汤为丸主之。热者用车前草汤下，寒者用煨姜汤下。

又泻不止，非清气之下陷，则肠滑不禁，及肺虚不行收令也，宜家传升阳固脱汤主之。

人参　白术　白茯苓　甘草炙　当归　白芍　地黄　升麻　猪苓　泽泻　葛根　陈皮　乌梅　诃子肉

共十四味，等分，量儿大小，㕮咀，水煎服无时，即大人亦可服之。

久泻不止，多属虚寒，无有热也。故经曰：暴泻无寒，久泻无热。宜豆蔻丸和胃苓丸各半相合，陈米炒熟煎汤送下即止；如再不止，宜用人参白术散加肉豆蔻面裹煨，诃子肉为丸服，庶不成虚，变慢惊风也。

有先泻未止而成疳者，易治，宜参苓白术散加肉豆蔻、诃子肉丸服之，则泄自止，津液渐生，不致成疳也。有先疳而后泻者，谓之疳泻，难治。宜用集圣丸去芦荟、莪术、五灵脂三味，加肉豆蔻、诃子肉等分，为末，山药糊丸，黍米大，每二十五丸，四君子汤下。

经曰：五虚者，一脉细，二皮寒，三少气，四泄泻不止，五饮食不入。五虚悉具者生①，能食者生。又泻不定，精神好者，脾败也；吐泻唇深红者，内热故也，不退必死；面黑气喘者不治；大渴不定，止之又渴，肾败也，遗泄不觉者死。

痢疾证治

赤白无分寒热议，多因食积宜通利，
育婴家宝只三分，传自河间真秘密。

按《内经》曰：饮食不节，起居不时，阴受之则入五脏，阳受之则入六腑，填满闭塞，不为飧泻，久为肠癖。飧泻者，为米谷不化也。肠癖者，下痢是也。又按五十七难曰：胃泻者，饮食不化，色黄；脾泻者，腹胀满，泄注，食即呕吐逆；大肠泄者，食已窘迫，大便色白，肠鸣切痛；小肠泄者，溲而便脓血，小腹痛；大瘕泄者，里急后重，数至圊而不能便，茎痛。大瘕泄者，痢也。由《素》《难》之文观之，则痢起于食积也。况小儿之病伤食者多，惟有宿食为积。故因四时之感，而成痢也。赤白皆属热说见《原病式》中，或谓赤者属热，白者属寒，未敢听之。但谓痢久不止，则为虚寒，或服冷药过多，热变为寒者则有之矣。此当以脉证别之。身热而渴，脉数大有力而能食者为热；身凉不渴，脉沉无力而不食者为寒明矣。治痢之法，初起腹中若痛，里急后重者，其痛为实，宜急下之，三黄承气丸。不可用巴豆、牵牛之剂。巴豆损血，牵牛损气也。如有外症不可遽下，宜发散之，仓廪汤主之。初治不止，各随其证施治也。

三黄承气丸　治痢疾初起，两眉皱而啼哭者，腹痛也。里急后重，烦躁不安者，以此下之。

大黄酒蒸，一两　枳实炒　厚朴炒　槟

---

①　生：忠信堂本为“死”。

榔各五钱　黄连酒炒　黄芩酒炒　黄柏酒炒　当归各三钱　木香二钱

共细末，神曲糊丸，黍米大，儿小者十五丸，儿大者三十丸，滚白水下。

仓廪汤　治伤风痢疾及时行疫痢，大小相似者，宜先服此方。即：

人参败毒散方见前，加陈仓米，煎服。

一方加陈皮。

因伤风得之者，则纯下清血，宜胃风汤主之。如下纯血，宜黄连四物汤、家秘剪红丸；不止者，阿胶梅连丸，大效。

胃风汤　治风冷客于肠胃，泄下鲜血，及肠胃湿毒，下如豆汁，或下瘀血。

人参　白茯苓　川芎　当归　白术　白芍　辣桂各等分

上㕮咀，量儿加减，入粟米数十粒同煎，食前热服。

黄连四物汤　治下痢纯血。

黄连　当归　川芎　白芍　生地　槐花炒　荆芥穗等分　加犀角

上㕮咀，量儿大小，水煎服。

家传剪红丸　治痢下纯血，及大人肠风下血，神效。

枳壳炒　槐子炒　侧柏叶炒　荆芥穗等分

共细末，酒糊丸，黍子大，量儿加减，米饮下。

阿胶梅连丸　治下痢无问新旧，赤白黑、疼痛诸症。

真阿胶锉碎，用蛤粉炒成珠　赤茯苓去皮　乌梅洗净去核，焙干　赤芍　黄柏　黄连　干姜炮　当归酒洗，日干，等分

共细末，水丸，黍米大，米饮下。忌鸡鱼油腻诸物。

以上皆初治之法也。

赤白痢者，心主血，因伤热得之，则心移热于小肠，是为赤痢。故赤者从小肠而来也。肺主气，因伤热得之，则肺移热于大肠，是为白痢。故白者从大肠而来也。刘河间据《内经》云：溲而便脓血，知气行而血止也，以芍药汤主之。行血则便自愈，调气则后重除。此治痢之要法也。吾之先祖，以此立法，用黄连阿胶丸加当归、木香治血痢，于血中行气；胃苓丸加当归、芍药治白痢，于气中养血。赤白相兼者，香连丸；有积者，家秘治痢保和丸相兼服之，无不效者。

河间芍药汤　行血则便自愈，调气则后重除。

芍药一钱　当归　黄连　黄芩各五分　炙甘草二分　大黄三分　槟榔　木香各二分　桂二分半

㕮咀，儿小分三剂，大则一剂，水煎食前温服。

黄连阿胶汤　治赤痢。

黄连三钱，阿胶炒，二钱　白茯苓　当归　木香各一钱

细末，水丸，米饮下。

胃苓丸　治白痢。

加当归　白芍　白术

研末，水糊丸，米饮下。

香连丸　治赤白痢。此吾家传秘方也。

黄连大如鸡爪者去枝梗，切　吴茱萸　木香　石莲子肉各三钱

共末，酒糊丸，黍米大。量儿加减，陈米炒，煎汤下。

家传治痢保和丸　其积有未尽、有久痢原未得下、脾虚不可下者，俱宜服下之。

陈皮　半夏　白茯苓　枳壳炒　厚朴炒　黄连炒　山楂肉　萝卜子炒　神曲　麦芽炒，各五分　木香　槟榔　炙甘草各减半

上细末，别取神曲糊丸，米饮下。

此以上中治之法也。

痢久不止名休息痢，不可骤用肉豆蔻、诃子肉、罂粟壳止之，恐有滞积未尽，反成重病也。必腹中不痛。虽有虚痛，切不可止之。吾有家秘和中丸，不犯此禁。如有可止者，幼科中秘传香连丸、万金散，择而用之。

家传和中丸　专治休息痢及疳痢，屡验。

人参　炙甘草　当归　川芎　车前子　猪苓　泽泻　神曲　麦芽俱炒　诃子肉面裹煨　石莲肉各二钱　白术　白茯苓　陈皮　白芍　黄连炒，各三钱　木香　干姜炒　豆肉蔻面裹煨，各二钱

共细末，酒煮面糊丸，黍米大，米饮下。

秘传香连丸　治男女小儿诸般痢疾作痛，并久痢虚脱，脓血不止者，服之神效。如初痢一二日间，不可服，恐拦住积滞热毒，变生他症，又反为害也。

黄连酒润，炒，一两　木香　肉豆蔻煨，各三钱　乳香　没药各一钱

上末面糊丸，芡实大，服一丸，赤痢甘草汤、白痢姜汤下。

万金散　治水泻，下痢久不瘥者。

粟壳去蒂，二两，锉细，醋炒一两，生用一两　甘草留节，生一两，炙一两　陈皮去白，二两　乌梅和核一两

锉碎合成剂，量儿大小，热渴略煎二沸，和渣倾出碗内，盖定澄清去渣，空心温服。

以上末治之法也。

泻痢从来更变多，久而休息转沉疴，
脱肛不禁堪惆怅，膝肿其如鹤膝何。

有泄泻变痢疾，有痢疾变泄泻者。先正有言曰：先泻后痢者，此脾传肾也，为贼邪，难治。先痢后泻者，此胃传脾也，为微邪，易治。斯言也，谓泻痢久而传变者，愚亦有说焉：泻久不止复变痢者，其后重者，胃气之下陷也。其脓血者，肠垢之下浊也。水谷竭而胃败，如之何不死。痢久不止而变泻者，其后重除者，乃湿热之毒尽矣。其脓血止者，乃陈莝之物去也。肠胃通而水谷行，故可治也。若初泻便变痢者，此气病传入血中，宜养血为主，加调气之药，不可复下伤胃气也。初痢即变泻者，此血病传入气中，以调气为主，加养血之药，不可遽涩，使毒留而不去，复成痢也。泻变痢者，宜四物汤加黄连、木香、白茯苓。痢变泻者，宜四君子汤加当归、白芍主之。

痢久不止，无津液欲成疳病者，宜参苓白术散大补胃气可也。有素病疳，又新病痢者，此重伤食，感冒四气之所致也。宜钱氏异功散加当归、白芍、木香、诃子肉、神曲（炒）各等分为丸服，不可作痢治之。

痢久不止，谓之休息痢。脾胃受伤，其气之下陷也，则为脱肛。其上逆也，则为食入即吐，不思乳食，谓之噤口。肾开窍于二阴，痢久则肾败矣。两膝红肿，谓之鹤膝，更有不治之症，俱宜辨之。

脱肛者，胃气之下陷也，后重不除，努责太过，故肠头脱肛出也。肛门名魄门，肺是主之。肠头脱出，又肺气不行收令也。宜用养血调气升提之剂，使痢止则肛自不出矣。升麻汤主之，外用洗法、托法、灸法。

升麻汤

升麻一钱　人参　白术　白茯苓　陈皮　当归　白芍　麻子仁各五分　甘草　防风各三分　荆芥穗二分　乌梅去核，一个

上㕮咀，分二剂，食前服。

洗法独浇散　治脱肛不收。

五倍子半两，研末　井花水三碗，入瓷罐内慢火煎半　入朴硝　荆芥穗各一钱

乘热熏洗，仍以五倍子末付之。一方用绿桑螺，烧存性，研末，以猪膏和涂肠头上。

托法　用：

木贼烧存性，为末，掺之以软帛按入。

又方　用：

赤石脂　伏龙肝等分

末，敷之。

又方　用：

龙骨末　木贼烧存性等分

为末敷之。

灸法　脱肛不收，灸尾翠骨穴神效，又能治痢。

噤口者，乃胃虚逆气上冲而吐也；有不思食者，皆虚损也，宜用参苓白术散，米饮调服。大抵此病难治。凡泻痢者，能食则吉，不能食则凶。

鹤膝者，两膝红肿，如鹤之膝也。小儿痢后多此疾，乃肾虚之症也，宜补肾地黄丸，加虎胫骨、牛膝主之。

有五色痢者，此五脏之真色见也，不可治。

痢疾腹胀者，属中气不足也，宜胃苓丸调之，慎勿下之，下之则死。亦有余毒之未尽，误服涩药太早，腹胀者，此为实也，腹中必痛，宜下之，三黄枳术丸主之。

痢疾不治症：小儿下痢如尘腐色者死，如屋漏水者死。下痢日久，大吼如竹筒者死，如鱼腥者死。

凡赤白同下，久而不禁，小便赤涩，腹痛发热，唇红舌苔，气促心烦，坐卧不安，大渴饮水，谷道倾陷，面容似妆，噤口不食，眼胞肿，足背肿者，皆不可治。《内经》曰：肠癖身热，脉躁疾者死；身凉脉迟者生。又脉大而有力者死；脉微而无力者生。

卷　之　四

疟　疾

疟论经中五六般，时师总号是脾寒，
治分三法须求瘥，不及家传平疟丸。

疟疾之候，始而呵欠，继而足冷，面色青黄，身体拘急，战慄鼓颔，腰脊俱痛，寒去未几，内外皆热，头痛而渴，但欲饮水，呕恶烦满而不嗜食者，皆其候也。按《内经》有五脏疟，有六经疟之病名，世人总论之曰脾寒。盖脾胃者，五脏六腑之本也。经云：邪之所凑，其气必虚。惟小儿脾胃素弱，故邪乘虚入，随其所入，而为五脏六腑诸疟之名也。故吾之先人分为七疟，风、寒、暑、湿、食、鬼、劳也。治疟之法，初则截之，谓邪气初中，正气未伤，故先驱之使去，不可养以为患也。中则和之，谓邪气渐入，正气渐伤，或于补气血药中加截药，或于截药中加补气血药，务适其中，以平为期。末用补法，谓邪久不去，正气已衰，当以补其脾胃为主，使正气复强，邪气自退矣。余各因七疟，条陈三法于后，以为后学之绳墨也。

风疟者，因感风得之，恶风自汗，烦渴头疼。风，阳气也，故先热后寒。初得之宜发散，麻黄白术汤主之；不退者，小柴胡汤加常山、槟榔、乌梅截之；久疟不已，宜补中益气汤主之。

麻黄白术汤　治感风发热。

麻黄去节　桂枝　青皮　陈皮　川芎　白芷　半夏曲　紫苏　白茯苓　白术　桔梗　甘草炙　加细辛　槟榔等分

为散，量儿加减，枣姜引，煎，未发前二时服。

寒疟者，因感寒得之，无汗恶寒，挛疼面惨，阴气也，故先寒后热，宜与发散寒邪，养胃汤加桂主之。如不止，以平胃散加槟榔、草果截之。疟久不止，白术散去干葛，加干姜主之。

养胃汤　治感寒发疟。

草果　藿香各五钱　陈皮七分半　甘草　肉桂各二钱

为末，入生姜、乌梅，煎服，量儿大小。

暑疟者，因伤暑得之。阴气独微，阳气独发，但热不寒，食不泄，烦渴且呕，肌肉消烁，宜解暑毒，柴胡白虎汤主之；不止者，去石膏加贝母、常山、槟榔截之；又不止者，补中益气汤主之。

柴胡白虎汤　治伤暑发疟，即小柴胡合白虎汤也。

湿疟者，因冒袭雨湿，汗出澡浴，坐卧湿地得之。身体重痛，肢节烦疼，呕逆胀满，宜胃苓汤主之。不退以平胃散加茯苓、槟榔、常山截之，久不退宜参苓白术散主之。

胃苓汤　治伤湿发疟，即平胃、五苓二方相合也。

食疟者，一名痰疟，饮食不节，饥饱有伤致然也。凡食啖生冷腌藏，鱼肉肥腻，中脘生痰，皆为食疟。其候若饥而不食，食则中满，呕逆腹痛，宜去其食积，四兽饮主之；不止，以二陈汤送下红丸子截之。久不已，宜六君子汤加青皮主之。

四兽饮 治食积，和胃消痰。

半夏 人参 茯苓 白术 橘皮 生姜 乌梅 大枣各等分 甘草炙，减半

上㕮咀，用盐少许，水浸湿纸厚裹，慢火煨，宜量儿大小，水煎服。

红丸子 治食疟食积气滞腹胀。

三棱水浸软，切片 莪术煨 青皮 陈皮各五钱 胡椒 干姜各三钱

米醋煮粳米粉糊丸，粟米大，红丹为衣。每服十丸至十五丸，二陈汤下。

鬼疟者，如疫疠传染之病，山溪峦瘴之毒，客忤无辜，寤寐惊怖之变皆是也。气之所中，化为毒涎，乃生寒热是也，名鬼疟。俗用符水退之，此龙术王所咒，留祝由科。及有针间使穴而愈者，有针鞋带五毒而愈者，至一草一虫皆可怯之。信乎治病尚无正方也，宜先用截药逐出恶涎，后用发散之药解其毒气，不退，用柴胡汤调之。

鬼哭饮 治疟久不愈者。

常山 槟榔 白茯苓 鳖甲酥炙，各等分

上㕮咀，用桃柳枝七寸同煎，临发日五更服，略吐恶涎。

四圣丸 治诸疟，不分远近。

穿山甲二钱半，灰炒至胖黄，另研末 鸡骨常山 槟榔 乌梅炒，各一两

水煎，糯米糊丸，随大小为丸，红丹为衣，十五丸至三十丸，临发五更温酒送下。

神应丸 祛疟有验。

当归酒蒸晒干 柴胡各一两 穿山甲灰炒切 知母

酒糊丸，临发前夜用清茶朝北服一次，至发日五更又朝北服一次。

五神丸 治疟疾万应。

东方巴豆五钱 麝香二分半 南方官桂五分 朱砂 白矾各二钱 北方青黛五钱 黑附子三钱 中央硫磺五钱 雄黄一钱

定于五月五日各修为末，按方包放，至午时，取五家粽尖为丸，梧桐大，每服一丸，绵裹于未发前一日晚，男左女右，塞鼻孔中，立效。

六和汤 发散毒气。

人参 草果 知母 贝母 乌梅 白芷 槟榔 柴胡各等分 常山加倍

㕮咀，大枣调水各半，未发前一日煎，露一宿，临发五更服，或香苏散加川芎、白芷、苍术、当归、乌梅。

柴胡汤 治疟久不愈。

柴胡半夏与黄芩，甘草常山白茯苓，
苍术乌梅姜草果，槟榔苏叶及青陈。
水煎服。

如前数症，经久不瘥，真气已耗，邪气犹存，则有所谓劳疟者焉，治法又不同。

劳疟者，表里俱虚，真元未复，疾虽暂止，小劳复发，谓之劳疟，久疟成劳者是也。当调养气血，加减十全大补汤主之。

十全大补汤，即八物汤加黄芪、官桂是也，再加陈皮、半夏、姜、枣煎服。

疟母者，弥年越岁，经汗、吐、下，荣卫亏损，邪气伏藏，胁间结癥痞，谓之疟母，此症不可急攻，当补其胃气，以渐而攻。经云：衰其半而止也。鳖甲饮子主之。

鳖甲饮 治疟久不愈，肠中结为癥瘕，名曰疟母。

鳖甲君，醋炙，倍用 黄芪蜜炙 人参 当归 白术 茯苓 川芎 白芍 甘草 陈皮 青皮 半夏曲 三棱 槟榔 厚朴 柴胡各等分

上叹咀，加生姜、大枣、乌梅，水煎。

家传秘法　治疟不问远年近月，不发不截，通用平疟养脾丸主之，试甚验。诚治疟之仙法也。

人参　白术　白茯苓　炙甘草　陈皮　青皮　半夏曲　苍术制　厚朴炒　草果仁　柴胡　黄芪　猪苓　泽泻　桂枝　常山末　鳖甲醋炙　当归　川芎各等分

十九味，各取末和匀，酒糊丸，黍米大，米饮下。

有癖块加三棱、莪术，各煨、研入内。

有食疟成疳，又复伤食，腹中有癖，按之坚硬渐热，无时多哭者，前方去苍术、草果、常山、黄芩、猪苓、泽泻，加炙黄芪、黄连、木香、砂仁、夜明砂、干蟾（炙）、使君子肉、神曲、麦芽，等分为末，神曲糊丸，米饮下。

有病疟又发搐者，此亦食疟、积疟也。热甚生风，痰壅作搐，只止疟，掠搐亦止矣，宜小柴胡汤加大黄、常山、槟榔主之。如不止，惊疟俱发，以致肝旺脾衰，变为疳症，囟陷唇白，头发成穗，宜两治之，用加减当归龙荟丸，以平肝，内带治疳之药，又用加减参苓白术散为丸，以补其脾，内带退惊之药，试之甚验。

加减当归龙荟丸　治疳热发搐，又治惊疳。

当归　川芎　龙胆草　龙荟　黄芪　黄连　半夏曲　青皮　柴胡　人参　白茯苓　木香　甘草炙　栀子仁等分

神曲糊丸，竹叶汤下。

加减参苓白术丸　治疟久成疳，谓之疳疟，又名劳疟，兼治脾虚生风发搐者，用之神效。

人参　白术　白茯苓　甘草炙　黄芪　白芍　官桂　陈皮　山药　莲肉　使君子肉　鳖甲　神曲　夜明砂　龙胆草　天南星等分

荷叶浸水煮糊丸，黍米大，米饮下。此与上二方同，量儿病，制而裁之也。

有惊后变疟者，此脾虚也，宜平疟养脾丸，琥珀抱龙丸相间服之。

有疟后变惊者，此脾胃虚也，亦如前二方相间服之。

有疟后变惊者，此脾胃虚极也，乃慢惊风症，难治，宜加减参苓白术丸、琥珀抱龙丸主之。

有疟痢并作者，初用小柴胡加当归、白芍、常山、槟榔、大黄主之；不已者，只用参苓丸和之。

疟后变痢者，此胃气下陷也，宜补中益气汤加白术、黄连、木香。

有疟泄并作者，初用柴苓汤主之。

疟后变泄者，宜胃苓丸和肉豆蔻丸服之。

有疟后变咳嗽者，此因疟退后复伤风也，宜微发散，参苏饮主之。

有疟后浮肿者，此病极多，宜胃苓丸，五皮汤下；或用胃苓汤合五皮汤同服。

有疟后腹胀者，看有癖无癖。有痞者，从痞治，宜前平疟养脾丸，加治癖、腹胀法治之；无癖者，治腹胀，胃苓丸宜多服。

有疟后食少，黄瘦不长肌肉者，此疳也，谓之疳虚，宜肥儿丸和平疟丸主之。

疟疾灸法

如久不止，灸大椎一穴，内庭二穴，在足大指次指外间陷中各一壮。

凡疟之昼发者，宜用前法。有夜发者，此邪在血分也，宜麻黄桂枝汤加地黄、红花主之；不止者以小柴胡汤合四物汤加升麻治之，提至阳分，然后用当归、茯苓主之，以常山、槟榔、乌梅截之。

疟有一日一发者，易已；有间日一发、二日一发者，难已。惟平疟养脾丸。服久，则以渐移近，至一日二发者，得大汗而解。俗人见其服药之后，反近日发，有疑而不肯服者，不可与言药者也。

肿病证治

面目浮肿先受风，湿从足起变形容，
补中上下分消去，下水通肠是下工。

按：幼科论小儿肿病与大人同法，率用行水之药，误人甚多，惟钱氏之论可宗。钱氏云：肾热传于膀胱，膀胱热甚，逆于脾胃，脾胃虚而不制水，肾水反克脾，随水而行。脾主四肢，而身面皆肿也。若大喘者，重也，何以然？肾水胜而克退脾土，土胜心火，火胜肺金，肺为心克，故喘。或问：心刑肺，本见虚金，何喘实？曰：此有二，一者，肺大喘，此五脏逆；一者，肾水气上行，傍侵于肺，故令大喘，此皆为难治也。肿病之后，目胞上下微起，肢体重着，阳咳怔忡，股间清冷，小便涩黄，皮薄而光，按即成窟，举手即满是也。

治肿之方，诸家只知治湿，多利小便之说。执此一端，遽用泄水之药，则一泄而水消，乃曰得泄之力，殊不知脾愈泄而愈虚，不逾旬日，肿复如初，此世人只知泄水为最，而不知十补勿一攻之论，往往多死者矣。吾之家传，大儿用胃苓汤，小儿用胃苓丸，以五皮汤送下，甚验。

胃苓汤 治肿之要药也。方见脾胃。即五苓散以渗湿，平胃散以燥湿，二方相合是也。

五皮汤

桑白皮 大腹皮 茯苓皮 生姜皮 五加皮各等分

喘甚者，加真苏子。以上二方有加减法。

上半身肿多者，加苏叶、诃子、葛根。

下半身肿多者，加木通、木瓜。

腹胀者，加木香、藿香、枳壳。

大便秘者，加枳实、大黄微利之，或枳朴大黄丸亦效。方见伤食。

饮食之忌，惟盐酱蘸鲜湿面，皆味咸，能助水者，并他生冷毒物，亦宜戒之，恐伤脾胃，重则半载，轻者三月。须待脾胃平复，血气充实，然后于饮食中旋以少[①]炒盐徐徐投之，不至骤吃咸物，则肿自不再作。故刘[②]云：治肿非难，补养尤难。

丹溪治肿大法云：宜补中行湿利小便。腰以上肿，宜发汗。若遍身肿烦渴，小便赤涩，大便秘结，此属阳水，先用五皮散，次用四磨饮加生枳壳，重则疏凿饮子；若遍身肿，不烦渴，大便溏，小便清少，此属阴水，宜实脾饮或木香流气饮主之。

气若陷下，用二陈汤加升提之药，能使大便润而小便长。如腹胀，少加厚朴佐之，气不运，加木香、木通以调之。

按：丹溪治肿之法，大人小儿同用方见各书，可寻用之。今予仿其法，以治小儿之肿。如在表有热可汗者，用五皮汤加麻黄、葛根、紫苏叶、杏仁以发之。如身无热，水气在里者，用五苓散加醋炒芫花、黑枣以下之。阳水之大便秘，小便涩，烦渴者，用五苓散作汤，送下枳朴大黄丸；阴水之不渴，清便自调者，用平胃散加生姜、白茯苓、草果、木香、藿香主之。

病有疟后肿者，有泄痢后肿者，有因咳嗽肿者，有因疥疮肿、洗后肿者；肿虽

---

① 少：按罗田方言义与“稍”同。

② 刘：忠信堂为“刘河间”。

不同，治法则一也。经云去菀陈莝者，谓腹有积聚，宜去之也。开鬼门，谓发其汗也；洁净府者，谓利其小便也。温衣者，谓常宜和暖，使水气得行也。大抵痢疟后肿者难治，脾胃极也。咳嗽而肿者，宜五皮汤去五加皮，加地骨皮、陈皮（去白）、紫苏叶主之。气上逆者，更加杏仁、葶苈。疮毒痛者，通圣散。

大凡肿先起于腹，而散于四肢者，可治；先起于四肢，后归于腹者，不可治。若臟胀而肚上有青筋胀满，大便滑泄，久疟而转作虚浮，与夫肉黑伤肝，缺盆平伤心，脐实[①]伤脾，足平伤肾，背平伤肺。凡此皆为不治之症。又男从脚下肿而上，女从身上肿而下，或肉硬，或掌平，或卵肿胫长，或面黧黑者，皆不可治也（此一段依原本）。

脾肺经兮属太阴，喘呼肿胀每相寻，
视其标本分先后，秘诀家传记在心。

病肿者，未必不喘；病喘者，未有不肿，皆湿土之病也。盖脾肺者，手足太阴，皆属湿土，故肿乃湿土敦阜之象，喘乃湿土熏蒸之气。治者，须以标本先后立法也。如先肿后喘者，此脾传肺也，以脾为本，肺为标，宜胃苓丸、五皮汤，如上法合而用之。如先喘后肿者，此肺传脾也，以肺为本脾为标，宜苏子降气汤主之。

腹　胀

腹中胀满受虚寒，秘结须从实热看，
热多寒少休妄议，虚虚实实夭人年。

大抵小儿多因饮食、饥饿、生冷、甜腻，聚结不散，或因久患疳积，及疟后癖块不消，皆能为胀，按之如鼓，膨脝者是也。故有疳胀、虫胀、积胀、食胀、虚胀、冷胀种种不同，一言以约之，寒胀是也。故疳虚者皆属寒，宿食积癖皆属热。各随虚实主治，庶不差误。

钱氏云：小儿腹胀，由脾胃虚寒攻[②]作也。实者，闷乱喘满也，可下之，不喘。喘者，虚也，不可下。若误下致脾虚气上，附肺而行，肺与脾子母皆虚。肺主目胞、腮之类，脾主四肢。母衰甚，必主目胞腮肿也。黄色者属脾，治用塌气丸渐消之，使上下分消，其气则愈也。

小儿易为虚实，脾虚不受寒温，服寒则生冷，服热则生热，当识此意，勿误也。

凡治小儿虚腹胀，先服塌气丸不愈，腹中有食积结粪，小便黄，时时微喘，脉伏而实，时时饮水能食者，可下，瘥。木香槟榔丸主之。脾初虚而后有积者，不可便下，以肥儿丸调之；不愈，以三棱丸主之。

塌气丸　治小儿虚腹胀大者，加萝卜子，名褐丸子。

胡椒一两　蝎尾去毒，五钱　萝卜子炒　加陈皮　青皮　木香各三钱

末，面糊为丸，粟米大，服五七丸，陈米饮下。

三棱丸　治先脾虚，后伤食，不可下者，及疳疾腹胀。

三棱醋炒，煨　莪术制　青皮　陈皮　枳实　厚朴麦焙　半夏姜汁炒　黄连炒　香附醋焙　川芎　使君子肉　夜明砂　神曲　麦芽　干蟾烧存性　槟榔　木香　砂仁各三钱半　当归一钱

另取神曲煮糊，丸，黍米大，服二十丸至五十丸，米饮下。大便黄，涎臭秽为度，此积滞去也。

治小儿腹胀法　用：

---

① 脐实：忠信堂本作“脐突”。
② 攻：忠信堂本作“故”。

萝卜子炒 紫苏根 干葛 陈皮等分 甘草少许

煎服。食少加白术。

一法用虾蟆一个，入猪肚内煮熟，去虾蟆，将肚食尽，效。

如有因食积而腹胀者，有热，用木香槟榔丸；有寒，用丁香脾积丸。有因食多肉多腹胀者，用三黄枳术丸，料内加香附、半夏，蒸饼，丸服。

实者宜下之，消之，次补之；虚者温之，升之，补为要也。

《针经》曰：夫胀者皆在脏腑之外，排靠脏腑而廓离胁，胀满皮肤，故曰胀。大抵寒胀多而热胀少，治宜详辨之。如腹胀时减者为虚，腹满不减者为实；按之濡者为虚，按之坚者为实。如大病疟痢之后胀者为虚；外感风邪寒邪入里者，及伤饮食者，其胀为实。虚者补之，内加行气之药，勿太犯温，及成热中也。实者下之，内加补脾之药，或先补脾而后下之，勿太下之，恐伤胃气，常用家秘胃苓丸，以紫苏汤下，多服。

病胀气喘者，宜分气饮主之。

分气饮 治肿胀。

桔梗 赤茯苓 陈皮 桑白皮炒 大腹皮 枳壳 半夏 藿香 紫苏等分 甘草减半

每服一钱，水一小盏，姜三枣二，煎服。

病胀者，腹坚而大，腹皮无纹，脐突背平，胸高而喘，或滑泄，皆不可治。

《内经》曰：五实者死，腹紧胀一也，气上喘二也，身壮热三也，脉洪数四也，大小便秘五也。如此五实者，宜急下之，得利者生，神效丸主之。方用：

大戟 芫花 甘遂醋炒 泽泻 葶苈子炒 连翘 桑白皮 木香 赤小豆炒 黑牵牛炒，取头末，各等分

大枣（蒸，去核），捣泥，丸，麻子大，量儿，槟榔汤下，以利为度。

此乃救急之方，非可常用，得利后，用参苓白术散，去甘草补之。

黄 疸

湿热食伤总发黄，是名疸病属纯阳，
热宜寒治湿宜利，食积还从消导良。

钱氏曰：凡小儿身皮面目皆黄者，黄病也。身痛转背强，大小便涩，一身面目指爪皆黄，小便如屋尘色，着物皆黄，渴者难治，此黄疸也。二症多得于大病之后。又有生下百日及半年，不因病遍身微黄，胃热也。大人亦同。又有面黄腹大，大渴者，脾疳也。又有自生而身黄者，胎黄也。经云：诸疸皆属于热，色深黄者是也。若淡黄兼白色，胃怯不和也。

按：论小儿黄疸病，钱氏甚详。如因热者，其色黄而明；因湿者，其色黄而黯；因食积者，其色黄而淡。以此辨之。

丹溪云：不必分五疸，总是湿热，如盦曲相似，此理甚明。按：经中只言瘅，俗称为疸。瘅者，单也，谓单阳而无阴也。因于热者，用凉惊丸；因于湿者，用胃苓丸，内加茵陈作丸服之；因于食积，同疳黄者，集圣丸。脾胃虚怯而黄者，肥儿丸，此家秘之法也。方见前。大抵治黄疸者，茵陈五苓散尤为稳当。钱氏泻黄散治脾热发黄。

大概治小儿，季夏之时，身体蒸热，胸膈烦闷，如烂橘之黄，眼中白睛赤黄，筋骨痿弱，不能行立，用加减泻黄汤主之。

加减泻黄汤

黄连 茵陈各五钱 黄柏 黄芩 茯苓 山栀仁各二钱 泽泻二钱

㕮咀，作一服。水煎，稍热服。

此方治湿热发黄甚效。

丹溪治小儿吐泄黄疸方

三棱　莪术　青皮　陈皮　神曲　麦芽　黄连　甘草　白术　茯苓各等分

末，温水调服。

伤乳食吐泄加山楂；时气吐泄加滑石；发热加薄荷。

此方治伤食及食积发黄，甚效。

凡小儿有食积者，面色多带黄白，宜肥儿丸调之。健脾益胃，出积消食，脾胃既和，饮食消退，运化精微，灌溉脏腑，流行荣卫，自然五色修明，其黄去矣。

腹中有癖者，宜化癖丸。方见癖。有积者三棱丸。方见胀。各依其法治之，无有不验者。惟初生小儿胎黄，用生地汤与母服之，儿食乳，其黄自退。

生地黄汤

生地　赤芍药　川芎　当归　天花粉各等分

水煎服。

腹　　痛

小儿腹痛哭声连，大者能言何处疼，

冷热积虫分四症，盘肠内吊察根源。

仁斋云：腹痛之病，因邪正交攻，与脏气相击而作也。

挟冷痛者，于面色或青或白见之，冷甚者，则面色黯黑，唇爪甲皆青矣。轻者当归散，重者烧脾散主之。有吐痛者，保童丸。

当归散　治腹痛有寒无热。

当归倍用　木香　辣桂　人参　甘草等分

生姜、大枣引，温服。

烧脾散　治伤生冷果菜，停积中焦，心脾冷痛。

干姜炙　厚朴姜炒　草果仁　砂仁　甘草炙　神曲炒　麦芽　陈皮　良姜炒，等分

末，热盐汤点服，或炼蜜丸，如圆眼大，姜汤化一丸下。

保童丸　治因寒，伤风冷食积，肚疼，吐泄，呕恶。

人参　白术　甘草炙　苍术泔　厚朴姜　陈皮　茯苓　猪苓　泽泻　藿香　丁香　半夏曲　干姜炒　肉桂　白豆蔻　青皮　槟榔　肉豆蔻面煨　滑石炒　全蝎　木香　诃子肉等分

神曲糊丸，龙眼大，一丸，米饮下。

或用理中丸、胃苓丸合杵细，煨姜汤调，服已见验。

挟热痛者，于面赤壮热、四肢烦痛、手足心热见之，宜四顺清凉饮加青皮、枳壳。大便秘者，枳朴大黄丸主之。方见积聚。大便调者，芍药甘草汤。

四顺清凉饮

白芍　当归　甘草　大黄等分

芍药甘草汤

白芍倍用　甘草减半

以上二方，并用，水煎服。

钱氏云：小儿积痛，口中气温，面黄白，目无精光，或白睛多，及多睡，畏食，及大便或酸臭者，当磨积，宜三棱消积丸主之，甚者脾积丸下之。后和胃，胃苓丸、养脾丸、肥儿丸、参苓白术散，择而用之。

三棱消积丸　治积痛、胃脘痛、心腹痛、小便痛、痞痛、虫痛。

三棱煨　莪术煨　半夏曲　枳实麸　黄连　吴茱萸水拌炒　陈皮　青皮　木香　槟榔　厚朴姜　川楝子肉　小茴等分

末，另取神曲糊丸，黍米大，服二三十丸，米饮下。

虫痛，面㿠白，心腹痛，口中涎沫及清水出。发痛时，乌梅丸主之。小儿本怯

者，多此病。

积痛、食积、虚痛，大同小异，惟虫痛口涎而沫出，甚者化虫丸、万应丸，看病轻重用。

乌梅丸 治胃冷，蚘攻心痛，呕吐，四肢冷。

乌梅三十个 黄柏炒 细辛 肉桂 附子炮，各六钱 黄连一两六钱 蜀椒去闭口者，炒润 当归各四钱 姜泡，一钱

末，取乌梅肉酒浸杵烂，和蜜丸，麻子大，服十丸，日二次，忌生冷。

化虫丸 治虫咬心痛，去来不定，不思乳食。

鹤虱 槟榔 锡灰 苦楝根白皮各一钱 白枯矾三钱，半生半熟①

面糊丸，黍米大，服二三十丸，熟水入香油三滴吞下，食前服。

如有小虫皆化，大虫自利下。初服甚效。

凡病腹痛，喜手按及热熨者，为虚、为寒，宜用温补法。如手不可按者，为实，宜下之。盘肠内吊痛。见前惊风及后疝痛。

癖　病

癖居胁下状如龟，寒热潮时似疟临，
虚实从容衰半止，若逢乳痞不须医。

仁斋云：癖者，血膜包水，侧癖胁傍，时时作痛。惟癖能发潮热，生寒热。故疟家中脘多蓄黄水，日久而成癖，寒热往来不已者，成此疾也。盖小儿脏腑和平，荣卫和畅，则津液自然流通，纵使多饮水浆，不能为病。惟乳哺失调，三焦闭隔，水饮停滞肠胃，不能宣畅，冷气搏之，结聚而成癖也。钱氏云：腹中有癖不食，但饮乳，不早治，必成疳。

幼科治癖，轻则木香丸，重者取痞丸，似乎太峻。今予立法，轻则消痞丸主之，如气壮实者，代赭石挨癖丸下之。

按：大概云一小儿，病癖积在左胁下，硬如覆盂，肚大筋青，发热肌瘦，咳嗽自汗，日晡尤甚，牙疳口臭，宣露出血，四肢困倦，饮食减少，病甚笃。太医刘中安，先与沉香海金沙丸一服，下秽物两、三行，次日服塌气丸；十日后随以沉香海金沙丸下之，久服塌气丸。如此五换服至月余，其癖减，百日良愈。近年有此疾获愈者多，故予家秘诀先服消癖丸五日，乃服挨癖丸，以微下之；又服消癖丸十日，又以挨癖丸下之。

《内经》曰：大积大聚，乃可攻也，衰其半而止。如上法治之，待其衰去大半，不可再下，只以消癖丸服之。

消癖丸 治痞在胁下，面黄肌瘦，午后发热似疟者。

人参 白术 白茯苓 陈皮 青皮 厚朴姜 枳实麸 半夏 砂仁 神曲 麦曲俱炒，各二钱 鳖甲九肋，醋炙，三钱 三棱酒煨 莪术酒 木香各一钱半 辣桂 干姜炒，各一钱 黄连三钱

同姜炒，丸，如黍米大，服二十丸至五十丸，米饮下。

代赭石挨癖丸 治腹中痞块，或生寒热，或作痛者。

代赭石火炼，醋淬至淬②，研极细末 青皮去白 莪术煨 木香不见火 山棱煨 辣桂 川大黄各三钱 巴霜一钱

除巴霜外，研末，入巴霜再研匀，醋煮面糊丸，麻子大，服五丸，姜汤下。

小儿病疟腹中有痞，发热者连年不已，欲成疳痨者，宜用鳖甲猪肚丸主之。

鳖甲猪肚丸

---

① 半生半熟：原作“半生半钱”，据忠信堂本改。
② 至淬：忠信堂本作“酥炙”。

北柴胡一两　黄连七钱　枳实　木香　青皮各两半　九肋鳖甲醋炙，一两　大虾蟆干者一个，炙焦　青蒿干者，七钱

用猜猪肚一个，重一斤半者，去脂，将前药末在内，柳木甑蒸熟，同捣和丸，麻子大，服二三十丸，人参汤下，食后服。

凡小儿奶癖，不必攻治，待至长大，脾胃渐强，自不见矣。

虫　痛

个个孩儿腹有虫，胃虚蛔动痛相攻，

眼翻吐沫如惊痫，寸白为疳法不同。

古方论脏腑九虫，一曰伏虫，二曰白虫，三曰肉虫，四曰肺虫，五曰胃虫，六曰弱虫，七曰赤虫，八曰蛲虫，九曰蛔虫。蛔虫俗呼食虫者是也。或长一尺，或五六寸。盖因脏腑虚弱而动，或因食甘肥而动。其动则腹中痛，发则肿聚，痛有去来，乍作乍止，呕恶吐涎，口出清沫。胃[①]伤心者死，自鼻出者死。先察其脉，或腹中痛者，脉常沉伏弦细，今反脉大，则是蚘痛也。盖因小儿食物太早，或伤生冷油腻之物，留而成积，积化为虫也。凡有虫者，口馋好甜，或喜食泥土、茶脚、火灰之类，宜用取虫之药，如乌梅丸、化虫丸方见前。木香槟榔丸、虾蟆丸、万应丸、秘传赛宝丹，皆可择而用之。

木香槟榔丸　杀诸虫。

鸡心槟榔一两　木香　鹤虱　贯众　锡灰　干漆炒尽烟　使君子肉各半两，轻粉二钱　雷丸白者　巴豆肉另研，各二钱半

末，飞白面糊丸，麻子大，服一二十丸，五更，苦楝根白皮煎汤下。

虾蟆杀疳虫丸

大虾蟆炙焦，一个　木香　鸡心槟榔　贯众　桃仁水浸，去皮尖，另研　苦楝根白皮　酸石榴皮各三钱　芜荑　鹤虱各二钱　巴豆肉二钱，另研

糯米糊丸，麻子大。五更后，菖蒲下十五丸。

万应丸　下诸虫。

槟榔末，五钱　大黄末，八钱　黑牵牛头末，四两　皂角十皮不蛀者　苦楝根白皮一斤

将前三味末和匀，用皂角捶碎，与苦楝根皮二味，水一大碗熬成膏，入药末捣丸，小豆大，用沉香、白雷丸、木香三味各研细末为衣（先用沉香衣，次用雷丸衣，后用木香衣），每三丸，五更，砂糖水送下。

秘传赛宝丹　追虫取积，神效。

黑丑十个头末，四两　锡灰醋炒，一两　槟榔末，二两　雷丸白者末，二两　陈皮　青皮各二两　三棱醋　莪术醋　鹤虱　皂角各二两　使君子肉二两

将各末和匀，却以各药粗渣煎汤，去渣捣丸，麻子大，每服五分至一钱，四更时用冷茶清吞下，复睡至天明，不可洗手洗面吃汤物，待取下或虫或积恶毒滞气，并原药下尽，方用冷水洗面。其药未下，宁耐半时，见药下终，药食哺之[②]。

凡欲取虫，宜在上半月，虫头向上。若下半月，虫头向下，不受其药，徒伤胃气也。取虫之时，预将清油煎肉或煎卵饼，令儿嗅之，勿与食也，引虫得闻香味，皆聚而求食也，急投下虫汤药，乃中病也。

取寸白诸虫，贯众酒方。

隔夜取贯众煮酒收起，至次日五更，将炙肉一块，与儿衔口中，勿令吞下。虫闻肉香，其头向上，却取去肉，以使君子肉三个，煨令香熟，与儿嚼烂，同轻粉数

---

① 胃：忠信堂本作“若”。

② 药食哺之：忠信堂本作“用食哺之”。

厘吞下，少顷以贯众酒下雄黄解毒丸三五七粒，则泄下皆虫也。

小儿病虫，多出于脾胃怯弱者，如上攻取之药，岂可常服，乃当作腹痛之时，然后用之也。

有于未发之时，常宜服肥儿丸、安虫丸，所谓防患于未然，使之不发也。

安虫丸 治蛔虫、寸白虫、蟨虫，一切诸虫。

木香 鸡心槟榔 使君子肉 白芜荑仁 绿色贯众 苦楝根白皮 虾蟆烧存性 夜明砂

末，粳米丸，黍米大，二三十丸，蜜水下。

癞 疝

疝肿须分内外因，内因气动外寒侵，
病因肝气原非肾，本肿呼为气卵名。

疝者寒气结聚之所为，故令内则脐腹绞痛，外则卵丸肿大是也。专属肝经，与肾无干。盖肝善怒，大叫哭，小儿性急多哭得之者，此气动于内，谓之气疝，宜行气开郁，加减二陈汤、木香内消丸主之。如因久坐寒湿之地得之者，此冷气入腹，谓之寒疝，宜温中散寒，加减当归散、茱萸内消丸主之。有肿而不痛者，此湿也，宜行湿消肿，加减守效丸主之，并外敷方。

加减二陈汤 治性急多哭，卵肿痛连小腹，谓之气疝。

陈皮去白 半夏洗 白茯苓 附子童便浸 木香 川芎 小茴炒，等分 甘草减半

姜三片，水煎。

木香内消丸 治疝气。

木香 三棱煨 猪苓 泽泻 川楝子肉 陈皮 青皮 小茴香炒，各等分 海藻洗，二钱 香附酒浸，七钱半

酒糊丸，黍米大，空心盐汤下二三十丸。

加减当归散 治受寒湿之气，小腹绞痛，外肾红肿，并内瘹腹痛，啼哭多。

当归酒洗 吴茱萸炒 官桂去皮，川芎 干姜炮 木香 小茴香炒，等分 甘草炙

末，服五分至一钱，盐汤调。

家传茱萸内消丸 治寒湿所袭，留伏作痛，癞疝偏大。

吴茱萸酒醋浸一宿，焙干 山茱萸蒸去核 马兰花醋浸，焙 川楝子蒸，去皮核 桂心 舶上茴香盐炒 玄胡索略焙 橘红 青皮去白 海藻洗去盐，各一两 桃仁炒，去皮尖 白蒺藜炒去刺 木香各半两

酒糊丸，麻子大，服二十丸至五十丸，温酒盐汤下。

加减守效丸 治卵肿不痛者，此湿也，又名木肾。

苍术泔浸，盐炒 南星炮 白芷 山楂肉各一两 川芎 橘核炒 半夏洗 神曲炒，各半两 海藻洗垢 吴萸炒，三钱半

酒糊丸，麻子大，服二十至五十丸，茴香汤下。

一方 治疝初起者，用：

五苓散料内加小茴香、川楝肉，服时入盐少许，效。

又方 治偏坠痛甚者，用：

川楝肉 小茴香炒，各等分 没药 全蝎减半

末，空心用热酒调服，或以五苓散煎调，更佳。

敷法 外肾肿大光明者，先用蝉煎水，乘热洗过后，用牡蛎灰、干地龙粪（焙干）等分，末，唾津调敷肿上。痛者，鸡子清调敷。

又方 用干地龙末，不拘多少，先以葱椒汤洗，次以津调之。

小儿素有疝气，或一年或半年发者，

发则有形，外连睾丸，内贯小腹，肿硬一条如小杵，约五六寸长，大小便不通者，宜用：

当归身梢　川芎　山栀仁　山楂子　木香　青皮不去穰　木通　小茴香炒　川楝子肉　泽泻　猪苓

作大剂，水煎。

小儿木肾肿大，连年不消者，不早治之，便为终身痼疾也。宜用前家传茱萸内消丸，内加黑丑（半生半炒，取头末）二两，为丸服，更灸脐傍二穴，即章门穴，大效。

又，取穴法　以本儿手掌小指后侧横纹按脐中心，中指头尽处是穴。

小肠气，一名盘肠气痛，发则腰不得伸，干哭无泪，额上汗出（详见前内吊病中有方）。如痛连外肾者，宜加减川楝子散主之。

舶上茴香盐炒　破故纸炒，各二钱　吴萸根醋酒浸一宿，焙　木香各一钱

末，温酒调服。

小儿气卵，谓之偏坠，得之于父年已老，或年少多病，阴痿精少，强力入房。因有此者，谓之胎疝，难治。

小儿湿地上坐，或为蚯蚓呵，其卵肿、长大而垂者，盐汤洗之，盖盐能杀蚯蚓毒也。或用浸苍术泔煎热，少以盐在内洗之。

小儿疝痛，及盘肠痛者，以盐一合，炒热放儿脐中熨之，待冷，更以艾在脐上灸之。温气既入，邪气随散，其痛立止。

小儿阴囊生疮溃烂者，谓之脱囊，用紫苏叶研末敷之，以荷叶包之，或用生荷叶火烘令软包之，虽囊丸[①]露，亦可治之，神效。

又　治外肾燥痒溃烂，用：

龙骨煅　石膏　炉甘石煅　多年烂蚌壳各一钱　五倍子　白及　黄连各五分

末，先以苦参、大腹皮、紫苏、露蜂房煎汤，先洗拭干，敷药，神效。

小儿外肾臊臭，时复湿痒，宜用：

柴胡　泽泻各一钱　车前子　木通各五分　生地　当归尾　龙胆草各三分

㕮咀，作一服，水三大盏，煎一碗，去渣，待宿食消尽，空心服，更以美膳压之。外肾痒甚，不可止者，用胡椒煎汤洗之，立效。

啼　哭

孩儿多哭事堪怜，何事涟洳昼夜间，
饥渴痒疴如不中，拂其心意自烦冤。

小儿初生百日一周之内，神安意静，不妄笑多哭者，易养。如日夜啼哭不止者，难养。啼与哭不同。啼者，无时有声而死泪也。哭者，时作时止，大号跳而有泪也。小儿啼哭非饥则渴，非痒则痛。为父母者，心诚求之，渴则饮之，饥则哺之，痛则摩之，痒则抓之，其哭止者，中其心也。如哭不止，当以意度。盖儿初生性多执拗，凡有亲狎之人，玩弄之物，一时不在，其心不悦而哭矣，谓之拗哭，急与之，勿使怒伤肝，气生病也。假如又不止，请医视之。如大叫哭，昼夜不止者，肝热也，宜泻青丸主之，淡竹叶汤，入砂糖一豆许化下。如日夜啼哭，身热烦躁者，心热也，宜导赤散加黄连，灯心汤服。或用东垣朱砂安神丸，灯心汤下，神效。方俱见心肝二脏。

夜　啼

夜啼四症惊为一，无泪见灯心热烦，
面莹颊青下脐痛，睡中频笑是邪干。

① 囊丸：忠信堂本作“睾丸”。

夜啼者，脏冷也，阴虚于夜则冷动，冷动则为阴极发燥，寒甚作痛，所以夜啼而不歇也，钩藤散、益黄散主之。

钩藤散 腹痛夜啼，昼则安静者，又治内瘹。

钩藤 茯苓 茯神 川芎 当归 木香各三分① 甘草减半②

量儿大小③，或末五分至一钱，姜枣略煎服。

又方 治夜啼不止，腹中疼痛。

甘草炙 黄芪炙 当归 赤芍 木香等分

末，每少许，涂乳头上吮之。

又方

木香磨水半盏 调乳香 没药末少许

数沸，服之立效。

其心热烦啼者，必有脸红、舌白、赤涩之病，宜导赤散加麦冬、灯心，或东垣安神丸，甚效。

又方

黄连分半，姜汁炒 甘草一分 人参半分

末，竹叶水煎服。

又方，花火膏

灯花二枚或四枚 硼砂 朱砂各少许

末，以灯心汤，调搽儿口中，以乳汁咽下，一日三服。

小儿夜啼，见灯即止者，此由点灯习惯，乃拗哭也。

惊啼者，常在梦中哭而作，宜钱氏安神丸主之。

又方 胎中受惊，生未满月而惊啼者，用：

朱砂 牛黄 麝香各少许

末，取猪乳汁，调搽儿口中。

又方

蝉蜕十四枚，全者去足 入朱砂少许

蜜调服。

有因客忤，触犯禁忌而夜啼者，宜四圣保命丹，用灯草烧灰，和药杵细，乳汁调涂乳上，令儿吮之，更以术法验之。

一法 于儿脐下，用朱笔书田字一个，即瘥。

又法 用火柴头一个，长四五寸，削平一面，朱砂水写云：拨火杖，拨火杖，差来作神将，捉着夜啼鬼，打杀不要放，急急如律令敕。

又方 用仙人杖，安睡处身伴④，此杖即笋欲成竹者。立死⑤。

又方 用抱鸡婆草一束，置儿簟下，勿令人知。

诸 汗

额头有汗不须疑，浆浆浑身早问医，
若待阳虚成脱病，纵逢国手也虚题。

《内经》曰：阳者，卫外而为固也；阴者，内之守也。气为阳，血为阴。心主血，汗者心之液也。肺主气，皮毛腠理，肺之合也。小儿心火太盛，上熏于肺，则皮毛不敛，腠理不密，失其卫外之职矣，故汗出焉。或为自汗，或为盗汗，血亦失其守矣。汗出不止，心亦虚也。气弱血虚，大病生焉，纵遇良工，不可为也。

自汗者，或昏或醒，浸浸而出不止也；盗汗者，睡困则出，醒而复收也。并宜黄芪⑥六黄汤、止汗散主之。

当归六黄汤 此治自汗之圣药也。

当归 生地黄 熟地黄 黄柏 黄连 黄芩各等分 黄芪加倍

先用浮麦熬成汤，去麦入药煎成剂，

---

① 各三分：原作“各一分”，据忠信堂本改。
② 减半：原作“大减”，据忠信堂本改。
③ 儿字下原脱“大小”，据忠信堂本补。
④ 身伴：忠信堂本作“伴身”。
⑤ 立死：忠信堂本作“立止”。
⑥ 黄芪：忠信堂本作“当归”。

去渣，调止汗散服。

止汗散　用：

故蒲扇烧灰。

又方　用：

牡蛎米泔浸洗，煅透，末　麻黄根　黄芪蜜炙，各末

取浮麦一百粒煎汤，调煎一沸服，效。

钱氏云：上至头，下至项，谓之六阳虚汗，不须治之。

小儿睡而自汗者，肌肉虚也，止汗散主之。遍身汗出者，香瓜丸主之。上至胸下至脐，胃虚也，当补脾，益黄散主之。幼科执此，殊不知自汗者，心火旺而肺金虚也，反用丁香以助火，青皮以泻肺，其失甚矣。东垣有论。见脾脏。本方当归调元汤加芍药。黄芪建中汤稳当。

黄芪建中汤　治脾胃虚自汗。

黄芪蜜炙　白芍等分　甘草炙　杜桂减半

姜三，枣引。

又方

黄芪六钱，炙　甘草一钱　（名黄芪六一汤）　加白术　白芍各三钱

末，姜枣引。治脾胃虚汗，甚效。

凡儿初生周岁，不可自汗，勿用他药，宜用白术一钱，小麦百粒，水煮令干，去麦为末，以黄芪汤调服，愈为度。

有伤风寒热症自汗，宜小柴胡汤加胆草治之。

有夏月中暑湿，发热汗多者，宜人参白虎汤加苍术治之，效。

有伤食积者，胸腹多热有汗，宜先去积，三黄枳术丸下之，后以肥儿丸调理，自愈。

有因疟后自汗者，宜小柴胡汤加黄芪、桂枝主之。

有因泻痢后自汗者，宜黄芪建中汤加当归、白术主之。

有急惊风自汗者，遍身如水之冷，此危症也，难治。

凡大病后，有自汗、盗汗者，宜调元汤加白芍、白术主之。如汗出太多不止者，宜养心血，团参汤圣药也。

团参汤　治虚汗或心血液盛，亦发汗。此药收敛心气。

新罗人参　川当归各三分

咀，作三服，猪猪心一个，切三片，每片入药二钱，井水碗半，煎一碗，食后服。

又　治睡中汗方

酸枣仁　人参　茯苓等分

蜜丸，芡实入[①]，麦冬汤一丸下。

汗出不治症：汗出不流而发润，一不治也；汗出如油者，二不治也；汗凝如珠者，三不治也。君子见机而作，不可不早。

大小便病

肾窍便开前后阴，便溺有病属肝经，

血虚大便多硬结，气热常为小便淋。

《内经》曰：肾开窍于二阴。二阴者，前阴窍出小便，后阴窍出大便也。

又曰：肝病者则大小难。故中风者，多便溺之阻隔也。又云，前阴主气，后阴主血者，语其用也。盖膀胱之津液，血所化也，由气而后能出。太阴之传送，气之运也，由血而后能润。此便溺之流通，然后见气血之依附也。夫人之所以有生者，以有出入也。如清阳出上窍，谓呼吸也，浊阴出下窍，谓大小便也。一息不运，则机缄穷而死矣。故二便不通，加以腹胀气喘、呕哕烦躁者，不可治也。宜服八正

① 芡实入：忠信堂本作“芡实大”。

散，外用掩脐法、蜜导法，则前后俱通矣。

八正散 治热聚下焦，二便不通。

木通[①] 滑石 山栀仁 车前子 瞿麦 甘草 大黄 芒硝等分

水一碗，先煎上六味二沸，入大黄煎至半碗，去渣，入硝煎一沸顷，热服。

掩脐法 治惊风积热，大小便闭塞，用：

连须葱七根，不洗带土 生姜一块 淡豆豉二十一粒 盐两匙

同研烂作饼，铫子烘热，掩脐中，以绵扎定，良久气通自利，不然，再换一饼。

又方 用：

大田螺三五枚

和壳杵烂，掩脐下，即通，异人加盐半匙，更良。

蜜导法 治二便不通，以此通其大便则下焦气行，而小便自通矣。用蜜炼成珠，滴水不散，入皂角末和丸，如小指头大，似葱管，送入谷道中，气通则便通矣。

治 小 便

膀胱不利号为癃，不约遗尿梦寐中，
如此两端分冷热，还来水火觅真踪。

经曰：膀胱不利为癃，不约为遗尿。癃者小便不通也。又曰：肝有热则小便先赤。凡小便赤涩为热，小便自遗为寒。热者火有余，水不足，治宜泻心火，滋肾水，加味导赤散主之。寒者火不足，水有余也，治宜温肾水，益心火，益智仁散主之。

加味导赤散 治心热肝热小便赤涩者。

木通 生地 甘草梢 条芩 栀子仁 泽泻 车前子 柴胡梢等分

末，每一二钱，淡竹叶七片，灯心二十一寸，水煎，食前服。

益智仁散 治遗尿。

益智仁 破故纸炒 白茯苓等分

细末，炒，盐汤调服。

小便不通，乃内脏气虚，受热壅滞，宣化不行，非塞非痛，但闭不通，腹胀紧满，宜五苓散加车前子、灯心主之。

有大病后，气虚津液少者，不可利之，利则气益虚，津液日枯，宜：

人参 麦冬 甘草梢各等分 黄柏盐水炒，减半

末，炼蜜丸，姜汤下。

小儿诸淋，不问五者，皆属于热，并用：

香附子 川芎 赤茯苓各半两 海金沙 滑石各一两 枳壳 泽泻 石苇 槟榔各二钱半

糯米粉煮糊丸，麻子大，服二、三十丸，顺取长流水，入盐少许，煎汤下。

如小儿气病，常病淋者，不可服上药，宜补肾地黄丸，甚效。小便自出而不禁者，谓之遗溺。睡里自出者，谓之尿床。此皆肾与膀胱虚寒所致也，宜鸡肠散主之。用：

鸡肠一具，烧 牡蛎煅灰 白茯苓 真桑螵蛸白之者，微炒，各半两 辣桂 龙骨各二钱半

末，服一钱，姜枣引。或与益智仁散合，末，炼蜜丸，盐汤下，尤妙。

小便出血者，谓之尿血。用：

生地 木通 甘草梢 赤茯苓 山栀仁 生蒲黄 滑石等分

末，每一钱，淡竹叶七片，水煎去渣，入车前草自然汁同服。

---

① 木通：原作“木香”，据忠信堂本改。

又方　用升麻甘草煎汤调一元散服。

小儿初出，便黄赤，落地良久，凝如白膏者，谓之尿白。幼科云：久则成疳是也，宜用胃苓丸，盐汤下，效。

如小便出而色白浑浊，谓之白浊，宜清心莲子饮主之。

石莲肉　白茯苓各一钱　益智仁　远志肉去心　麦冬去心　人参各五分　石菖蒲　车前子　白术　泽泻　甘草炙，各二分半　猪苓[①] 三分

末，每一钱，灯心同煎。

又方，分清饮

益智仁去壳　川萆薢　石菖蒲　天台乌药等分

末，或和白茯苓尤妙，灯心汤服。

治大便

大便鞕结须宜下，亦有诸般不可攻，

食少气虚脉濡弱，不如胆导有奇功。

夫饮食之物，有入必有出也。苟大便不通，宜急下之，使旧谷去而新谷得入也。然有实秘者，有虚秘者，临病之时，最宜详审。如形实，气实，脉实，又能食者，的有可下之症，则下之。如河间凉膈散、承气汤、八正散、三黄枳术丸、木香槟榔丸、丁香脾积丸择而用之，中病即止，不可过也。如形虚，气虚，脉虚，又食少者，虽有可下之症，缓则救其本，用保和丸、枳术丸、大黄丸微利之。如常便难者，血不足也，宜润肠丸主之。急则治其肠，使其通利，猪胆汁导法神效。此家秘之法也。

润肠丸　治老人、虚人、小儿、产妇，大便秘结者，良验。

麻子仁去壳　杏仁去皮尖，略炒　桃仁去皮尖，各半两　归梢　枳壳炒，各七分半　阿胶蛤粉炒，二分半　紫苏炒　萝卜子炒，各三分

炼蜜丸，如麻子，二三十丸，陈米汤下。

胆导法　猪胆一个，以小竹管放口内，用线扎紧，勿使移动，吹气一口，另用一线从管下近气处系定，勿使泄了气。插入谷道中，解去系气线，一手拿住胆筒，一手捏胆汁入腹，直待气通，随捏随起，便即通矣。如不通，又有别法，口言不尽。

凡小儿病，有可下不可下者说，见第一卷歌中。

凡小儿大便下血者，宜四物汤加枳壳、荆芥穗及柏叶主之。

小儿目病

存乎人者惟眸子，五脏真邪并见此，

一点尘埃不可侵，风热肝虚为病耳。

目主五脏，瞳人属肾，黑珠属肝，白珠属肺，两角属心，上下胞属脾。目内五脏症，钱氏云：赤者心热，导赤散主之；淡红者心虚热，生犀散主之；青者肝热，泻青丸主之；浅淡者地黄也补之[②]；黄者脾热，泻黄散主之；无精光者，肾虚，地黄丸主之；白而涩者肺热，泻白散主之。

生犀散

地骨皮　赤芍药　柴胡　葛根各一两　甘草一两半　生犀角锉，二钱

每一钱，水煎服。

眼目视物不明，不肿，不痛，不赤，无翳膜，或目紧小无精光者，是肝肾俱虚，不可便服凉药，宜地黄丸主之。

目者肝之窍，瞳人者，通窍于肾。肾属水，肝属木，母子相依者也。故肝肾之

---

① 半字下原脱“猪苓”，据忠信堂本补。

② 浅淡者地黄也补之：忠信堂本作“浅淡者地黄丸主之”。

气实，则精彩光明；气衰，则昏矇晕眩。乌轮赤，晕痛，泪浆流，此肝热也。眼生清泪，粘脸遮睛，此肝虚也。瞳人散大，淡白偏斜，此肾虚也。瞳人焦小，或带微黄，此肾热也。一虚一实，以此验之。然心者，神之舍也，又为肾之主也。心主血，目得血而能视。心主热，目因热而昏昧，故四物汤与地黄丸要药也。补肾水，制心火，养肝血，莫有加于是方者矣。

一目痛赤肿有二症：或因天行时气，症候暴赤肿痛，昼夜若啼哭不止，或因脏腑积热，两目赤肿，并宜泻青丸方加蝉蜕、白蒺藜（炒）、蔓荆子、荆芥穗、柴胡、黄连（酒炒）、车前子、甘草等分，每末一钱，生蜜水调细服之。

外用金沙散点洗之。方见下。

一目内翳膜有二症：或肝肾俱虚，眼生翳膜，及肝疳白膜遮睛者，宜用地黄丸加五味子、人参、当归、川芎、黄连、芦荟，蜜丸服。

或因痘疹之后，毒气入目生翳膜者，用白菊花、绿豆、谷精草等分，咀，每二钱干柿饼一枚，粟米泔汁一碗，慢火煎干去渣，于食后临卧，只吃柿肉，一日三枚。如儿不能服者，将煮过柿饼，母嚼烂喂之。此二症不可用点药。

有初生下眼闭不开者，其症有二：

或因产母食热毒物，以致斯疾，治当以胆草少许[①]，蘸洗眼上，一日七次；或用黄连，磨乳点之，乳母服生地黄汤。

生地　赤芍药　川芎　当归酒洗　瓜蒌根

加黄连，灯心引，水煎。

或以本方为细末，灯心汤调少许，搽儿口中。

或因初生，洗眼不净，秽汁浸渍于眼目中不能开者，宜真金散方。

净黄连　黄柏　当归　赤芍　杏仁去[②]，各五分

切，乳汁浸一宿，晒，为极细末，以生地汁调一字，点眼中自开。

凡初生小儿，头洗令净。使睑赤烂，至长不瘥，名曰胎赤。见下烂弦。

疳眼者，肝风入眼赤肿，目生眵泪，烂弦痛痒，揉擦昏暗雀盲，甚经[③]目合不开，宜天麻丸。

天麻丸

真青黛　黄连　天麻　五灵脂　夜明砂　川芎　芦荟各二钱　胆草　防风　蝉蜕去足，一钱半　全蝎二枚，焙　干蟾炙焦，三钱　麝香少许

猪胆汁浸膏糊丸，麻子大，每十丸，薄荷汤下。

又方　治小儿疳眼赤烂，用：

苦参　蔓荆子　防风　龙胆草　玄参各等分

猪胆糊丸，麻子大，数量[④]大小，茶清下。

疳眼生瘴者，用：

瓜芦根[⑤]　甘草　赤芍　草决明等分

每五分，蜜汤调下。

烂弦者，脾有湿热也，或初生洗不净所致者，用：

净黄连炒　苍术童便浸，焙　防风等分

末，每服一字，蜜水调。

外用绿豆　炉甘石煅、童便淬七次，半两　海螵蛸一钱　胆矾　轻粉　雄黄各五分

用黄连乳汁浸，清汁调药，以鹅羽蘸药搽上，一日三五次，以瘥为度。

有因尘埃入目，揩摩成肿，啼哭不已，作痛者，用油烟、金墨、新汲水磨

---

① 少许：忠信堂本为“煎汤”。
② 去：忠信堂本为“去皮尖”。
③ 经：忠信堂本为“至”。
④ 数量：忠信堂本为“量儿”。
⑤ 瓜芦根：忠信堂本为“瓜蒌根”。

浓，入玄明粉五分，如无，以马牙硝代之，和匀为膏，取新笔蘸点目中，以瘥为度，忌热物。

凡眼暴赤肿初起，勿服寒凉之药，不能愈疾，又损脾胃气，使儿不能饮食也。盖药之味，辛甘发散[1]为阳，酸苦涌泄为阴。故清阳出上窍，辛甘温平是也。酸苦寒凉之药，不能上升耳。宜先服九仙散发散之。此火郁则发之也。不已者，以泻青丸合小柴胡汤，加酒黄连作丸服，有大奇功。外当用金沙散洗之，黄连膏点之以愈。此治风热眼病之要法也。

九仙散　时行目病，暴赤肿痛，以此发之。

柴胡　苍术童便浸，各一两　赤芍　荆芥穗　甘草各六钱半　麻黄不去根节，滚水泡　川芎　薄荷和梗，半两　旋覆花去毛梗，三分

末，每一钱，水一小碗，姜一片，葱一茎，无时频服。

金沙散　时行赤眼肿痛，或肾热多泪。

净黄连一两　硼砂　寒水石　大黄各二钱　海螵蛸　铜青各一钱　玄明粉二钱半　全蝎去毒，七枚　麝香少许　烂弦加轻粉五分

末，每服一字至五分，凉水化，澄清去渣，无时频洗，效。忌酒晕。

黄连膏　用：

净黄连半斤　苦参四两　秦皮二两　杏仁四十九粒

冬月制，取雪水四碗，煎二碗，放净瓷器内，又以水煎，取一碗放前汁内，又以水一碗，煎取半碗，用净取汁，与前汁和一处，取净铜铫子入汁在内，慢火熬，以桑条不住手搅，勿令沉底，勿动灰尘，入汁中务宜仔细。待熬至一碗，再入马牙硝半两，同煎至半碗，取起以纸盖定。再制过炉甘石（末）二两，硼砂（末）半两，乳香、没药（末）各一钱，胆矾（末）三钱，海螵蛸（末）二钱，和匀，入膏中取起，摊冷待干，以乳汁磨，点之效。

目直视者，肝有热也；目连劄者，谓之目辟，肝有风也。并宜服泻青丸。

目下胞肿者，水气也。必待作肿，宜五苓散加车前子以利其水。

目中黄者，疸也，宜服茵陈胃苓丸。

儿有大病未愈，观其目或直视，或斜视不转睛者，或闭目不开者，或开目不合者，或哭无泪，或不哭泪自出者，有目胞肿者，有目陷者，有目中见物而畏怕者，皆恶[2]候。

治　鼻

鼻中相通呼吸门，唇依牙齿齿依唇，
耳司采听当嫌塞，舌主声音似锋铃。

肺为气之主，通窍于鼻。鼻，清气出入之道路也。小儿禀受胎气充实者，三关九窍，五脏六脏，内外呼吸，内外贯通而荣卫行焉。若外感风寒，内伤元气，伤乳食，则清浊不分，泥丸相乱，诸症叠起矣。

鼻衄者，血与气相随而行。若脏腑积热，乘于气血，则热气逼血而妄行，自鼻孔出，谓之衄血，宜东垣凉膈散加生地黄、阿胶（炒）、黄连、茅花主之；不止者，宜服鸡苏丸，效。

鸡苏丸　治鼻热，胸中郁热，衄血不止。

鸡苏叶八分，即薄荷叶　蒲黄炒，一两　麦冬二钱　阿胶炒，一钱　甘草七分半　人参

---

① 发散：原作“散”，据忠信堂本补。
② 皆字下原脱“恶”，据忠信堂本补。

黄芪各五分　木香　柴胡　生地黄各一钱

炼蜜丸，如小豆大[①]，每一丸，食后，茅花汤下。

又方　山栀和壳烧存性，油发灰研匀吹入鼻。

又　槐花半生半熟，末，吹鼻。

又　人中白成块者，烧去秽气，为末，入油发灰、麝少许，吹入鼻。

又　生萝卜捣汁，或生藕汁，仰头滴入鼻中。或血妄行，取汁饮之，效。

又　用大蒜煨香研烂，涂脚底，鼻中有蒜气，即去之。

用上方法不止，以白纸一张，作八摺，冷水湿纸，放头顶中，以熨斗熨至一重或二重纸干立止。此数方救急之要法也。

鼻流清涕者，热则津液流；鼻塞不通者，冷则收闭也。鼻流清涕，其症有二：或外因伤风得之，喷嚏流清涕。风属阳，其病为热，宜东垣凉膈散加防风、芥穗主之；内因脑热，鼻流浊涕不止，名曰鼻渊。久而不已，必衄血，凉膈散加羌活、川芎、白芷主之。

又方，苍耳散

辛夷仁半两　苍耳子炒，三钱半　白芷一两　薄荷叶五分

末，茶清调服。

有因胃中食积，热痰流注者，当消食积，用：

南星炮　半夏洗　藁本　白芷　神曲炒　酒芩　辛荑　荆芥各等分

末，姜汤调服。

二症有，并用辛夷膏贴之。

辛夷膏　治流涕不止。

辛夷叶洗、焙，二两　细辛　木通　白芷　木香各半两　杏仁一两，去皮尖，研

上末，入杏仁泥、羊脑髓、猪脂各一两，和匀，于瓦器中慢火熬成膏，赤黄色为度。放地上冷，入脑、麝各一钱，拌匀涂囟门上，更用少许涂鼻中。

鼻塞其癥有二：或因伤寒[②]得之者，寒则伤肺，肺气不利则塞也，宜御寒汤主之。若冷气久不散，浓涕结聚，使鼻不闻香臭，则为齆鼻，宜万全膏主之。凡新产芽儿或十日一月之内，忽然鼻塞，因吮乳不能呼吸者，多是乳母睡时不知所忌，抱儿身侧，鼻口中气出吹着儿，冷气自囟而入，成鼻塞，并宜贴囟法及塞鼻法。

万全膏　治齆鼻。

羌活　川芎　细辛　石菖蒲　木通　麻黄各一钱　脑　麝各一字

炼蜜丸，芡实大，服一丸，灯心汤化下。或用一丸，绵包塞鼻中。

御寒汤　治寒邪伤于皮毛，令儿鼻塞上喘。

黄柏二钱　黄芪一钱　人参五分　炙甘草　款冬花各三分　羌活　黄连各二钱　白芷　陈风各三分　陈皮　升麻各五分　佛甘[③]三钱　苍术七分

末，葱汤调服。

贴囟法（一名通散）

香附炒　川芎　荆芥穗　僵蚕炒　细辛　荷叶　牙皂

用末，生葱白捣膏，以帛盛之，夜贴囟上。

塞鼻法　治齆鼻。

瓜蒂　明矾　细辛各一分　雄黄五分　麝香少许

末，以雄犬胆汁和丸，绵包塞鼻中。

鼻疳者，肺疳也，鼻下两傍赤痒疮湿，其疮不痛，汁所流处，随即生疮，一名疳𧏾，宜清肺饮，化𧏾丸主之。

---

① 如小豆大：原作“大”，据忠信堂本改。

② 寒：原作“食”，据忠信堂本改。

③ 佛甘：忠信堂本作“佛柑”。

清肺饮　治肺疳𧏾，蚀鼻穿孔汁臭，或生息肉。

桑白皮炒，半两　紫苏叶　前胡　黄芩　当归　天冬　连翘　防风　赤茯苓　桔梗　生地黄①　甘草炙，各二钱半

末，水煎服。次服化䘌丸。

化䘌丸

芜荑　芦荟　真青黛　川芎　白芷梢　胡黄连　干蟾烧存性，各等分

末，猪胆汁浸膏糊丸，麻子大，二十丸，食后临卧，杏仁汤下。

其鼻昂，用雄胆泡汤，小笔蘸洗。俟煎药各进数服，却用青黛、当归、赤小豆、瓜蒂、地榆、黄连、芦荟等分，雄黄少许，细末，入鼻内敛疮。

鼻疮，用黄连、黄柏、槟榔，研末以猪骨髓和敷，或用青黛、槐花、杏仁研敷；鼻赤，用雄黄、黄丹（研末），无根水调敷。又用苍耳叶（酒蒸干），末，调服，最解食毒。

鼻干者，肺热也，用凉膈散加桑白皮（蜜水炒）、木通。

大病鼻干黑燥者，火克金也；鼻昂气喘者，肺绝也。小儿山根青者多病，年上赤者，有血光病②。

小儿脑疳，鼻痒头发作穗，面黄肌瘦，用鲫鱼胆③滴鼻中，连三五日效。

伤风寒头痛，加川芎、白芷、藁本、蔓荆子、细辛。

眼痛，加酒黄连、羌活、防风、柴胡、胆草（酒洗）。

鼻病加升麻（酒洗）、白芷、细辛、苏叶。

耳病加柴胡、木香、蔓荆子、全蝎。

口病加石膏、防风。

咽喉痛加玄参、牛蒡子（炒）、山豆根。

龙脑川芎丸　消风化滞，除热清痰，通利七窍，精神气爽。

桔梗二钱半　片脑六分　砂仁二分　白豆蔻去壳，五分　薄荷一钱三分　川芎　防风　炙甘草　酒芩　连翘各一钱

炼蜜丸，每两作二十丸，服则一二丸，茶清化下。

头　病

小儿头病亦多般，散出方书不多言，
感谢歧师施指教，法留后学作谛筌。

解颅者，生下惟囟不合，气衰不盛也，多忧多笑。更有目白睛多，光白色嫩者，多愁多喜，以年久头缝开解而不合。肾生髓，脑为髓海，肾气有亏，故髓不满，所以头囟开而不合也，名曰解颅。凡得此疾，不及千日之内；间有数岁者，偶因他疾攻击，遂成废人，不可复药也。气色清明，能饮食者，多服补肾地黄丸及调元汤，百日内须见效者，次第调理，或有可治。若投药石如故，亦难治。

钱氏云：儿本虚怯，由胎气不成，则神气不足，目中白睛多，其颅即解，面色㿠白，此皆难养，纵长不过二八之数；若纵色欲，多不过四旬而亡。因病而成，致肾虚者，此也。

家秘云：解颅有二：初生后，头骨渐开，此胎气怯弱，肾不足也。有闭而后开者，自囟至印堂，有破痕可开一分。又有头四破成缝者，此皆解颅，由病后肾虚，水不胜火，火气上熏其髓则热，髓热则解，而头骨复分开矣。肾虚者，宜服地黄丸，以补肾之不足。调元汤、十全大补汤，母子共服之，以补脾胃，使气血渐

---

① 生地黄：原作"生黄"，据忠信堂本改。
② 有血光病：原作"有血先病"，据忠信堂本改。
③ 胆：原作"腌"，据忠信堂本改。

实，其颅自合矣。其髓热者，宜通圣散为丸服，去硝不用。外用封囟法，或用新绵紧束之，有作巾遮护之，久而自合，亦良法也。

封囟法

防风　南星　白蔹　白及等分

末，猪夹车[①]髓捣和，封囟上，一日三易之。

又方

颅头骨不拘多少，烧灰存性，研末，以清油调敷头缝。

脑疳者，头皮光急，发结如穗，满头饼疮，脑热如火者是也。用：

川芎酒洗　片芩酒炒　白芍　陈皮去白，各半两　白术酒　当归酒洗，各一两半　天麻酒炒　苍术　苍耳子各七钱　酒柏　酒粉草各四钱　防风三钱

末，水煎，日服四五次，服后睡片时。

乳母宜服溯源解毒汤。

溯源解毒汤

酒芩　苍术酒炒　白蒺藜酒浸炒，去刺　蔓荆子酒炒　何首乌酒炒　胡麻炒　升麻酒

末，酒糊丸，麻子大，服三、五十丸，防风汤下。

外用敷药

松树厚皮烧灰，二两　白胶香二两　黄丹水飞，一两　枯白矾五钱　黄芩　黄连　大黄各七钱　蛇床子　寒水石各三钱　无名异少许　木香少许　轻粉少许

末，熬热调敷疮上。先用椒盐汤洗，去疮痂，敷之佳。又治白秃。

又有儿生后，其头渐大，头皮赤光，眼小，此亦脑疳也。乃受父母热毒之气，藏于肾中，上熏于脑，故头大渐红也，此难养，不出二八之数。其未周岁，满头生疮结饼，作痒作痛，儿不能忍，日夜啼哭者，亦难养也，宜服前苦参丸，及松皮散敷之。

癞头者，一名白秃，或父母之传，或兄弟姊妹之相授，乃遗毒之气也。初起可治，待皮毛光，不必治也。宜服消风通圣散除大黄，另研，酒蒸，炒末，再酒拌晒干，每一钱，水煎热服。外用炭烧红，以长流水淬之，乘热炭擦头皮，以前松皮散敷之。

又方

胡荽子　伏龙肝　龙尾　黄连　枯白矾

末，熬热清油调敷。

初，头上散生，成片时当带瘙痒，毛发稀少，有类白癞，此秃疮之根也，用腊猪油搽之，自不成白秃矣。

囟填囟陷诀云：热甚则肿，虚热则陷。囟填者，囟门肿起，骨高突也。经云：热甚则肿，由邪火炎上，使清明之气上升而不降。其证有二：以手摸之，肿坚实者，此有寒邪在表，腠理闭，寒热不得出。所谓气上冲则坚劲者是也，宜升阳散火汤，此郁则发之也；如摸之其肿虚浮者，此积热在里，熏蒸于上，所谓气上冲则柔软者是也，宜酒制神芎丸，此高则抑之也。一发一下，中病即止。

升阳散火汤　治风寒外感，或胃虚过食生冷，抑遏阳气脾土。火郁则发之。

升麻　葛根　独活　羌活　人参　白芍各五分　防风二分半　柴胡八分　甘草生二分、炙三分

水煎热服，令睡有微汗。

酒制神芎丸　治一切积热。

大黄酒蒸　黄芩酒洗，二钱　黑丑半生半熟，取头末　滑石各四钱　黄连酒洗　薄荷　川芎各五钱

---

① 车：忠信堂本作"脊"。

用无灰酒丸，黍米大，服五丸、十五丸，温水下。

囟陷者，谓囟门陷下成坑也，其症有二。经云：陷者，下气虚也。大病之后，津液不足，其气下陷成坑窟者，宜大补元气，调元汤加升麻主之。有脾胃虚弱，饮食减少，脾主肌肉，肉去皮薄，囟门露见，非陷也。宜服肥儿丸、参苓白术散，补脾胃则能饮食，肌肉自平，囟不露矣。

又有后枕陷者，《活幼心书》谓其症尤重于囟陷者，此太虚极，百无一雌[①]。殊不知此非病也，乃父母之过也。初生儿头骨未合，当用绿豆作枕枕之，常与移动，勿使只在一边，则头骨不正[②]矣。此后枕骨陷下者，乃儿卧日久之所致也，若难养，则头骨四破，高下成缝者，皆非寿子也。

头仰者，颈软也。颈者，头之茎也，一名天柱骨。颈软者，乃天柱骨不能任元而前后左右倾倒也，此恶病也。其症有二：小儿初生便颈软者，皆胎禀不足，肾气虚弱也。肾主骨，肝主筋，筋不束骨，其骨则折，母能令子虚也，此儿难养，纵长不及四旬。肾气虚矣，宜服地黄丸加当归、续断主之。有因大病之后，头骨不能起者，此血气虚弱也，宜十全大补汤炼蜜丸服。经云：头者精明之府也，头仰邪欹，神将去矣。凡大病人有是症，难治。有病惊风者，或病痉痓者，勿作项软论。

伤风寒痛者，用细根子黄芩（半生半熟）三钱半，炙甘草钱半，羌活、藁本各一钱，柴胡七钱，川芎五钱或五分、一钱，以茶汤调成膏抹儿口中，少用白汤下。

头摇者，头战者，肾风热也，宜泻青汤丸加全蝎主之。

头生胞疮者，初因皮破成疮，脓水不干，头毛粘结，内生虱，痒则抓之，年久不愈，有成癞头。当先去其虱，用石菖蒲煎汤洗之，其虱尽死，待干用水银、腻粉二味放碗中，以指研匀，入津调湿，指蘸药，搽疮上四畔及发内，虱尽去。方用秋[③]牛皮窑口上烟胶（不拘多少）、松香研末，入轻粉少许、雄黄少许，熬热，上油[④]调涂患处。头生软节者，年久不愈，用紫金丹涂之效。方见心虚诸疾下。

头之有发，犹山之有草木也，发者血之余，发之多寡，由于血之盛衰也。坎为血卦，血者肾之液，发者肾之苗也，故其色黑也。儿发久不生，生不黑者，皆肾虚也，宜地黄丸主之。

大病后，其发成穗，或稀少者，乃津液不足，疳痨之外候也，宜集圣散主之。

面　　部

五脏英华面部间，知其有病望中看，

色宜明润昏[⑤]枯暗，疮癣斑痕貌不妍。

诗曰[⑥]：五气入鼻，藏于心肺，上使五色修明，声音能彰，则面者心肺之所主也（五脏部位说见一卷歌中）。五色者，五脏之英华，发见于面者也。肝色青，如翠羽者吉，枯草者凶。其余照脉候仿此推之。大抵明润者吉，暗黯者凶。五色主病，赤主热，青主风，黄白主疳虚、食积，青、黑主痛。五色所忌：肝病白者不治，谓金克木也；病后面色白者，谓之脱色者，死；肺病面赤者不治，谓火克金也；凡痢疾失色，面赤者死；心病面黑者

---

① 百无一雌：忠信堂本作“百无一活”。
② 正：忠信堂本作“歪”。
③ 秋：忠信堂本作“熏”。
④ 上油：忠信堂本作“清油”。
⑤ 昏：忠信堂本作“忌”。
⑥ 诗曰：忠信堂本作“诀曰”。

不治，水克火也；脾病面赤青者不治，木克土也；肾病面黄浮者不治，谓土克水也。

面浮肿者风也，宜五皮汤加防风、苏叶主之。

头面红肿者，风热也。用：

通圣散除大黄，另用酒蒸入药，同末，酒拌湿晒干，如此三拌三晒，或半字一字，淡竹沥调，细细服之，连进三五次，立止。以忍冬藤煎汤洗之。

面皮黄中有白隐者，此伤食也，宜三棱散。

人参七钱半　三棱炮　香附一两半　青皮去穰　益智仁　陈皮去白　枳壳麸炒　神曲炒　麦芽炒　半夏炮　莪术醋煮，焙　山楂肉　苏叶各五分　白茯苓　粉草半生半炙，各一两

末，服一钱，小者五分，陈仓米百粒，姜引，或加大黄（半生半煨）五钱，粳米糊丸，陈米饮下。

面上生疮，如火烧，用黄蜡米粉，蜜水调敷，或鸡子清和敷。

儿疳疮不愈，多生于面部两耳。乳母嚼白米成膏治之，不过三五日愈，并母禁鸡、鱼。

附录医案

小儿始病天疱疮，后发疟，发惊痫，密翁因育婴书问答证治，开陈于后。育书云：此子先受暑湿之气，暑则为疟，湿则为疮。又伤饮食助其暑湿之邪。暑则伤心，湿则伤脾，暑生热，湿生痰，脾土亦亏，肝木随旺，此所以为疟为痫也。疟曰食痫，久则成疳。观其色晄白，毛发必疏，疳之候也，当从虚治。凡疟间日发，难止，谓受病深也。夜发者，难已，谓邪在阴分，必调至昼发，一日一发，然后可以称退，此理医者当知，今将其病细解于后。

问：疟发于子午时，又咬齿呻唤，又努责出大便，其色黄绿，又大哭，手足一撒，何也？答曰：此肝胆病也。子属胆，咬齿者，心肝俱热，肝木心火，子以母病也。大叫哭者，肝病也，呻唤者，肾病也。肾水肝木，母以子病也。肝者厥阴风木，心肾[①]者少阴君火也，木火相搏，则作内搐，故大便努责而出。

疟发于巳午时多，而他时少，其理何哉？答曰：巳为厥阴风木，午为少阴君火[②]；且巳为阳极，午为阴生，此水火相搏而阴阳分争之时也。况疟疾之作，因暑以伤心，心本属火，火之性又旺于巳，阳火乘旺，阴水触动，阳动于阴，阴争阳，阴阳交战，寒暑交争，此疟来一时憎寒、一时发热者，此也。谓之巳午者，不亦宜乎。

疟发时头痛，恶寒，颤，脊强者，其理何哉？答曰：此邪并于太阳经也。盖膀胱所化，此则阴实阳虚。阳虚生外寒，阴实生内寒，中外皆寒，故见其鼓颔而战慄，恶寒莫任也。况太阳之脉从头顶连风府，在头脑后行于腰脊，故见头疼腰脊强痛之症也，故名寒疟。麻黄、羌活，太阳经之汗药也，故以为君；防风乃诸药之卒徒也，故以为佐；甘草能和诸药而兼解散，故以为使。首方乃攻实之剂，临病用药，不可拘泥而昧于通变也。

疟发时，大热大渴，自汗不得眠者，其理何哉？答曰：此邪并于阳明经也。盖胃腑阳实而阴虚，阴虚生内热，阳实生外热，中外皆热，故见其烦渴而身热，恶热

---

① 心肾：忠信堂本作“心”。

② 少阴君火：原作“少阳君火”，据忠信堂本改。

莫任。况阳明者胃土也，蒸蒸发热而汗出者，胃之汗也。通身皆出者，胃主肌肉也，土得热则主燥，燥则主烦而心肾不安，故不得眠也。当用白芷以解阳明之经，石膏以清阳明之府，知母以养阳明之阴虚也。若便实者，此药不足与也，宜下之，后以本方调之。

疟发时寒热往来，口苦喜呕者，其理何哉？答曰：此邪并于少阳经也。邪在表则恶寒，邪在里则发热，邪在半表半里，则恶寒且热，故令寒热交集矣。其经属于胆，胆汁上溢，故自口苦。胆者肝之腑，邪初入腑，里气逆而烦呕，此所以寒热往来而口苦喜呕之症见矣。当用柴胡、黄芩，能和解少阳经之邪；半夏、生姜，能散经之呕；人参、甘草，能补中气之虚，所以防邪之入里也。

疟有一日一发，有二日一发、三日一发者，其理何哉？答曰：气舍于皮肤，与卫气并居。卫气者日行于阳，夜行于阴。此气得阳而外出，得阴而内薄，是以而作①，此受之浅也。其气之舍深，内薄于阴，阳气独发，阴邪内著，阴与阳争不得出，故间日作，此受之深也。邪气与卫气客于六腑，而有时相失，不能相争，故数日作，此受之最深也。

问：发疟之时，儿常用口吮母之乳，得乳即止者，何也？答曰：此内热作渴也。儿不能言，故欲得乳以解耳。

疟后汗出，初发无汗，退而有汗，何也？答曰：初发时邪气郁，寒多热少，故无汗；及其退也，寒去而热盛，此真气外泄，故有汗也。凡治无汗者，要有汗，以散邪为主；有汗者，要无汗，以养正为主。此汗泄于外，便泻于内，心下跳，腹中鸣，皆火证也。肝胆从火治，此其法也。

疟退时，后觉头顶上常有小汗，何也？答曰：顶巅者，乃足厥阴肝经之脉所会处。

以上所开，条论其大略也，若夫治法，当专以治疳为主。盖小儿易虚易实，病不已，虚则成疳，当分二方治之：一方治痫，以平肝为主，内带补脾药；一方治疟，以补脾为主，内带平肝之药，可收全效。幸遇秋金正旺，木因水衰，治不难矣。此疾勿图速效，幸遇吾家世医，治病有法。若遇粗工，欲求速效，则攻补妄行，欲速之害，可胜言哉。其母当忌鸡鱼、生冷诸物。有衄血亦内热也，宜亟调之。

治痫平肝

加减当归龙荟丸

当归酒洗，晒干，一钱　人参　川芎　雀脑各一钱　胆草酒浸　山栀仁各五分　青皮　芦荟各七分　甘草　软古②　柴胡各一钱　半夏大者三个，泡七次，切，生姜自然汁浸一时，又以白矾水洗之

用水煮神曲糊丸，粟米大。二十五丸，寅卯时淡竹叶汤下。

治疟补脾

加味参苓白术散丸

人参　炙芪　白术　归身酒，各一钱　炙草　青皮各八分　陈皮七分　柴胡　夜明砂　木香　厚桂去皮　泽泻各五分　鳖甲九肋，醋炙去爪，二钱　使君子肉　白芍酒炒，各一钱　山药一两

煮糊丸，粟米大。巳戌时（每三十五）各一服，炒米汤下。

乳母服

加味四物汤

---

① 而作：忠信堂本为“日作”。

② 软古：忠信堂本无此二字。

当归　川芎　赤芍　生地俱酒洗　柴胡　升麻　麦冬　木通去皮　黄芩酒炒　桔梗各五分　薄荷一分　灯心十[1]

食后服。

① 十：忠信堂本为“十根”。

幼科发挥

傅沛藩　周玉萍　校注

叙万氏幼科源流

粤自先祖杏坡翁，豫章人，以幼科鸣，第一世，蚤卒。先考菊轩翁，孤，继其志而述之。成化庚子客于罗，娶先妣陈氏，生不肖，乃家焉，其术大行，远近闻而诵之万氏小儿科云，为二世。罗有巨儒张玉泉、胡柳溪，讲明律历史纲之学，翁知全可教，命从游于夫子之门而学焉，颇得其传。翁卒矣，顾其幼科之不明不行也。前无作者，虽美弗彰；后无述者，虽盛弗传，不肖之责也。故予暇日，自求家世相传之绪，散失者集之，缺略者补之，繁芜者删之，错误者订之。书成，名《育婴家秘》，以遗子孙，为三世。惜乎有子十人，未有能而行之者。其书已流传于荆、襄、闽、洛、吴、越间，莫不曰此万氏家传小儿科也，余切念之。治病者法也，主治者意也。择法而不精，徒法也；语意而不详，徒意也。法愈烦而意无补于世，不如无书。又著《幼科发挥》以明之者，发明《育婴家秘》之遗意也。吾不明，后世君子必有明之者。不与诸子，恐其不能明、不能行，万氏之泽未及四世而斩矣；与门人者，苟能如尹公他得、庾公之斯而教之，则授受得人，夫子之道不坠。若陈相，虽周、孔之道，亦失其传也。诸贤勖之哉。

万历己卯夏至日自书味玄精舍密斋识[1]

---

① 此序下款原无，补自 1937 年上海医界春秋社据日本宝永刻本影印之《新刻万氏家传幼科发挥》。

李之用幼科发挥序

造化大慈也，有所授之。于焉有晰于其微，而身皆传之者，是帝之力臣，而轩歧氏嗣响也，慈父母涂阱陷设夏威顾乃于意实嗜好而犊之，有形无形之别也。无形而汨天和，即慈父母之怀，犹然灾疹之区，矧乎寒热燥湿之微茫，而又以的为招乎，或者谓彭殇有主，方书之奇也，鲊龙之代甘脆也，则参、术、芎、苓当不与山青并烂，其半为造物所蠹者，天与人不并至也，而不见夫蓬蓬者乎。塞向有方，指而胜之，跙 酋而胜之，南北海而蹢躅犹有及也，而不见乎豫章之木乎，邓林之腴，青阳之德，然必七年，而后可觉，方芽而斫是寻，其尽也斯须，奈何养赤子者，爱于一指一跙 酋，斧斫而还自贼也。其忽锱铢，其雠什百，早觉者反是。操寸帙而攻万瘥，代冥冥力，故耳目递贵于方舆之内，所谓朝宓轩而参元宰者，万氏于此道至焉哉。广嗣者弓韣皇皇焉，而几得之，已痘者胗治皇皇焉，而几得之，其危而不可必者，屡屡也。斯书成人之命，所必欲得者，无不得之于万氏，则非鲊龙之诡，而甘脆之可递尝也，手授其徒，命曰家秘，不佞奄有赤子之邦，不以广而传之，是蔽造化之大慈，而不工能得之于万氏者，无以得之于天矣，不佞又不以归万氏，而归之冥冥有神授之者也，庶几附于如保之意。

万历己亥春三月上巳中宪大夫黄冈李之用书①

① 此序下款原无，补自1937年上海医界春秋社据日本宝永刻本影印之《新刻万氏家传幼科发挥》。

市邨专阉新刊幼科发挥跋[①]

幼科之为书也，固多矣。而求其详者，有刘氏之《幼幼新书》，寇氏之《全幼心鉴》，薛氏之《保婴全书》，王氏之《幼科准绳》，世既取于此者亦不为少矣。如万氏之《幼科发挥》，举其论也不烦，立其方也不繁，而发前哲之未发，以喻后学之谬迷，且悉其所经验，而始不舐古人之涎者也。溯诸古而无不合者，试诸今而无不效者，实小方脉家之秘宝也。至于痘疹之方论，则虽曰别有《痘疹心要》，予未及见之。又有《世医心法》，近行于世，最为精详矣。但《发挥》之书，世希藏之者，予家偶得其本而爱之。然不敢自专，而欲公诸世。昔年既谋于剞劂氏，剞劂氏请加之训点。予之固陋，读之犹不易，况其为书，传写疏错，而鱼鲁豕亥之误不遑正之。遍求异本，犹未得其精者，鄙意深忧之。姑以臆度，正其可决者而改之，揭其可疑者而标之。予舅兄吉田庆喆子为之校正，审予之所未尽，而犹恐有失遗焉。如第二序（按：指李之用序），则其文尤艰涩，请之博览之士而求训点，然犹有未可解者。至其脱文，则不能如之何，尤可惜焉。点成而授之。呜呼！工师得大木，而匠人斫而小之者，予今殆似矣。深恐使万氏泣于九泉之下也。幸后之君子，求好本而是正之，则可救予误人之罪。遂叙其所为以俟焉。

元禄八年岁次乙亥七月专阉市村元感跋

① 此跋原无，引自1937年上海医界春秋社据日本宝永刻本影印之《新刻万氏家传幼科发挥》。

柳川了长题重订幼科发挥后①

《幼科发挥》者，罗田万氏所著，而实哑科者流之珍珠囊也。往季吾友邨专庵、田庆喆两兄，命诸梓而以公其传。然其书，久值蛀蠹之残而颇多帝虎之谬，两兄深忧焉。不佞顷日幸索明版之原本，审考订之，稍复其正。于是再嘱工而鼎镌之，以续两兄之志也。遍加重订之字，是亦万氏之心也乎。

时维宝永乙酉仲春日洛下处医玄玄子柳川了长自书于朴庵

① 此跋原无，引自1937年上海医界春秋社据日本宝永刻本影印之《新刻万氏家传幼科发挥》。

郑玫重刊幼科发挥序

余分符三水，携眷自闽来，幼子善病，邑中无良医。闻佛山有山左龚天锡精歧黄，亟延至署，服其药而愈。询其方，则罗田万密斋所著《幼科发挥》也。己丑冬杪，天锡年老，将旋山左，念三水无良医，授余密斋所著书，并为长男翥讲解。天锡之意良厚矣！

嗣是署中幼子有病，按方治之辄愈。因念穷乡僻县，儿童病者何限，不得良医，往往误药以致夭札。诚得是书而疗人疾，按症检方，观其寒热虚实，而施温凉补泻之剂，有不应手而愈者乎！则凡业幼科者，不可不精习此书，以保全赤子。而穷乡僻县，亦宜家藏一卷，以备缓急之用。古人云：中流失船，一壶千金。斯言也，其是书之谓乎。遂命梓人，登木传于世。

康熙乙未孟夏知三水县事龙岩郑玫题

目　录

卷之上

胎疾

小儿初生至周岁有疾者，皆为胎疾。

气，阳也；血，阴也。人之有生，受气于父，阳之变也，成形于母，阴之合也，阴阳变合而成其身。身之中，形脏四：头面一也，耳、目、口、鼻二也，手足三也，皮肉筋骨四也。神脏五：心藏神，肝藏魂，脾藏意，肺藏魄，肾藏志是也。凡九脏者，皆父母一体而分者也。形拘于一偏，而不能相通者，阴之静也；神随感而动者，阳之动也。儿之初生，只是一块血肉耳，虽有形而无所用，虽有五脏而无其神，犹空脏也。至于变蒸之后，皮肉筋骨以渐而坚，声色臭味以渐而加，志意智慧以渐而发，知觉运动而始成童。此天地生物之心，至诚不息。

有因父母禀受所生者，胎弱胎毒是也。

胎弱者，禀受于气之不足也。子于父母一体而分。如受肺之气为皮毛，肺气不足，则皮脆薄怯寒，毛发不生；受心之气为血脉，心气不足，则血不华色，面无光彩；受脾之气为肉，脾气不足，则肌肉不生，手足如削；受肝之气为筋，肝气不足，则筋不束骨，机关不利；受肾之气为骨，肾气不足，则骨软。此胎禀之病，当随其脏气求之。肝肾心气不足，宜六味地黄丸主之。脾肺不足者，宜参苓白术丸主之。子之羸弱，皆父母精血之弱也。所谓父强母弱，生女必羸[1]，父弱母强，生男必弱者是也。故儿有头破颅解，神慢气少，项软头倾，手足痿弱，齿生不齐，发生不黑，行走坐立，要人扶掖，皆胎禀不足也，并宜六味地黄丸主之。

胎毒者，精血中之火毒，即命门相火之毒。命门者，男子以藏精，女子以系胞也。观东垣红瘤之论，丹溪胎毒之论，治法可见矣。古方有解毒之方，如黄连甘草法，又有育婴解毒延龄丹，皆良方也。予新立一方，用丹溪三补丸方，芩、连、柏，半生用，半酒炒，甘草半生半炙，各等分为末，雪水丸，麻子大，朱砂、雄黄为衣，名曰生熟解毒丸，小儿日与服之佳。

有胎毒所生者如虫疥流丹，浸淫湿疮，痈疖结核，重舌木舌，鹅口口疮，与夫胎热、胎寒、胎黄、胎惊之类。儿之初生，有病多属胎毒，如一腊[2] 之脐风，百晬之痰嗽[3]，难医。恰半岁而真搐者凶，未一周[4] 而流丹者死是也。况初生之儿，肠胃薄小，血气未充，药石则难进也。荣卫微弱，筋脉未实，针灸则难周也。业幼科者，慎勿忽诸。

---

① 羸（léi雷）：瘦，弱也。原作“嬴”，据视履堂本改。

② 一腊：指小儿初生八日。

③ 百晬之痰嗽：又名百晬嗽。系指新生儿出生百日内，患咳嗽、气急、痰涎壅盛等症。

④ 一周：指小儿一岁。

一小儿丹发于脸，眼中红肿，手不可近，三日死。

一小儿生下一月后，遍身虫疥，浸淫湿烂，其皮如脱，日夜啼，忽一日其疮尽隐，发搐而死。

或问：胎禀不足之证，得于父母有生之初，如何医得？予曰：诸器破损者，尚可补之，岂谓胎弱者不可补之乎！贵得其要也。夫男女之生，受气于父，成形于母。故父母强者，生子亦强；父母弱者，生子亦弱，所以肥瘦、长短、大小、妍媸，皆肖父母也。儿受父母之精血以生，凡五脏不足者，古人用生地黄丸主之。或曰：五脏不足而专补肾何也？曰：太极初分，天一生水，精血妙合，先生两肾。肾者，五脏之根本也。经云：植木者必培其根，此之谓也。

或问：胎毒之说。予曰：先贤论之详矣。盖人生而静，天之性也；感物而动，胎之欲也，欲者火也。故思虑之妄，火生于心；恚怒之发，火生于肝；悲哀之过，火起于肺；酒肉之餍，火起于脾；淫佚之纵，火起于肾。五欲之火，隐于母血之中，即是毒也。男女交媾，精气凝结，毒亦附焉，此胎毒之原也。如谓儿在母腹，饥则食母之血，渴则饮母之血，及其破胎而出，口有余血，拭之不净，咽下腹中，是名胎毒。斯言也，一人倡之，百人和之，未有辩之者，此书之不可尽信也。胚胎资始，父精所生；身体资生，母血所养，是水珠露花。男女渐分，毫发筋骨，形象斯具，诞弥厥月，气足形全，乃破胎而生矣。初在母腹之时，如鸟之雏，伏于卵壳之中，何所饮食耶？口之血乃母临产恶露渍入口中，未必是母腹中所衔之血也。既云咽下腹中，则入于大肠界，从大便出矣。安得留在命门，待时而发耶？详见《痘疹心要》。

一儿颈细，其父常问于予，可养何如？予曰：颈者头之茎也，颈细则不能任元，在父母调养之，八岁后再议。至五岁死。

一儿解颅，未一岁认字念书，父母甚爱之。予曰：此儿胎禀不足，肾虚颅解，真阳弱矣；聪慧早发，真阳泄矣，恐遗父母忧。未一岁而发搐死。

一儿周岁后多笑。予曰：此儿难养。父问其故。予曰：肾为水，心为火，水阴火阳，阴常不足，阳常有余。笑者，火之声也，水不胜火，故知难养。父曰：诸儿笑者，皆不可养乎？予曰：待人引之而笑者，此有情也；见人自笑者，此无情也。后以疮痘死。

一儿头缝四破，皮光而急，两眼甚小。

予曰：脑者髓之海也。肾主骨，髓中有伏火，故髓热而头破，额颅大而眼楞小也。宜服地黄丸。父母不信，至十四岁而死。

一儿一日发搐，五日不醒，药石难入，予针其三里、合谷、人中而醒。父母喜曰：吾儿未出痘疹，愿结拜为父，乞调养之。予曰：曩[①]用针时，针下无气，此禀赋不足也。如调理数年后出痘疹，可保无事，若在近年不敢许。次年，果以痘疹死。

一儿四岁出痘时，颈软头倾，不能自举。予谓其父曰：此儿胎禀不足，疮毒正发，壮火食气，亟补元气，使痘易发易靥，幸而保全，再补其阴，不然恐难出二八数也。乃大作调元汤连进之获安。

有三因所生之者：衣太厚则热，太薄则冷，冷热之伤，此外因也；乳多则饱，乳少则饥，饥饱之伤，此内因也；客忤中

① 曩（nǎng 囊）：以往，从前。

恶，坠仆折伤，此不内不外因也。顺乎天时，适其寒温，则不伤冷伤热矣；慎择乳母，节其饮食，则不伤饥饱；调护之谨，爱惜之深，必无纵弛之失矣。慎勿使庸医妄用汤丸，误儿性命。

脐　风

治未病

脐在两肾之间，任、冲、胃三脉之所系也。儿之初生，断脐护脐，不可不慎。故断脐之时，隔衣咬断者，上也；以火燎而断之，次也；以剪断之，以火烙之，又其次也。护脐之法，脐既断矣，用软布缠裹，待干自落，勿使犯去也。三朝洗儿，当护其脐，勿使水渍入也。脐落之后，当换抱裙，勿使尿湿浸及脐中也。如此调护，则无脐风之病。所谓上工治未病，十得十全也。

治初病

儿生旬日之内，脐风为恶病也。凡觉小儿喷嚏多啼，此脐风欲发之候，急抱小儿向明晶处，审视口中上腭，有泡如珠如米，或聚，此病根也。其色白者初起也，黄者久也，可用银挖耳轻手刮出，煎甘草薄荷汤拭洗之，预取桑白皮汁涂之。自此日日视之，有即去之，不可因循，以贻后祸。所谓中工治初病，十全六七也。

治已病

不知保护于未病之先，不知调护于初病之日，其泡子落入腹中，变为三证：一曰撮口，二曰噤风，三曰锁肚，证虽不同，皆脐风也。

撮口证　儿多啼，口频撮者，此脐腹痛也。可用雄黄解毒丸，加乳香、没药各五分，丸如黍米大，每服五丸，竹沥生姜自然汁送下。利去恶涎良。外用蕲艾炒熟杵烂护其脐，频换，使温暖之气不绝也。不乳者不治。

噤口证　牙关紧急，不能吮乳，啼声不出，发搐者不治。

锁肚证　脐突青肿，肚腹胀大，青筋浮露，大便涩不通者，不治。

或问脐风三证，古人有方，何谓不治？

予曰：一腊之内，谓初生八日，草木方萌，稍有触犯，即便折伤。经曰：根于中者，命曰神机，神去则机息。故噤风者，乳食不得入，则机废于上矣。锁肚者，便溺不得出，则机废于下矣。所谓出入废，则神机化灭者是也。神出机息，虽有神丹不可为也，岂蜈蚣蚕蝎诸毒药之可治耶？

一小儿生后三日，啼哭不乳，予视其证，非脐风，乃脐腹痛也。取蕲艾杵烂，火上烘热，掩其脐上，以帛勒之，须臾吮乳而不啼矣。

一小儿生八日，喷嚏多啼，请予视。予曰：此脐风也。视其上[①]果有泡，色变黄矣，乃取银挖耳刮去之。其父惨然，爱惜之心，见于形色，故去之未尽也。有老妪闻之，急使婢女告其父，当急去之！其言迫切，父益惧，自取银挖耳刮之不惜也。遣人告予，予回书云：旬日后当发惊风。后果病，迎予治之，许厚报之，且泣曰：予三十六岁得此一子也。予曰：无伤！投以至圣保命丹而愈。

---

① 视其上：忠信堂本作“视其口中上腭”，于义见长。

变　蒸

变蒸非病也，乃儿生长之次第也。儿生之后，凡三十二日一变，变则发热，昏睡不乳，似病非病也。恐人不知，误疑为热而汗下之。诛伐无过，名曰大惑。或误以变蒸得于胎病者。或曰：儿之生也，初无变蒸，既生之后，当以三十二日一变，至于三百八十四日之后，又无变者何也？曰：初无变蒸者，藏诸用，阴之阖也；中有变者，显诸仁，阳之辟也；终无变者，阴阳阖辟之机成也，故不复蒸也。故儿之初生，语其皮肉，则未实也；语其筋骨，则未坚也；语其肠胃，则谷气未充也；语其神智，则未发开也。只是一块血肉耳。至于三百八十四日，然后脏腑气足，经络脉满，谷肉果菜，以渐而食，方成人也。

或曰：变蒸之日，必以三十二日者何也？曰：《易传》云：生生之谓易。易者，变易也。不变不易，不足以见天地生物之心。人有五脏六腑，以配手足十二经络。腑属阳，以配阳卦三十二；脏属阴，以配阴卦三十二。取其一脏一腑，各以三十二日一小变，六十四日一大变。阳卦之爻，一百九十二，阴卦之爻，一百九十二，合岁并闰月，凡三百八十四爻，所以变蒸一期之日，三百八十四，以应六十四卦爻之数也。

或曰：三十二日一小变，六十四日一大变，所生者何物也？所生之物，亦有说欤？曰：形既生矣，复何生也？所生者，五脏之知觉运动也。故初生三十二日一变，生足少阴癸水，肾之精也，六十四日二变，生足太阳膀胱壬水，而肾之一脏一腑成矣。此天一生水也。水之精为瞳子，此后始能认人矣。

九十六日三变，生手少阴心丁火，一百二十八日四变，生手太阳小肠丙火，而心与小肠之一脏一腑之气足矣。此地二生火也。火之精为神，此后能嬉笑也。

一百六十日五变，生足厥阴肝胆乙木，一百九十二日六变，生足少阳肝胆甲木，而肝与胆之一脏一腑，受气足而神合矣。此天三生木也。木之精为筋，此后能坐矣。

二百二十四日七变，生手太阴肺辛金，二百五十六日八变，生手阳明大肠庚金，而肺与大肠一脏一腑之气足矣。此地四生金也。金之精为声，此后始能习人语矣。

二百八十八日九变，生足太阴脾己土，三百二十日十变，生足阳明胃戊土，乃脾胃一脏一腑之气足矣。此天五生土也。土之精为肉，脾胃主四肢，此后能匍匐矣。

三百五十二日十一变，生手厥阴心包络，三百八十四日十二变，生手少阳三焦，三焦配肾，肾主骨髓，自此能坐、能立、能行矣。

变蒸已足，形神俱全矣。正如蚕之眠，不如是不足成人矣。凡一变之过，则筋骨手足以渐而坚，知觉运动以渐而发，日异而月不同。曰变者，变易也；曰蒸者，发热也。祖训云：变蒸虽是胎疾，非胎热胎毒之可比矣。此少阴生长之气，发育万物者。儿之强者，虽有是病不觉，气强者始见。如变后形体渐长，知识渐增，反为无病儿也，故无治也。古方黑子散，姑置之可也，其间或有未及期而发热者，或有变过热留而不除者，抑有他故，须详察之。如昏睡不乳，则不须治，待其自退。

兼　　证

变蒸之时，有外感风寒者，宜发散，惺惺散主之，按摩法亦可用也。

内伤乳食者宜消导，胃苓丸主之，轻则节之可也。

有被惊吓及客忤者，安神丸、至圣保命丹。如变蒸过受病，以治病为主，慎勿犯其胃气。咳嗽，甘草桔梗汤加阿胶；吐泻，理中汤加藿香叶；惊风，琥珀抱龙丸、泻青丸、导赤散。如受病后而变蒸，以养正补脾为主。钱氏异功散，加对病之药，惺惺散，四君子汤加苏叶，加防风。

湖广按察司宪长，有子九月发热，恐是痘疹，差人来取全，往见之，非痘，是变蒸也。公曰：何以辨之？全曰：以日计之，有当变蒸之期；以证察之，亦无痘疹之证。公问：痘何证也？全曰：痘者，五脏之液毒也，故五脏各见一证：呵欠、惊悸，心也；项急、顿闷，肝也；咳嗽、喷嚏，肺也；吐泻、昏睡，脾也；耳骫皆凉，肾也。今公子无之，知非痘，乃变蒸，将退也。次日果安。公喜：汝术甚精。赠以白金五两，应付而归。

本县胡正衢，有子二月发热不乳，予见之，虽似变蒸，非变蒸也。时乳母皆肥健者，必因伤乳发热也。令损之，次日热退而安矣。

幼　　疾

儿生一岁后，至七岁后，变蒸已足，脉虽难诊，口则能言，病多伤食之证。八岁以后，有脉可诊，证与大人同，但剂小耳。

有因气动而病生于内者，如盘肠内吊、蛔虫癖块之类；有因气动而病生于外者，如重舌木舌，鹅口口疮，痈疽疮癣之类；有不因气动而病生于内者，如伤食，食生冷之类；有不因气动而病生于外者，如感冒四时、金刃汤火伤之类。以上四因之病，治见各证之下。

一小儿周岁，因初食鸡肉太早，自此成积，日渐羸瘦，不思乳食。其父以详告予，予取药治之。养脾消积丸[①] 先服三日，后服丁香脾积丸，鸡肉汤下。取下鸡肉一片，犹未化也，再进养脾丸而愈。

家传养脾消积丸　消宿食，去陈积，神效。

白术一两　陈皮七钱五分　苍术　厚朴姜汁炒　枳壳麸炒　半夏曲　青皮　神曲　麦芽　山楂各五钱　甘草炙，三钱

上为细末，蒸饼为丸，黍米大。每服二三十丸，米饮送下。

育婴延龄解毒丸　能解胎毒，初生小儿宜服。

儿断脐带连胞不拘长短，剪取，新瓦上焙干，每一钱加生甘草末二钱　黄连末一钱　朱砂飞，半钱

共和匀，生白砂糖调和，瓷罐收贮。每服一豆许，纳儿口中，以乳送下，一日一次，药尽而止。

五脏主病·肝经主病

肝主风，实则目直视，呵欠，大叫哭，项急顿闷。虚则咬牙呵欠。气温则内生，气热则外生也。气谓口中气也。实则泻青丸、当归龙荟丸泻之，虚则地黄丸补之。

泻青丸　治急惊搐搦，主肝热。

羌活　防风　当归　川芎　山栀仁

---

① 养脾消积丸：原作“养脾去积丸”，据保婴堂本改。

龙胆草　大黄酒浸、纸煨，各等分

上为末，蜜丸芡实大。每服半丸至一丸，煎竹叶汤，砂糖化下。

当归龙荟丸　治肾肝阴虚，风热蕴结，发惊悸，搐搦躁扰。

当归一两　龙胆草一两　山栀子一两　黄连五钱　黄柏一两　大黄五钱　芦荟五钱　青黛五钱　木香一钱　麝香五分　黄芩一两

上为细末，蜜丸，麻子大。每服五丸至十五丸，竹叶汤下。

地黄丸　治小儿胎禀不足，肾怯不言，解颅，儿大不能行，又治肝疳，白膜遮睛，溲血失音，身瘦疮疥。

熟地黄焙，取末，八两　山茱萸焙　山药各四两　白茯苓三两　泽泻　牡丹皮各二两

上为末，蜜丸芡实大。一岁儿服一丸，二岁以上加至三丸，空心温水下。

兼　证

诸风搐搦，牵引㖞斜，皆肝之病也，宜泻青丸主之。

一小儿七月，发搐无时，昏睡不醒，不哭不乳，掐之灸之不痛，嗃之鼻不嚏，灌药不入。予曰：此真搐也，不可治矣。

兼见心证，则发热而搐。予曰：肝有风，则目连劄不搐，得心热则搐；肝有热，则目直视不搐，得心热则搐。泻肝泻青丸，泻心导赤散，方见肝、心下。

兼见脾证，轻则昏睡，不嗜饮食，当视其大便何如。大便秘者，宜蜜导法，慎勿下之。恐下得脾虚，反为笃疾；大便润者，宜琥珀抱龙丸主之。

兼见肺证，喘急闷乱，痰涎壅塞，须从大小便以利之。如喘息有声，肩耸胸高，喉中痰响者，不治。清宁散主之。

清宁散　惊热出于心肺，须从小便以利之。

桑白皮蜜水炒　赤茯苓　车前子　甜葶苈炒　山栀仁各等分　甘草炙，减半

上为末，每服半钱，姜枣水煎服。肝热则大小便难，加煨大黄下。

一小儿痰壅而发搐，气促而喘，予用礞石滚痰丸，桑白皮煎汤，碾碎调服之，喘定痰下，搐亦止矣。

兼见肾证，暴喑失音，手足强直，此从风治。轻者地黄丸主之，重则为废疾而不可治矣。

五脏诸证，此因五脏气动所生之病，乃病生于内者也。

肝所生病

诸风掉眩，皆属肝木。《脉诀》云：热则生风是也。

急慢惊风

急惊风者，肝风甚而心火从之。木生火，从前来为实邪，实则泻之，宜用泻青丸以泻肝之风，导赤散以泻心之火。

慢惊风，钱氏云：脾虚则吐泻生风，此脾土散而肝木乘之。肝属木而脾属土，从所不胜来者为贼邪，故慢惊为难也。脾虚生风，虚则补之。东垣用调元汤加白芍主之。此以黄芪、人参补脾之虚，白芍药、甘草以泻肝之实，诚千古不传之秘法也。予加桂在内，乃黄芪建中汤，木得桂而枯。古方治慢惊者，如醒脾散、观音散，皆良法也，可用之。

醒脾散

人参　陈皮　甘草　白术　白茯苓　全蝎　半夏曲　木香各三钱五分　白附子炒，四个　南星姜汤泡

上为末，每服一钱，枣二枚，姜三片，水煎。

观音散

全蝎去毒，炒，十个 天麻煨 防风 白芷 黄芪 甘草 白茯苓各二钱五分 人参二钱 扁豆姜汁炒，一钱五分

为末，枣汤下。

或问曰：上工治未病，急慢惊风何以预治之？曰：方其热甚之时，腮红面赤，两目如怒，直视不转者，此惊风之似也。宜服河间当归龙荟丸，以泻肝胆之火，则不成急惊风也。当吐泻不止之时，见其手足冷，睡露睛，口鼻气出冷者，此慢惊风欲成之似也。急用参苓白术散以补脾，琥珀抱龙丸去枳壳、枳实，加黄芪以平肝，则慢惊风不能生矣。此吾家传秘法。

参苓白术散

人参 白术 白茯苓 山药 扁豆去壳、姜汁浸炒，各一两五钱 甘草 桔梗 薏苡仁 莲肉各一两

上为细末，枣汤送下。

琥珀抱龙丸 治小儿诸惊风，四时感冒，寒温风暑，瘟疫邪热，烦躁不宁，痰嗽气急，及疮疹欲出发搐，并宜服之。此予家传常用之方。

真琥珀 天竺黄 白檀香 人参 白茯苓各一两半 粉草去筋，三两 南枳实 枳壳麸炒，各一两 朱砂五两[①] 牛胆南星一两 淮山药一两 真金箔大者，一百片为衣

上各制取末，和匀，用腊雪溶水，如无雪，取新汲或长流水，杵为丸，如芡实大，大约重半钱，阴干。每服一丸，煎薄荷汤下。

此方内有补益之药，人皆喜而用之。但有枳壳、枳实能散滞气，无滞气者，损胸中至高之气，如慢惊风及元气弱者，减此二味，用当归、川芎各二两代之。

至圣保命丹一名紫金锭子

胆星 僵蚕 白附子各一钱 全蝎十四枚 天麻 防风各一钱 辰砂水飞，一钱半 麝香一字 珍珠五分 琥珀三分 金箔二十片

上为碾末，粟米和为丸，分为二十锭，金箔为衣。每一锭薄荷叶煎汤磨服。

礞石滚痰丸 降火坠痰之要药，方见大方脉科。

凉惊丸 诸热通用，此吾家传之方，又名金花丸。

黄柏 黄连 黄芩 山栀仁各等分 朱砂水飞，减半，一本有龙胆草等分

上为细末，腊雪水为丸，麻子大，薄荷汤送下。

三黄泻心丸一名三黄五色丸 利诸惊热。

黄连 黄芩 大黄各等分

为末，雪水丸，麻子大，温水送下。均分作五分用衣。一分朱砂衣，一分青黛衣，一分雄黄衣，一分轻粉衣，一分芦荟衣。

木通散 能泻肝风，降心火，最利惊热。

山栀仁 大黄煨 赤茯苓 羌活 木通 甘草以上各等分

上为末，每服一字，紫苏叶煎汤送下。

猪胆汁导方

定志丸 治惊久成痫。

人参 白茯神 远志 石菖蒲炒 酸枣仁炒 柏子仁各一钱半 琥珀 珍珠 胆星 铁花粉各一钱 朱砂飞 麝香各一字

上为末，水煮山药粉为丸，黍米大。每服十五丸，灯心煎汤下，更煮猪心与儿食之，以助药力。

急惊风属阳，病在六腑易治，宜用凉泻。

慢惊风属阴，病在五脏难治，宜用温补。

或问：病有急慢阴阳者，何也？曰：肝主风，木也，飘骤急疾，莫甚于风；心

---

① 朱砂五两：保婴堂本为“朱砂五钱”。

主惊，火也，暴烈飞扬，莫甚于火，木火阳也，故病在于心肝者，谓之急而属阳。脾胃者土也，沉重迟滞，莫甚于土。脾土者，至阴之属也，故病在于脾者，谓之慢而属阴。肝常有余，有余则泻而损之；脾常不足，不足则补而益之。至于心主惊，肝主风，似宜别论。然火资风势，风资火威，风火相扇而发搐，故不可别论也。惊风之病，有兼证者，有类证者，不可不辨也。

急惊风有三因

有外因者，如感冒风寒、温湿之气而发热者，宜即发散之、和解之，以除其热，可也。苟失而不治，热甚发搐，此外因之病也。宜导赤散、泻青丸主之。

有内因者，如伤饮食发热者，即宜消导之，下之，如保和丸、三黄枳术丸之类，以除其热，可也，苟失而不治，热甚发搐，此内因之病也，当视大小便何如。如大便不通，先去其宿食，宜木香槟榔丸及胆导法；大便润，宜辰砂五苓散、琥珀抱龙丸主之。

有不内外因者，如有惊恐，或客忤中恶得之。盖心藏神，惊有伤神，肾藏志与精，恐有伤肾。经云：随神往来谓之魂，并精出入谓之魄，故神伤则魂离，精伤则魄散。小儿神志怯弱，猝有惊恐，所以精神溃乱，魂魄飞扬，气逆痰聚，乃发搐也。客忤中恶，出其不意，大人且惊，况小儿乎？宜先去其痰，辰砂膏主之，后安其神，琥珀抱龙丸主之。有热者，东垣安神丸。下痰之药，慎勿用轻粉、巴豆之类，恐伤元气损脾胃，误杀小儿。

钱氏抱龙丸 治小儿风痰，热甚，昏睡，急惊。

雄黄飞 天竺黄各四钱 胆南星八钱 麝香三分 朱砂飞，四钱

上为末，煮甘草膏丸，芡实大，薄荷汤化下。

辰砂膏 以通心气。

朱砂飞，一钱 牙硝 雄黄飞，各二钱五分 麝香二字 金箔 银箔各十五片 白附子 枳壳炒，各三钱 川芎 白茯苓各四钱 人参 黄连 远志各二钱

上除前六味另碾，后七味共为末，和匀，蜜丸，芡实大。每服一丸，麦门冬煎汤化下（此朱砂膏加减）。

或问：热盛则生痰，痰盛则发搐，钱氏则有利惊丸以下其痰，陈氏有芎蝎散以吐其痰，皆可用否？予曰：药不执方，合宜而用可也。儿壮实者，吐之下之病则止。儿怯弱者，不可猛浪，反伤元气。大抵痰在咽喉之中，壅塞沾滞，药食不得入者，则宜吐而去之。此在上者越而治之法也。宜用僵蚕、牙皂（炙焦）等分，研末，每服少许，以土牛膝根自然汁灌之即叶，吐后却进下痰药，如五色三黄丸、礞石滚痰丸、辰砂膏，皆可用之。

辰砂膏 下痰甚妙。

辰砂飞，三钱 硼砂 马牙硝各一钱半 玄明粉二钱 全蝎去毒 珍珠各一钱 麝香一字

上为末，和匀，用好油单纸包起，自然成膏，每用一粒许。治诸惊，薄荷汤下；治诸惊，乳汁调枣汤下。

予初习医，治一儿二岁发搐而死。请予至，举家痛哭。乃阻之，告其父曰：此儿面色未脱，手足未冷，乃气结痰壅而闷绝，非真死也。取艾作小炷，灸两手中冲穴。火方及肉而醒，大哭。父母皆喜。遂用家传治惊方，以雄黄解毒丸十五丸利其痰，凉惊丸二十五丸去其热，合之，煎薄荷汤送下。须臾，利下黄涎，搐止矣。予归，父问用何药，如是速效，全以具告父。父语母曰：吾有子矣。

一儿发搐痰壅，有医用白饼子下之，不退。凡三下，病益深，合目昏睡，不哭不乳，喉中气鸣，上气喘促，大便时下。予曰：五脏气绝，病不可治，转下之过也。彼医曰：白饼子，钱氏下痰神方也。予曰：尽信书，不如无书，钱氏小儿皆出于门人附会之事也。盖人之有痰，犹木之有津，时令大热，草木流津，痰自热生，此明验也。痰犹水也，附气自行，过颡在山，岂水之性哉？乃搏激使之也。今痰随火上，不知降火而反下之，损其胃气，胃气既攻，五脏俱损。故目不开者，肝绝也；昏睡不乳者，脾绝也；啼声不出者，心绝也；喘促痰响者，肺绝也；便溺遗失者，肾绝也。果不可治而死。

邑中有儒医，治病有奇方，唯性太执，不知变通。时有小儿发搐，予谓急惊，当用凉泻，导赤散、泻青丸是也。彼谓惊风者，肝火郁遏而成也，火郁则发之，小续命汤是也。人不能决，两从之。予所治者一日而安，彼治者死。悔不信吾言，无及矣。

一儿发搐，先取善推法[①]推之止，后发，病益危甚。予曰：推法者，乃针灸按摩之遗意也。经曰：无刺大虚人。推掐之法，壮实者可用之。如怯弱者，其气不行，推则有汗，反伤元气也。其家不信。予曰：不死必成痫疾。半月后果死。

一儿发搐，因用推法，暂退。一月后，如期复发，又推之，或一月一发，或一月再发。予曰：病成痫矣。推法者，乃发表之意，痰聚在心不得出也。幸初成痫者，当可治，若久则为终身痼疾，不可治也。因立方，用：

黄连五钱　朱砂飞，二钱半　白甘遂三分　胆星一钱

上为末，粟米糊丸，豮猪心血杵匀，丸芡实大。每服一丸，灯草煎汤化下，夜服三，日服一，遂安。

癸亥二月，英山县大尹前县吴公，一子发搐，彼医以二陈汤、姜汁、竹沥治之，不退。公初来任，过罗，与全有识，承差人请之。全往视其外候，三关青气，两颊赤色，目常直视，指如捻物。曰：此得之外感，未与发散，热入于里。钱氏曰：肝有热则目直视，得心热则发搐。又曰：两颊赤而目直视，必作惊风。小儿肝常有余，又乘木旺之时，当与泻肝，若二陈汤，陈皮、半夏、生姜之辛，皆助肝之物。经曰：以辛补之，所以无效。乃用泻青丸以泻肝木之有余，导赤散以泻心之火，一服而搐止。公喜，谓其下曰：所见不同，用药即效，真良医也！彼到时吾心有主，今果无忧矣。全见其胎禀素怯，脾胃且弱，恐后作搐，便成痫疾，又作琥珀丸，与之常服而安。

蕲水沙坂徐淑道，一子患惊风，先取医张姓治之，数日不效。请予往，痰喘正急，惊搐频发。予先治其痰，次治其搐，以次而定，唯身热犹炽。张姓者，欲用解毒汤、竹叶汤、小柴胡汤，予皆不可。谓之曰：小儿肝常有余，脾常不足，病发于肝，风木太旺，脾土受伤，此乃虚热，勿用寒凉，致损中气也。乃用四君子汤，加炙黄芪，炒黑干姜，一服而安。

一小儿年五岁，梦中惊哭，抱其母叫怕。此因被惊吓得之。予制一方，用人参、麦门冬、白茯神、黄连、酸枣仁、柏子仁、炙甘草、朱砂各等分。一半水煎，一半入地黄加炙甘草为末，山药粉糊丸，黍米大。每服二十五丸，灯草煎汤下，未尽剂而安。

一小儿周岁，发热而搐，以泻青丸投之不效。乃问其发搐之状，其母曰：搐过

① 善推法：视履堂本为“善推者”。

后只好睡，以乳与之则饮，不与乳饮则不思乳，醒时则戏作猫儿声，见人则笑，不发搐便是好了。予曰：医要识证，药要对证，怪前药之不效也。以导赤散服之，一剂而安。其父问：是何故？予曰：心脏属火，其声为笑，火生于寅，属虎，猫者虎之类也。猫声而笑，知非肝病，乃心病也，故以导赤散泻其心火而安。闻者叹服。

急惊风证

脐风发搐者，难治。

初生月内，非脐风证发搐者，此胎惊也。宜至圣保命丹，金银磨水送下。

或用全蝎一枚，薄荷叶包，炙为末，朱砂末三分，和匀，猪乳调五粒许服，如常发者，名胎痫，不可治也。

变蒸发热，甚发搐者，只用导赤散、泻青丸主之，效。

疮疹未出，发搐者，此吉兆也。宜用导赤散煎调朱砂服之，效。或将靥发搐者，凶兆也。此毒气攻心，宜急解救之。用真牛黄、脑子各一分，朱砂五分，和匀，猪尾尖血和丸，小粟粒大。每一丸，灯草煎汤化下。

丹瘤发搐，视其先后何如。先发丹后发搐者不治，此胎毒自外入里也；先发搐后发丹，此名惊丹，可治，此胎毒自内而外也。宜用大连翘饮主之。

连翘　瞿麦　滑石　车前子　大力子炒　赤芍各一钱　木通　栀子　当归　防风各五分　黄芩一钱半　柴胡　甘草炙，各二钱　荆芥穗一钱　蝉蜕一钱

上为细末，再加大黄，灯心水煎。

虫疥浸淫疮入腹，发搐，难治。急用雄黄解毒丸，升麻煎汤下。疮再发，儿搐止者吉。咳嗽发搐，视其病之新久，如初咳嗽时，痰甚气促，连声不止，而不能治，发搐者，宜葶苈丸，苏叶煎汤下，利去其痰，咳止搐亦止矣。如久嗽不止者难治，宜用小阿胶散，服五分至一钱，煎去渣灌下。如发搐后变嗽者，此风邪入肺也，宜人参荆芥散再发之。

陈皮去白　荆芥穗　桔梗　半夏　细辛　甘草炙　杏仁去皮尖　木通　桂枝各等分上煎，姜引。

泄痢发搐，如先吐泻，或痢疾久不止，以致脾胃虚弱者，此慢惊风也，难治。如先发搐，后发泄痢者，此因发搐之时，多服利惊下痰之药，或多服寒凉之药，伤其胃气，泄痢不止，宜补涩之。钱氏异功散加木香、砂仁、肉豆蔻（煨）、诃子肉。为末，山药粉糊丸，米饮下调之。

疟疾发搐，疟作热时发搐者，此宜截去其疟，疟止搐亦止矣。用小柴胡汤加常山、槟榔、乌梅，发日服，以截其疟。发过服辰砂五苓散，以定其搐，神效。如发搐后变疟者，此脾风之证也，宜平疟养脾丸主之。

蕲水李中庵，吾婿也。一儿未周岁，因伤食发疟，间一日一发。在子丑时，疟发搐亦发也。发时咬牙呻唤，大便黄绿，努黄[①] 而出，用口吮母口，得乳即止。疟后汗出，心下跳，腹中鸣，退后顶上有小热。其父母爱惜之心，疟退搐退则喜而称愈，疟搐俱发，则忧惧不胜。其母又不禁口，病未十日成疳矣。面色晄白，囟陷鬓疏，儿渐羸瘦，请予治之。予曰：此儿先受暑湿，暑则为疟，湿则为痰，又伤饮食，助其暑湿之邪。暑则伤心，湿则伤脾，暑生热，湿生痰，脾土一衰，肝木随旺，疟曰食疟，疳曰食疳，当从虚治。且大哭手掣，皆肝胆之病。子时属胆，咬牙

---

① 努黄：疑作“努责”，指大便时腹部用力，下同。

者心肝俱热也。肝木心火，子母病也。大叫哭者，肝病也，呻唤者，肾病也。肾水肝木，母以子病也。肝者厥阴风木也，心肾者，少阴君火也，水[1]火相搏则内作搐，故大便努黄而出，用口吮母之口，此内热作渴也，儿口不能言，得乳自解。汗出者，初发之时，邪气拂郁，及其退而有汗，此真气外泄也。故治疟之法，无汗要有汗，散邪为主；有汗要无汗，养正为主。此儿汗泄于外，便泄于内，心下跳，腹中鸣，皆火盛证也。肝胆从火治，此其法也。退后顶热，儿顶山颠，亦厥阴肝经之脉也。予制一方两治之，于平疳止搐方中加治疳之药，于补脾消疟方中加止搐之药，调理五日，疟搐俱止，儿亦渐肥，而疳瘦除矣。附其方如下。

其平疳止搐加减于当归龙荟丸，用：

归身　人参　炙甘草　柴胡　川芎各一钱　青皮　芦荟　木香各七分　胆草酒洗　栀仁各五分　半夏大者，三个，一本有黄芩、陈皮

神曲糊丸，黍米大，每服二十五丸，寅、卯时竹叶汤下。

治疟补脾，加味参苓白术散。

人参　黄芪蜜炙　归身　九肋鳖甲　使君子　白芍药酒炒，各一钱　炙甘草　青皮去白，各八分　厚桂　泽泻　木香　夜明砂　柴胡各五分　陈皮七分，一本有干蟾酥、莲肉

共碾末，山药糊丸，粟米大。每服三十丸，巳戌二时服，炒米汤下。

乳母服加味四物汤

当归　川芎　赤芍药　生地黄　柴胡　升麻　麦门冬　木通　黄芩酒炒　桔梗各五分　薄荷叶七分

灯草水煎服。

急惊风变证

急惊风变成痫者，此心病也。心主惊，惊久成痫。盖由惊风既平之后，父母玩忽，不以为虑，使急痰停聚，迷其心窍。或一月一发，或半年一发，或一年一发，发过如常。近年可治，久则不可治矣。宜服如神断痫丸治之。

黄连五钱　白茯神　石菖蒲各三钱　胆星　珍珠　铁花粉各一钱　朱砂飞，三钱　甘遂五分

上为细末，粟米粉煮糊，入猜猪心血三枚同杵匀，为丸，如弹子大。每一丸，取猜心一枚，切开两片，入药在内，线扎定，水煮熟，分三服，本汤送下。

一儿三岁，病惊风后，未服豁痰安神之药，自后成痫。每发之时，面色青黑，两目连劄，口如嚼物，涎出于口，昏眩仆地。当欲发之状，即以手探其口中，以吐其涎，如此调理，至七岁不作矣。

一儿四岁，病惊已绝，予用针刺其涌泉一穴而醒，自此惊已不发。予谓其父曰：此惊虽未发，未服豁痰之药，若不早治，恐发痫也。父母不信，未及半年，儿似痰迷，饮食便溺，皆不知也，时复昏倒，果然成痫病。其父来诉曰：不信先生之言，诚有今日之病，愿乞医治，不敢忘报。予乃问其子：尔病发时能自知乎？子曰：欲昏则发。乃作钱氏安神丸加胆草服之。教其父曰：尔子病将发时，急掐两手合谷穴。如此调理，一月而安。

急惊风成瘫者，肝主风，风淫末疾，故惊风之后，有手足瘫痪而不能举者，此血虚不能养筋故也，宜地黄丸加当归、牛膝、川独活、肉桂，为丸服之。

一女子十四岁，病惊风后，右手大指次指屈而不能伸，医用羌活、防风、天麻、全蝎、僵蚕、蝉蜕诸风药治之，病益甚。予叹曰：彼庸医也。不知手足不随，

---

① 水：疑作“木”。

血虚也。伸而不能屈者，筋弛长也；屈而不能伸者，筋短缩也，皆血虚不能养筋之证也。手大指者，太阴肺经之所主；手次指者，阳明大肠之所主，与大肠皆属燥金，此血燥之象也。一切风药，助风生燥，故血转虚，而病转盛。口授一方，用：

黄芪　人参　天麦门冬　生熟地黄　当归各等分　官桂减半，为引经，横行手指之端

共为末，炼蜜丸，芡实大，每一丸，食后汤化下

一小儿惊风后，右手僵硬；五指拳曲，不能举物，口角流涎，语言謇涩。予曰：此脾有湿痰，脾不足而肝木乘之，不可治也。

急惊风类证

天瘹[1] 似痫

天瘹者，壮热惊悸，眼目[2]翻腾，手足指掣，或啼或笑，喜怒不常，甚则爪甲皆青，如祟之状，故宜和解风热，钩藤散主之。

钩藤　白茯苓各两半　大黄酒湿纸煨，二钱五分　防风　朱砂飞　蝉蜕　羌活　独活　青皮　甘草炙，各二钱

共为末，姜枣煎服。此泻青丸变化加减也。

痓病似天瘹

痓病项背强直，腰身反张，摇头掣疭，噤口不语，发热腹痛，镇日不醒，其状可畏，但受病与天瘹不同。中风自汗，不可再汗，汗多则发痓。中湿宜微汗，不可大汗，大汗过则发痓者，有刚柔二痓，无汗曰刚痓，宜麻黄葛根汤；有汗曰柔痓，宜桂枝葛根汤。二痓并宜人参败毒散加防风主之。

麻黄葛根汤

麻黄去节　赤芍药各两半　葛根两半　葱白二茎，豉半合

上锉散，每服二字，煎服。

桂枝葛根汤

桂枝　白芍药　甘草各二钱七分半　葛根两半　生姜一两　大枣四枚

上锉散，每服三字，煎服。

内瘹似痫

内瘹腹痛多啼，唇黑囊肿，伛偻反张，眼内有红筋斑血者是也。此寒气壅结，只宜温散，木香丸主之。

没药　木香　沉香　舶上茴香炒　钩藤各等分　乳香　全蝎减半

上为末，取大蒜研烂和丸，梧桐子大，每服二丸，钩藤汤下。

盘肠似内瘹

盘肠气痛干啼，额上有汗。是小肠为冷气所搏也，宜金铃子散主之。

金铃子二钱　舶上茴香盐拌炒　木香各一钱

为末，每服五分至一钱，调酒服。

当归散

治寒邪入肾经，小腹急痛，面青手足冷者。

归身　木香　肉桂　人参　甘草炙　加破故纸炒　小茴香炒，各等分

上为末，姜枣汤调服，枣为丸亦可。

或问：天瘹、内瘹、病痓、盘肠属何脏？何以辨之？

曰：经云身半以上，天气主之；身半以下，地气主之。故天瘹在上，生于风热，宜发之；内瘹在下，生于寒，宜温

---

① 瘹（diào）：小儿病名。

② 目：原作“耳”，据保婴堂本改。

之。二痫者，皆足厥阴肝病也。足厥阴之脉，外则与督脉同行，循脊而上，入于颠之顶，所以病则目上翻，背后仰，如角弓之反张也；内则行阴器而入于小腹，所以病则小腹切痛，为囊肿也。诸风掉眩，皆属肝木，故二痫皆有搐掣似惊。但天痫或哭或笑，内痫则多啼为异耳。

痓病属足太阳膀胱经，上起两目，上头循顶而下行于背，循腰而下于足，与厥阴之脉下行者同，所以角弓反张之症，亦相似也。但天痫有搐掣，而痓病无搐掣也。

盘肠痛属手太阳小肠经，内行于小腹，与厥阴之脉内行者不同，所以小腹忽痛也。但内痫有瘛疭，而盘肠痛无瘛疭，可辨也。

客忤似痫

客忤者，口中吐青黄白沫，水谷鲜杂，面色变异，喘息腹痛，反侧瘛疭，状似惊痫，但眼不上窜耳。治法宜辟邪正气，散惊安神，苏合丸、至圣保命丹主之。

客忤者，谓客气忤犯主气之病也。如五气之邪，自鼻而入，则忤其心肝，五味之邪，自口而入，则忤其脾胃，有所惊恐，则忤其神，有所拂逆，则忤其意，当博求之。故曰：心诚求之，虽不中不远矣。详见《育婴家秘》。

一儿半岁，忽日惨然不乐，昏睡不乳。予曰：形色无病。将谓外感风寒，则无外感之证；将谓内伤乳食，则无内伤乳食之证。此儿莫有所思，思则伤脾，乃昏睡不乳也。其父母悟云：有一小厮相伴者，吾使他往，今三日矣。乳母亦云：自小厮去后，便不欣喜，不吃乳。父急命呼之归，儿见其童嘻笑。父曰：非翁之妙术不能知也。

一儿一岁，啼哭不止，予审察之，非病也。其父母曰：无病何以啼哭异常？予乃问其乳母：此儿平日戏玩者何物？乳母曰：马鞭子。即以取至，儿见大笑击人，而哭止。

一儿九月[①]，吐乳便黄，身有微热。予曰：此伤热乳也，吐作腥气，今已成积。母曰：未食热物。予密语其父曰：必伤交奶得之。父问：何谓交奶？予曰：父母交感之后，以乳哺儿，此淫火之邪，忤儿脾胃正气也，不治之必成癖矣。何以致？曰：淫火者，肝火也，病则发搐。癖者脾病也，积不消则为癖。父问：何以治之？曰：泻肝补脾。乃以泻火胃苓丸服之。

中恶似痫

中恶者，小儿之危恶也，其病有二。如中恶毒之气者，病自外至，其症眩仆，四肢厥冷，两手握拳，不能喘息，先用霹雳散。

霹雳散

踯躅花一分半　雄黄三分　麝香少许

上为末，用灯心三寸长，蘸药少许，插入鼻孔，得嚏即醒，苏合丸灌之，或摄生饮。

南星煨　半夏洗　木香各一钱五分　生苍术　生甘草　石菖蒲各一钱

上锉生姜，用水煎服，尽一剂，以平为期。

如内生中恶毒之物，病自内生，其症心腹刺痛，腹皮青黑，闷乱欲死，宜急攻之。雄黄解毒丸主之。

---

① 九月：原作“九岁”，据人民卫生出版社 1959 年铅印横排本改。

白虎证似痫

白虎证乃流年白虎岁前九位之神，儿触犯之，则不精爽，而目视不转，手如数物。宜服至圣保命丹，取太阳真土（伏龙肝），杵碎，煎汤送下，取龙虎相制之义。

或问：客忤、中恶、白虎三证，何气使然？曰：皆客气也。客气，不正之气也。儿之所禀，谓之主气，为之忤者，谓之客气。经云：邪之所凑，其气必虚。故儿之主气强者，虽有客气，不能忤也。主气弱者，稍有所忤，则成病矣。客忤者，病之总名也。中恶，则客忤之重者；白虎者，则客忤之轻者也。治法，皆以辟邪养正、安神和胃为主，苏合香丸治三病之圣药也。

虫病似痫

虫痛乃蛔虫攻其心痛也。发则目直视，口噤不言，或大叫哭，口中流沫涎水，面色或青或白，手足强直。宜急攻之，雄黄解毒丸，苦楝根皮煎汤下。

马脾风似痫

马脾风者，肺胀也，上气喘急，两胁扇动，鼻张闷乱，喘喝声嗄，痰涎壅塞，其证危恶。宜急攻之，牛黄散主之。

黑白牵牛头末，一两　大黄二两　槟榔半两　木香三钱，轻粉少许

上为末，和匀，每服用冷水或浆水调服为度。

或问：何以谓之马脾风？曰：午属马，为少阴君火。心主热，脾主湿，心火乘肺、脾之痰升，故肺胀而喘，谓之马脾风也。

一儿四岁，忽作喘，气逆痰壅，鼻孔开张。予曰：此马脾风也。如胸高肩耸，汗出发润，则不可治。急须治之，以葶苈丸去防己，加大黄，除肺之热，合小陷胸汤除肺之痰，碾为细末，竹沥调服而愈。

慢惊有三因

因病后或吐泻，脾胃虚损，遍身冷，口鼻亦冷，手足时瘛疭，昏睡露睛，此无阳也。宜待其未发而治之，调元汤合小建中汤主之。如见上证，虽有神丹，不可治也。

或问：吐泻何以生风而不可治者，何也？曰：五行之理，气有余则乘其所胜，不足则所胜乘之。吐泻损脾，脾者土也。风者肝木所生也。脾土不足，则肝木乘之，木胜土也，其病不可治。人身之中，以谷为本，吐多则水谷不入，泻多则水谷不藏。吐则伤气，泄则伤血，水谷已绝，血气又败，如之何不死也。

或问：风从风治，何以所立之方不用风药，何也？曰：《内经》云：肝苦急，以甘缓之，以酸泄之，以辛散之。又云：脾欲缓，急食甘以缓之。调元汤，参、芪、甘草之甘，可以缓脾之急，为治风之圣药也。而又可以补脾；芍药、桂枝，辛热之从，可以建中。二方合而用之，治慢惊风者，此东垣老人之秘传也。

因得惊风，医用利惊之药太多，致伤脾胃，元气益虚，变为慢惊者，此外风未退，中虚又生，风虚相搏，正去邪存，大命随倾，此慢惊风证，尤甚于始也。

一儿五岁，病痢，医用药治之，痢转甚，其脾胃中气下陷也。予用参苓白术散调之，十日痢止，予辞归。有惑者谓其父曰：无积不成痢，富家之子多有肉积，吾有阿魏，尝用治痢有效。父惑而听之，乃以阿魏作丸，如小豆大，连服三丸，其子昏睡。适予又至，以服阿魏丸告之。予惊曰：阿魏虽去肉积，大损元气，令郎脾胃已弱，岂可服之！父曰：病安而喜睡未醒

也。予谓乳母叫之，则目露睛，气已绝矣。

有儿脾胃素弱，一日病泻，以理中丸服之，泻未止，口内生疮，谓儿前药性热助火，复以冷药投之，身微热，睡则扬睛。予见之曰：此儿发慢惊风，令郎脾胃本虚，泻则益虚，口中生疮者，脾虚热也，误服冷药，则中气益损，昏睡不乳，虚损之极也，当急作调元汤倍加人参服之，调理半月而愈。

一女子五个月内发搐，予以泻青丸投之，三四服，搐不止，转甚。予思痰壅气郁，乃发搐也，丸散颇粗，与痰粘滞于咽喉之间，致气不通而搐愈甚也。用竹叶煎作汤，取绵纸滤去其渣滓，澄清服之，搐止而安。其父叹曰：医之贵于变通也，如是夫！

一小儿得真搐。予曰：不治。彼家请一推拿法者掐之，其儿护痛，目瞪口动，一家尽喜，再觑儿斜视，彼曰看娘；儿口开张，彼曰寻娘乳吃。予叹曰：误矣，觑子转睛，谓之看娘，急口张开，谓之寻乳，皆死证也。其夜果死。

肝主风，急惊风，搐搦振掉，肝之本经气动所生也。当急治之，得心热则发，宜泻青丸，用导赤散煎汤送下。初发搐昏睡不醒，或掐人中，或掐太陵，或灸中冲，待其醒而药之。或用：

白僵蚕　猪牙皂角　细辛　川芎　藜芦

等分为末，吹鼻中，嚏者可治，不嚏者不可治。

如顽痰壅塞者，用僵蚕末吐之，或礞石滚痰丸吐之，家传三黄五色丸下之。

小儿发搐，如法治之，搐止者吉；如时发时止，昏睡不醒，不食者死。

儿一岁，发搐不止，口鼻气出温者，此真搐也，不可治。搐后易醒，口鼻气出热者，此假搐也，可治。钱氏云：气温则内生，谓肝之真脏病见者，故曰真；气热者，病自外生者也，故曰假。

先翁治一儿，满月后发搐，以至圣保命丹治之安。

祖训治急惊风，只用泻青丸、导赤散。

旧县张月山长子，病急惊风，十七日不醒，待请予到，舌色黑矣。予尝见父念《玉函经》：伤寒舌黑洗不红，药洗分明见吉凶。全问曰：用何药洗之？父曰：薄荷汤。乃依法急取薄荷汤洗之，舌变红色。予曰：可治也。用泻青丸二钱，煎汤服之，一饮而尽，口燥渴已止也。其夜搐止热退而安。此子不遇予，几死也。

汪元津幼子，七月间因伤食病疟，七日发搐。予见之，肝风虽甚，脾未至困，当泻其肝，后补其脾可也。乃以泻肝散，三服而搐止。后用调元汤以补其脾，琥珀抱龙丸以平其肝。喜睡，二目不能开。予思喜睡者，非脾困也，乃神昏欠惺惺也。目属肝，而胞属脾，合目不开者，非亡魂也，乃神倦也。今儿目欲开欲合可知也，只用前方。又二日，令其家中平日相与嬉戏者，取其小鼓小钹之物，在房中床前唱舞以噪[①]之，未半日，目开而平复也。凡十日而安。

胡凤崖有子痘疮后伤食疳，肌瘦髪穗，有医童一册见之曰：不是疳证，乃血虚也。其家惑之，始效则生一病，如痫非痫，昼则安静，夜则梦寐，抱其乳母叫云：我怕！我怕！如人捕之状。询其病原，此儿性不吃药，一册来喂药，必将针火以恐吓之，而得斯疾也。盖胃为戊土，肾为癸水，合而化为火。肾主恐，恐则伤肾，此因脾胃虚弱，不能生肺，肾无化

① 噪：保婴堂本为“娱”，于义见长。

原，亦从而虚也。肾藏志，肾虚则神志不宁，而生惊恐也。寤则神栖于心，寐则神栖于肾，脾，志往来出入之门户也，必以补脾为主，安神次之，补脾肥儿丸，安神钱氏安神丸，调理半年而安。

天瘹内瘹，足厥阴肝经之脉，起足大指而上环阴器，左交右，右交左，上入小腹，下会督脉，循脊膂过而上至于颠。如风伤肝则发天瘹，其状眼上翻，头顶向后仰，身反折，浑如角弓之状。钱氏云：肝有风甚，则角弓反张者是也。天瘹属木，宜发散，泻青丸中去大黄，加天麻、全蝎、僵蚕、钩藤。

内瘹者，肝受寒则小腹痛，大叫哭，目直视，但不搐耳。宜急温其内，当归茱萸汤及木香丸。

当归茱萸汤

当归　吴茱萸泡、焙干　小茴香炒　甘草　木香

木香丸　方见惊风类证。

小儿肠痛，亦在小腹腰屈，空啼无泪，此名盘肠痛。证似内瘹，但不直视也，金铃子散见类证主之。

癞疝，此厥阴肝经痛也，与肾无干，皆寒所致。有肿而不痛者名癞，痛而不肿者名疝，有肿又痛名癞疝，茱萸内消丸主之。

本县大尹梁公子病疝，右边睾丸肿大如鸡卵，长约五寸，上络脐旁，下抵阴囊，直直硬痛，大小便不通，急召全。全立方用当归、川芎、木香、青皮（去穰）、山栀仁、山楂子、小茴香、川楝子、泽泻，二剂而安。

卵肿，小儿性急多哭者有之。

予曾治小儿，立方用香附子、川芎、木香、青皮、山栀子、麦芽，各等分，作丸服之。

又小儿一肠痛，予用《诸证辨疑》内一方，五苓散加川楝子、小茴香，入盐一捻煎，神效。

肝之窍在目，目赤痛者，肝热也，宜泻青丸加黄连，作丸服之。

目中白膜遮睛者，肝虚也，宜泻青丸，去大黄、栀子，加甘菊花、木贼、蝉蜕，作丸服。

经曰：肝有热者，则小便先赤，导赤散加栀子、条芩、胆草、甘草梢主之。

本府三守女，溺出如青水，着肉处溃烂成疮，夫人忧之。守问全云：莫非女之脏腑坏也？答云：膀胱受五脏之液以藏之，是为溺也，各随本脏之色。青者，肝之色也。着处成疮，肝火盛也，火之所灼则溃烂矣。全独治之，以前治小便赤方，更加黄柏为丸，调理五日而安。夫人大喜，命小姐出而拜之。

治阴臭神效方

当归　胆草　山栀子　木通　车前子　泽泻　甘草梢　条芩

用水煎服。

肝有病则大便难，泻青丸、木通散①主之。

钱氏云：肝热者，手循衣领及乱捻物，或咬牙。

一小儿五十日，昼夜啼哭不止，予用泻青丸五厘，竹叶煎汤，入砂糖少许调服，立止。

咳嗽不止作搐者，此肺衰也，而肝木侮之也。当先补肺，阿胶散；后泻肝，泻青丸。搐止者可治，不止者不治，木寡乎畏也。钱氏所谓三补肺而咳嗽不除，三泻肝而肝搐不止者是也。

蕲水举人蔡沙江，有子病咳，久不止，请予治。予往，见其连声不止，咳时

---

① 通字下原脱“散”，据人民卫生出版社 1959 年铅印横排本补。

面青，右手常自摆动，谓沙江曰：令郎不可治也。沙江问：何故？曰：嗽者肺病也，肺属金；面青者，肝之色也，肝属木；手摆者，肝风欲发之状也，木来侮金，寡乎畏也。维[①] 金十月，金病木生之时，四时之序，将来者进，成功者退。木生而进，金病而退，发搐不可治也，甲乙日剧。果甲乙日搐而死。

黄州府甘秀才女，惊后右手大指屈而不能伸，医用全蝎、僵虫治之不效，问予求治法。肝主筋，筋赖血养，故曰：掌得血而能屈也。血燥则筋枯，屈而不能伸也。手大指，手太阴之脉以起也，金本性燥，复用风药以治之，燥益甚矣。刘宗厚云：休治风，休治燥，治得火时风燥了。乃授一方，用人参固本丸加黄芩、黄柏、知母，作丸服之。

百日内儿搐最恶，谓之胎惊，钱氏论详。

惊风后余证

搐后成瘫痪者，左氏谓风淫末疾是也。肝主筋，肝热则筋弛而长，长则软弱，手足伸而不能屈矣。肝寒则筋缩而短，短则拘挛，手足屈而不能伸矣。并宜六味地黄丸主之。拘挛者，加附子、肉桂；软弱者，加黄柏、知母、当归、牛膝、续断，蜜丸服之。

惊风后喑不能言，宜六味地黄丸加巴戟、远志、石菖蒲。

本县一尹吴子，生四个月，病惊风，搐过则昏睡不乳，发搐则醒，眼斜视，右手搐搦，请予。予曰：此真搐不可治而辞退。

心经主病

心主惊，实则叫哭，发热，饮食而搐。虚则困卧，悸动不安。

实则导赤散、泻心汤，虚则二安神丸服之。

导赤散　治心热及小便赤，夜啼。

生地黄　木通　甘草梢炙，各等分

锉，加竹叶，水煎，食前服。加黄芩（名火府散）。

泻心汤　治惊热。

黄连去须，五钱

为细末。每服一字至半钱。临卧，温水调服。

钱氏安神丸　治邪热惊啼，心疳面黄，颊赤壮热。

麦门冬　马牙硝　白茯苓　山药　寒水石煅，飞　甘草各五钱　朱砂飞净，一两　脑子一字

上为末，蜜丸，芡实大。每半丸，砂糖水化下，无时。

东垣安神丸

经云：热淫所胜，治以甘寒，以苦泻之。以黄连之苦寒去心烦、除热为君，以甘草、生地黄泻火、补气、生阴血为臣。以当归身补其血之不足，朱砂约浮游之火，以安其神也。

甘草五钱半　黄连酒炒，六钱　当归身二钱半　生地黄钱五分[②]　朱砂五钱，水飞为末

上为末，蒸饼丸，黍米大，朱砂为衣。每服十丸至三十丸，温水送下。

兼　　证

诸热惊悸，不安多啼，此心脏本病也。宜导赤散加朱砂主之，甚者凉惊丸、三黄泻心丸。

兼见肝证，则发热而搐，宜木通散主之。

---

① 维：通“惟”。

② 钱五分：原文如此。

兼见脾证，则嗜卧，梦中咬牙，多惊，宜钱氏安神丸主之。

兼见肺证，则发热作搐而喘，宜清宁散主之。

兼见肾证，为惊痫，发则忽然卧仆，咬牙搐搦，手足逆冷，发过即醒，精神恍惚。

盖心藏神，惊则伤神；肾藏志，恐则伤志。小儿神志怯弱，有所惊恐，则神志失守而成痫矣。如书传所谓请僧寄名、僧为摩顶诵咒，儿被吓而成痫，后见穿皂衣人即发是也。亦有惊久成痫者，初起即可治，定志丸主之。父母怠忽，久而不治，遂成终身之患。

一小儿惊后成痫，予制一方，天水散一料，碾为细末，分作三剂。二两三钱，入真青黛五钱，碾匀，名清魂散，寅卯时煎竹叶汤调服一钱，以平肝火。一剂二两三钱，入朱砂末（水飞）五钱，名安神散，已午时煎灯草汤调服，以镇其神。一剂二两三钱，入真轻粉二钱研匀，名定魂散。申酉时煎淡姜汤服，以去其痰。旬日而安。

一小儿十岁，久得痫疾，予视两目，浑白无有睛光，语言謇涩，举动痴迷。乃语其父曰：不可治矣。后请医治之，竟无成功。

惊久成痫，乃痰迷心窍之病，最为难治。或分五痫，以牛马狗猪羊名之者，未见其方，不必拘也。钱氏五痫丸，祖训未用，予亦不敢轻用也。儿有者，当先观其状貌，而后治之可也。如伶俐聪明者可治之。若成痴呆，言语错乱，不必治之。如强治之，终无成功。间有聪明伶俐，治之无效，非真痫也。此宜琥珀抱龙丸主之。或辛香者，不如抱龙丸犹稳。

蕲水周维峰，有子病痫。予见神气昏滞，语言含糊，状类痴呆，告其父曰：不能治也。辞归。

黄州府万鲁庵，有子病痫。予见容貌俊伟，性格聪明，告其父曰：可治。乃与琥珀抱龙丸方，使自制服之。

本县汪前川儿惊病，一月之间，尝发二三次。予曰：不治必成痫也。求治于予，乃立一方，用枳实、黄连、半夏、白茯苓各等分。折半，朱砂（飞）又折半，同前碾末，神曲糊丸，芡实大，朱砂衣，每服一丸，用猜猪心一个，劈开入药在内，线扎定，放瓦罐中煮熟，取出猪心和药食之，以汤送下，后竟不发。名曰断痫丸。

心所生病

经曰：诸痛痒疮疾[①]，皆属心火。

诸　疮

《发挥》云：心火者，君火也。君务德而不为毒，为痒痛疮疡者，乃命门相火之所为也。小儿诸疮，皆胎毒也。命门者，右肾也，虽云男以藏精，女以系胞。父母命门之中，原有伏火。胚胎之始，儿则受之。既生之后，其火必发为痈疽、丹疹、疥癣，一切恶疮，名曰胎毒者是也。古人立法，于儿初生之时，有拭口法，有黄连甘草朱蜜法，无非以解毒而设也。后人因之，合上三法，取脐带合药，名曰育婴延龄解毒丹（方备载在前幼疾[②]条内）。东垣之治红丝瘤，丹溪之治小便淋，皆有解毒之法，见《格致余论》，请博求。

予立一方，以丹溪三补丸，半生用，半酒炒，甘草半生半炙，各等分为末，雪水丸，麻子大，朱砂、雄黄各二分之一，

---

① 疾：似应为“疡”。

② 幼疾：原作“户痰”，据人民卫生出版社1959年版铅印横排本改。

水飞为衣，淡豆豉汤下。初生一腊内服之良，天行痘疹之岁，尤宜服之。

小儿初生，有育婴延龄解毒丹，服之能解其胎毒。其有发疮疡者，有溯源解毒汤，乳母服之。

丹瘤，此胎毒之最酷者，即红丝瘤也，名龙缠火带也，乃小儿之恶疾。二岁以上儿可治，半周岁者难治，百无一二也。发处肿硬一块，其色甚赤，手不可近，如火炙流铜，往下迸[①]走，自头上起至心即死，自足下起至肾即死。古方治法，无可取者，唯家传蜞针法、砭法，出其恶气，以泄其火毒，十治六七，诚良法也。经云：血食者决之是也。切不可用寒凉之药傅之，使火毒郁而不得泄，入腹为腹胀、为腹痛、为喘、为惊狂、为搐搦者，必死。宜用通圣散全料，锉细，入酒中浸淫，晒干，炒碾为极细末，蜜水调服，外以通圣散加金银花藤叶煎汤浴之。此水渍法，亦火郁则发之也。先发惊后发丹者可治，通圣散主之，或用导赤散加连翘、玄参、防风、荆芥穗、泻青丸[②]。先发丹后发惊者不治。

疥癣，干者可治，胡麻丸主之。若浸淫溃烂，内无完肤，日夜啼哭者，不可治。切不可用砒硫粉汞为药搽之，使毒气乘虚入腹。发搐发喘者，皆死。

胡麻仁炒　苦参　甘菊花　大力子炒　石菖蒲　何首乌　威灵仙　蔓荆子　乌梢蛇酒浸，去皮骨，取肉焙干，各等分　一本有蒺藜炒　黄连炒　无蛇

上为末，酒为丸，麻子大，竹叶汤下。此祖传十三方也。治小儿疮疥，宜调乳母，溯源解毒汤主之。

人参　归身　赤芍药　川芎　黄连酒炒　连翘　木通　生地黄　陈皮　甘草

水煎服。以少许喂儿佳。一本有竹沥。

小儿生下，遍身虫疥干痒，喜人摩拍。予制一方，用：

乌蛇酒浸，焙干，取肉，一钱　苦参酒浸，焙干，二钱　胡麻仁炒　白蒺藜炒去刺，各一钱五分

共为末，用浸蛇与苦参酒糊为丸，甘草汤下，愈。

一儿五岁，每至春时，则遍身生脓疱疮，此胎毒也。予戒用搽药，恐粉、砒、硫之毒，乘虚入腹，以胡麻服之而愈，更灸风池、血海、曲池、三里。自此再不发矣。

儿疮入腹，腹胀，大小便不通，或喘或作搐者，先用雄黄解毒丸治之。

鸡冠雄黄飞，二钱　真郁金　壮大黄各二钱　巴豆霜一钱　一本无大黄

上共碾匀，水糊丸，小豆大。每服一、二丸，茶清下。此祖传十三方也。

黄州李四守，生子五个月，遍身湿疥，一旦尽干，召全问之。全曰：疮出惊止无忧也。连更数医不能治。

小儿生痈毒者，不可轻针，恐伤筋骨，慎之。

一子满月后，血盆中发一痈，请外科胡长官针之，断其骨，竟不可救。

小儿颈下或耳前后，有结核者，此热也，切不可作瘰疬治之。内服斑蝥，外施针火及烂药，必杀儿也，戒之。予家传消结神应丸，乃新立，真神方也。

黄芩酒炒　黄连炒　山栀仁　生贝母　海昆布酒洗　海藻酒洗　桔梗　麦蘖炒，各一钱五分　紫背天葵　玄参　连翘　瞿麦各二钱　薄荷叶一钱五分

上共为末，酒煮稀糊丸，芡实大。每服一丸，酒下。

---

① 迸（bèng泵）：奔走也。亦同“进”，散也。

② 泻青丸：原作“青丸”，据视履堂本改。

蕲水朱震三子，结喉上生一核如李，问予求治，予谓《病原式》云：结核者，热也。又考《本草》消结喉之药，立一方与之。遂买药制成，碾末，温汤调服效。病此者服之，无不应验，乃名之曰神应丹。

团风帅碧泉，致仕在家，唯一公子，项下生一结核，惑于医作疬治，用药破烂，转加肿大。此任脉所过之路，元气受伤，致成疳证。医无识其证者，及请予往，热不可为矣。

王思泉一女四岁，耳后侧有结核。问予，予曰：非疬疮，乃痰核也，不必治，亦不为害也。他医所惑，作疬治之，用斑蝥内消之药过多，脾胃受伤，致成疳痨而死，哀哉！马刀多生于耳后前，肿硬赤痛，俗名痄腮。用散毒散敷之，神效。

主方

用生绿豆，碾为细末，酽醋调如膏，敷之再换，神效。

又方

治结核，用五倍子研为细末，醋调服之，皆效。此皆家传之方也。

肥疮，脓血堆积，久不愈，用熟皮灶上烟、胶松香共研，清油调搽。如虱多不绝，用水银铅汞入钟内，指揉唾调搽上，虱尽毙矣。

软疖不愈，只用紫金丹水磨搽之，脓尽干而自效也。又苦参研末敷之。

耳前后，或鼻下，或眉间，生疮赤烂，用芦甘石、海螵蛸研末，入轻粉三之一，和均敷之。

脚背上生疮，痒痛不常，久不愈，俗呼牛颈癣，用鸡子黄熬油搽之。

舌上生疮，此心脾二经有热也，用柏连散搽之。

生黄柏　生地黄各等分　白槟榔减半。共研细末搽之

满口舌生疮，乳食不得者，宜洗心散服之。

大黄　麻黄　白术　当归　芍药　荆芥穗　甘草　薄荷叶各等分

上锉，水煎服，更用柏连散搽之。

满口生白雪疮，又名鹅口疮。先翁用朱砂、白矾，碾末涂[①]口舌效。又用鹅公一只，以糯米于口中喂食尽，取水洗之。

一儿患口舌生疮，医用药服之、搽之者，皆芩连知柏类，无效。予曰：心热所为，苦入心而反助其热，宜无效，乃作洗心散与之，一服而安。

予外甥，李中庵子也。满口生疮，咽喉唇舌皆是，令人取药。予制一方，用黄柏、黄连各一钱，朱砂、白矾各五分，鼠妇（焙干）三分。共为研细。敷之立效，乃奇方也。

儿有重舌重龈者，宜用三棱针刺去血，内服东垣凉膈散。凡口内诸病，唯针最捷。

钱氏云：舒热者[②]，心热也，导赤散。弄舌者，脾热也，泻黄散主之。心主惊，心藏神，儿心气怯弱，或闻大声，见异物异人，未有不动其神也，谓之客忤。

惊后其气不散，郁而生痰。痰生热，热生风，如此而发搐者，陈氏所谓气逆而作搐，而发惊者是也。此惊风二字，所以不同。

凡因惊而发搐者，此心火旺而肝木乘之。宜先止其搐，导赤散作汤，吞下河间当归龙荟丸；后安其神，钱氏安神丸主之。有痰涎壅塞者，先降其痰，辰砂膏主

---

① 涂：原脱，据人民卫生出版社 1959 年铅印横排本补。

② 舒热者：人民卫生出版社 1959 年铅印横排本作“舒舌者”，于义见长。

之，次止其搐，后安其神。

辰砂膏　下痰甚妙。

辰砂飞，三钱　硼砂　马牙硝各一钱半　玄明粉二钱　全蝎去毒　珍珠各一钱　麝香一字

上另为末，和匀，用好油单纸包起，自然成膏，每用一粒许。治诸惊，薄荷汤调下；胎惊，猪汁① 和枣汤下。

先翁治惊风至圣保命丹，方见肝部。此但加蝉蜕一钱，使君子一钱五分。

英山县大尹吴清溪子病惊风，诸医作风治之不效，急差人请予。予往见尹曰：非风也，乃因惊得之。风从肝治，惊从心治，不识病源，如何有效。乃取至圣保命丹治之，搐止矣。次日邑中僚属士夫皆来问之，尹曰：名不虚传，果良医也。彼一见自有主意，不似他人费力。留住数日，厚待而归。

心属火恶热，心热则烦，多夜啼，或日夜啼，宜导赤散主之。

本县大尹张鼎石公子，生四月无乳，取一民壮妇人乳之。一夜大啼，取医甘大用治之吾所传者，呼为腹痛，用理中汤不效；又呼为伤食，用益黄散，又不效。夜更啼哭，急请予视之。甘语其故，意欲我扶同其言也。心本恶热，药中又犯干姜、丁香，如何不助火而增益其病也，乃请公子看之。尹曰：夜啼四日矣。全曰：夜啼有四，心烦一也。尹曰：伤食乎？腹痛乎？全曰：腹痛则面多青，伤食则面多晄白，今面多赤，心烦证的也。大用趋出，予用导赤散加麦冬、灯心进一服。次早往问之，用自内出云：昨夜到天明不止。予叹之，彼喜其药不中病也，不知病退矣。全入问，尹曰：昨夜哭犹甚也。予告之曰：公子病安矣。公子贵体微和，四日夜未乳，昨夜病退思乳。乳母在外，故知往夜之哭，病哭也；昨夜之哭，饥哭也。尹喜曰：怪哉！乳母来后，再不复啼矣，病果退也。

心热，有喜面合卧者，有喜仰卧者，宜导赤散、三黄泻心丸主之。

儿性执拗，凡平日亲爱之人，玩弄之物，不可失也。失则心思，思则伤脾，昏睡不食；求人不得则怒，怒则伤肝，啼哭不止。此忤其心也，谓客忤成病也，平日未亲爱之人，未见之物，不可使之见，见则惊，惊则伤心；凡未见之人，不可使之近，迫近则恐，恐则伤肾。令儿成痫，此皆客忤病也。今之为父母者，则称所畏者以止之，如长老止夜啼之故事。为医者因儿不服药，多持针以搏灸以迫之，令儿生病。

楚府典仪胡西序渤，三溪翁之伯子也。幼多疾，托予调养。至丁酉七月七夕周岁，三溪设酒，请予作乞巧会。日没后，哭不止。予视之无疾，复即席。初更哭尤甚，母促再视，果无疾。曰：无疾，何以黄昏哭，一更不止？予思外候无证，但见儿左右顾盼其当值之人，如有所失者。口不能言，但啼哭，此拗哭也。猛询问，其当值曰：此儿今日所戏者，是玉印子也，已收拾矣。急命取与之，儿笑而哭止。三溪曰：如保赤子，心诚求之，善哉！添酒灌醉而归。

诸　汗

汗者心之液也，唯头汗不必治。小儿纯阳之体，头者诸阳之会，心属火，头汗者炎上之象也。故头汗者，乃清阳发越之象，不必治也。

自汗者，昼夜出不止，此血气俱热，荣卫虚也，宜当归六黄汤主之。其方用黄

① 猪汁：人民卫生出版社1959年铅印横排本为“乳汁”。

芪以补其卫，当归、生地黄以补其荣，芩、连、柏以泻其血气之火，用浮小麦为引，入肺以泻其皮毛之热。此治诸汗之神方也。

盗汗者，梦中自出，醒则干也。其病在肾，宜当归六黄汤加止汗散主之。

钱氏止汗散

败蒲扇，烧存性，碾末，入煎药内。假物象形之理也。

本县江兰峰，以子七岁，头面出汗如流。用人参、当归二味，同猪猪心煮汤服之安。

诸　　热

小儿病则有热，热则生风，不可不调理也。

肝热者，目中青，手寻衣领及乱捻物，泻青丸、当归龙荟丸主之。

有身热，口中气热，湿风证者[①]，谓之风热，亦肝热也，宜生犀散、脱甲散主之。

心热者，目中赤，视其睡，口中气温，喜合面睡，或仰面睡，上窜咬牙，宜导赤散、黄连安神丸主之。

有一向热不已，亦心热也，甚则发惊痫，宜黄连安神丸主之。

如目中热，心虚也，宜钱氏安神丸主之。

脾热者，目中黄，弄舌，泻黄散、茵陈五苓散主之。

有但温而不热，亦谓之温热，亦脾热也，宜人参白虎汤主之。

肺热者，目中混白，手掐眉目面鼻，甘桔汤，木通散主之。

有时间发热，过后却退，次日依时发热，谓之潮热，此亦肺热也。宜地骨皮散主之。

肾热者，目无精光，畏明，脊骨重，目中白精多，其颅即解，地黄丸主之。

热有表里

表热者，多因伤风寒之故。喜人怀抱，畏缩恶风寒，不欲露头面。面有惨色，不渴，清便自调者，此热在表也。宜发散，惺惺散、败毒散、升阳散火汤、十神汤，选而用之。

里热者，喜露顶面而卧，扬手掷足，揭去衣被，渴饮冷水，儿小不能言，吃乳不休者是也。小便赤，大便秘，此热在里也。宜解利之，凉惊丸、三黄丸、四顺清凉饮、凉膈散、钱氏抱龙丸、牛黄凉膈丸、黄芩汤，选而用之。

有表里俱热者，宜通圣散、柴苓汤、人参白虎汤选而用之。

热有虚实

虚热者，多在大病之后，或温热，或潮热，或渴，或不渴，大小便如常，宜补之，竹叶汤、调元汤、地骨皮散主之。

实热者，面赤腮燥，鼻干焦，喜就冷，或合面卧，或仰面卧，露出手足，掀去衣被，大渴饮水，大小便秘，宜泻之。神芎丸、大金花丸。大便不通者，用胆导法。

或问：治热以寒，治寒以热，良工不能废其绳墨也。今治虚热，乃用温药者，亦有说乎？予曰：说见《内经》。实热者，邪火也，可以水制，可以实折，故以寒治热者，逆治法也。虚热者，真火也，水不能制，寒不能折，唯甘温之剂，可以胜之。故以温治虚热者，从治法也。逆之从之，不离乎正。

按：钱氏书中，有潮热发搐似惊者，附会之说也。盖热则生风，诸热不退，皆

---

① 湿风证者：保婴堂本作“温风证者”，于义见长。

能发搐，不特潮热也。其以十二时分五脏者固是，愚窃有疑焉。人身之气，昼则行阳二十五度，故昼则发搐，夜则明了者，此热在气分，宜小柴胡汤合白虎汤主之。夜则行阴二十五度，故夜则发热，昼则明了者，此热在血分，宜四物合桂枝汤主之。如昼夜发热者，此气血俱虚也，宜如前法，分表里虚实治之。如日晡潮热，乃胃中有宿食也，宜下之，小承气汤、三黄枳术丸主之。

如伤风发热，伤饮食发热，变蒸疮疹发热，胎热疳热，各随其类治之。

生犀散　治风热。

地骨皮　赤芍药　北柴胡　干姜各一两　甘草半两　生犀角末二钱

上为细末，每服一二钱，水一盏，煎七分，温服。

脱甲散　治夹惊伤寒，烦躁口渴。

柴胡　当归　龙胆草　甘草炙　知母各三钱　白茯苓二钱五分　人参　川芎各二钱　麻黄连根节，二钱　热甚加升麻　葛根

上为细末，每服一钱，入连须、葱白煎服。

黄连安神丸　治心热。

朱砂飞，四钱　黄连五钱　甘草五分

上为末，饼丸，黍米大。每服一、二十丸，灯草汤下。

木通散　治心肺热。

生地黄　木通　荆芥　地骨皮　桑白皮炒　甘草炙　桔梗各等分

上锉细，入生姜，水煎服。

地骨皮散　治夜热及潮热、虚热、病后余热。

知母　柴胡　甘草炙　人参　地骨皮初采者　半夏　赤茯苓各等分

共为末，量人大小加减，入生姜，水煎。

升阳散火汤　治诸热在表者，宜发散之，乃火郁则发之也。

升麻　葛根　独活　羌活　人参　白赤芍各五分　防风二钱五分　柴胡八分　甘草炙，二分　甘草生，二分

水煎。

牛黄凉膈丸　治上焦壅热，口干咽痛，躁烦涎潮。

马牙硝　寒水石　石膏各二两　甘草微炙，一两　胆星三钱　紫石英飞，五钱　牛黄

脑子　麝香

上为末，炼蜜丸，每一两分二十四丸。每一丸，薄荷汤化下。

神芎丸　治一切诸热，实者服之，虚者禁用。

大黄　黄芩各二两　牵牛头末　滑石各四两　黄连　薄荷叶　川芎各半两

上为末，水丸，随大小加减，温水下。

黄芩汤　治心肺蕴热，口疮痛，淋浊不利。

泽泻　栀子仁　黄芩　麦门冬　木通　生地黄　甘草　黄连各等分①

上锉，入生姜一片，水煎。

竹叶汤　治虚热。

竹叶　石膏　半夏　麦门冬　人参　甘草炙　粳米

上锉，除粳米外，先煎众药成，去渣，入米再煎，米熟去米服。

柴苓汤，小柴胡合五苓散，通圣散，大金花丸，败毒散，凉膈散，河间凉膈散用硝黄，东垣凉膈散去硝黄，加桔梗，四顺清凉饮，十神汤，茵陈五苓散（五苓散加茵陈）。

一儿生下，便有目赤口疮之症，自是

---

①　甘草　黄连各等分：原作“甘草各等分　黄连”，据保婴堂本改。

头常热，山根青筋横截，幼疾甚多。予曰：此胎热也，其治在肝。小儿者纯阳之体，头者诸阳之会，肝为乙木旺于春，乃少阳生发之气。经云：春气者病在头，故头常热也；肝之色青，故青筋浮露也。肝常有余，不治恐发惊风，乃用泻青丸去大黄加黄芩，为末，炼蜜为丸服之。自此头凉，青筋泯没，亦少病矣。

一儿发热，至日晡尤甚，其医作疟治，不效。又作潮热治，亦不效。予曰：此胃虚有宿食也。谓疟疾则寒热，有发有止；谓潮热，则发有时，如水之潮过即退，次日依时复发。此儿身尝温热，至申酉时则甚，故知是宿食发热也。彼曰：有所据乎？曰：出仲景《伤寒、正理论》，阳明病证云：潮热者，实也，宜下之。以三化丸下之愈。

一儿惊风时热不退，群医有议用小柴胡汤者，有欲用竹叶汤者，有欲用凉惊丸者。予曰：大惊之后，脾胃已虚，宜温补之。三药寒凉，不可服也。乃作理中汤，用炒干姜，一剂热除。

己未冬十月，本府三守张公子，于初三日发热，初五日热益甚，目上直视，口多妄言，众医作风治，无效。时代巡在府，所属州县官各举其医，皆莫治。吾县大尹云阁朱公以全荐张公，亟召之。全往，此二十七日也，诊其外证，禀曰：公子病势将退，但肺热未除耳。公曰：何如？全曰：三关黄润，两目精明，此病当愈。惟正面戴阳，喘气上息，此肺虚热也。公喜曰：予正忧其气喘，汝谓无妨，当用何药？全曰：小阿胶散。众医嗾而阻之。公不听，竟服一剂，其夕喘止热退。始求微食。二十八日早，公谓众医曰：汝等作风治，误矣。昨听汝等之言，则无此效。早请汝来，此儿不受苦也。众惭而退。二十九日，赐金驰驿而归。

脾经主病

脾主困，实则日晡身热饮水，虚则吐泻生风。

实则泻黄散、三黄丸泻之；虚则益黄散、异功散、小建中汤、调元汤、肥儿丸补之。

泻黄散　治脾热弄舌。

藿香叶七钱　山栀仁炒黑，二两　石膏半两　防风四两

上锉，蜜酒炒微香，碾为末，水煎温服。

益黄散　治脾胃虚冷。

陈皮一两　青皮　诃子　丁香二钱

上为末，水煎服，量儿大小加减。

治脾胃寒湿太甚，神品之药也，以补脾胃之虚误矣。病非呕吐、泻痢清白，不可服也。东垣云：丁香辛热助火，火旺土愈虚矣。青橘皮泻肝，丁香大泻肺与大肠。脾胃实当泻子，今脾胃虚，更泻子而助火，重虚其土，杀人无疑，故以异功散代之。

钱氏异功散　温中和气，治吐泻不思食及脾胃虚冷痛。

人参　白茯苓　白术　甘草炙　陈皮各等分

上为末，每服一钱半至一钱，水煎服。即：四君子加陈皮。

调元汤　补脾胃，扶元气之圣方。益脾土泻火邪补元气之要药。

黄芪蜜炙　人参各等分　炙甘草减半

水煎服，无时。

小建中汤　治脾胃中气虚损。加黄芪名黄芪建中汤。

白芍药酒炒　炙甘草各等分　肉桂减半

上锉末，水煎成剂，去渣滓入白饧一匙，再煎一沸，温服。

肥儿丸　小儿脾胃素弱，食少而瘦，或气强壮，偶因伤食，或因大病后瘦。此家传秘方。

人参　白术　白茯苓　山药蒸　莲肉　当归身酒洗，各五钱　陈皮二钱　青皮　木香　砂仁　使君子　神曲各三钱　炙甘草　桔梗　麦蘖各二钱

上为末，荷叶浸水煮粳米粉糊丸，麻子大。每服十五丸、二十五丸、三十五丸、四十五丸至五十丸，米饮送下。

兼　证

诸困睡，不嗜食，吐泻，皆脾脏之本病也。昏睡身热，宜胃苓丸，琥珀抱龙丸主之。吐泻有冷有热，冷者不渴，理中丸主之；热者渴饮冷水，五苓散调天水散主之。

兼见肝证，初伤风吐泻，恶风发热，烦急顿闷，此宜发散，惺惺散主之。如先吐泻，后变慢惊风者，不治。

五苓散　能分阴阳，止吐泻，利小便，定惊悸。

猪苓　泽泻　白术　赤茯苓各等分，桂减半

上锉，或为末，水煎。加朱砂，名朱砂五苓散；加茵陈，名茵陈五苓散。

天水散一名六一散，一名益元散　除热止渴，化涎痰，利小便。

滑石飞过，六两　甘草炙，一两

上末碾匀水调服。

惺惺散　治伤寒时气风热，痰涎咳嗽。

四君子加桔梗　细辛　瓜蒌根　防风各等分

上为末，小者每服一钱，大者二钱，入薄荷叶五片，水煎至七分，温服，锉亦可。

兼见心证，发热昏睡，梦寐惊悸，宜东垣安神丸主之。渴饮水，辰砂五苓散。

兼见肺证，发热昏睡，气促而喘者，宜葶苈丸主之。

葶苈丸　治伤食冲脾，伤风喘嗽，痰涎喘促者。

甜葶苈去皮、隔纸炒　黑牵牛炒，取头末　防己　杏仁去皮尖，研为膏，等分

上研和匀取胶枣肉去皮杵烂，入药再杵，丸麻子大。每服五丸至七丸，淡姜汤，食后临卧送下。量儿强弱加减。予今家传去黑牵牛，加萝卜子、真苏子炒入尤妙。

兼见肾证，羸瘦痿弱，嗜卧不能起者，宜脾肾兼补，补肾宜地黄丸，补脾宜养脾丸。如泻久便脓血者死。

补脾丸　此家传补脾之圣方，小儿脾常不足，宜此补之。

人参　白术　茯苓　炙粉草　白芍酒炒　黄芪蜜炙　陈皮　当归身　山药　莲肉各一两　神曲五钱　肉桂二钱五分

上为末，荷叶水煮粳米糊丸，如麻子大，用米饮下。

一女嗜卧，发热项软，头倾倒不能举。诸医作风治，而持疑不决。予至见之，谓诸医曰：此阳虚病也。盖头者诸阳之首，胃者诸阳之会，此女必乳食伤胃，胃气不足，故清阳不升，而项软不能任元也。可服调元汤，一剂而安。人皆叹服。

脾所生病

经云：诸湿肿满，皆属脾土。

卷之下

肿

肿有二。经云：面肿曰风，足肿曰水。凡肿自上起者，皆因于风，治在肺，宜发散之，所谓开鬼门者是也。鬼门，汗孔也。参苏饮合五皮汤主之。

肿自下起者，因于肾虚，宜渗利之，所谓洁净府，是利其小便也。故仲景云：治湿不利小便，非其治也。宜五苓散加防己、槟榔主之。

有一身尽肿者，宜胃苓五皮汤主之，经[①]郁则折之，谓上下分消，以去其湿，发汗利小便。此方是小儿者，胃苓丸煎五皮汤送下。

胃苓丸 此予家传十三方也。

苍术酒浸 厚朴 陈皮 猪苓 泽泻 白术 茯苓各一两 甘草 官桂 果仁各三钱

为末，水面丸，麻子大，米饮下。此小儿常用之药，随病换[②]。

先翁治小儿肿，只用胃苓丸正方，顺取长流水，入灯心煎汤送下。每日午时，用五加皮煎汤，抱儿于房内无风处浴之。浴罢上床，睡令一觉，以薄被盖之，得微汗佳。如是肿消而止，未有不效者。

五皮汤

桑白皮 陈皮 生姜皮 茯苓皮 大腹皮

水煎。

经纪万邦瑞女，二十七岁，病肿甚异。寅后午前，上半身肿，午后丑前，下半身肿，上下尽消，惟牝户肿，小便难。诸医不能治，请予治之。予曰：经云，身半以上，天之阳也，宜发其汗，使清阳出上窍也；身半以下，地之阴也，宜利小便，使浊阴出下窍也。正上下分消以去其湿之法。唯半夜阴户肿，不得小便，此又当从肝经求之。盖厥阴肝经之脉，丑时起于足，上环阴器。又肝病者，则大小便难，用胃苓五皮汤，发汗利小便也。内有茯苓，所以伐肾肝之邪，木得桂而枯，又以辛散其肝经之水，以温肾之真寒湿也。连服十一剂，而肿尽消去矣。

予奉先翁之教，凡肿微者，只用胃苓丸本方治之。如面肿甚者，胃苓丸本方内，加紫苏叶二钱，苦葶苈（隔纸炒）一钱，以去肺经之风。足肿甚者，本方内加汉防己二钱，牵牛（炒，取头末）一钱。共为丸，灯心煎汤下。吾有一二人，不守先训，专用葶苈、牵牛为治肿之药，随消随肿，杀儿甚多。累吾之德，虽禁之不能阻也。

湖广右布政使孙，隆庆丁卯，入场监试，为《书经》《礼记》总裁。有小姐病，留全司中调理。小姐误食菱角伤脾，面肿而喘，夫人忧之，命全进药，全立一方，用钱氏异功散加藿香叶，以去脾经之湿，紫苏叶以去肺经之风，一剂而安。场罢后，公出见其方，谓全曰：此方甚好，取

① 经字后疑脱“曰”字。

② 随病换：保婴堂本为“随病换引”，于义见长。

笔札，令舍人孙环书记之。

小儿病嗽、病疟、病疮后肿者，皆虚肿也。

如受风雨水湿之气而肿者，实肿也。通用胃令丸主之，此家传之法也。

小儿诸肿，不问虚实，并用胃苓丸、五皮汤主之，此家传也。

如因喘嗽，面目浮肿者，宜消肿，葶苈丸主之。

如疟后遍身浮肿者，此因疟发之后，外中风邪，内伤冷水得之。宜胃苓丸，用长流水顺取，入灯心煎汤送下。更于日午浴之法如前。

如无他病浮肿者，视其肿起之处，治之。如自面起，上半身先肿者，此风肿也，宜五皮汤加紫苏叶、防风主之；如从足起，下半身先肿者，此湿肿也，宜五苓散加防己、木通主之。

如肿久不消，气实能食者，宜利其水，商陆胃苓丸主之。肾者水之根，湿则伤肾，小儿久坐湿地者，多此疾。

如气弱食少者，只以补脾为主。脾属土，土能胜水，脾强则水去而肿消矣，宜参苓平胃散加藿香叶、紫苏叶、木香、砂仁，为丸服之。

有肾虚者，安肾丸服之。

有面目俱黄，遍身俱黄且肿者，此黄肿也，宜胃苓丸加茵陈服之。

如黄而不肿者，此疸证也。观其色之明黯，如黄而色鲜明，小便色黄且涩者，此热也，宜三黄金花丸主之。如黄色昏黯，小便不利者，此湿也，宜茵陈五苓散主之。

安肾丸　大肿不消，肾虚不纳水也。

川乌炮去皮尖　桂心各一两　白茯苓　白术　石斛酒炒　白蒺藜炒去刺　巴戟天　苁蓉酒洗，焙　故纸炒　桃仁微炒去皮尖　萆薢各三两

上为末，炼蜜为丸，芡实大。每一丸，盐汤下。

胃苓五皮汤　治肿要药。平胃、五苓方见前。上锉，取长流水，灯心煎服。

商陆胃苓丸　病肿气壮能食者，宜此治之。谓去菀陈莝洁净府也①。

上共为末，水煮面丸，麻子大，每服五十丸至三十丸止，大便后快又服，衰其半而止。

一儿疟后肿，用胃苓丸，长流水煎，灯心汤下。又用浴法，调理二十日而安。

一儿病肿，有庸医假专门之名，不守家传之法，尝称得异人之术，用牵牛、葶苈为治肿方之神药，作散服之，元气下陷，肚大坐不得卧，阴囊肿大，茎长而卷。予见之叹曰：脾土已败，肝木独旺，乃贼邪也，不可治矣。果死。

一儿病肿，腹大。彼自庸医妄谈，五日消一分。乃取绳子围其腹量之，投以牵牛、葶苈服之，利下数行，肿减十分之三，父母甚喜，约至五日再消三分。未三日又大肿，较大于前。庸医闻之走去，病势益甚而死。

一义子十五岁病疸，面目俱黄。予问之，对曰：伤食起，腹中大热又痛。乃立一方，用黄柏、栀子等分，大黄减半，以退其热；猪苓、泽泻、茯苓、苍术等分，以去其湿；枳实、厚朴、神曲以去其食积；茵陈蒿倍用，以去其黄。共为细末，酒糊丸，车前子煎汤下。三日后，吐去黄水二碗许，胸中不热。又二日泄三行，腹中不痛。十日以后，小便渐清，黄亦减矣（此一段在疸门）。

① 谓去菀陈莝洁净府也：“谓”字下原脱“去”，据人民卫生出版社1959年铅印横排本补。

胀　　病

胀病有二，属虚者多，实者少。东垣、钱氏等从虚治。《内经》云：太阴从湿，谓寒湿也，作热治者误矣，当以脉证辨之。实胀者，或因食积，或因癖块，先有物在胃肠中，而后胀形于外也，按则坚。宜消导以去之，不可攻之，攻之愈虚，不可治矣，宜胃苓丸主之。

虚胀者，或因吐泻、疟痢之后，脾胃久伤而病。此气虚在膜肓之外，其外虽胀，其中无物，按之则濡，扣之有声。不可外攻，攻之即死，宜用温补，钱氏加减异功散，作丸服之。

人参　白术　甘草炙，各一钱　陈皮　青皮　枳实炒　厚朴炒　半夏曲　黄连姜汁炒，钱五分　木香　丁香　藿香叶

上共为末，神曲糊丸，麻子大，炒陈米汤下。

因于热者，必口干饮水，神识不清，无时谵妄，宜三黄丸、河间凉膈散，仍作胆导法。

河间凉膈散

连翘一钱　黄芩二分五厘　薄荷叶三分　栀子仁三分　甘草　大黄　朴硝各五分

上用水一盅，竹叶五片煎，临熟入蜜一匙，去渣温服。

因于宿食者，必恶食吞酸，腹中时痛，宜三黄枳术丸、方见后。木香槟榔丸主之。

因于积者，腹中阵痛，宜丁香脾积丸主之。

小儿腹胀，与大人不同，多因伤食得之，宜胃苓丸合丹溪保和丸主之。

如果伤食，腹胀或痛，吞酸恶食，大便不利者，宜木香承气丸主之。

木香承气丸

枳实炒　厚朴姜炒　槟榔酒浸，各等分　木香减半　大黄酒浸，分两同上三味

上为末，酒糊丸，麻子大，白汤下。

木香槟榔丸　治伤一切热积，兼治痢疾腹痛。

木香　槟榔　青皮去白　陈皮去白　莪术煨　黄连　黄柏　香附子　枳壳麸炒，各一两　将军[1]炒　黑丑各加二倍。妇人加当归一两半。一方有黄芩　三棱分两不同

上为末，水杵为丸，麻子大，姜汤下。

加减塌气汤　治腹胀。

荜拨　砂仁　青皮　陈皮　丁香　全蝎炒　萝卜子炒，各等分

上为末，神曲糊丸，麻子大，厚朴汤送下。

予外甥女，有食积脾虚病，出痘后又伤食，腹胀不喜食。予用胃苓丸方，加枳实、炒神曲、麦蘖、青皮，作丸服之。

予孙，邦子也。先病疟，伤食成疳，又伤食，甚瘦，腹胀大而坚，见人则哭。予立一方，用人参、白术、白茯苓、甘草、半夏曲、枳实炒、厚朴、黄连、木香、莪术、砂仁、使君子、神曲、麦芽、鳖甲、夜明砂、当归、川芎等药。

一小儿泻后腹胀，予用加减塌气丸服之愈。

一儿疟久不退，腹大而坚，予用化癖丸[2]服之愈。

一小儿五岁，腹大善食。予见之，谓其父母曰：乳多必损胃，食壅即伤脾。令郎腹大如是，又不知节，纵其口腹，吾恐肠胃乃伤，不成肠癖，必成疳也。后果成疳，肚大青筋。请予治，以集圣丸调理而愈。

一儿善食腹大，予用保和丸、胃苓丸

---

① 将军：大黄之别名。

② 化癖丸：疑为“消癖丸”。

二方，相间调理而愈。

一儿因伤食腹痛胀，医用药下之愈。又伤食腹胀，医再下之。予闻之曰：非其治也，误杀此儿。果半年而死。或问曰：何料神也？曰：有食饱伤胃而胀，法宜消导之，不可攻下也。有脾虚不能消食，食饱则胀者，此宜补脾，以助其传化之可也，岂可下乎？此儿初胀，食饱伤脾也，不行消导，乃下之，误矣。后又腹胀，则脾虚之病也。再三下之，不大误乎？屡下屡胀，故令郎腹大无纹，脐突背平而死。虽医之误，不听吾言，父母之过也。

腹中有癖，疟后多有之。儿有癖者，常作寒热似疟，不可作疟治也，癖去则寒热自止，家传消癖丸甚效。

人参　陈皮　三棱　莪术　木香　黄连　砂仁　鳖甲　枳实　夜明砂　使君子　干蟾　半夏曲　麦芽　海昆布

上为末，酒糊丸，麻子大，米饮下。

先翁治癖只用香蟾丸，此家传十三方也。

木香　人参　黄芪　当归　桔梗　三棱　莪术　鳖甲　绿矾　枳实　使君子　楝根皮　诃子各一两　干蟾七钱五分　黄连一两

上为末，丸如绿豆大，每服三四十丸，水饮下。

腹痛（有虫、有积）

虫痛发作无时，随痛随止，发则面色㿠白，口吐涎沫，腹中痛作疙瘩，脉洪大，目直视似痫，宜下之，用木香槟榔丸，苦楝根白皮煎汤送下。先翁用雄黄解毒丸下之。小儿体弱者，不可下也，用安虫丸以渐去之。

莪术醋煨　木香　黄连　青皮　槟榔　使君子　白芜荑仁　白雷丸　苦楝根皮白者可用，赤者有毒，各等分

上为末，酯面丸，麻子大，白汤下。

家训云：凡欲取虫，须于每月上弦[①]前取之，虫头向上，若望[②]后头向下，不可取也。

王小亭子善食，尝苦虫痛，予用安虫丸服之。三日后取下一虫甚异，约长一尺，身赤色，大如鳝，令人手持其两头牵之，长二三尺，形如小线，放下依旧短缩。此虫母也。

胡泮西弟早卒，遗子乃泮西夫人养之。尝苦腹中虫痛，请先翁治之，再三不效。复请予治之，予问先翁，曾用何药。翁曰：雄黄解毒丸。予问翁：再有别方否？翁曰：只此一方，用之屡效。予告翁云：此虫有灵，当设法取之，择定破除日，在每月初旬取之，勿令儿知也。隔夜煎下苦楝根汤，次日五更与其伯母议，用清油煎鸡子饼一个，先食之，后服药，故不与食。儿闻其香味，急欲食之，腹中如有物涌上心口，取药与服之，少顷心口之物坠下，以蛋食之，不食也。已时，腹中大鸣，而泻下一虫甚异，约小指长，有头有手足，状如婴儿。予见之，惊曰：此云传痨虫也。泮西云：彼父痨死，母亦痨死，今此儿正三传也，幸去之矣。令一婢用铁钳夹之河中，以火焚之，有烟扑入婢口中，其婢亦病痨死。此男无恙，至今诵之。翁曰：汝用何药？如此神效。全曰：雄黄解毒丸。恐人知之，故秘之也。

本县户房吏阎姓者，麻城人也。子有虫痛，黄瘦，腹中时痛，口馋，如有肉食则痛不发，一日无肉则痛发也。请先翁治之，翁命予往[③]。见其子甚弱，不敢下，

① 上弦：指农历每月初七或初八日。

② 望：本义指农历每月十五日（有时为十六日或十七日）的月相（见《释名·释天》："望，月满之名也"）。在本句是指望日。

③ 翁命予往：原作"命予往"，据忠信堂本改。

乃思一计，只用苦楝根皮，放肉汁中煮食之，单服三日，下虫如蝌蚪者一盆，色黄黑，后以养脾丸调理而安。阎厚谢。先翁谓先母曰：吾有子矣，往吾教他读书，医出于儒。先母闻之而喜。

一儿七岁，善食肉，尝病腹痛。其父问曰：积痛虫痛何如？予曰：积痛发有尝[①]，手不可按，恶食而口干；虫痛无尝处，喜手按摩，口馋而吐清水。此儿乃虫病也。以药取之，下虫大者十余条而痛止，未一月又痛。予曰：不可再取矣。如不去其虫则痛不除，积不除则虫又生，苟再取之，恐伤胃气不可也。乃立一方，仍用黄连、木香、槟榔去积为主，陈皮、青皮、三棱、莪术、枳实、山楂专去其积，使君子、白芜荑、川楝子、苦楝根皮专去其虫，等分为末，神曲糊丸，麻子大，米饮下，常服之。时下小虫，及下大虫如指大，约长一尺，乃虫母也。自后痛渐减。

或问：人腹中皆有蛔虫，何儿之虫独多也？予曰：小儿食伤成积，积化为虫。尝观草腐而化萤，木腐而生蠹，人脾虚而虫集，其理一也。或又问：虫之状有不同者，何也？曰：各从其脏变化也。如心属火化为羽虫，肝属木化为毛虫，肺属金化为介虫，肾属水化为鳞虫，脾属土化为倮虫，故蛔虫倮虫出于脾，为土化也。

积　　痛

小儿腹痛，属食积者多。食积之痛，属寒者多。盖天地之化，热则发散而流通，寒则翕集而壅窒。饮食下咽之后，肠胃之阳，不能行其变化转输之令，使谷肉果菜之物，留恋肠胃之中，故随其所在之处而作痛也。

如在胃中，犹是完物，在当心而痛，宜吐之，所谓高者越之是也，瓜蒂散主之。

其在小肠中，虽变化犹是糟粕，其痛在心之下，脐之上，宜辛温之药利下之，宜丁香脾积丸主之。

一儿周岁，食肉太早，自此成积，日渐羸瘦，不思乳食。其父沙溪告予，请医治之。予取养脾去积丸，先服三日，后用脾积丸，鸡肉汤下。取下鸡肉一片，犹未化也。再服养脾丸调理而愈。

其在大肠者，水谷已分，传送广肠为疾也。其痛在脐之下，宜苦寒之药下之，木香槟榔丸主之。

如可吐者，不如盐汤探吐之法尤妙。如饮食之后便有胃口痛者，此宜吐之。如因旧日之积作痛者，不可吐之，恐伤胃气，宜小陷胸丸主之。

枳实麸炒，二钱五分　半夏　黄连姜汁炒，各二钱　草豆蔻炒，五分

上为末，神曲糊丸，麻子大，姜汤下。

王小亭一日胃脘当心而痛，请予治之，七日不止。予以手摸其胸腹，问在何处，惟心之下手不可近。予曰：吾差矣，何怪其药之不效也。凡腹痛手可按者，虚痛也。手不可按者，实痛也。实痛非疾则痰[②]，故手不可按也。乃立一方，以枳实导滞丸、控涎丹二方内，择取枳实、黄连、半夏各二钱，木香、黑牵牛（头末）、白芥子（炒）、甘草等分，捣罗为末，用生姜自然汁和神曲作丸，麻子大。以沉香、木香、槟榔磨水下，或姜汤亦可。初服二十一丸，少顷痛移下中脘；又服七丸，至脐下；又服五丸，利下清水而止，乃知是脾痛也。复作枳术丸加青皮、陈皮、木香、砂仁、神曲、麦芽、山楂，调

---

① 尝：通常，下同。

② 实痛非疾则痰：视履堂本作“实痛非食则痰”，于义见长。

理而安。治痛者，其可忽诸。

凡腹中积痛者，只在肠胃之中。盖肠胃为市，物之聚也，脾主腐化而无所受故也，非客所犯，必不为痛。如有脾痛者，宜祖传三圣散主之。

苍术盐炒　香附子盐炒　良姜清油炒

上为细末，热酒调下。

吐　泻

吐出上焦，泻出下焦，乃肠胃之病也。脾在中焦，管摄乎上下之间。吐泻互作者，乃脾之病也。

夫人身之中，足阳明胃脉之气自上而下，足太阴脾脉之气自下而上，上下循环，阴阳交接，谓之顺而无病也。故胃气逆而为上，则为呕吐，脾气逆而为下，则为泄泻，吐泻之病，脾胃为之总司也。

《发挥》云：胃在上焦主内而不出，呕吐则不纳矣。肠在下焦主出而不入有经，泄泻出则无经[①]矣。观朱无议《伤寒括》云：胃家有热难留食，胃冷无缘纳水浆，则吐泻之出于上焦也明矣。又张长沙《伤寒论》云：下利服理中不止，理中者，理中气也，治泄不利小便，非其治也，五苓散主之；不止者在下焦，赤石脂禹余粮汤主之。则泄泻出于下焦也明矣。

赤石脂一斤　禹余粮一斤

水六升，煮取二升，去渣分三服。

又按：治泄利者，有四法焉。有用理中汤以治其里气者，有用五苓散以利其小便者，有用真武汤以温其肾者，有用赤石脂禹余粮汤以固涩其大肠者，不可不知其要也。盖肾开窍于二阴，主蛰藏者也，如门户然。泄泻不止，门户不要也，故以姜附以温之，闭其门户也。肠胃者，容受水谷之气，犹仓廪然。脾司出纳，乃仓廪之官也。吐泻之不止，乃仓廪之不藏，官之失其职也，故用参术以补之，封其仓廪也。下焦者，水谷注下之路，如沟渎然。小便不利者，沟渎之不能别也，故用猪苓、泽泻以利之，疏通其水渎也。大便不禁，沟渎之不能潴也，故用赤石脂、龙骨以涩之，塞其决也。

真武汤

茯苓　芍药　生姜各一两　附子一枚，炮八片　白术二两

上用水八升，煮取三升，温服七合，三日。

祖训治吐泻者，只用胃苓丸：吐以煨生姜汤、泄以一粒丹和之，炒米汤下。

一粒丹一名白玉丹　此亦家传十三方也。

寒水石煅，二两　白矾枯，一两

上为末，水糊丸，小豆大。每一丸，米汤下。

钱氏曰：脾主困，谓疲惫也，非嗜卧也。吐泻久则生风，饮食伤则成疳，易至疲惫也。此与肾主虚同。

论肾者，元气之主，肾虚则为禀赋不足之病；脾者气谷之主，脾虚则为津液不足之病。故小儿五脏之病，脾肾最多，肝心次之，肺又次之。

小儿吐泻，多因伤乳食得之。

如吐泻时不啼哭，不喜饮食，此伤乳食者也。初得之不可遽止，宿食未尽去也。宜换乳食，勿令重伤，吐泻益甚，非医之咎也。益黄散主之。

有热者胃苓丸，用东向陈壁土和生姜少许炒焦，入水煎汤，澄清吞下。泻不止，以胃苓丸、一粒丹合而服之，前汤下，效。

如吐泻时，不恶风寒，喜人怀抱，此伤风吐泻也。宜发散，惺惺散。

---

① 有经……无经：有治理，有规律……无治理，无规律。

如吐泻时啼哭，其身俯仰不安者，必腹中有痛，此霍乱也。内伤乳食，外感风寒得之。先治其里，宜理中汤加藿香；后治其表，桂枝汤；表里通治，藿香正气散。

一儿周岁，吐泻并作，时天大寒，医用理中胃苓丸，服之不效。予曰：此表里有寒邪，未得发散也。取益黄散与之，其夜得大汗而止。

一女岁半，与前儿同症，吐泻，此伤食也。前有外感风邪，故用益黄散，温其表里之寒；此只是伤食，用胃苓丸、一粒丹，陈壁土汤下，调其脾胃，消其食积，而吐泻俱止。

一儿暴吐泻，上下所出皆乳不化，用理中丸服之效。

一儿暴吐泻，上下所吐皆黄水，中有乳片，用二陈汤加黄连、姜汁炒，煎服效。

或问：二病同而治之异者，何也？曰：所出之乳不化者，胃有寒也，故以理中丸急温之；所出乳片不化者，胃有热邪，热不杀谷，宜半夏、黄连以解之。此同病异治法也。

呕　　吐

小儿呕吐，多因乳食之伤得之，非若大人有寒有热，然因于寒者亦有之。

呕乳、溢乳、哯乳，当分作三证治之。

呕乳者，初生小儿胃小而脆，容乳不多。为乳母者，勿纵与之，勿令其太饱可也。子之胃小而脆，母之乳多而急，子纵饮之，则胃不能容，大呕而出。呕有声而乳多出，如瓶注水，满而溢也。

溢乳者，小儿初生，筋骨弱，左倾右侧，前俯后仰，在人怀抱扶持之也。乳后太饱，儿身不正，必溢出二三口也，如瓶注水，倾而出也。

哯乳者，小儿无时，乳常流出，口角唇边常见，如瓶之漏而水渗出也，即吐露。

呕乳者，节之可也。溢乳者，正抱其身可也。二者皆不必治。哯乳者，胃病虚也，宜补之，理中汤丸加藿香、木瓜主之。

先翁治小儿呕吐，只用胃苓丸研碎，以生姜煨热，煎汤调下即止。

理中汤治呕吐，或有不止者，呕家不喜甘故也。必去甘草，加藿香之辛，木瓜之酸，用之效。

伤冷乳者，所出清冷，面㿠白者是也，宜益黄散，煨生姜煎汤调服。

伤热乳者，物出热，面赤唇燥者是也，宜六一散，煨生姜煎汤调服。

伤乳食，物出作馊酸气者是也。宜胃苓丸，煨生姜煎汤，研碎调服。

本县儒学教官陶，一子生八月病吐。诸医治之不止，汤丸入口即吐。诸医云：食入即吐，是有火也。欲作火治，用泻火药又不效。众医不能治，其吐益剧，即请予至议治。予曰：理中汤。师曰：服此方不得入也。予曰：用法不同。时有生员蔡一山，素与吾不睦，在旁笑云：不必多言，且看汝法何如也。予曰：汝亦不必多言，明早来问，始见吾之能也。此非试宏词博学科，何相忌耶？即作理中汤剂，用獖猪胆汁、童便各半拌之，炒焦，以水煎服，药入立止。次早蔡生来问，师曰：果效。问是何方，曰：理中汤。蔡子又问何法，予曰：此在《内经》《伤寒论》中①，猪胆人溺，白通汤方下。兄归读之，自理

---

①　此在《内经》《伤寒论》中：原作“此在《内经》中伤冷”，据人民卫生出版社1959年铅印横排本改。

会出来。师家问予曰：吾闻蔡子常妒汝，今信之。请言其法。予曰：吐本寒邪，当用理中汤热药以止之，内寒已甚，格拒其阳，故热药入喉被寒所拒，不得入也。今胆汁之苦寒，童便之咸寒，下喉之后，两寒相得，故不复出。须臾之间，阴气渐消，阳气乃发，此热药须冷服，以主治格拒之寒，以止呕哕者是也。宋理宗呕吐不止，召医杨吉老治之，问：用何方？曰：辛热药也。帝曰：服之不效。吉老奏曰：热药冷服。药成放井中良久，澄冷进服，一啜而吐止，即此法也。师闻而喜之。后以六君子汤作丸调之。

王少峰次子，三个月病吐。请医治之，药乳不纳。予见其儿在乳母中以身伸弩上窜，呃呃作声，有发惊之意。乃取理中汤丸末子一分，用猪胆汁、童便各半匙，调分三服。初一次少停，略以乳喂一二口即止。又进一次，又乳之，其儿睡一觉醒则呕止，不伸弩，不呃呃作声矣。予以是法教诸子止呕[①]，活人甚多，乃良法也。

英山郑孔韶一女，辛丑三月患呕吐。请予往，视其证，乃伤食吐乳也。家人云：无。乃用理中汤去甘草加丁香、藿香，不效，又作胆汁、童便法，亦不效。四日后吐出饭半碗。予谓家人曰：此女数日不食，何以有此完饭也？吾言伤食，汝固曰无，劳吾心力，不得见效。遂取脾积丸授之，取下恶粪如靛。询之，果五日前外翁王宅归，比怀鸡子黄色变也，所吐出之饭，即所食之饭也。壅塞肠胃，格拒饮食，所以作吐，下之即愈。

予思小儿呕哕不止，多是肝胆二经之病，故仲景猪胆人溺白通方，在厥阴病中。

新制一方　止呕吐不止之病。

吴茱萸　黄连各等分，锉

上用向东壁土一块，杵碎，用药放在铫中炒焦，入水煎一二沸，澄清服之。

凡治小儿呕吐，止后不可便与乳，其吐复作，非医之咎也。吐后多渴，禁与汤水，须使忍一时，渴自止也。若与汤水，转渴转吐不可止也。大人同。

有吐蛔者，胃寒甚也，宜理中丸，用乌梅与椒煎汤调服，神效。

寒水石煅飞，二两　半夏炮七次，七钱五分　白枯矾五钱

上为末，水糊为丸，麻子大，姜汤下。此家传十三方也。

因于寒者，食久则吐，其乳不化，宜理中汤加藿香、砂仁主之。

因于热者，食入则吐，其乳成片，宜理中汤加黄连、竹茹主之。

因于食积者，吐出馊酸气味，恶食，宜养脾消积丸，甚者丁香脾积丸主之，吐止后，胃苓丸主之。

因于虫者，吐多清水，腹痛多啼，宜理中汤加木香槟榔丸主之。

呕吐药食不得入者，此胃中有寒，阴盛格阳也，宜理中汤入童便猪胆汁主之。

一儿初生即吐，医欲用钱氏木瓜丸，予阻之曰：不可。小儿初生，胃气甚微，初饮乳或有乳多过饱而吐者，当令乳母缓缓与之，或因浴时客寒犯胃而吐者，当取其乳汁一杯，用姜葱同煎，少与服之。或因恶露涉水，停在腹中而吐者，宜以炙甘草煎汤而吐去之。如何敢用木瓜丸，以铁粉、槟榔之剂，重犯其胃中初生中和之气耶？故常语人曰：钱氏小儿方，非先生亲笔，乃门人附会说也。

一儿自满月后常吐乳，父母忧之，诸医不能止。一日问予，予曰：呕吐者，非常有之病也。今常吐乳，非病也。然孩儿

---

① 止呕：原作“止渴”，据保婴堂本改。

赖乳以生，频吐乳者，非所宜也，恐伤气，不可不求其故。有母气壮乳多者，唯恐儿饥，纵儿饱足，饱则伤胃，所食之乳涌而出，名呕乳①，如瓶之注水，满而溢也，宜损节之，更服肥儿丸。

儿之初生，筋骨软弱，为乳母者，常怀抱护持可也，不然则左右倾侧，其乳流出，此名溢乳②，如瓶之侧，其水流出也。能紧护持则不吐也。

有胃弱者，不能受乳而变化之，无时吐出，所吐不多，此名哺露，如瓶之漏，不能容受也，当补其脾胃，助其变化可也，亦以肥儿丸主之。

泄　泻

泄泻有三，寒、热、积也。

寒泻者不渴，宜理中丸主之。

热泻者有渴，宜五苓散调六一散主之。

积泻者面黄，所下酸臭食也，宜丁香脾积丸下之，积不去泻不止也。

三棱煨　莪术煨　青皮去白醋煮　良姜醋煮，各五分　丁香去蒂，三钱五分　木香　牙皂　百草霜各三钱　巴豆霜二钱五分

上为末，醋面糊丸，麻子大，随人加减。溯原汤，原物亦可。

胡三溪子，病泻不止，三溪自与甘大用同医，皆吾所传也，不效。其兄元溪云：今有璞玉于此，虽万镒必使玉人雕琢之。今子病，何不请密斋，尔与甘子能治之乎？时吾在英山，此子原结拜我，吾闻之即归。问其所用之方，皆不对证。观其外候，面色黄，所下酸臭，此积泻，宜下之，积去泻斯止矣。乃取丁香脾积丸，一服而安。其父问云：吾闻湿多成五泻，未闻所为积泻也。予曰：《难经》有云，所谓大瘕泄者是也。湿成五泻者，有内因者，有外因者，有不内外因者。如因于风者，水谷不分，谓之飧泄；因于热者，水谷暴泄，谓之洞泻；因于寒者，水谷不化，谓之溏泻；因于湿者，水谷稠粘，谓之濡泻；此四泻者，外因之病，湿自外生者也。因于积者，脓血交杂，肠鸣腹痛，所下腥臭，谓之瘕泄。瘕者，宿食积泻之名，乃食癥也。此内因之病，湿自内生③者也。有不内外因者，乃误下之病，有挟热挟寒之分，所谓肠垢鹜溏者是也。又问：脾积丸乃取下之剂，何以能止泻也？曰：胃者水谷之海，肠者水谷流行之道路也。泄泻者，肠胃之病矣。肠胃无邪则水谷变化，便溺流行，是为无病儿矣。今有宿食不化，陈腐之物，菀积于肠胃之中，变为泄痢，如源泉之水停积于中，流出于外，苟不溯其源而出之，则泄痢终不止也。故以脾积丸去其陈腐，此拔本塞源之法。按《本草》云：巴豆未泄能令人泄，已泄能令人止。脾积丸之治积泄，祖训当遵守也。予教诸子治泄泻，始终三法。

初用理中丸一服；不止，次用五苓散一二服分利；不止，三用白术散服之良；又不止，用参苓白术散调理，未有不效。再不止，用参苓白术散二分，豆蔻一分。

《发挥》云：《难经》五泻之论甚详，予论大肠泄、小肠泄、大瘕泄则易明。予论脾泻、肾泻，则难分晓也。且腑者府也，谓水谷所藏之府也，有所受则有所出；脏者藏也，乃魂魄神志意所藏之舍，无有所受，岂有所出哉？其脾泻者，即胃泻也，谓脾不能约束其胃，胃不能藏而泻也，故泻有属脾者，有属肾者。但自胃来者，水谷注下而多，自脾来者，则成黄

---

① 呕乳：原作“啘乳”，据人民卫生出版社1959年铅印横排本改。

② 溢乳：原作“啘乳”，据人民卫生出版社1959年铅印横排本改。

③ 内生：原作“四生”，据保婴堂本改。

糜，泻无度而少也。观仲景《伤寒论》中，大便不通者用脾约丸，其易明矣。肾亦脏也，谓之肾泻者，肾开窍于二阴，为闭藏之主，肾虚则不能主闭藏而水谷自下。且下焦如渎者，有所受则有所出也，但泻不同。《难经》云：其泻下重者，即肾泻也。观东垣先生《脾胃论》补中益气汤方，凡大便努责者，加当归身、红花。努责者，即下重，当归、红花以润血。盖肾恶燥，故用二物以润之。肾泻亦与大瘕泻同。泻者痢也，乃积滞之物，故痢曰滞下。况痢则腹痛，有肠鸣，有里急，有赤白。若肾泻则便时略难，却无里急后重之症，故云痢则下重也。古人立方治肾泻者，有用破故纸者，补其肾也，有用吴茱萸者，补其肝也，皆苦以坚之，辛以润之之法。今吾立方治脾泻者，只用芩苓白术丸，治肾泻者，只用六味地黄丸加破故纸，甚效。

胃泻、大肠泄、小肠泄，三者不同。盖自胃来者，水谷注下而不分，所下者皆完谷也。此从寒治，理中丸主之。

自小肠来者，亦水谷注下而不分，则成糟粕而非完谷。且小肠为受盛之府，水谷到此，已变化而未尽变化也。治宜分别水谷，以五苓散主之，使水谷分利则泻止矣。

自大肠来者，则变化尽而成屎，但不结聚，而所下皆酸臭也。宜用《伤寒论》中禹余粮汤、陈文中痘疹方中肉豆蔻丸主之，此涩可以去滑之法也。

叔和云：湿多五泻。此本《内经》湿胜则濡泻之论。所谓五泻，则与《难经》之论不同，《素问》以脏腑分五泻，叔和以风寒湿热食分五泻。

如泻时有发热恶寒，水谷不分者，此风湿证也，谓飧泄。经云：春伤于风，夏珊飧泄者是也。宜小建中汤加防风主之。若兼脓血者，胃风汤主之。

如泻时有腹痛，或吐或不吐，所泻者多完谷未化。此寒湿证也，宜理中汤主之。如泻时有腹痛，或痛或不痛，所下亦有完谷而未尽化者，此邪热不杀谷也，有成糟粕者，皆属热湿，以《伤寒论》中猪苓汤主之。如寒湿热湿，宜详辨之，属寒者不渴，属热者渴也。

如泻时水谷混下，小便少而大便多者，此湿泻也。有溏泻无度者，此久湿也。并宜五苓散主之。

如泻时有腹痛腹鸣之症，恶食，所下酸臭之物，此因宿食停滞于中而成湿，此食化为湿也。宜下之，积去泄自止也，丁香脾积丸主之。

泄泻二字，亦当辨之。泄者，谓水谷之物泄出也；泻者，谓肠胃之气下陷也。

猪苓汤

猪苓　泽泻　阿胶　滑石　茯苓各一钱

水煎。

春月得之名伤风，其证发热而渴，小便短少，宜先清暑后补脾，清暑薷苓汤，补脾白术散。

夏至后得之泻者有寒有热，渴欲饮水者，热泻也。先服玉露散以清暑止渴，后服白术散以补脾。

如不渴者，寒泻也。先服理中丸以温中补脾，后服五苓散以清暑。此祖传之妙诀也。

夏月水泻，其详有[①] 在“因五邪之气所生病”条内，有案。

秋月得之，伤湿泻也。其证体重，所下溏粪，谓之濡泻。宜渗湿、补脾、利小便，胃苓汤主之，或升麻除湿汤。

---

① 其详有：人民卫生出版社 1959 年铅印横排本为“其详”。

冬月得之，伤寒泻也。其证腹痛，所下清水。宜温，理中丸或理中汤加熟附子少许主之，不止，宜豆蔻丸。

四时之中，有积泻者，面黄善肿，腹中时痛，所下酸臭者是也。宜先去积，后调脾胃，去积丁香脾积丸，调理脾胃胃苓丸。

治泻大法，不问寒热，先服理中丸。理中者，理中气也。治湿不利小便，非其治也，五苓散主之。更不止，胃气下陷也，补中益气汤，清气上升则不泻矣。又不止者，此滑泻也，宜涩之，豆蔻丸主之。此祖传之秘法也。

儿泄泻依法治之不效者，脾胃已衰，不能转运药性以施变化，只以补脾为主，脾胃既健，药自效也，白术散主之，常与无间。此予先父之秘授也。

久泻不止，津液消耗，脾胃倒败，下之谷亡，必成慢惊，所谓脾虚则吐泻生风者是也，故应补脾胃于将衰之先。宜用白术散补之，补之不效，宜用调元汤加建中汤急救。否则，慢风已成，虽使仲阳复生，不可为也（详见慢惊内）。

小儿泄泻，大渴不止者，勿与汤水饮之，水入则亦加渴而病益甚，宜生脾胃之津液，白术散主之。

久泻不止，发热者，此津液不足，乃虚热也。勿投以凉药，反耗津液，宜白术散主之，甚热之气，黄连丸主之。

白术散 治小儿泄泻烦渴。

四君子加木香 藿香各等分 葛根加一倍

上作大剂，水煎，常服，以代汤水。

黄连丸 治久泻发热，此虚热也。

黄连 干蟾炙，各二钱 木香 使君子各一钱 芦荟 夜明砂各七分

上为末，山药研粉，水糊丸，麻子大，米水下。

升麻除湿汤 治风湿作泻，自下而上者，引而竭之。如脾胃甚弱，不思饮食，肠鸣腹痛，泄泻无度，小便赤涩，四肢困倦。

升麻 柴胡 防风 神曲 泽泻 猪苓各五分 苍术一钱 陈皮 甘草炙 麦蘖各三分

为末，水煎热服。

玉露散 治伤热泻黄，方见前。与五苓散合和匀，名桂苓甘露饮，治热泻。此予心得之妙。

一儿有病，一日夜三五行，或泻或止，连年不愈，此脾泻也，胃苓丸加人参主之。

一儿无病，时值盛夏，医以天水散与之，谓其能解暑毒也。服后暴泻，医悔，用作理中汤，连进三剂，泻变痢疾，日夜无度，脓血相杂，儿益困顿，皮燥无汗，鬓聚成穗。请予治之。予曰：挟热而痢者，其肠必垢，泻久不止，则成痞泻。此儿初泻，本时行之病，非于天水散也。医当用天水散调五苓散服之可也。反以理中汤热剂投之，遂成挟热肠垢之病。皮燥发穗者，表有热甚也；下痢窘迫者，里有热甚也。表里俱热，津液亦衰，事急矣。因制一方，用：

黄连 干蟾炙，各一钱 木香 青皮 白茯苓 当归身 诃子肉各一钱五分

共为末，粟米粉作糊为丸，每服三十丸，炒陈米汤下。十日后满头出小疖，身上发痱如粟，热平痢止而愈。噫！此子非吾无生矣。

一儿病泻，大渴不止，医以五苓散、玉露散皆不效，病益困，腮妍唇红。予见之曰：不可治也。泄泻大渴者，水去谷少，津液不足故也。法当用白术散补其津液可也，乃服五苓散、玉露散渗利之剂，重亡津液，脾胃转虚。《诀》云：大渴不止，止而又渴者死；泄泻不止，精神耗者

死。父母不信，三日后发搐而死。

壬子经魁万宾兰，石泉翁之伯子也。翁得子晚，始生宾兰，爱如珠玉。周岁得水泻，一日夜十余行。翁善医，自作理中汤诃子肉、豆蔻与之，不效。乃急请予至，叙其用药不效。予曰：《正理论》云：理中者，理中气也。治泻不利小便，非其治也。遂用五苓散去桂加甘草，一服泻止。三日后遍身发出赤斑，石泉惧。予曰：无妨。《活人书》云：伤寒病下之太早，热气乘虚入胃发斑。今夏月热盛之时，泻久里虚，热气乘虚而入，且多服理中辛甘之剂，热留胃中。今发赤斑，热自里而出于表也，宜作化斑汤必易愈。翁曰：石膏性寒，非泻所宜。曰：有是病则投是药，在夏月白虎犹宜用也。一服而斑没热退。

本县大尹朱云阁公子病泻，十日不止。众医或用理中、五苓、益元、白术散等，皆不效，泻渴益甚。公亟召余至。视其外候，启曰：渴太甚当先止渴。公曰：当先止泻。余曰：病本湿热，水谷不分，更饮水多，则湿伤脾胃，水积肠胃。所泻之水，乃所饮之水也，故当先止其渴，渴止泻亦止矣。公曰：当用何方？曰：白术散。尹曰：已服过多。余曰：用之不同也。尹曰：用之不同别法乎？余曰：本方在常与服之，此常字便是法也。盖白术散，乃治泻作渴之神方。此方有二法，人参、白术、茯苓、甘草、藿香、木香六味各一钱，葛根倍二钱者，泄泻久不止，胃中津液下陷也，故葛根倍用之，以升胃中之津液，此一法也。今人不知倍用之法，与六味等分同，故效少也。儿病渴者，汤水不离，今人不知常服之法，其以药常代汤饮之也。故所用之方虽是，所用之法不同，药剂少而汤水犹多，药少汤多，犹以一杯之水，救一车薪之火，水不胜火，如何有效？当作大剂煎汤以代汤水饮之。渴只饮本汤，一切汤水禁之勿与，则胃气上升，津液自生，渴泻止矣。尹闻而是之，果一剂治矣。不问泄泻痢疾，并宜服此，多多益善。不唯泄泻可止，亦不至脾虚生风也，真神妙方也，谨详述之。

公子脾胃素弱，常伤食。一医枳术丸、保和丸，其意常用枳术丸补脾，至伤食则服保和丸，不效。公以问余，予曰：此法固好，但专用枳术丸则无消导之药，初不能制其饮食之伤；专服保和丸，则脾胃之虚不能胜其消导，而反损中和之气。当立一方，七分补养，三分消导，则脾胃自强，不能再伤矣。公曰：甚善，汝作一方来看。余乃制用人参、白术、青皮、陈皮、甘草、木香、缩砂仁、山药、莲肉、使君子，神曲、麦芽为末，荷叶煨饭，捣烂为丸，米饮下，名之曰养脾消食肥儿丸。服后精采顿异，饮食无伤。公益喜，录其方，常久用之，亲书“儒医”二字，作匾赐之。

庠生胡逸泉，东郊翁之伯子也，周岁时得水泄。先请医甘大用，治之不效，复请予至。视之则肌肉消削，面色㿠白，时盛夏，凝汗不润，皮肤干燥，发鬓[1]，所下频并，略带后重，此气血俱虚也。按法治之，补中气，利小便，升举其阳，固涩其滑，次第调法，略无寸效。或曰：何如？予曰：术将穷矣，唯有一法未用耳。乃作疳泻治之，用人参、白术、白茯苓、甘草、陈皮、山药、当归、莲肉、砂仁、诃子肉、豆蔻、黄连、木香、干蟾为末，神曲糊丸，煎四君子汤下。服未二日，肤润有微汗，再一日，头上见出红疮，小便渐多，五日而泻止。后更以参苓白术散作丸服之，调理而安。

---

① 发鬓：视履堂本为“发髻”。

汪望峰长子城南，生一子，寄姊夫南河胡家养。南河尝语人曰：万老先生好小儿科，今子全作聪明，儿有病可请张祖兄医之，乃先生亲传。予亦与人会，药不执方，合宜而用，吾之活人多矣。试举其一二验者实之。

城南一子病泻，十余日不止，一向是张用药，以胃苓丸、一粒丹服之，皆无效。请予治之，望峰知其故，恐予不肯用心，取白金二两作利市。予叹曰：不在利市，只在信我也。我之治病，敢作聪明？皆先人之旧方，顾用之不同耳。盖治大病以重剂，治小病以轻剂，彼胃苓丸、一粒丹，岂治此重哉[①]？乃取豆蔻丸五十，胃苓丸五十，陈仓米煎汤下。语南河云[②]：只此一剂而止，不再下也。南河初不听，泄止大悟，曰：良工不示人以朴信乎[③]？

湖广右布政孙小姐，五月病泻，至七月犹未止。诸医治之皆不效，差人召余。余往至，见其大渴，乃知津液不足也。不止其渴，泻亦不止，热亦不除也。公问余曰：数日可安？曰：三日止渴，五日止泻，十日热退，计十八日可安。公曰：病久矣，一月而安幸也。乃进白术散作大剂以代汤，须臾饮尽。予见其渴甚，再加制过天花粉二剂，其夜渴止，泄亦微止。次日又进一剂，渴泻俱止。三日热亦渐退。四日公又问余曰：小姐病未安，奈何？余告曰：初来时曾许三日止渴，五日止泻，十日退热，今日来五日，渴泻俱止，热亦渐退。耕当问农，织当问女，小姐贵体，余以身任之，唯足下宽量数日可也。公称谢，再用白术散减干葛，加陈皮，调治半月而安。公大喜，给劄、付冠带、儒医匾、白金一十两。此万历元年九月初四日也，本县大尹唐百峰行之。

痢　疾

痢不问赤白，皆从积治。湿热者，食积之所主也。痢初得之，其法宜下，积不去，痢不止也。如吐泄后痢者，其积已下，不可再下，复伤胃气。可下者，木香导滞丸主之；不可下者，宜去积，保和丸主之。

陈皮五钱　枳壳炒，三钱　黄连姜汁炒，五钱　神曲　山楂肉　麦蘖各三钱　萝卜子炒，三钱　槟榔三钱

上为末，水糊丸，麻子大，白汤下。

木香导滞丸

枳实炒　厚朴姜汁炒　槟榔各五钱　黄连　黄芩　黄柏　大黄各七钱半　木香二钱五分　黑牵牛半生半炒，取头末，二钱半

共为末，酒糊丸，小豆大，白汤下。

祖训只用黄连丸

黄连一两，净锉，用吴茱萸半两，水拌湿同炒，去萸不用　木香五钱　石莲肉三钱

共为末，酒糊丸，麻子大，陈仓米煎汤下。此家传十三方也。

予教诸子治痢只用保和丸、香连丸同服，万无一失。

郧阳抚台都御史孙小姐，自五月病痢，至七月未愈。差荆襄承差，取郧阳医官治之不效，遣承差王加宜取予，予往，病亟矣。至，用人参、白茯苓、甘草、当归、白芍、黄芩、车前子、陈皮各等分，炒干姜少许，煎服，略差，五日大安。台晚饮间，问余云：诸臣皆用木香、黄连，今汝不用，所用皆非治痢之药，而效者何

---

① 重哉：人民卫生出版社1959年铅印横排本为“重病哉”。

② 南字前原脱“语”字，据人民卫生出版社1959年铅印横排本补。

③ 以字前原脱“人”字，据人民卫生出版社1959年铅印横排本补。

也？余曰：此乃河间黄芩芍药汤方也，所谓调其气则后重除，养其血而痢止之法也。台云：小女前年在湖广病泄，今年在此病痢，皆五六月间，幸遇汝之良而安。然小女之遇汝，尔之遇我，非偶然。余叩首谢。

本县祝道士长子，七岁，病痢，半年不愈，求予治之。予与一方，用人参、白术、茯苓、甘草、陈皮、山药、黄芪、桔梗、木香、黄连、诃子肉、豆蔻、车前子、干姜（炒）、泽泻、神曲、当归、麦芽、白芍，为末，水面丸，米饮下。一月而安。名和中丸。

一女，十岁患痢久不止，脉洪数。或曰：下痢脉宜小，今脉洪数恐难治。予曰：无妨。《玉函经》[①] 曰：欲识童男与童女，决在寸关并尺里，自然紧数甚分明，都缘未散精华气。此童女脉宜如是，胃气当强，不久自愈。果数日痢渐止。

本县张大尹，有公子半岁，病赤白痢甚苦，用黄连一钱，木香五分，石莲肉五分，陈皮七分，干姜（炒）二分，为末，神曲丸，黍米大，陈米饮下。

痢疾渴者，七味白术散去干葛，加炒干姜、黄连、阿胶、乌梅主之。

痢若噤口者，宜参苓白术散加石菖蒲为末，陈米汤下。

痢疾脱肛者，只止其痢，痢止肛自不下矣。

泻后变痢后重者，胃气之下陷也；赤白者，肠垢之下溜也。水谷尽而肠胃败，故死。

痢后变泻，后重止者，湿热之气去也；赤白止者，陈腐之物尽也。肠胃通而水谷行，故生也。

凡下痢鲜血者、黑如屋漏水者、气促者、大吼如竹筒者、呕哕不食者、足趺肿者、身热脉大者、渴欲饮水者、只大渴者、面娇面青者，皆死证也。

初病痢者，腹中急痛、大便窘迫、小便赤涩、身热饮水，宜急下之。轻者三黄枳术丸，重者木香槟榔丸。去其陈垢，其痢自止。此时，邪气未动，正气未伤，故宜下之。若喜补恶攻，使邪气日强，正气曰弱，不下之则积热不除，下之则脾胃俱弱，酿成大病，医之过也。

初病泄泻，渐变痢者，此时宿垢已去，不可再下。如有腹痛、里急后重之症，乃未尽之余邪也，宜去积止痢。去积，保和去滞丸；止痢，香连丸。

痢久不止者，名休息痢，家传和中丸。

或问：赤痢为热，白痢为寒，何如？曰：《原病式》论之详矣。痢下赤白，皆湿热也。赤者自小肠来，小肠者心之腑，心属火故其色赤；白者自大肠来，大肠者肺之腑也，肺属金故其色白。赤者属热，白者属湿，湿亦热也。经云：湿盛而热也。若初痢下鲜血者，非赤也，此风热之毒，宜剪红丸主之。如痢下瘀血，或如豆汁者，此湿气下血也，宜胃风汤主之。

或问：河间云，行气则后重除，养血则痢止。此千古不易之法也。今幼科治痢之方，不用其法，何也？曰：痢者，《素》云肠澼，《难》云大瘕泄，古云滞下。肠澼者，因于饱食也；大瘕泄者，食癥也；滞下者，积滞之物下出也。故云：无积不成痢。治法以攻积为先务也。积不去则气不行，去积所以行其气，而不里急后重也。热则伤血，痢久则伤血，去热止泄，所以养其血也。法虽不同，意则合也。

或问：丹溪云，先泻后变痢者，脾传肾也，难治；先痢后变泻者，肾传脾也，易治。何以言之？曰：脾主湿，湿胜则濡

---

① 《玉函经》：原作《玉亟经》，据保婴堂本改。

泻，泻者脾之病也。泻久不止，又变成痢，痢下后重，肾病也。如痢非真痢也，故后重者胃气之下陷也，脓血者，肠垢之下溜也。真气败而谷气绝，是谓难治。肾恶湿，小儿久坐湿地则伤肾，里急后重，便脓血者，肾之病也。痢久不止，忽变成泻，湿去而脾病在也，故里不急痛者，湿热之毒除也，便无脓血者，陈莝之秽尽也。肠胃通而水谷行，故易治。

或问：痢疾身凉脉静者生，身热脉躁者死，其然乎？曰：初病时邪气方盛，身热脉躁者多，不可呼为死证也。邪气盛则实，可急下之，邪去脉自衰，身自凉也。痢久而身热脉躁，则不可治也。脉静身凉，久痢之后，真气已虚之脉也，身宜温不可太凉，脉宜静不可太弱。经云：泻痢五虚者死，脉细一也，皮寒二也，少气三也，泄痢不止四也，饮食不入五也。此脉静身凉之言，不可执着也。

痢久不能食，或有食入即吐者名噤口痢。即经所谓五虚者死。古方虽多，无甚效者。大抵泻痢日久，津液已竭，脾胃虚弱，不能食也。宜以补脾为主，白术散去干葛，加炒干姜主之。能食者生矣，不能食者死。

痢久脱肛者，气血虚也，《素》云：下陷者虚也。《难》云：出者为虚。古方多用涩剂，如猬皮、木贼之类，此治其标也。当用河间行气、养血之法，痢止后重除，肛肠自不脱出矣。加减八珍丸主之。

有痢下赤白青黑者，名野鸡痢，用阿胶梅连丸主之。

有痢两膝肿大者，名曰鹤膝风，加味地黄丸主之。

保和去滞丸 治痢疾有积，胃弱不可重下。

陈皮五钱 半夏曲 白茯苓 枳实麸炒 厚朴姜汁炒 槟榔各五钱 莱菔子炒，二钱五分 木香二钱五分

上为末，神曲糊丸，麻子大，陈米汤下。

三黄枳朴丸 治湿热成痢，并有食积者。

黄连 黄芩 黄柏皆酒炒，各三钱 大黄酒煨，五钱 枳实麸炒 厚朴姜汁炒 槟榔各二钱

上为末，酒糊丸，麻子大，姜汤下。

胃风汤

八物汤 去地黄 甘草 加桂等分，入粟米同煎

本方去桂，加连等分，吴茱萸减半，同炒为末，酒糊丸，可治远近血痢。

阿胶梅连丸 治痢无分久新，赤白青黑疼痛证。

阿胶草灰炒成珠 赤茯苓 乌梅去核，炒 赤芍 黄柏炒 黄连炒 干姜炒 当归各等分

上为末，入阿胶和匀，水丸麻子大，陈米饮下。

家传和中丸 专治体息痢。

人参 甘草 当归身 川芎 车前子略炒 猪苓 泽泻 神曲 黄连炒，各三钱 麦蘖面 诃子 石莲子 干姜炮 肉豆蔻面煨 木香各三钱 白茯苓 白术 白芍 陈皮三钱

上为末，酒糊丸，麻子大，陈米饮下。

加味地黄丸 治痢后鹤膝风。

地黄丸加牛膝 虎胫骨酥炙 白茯苓

共为末，蜜丸服。

加减八珍丸 治久痢脱肛。

八物汤去川芎 白术 加黄连炒 阿胶土炒，各三分 木香三分之二减半

上共为末，水丸，麻子大，炒米汤下。多服佳。

煎红丸 治痢血神效。

当归身　黄连炒　槐角子炒　枳壳炒　荆芥穗　侧柏叶炒，各等分

上为末，酒煮面糊丸，麻子大，陈米汤下。

疟

疟疾不问新旧，并宜服平疟养脾丸。此家传之秘方也。

治有三方：初截、中和、末补。

初治法

初起有外因者，不问风寒暑湿之邪，并宜香苏散，加紫苏、香附、陈皮、甘草，外加常山、槟榔、乌梅，于发日五更时服，得吐为善。盖吐中即有发散之义，不复作矣。有内因饮食不化，积而成痰，痰变为疟，宜平胃散，苍术、陈皮、厚朴、甘草，加常山、乌梅、槟榔，临发日五更服，或吐或下，痰积悉除，不复作矣。有不内不外因者，客忤中恶，梦寐颠倒成疟者，此邪疟也，宜四圣丸加家传斩鬼丹主之。

人身荣卫之气，昼则行阳二十五度，夜则行阴二十五度，故疟之昼发者，邪在阳分易治，宜用前法截之。夜发者不可截也，宜桂枝汤，桂枝、芍药、甘草，加当归、生地黄、桃仁，发出血中之邪自已。不已者，必须提至阳分，然后截也。升提宜柴胡四物汤加升麻、葛根，截宜柴胡汤加常山、槟榔、乌梅主之。

中治法

邪气渐强，正气渐衰，宜以养正去邪和解为主，柴苓汤主之。此和解之圣方也。服三剂后，加常山、乌梅以去其邪，二补一攻，常与调理，以瘥为度。

如有热多寒少，宜用柴胡白虎汤，寒多热少者，柴胡桂枝汤主之。二剂之后，间截药一剂。热多者，用常山、知母、草果、槟榔各一钱；寒多者，用常山钱半，丁香五分，乌梅一个为剂。各用酒一盏，浸一夕。发日五更服，如神。

末治法

疟久不退，谓之痎疟（老疟也），邪气未尽，正气已衰，专以养正为主，使正气复，邪气自尽也，十全大补汤加陈皮、半夏、柴胡主之。食少者，去地黄加神曲。有疟母者，本方加青皮、神曲、九肋鳖甲醋服。

小儿疟久不退，腹中或左或右有块者，此名疟母，即癖也。疟后有此，经年不愈，常为潮热，其状似疟，面黄腹大，乃其候也。宜消去之，祖方用月蟾丸，今予立消癖丸。

小劳久疟成疳劳者，集圣丸主之。

疟后浮肿者，胃苓丸主之。

疟后与泄痢并作者，宜柴苓加槟榔、乌梅主之。盖上柴胡汤治疟，五苓散治泻痢，槟榔、乌梅疟痢必用之药也。

平疟养脾丸　此吾家传治疟之神方也。

人参　白术　白茯苓　甘草炙　当归　川芎　陈皮　半夏曲　苍术米泔浸炒　厚朴姜汁炒　柴胡　黄芩　猪苓　泽泻　草果　常山　青皮　辣桂　九肋鳖甲酥炙，各等分

上一十九味，共研末，于五月五日及三元八节天月德要安普护福生，除开破日修合，酒煮曲糊丸，麻子大，陈米汤下。

消癖丸　专治疟母、食癥、痰癖，饮成癖并治。

三棱即鱼形者　莪术各醋浸炒　陈皮　枳壳麸炒　厚朴姜汁炒　山茱萸　使君子　夜明砂　黄连炒　木香　干姜炒，各二两　海藻洗净，半两　神曲　麦蘖　半夏曲二钱

干蟾炙　九肋鳖甲醋炒，各三钱

上为末，酒煮面糊丸，麻子大，米饮下。

家传斩鬼丹　截疟神效。

黄丹研　独头大蒜研烂如泥

上于五月五日午时，至诚修合。用蒜泥和丹同杵，众手为丸，随人大小。发日五更，取长流面东下。

四圣丸　治疟有效。

穿山甲去筋膜，灰炒胖，一两半　鸡骨常山　乌梅去核焙　槟榔各一两

上为末，糯米糊丸，随人大小，黄丹为衣。每服二十五丸至三十丸，临发日五更面东，温酒送下。

柴胡桂枝汤　治疟疾寒多热少者。

用小柴胡汤：柴胡二钱五分　黄芩　半夏各一钱　人参一钱半　甘草五分　合桂枝汤：桂枝　芍药　甘草　加瓜蒌根　牡蛎　干姜炮

姜、枣同煎。

柴胡白虎汤　治热多寒少者。

用小柴胡汤合白虎汤：石膏五钱　知母二钱　甘草一钱

入粳米、生姜同煎。

一儿岁半病疟，二日一发，久不愈，其儿黄瘦，面浮腹胀，予用平疟养脾丸治之愈。

一儿病疟，医以柴苓汤投之，调理二十日不效，予用平疟养脾丸治之效。

一儿病疟，医用截药，内有砒丹，三截之，遂成疳疟，其父懊恨前药之误也。予用平疟养脾丸治疟，集圣丸治疳，调理一月而愈。

一女先惊后疟，疟久成疳，予用集圣丸调理一月而安。

一儿先疟后惊，予用调元汤、琥珀抱龙丸治之而即安。

一儿病疟，一日一发，予用家传斩鬼丹截之，止三日，后又发，再截之，凡三截，俱三四日又发，其父怪问之。时六、七月枣熟，予疑其必啖生枣，故止而复发也。问之果然，乃禁之。先用胃苓丸调理三日，更以斩鬼丹截之，遂愈。

汪南汀季子，七岁，病疟三年。诸医治之无效，乃请予治之。予视其外候，面色黄白，山根带青，腹大而坚。曰：此久疟成癖，癖在潮热。当与补脾消癖，疟热自除，恨无九肋鳖甲耳。南汀求得之，因制一方，用人参、白术、陈皮、青皮、三棱、莪术、木香、砂仁、当归、川芎、黄连、柴胡、鳖甲，以上各等分，上为末，神曲糊丸。炒米煎水，日三服，调理五十余日而安。

陆沉巷李宅，一女七岁。戊戌秋先患外感，后变疟，因用截药变作痢，至冬痢虽止，疟益甚。请予往，视其外候，大骨高起，大肉陷下，发稀目陷，面黄鼻燥，不思饮食，唯啖莲肉，乃内伤脾虚疳痨证也。时有江西医人万鼎在彼，谓不可治。予曰：无虑，吾能治之，至春必愈。用集圣丸一料，服至次年二月，果安。

一儿病疟，间日一发。予依祖训，当用胃苓丸补之，发日以斩鬼丹截之，调理半月，以渐平复。适有麻城丁医至，见儿未大好，谓其父曰：我有秘方，只一剂而愈。其父惑之，不知其所用者何方也，将进一剂，疟即大作矣，更甚于前。予笑其医云：只用秘方，令吾前功尽废，又劳调理也。其父悔且怨，医辞去之。予调理一月而愈。

一儿久疟成癖，因癖生热，或三五日一发，发则十余日不止。常在申酉时，但不寒颤，又微恶寒即发热，热亦不甚，发过不渴，不头痛。予用消癖丸、平疟养脾丸相间服之，半年而愈。

一儿疟后腹胀，用加减塌气丸，服之

愈。

疳

疳证，此小儿科之极病也。虽有五脏之不同，其实皆脾胃之病也。幼科书论诸疳，头绪太多，法无经验，无可取者。唯钱氏分肥、瘦、冷、热四者，庶为近理。而以初病者为肥热疳，久病者为瘦冷疳，似有虚实之分，不知疳为虚证，曾有实者乎？至于治瘦冷疳方，上有续随子，未免虚实之失，故予尝曰：钱氏方论，非先生之亲笔，乃门人附会之说也。今乃推先生之意以补之，曰：儿太饱则伤胃，太饥则伤脾。肥热疳，其食多太饱之病乎，瘦冷疳，其食少太饥之病乎。如审其食少者，肥儿丸；食多者，集圣丸主之。

小儿乳少者，父母尝以他物饲之，儿之性只求一饱，或食太多，或食太少，所以脾胃受伤，生此疳病也。

蕲水陆沉巷李黄之妻，程希南之女也。新寡，只有一女，初病疟，又病痢，瘦，发热少食，日啖莲肉五六枚。请予往治之，予与集圣丸。时有江西一医万鼎在彼，曰：难治。常问予运气之说，予详教之，彼本不知，唯唯耳。予谓鼎曰：明年二、三月，来看此女之长大也。次年三月半，其母在程氏宅，请予感[①]之，命其女拜，云：小女服后，一日改变一日，非昔日比也。

庠生王闲一子周岁，因食猪肉受伤，肢体瘦削，使人求药。予问其详，乃食积疳，似有余。取脾积丸五粒与之，教以猪肉汤吞下，果下一块，如小指头大、涎沫夹裹，其子顿安。

集圣丸　治疳通用。《丹溪心法》黄连、干蟾三钱，余味皆二钱。

黄连　干蟾炙存性　青皮　陈皮　莪术　使君子　砂仁各一钱八分　芦荟　夜明砂　五灵脂各二钱三分　归身疳痨加　川芎各三钱　木香一[②]钱八分

集圣三钱君子，干蟾连与前平，二钱莪荟木香青，灵夜明砂缩净。疳痨当归钱半，川芎十二字增，蟾汁粟米丸饮吞，脾弱肥儿丸。[③]

并为末，粟米粉作糊丸，入猪胆汁二枚，丸如粟米大者饮下。[④]

王三峰长子病疳瘦，请予治之，见之曰：此乳少病也。父曰：乳极多。予即辞退，归谓其友胡三溪云：王子病疳，乃乳少也。彼云乳多，不听吾言，今成疳矣。时胡会川在座，闻言而退。后三溪云：病者会川之婿，闻兄之言不悦而归。予曰：非也，必往邀三峰兄同来也。少顷果同至。三峰自诉云：我南监坐监时，一子病疳死。今此子病，我心甚虑，今特来登问。此儿讨个乳母养，有乳无乳，实不知也，今夜归家看仔细。明日来报，果无乳也。日则嚼饭喂，夜则一壶冷米汤灌之，奈何？予曰：不易乳母，治之无功。易之则儿恋其乳母之爱，母依其儿衣食之计，请权择乳母佐之，昼则抱之，夜则乳之，自然日久情熟，事两全矣。乃作肥儿丸一料服之，两月而安。

肥儿丸

---

① 感：人民卫生出版社1959年铅印横排本作“谢”，于义见长。

② 一：原作“五”，据人民卫生出版社1959年铅印横排本改。

③ 集圣三钱……脾弱肥儿丸：静观堂重刊校正本为“又集圣凡名，使君子二钱，虾蟆二钱，黄连二钱，前胡二钱，莪术二钱，芦荟二钱，木香二钱，青皮二钱，五灵脂二钱，夜明砂一钱，砂仁二钱，当归一钱五分，川芎一钱二分。上加胆汗，粟米糊九，米饮下。”

④ 并为末……饮下：保婴堂本为“共为细末，以雄猪胆汁和粟米粉糊为丸，米饮下。如脾弱者加肥儿丸，并为末，粟米粉作糊丸，入猪胆汁丸，如粟米大，米饮下”。

人参　白术　白茯苓　炙甘草　陈皮　青皮　山药　莲肉　当归　川芎　使君子共为末，神曲糊丸，米饮下

胡凤崖子病疳，但多食则腹痛，请予治之。予曰：人以谷为本，谷入作痛，岂新谷作痛乎？必有旧谷为积，未能消去，故新谷相持也。岂有绝谷食之理，乃作养脾消积丸，服之安。

胃苓丸

钱氏异功散即四君子汤　加陈皮　加木香　青皮　砂仁　使君子　枳实炒　黄连炒

上共为末，神曲糊丸，米饮下。

疸

疸有二证：有因天地湿热之气而发也者，有因水谷之湿热而发也者。

小儿之病，多因湿热食积，与大人不同，宜茵陈胃苓丸主之。

胃苓丸末一两　茵陈末五钱

碾匀，神曲糊丸，灯心煎汤下。

小儿十四岁病疸，面目俱黄。

黄连　黄柏　栀子仁　茵陈　猪苓　泽泻　枳实　厚朴各二钱　大黄一钱

上为末，神曲糊丸，陈米汤下。初服二日，吐宿冷黄水二三碗，又二日利三行，五日退。

调理脾胃

人以脾胃为本，所当调理。小儿脾常不足，尤不可不调理也。调理之法，不专在医，唯调乳母，节饮食，慎医药，使脾胃无伤，则根本常固矣。

脾喜温而恶寒，胃喜清而恶热，故用药者偏寒则伤脾，偏热则伤胃也。制方之法，宜五味相济，四气俱备可也。故积温则成热，积凉则成寒。偏热偏寒，食也，食多则饱，饱伤胃；食少则饥，饥伤脾。故调脾胃，宜节饮食，适寒温也。今之调脾胃者，不知中和之道，偏之为害，喜补而恶攻。害于攻者大，害于补者岂小小哉①？

儿有少食而易饱者，此胃之不受，脾之不能消也。宜益胃之阳，养脾之阴，宜钱氏异功散合小建中汤主之。

人参　白术　茯苓　炙甘草　陈皮　白芍　当归　桂皮各等分　木香　砂仁各减半

上为末，神曲糊丸，麻子大，米饮下。

儿有多食而易饥者，此脾胃之邪热甚也。宜泻脾胃之火，三黄枳术丸主之。

枳实　白术　黄连　黄芩　大黄煨，各等分

上共为末，神曲糊丸，麻子大，白汤下。

本县大尹朱云阁公子，常有脾胃病，向是韩医生调治。平时服养脾丸。伤食服保和丸，未有宁日。一旦问余云：闻汝小儿甚精，小官人脾胃久虚，汝可治之？余曰：当攻补兼用，不可偏补偏攻。韩医云：密斋非所长也②。如专补脾胃则饮食难化，如专消导则中气易耗。尹不听③，曰：汝进一方来。乃进养脾肥儿丸，用：

人参　白术　甘草　陈皮　枳实　木香　茯苓　砂仁　山药　莲肉　麦芽　神曲　山楂　青皮

共为末，荷叶浸水，煮粳米饭丸，麻子大，米饮下。修合服之大效，再无脾胃之病。尹犹④ 相信，赐匾。

乳母者儿之所依为命者也。如母壮则

---

① 岂小小哉：保婴堂本为“岂小哉”。

② “韩医云：密斋非所长也”：保婴堂本“韩攻补兼施，非所宜也”。

③ 尹不听：保婴堂本为“尹稍悟”。

④ 犹：人民卫生出版社 1959 年铅印横排本为“乃”。

乳多而子肥，母弱则乳少而子瘠，母安则子安，母病则子病，其干系匪轻。盖乳者血所化也，血者水谷之精气所生也。饮食入胃，气通于乳，母食热则乳亦热，母食冷则乳亦冷。故儿伤热乳者则泻黄色，黄芩芍药汤加黄连主之，伤冷乳则泻青色，理中丸主之。乳多者则绝之，不尔令儿吐乳也。乳少者，宜调其乳母，使乳常足。不可令儿饥，以他物饲之，为害甚大。调乳母宜加减四物汤、猪蹄汤主之，乳母忌酒、面、生冷，次及一切辛热之物，常作猪蹄汤与之甚良。乳母经闭、经漏，宜请医治之，恐乳少也。

一小儿食肉早，得脾胃病，或泄痢，腹大而坚，肌肉消瘦也，已成疳矣。其母日忧，儿病益深，予见悯之，乃制一方，人参、黄芪（蜜炙）、白茯苓、白术、粉草、当归、川芎以补脾胃、养血气，陈皮、青皮、半夏曲、木香、砂仁、枳实、厚朴、神曲、麦蘖面以消积，三棱、莪术（煨）、九肋鳖甲（醋煮）以消癖，黄干蟾（烧灰存性）、使君子、夜明砂以除疳热。共二十三味碾末，粟米糊丸，麻子大。每服二十五丸，炒米汤下，调理而安。

乳食，儿之赖以养命者也。《养子歌》云：乳多终损胃，食壅即伤脾。甚矣，乳食之不可不节也。《难经》云：补其脾者，节其饮食，适其寒温，诚调理脾胃之大法也。盖饱则伤胃，饥则伤脾，热则伤胃，寒则伤脾。今之养子者，谷肉果菜，顺其自欲，唯恐儿之饥也。儿不知节，必至饱方足。富贵之儿，脾胃之病，多伤饮食也。贫贱之子无所嗜，而脾胃中和之气不损也。伤之轻者，损谷自愈。伤之重者，则消导之，宜胃苓保和丸、养脾消积丸主之。伤之甚者，则推去之，审其所伤之物，如伤热食者，宜三化丸、三黄枳术丸、木香槟榔丸，伤冷物者，宜三棱消积丸、丁香脾积丸主之。如脾胃素弱食少，但过食则伤者，补脾进食，肥儿丸要药也。

一富家生子甚弱，结义予为家公。予重其义，朝夕戒其乳母，乳食不可太饱，或时以烂粥嚼而哺之，其一切肉果、饼粑、甘肥、生冷之物皆禁之。或有小疾，专以补脾胃为主。其子自幼至长，亦无大疾，今气实力壮，饮食多而不伤，寒暑不能侵，南北奔走不为劳。尝语人曰：生我者父母也，养我者万家公也。

一儿生二月，忽昏睡不乳。予以日计之，非变蒸也。视有二乳母，皆年少气壮者，其乳必多，更代与之，必伤乳也。戒以今且损之，令饥一日自愈，后宜绝之；只用一乳母可也。次日果安。父母如其教，亦无伤食之病。

医药者，儿之所以保命者也。无病之时，不可服药。一旦有病，必请专门之良，老成忠厚者，浮诞之粗工，勿信也。如有外感风寒则发散之，不可过汗亡其阳也；内伤饮食则消导之，不可过下亡其阴也。小儿易虚易实，虚则补之，实则泻之，药必对证，中病勿过剂也。病有可攻者急攻之，不可喜补恶攻，以夭儿命。虽有可攻者，犹不可犯其胃气也。小儿用药，贵用和平，偏热、偏寒之剂，不可多服。如轻粉之去痰，硇砂之消积，硫黄之回阳，有毒之药，皆宜远之。故发散者宜惺惺散，消导者宜保和丸，虚实补泻，按钱氏五脏补泻之方加减用之。误服热药者，宜大豆卷散主之；误服寒药者，宜益胃散主之；汗下太过者，宜黄芪建中汤主之。

小儿久病，只以补脾胃为主，补其正气，则病自愈，宜养脾丸，加所病之药一二味在内服之。

或问脾胃补泻之味，予曰：天食人以

五气，地食人以五味。五气者，寒热温凉平也；五味者，酸苦辛甘咸也。气为阳，阳不足者补之以气；味为阴，阴不足者补之以味。故肝属木，味以辛补酸泻，气以温补凉泻；心属火，味以咸补苦泻，气以热补寒泻；肺属金，味以酸补辛泻，气以凉补温泻；肾属水，味以苦补咸泻，气以寒补热泻。是四脏者，各属一季，味则逆之，气则从之，以补以泻也。至于脾胃属土，寄于四季，无定位，无从逆也，故于五味相济，四季均平，以中和为主，补泻亦无偏胜也。况脾喜温而恶寒，胃喜清而恶热，偏寒偏热之气，因不可以专用，而积温成热，积凉成寒，虽温平、凉平之药，亦不可以群聚久服也。经云：治热以寒，温而行之；治寒以热，凉而行之。斯为善矣。

一人自知医，生一男，谓小儿脾不足，作补丸服之。至于有疾，不肯请医，亦自治之。予曰：小儿无病，不可服药，古人所谓无病服药，如壁中安柱。此言何谓也，五行之理，偏胜则寒。病必请医，如耕当问农，织当问女之意也。医不三世，不服其药，自非专门之术，而病之虚实，药之良毒，吾恐必误也。

一儿八岁，形气甚弱，其父责令读书。予见之，谓其父曰：令郎形气如[①]，当怀保之，不可一于严也。乃留养脾丸、肥儿丸与之，调理半年。后病成疳矣，先请一老医，不知幼科，谓之伤食，用一粒金丹服之，病乃剧。请予，予曰：前与养脾丸、肥儿丸服尽乎？曰：未服也。又问曰：今服者何方也？曰：一粒金丹。予辞曰：不可治矣。一粒金丹内有草乌、巴豆大毒之药，岂可常服者乎？此儿脾胃素弱怯，食少而瘦，故以肥儿丸调理，应服而不服。一粒金丹大伤犯胃气，此不应服而服。伤之重伤谓之虚死，死在旦夕。后果死。

一庸医狂悖，借父祖专门之名，自称得异人之传，妄立方法，变乱绳墨。尝语人曰：吾能知人之脏腑有病而去之，知其所伤之物而取下之，知其疾之顺逆而预解之。言大而诞，人皆信之。时有富家杨姓者，生二子，闻其名而交结之，礼意恳至。盖为其子之未出痘也。后一子出痘，因热以汤蒸汗而死，小子因服附子毒发痈，亦死于医之手，惜哉！

监生胡笃庵咳久不止，汗之不可，下之不可，因于表里之邪俱甚也。自制一方，用苏叶、薄荷叶、桑白皮末、杏霜、瓜蒌霜、桔梗末、甘草末各等分，虚者加阿胶。上炼蜜为丸，白汤下，或口中噙，五日而安。后以此方治人屡效。

黄芩芍药汤 治伤热乳而泻黄。

条芩 白芍药各等分 甘草减半 加黄连等分

上水煎服。

加减四物汤 治妇人乳少。

当归身 川芎 生地 麦门冬 桔梗 人参 生甘草各等分

共锉，水煎服。更用猪猪蹄新汲水煮烂，和汁食之。

三化丸 去胸中宿食、菀莝之热。

枳实麸炒 厚朴姜汁炒 大黄各等分

神曲糊丸，麻子大。每服量大小虚实，温水下。

家传保和丸 补脾胃，进饮食，治一切食积。

白术 陈皮 半夏曲 白茯苓 神曲各三钱 枳实炒 厚朴姜汁炒 香附子酒浸 山楂 麦蘖面各二钱五分 黄连姜汁炒 连翘去子 萝卜子各二钱

上为末，荷叶浸水，煮粳米糊丸，麻

---

① 如：保婴堂本为“弱”。

子大，姜汤下。

三黄枳术丸　治伤肉食面饼，并辛辣肥厚一切热物。

黄芩酒炒　黄连酒炒　大黄酒煨　神曲　陈皮　白术各一两　枳实五钱

上为末，荷叶浸粳米丸麻子大，白汤下。

三棱消积丸　治伤生冷、一切硬物冷积。

三棱炮　莪术炮　神曲各一钱　青皮　陈皮　小茴香　巴豆和米炒焦黑去米，各五钱　益智仁　丁香各三钱

上醋面糊为丸，麻子大。量人加减，生姜汤下。

益胃散　治误服寒药过多，伤其脾胃者。

陈皮　黄芪蜜炙，各七钱　益智仁　白豆蔻　泽泻　干姜炒，各三钱　砂仁　甘草炙　藿香叶　厚朴制　人参各三钱，一方有姜黄三钱

上为细末，每服五分至一钱，姜枣煎汤。

大黄豆卷散　治误服热药，此解之。

贯众　板蓝根　甘草　大豆卷以无根水浸，生卷是也，日干，各等分

上为细末，每服半钱，井泉水煎饮。

肺脏主病

肺主喘，实则闷乱，喘促，好饮水。有不饮水者虚，则哽气，长出气。

实则泻白散、葶苈丸泻之，虚则阿胶散、生脉散合甘桔汤补之。

泻白散　治咳嗽而微喘，面肿身热。

桑白皮蜜炒　地骨皮各等分　甘草减半

入粳米，水煎服。

阿胶散　治久嗽，肺无津液。

阿胶粉炒，一两半　大力子二钱五分　马兜铃半两　甘草一钱半　杏仁去皮尖，七个　粳米

上为末，每服量加减，水煎服。

生脉散合甘桔汤　久嗽肺虚。

人参一钱　麦门冬二钱　五味子十粒　苦梗一钱

上锉，分五剂，每剂入阿胶五分，水煎。

兼　证

诸气喘促，上气咳嗽，面肿，皆肺脏之本病也，加味泻白散主之。

桔梗　防风各二钱　甘草一钱　地骨皮一钱二分

兼见肝证，由中风得之，鼻流清涕，恶风喘嗽，宜发散，加减参苏饮主之。

如久咳嗽，变风疾不治。如钱氏所谓三泻肝，而肝病不退，三补肺而肺证尤虚是也。

一小儿二岁久病嗽，时十月初，请予治之。予曰：不可治矣。父问其故，予曰：嗽者，肺病也。四时之病，将来者进，成功者退。十月建亥，金气已衰，木气始生。吾观令郎面色皓白，肺之衰也；头摇手摆。肝之风也。肺衰风生，作搐而死。果不治。

兼见心证，发热饮水，喘嗽闷乱，此心火胜也，宜凉膈散加知母、石膏主之。

久嗽不止，黄连阿胶丸。黄连、赤茯苓能抑心火，肝得其清。

兼见脾证，咳则吐，此伤乳食而喘嗽不安，宜葶苈丸、小陷胸加大黄主之。

一儿泄泻后，病咳而喘，上气急，予用芎蝎①散，效。

一女子脾胃素弱，一日啖生枣，病腹

① 芎蝎：人民卫生出版1959年铅印横排本为“芎蝎”。

胀而喘。其母忧甚，恐夫知食以生冷也。予曰：勿忧。乃作钱氏异功散，加藿香叶以去脾经之湿，紫苏叶以去肺经之风。一大剂而胀消喘止。

一女子素有喘病，发则多痰，予用补肾地黄丸服之。或怪而问曰：喘者，肺腑也。今补肾何也？予曰：肺主气，肾则纳而藏之。痰涎者，肾之津液所生也，哮喘吐涎，乃气不归元，津液无所受也。果服此丸而安。

加味泻白散

上泻白散加苏叶、桔梗是也。

参苏饮　治伤风咳嗽。

上参苏饮：苏叶　陈皮　前胡　枳壳　桔梗　半夏　茯苓　干葛　甘草　人参　木香众药皆等分　甘草减半是也

东垣凉膈散　治心肺热。

连翘　甘草　栀子　薄荷　桔梗各等分

乃河间凉膈散去硝黄加桔梗是也。

黄连阿胶丸　治肺热或咯唾血。

黄连三钱　赤茯苓二钱　阿胶炒，一钱

上以莲肉为末，水调胶和，众手丸，麻子大，米饮下。

小陷胸加大黄汤　治痰壅喘促，以代葶苈丸。

黄连　半夏　枳实　瓜蒌　甜葶苈　大黄各等分

上锉，先以水煎瓜蒌一沸，入药煎七分，食后服。

芎蝎散　治脾虚上气喘息急，呕吐痰涎，足胫冷者。

川芎　荜拨各一钱　蝎梢去毒，三分　半夏酒浸一宿，水洗七次，焙干　细辛各二分

上为极细末，热汤调，稍热服。

肺所生病

诸气上逆喘逆，皆属于肺。咳嗽有二：风寒外感者，痰饮者。

如因感冒得之者，必洒洒恶寒，鼻流清涕，或鼻塞，宜发散，加减五拗汤主之。

麻黄连根节　杏仁留皮尖　紫苏叶　苦梗　甘草各等分

上锉，水煎，姜引服。得微汗止。

如发散不退，渴欲饮水者，宜泻白散主之。

如不热不渴，甘桔汤主之。

桔梗　甘草各等分　紫苏叶减半　乌梅肉

上用水煎，去粗，入阿胶化服①。

因于痰者，或母乳多涌出，儿小吞咽不及，呛出而成痰嗽者；或因儿啼声未息，气未平，强以乳哺，气逆而嗽者。此乳夹痰而嗽也，宜玉液丸主之。有痰甚气弱不可下，宜润下丸主之。

陈皮去白，淡盐水浸泡括锉，炒，二钱　枳壳炒　桔梗　大半夏姜汤泡七次　甘草　苏子炒　莱菔子炒　白茯苓各一钱

上为末，神曲糊丸，黍米大，白汤下。

《发挥》云：经曰：秋伤冷湿，冬发咳嗽，乃太阴湿土之病也。凡咳嗽有痰有气，痰出于脾，气出于肝，皆饮食之所化，脾总司之也。饮食入胃，脾为传化，水谷之精气为荣，悍气为卫，周流一身，昼夜不息，虚则不能运化精悍之气以成荣卫。其糟粕之清者为饮，浊者为痰，留于胸中，滞于咽嗌，其气相传，浮涩作痒，吤介作声，而发为咳嗽也。故治痰咳，先化其痰，欲化其痰者，先理其气。陈皮、枳壳以理肺中之气，半夏，茯苓以理脾中之痰。此治咳之大略也。若夫虚则补之，

① 入阿胶化服：原作“入阿胶化丸”，据人民卫生出版社 1959 年铅印横排本改。

阿胶散。实则泻之，葶苈丸。祖传玉液丸，无多丸子。

小阿胶散

阿胶粉炒，一钱半　苏叶一钱　乌梅少许

每服四字，水煎服。

监生胡笃庵滋，元溪翁之子也。辛丑方四岁，二月间患咳嗽，因与吾不合，请医张鹏，素所用者，以葶苈治之，随止随作，四月间咳甚。又请医甘大用，治以五拗汤，暂止复作，更迭用药，咳不得止，秋益甚，咳百十声，痰血并来，至九月加重，事急矣。不得已，欲请予治，乃筮之，得蹇之渐，其辞曰：大蹇朋来。遂请予往。予以活人为心，不记宿怨。视其外候，两颊微赤，山根青，准头红；视其内证，果咳声连百十。气促面赤，痰先出而血随之。痰血既来，其咳方定。问其所起之时，曰自二月有之。问其所服之药，曰某用葶苈丸，某用五拗汤。予细思之。此病起于春初，春多上升之气，木旺金衰，法当抑肝补脾，以资肺之化源，以葶苈泻肺，此一逆也；夏多火热，火旺金攻，法当清心养肺，治以寒凉，反用五拗汤甘热之药，犯用热远热之戒，此再逆也。今秋气宜降矣，而上气急者，春升之令未退也；气宜敛矣，而痰血并出者，夏火之气未退也，必与清金降火，润肺凉血，非三五十剂不效也。乃告之曰：令郎之痰，肺有虚火，幸过秋深金旺可治。吾能愈之，假以一月成功。元溪曰：何太迟也？曰：病经八月者无效，公不曰迟，而以一月为迟，何哉？又思予虽用心，彼终不安，乃语元溪云：请置一簿，自初服药日起，某日服某药，某日加减某药，彼闻之喜，终有疑心。因制一方。

天门冬　麦门冬　知　贝母　桔梗　生甘草　陈皮去白　枳壳　阿胶　片芩　苏叶

水煎。一本无枳壳、苏叶，有瓜霜、花粉、前胡。取茆根自然汁和饮之。

五剂后，咳减十分之七，口鼻之血止矣。元溪终不释疑，又请医万绍治之。或谓予曰，他不要尔，尔可去矣。予曰：彼只一子，非吾不能治也。吾去彼再不复请也，误了此儿。非吾杀之，亦吾过也。虽然，且看万绍用何方，用之有理吾去之，如又误，必力阻之，阻之不得，去未迟也。乃语元溪云；令郎之病，吾今治之，将好一半矣，如何又请他人？彼云：有病众人医，恐一人之见有限也。予曰：然。绍立一方，以防风、百部、杏仁、桑白皮之类。予谓绍曰：王好古《汤液本草》，风升生例，防风居先。此儿肺升不降，肺散不收，防风、百部，岂可并用耶？绍云：防风、百部，治咳嗽之神药也。元溪从旁和之云：他是秘方。予曰：吾为此子忧，非相妒也。故抚其子之头曰：且少吃些，可怜疾之复作，奈何？嘱毕，不辞而退。元溪略不介意，是日服绍药，才一小杯，咳嗽复作，气复促，血复来如初。其子泣曰：吾吃万先生药好些，爷请这人来，要毒杀我。其妻且怒且骂。元溪始悔，亲至大用之家。予被酒困，坐待夜半方醒。元溪拜谢，祈请之心甚切。予叹曰：早听吾言，不有此悔。要我调治，必去嫌疑之心，专付托之任，以一月为期。至家，邓夫人取白金五两，权作利市，小儿好时，再补五两，不敢少，望先生用心。予笑曰：只要专信我、用我，使我治好了，不在谢之多少也。至此，专心听信，依旧照日立方，血止后，去芩栀，加冬花、五味。咳止后，以参苓白术散调之。凡十七日而安如旧，谢归。因名其方曰：润肺降火茆根汤。今吾子等用之皆效。

黄州府省祭许成仁，有子病咳血，医

用吾茆根汤治之，不效。吾见之，与其医云：病不同也。彼乃肺中有火，气逆而嗽，此则肺虚嗽血矣。乃立方与之，用阿胶珠、天门冬、麦门冬、桑白皮（蜜炒）、桔梗、甘草、苏叶、乌梅、柿霜，煎服。五日效。

麻城曾芸塘一子，喻长州之妹婿也。病咳，半夜甚。其子年九岁，乃胎禀之不足，肾虚嗽也。用人参固本丸加阿胶、桑白皮，蜜丸服，尽剂而安。

本县汪元津一子，病肾虚嗽，与上证同。请予治，用人参固本丸加白茯苓、知母、贝母、山药各等分，为末蜜丸，服之安。

凡小儿百日内嗽不止者，名百晬嗽，难治。宜甘桔汤加阿胶主之。

小儿素有哮喘，遇天雨则发者，苏陈九宝汤主之。如吐痰者多，六味地黄丸主之。

《发挥》云：肾者，水藏也，受五脏六腑之津液而藏之。入心为汗，入肝为泪，入肺为涕，入脾为涎，入肾为精。凡咳嗽之多吐痰者，乃肾之精液不归元也，宜补肾地黄丸主之，加巴戟、杜仲（盐水炒）、肉苁蓉（酒洗，去甲）、小茴香（炒）、破故纸（炒）。研末，蜜丸，煎麦门冬汤下。

本县胡三溪长女。素有喘痰，发则多吐痰涎。用上补肾地黄丸，人初不知，有笑之者，后喘止痰止乃信之。

凡小儿久嗽不止，面目浮肿者，此肺气逆也，宜五皮汤加苏叶最妙。

一富室小儿泻泄后病喘急。予思此脾虚也，寒湿之气上升也，用陈氏芎蝎散，一服而止。

一儿三岁病嗽血，医用茆根汤主治。予阻之，彼有后言，予笑曰：此吾家方也。不信，以夫子之道，反议夫子乎？因制一方，用阿胶珠（炒）、桑白皮（蜜炒）、杏仁（炒）、桔梗、甘草、紫苏叶，上各等分。为末，蜜丸，芡实大。每一丸，陈皮汤下，五日而安。

喘　嗽

肺主喘嗽。喘有顺逆，嗽有新旧，须辨明之。

喘顺者，或因风寒而发，不然，则无是病也。此属外感，宜发散，五虎汤主之。

或有喘疾，遭寒冷而发，发则连绵不已，发过如常，有时复发，此为宿疾，不可除矣。初发之时，且勿治之，待其少衰，宜苏陈九宝汤主之。慎勿用砒霜、轻粉诸毒药攻之，与其巧而无益，不若拙而行其所无事也。

逆者，大病与诸危笃病，但气喘急，痰涎有音，皆恶候也，不治。惟肿胀之病，常有喘者，宜苏子降气汤主之。

嗽之新者，因风寒中于皮毛。皮毛者，肺之舍也。肺受风寒之邪，则发为咳嗽。其证或鼻流清涕，或鼻塞者是也。宜发散，华盖散作丸服之，即三拗汤加减法也。

或因乳得之，凡儿啼哭未定，不可以乳强入口，乳气相搏而逆，必呛出也。胃气既逆，肺气不和，发为痰嗽，咳则吐乳是也。宜顺气和胃，加减大安丸主之。

初伤乳者，未得顺气化痰，以致脾胃俱虚，乃成虚嗽。宜健脾补肺，消乳化痰，三奇汤主之。

久嗽者，初得病时，因于风者，未得发散，以渐而入于里，肺气益虚，遂成虚嗽。宜兼肺[①]兼发散，人参润肺散主之。

---

① 兼肺：人民卫生出版社1959年铅印横排本为“润肺”。校改后上下文义相通，于义见长。

久咳不已，服上诸药不效者，宜神应散主之，气弱者，必用之剂也。如气实者不可服，宜家传葶苈丸主之。

久嗽不已，嗽而有血者，此肺损也，宜茆花汤主之。

久嗽不已，胸高起如龟壳，此名龟胸，难治，宜家传葶苈丸主之。咳止者吉，不止者发搐必死。

久嗽不已，日渐羸弱，又发搐者，此慢惊风，不治。如不发搐，但羸瘦者，此名疳瘦，宜人参款花膏合阿胶丸主之。

久嗽不已而浮肿者，宜五皮汤加紫苏叶主之。

久嗽咯唾脓血者，此肺痈也，宜桔梗汤主之。后嗽不止，发搐者死。

小儿初生，至百日内嗽者，谓之百晬内嗽。痰多者，宜玉液丸；肺虚者，阿胶散主之。此名胎嗽，最为难治。如喘嗽气促，连声不止，以致发搐，必死。

华盖散 治肺感风寒，痰壅咳嗽。

麻黄去节 杏仁去皮尖 苏子炒 橘红去白 桑白皮蜜炒 茯苓各等分 甘草减半

上为末，密丸，弹子大，每一丸，姜枣煎水服。

人参款花膏 治久咳肺虚。

款冬花 百合 五味子 桑白皮蜜炙 人参各等分

上为末，蜜丸，芡实大。每一丸，紫苏叶煎汤下。

加减三奇汤 治伤乳嗽，痰涌吐乳。

桔梗 陈皮去白 白茯苓 青皮 苏子炒 人参 桑白皮炒，各五钱 半夏面炒，七钱 枳实炒 甘草炙，各三钱 杏仁十枚

上为末，姜汁煮神曲糊丸，黍米大，滚白水下。

九宝汤

九宝陈麻薄一钱，桂枝苏杏腹皮兼，

叶甘二字乌梅一，三片生姜用水煎。

一本有梗桔[①]，入童便。

五虎汤 治肺喘。

麻黄七分 杏仁一钱 甘草四分 细辛八分 石膏一钱五分

上作一服，水煎。本方去茶、石膏，加紫苏叶、桑皮等分，名家传五拗汤。

家传葶苈丸

葶苈丸去防已 牵牛 加苏子炒 陈皮去白，各等分，枣肉丸是也

加减大安丸 治伤乳喘嗽，此保和丸加减法也。

陈皮去白 半夏 白茯苓 白术 枳实炒 桔梗各等分 苏子炒 甘草炙 萝卜子炒，各减半

上为末，姜汁煮神曲糊丸，麻子大，淡姜汤下。

桔梗汤 治肺痈。

桔梗 生贝母 当归 瓜蒌仁 枳壳炒 薏苡仁炒 桑白皮 防已各二分 黄芪一分半 甘草节生用 杏仁去皮尖 百合各一分

上锉，生姜水煎。

神应散 治一切虚嗽。

粟壳去筋蒂，蜜炒 杏仁去皮尖，炒 白胶香 人参 阿胶 麻黄去根节 乌梅去核，各二两 桑白皮炒 款冬花各一两 甘草炙，一两

上为末，量人加减，姜枣煎服。

一女子四岁，嗽久不止，胸高起状如龟壳，嗽则其骨扇动。母之父知医，治之不效。问予何如？予曰：此肺热而胀成龟胸也。尝闻诸父教云：龟胸龟背，方吾[②]皆有之，无治法也。后嗽不止，发搐而死。

---

① 梗桔：人民卫生出版社1959年铅印横排本为“桔梗”。

② 方吾：人民卫生出版社1959年铅印横排本为“书”。

肾脏主病

肾主虚无实，地黄丸主之。

“唯疮疹肾实则黑陷”，此非钱氏之语，乃记者之误焉而不译[①] 者也，以启后人之疑。有泻肾之方，如百祥丸之类，有补脾泻肾之论，令儿夭札，尽信书则不如无书也。盖人之一身，肺主皮毛，心主血脉，脾主肌肉，肝主筋，肾主骨髓。五脏之有肾，犹四时之有冬也。疮疹之毒，乃自骨髓出，现于筋肉血脉皮肤之外，如品物之翕聚于冬者，发散而为春之生，夏之长，秋之藏也。变黑归肾则不能发散于外而反陷于内，此肾中真气之虚，邪气之实，所以立百祥丸[②]、牛李膏，以泻肾中之邪气，非泻肾之真气也。况肾中之水，润泽光壮，由津液之充满也。疮疹黑陷者，正肾主虚，水不胜火，津液干枯，故变为黑，倒陷入里。所谓泻之者，泻火救水之良法。详见《痘疹心要》。

兼　证

诸虚不足，胎禀怯弱者，皆肾之本脏病也。五脏病后成肾虚者，各用地黄丸，加减随证。惟疮疹归肾，有泻有补。变黑倒陷者，宜百详丸、牛李膏泻之，泄泻灰白痒塌者，宜陈氏异功散补之。详见《痘疹心要》。

兼见肝证，惊风及手足痈者，宜地黄丸加牛膝、当归、续断各二两，肉桂一两。为末，蜜和丸服。

兼见心证，惊风及失音不语者，宜地黄丸加石菖蒲、柏子仁、远志各二两。为末，蜜为丸服。

兼见脾证，吐泻及变痫疾者，宜地黄丸加黄连（酒炒）、黄柏（酒炒）各二两，干姜（炒）、车前子、肉豆蔻（面煨）各一两。为末，蜜和丸服。

兼见肺证，咳嗽痰中有血，宜地黄丸加天门冬、麦门冬（焙）、知母、黄柏（蜜水炒）、阿胶（炒）各二两。蜜丸服。

陈氏异功散

木香　人参　当归　陈皮　肉豆蔻煨　丁香　厚朴各一钱半　肉桂　茯苓　白术各二钱　半夏　附子炮，各一钱

上锉，姜二片，枣二枚，煎服。

肾所生病

钱氏曰：肾主虚，即胎禀不足之病也。

按：经云肾主骨，骨会大杼。大杼以上喉骨也。项者，头之茎，茎弱则头倾矣。大杼以下脊骨也，脊者身之柱，脊弱则身曲矣。脊之下尻骨也，尻骨不成，则儿坐迟矣。尻骨之下，则胯骨[③] 也。胯骨弱则不能立矣。胯之下膝骨也，膝骨弱则不能行矣。齿者骨之余，骨气不足，则齿生迟矣。发者血之余，肾之主血，血不足则发不生矣。皆胎禀不足之病也，谓之五软，此儿难养，并宜六味地黄丸加当归、杜仲、牛膝、川续断主之。

肾肝在下，母子也。肾主骨，肝主筋，骨属于筋，筋束乎骨，二者相为依附也。肝虚筋弱者，亦宜地黄丸主之，乃虚则补其母也。

肾主骨髓，脊者髓之路，脑者髓之海也。肝之脉与肾脉内行于脊骨之中，上会于脑，故头破解颅脊疳之病，又肝肾之风热，子传于母之病也。

解颅者有二：或生下之后，头缝四

---

① 不译：人民卫生出版社 1959 年铅印横排本为“不详”。

② 丸：原作“之”，据忠信堂本、保婴堂本改。

③ 骨：原作“肾”，据忠信堂本改。

破，头皮光急，日渐长大，眼楞紧小，此髓热也。

又有生下五六个月后，囟门已合而复开者，此等小儿，大数难养。肾肝风热之病，宜加味泻青丸主之，所谓实则泻其子也。芦荟泻青丸加黄柏、黄芩、黄连各等分。研末，蜜丸服。

服疳者，小儿生后，生疮成饼，状如覆盘，此风热也。宜加味泻青丸主之，加蔓荆子、白蒺藜（炒）。

脊疳者，小儿疳瘦，脊如锯齿，肋骨高起，拍之有声，宜集圣丸加龙胆草、栀子仁、黄柏，同为丸服。

齿根黑烂，臭息出血者，名走马疳，橡斗散主之。

橡斗散

栎橡子壳不拘多少，入盐填满，二斗相合，放火中烧过，研末搽牙

予有一孙无父，周岁生走马牙疳。予用尿桶底白垽[①]（刮下，新瓦上火焙干）五分，五倍子内虫灰三分，鼠妇（焙干）三分，枯白矾一钱。共为末，先用腊茶叶浸，米泔水洗净，以药敷之神效。名曰不二散。

儿有大病，暴喑失声者，此肾怯也。宜地黄丸加石菖蒲主之。

痘后小儿，有平时大便常难者，后重者，此肾虚血不足病也。《难经》云：利如下重是也。不可听信庸医，妄用下剂，宜地黄丸加当归二两，火麻仁二两主之。

五脏虚实补泻之法

按：五脏虚实补泻之法，引经解之。经云：邪气盛则实，真气夺则虚。所谓实则泻之者，泻其邪气也；虚则补之者，补其真气也。如真气实则为无病儿矣，岂有泻之者乎。云肝常有余，脾常不足者，此却是本脏之气也。盖肝乃少阳之气，儿之初生，如木方萌，乃少阳生长之气，以渐而壮，故有余也。肠胃脆薄，谷气未充，此脾所以不足也。

小儿五色修明，声音清响，此心肺之气足也。乳食能进，大小便调，此肠胃之气足也。手足和暖，筋骨刚健，此皆肾肝之气足也。是谓无病易养，不宜妄投药饵，诛伐无过也。

如面色皖白，声音微小，此心肺不足也。乳食减少，吐痢频并，此肠胃不足也。颅解项软，手足痿弱，此肝肾不足也。是儿多病难养。此以形体之虚实，辨五脏之强弱也。有病者，各宜随五脏之虚实，按方治之。

小儿热症有七：面囟红[②]，大便秘，小便黄，渴不止，上气急，脉弦急，足胫热。以上不宜服热药。

小儿冷症有七：面皖白，粪青色，腹虚胀，眼珠青，呕奶乳，脉微沉，足胫冷。以上不宜服寒药。

此热证者，邪气实也，宜用寒凉泻之，如服热药，谓之实实。

此寒症者，真气虚也，宜用温热补之，如服寒药，谓之虚虚。

经云：毋实实，毋虚虚，毋夭人长命，此之谓也。

因五邪之气所生病

经云：春伤于风，夏生飧泄。飧泄者，谓谷食不化也。

《发挥》云：《难经》有五泻之辨。《脉诀》云：湿多成五泻。又有胃风汤证，虽大小不同，间亦有之，不可不知也。

如伤风吐泻者，风属水，脾胃属土，

---

① 垽（yìn 胤）：垢凝曰垽。

② 面囟红：人民卫生出版社 1959 年铅印横排本为“面腮红”。

土虚拔[1]木乘之。水谷不化，谓之完谷也，此从胃中来故不化。若自小肠来，则半腐化，出来成糟粕矣。自大肠来，水谷已别，谷多水少矣。故伤风飧泻，有恶风表证者，宜发散之，桂枝汤加羌活、防风、黄芩，或泻青丸去大黄，加炙甘草，或加减败毒散。无表证者神术散。风疟柴苓汤。

加减败毒散

古方去独活　枳壳　加当归各等分　姜枣引

神术散　治春伤于风，夏生飧泄。

苍术一钱半　藁本　川芎各六分　羌活四分　甘草炙，六分　细辛二分

上为末，分二服，姜水煎。

如下鲜血者，此风热也。胃风汤主之。

伤风咳嗽，此风入肺也。宜发散，人参荆芥散主之。见惊风条内。

夏月伤暑作吐泻者，宜加味五苓散主之。

猪苓　泽泻　白术　白茯苓　桂枝　藿香叶　砂仁各等分

上为末，白汤化下。

夏月泄泻，小儿极多，治有三法。清暑者一也，利小便二也，温中三也。以凉药止之，治坏病也。

《发挥》云：初泻有发热口渴者，此宜以清暑气为先，不可便用理中汤丸。内有热，恐干姜犯时禁，加减香薷饮主之。

香薷　黄连　炙甘草各等分

上煎汤热服。或理中汤丸冷服之，或六一散，生姜汤调服。

如初水泻无热渴者，不可服玉露散太多，恐犯胃气也。宜理中汤藿香煎成汤，澄冷服，或理中丸用冷水化开服之。

玉露散

寒水石煅　滑石各三两　甘草末一两　共研匀，冷水调服。

如上法不止者，宜利小便。有热有渴者，六一散同服；无热无渴者，入理中丸化开服之。此吾家传治夏月泻泄之良方也。从吾法者，有发有降；违吾教者，得少失多。详见前。

予甘妾初生男未周岁，六月病泻。妾兄甘大用，吾所传者，治之不效，反加大热大渴。予归问，曰所服者理中丸。吾盖料其不知用热远热之戒，犯时禁也。乃制玉露散以解时令之热，冷水调服，一剂而安。玉露散自此收入小儿方也。

又本县一屠家徐姓者，有儿十二岁，六月病泻。请大用，用因前失，以玉露服之，不知中病即止，恐犯胃气之戒，又失之。此儿初服药后，泻渴俱止，再服之泻亦甚[2]，又服之，大热大渴，面赤如火，张口喘呼。用见事急，自邀我同看。予问：所服者何药也？云：前所制玉露散也。又问：服几次？其父母应云：初服一次效，后连服三日，越服越不好，望相公救之。予教用理中汤，加熟附子一片服之。又教云：服药后若安静即止药，若烦躁再与一剂。用受教往治，果加烦躁，连进二服而安。用获厚谢，特至吾家拜曰：以报日前之教。因问予：二子病证相同，治法各别，何也？予曰：夏至后泻者，七分热三分寒。治此泻者，当七分寒药，三分热药。前证因汝多服理中汤，犯用热远热之戒，故用玉露散以解火令之热；后证因汝过服玉露散，伤其中气。故用理中汤加附子以救里也。用曰：何以安静者不治，烦躁者反可治也？曰：夏至后，姤卦用事，伏阴在内。六月建未，其位在坤，

① 拔：人民卫生出版社1959年铅印横排本为“故”。
② 泻亦甚：人民卫生出版社1959年铅印横排本为“泻益甚”。

坤为腹而属土，土爱暖而恶寒。玉露性寒，伤其脾土，阴甚于内，阳脱于外，故用理中附子之辛热，所以收敛欲脱之阳，胜其方长之阴。服药安静者，脾以败绝，投药不知，故不可治；加烦躁者，寒热相搏，脾有生意，故再投药，使胜其寒也。用曰：如此神妙，予初何以知之，下次治此热泻，当如之何？予曰：看其病证何如。泻多热渴少者，急以温中为主，先进理中汤，后以玉露散微解之，不渴者不必用也。先火热火渴泻少者，此里热甚也，急解其暑毒，以玉露散解之，热渴略止后，用理中汤补其中气，泄止不可再服也。如渴不止，只用白术散治之，理中、玉露，皆不可服。切记吾言，再勿误也。白术散治泻渴不止要药也，如服白术散，渴泄不止者，此水壅以犯肾，肾得水而反燥，故转渴泄，宜白术散去干葛加炒干姜等分服之，辛以润燥致津液。用自此后，医术渐通，家道颇昌。

暑疟者，柴胡白虎汤，即小柴胡合白虎汤。

暑咳者，甘桔汤合黄连阿胶丸。

经云：夏伤于暑，秋发痎疟。予谓疟之为病，不惟中土有之，凡风寒暑湿，饮食劳倦，皆能为病也。大抵民病疟痢者多。盖四时之气，太阴湿土之令，手太阴肺经受风寒暑湿之气，病疟多；足太阴脾经受饮食水谷之邪，则病痢多。二经俱受邪，则疟又病痢也。病疟者，平疟养脾丸主之；病痢者，和中丸主之。此家传不易之秘法也，宝之重之。勿轻示人也。《难》云：形寒饮冷则伤肺。肺主皮毛，秋冬病宜攻者多。因伤寒得之，鼻塞声重，宜发散，麻黄汤主之。

麻黄连根，水泡，去沫　杏仁去皮尖，炒　生甘草各等分

上用水煎服。热甚者加生石膏末、腊茶叶，名五虎汤，神效。

湿伤肾，利而下重。秋月病痢者，皆肾病也。宜地黄丸去丹皮，加黄柏（酒炒）、破故纸（炒）、小茴香（炒）各二两，干姜（炒黑）五钱。研末，丸服之。

经云：冬伤于寒，春必病温。温者，温热之病也。况冬月暄热令行，则阳气暴泄，不能闭藏，为寒所折，至春则发为热病也。小儿得之，则发疮疹病者，亦温热之类也。如有此气，宜预服代天宣化解毒丸，甚有良验。

附　　录[①]

形气发微论[20]

大哉医乎，其来远矣。粤自混沌既判，鸿荒始分。太阳之轻清者，以气而上浮为天，太阴之重浊者，以形而下凝为地。天确然而位乎上，地焕然而位乎下，于是阳之精者为日，东升而西坠，阴之精者为月，夜见而昼隐，两仪立矣。二曜行焉。于是玄气凝空，水始生也；赤气炫空，火始生也；苍气浮空，木始生也；素气横空，金始生也；黄气际空，土始生也。五行备，万物生，三才之道著矣。是以人之生也，禀天地之阴阳，假父母之精血，交感凝结，以为胞胎也，乾道成男，坤道成女，始自襁褓，以至龆龄，迨其成童，与夫壮年，岂易然哉。故一月之原，有白露之称，二月之胚，有干桃花之譬，及其三月，则先生右肾而为男，阴胞阳也，先生左肾而为女，阳胞阴也。其次肾生脾，脾生肝，肝生肺，肺生心，以生其胜己者。肾属水，故五脏由是为阴。其次心生小肠，小肠生大肠，大肠生胆，胆生胃，胃生膀胱，膀胱生三焦，以生其己胜者[①]。小肠属火，六腑由是为阳。其次三焦生八脉，八脉生十二经，十二经生十二络，十二络生一百八十丝络，一百八十丝络生一百八十缠络，一百八十缠络生三万四千经络，三万四千经络生三百六十五骨节，三百六十五骨节生三百六十五大穴，三百六十五大穴生八万四千毛窍，则耳、目、口、鼻、四肢、百骸之身皆备矣。所谓四月形像具，五月筋骨成，六月毛发生，七月则游其魂，儿能动其左手，八月游其魄，儿能动其右手，九月三转身，十月满足母子分。其中有延月生者，必生贵子，不足日月生者，必生贫贱之人。诞生之后，有变蒸之热，长其精神，壮其筋骨，生其意志，变蒸已毕，一岁期焉。齿生发长，神志有异于前也。故曰：齿者肾之余也，爪者筋之余也，神者气之余也。吁！人身之难得也，如此哉。方其幼也，有如水面之泡，草头之露，气血未定，易寒易热，肠胃软脆，易饥易饱，为母者调摄不得其宜，必不免吐泻惊疳之病矣。及其长也，嗜欲既开，不能修养，是以六气逆侵于其外，七情交战于其中，百忧累其心，万事劳其神，一融之气，安能无病焉。小儿之疮疹，大人之伤寒，尤其甚也，是故圣人不治已病治未病，不治已乱治未乱，大病已成而后药之，乱已成而后治之，亦犹渴而穿井，斗而铸兵，不亦晚乎。

---

(20) 以下七篇为万达本所无，增补自《幼科发挥大全》康熙乙未（五十四年）郑齎校保婴堂梓本。其中《小儿正诀指南赋》系移自《片玉心书》，余篇出处不详，故附于《幼科发挥》万达本书末。

① 己胜：原作“胜己”，据人民卫生出版社 1959 年铅印横排本改。

原　病　论

夫小儿者，幼科也。初生曰婴儿，三岁曰小儿，十岁曰童子。儿有大小之不同，病有浅深之各异，观形察色之殊，望闻问切之间，若能详究于斯，可竭神圣工巧者矣。盖望者鉴貌辨其色也，假如面部左腮属肝，右腮属肺，额属心，鼻属脾，颧属肾。肝病则面青，肺病则面白，心病则面赤，脾病则面黄，肾病则面黑，是乃望而知之也。闻者听声知其症也。假如肝病则声悲，肺病则声促，心病则声雄，脾病则声缓，肾病则声沉，此属于脏。又大肠病则声长，小肠病则声短，胃病则声速，胆病则声清，膀胱病则声微，此属于腑，是乃闻而知之也。问者问病究其原也，假如好食酸则肝病，好食辛则肺病，好食苦则心病，好食甘则脾病，好食盐则肾病，好食热则内寒，好食冷则内热，是乃问而知之也。切者切脉察其病也，假如小儿三岁以下有病。须看男左女右手虎口三关，从第二指侧①，第一节名风关，二节名气关，三节名命关。辨其纹色，紫者属热，红者属寒，青者惊风，白者疳病，黑者中恶，黄者脾之困也。实见红紫可治，黑色则危矣。若见于风关为轻，气关为重，过于命关，则难治矣。至三岁以上，乃以一指按寸、关、尺三部，常以沉实七至为率，添则为热，减则为寒，浮洪风盛，数则多惊，沉迟为虚，沉实为积，是乃切而知之也。大抵小儿之病，大半胎毒，而小半伤食也，其外感风寒之疾十一而已，盖小儿之在胎也，母饥亦饥，母饱亦饱，辛辣适口，胎气随热，情欲无节，或喜怒不常，皆能令子受患。其为母者，胎前既不能谨节，产后尤不能调护，是以惟务姑息，不能防微杜渐，或未满百晬，而遂与酸咸之味，或未及周岁，而辄与肥甘之物，百病由是而生焉。且小儿脾胃，本自娇嫩，易于伤积。乳食伤胃，则为呕吐，乳食伤脾，则为泄泻，吐泻既久，则变缓惊，或为疳病。乳食停积，则生湿痰，痰则生火，痰火变作，则为急惊，或成喉痹，痰火结滞，或成痛吊，或为喘嗽。又如胎寒者，禀受有病也；脐风撮口者，胎元有病也；鹅口口疮者，胃中有湿热也；重舌木舌者，脾经有实火也；走马牙疳者，气虚湿热也；爱吃泥土者，脾脏生疳也；胎惊夜啼者，邪热乘心也；变蒸发热者，胎毒将散也；丹毒者，火行于外也；蕴热者，火积于中也；中恶者，外邪乘也；睡惊者，内火动也；喉痹者，热毒也；眼痛者，火盛也；脓耳肾气上冲也；鼻寒者，邪在胃也；头疮者，热毒攻也；脐疮者，风湿中也；尾骨痛者，阴虚痰也；诸虫痛者，胃气腐也；阴肿疝气者，寒所郁也；盘肠气者，冷所搏也；脱肛者，大肠虚滑也；遗溺者，膀胱冷弱也；尿浊者，湿滞脾胃也；便血者，热传心肺也；下淋者，膀胱郁热也；吐血者，荣卫气逆也；小便不通者，有阴有阳也；大便闭结者，有虚有实也；解颅鹤膝者，胎元不全也；行迟发迟者，气血不充也；龟胸者，肺热胀满也；龟背者，邪风入脊也，语迟者，邪乘心也；齿迟者，肾不足也；疟者，膈上痰结也；痢者，腹中食积也。咳嗽者，肺伤风也；喘急者，痰气盛也；心痛者，虫所啮也；腹痛者，食所伤也。内伤发热，则口苦舌干也；外感发热，则鼻塞声重也；腹胀者，脾胃虚弱也；水肿者，土虚火旺也；黄疸者，脾胃湿热也；斑疹者，阴阳毒气也；自汗者，气虚也，积者有常所，有形之血也；聚者无定位，

---

① 从第二指侧：原作“从第二节侧”，据人民卫生出版社 1959 年铅印横排本改。

无形之气也。胃者主纳受，脾者主运化，脾胃壮实，四肢安宁，脾胃虚弱，百病蜂起，故调理脾胃者，医中之王道也。节戒饮食者，却病之良方也。惊疳积热者，小儿之常病也。望闻问切，医家之大法也。若夫疗病用药，如箭中鹄心，则又可以心悟，而不可以言传也。孟子曰：梓匠轮舆，能与人规矩，不能使人巧，斯言得之矣。

入门审候歌

观形察色辨因由，阴弱阳强法硬柔，
若是伤寒双足冷，要知有热肚皮求。
鼻冷便知是疮疹，耳冷应知风热症，
浑身是热是风寒，上热下冷伤食病。

观面部五脏形歌

心经有冷目无光，面赤须知热病当，
赤在山根惊四足，积看虚空起阴阳。
肝经有冷面微青，有热眉胞赤又临，
发际白言惊风入，食仓黄是积果深。
脾冷应知面色黄，三阳有白热为殃，
青居发际生惊候，唇口皆黄是积伤。
肺经面白冷为由，热赤人中及嘴头，
青在山根惊四足，热居发际积为仇。
面黑应知肾肠寒，食仓红是热须看，
风门黄可言风入，面目微沉于两日。

观面部五色歌

面赤为风热，面青惊可详，
心肝形见此，脉证辨温凉。
脾怯黄疳积，虚寒皖白光，
若逢生黑气，肾败命须亡。

三关脉纹变见歌

鱼刺惊风症莫疑，气关疳病热相随，
命关见此为难治，此是肝家传到脾。
初节悬针泻利生，气关脉热更疳疑，
三关直透黄泉近，此症须知是慢脾。
水字生惊肺受风，气关鸣嗽积痰攻，
医人仔细辨虚实，出命惊疳火症凶。
乙字惊风肝肺随，气关形见发无时，
此形若直命关上，不久相将作慢脾。
曲虫为候主生疳，若见气关积秽肝，
直到命关为不治，须知心脏已传肝。
双环肝脏受疳深，入胃气关吐逆临，
若是命关为死候，枉候医人免劳心。
流珠形见死来侵，面上如斯亦不生，
纵有神丹不可救，医人仔细更叮咛。

小儿正诀指南赋

小儿方术，号曰哑科。口不能言，脉无所视，唯形色以为凭，竭心思而施治。故善养子者，似养龙以调护，不善养子者，如舐犊之爱惜，爱之愈深，害之愈切。乍头温而足冷，忽多啼而叫乱。差之毫厘，失之千里，此无脉之风门，以补造化之不及。肠胃脆薄兮，饮食易伤；筋骨柔弱兮，风寒易袭。父母何知，看承太重，重棉厚袄，反助阳以耗阴。流歠[①]放饭，总败脾而损胃。闻异声，见异物，失以提防；深其居，简其出，过于周密。未期而行立兮，喜其长成。无事而喜笑兮，谓之聪明。一旦病生，而人心戚，不信医而信巫，不求药而求鬼，此人事之不修，谓天命之如此。欲观气色，先分部位，左颊青龙属肝，右颊白虎属肺，天庭高而离阳心火，地阁低而坎阴肾水。鼻在中而脾土为通气，观乎色之所见，知乎病之所起。又况脾应乎唇，肺通乎鼻，舌乃心苗，泪为肝液，胃流注于双颐，肾开窍于两耳，爪则筋之余，而脾为之运，发乃血之余，而肾为之主。脾司手足，肾运齿牙。苟五脏之或衰，即所属之先毙。凡观

① 歠（chuò 绰）：指羹汤之类。

乎外，必知其内。红气现而热蒸，青色露而惊悸。如煤之黑兮，中恶之因，似橘之黄兮，脾虚之谓，白乃疳劳，紫为热极。青遮口角难医，黑掩太阳不治。年寿赤光，多生脓血，山根青黑，频见灾危。虽察色以知乌，岂按图而索骥。朱雀贯于双瞳，火入水乡，青龙达于四白，肝乘肺位，泻痢而带阳须防，咳嗽而拖蓝可忌，疼痛方殷，常面青而唇撮，惊风欲发，先颜赤而目直。火光焰焰，外感风寒，金气浮浮，中脏癖积。乍黄乍白兮，疳热连绵，又赤又青兮，风邪紧急。察之若精，治之得理，鸦声鱼口，枉费精神，肉折皮干，空劳心力，气色改移，形容变易。气乏兮囟门成坑，血衰兮头毛作穗。眼生眵泪兮，肝风昧目，口流痰涎兮，脾冷滞积。面虚目浮，定腹膨而气喘，眉毛频蹙，则肚痛以多啼，蛔出兮脾胃将败，蜃疮兮肛脏先亏。苟瞑眩而弗瘳，纵神仙而何益。手如数物，肝风将发，面若涂朱，心火以炽。坐卧欲冷兮，烦热之攻，伸缩就煖兮，风寒之畏。肚大脚细，脾欲困而成疳，眼瞪口张，热已危而必毙。弄舌脾热，解颅肾惫，重舌木舌，虚热积于心脾，哽气喘气，实火浮于脾肺。龈宣臭露，必是牙疳，哺露丁奚，多缘食积。唇干作渴，肠鸣自利。夜啼分为四症，变蒸周于一年。心热欲言而不能，脾虚无时而好睡，病后失音肾怯，咳嗽失音肺痈。肚痛而清水流出者虫，腹疼而大便酸臭者积。口频撮而肝虚，舌长伸而火炽，龟背兮，肾风入于骨髓，龟胸兮，脏火胀于胸膈。鼻干黑燥，火盛金衰，肚大青筋，木强土坏。丹瘤疮疥，皆胎毒之流连，吐泻疟痢，乃食积之沾滞。不能吮乳者，热在心脾，常欲俯卧者，热蒸肠胃。喜观灯火，烦热在心，爱吃泥土，疳热在脾。腹痛寒侵，口疮热积。脐风忌一腊，火丹畏一周。惊自热来，痫因痰至。吐泻而精神耗散则危，疟痢而饮食减少必瘁。惊本心生，风因肝致，搐分左右，症有顺逆，药分补泻，病有虚实。急惊者，由于积热之深，凉泻便宜。慢惊者，得于大病之后，温补为贵。头摇目窜而气喘兮，上士莫医，口噤鼻张足冷兮，灵丹何济。闭目兮无魂，狂叫兮多祟。不知吞吐者死，反加闷乱者危。既明症候，须知调理。胎毒兮，甘草黄连，食积兮，白术枳壳。急惊搐掣，以导赤泻青，慢惊瘈疭，以补中益气。集圣治疳，备急去积。抱龙丸化痰镇惊，胃苓丸补中开胃。夜啼兮退热清心，晡热兮养血升提。理中主泻，香连止痢。积热不除，凉惊丸大有神功，沉寒难瘳，养脾丸最为秘密。痰火攻兮三黄丸，水谷下兮一粒丹。柴芩治疟，月蝉消痞，潮热金花，咳嗽玉液，疮疥胡麻，丹瘤凉膈。吐泻而渴兮，白术可投；烦热而渴兮，益元为最。丹疹兮消毒，腹痛兮脾积。鼻衄咳血茅花，木舌重舌针刺。口疮不愈者洗心，腹胀不食者平胃。五拗治啼[①]，四苓利水。退黄消肿，胃苓加减以堪行，破积安虫，集圣从容而可治。大抵小儿易为虚实，调理但取其平，补泻无过其剂。尤忌巴牛，勿多金石，辛热走气以耗阴，苦寒败脾而损胃。如逢食积，解之不可或迟，若过虚羸，补之尤为至急。才少俄延[②]，便成劳毙。

---

① 啼：疑为“喘”。

② 才少俄延：原作“才少俄言”，据人民卫生出版社1959年铅印横排本改。

片玉痘疹

傅沛藩　校注

目　　录

卷之一

痘疹碎金赋

痘本胎毒，俗曰天疮。传染由于外感，轻重过于内伤。初起太阳，壬水克乎丙火；后归阳明，血水化为脓浆。所喜者，红活滋润；可畏者，黑陷干黄。势若烧眉，变如反掌。皮肤臭烂，气血郎当。若救焚兮，徙薪何如焦额；似拯溺兮，落井不及宽裳。原夫一元肇化，二索成祥。欲火动而妄作，胎火炽而流殃。啼声骤发，秽毒深藏。命门养火，胞户收铓。待四时之疫疠，动五脏之皮囊。营气逆于肉理，恶血发于膀胱。二火相煽，四大成疮。毒之轻者发则微，贵乎调养；毒之重者发则密，急于提防。至若运气推迁，有于胜复升降；时令乖异，无非寒热温凉。苟阴阳之逆理，为气候之反常。五行郁而灾见，九曜窒而变章。疠气流行，不论郡邑乡党；恶毒传染，岂分黎庶侯王。此则不行于诊，贵在能制其亢。先事解散兮，十全八九；临时区处兮，算为寻常。

大抵气运先岁，痘疹属阳。春夏为顺兮，乐其生长；秋冬为逆兮，恶其收藏。暴寒兮，恐邪毒之郁遏；暴热兮，虑腠理之开张。脓泡春而莫疗，黑陷夏以为殃。秋斑实恶，冬疹非祥。此逆四时之令，休夸三世之方。知其凶而治之，自求怨谤；明其吉而往也，得号医良。

且如证候殊形，脏腑异状。肝主泪而水泡，肺主涕而脓浆。心斑红艳，脾主赤黄。惟肾经之无病，变为黑而可妨。所以观乎外症，因而辨其内脏。呵欠烦闷兮，肝木之因；咳嗽喷嚏兮，肺金之相。手足冷而昏睡兮，脾土困于中央；面目赤而惊悸兮，心火炎于膈上。耳骫[①]属肾，温暖如常。二处灼热兮，下极火旺而必尫。四肢厥冷兮[②]，中州土败而须亡。

先分部位，次察灾祥。阳明布于面中，太阳行于头上。心肺居胸膈之内，肝胆主胁肋之旁。手足司于脾胃，腰背统于膀胱。初证分明，用心想像。泄泻者邪甚于下，呕吐者邪甚于上。气逆而腹痛隐隐，毒深而腰痛皇皇[③]。心热甚而惊搐，胃邪实而颠狂。鼻燥咽干，肺受火邪而液竭；屎硬尿涩，肾因火旺而精亡。气弱少食者，不任其毒；神强能食者，不失其常。

欲决轻重，但观发热；如占顺逆，须认其疮。毒甚兮，身如炎火；热微兮，体或清凉。若寒热之来往，定征兆之佳祥。数番施出兮，春回寒谷；一齐涌出兮，火烈坤冈。蚊迹蚤斑，刻期而为鬼录[④]；蛇皮蚕壳，引日而迈泉乡。不喜朱红，更嫌灰白；最宜苍腊，切忌紫黄。常要明润兮，恐嫩薄之易破；不宜干枯兮，又瘙痒之难当。恶候形现，上工审详。面颊稀而

① 骫：通“尻”（kāo），尾骨。

② 厥冷原脱“兮”，据视履堂本补。

③ 皇皇：同惶惶，心不安貌。

④ 鬼录：旧时迷信，谓冥间死人的名册。

磊落，清安可保；胸膈密而连串，吉凶难量。顶要尖圆，不宜平陷；浆宜饱满，却忌空虚。颜色喜老而愁嫩，皮肤爱糙而怕光。焰起根窠，终防痒塌；丹浮皮肉，心主夭伤。头面预肿兮，三阳亢甚；手足厥发兮，五脏摧伤。疮堆喉舌，毒缠颈项。咽喉痛而呼吸则难，饮食少而吞吐则呛。此天命之安排，岂人力之倚仗。

烦躁闷乱兮，七神离散；谵语眩冒兮，五毒猖狂。鼓颔战慄兮肺败，咬牙口噤[①] 兮肾强。渴不住兮焦膈，泄不止兮肠滑。失声兮咽烂，吼气兮腹胀。昼夜爬搔兮，将荣卫之外脱；乳食断绝兮，必胃气之中伤。肿忽消，毒归于里；色反黑，疔起于疮。食谷则哕兮，在人之寿夭；饮水则喷兮，较医之短长。

轻重反复，调理乖张。轻变重而可畏，重变轻而莫慌。风寒素谨，饮食如常。出入禁乎男女，盖覆适其温凉。内无妄动，治不乖方。此则变轻之候，实为保命之良。若当犯乎禁忌，或误投乎丸汤。徒自肆其房室，不知顺其阴阳。外感不正之气，内伤不时之粮。平人且病，患者敢当？是以顺则逆而逆则险，宜乎轻者重而重则亡[②]。

发自肺经，相连脾脏。气热味辛，燥金受克；形寒饮冷，华盖先伤。浩饮则水来侮土而成泄痢，过食则脾不消谷而作痞胀。皮毛亏损，肌肉虚尪。起发迟而不胖壮，收靥缓而反作脓疮。轻则绵延乎时日，重则泣送于郊邙。如何愚夫之不晓，致生命之早亡。不信医而祷诸神鬼，枉杀牲而号乎穹苍。

药贵中病，医不执方。喜行温补者，动称乎文中；专用凉解者，祖述乎仲阳。贵于因人而治，毋虚虚，毋实实；相时而行，必远热，必远凉。正气为先，戒开门延寇；解毒为急，休视虎如狼。首尾不可汗下，治之要略；缓急各有权宜，法之经常。执其绳墨者，如守株之待兔；惑于方书者，似多歧之亡羊。

且如红焮紫肿兮，凉血为上；灰白平陷兮，补血最良。出不快兮，贵表实而发散可用；便或秘兮，贵里实而疏利何妨[③]。毒不能速解，毒甚者，令微汗之散越；热不以尽除，热剧者，使小便之清长。三阴多寒兮，必投辛热；三阳多热兮，无过苦凉。安可恶寒而喜热，莫知贵阴而贱阳。

是故补气者[④]，参芪白术；养血者，归芎地黄。发散表邪，轻葛根而重官桂；疏通里实，微枳壳而甚大黄。解毒兮芩连栀子；快斑兮，荆防牛蒡。连翘疮中之要领，甘草药中之君王。咽痛求诸甘桔，头肿取夫防羌。木通利其小水，人屎攻其黑疮。气逆兮青皮陈皮，胃寒兮丁香木香。泄泻莫如诃蔻，呕吐陈皮煨姜[⑤]。麦冬[⑥]干葛而止渴，厚朴腹皮而消胀。五味杏仁，伤风者以之定喘；山楂枳实，善食者用之为良。上工司命，推测隐之仁心；神物效灵，起沉疴如反掌。

其诸药物，各有主张。春夏桂枝而少服，秋冬芩连而莫尝。疮若干枯，白术非宜用之品[⑦]；色如红艳，黄芪岂收功之良。里虚少食者，勿投枳实；表实多毒者，休使生姜。汗自出兮，用干葛重虚其表；溺自数兮，加木通再亏其阳。泄泻酸

① 噤字下原衍“断”，据视履堂本删。
② 宜乎轻者重而重见忙：原作“宜乎轻者重则亡”，据上文义改。
③ 贵里实而疏利何妨：原作“贵表实而疏利何妨”，据视履堂本改。
④ 补气下原脱“者”，据视履堂本补。
⑤ 煨姜：原作“麦冬”，据忠信堂本改。
⑥ 麦冬：原作“煨姜”，据视履堂本改。
⑦ 白术非宜用之品，原作“白术非其所异”，据视履堂本改。

臭兮，诃蔻不可遽止；呕吐清冷兮，连栀安得作汤。凡用芩连，必资炒制；如加丁桂，须假寒凉。应制伏而不诛无过，保平和而延寿无疆[①]。

大势若平，余邪须讲。热毒流肝兮，双睛生翳；火邪入脾兮，四肢成疡。口内生疮兮，烂龈破舌；腹中作痢兮，腐胃败肠。皮肤嫩而洗浴太早，因以添热；脏腑虚而肥甘太过，遂致内伤。若中风寒，多为咳嗽；如时挦掐，灌成脓疮[②]。虽多异证[③]，亦有奇方。望月砂退翳有准，穿山甲排毒无双。枳实麦芽山楂子，消宿食而克化；大黄柴葛地骨皮，解余热以清凉。咳嗽以款冬花又用杏仁，痢疾以黄连再同木香。苦参主乎热毒，溺白治其痟疮。用之合宜，工可谓良。

嗟夫！罹此证候，病势非常。外缠皮肉，内连腑脏。改换形容，如蛇脱皮、龙退骨；淋漓脓血，若蚓在灰、鳝在汤。轩岐置而未言，秦汉弃而无方。古无此证，或云起于建武；今有是疾，相传得于南阳。拘于日数者，不知轻重之病；执其偏见者，未[④]察虚实之庞。本温再热，已寒又凉。徒自胶而不变，反斯民而见殃。泄骨髓之真诠，非子孙而不示；受肺腑之秘的，牢记诵而莫忘。

痘名天疮，疹呼麻子。喜红活以为宜，见黑陷而可忌。痘出肺脾，疹连心肺。随时令之寒暄，禁汗下于首尾。吉者，饮食如常而清凉自调；凶者，饮食反常而闭涩不利。咽喉切怕锁缠，面目不宜稠密。汗自出兮，火从汗散；溺自出兮，毒从溺出。疹爱清凉痘爱温，愚夫之言；虚则补而实则泻，兹圣人之大意。

窃谓痘疮，尤为难治，视寒热于天时，分勇怯于人事。发散兮以升麻参苏，调理兮以参芪归术。出太甚者消毒，色灰白者益气。焮肿秘结者黄连可投，痒塌吐泄者木香堪取。解毒兮栀子芩连，温中兮丁香官桂。务在消详，不可急遽。此先祖之秘传，宜子孙之爱惜。

① 保平和而延寿无疆：原作“平和而保万寿无疆”，据视履堂本改。
② 灌成脓疮：原作“灌蚀疮归”，据视履堂本改。
③ 虽多异证：原作“多异证”，据视履堂本改。
④ 未：原作“开”，据视履堂本改。

卷　之　二

痘疹西江月

痘疹毒从何起，母胎火毒流传，生来秽物下喉咽，藏在命门里面。一旦天行时气，感令相火熬煎，毒从骨髓见皮间，彼此一般传染。

五脏各有形症，认时须要分明，往来潮热睡脾经，呵欠烦闷肝症。咳嗽喷嚏受肺，面红惊悸属心，惟肾清净忌邪侵，手足耳尻俱冷。

五脏各有一症，其间治法难同，肝为水泡肺为脓，大小疮形异种。脾症发为疹子，心经现作斑红，肾为黑陷病多凶，纵有灵丹何用？

痘疹要知顺逆，天时人事相随，大端阳火是根基，若遇阴寒不喜。春夏顺而多吉，秋冬逆以何宜，如逢稠蜜必凶危，稀少轻为平易。

治法而今不定，清凉温补分明，各持一见论纷纷，且曰予为神圣。解毒喜行凉泄，补中爱使辛温，不明时令与元神，枉自捕风捉影。

假使天时暄热，辛温助为灾殃，严凝凉解雪加霜，病者如何抵当。勇实再行温补，羸虚又使寒凉，虚虚实实伐元阳，好似隔鞋爬痒。

看取时行疫疠，天时热气炎炎，精神肥健又能飧，解毒清凉甚便。若是风寒太甚，虚羸吐泄连绵，此宜温补法为先，又在医人活变。

痘疹要知轻重，吉凶顺逆精通，毒轻疮少顺家风，汤药不宜妄用。疮密毒重为逆，皮肤寸寸成脓，此般形证例多凶，仔细扶持休纵。

轻者三四次出，头面胸背稀疏，小便清利大便稠，饮食如常充足。重者遍身齐出，状如麻子麦麸，咽痛泄泻闷愁愁，饮食不思可恶。

轻者不须服药，重者吉凶难明，出时红点密如蚊，密似针头血浸。头面预先浮肿，皮肤黑燥黄昏，四肢逆冷哑无声，闷乱凶而死症。

多有先轻后重，只因触犯风寒，房事不避臭腥传，纵口只思生冷。闲杂人带秽物，诸般禽兽臊膻，庸医术浅误汤丸，反使痘疮改变。

重者变轻何以，常常和暖衣衾，房中谨密少人行，饮食如常添进。未见误投汤药，不曾妄啖酸腥，此为人事夺天灵，安可归于有命。

要识痘疮死症，无过五证分明，紫黑喘渴闷何宁，痒塌咬牙寒噤。灰白顶陷腹胀，皮嫩易破成坑，泄泻气促见鬼神，声哑头面足冷。

既识五般死症，其间吉病如何，疮头饱满作脓窠，任是推磨不破。四畔根儿红活，安眠静睡平和，光壮收靥不蹉跎，管取介疾勿药。

黑陷干枯肾败，咬牙寒战肝伤，失声喘气肺即当，泄泻脾虚腹胀。痒塌闷乱心死，狂言见鬼神亡，皮嫩易破气无阳，血便阴崩模样。

首尾不可汗下，汗时腠理开张，风寒易入透斑疮，收靥不齐火旺。误下必犯脾胃，无事自取内伤，泄泻黑陷致倾亡，枉死魂灵飘荡。

大抵痘疮未出，先须升葛参苏，如斯不出汗令疏，红点见时药阻。大便若还秘结，轻轻四顺相扶，假饶自利莫糊涂，只与阎罗掌簿。

调痘无过二法，补中解毒兼行，补中参术草芪苓，枳壳[①]山楂有应。解毒芩连栀柏，连翘枳实防荆，芎归养血妙如神，加减消详前定。

气血要分虚实，但于疮色推求，红焮紫肿血实由，四物内加解毒。灰白中陷气弱，四君子是良谋，略加解毒药相扶，莫使丁香桂附。

但是痘疮初出，如逢热甚昏沉，解毒发散药先行，莫待临渴掘井。桔梗升麻干葛，连翘甘草黄芩，牛蒡栀子木通荆，蝉退防风作引。

若是如常潮热，只须干葛升麻，芩连甘草赤芍加，恶实[②]连翘无价。或用参苏饮子，青皮木香内加，煎来一服胜灵砂，痘见表疏才罢。

初出多生惊搐，急将导赤疏通，木通甘草与防风，生地黄连同用。再着辰砂调服，须臾救醒朦胧，此方端的有神功，管取百发百中。

壮热不曾出现，大便秘结难通，癫狂唇裂眼珠红，此症凶危堪痛。急与芩连栀柏，大黄酒炒疏中，连翘恶实与木通，贯众射干俱用。

自此出而稠密，认他虚实调医，虚家泄泻色如灰，大补煨姜堪取。若是肿焮红绽，芩连栀柏芎归，翘蒡升葛桔草倚，此个真机秘的。

色似涂朱满肉，疮如蚊蚤伤痕，不消三日丧黄泉，切莫再行丸散。若被父母逼勒，要伊死中求生，但将四物入芩连，翘恶甘栀桔梗。

灰白不能起发，又加泄泻频频，温中妙药不宜停，急急扶危济困。当归黄芩白术，甘草干姜人参，木香诃子及青陈，官桂丁香灵应。

毒甚常生咽痛，可怜饮食难尝，甘桔射干与牛蒡，连翘升麻稳当。若是痘堆颈项，此名锁项[③]恓惶，一朝惆怅命将亡，变作喑哑水呛。

起发状如蚕壳，干枯不见水浆，此名血渴毒归脏，不治必然命丧。当归地黄养血，参芪甘草温良，连翘牛蒡与木香，桔梗青皮发旺。

起发常将捻视，切防黑陷来攻，若见黑陷现其中，药点许多妙用。豌豆七粒烧过，乱发火煅和同，珍珠水浸胭脂红，针破搽时胀肿。

药点转加黑陷，丧门吊客匆匆，百祥牛李及宣风，总是脱空卖弄。不如人猫猪犬，各烧存性和同，木香汤引妙无穷，万两黄金何用。

起发若生瘙痒，此于痒塌差殊，伤寒身痒症相宜，血虫[④]疮窠不愈。宜用疏风凉血，荆防翘恶芎归，生黄干葛木通宜，竹叶引煎痒住。

大抵痘宜胀痛，不宜虚痒颠连，只因饮水冷邪干，心火克而闷乱。外用茵陈艾炬，内服参术调元，若还痒止就回生，又怕抓伤正面。

何以正面怕痒，内含五脏精华，假如破损实堪嗟，气散魂飞魄罢。尤忌先伤正

① 枳壳：原作“枳实”，据视履堂本改。
② 恶实：牛蒡子之别名。
③ 锁项：原作“锁膈”，据视履堂本改。
④ 血虫：视履堂本作“血热”，于义见长。

额，心经火带虚邪，几番试验不移差，教与儿孙体察。

人相火居正额，出现胖靥休先，果然额上露其端，记取快依死断。最喜两颐口鼻，始终都在其间，任是稠密势缠绵，到底终无倾险。

起发成浆欲靥，忽然泄泻来攻，此时脾胃不宜空，变出百端可痛。多是内伤饮食，只求药有神功，若还消肿泄淋脓，父母抓魂泣送。

先用人参白术，黄芪炙草煨姜，茯苓诃子及木香，大剂切来温养。不效次求豆蔻，木香陈皮良方，三番只有异功良，此是尽头模样。

记取成浆欲靥，最防厌秽风寒，大黄苍术共烧烟，可解一切秽厌。内服调元饮子，黄芪甘草人参，当归苍术酒芩连，莫犯荆防发散。

到得成浆痘熟，依时都要成痂，若还腐烂臭腥加，此是表虚堪讶。急进参芪归术，荆防苍葛升麻，连翘恶实密蒙花，休得弄真成假。

若是痘疮熟烂，皮破脓血淋漓，内服归术与参芪，恶实连翘官桂。外用多年败草，晒干研细成灰，铺开床席任施为，最解火邪毒气。

痘熟不能收较[①]，反行破损成疮，一时焦痛甚难当，请问如何开放。但取甘草滑石，辰砂[②]真粉清凉，蜜调涂上便安康，此法不留书上。

有等痘疮正气，缘何日久难收，请君仔细问根由，不可临时差谬。或是曾伤冷水，或因秘结热留，此般治法各推求，不枉秘传妙手[③]。

果是曾伤冷水，湿伤脾胃中虚，脾主肌肉待何如，怪抵[④]血脓流注。可用参芪苍白，青陈甘茯无拘，丁香官桂照方书，救里收表妙处。

如是大便秘结，三朝一七未通，此为热气内蒸烘，因此毒难开纵。内服归黄麻子，大黄略加相攻，再行胆导妙无穷，管取成痂去壅。

收后许多余证，医人各要分明，毒流肝脏目生疔，翳障瞳人隐隐。毒入肺脾痈肿，责归手足太阴，内伤外感一时辰，变出各般怪证。

两目急然肿痛，痘家毒入肝经，轻为浮翳掩瞳人，重则终身废病。去翳菊花蝉蜕，蒙花蒺藜谷精，各为细末共和匀，另用猪肝作引。

痈毒发于肢节，常常脓血不干，不知调理早求安，废疾终身为患。内服千金托里，外涂万病金丹，排脓长肉未为难，任是千金不换。

痘后不宜洗澡，痘疤皮嫩易伤，不如禁忌受寒凉，遍体热生痛僵。此因伤寒劳后，不宜官桂麻黄，只用九味羌活汤，又以补中调养。

痘后或伤饮食，致令腹痛难任，不宜转下损脾经，消导方为对证。白术人参枳实，黄连曲麦青陈，山楂白茯与砂仁，积化腹疼俱定。

痘烂不齐收靥，正面灌痛流脓，急防两目毒来攻，解毒清凉好用。酒炒芩连栀柏，连翘蝉蜕木通，升麻蒡子苦参同，细研酒丸酒送。

大凡痘疮一证，名为百岁圣疮，如龙退骨换心肠，又似蝉蜕壳样。出现光壮收靥，落痂颜色相当，不宜黑色在中央，犯着实为魔障[⑤]。

---

① 收较：罗田方言，即“收靥”。

② 辰砂：原作“辰州”，据忠信堂本改。

③ 妙手：原作“肺腑”，据忠信堂本改。

④ 怪抵：俗语“责之”、“表现”的意思。

⑤ 魔障：佛名词，指能夺人生命，障碍善事的恶鬼神。

痘疮终始日子，难以定日为言，俗人不达妙中玄，专把日期来算。人有勇实虚怯，毒分疏密浅深，密深虚怯定绵延，勇实浅疏日短。

痘疮若难捉摸，假如用药如何，常行参术归芎多，甘草黄芪白芍。枳壳木通粘子[①]，连翘桔梗相和，青皮木香茯苓诃，调理阴阳不错。

痘疮若见血证，或从口鼻长流，从口出者势多凶，从鼻出者可救。药用当归芍药，川芎生地升麻，姜炒黄连入内加，服讫血止不怕。

大便若下血饼，痘色灰黑其形，六脉浮洪气纷纷，定是脏腑热蕴。白术猪苓泽泻，更兼肉桂赤苓，生地加入内中存，一服血止为幸。

痘疮虽已泛涨，若见脓不贯充，此为气血内虚空，大补汤宜急用。当归川芎白芍，地黄人参相同，肉桂白术茯苓从，甘草黄芪炙用。

出痘要知吉凶，须将部位消详，如从腮颊及成浆，口唇鼻边先放。此者当为吉论，其他正额堪防，天庭方广两眉眶，切忌如丹模样。

---

① 粘子：即鼠粘子，牛蒡子之别名。

卷　之　三

痘疮始终验方

新著。

一、凡痘疮发热作渴者，乃火邪甚也。用：

人参麦冬散

人参　麦冬　干葛　甘草　乌梅　天花粉　归尾　生地　知母　小木通

如火太甚者，去人参加黄连（酒炒）、连翘、桔梗、牛蒡子（酒炒），打细（同煎）。

水竹叶七皮[①]为引，水煎服。

一凡痘疮发热恶寒咳嗽者，因外感也。用：

参苏饮

人参　半夏　苏叶　陈皮　赤茯苓　甘草　枳壳　干葛　前胡　柴胡　香附　山楂

生姜三片为引，水煎服。

一凡痘疮发热发惊者，乃心肝二经之火甚也。《全书》云：惊痘不须忧，此吉兆也。用：

辰砂导赤散

生地　木通　甘草　辰砂　滑石　黄连

水竹叶、灯心引，水煎服。

服此药惊不退者，用：

泻青散

防风　当归　川芎　胆草　栀子　羌活　小甘草　加滑石

大便秘结者加大黄、竹叶。

灯心引，水煎服。

一凡痘疮发热腹痛者，或吐或泄，或吐酸臭兼食积者，用：

香砂平胃散

木香　砂仁　苍术　厚朴　陈皮　黄芩酒炒　甘草　山楂　麦芽　香附　神曲炒　黄连酒炒　白芍　藿香叶

煨姜三片为引，水煎，空心服。

一凡痘疮发热，唇焦作渴，此火邪内甚也。用：

凉膈散

黄芩　黄连　栀子　黄柏酒炒　连翘　薄荷叶　桔梗　枳壳　麦冬　山楂　天花粉　小木通　生地　大力子酒炒　小甘草

水竹叶、灯心为引，水煎，热服。

一凡痘疮发热，人事昏沉，狂言妄语，大便结，小便赤，或腹痛咽痛者，毒火内甚也。用：

黄连解毒凉膈散

同前方，加大黄（酒炒，煨）、枳实（麸炒）、山楂，微利之。灯心为引，水煎服。

一凡痘发热作渴，时时饮水，面赤唇焦，乃火邪内甚也。看大小便何如，如大便结小便涩者，用：

加减四顺饮

归梢　枳壳　木通　大黄酒炒　生地

---

① 皮：方言，同“片”。

紫草茸 麦冬 干葛 滑石 连翘 天花粉 薄荷叶

竹叶、灯心引，热服。

一凡痘发热作渴，时时饮水，面赤唇焦，此火邪内甚也。若二便如常，用：

麦冬散

麦冬 干葛 小甘草 山楂 黄连酒炒 天花粉 生地

如气虚有汗，加人参、薄荷叶。竹叶、灯心引。

一凡痘疮发热咽痛者，乃毒火内甚上攻。如咽喉作痛，引水难吞者，用：

黄连凉膈甘桔解毒汤

小甘草 桔梗米泔水洗 黄连 黄芩 栀子 黄柏 连翘 薄荷叶 麦冬 大力子酒炒 升麻 山豆根

如火甚加石膏（烧过）二分、知母。

竹叶、灯心引，水煎。

一凡痘发热腰痛者，乃危证也，腰痛肾所主也。用：

人参败毒散 服药效者吉，不功者凶[1]。

人参 羌活 独活 前胡 柴胡 茯苓 甘草 桔梗 川芎 加升麻 干葛 牛蒡子 赤芍 连翘 山楂肉

一凡痘发热，头面先肿者，名大头风，急用：

双解散即防风通圣散

防风 荆芥穗 连翘 甘草 桔梗 黄芩酒炒 赤芍 薄荷叶 归尾 麻黄 川芎 白术 滑石 石膏烧过 加牛蒡子 天花粉

如大便不通，唇裂作渴者，加大黄（酒蒸）、芒硝、枳实（麸炒）、紫草茸、小木通，去白术。

桃仁（去皮尖）为引，水煎，热服。

一凡痘疮如常潮热，时热时退，不渴，二便如常，饮食如常，三日热退痘出，此顺痘也，轻者不须服药，间有潮热未退者，只用升麻葛根汤加减治之。

升麻 干葛 赤芍 甘草 生地 天花粉 木通 桔梗 麦冬 连翘 牛蒡子 薄荷叶 山楂

如热甚者，加酒炒黄连。

竹叶、灯心引。

一凡痘发热，小便不通者，膀胱有热也。用：

八正散

大黄酒炒 滑石 小甘草 赤芍 瞿麦 车前子 木通 赤茯苓 扁蓄

灯心，水竹叶引，水煎，热服。

如人事虚者，去大黄，加泽泻、白术、猪苓。

一凡痘疮现形、夹疹、夹斑者，用：

快斑化毒汤

知母 石膏烧过 小甘草 玄参 连翘 牛蒡子 升麻 干葛 赤芍 天花粉 荆芥

如腹痛，加枳实、木香、青皮、山楂肉、白芍。

如泄，加酒炒黄芩、白芍、白术、茯苓、滑石。

如渴，加麦冬、知母、乌梅。

如痘太薄嫩者，加防风、荆芥、归梢、赤芍、生地、牛蒡、紫草茸、连翘、山楂肉。

如痘太紫者，气实血热也，加归梢、赤芍、生地、紫草茸、防风、荆芥、连翘、桔梗、牛蒡子、黄连（酒炒）、蝉蜕（酒炒）。

如痘出内有焦头带黑陷者，加防风、荆芥、紫草茸、归梢、赤芍、生地、麦冬、蝉蜕（酒炒）、麻黄（酒炒）二分、天花粉，同无价散量人大小治之。

---

① 不功者凶：视履堂本为“不效者凶”。

一凡痘出形三日，依期起发，红活光壮者，不须妄治服药。

一凡起发顶尖四围干枯无水色者，乃气实血虚也，气至而血不至，则当补血泻火，用：

加减四物汤

当归　白芍　川芎　生地　麦冬　紫草茸　防风　白芷　连翘　桔梗　甘草　牛蒡子　加黄芪

一凡起发四围红活有水色者，中心顶陷不起者，乃血实气虚也，血至而气不至，则当补气，用：

保元汤

黄芪　人参　甘草　防风　白芷　牛蒡子　木香　青皮　薄桂　当归　生地　麦冬　桔梗　连翘

大枣、莲肉、糯米为引，水煎，空心服。

一凡痘疮四围红活，当起不起，顶陷四围无水色，或灰白色，乃气血俱虚也。用：

十全大补汤

人参　白术　白茯苓　甘草　当归　紫草茸　川芎　白芍　生地　肉桂　黄芪　麦冬　防风　白芷　连翘

大枣、莲肉引，水煎，调四圣散，空心温服。

一凡起发顶焦，四围干枯无水色，乃火甚血不足也，则当凉血解毒托里，用：

加减四物汤

当归　川芎　赤芍　生地　麦冬　天花粉　连翘　黄连酒炒　白芷　蝉蜕酒炒　黄芪　紫草茸　防风　牛蒡子　甘草炙

水煎，调四圣散服。

一凡痘疮光壮，中虚作泄者，里虚也。用：

四君子汤

人参　白术　陈皮　甘草炙　滑石　泽泻　白茯苓　车前　白芍酒炒

如火甚当解不解，加黄芩（酒炒）、黄连（酒炒）。

一凡光壮而色灰白，里虚作泄，无后重者，此元气下陷也。用：

钱氏异功散

人参　白术　白茯苓　甘草炙　陈皮　莲肉　山药　木香　青皮　诃子面包火煨，取肉　泽泻　升麻　车前炒

如泄而作渴，加干葛、麦冬、天花粉、乌梅。

大枣、糯米、莲肉引，水煎，空心服。

如服此药，寒甚而泄不止者，加炒干姜、丁香。

一凡痘光壮养浆而时常作渴者，乃津液不足也。用：

人参麦冬散

人参　麦冬　干葛　甘草　天花粉　乌梅

水煎服。

一凡收靥时时作渴，泄泻者，用：

白术散

人参　白术　白茯苓　甘草　木香　天花粉　干葛　藿香　麦冬　白芍　莲肉

姜、枣为引，水煎服。

如虚寒甚者，加炒干姜、诃子肉、乌梅。

一凡起发光壮，收靥咽痛者，用：

甘桔汤加减

甘草　桔梗　大力子　天花粉　山豆根　麦冬

水竹叶、灯心引。

一凡收靥腹痛，屎臭泄泻者，兼有食积也。用：

香砂平胃散

木香　砂仁　苍术　厚朴　白茯苓　山楂肉　陈皮　甘草炙　麦芽　白术　人

参

姜枣引，水煎，空心服。

如积甚，里急后重，兼赤白者，用：

香连丸　同保和丸调治。

木香　黄连五钱，用吴茱萸同炒，去茱萸用连　石莲子肉三钱

共为末，醋糊为丸。

一凡收靥泄下脓血者，毒从内收，乃倒陷也，脓血尽自愈，不须服药。

泄痢频频见脓血，此是大肠多蕴热，莫将倒靥一般论，只宜解毒不宜涩。

如痘后便脓血者，此热入大肠也。宜用四物汤加黄连（酒炒）、黄芩（酒炒）、枳壳、荆芥穗，或用黄连解毒汤加生地，切勿作倒靥及用劫涩之药。

一痘疮光壮，浆水不满，收时发毒者，若发一二处毒为顺，不须忧疑；若毒发四五处或六七处者，乃毒气太甚，用：

闻氏异功拔毒千金托里散

人参　芩连栀柏酒炒　贝母　生地　连翘　防风　白芷　天花粉　甘草节　羌活　南星　陈皮　赤芍　木通节　金银花　归尾　山楂　黄芪　川山甲　川续断　荆芥穗　天丁[①]炮过，三钱　川松节三钱　乳香二分　没药二分

研末，化服。

一凡痘当收不收，连绵日久，收靥不齐者，用：

大补汤加减

人参　黄芪　白术　白芷梢　归身　肉桂　白芍　泽泻　滑石　小木通　白茯苓　防风

大枣三枚为引。

---

① 天丁：皂角刺之别名。

卷之四

痘疮始终歌方

新著

痘疮发热多昏睡，呵欠喷嚏又惊悸，或吐或泄寒热生，耳足微凉为少异。

痘疮常治法，初用羌活汤，出后大补散，祖传别有方。

羌活防风升麻葛，桔梗甘草赤芍药，前胡柴胡牛蒡炒，连翘酒洗如神脱。

大补散内用参芪，川芎当归青陈皮，甘草白芍牛蒡炒，连翘木通一剂宜。

痘疹发微热，头面出来稀，颈项胸前少，红润又兼肥，大小便如常，饮食似平时，精神更精爽，出靥尽如期，此是好消息，何劳妙手医。

热甚又烦躁，精神不明了，大小便闭涩，吐泻或吐呕，虚肿咽喉呛，渴甚食渐少，饮食都不思，闷乱眼又胀，肚胀气上喘，个个必死亡。

第一发，羌活防风荆芥桔，升麻干葛赤芍药，木通连翘甘草节。

第二散，升麻干葛赤芍好[①]，防风木通荆芥穗，甘桔连翘牛蒡炒。

第三消，甘桔荆防赤芍翘，升麻木通牛蒡子，酒炒芩栀解毒高。

第四除，荆防甘桔木通拘，酒炒芩栀翘赤芍，归梢生地鼠粘如。

第五斑，归梢赤芍鼠翘甘，生地木通荆芥穗，芩栀酒炒退红鲜。

第六毒，当归赤芍生地助，甘草木通牛蒡子，枳壳连翘加赤茯。

第七解，当归白芍黄芪採，木通枳壳生甘草，荆芥防风还可买。

第八调，人参黄芪甘草谋，木通归身白芍药，陈皮枳壳白芷梢。

第九和，参芪白术不用多，白芍当归甘草炙，陈皮枳壳茯苓多。

第十保，参芪白术炙甘草，当归白芍生地黄，枳壳陈皮山楂讨。

第十一养，黄芪人参白术讲，归身白芍白茯苓，甘草陈皮气血长。

第十二病，参芪白术甘草定，归身白芍麦门冬，陈皮茯苓方可进。

第十三身，参芪白术甘茯苓，归身麦冬白芍药，陈皮青皮山楂寻。

第十四安，参芪归术茯苓甘，白芍川芎麦地黄，青皮楂子枣同煎。

痘初如作泻，火甚里又热，黄芩白芍药，升麻甘草节，木通赤茯苓，泄止添欢悦。

痘中如作泻，人参白术切，茯苓炙甘草，白芍官桂设，更加诃子肉，补中兼劫涩。

痘疮如秘结，导法真可绝，芩栀用酒炒，通翘甘枳桔，紫草生地黄，麻仁润干涩，甚加酒大黄，谨慎勿妄泻。

痘疮如作渴，火甚津液涸，人参麦门冬，升麻白粉葛，知母生地黄，天花粉一

---

① 升麻干葛赤芍好：原作“升麻干葛赤芍羡”，据视履堂本改。

合，甘草酒芩连，此法永不错。

痘疮太红艳，血热防多变，归梢生地黄，赤芍紫草见，升麻木通翘，荆防牛蒡研，甘草酒芩栀，不退有后患。

痘疮灰白色，气血两虚说，归芎赤芍药，参芪甘草节，木香桂少加，生地能活血，食少加陈皮，渴多麦门冬。

痘疮黑陷枯，当归赤芍求，生地[①]甘草节，防风荆芥牛，木通翘紫草，人参正气扶，麻黄蜜酒炒，烧粪解人忧。

痘疮如腹胀，看他大便样，便结里气实，急用酒大黄，枳壳槟榔朴，再用胆导方。泄泻里气虚，参术茯木香，青皮炒厚朴，枳壳腹皮姜。

痘疮出太红，血热用归梢，生地赤芍桔，防风红花甘，木通牛蒡子，连翘淡竹叶。

痘疮出密要解毒，甘桔荆防蒡翘助，青皮山楂赤芍药，红花木通要常服，起发之时加当归，匀气和血补不足。

痘收破皮不结痂，人参黄芪甘草佳，白术防风香白芷，青皮七味免咨嗟。

外附方：治痘疮收后落靥，肉色不红，遍身肉色尽白者。时罗田西门王紫玉所生一女名折哥有此症，日夜无时啼哭，遍身潮热，不思乳食。予曰：此症若不急治，或一月二月或四十日，或二三年潮热不退者，纵有灵丹亦不可治，必致成疳而死。紫玉不信吾言，其女果死矣。后紫玉之长子名逢老哥出痘疮[②]，痘疹[③]亦有此症。渠问予曰：小儿此症当服何药？吾答曰：要先服十全大补汤数剂，后服三合汤治之，其热即退，其哭即止。俟遍身头面手足痘疤肉色尽红，方可止药。后服加减八宝汤，果得保全[④]安。

三合汤：即四君子、四物汤，加半夏、陈皮，莲肉十五粒，大胶枣二个、糯米四十九粒、煨姜三片为引，水一碗，煎六分，空心温服。若小儿，茶盅一盅水，止煎四分。

此症若未出痘，先生疮日久，气血俱虚而有痰滞，气不得行，气不行则血不行而成大疾病矣。

---

① 生地：原作“生黄”，据忠信堂本改。

② 痘疮：视履堂本作“痘疮”。

③ 痘疹：视履堂本作“收后”，于义见长。

④ 果得保全下原衍“安”，据视履堂本删。

卷　之　五

痘疹总论方略

痘疹本是胎时结，发时须待际时行，
如逢疫疠将行后，预解汤丸最有灵。

凡痘疹之病，皆因父母胎毒蓄于命门之中。命门者，右肾相火也，为人身生化之本。或遇冬温阳气暴泄，人则感之，触动相火，至春夏生长之时即发，传染相似，是谓天行疫疠也。未出痘疹者，但觉冬温，宜先服解毒之药，如辰砂散、三豆汤、代天宣化丸频与之，使毒易出易靥，无倾覆留连之患也。

凡小儿未出痘疹之先，欲预防者，只服代天宣化丸甚效，不可妄下以损胃气。又如古方辰砂散、油饮子、龙飞膏，予曾试之，未见其效，故未并录。

凡值天时不正，乡邑瘟疮盛发，此天行正令也。欲预防者，只服宣化丸。如脾胃素弱者，更宜调其胃气，适其寒温，节其乳食，间以四君子汤加山楂、枳实、青皮、木香之属与之，使胃气和畅，荣卫流通，其疮易出易靥也。

三豆汤方

赤小豆　黑大豆　绿豆各一升　小甘草三两，生锉

以三豆淘净，同甘草入雪水八升（若无雪水，用长流水代之），煮豆熟为度，去甘草，将豆晒干，又入，再浸再晒，汁尽为度，逐日取豆水煮，任意服之。

代天宣化丸

人中黄属土，甲巳年为君　黄芩属金，乙庚年为君　黄柏属水，丙辛年为君　栀子仁属木，丁壬年为君　黄连属火，戊癸年为君　苦参为佐　荆芥穗为佐　防风去芦，为佐　连翘去心酒洗，为佐　山豆根为佐　牛蒡子酒淘，炒，为佐　紫苏叶为佐

数药先视年之所属者以为君，其余主岁者以为臣。为君者倍之，为臣者半之，为佐者如臣四分之三。冬至之日修合为末，取雪水煮升麻，加竹沥，调神曲为丸，用辰砂、雄黄为衣，每服竹叶汤下。

制人中黄法：取大甘草不拘多少，纳于新竹节中，紧塞无节空处，放在屎缸中浸七七日，取出晒干听用。

预知痘疹吉凶机，气色都于面部推，
年寿山根尤紧要，红黄吉兆黑有危。
未病之先有上工，能言轻重吉和凶，
不离气色分清浊，脏腑几微阿睹中。

痘疹未出之先，欲知吉凶轻重者，但于面部推之。其色红黄明润者吉，青黑昏黯者凶。相书以山根管命宫，年上管疾厄，所以二处尤为紧要也。

首尾汗下须不宜，刻舟求剑[①] 岂通医，
若分虚实能机变，可夺乾坤造化机。

首尾不可汗下，此诚古人深戒之言。然亦自其平症语之耳。若遇风寒外袭，应出不出，则汗剂亦可用也。如大便连日不行，烦闷狂躁，不与下之，宁不夭人命

---

① 刻舟求剑：原作“刻舟计剑”，据视履堂本改。

乎？是下剂亦可用也。但能消息虚实与时权变，斯可为通医矣。

始终通便自调佳，便若艰难事可嗟，
腹胀喘呼多壅遏，急行疏导解留邪。

此言可利则利者也。大抵痘疮始终小便长而大便润者为顺。若小便或秘，急宜利其小便。若利小便宜用八正散。

八正散

木通　滑石　甘草　连翘　升麻　猪苓　淡竹叶　赤茯苓　瞿麦

灯心水煎服。

如利大便，宜用通幽汤。

通幽汤

紫草　归梢　生地　麻仁研　枳壳　酒大黄　槟榔　红花　桃仁泥

水煎服。

痘疹症候贵和中，胃气之中最要清，
弦急浮洪休太过，微迟短涩是虚因。

夫人以胃气为主，所谓弦不弦而石不石也。太过为实，不及为虚，最宜消息。

损塌方将倒陷时，急凭神物强扶持，
虚中补痘无流毒，复肿成脓吉可知。

疹子损破平塌，谓之陷伏，急用神方托里发表，解毒和中。须要无痘处再出一层，谓之补虚。损破者，复肿灌脓方是吉兆也。服药无灵者勿治之。

陷伏须分实与虚，莫将补泻混同施，
若能临症加斟酌，起死回生只一时。
痘疹伤寒症一般，上工临病把书看，
莫将汗下轻相试，解表中和命快然。

痘疹发热与伤寒相似，但伤寒只见一经形症。若痘疹则五脏之症皆见。如呵欠烦闷，肝症也；乍冷乍热，手足梢冷，好睡，脾症也；面燥腮赤，咳嗽喷嚏肺症也；惊悸，心症也；骫凉足凉，肾之平症也。

以上诸症，独见多者，即主其脏之毒，特甚者治之。

如肝症多，用川芎、栀子仁、青皮之属。

如肺症多，用黄芩、知母、地骨皮之属。

如心症多，用黄连、木通之属。

如脾症多，用防风、甘草之属。

惟肾不可有症，如耳热、骫热，则邪在于肾，用黄柏、木通、茯苓、猪苓之属，此其大略也，临机应变，存乎人焉。凡痘疹未出，疑似之间，不可妄用汗下之药。汗则虚其表而难成就，下则虚其里而易倒陷，古人戒汗下者，卫生严矣。

大法治痘不过解表[①] 和中解毒而已。解表如防风、荆芥穗、升麻、葛根之类；和中如人参、白术、当归、川芎、陈皮、甘草之类；解毒如酒炒芩连、牛蒡子、连翘、栀子之类也。古人谓如庖人蒸笼之法，欲其鬆者，此之谓也。

痘疹为阳待热成，微微发热始和平，
假如太热身如火，解毒尝教小便清。

凡痘疹属阳，非热不成，故治痘不可尽除热。如热太甚者，毒未发尽，只宜解毒兼利小便，宜以加味连翘升麻葛根汤主之。

连翘去心酒洗　升麻酒洗　葛根切　赤芍　桔梗泔浸　甘草梢　酒芩　酒栀子　木通酒洗　麦冬去心　牛蒡子酒淘，炒研　白滑石

上锉，水一盏，淡竹叶、灯心为引，煎服，不拘时下。兼服牛黄丸亦可。

始终能食最为良，平日为人脾胃强，
食少即防中气弱，淹留引入变疡疮。

痘疮始终能食者，其人脾胃素强，自然气充实，易出易靥。若一旦食减，即问或咽喉肿痛，或伤何饮食，依法治之。若咽喉肿痛者，治以：

---

① 解表：原作“表里”，据后文义改。

加味甘桔汤

甘草　桔梗　牛蒡炒，研　射干　升麻　荆芥

橘皮汤

陈皮　青皮　枳壳炒　木香　甘草　山楂肉　白茯苓

水一盏，大麦芽（炒）一撮为引，煎服，不拘时。

如非二症，乃脾胃气弱不能消食，宜治以：

参苓白术散

人参　白茯苓　白术去芦，炒　粉草　山楂肉　陈皮　桔梗　木香　枳壳炒

水一盏，捶碎，砂仁一个入内为引，不拘时服。

最宜安静号和平，表里无邪志自宁，

忽然躁烦宜详审，又怕亡神转闷昏。

痘疮以安静为贵，此表里无邪不必服药。但有烦躁者，必毒气壅并，表里不宁，且审谛之。如爬搔不宁者疮痒也。不宁者里热也。呻吟者痛也。非折肱之手，岂能识其病而用药也。

治痘先须顺四时，风寒暑温[①]一同推，

莫教异气来相触，反复灾危在霎时。

大凡治病之道，春夏养阳，秋冬养阴。故春病治在肝，夏病治在心，秋病治在肺，冬病治在肾，不可逆也。治痘之人，切须识此，而勿使有误也。如天有烈风暴雨，酷暑严寒，常要谨其帷帐，适其寒温，寒则盖覆欲厚，热则居处欲清。苟伤热则血气淖泽而疮易腐烂，偏寒则血气凝滞而疮难起发。若有触犯，轻者变重，卒生异症，是谓灾怪也。如暴风连日而有伤风之症者，宜治以：

桂枝葛根汤

桂枝　赤芍　干葛　甘草　防风

水一盏，姜一小片，枣一枚，煎七分热服。

如寒威凛冽而有伤风之症者，宜治以：

正气散

甘草炙，三分半　陈皮　木香　苍术各半两　厚朴姜制　麻黄　官桂各三分

水一盏，姜一片，大枣一枚，煎七分，热服。

若酷热熏蒸，有热病者，宜以：

人参白虎汤

人参　知母　石膏　甘草　香薷　麦冬　藿香

水一盏，淡竹叶、粳米、白扁豆（炒过）为引，煎服。

若雨久浸湿[②]，有受湿症者，宜以：

胃苓汤

苍术泔水制　陈皮　甘草炙　猪苓去黑皮　泽泻　白术　赤茯苓　官桂

水一盅，煎七分、温服。

上方要在适中，无犯正气而已。

痘虚皆言[③]要补脾，补中有害少人知，

虚虚实实休轻放，审症施方贵合宜。

凡痘疹始终以脾胃为主，若饮食如常，六腑充实，此脾胃本强，不须服药。今人不论虚实，概以四君子汤与之，谓之实实，益增烦躁，害匪轻也。故曰药不执方，合宜而用。大抵不能食，常泄泻，疮灰白者，此气虚也，宜以：

四君子汤

人参　白术　白茯苓　甘草热甚生用，补虚炙用

---

① 风寒暑温：忠信堂本作“风寒暑湿”，于义见长。
② 湿：忠信堂本作“淫”，于义见长。
③ 言：原作“吉”，据忠信堂本改。

水煎服。

若能饮食，大便闭塞，疮焮肿者，此血热也，宜以四物汤加解毒药。

当归身　川芎　生地　芍药热甚用赤，兼补用白

水煎服。

卷　之　六

发热症治歌括①

凡一十五首

痘证未形先发热，吉凶轻重如何说，
热轻毒浅吉堪云，热重毒深凶可说。

凡发热乍进乍退与微热者，其痘必稀而轻，毒亦浅，不必服药。若蒸蒸作热，烦躁昏眩，其痘必密而重，毒亦深，宜以发表解毒托里。

加味葛根汤

升麻　干葛　赤芍　甘草　荆芥穗　柴胡　牛蒡子炒　桔梗泔洗　连翘　木通　防风

水一盏，淡竹叶为引。如大便结加紫草、红花，作渴加麦冬、天花粉，腹痛加酒大黄，若闭结亦用酒大黄主之。

发热而渴热在里，切忌生冷及冷水，
生津解毒口中和，小渴任之而已矣。

凡发热作渴，此痘毒内蒸，销其津液，故令人口干而渴。微者，频与炒米汤饮之，切不可以冷水、冻柿、柑、梨、西瓜、菱角食之，反伤胃气，亦不可以椒姜汤饮之，恐生痘毒而有变化也。渴甚不止者，宜以葛根汤加解毒药。

生葛汁如无，葛粉代之　天花粉　粉草取粉用　升麻　麦冬　茅根汁　生地　酒芩

水煎众药，和汁服之。

如痘已出齐，或起发或收靥而渴不止者，以：

人参麦冬散

人参　麦冬　葛根　白术　甘草　天花粉　酒芩

水煎，和竹沥乳汁服。

如泄泻不止更渴者，此脾胃虚弱，宜以：

参苓白术散

人参　白茯苓　白术　木香　甘草炙　干葛　藿香叶炙，等分

以上六味倍用水煎服。

发热腹中急痛时，毒攻于里不须疑，
大便秘结宜攻下，莫待临危悔却迟。

诀云：发热腹内痛，斑疮腹内攻，发多防不远，发少更防痈。可见痘疹腹痛者，即当托里，使毒得散，不可逡巡以致后难也。若能饮食如常而腹痛者，用：

化毒汤

葛根　白芍　甘草　青皮　木香　枳壳　山楂　连翘

水煎服。

若大便秘结，烦躁作渴腹痛者，宜以：

三黄解毒汤

酒芩　酒连　紫草　红花　枳实　当归梢　木通　酒大黄　槟榔

水煎服。

若泄泻腹痛者，宜以：

---

① 发热症治歌括：原作“发热症治括”，原目录中又作“发热症治”，据视履堂本改定。后各卷标题名仿此。

建中托里汤

黄芪　官桂　白芍　人参　白术　升麻酒炒　甘草

水煎服。或桂枝大黄汤亦可。

发热腰痛毒气深，几人此病得惺惺，

人参败毒真奇绝，痛减疮稀免损倾。

此痘疮发热腰痛者，其症最恶，宜速用：

人参败毒散　若服此药痛止者吉，不止者凶。

人参　甘草　升麻　干姜　白茯苓　桔梗　枳壳　川芎　柴胡　前胡　独活

水一盏，姜为引，煎七分，入竹沥同服。或五苓散[①]加独活通用亦可。

惟有痘疮能发搐，要识病源属肝木，

木能胜脾又归心，风火相争脾不足。

凡痘疮发热有惊搐者，因木邪盛而侮土，以：

导赤散　加辰砂服之即止。

生地黄　木通　小甘草　防风　薄荷叶

灯心引，水煎服。此惊痘甚好，以搐搦发散于四肢。

如痘应出不出，搐搦不止，用：

泻青导赤散

当归梢　木通　甘草　栀子仁酒炒　羌活　防风　川芎　酒连　淡竹叶

灯心引，水煎，和竹沥服之。

如不搐，但心烦啼哭者，用：

麦冬导赤散

木通　麦冬　甘草　栀子仁酒炒

灯心引，水煎服。

如痘已收靥，余热不退而发搐搦者，此慢惊之类也，多不可治。但父母不忍坐视，请而治之，宜用宁神汤合抱龙丸治之，轻者可愈。

宁神汤

石菖蒲　茯神　栀子仁酒炒　甘草炙　黄连　木通

灯心引，水煎，入竹沥同服。如虚加人参。

抱龙丸

胆星四钱　天竺黄五分　牛黄二分　辰砂二钱　雄黄五分

共为末，甘草水煮，蒸饼为丸，不用麝香，以痘疮忌故耳。

制胆星法：腊月收牯牛胆大者一枚，用南星去皮为末，倾出胆汁相和，再入胆中悬挂天德方上[②]，自阴干取用。

发热吐泄如并作，上下毒出无郁兆，

三焦火甚热中求，日久不止脾胃弱。

凡痘疮发热有呕吐者，有泄泻者，有吐泄并作者，不可骤止之，令毒上下得出也。但痘疮见形吐泄即止者，吉兆也。如久不止，先用理中汤和之。

人参　白术炙　干姜[③]　升麻酒炒　炙草

水煎服。

如泄仍不止，用豆蔻丸治之。

木香三钱　砂仁二钱　肉豆蔻面裹煨，五钱　赤石脂七钱五分　白龙骨五钱　白枯矾七钱五分　诃黎勒肉五钱

共为末，水糊丸，如粟米大，三岁五十丸，四岁以下一百丸，陈米饮下。吐泄既止之后，更服调中汤，使脾胃气实，其痘易壮而易靥也。

调中汤

人参　黄芪　炙草　白术　白芍酒炒　木香　陈皮

枣为引，水煎服。

如三焦火热甚者，又以清凉之剂解之。

---

① 五苓散：原作“五灵散”，据忠信堂本改。
② 上：原作“止”，据视履堂本改。
③ 干姜：原作“甘草炙”，据忠信堂本改。

发热狂言如见鬼，神识不清毒深取，
镇神解毒以平期，一向不止应不起。

凡痘疮发热，妄有所见而谵[①]（南占二音）语者，皆昏昏好睡，梦中语喃喃者，或狂欲走，寻衣摸床者，皆毒气内攻，神识[②]不清所为也。急用镇神解毒之药，以辰砂导赤汤主之。

人参　白术　黄连炒　栀子炒　木通　石菖蒲　麦冬　辰砂另研

灯心，水煎，入竹沥，调辰砂、牛黄末服之。若复旧则吉，不止则凶，不可治也。

遍身发热四肢寒，脾胃虚弱理须参，
补中益气令和暖，疮盛仍前急买棺。

凡痘疮遍身宜热，独耳骩二处宜凉。所以疮疹之症，头宜凉，手足宜温。若反冷者，此脾胃虚弱也。四肢者，脾胃之所主，用：

补中益气汤

人参　黄芪　白术　炙草　官桂　归身　陈皮

病甚者加熟附子，水煎服。如服此汤，手足暖者生，厥逆不退者死。

发热熏蒸血妄行，不知何道[③]血如便[④]，
但从鼻出方无忌，别道来时总不应。

人身之血不可妄动。痘疹之火，熏灼于内，迫血妄行，随火而动，或从口出，或从大、小便出，皆死证也。但从鼻出，或有可救之理，宜治之，用：

玄参解毒汤

玄参　生芩　栀子炒焦　桔梗　甘草　生地黄　干葛　荆芥穗

水煎，入茅根汁，加京墨和饮。若疹，烦躁不能收摄，出血不止，此阳痘出血之证，多不可治。

昼夜发热浑不歇，口舌生疮唇破裂，
咽喉塞痛食难尝，解毒黄连合甘桔。

凡痘未出而热不止，昼夜烦躁，口舌生疮，唇裂咽痛者，此毒内熏，其热甚急，治不可缓。急用黄连解毒合甘桔汤治之，不改者不治。

酒芩　酒连　酒栀子　石膏　桔梗　甘草　连翘　薄荷叶　荆芥穗　牛蒡子

水煎，和竹沥饮之。

发热身汗不须医，腠理疏通毒发稀，
如恐汗多阳气弱，调元的的有神奇。

凡痘疹发热自汗者，此不必治，盖腠理疏通，毒气泄越，无郁遏也。所以谓古人如疱人蒸笼之法，但欲其松者，正此意也。如恐出汗太多，卫气反弱，痘疮不能成就者，用：

调元汤

黄芩　人参　甘草　黄芪　白术　白芍　麦冬

水煎服。如汗不止，加地骨皮、麻黄根。

以猪心肺煮汤兼饮尤妙。

寒热往来且战兢，表虚邪正得相争，
但得柴葛加官桂，入口能教大势平。

痘疹所忌者，寒战也。如发热之时，憎寒振振战动者，其人表气素虚；痘疹欲出不出者，留连于腠理之间，邪正争攻，振振战者，火之象也。宜用柴葛桂枝汤主之。

柴胡　葛根　甘草　羌活　人参　防风　桂枝　牛蒡子炒

水一盏，淡竹叶十片同煎服。

发热绵绵不见形，其中凶吉事难明，
解肌托里须斟酌，施治详明内外因。

凡痘发热三日便出者，此常期也，如

① 谵（zhán）：病中或梦中呓语。
② 识：原作“宝”，据忠信堂本改。
③ 道：原作“迫”，据忠信堂本改。
④ 便：视履堂本、忠信堂本均作“倾”，于义见长。

过四、五日犹不出，热势绵绵无休歇者，凶吉之兆不可卜也，急与解肌托里，分内外而治之。疏者吉，密者凶。如劳苦之人，皮肤粗厚，腠理闭塞者，及外感风寒，其疮为外邪所遏而不易出者，此外因也，宜用：

麻黄解表汤

麻黄去根节，用蜜与酒炒黑色后听用　羌活　升麻　荆芥穗　葛根　防风　蝉蜕　甘草　桔梗　牛蒡子

水煎服，入烧人屎同服。

如虚吐泄，毒气内陷而不出，及伤饮食陈物，菀茎肠胃之间与毒合并，郁而不出者，此内因也。内虚者，宜用托里，以十补汤主之。

黄芪　人参　当归　厚朴姜制　桔梗　官桂　川芎　防风　甘草　白芷

水煎，调牛蒡子末服。

如内实者宜用：

枳实导滞汤

枳实　连翘　半夏制　酒连　木通　山楂肉　甘草　紫草　酒大黄

水煎，调槟榔末服。

发表时节少定方，古人专用葛根汤，

能通权变知增减，何必多方立纪纲。

时师治痘者，方其发热，但知用葛根汤，一见红点便禁而不用，此仍不知权变也。若医者意也[①]，药不执方，合宜而用。如痘见热除，此表里无邪，不须服药，所以不可再服葛根汤。若痘已见，热甚不退，此毒深于内，尚恐葛根力小不足胜之，宁可止而不饮。

解毒升麻汤最良，红斑虽见饮何妨[②]，

时师胶柱无通变，一见红斑不敢尝。

凡痘发热，初用解毒之剂，要在审证，用药不可草草。详见此门各条之下，庶不重述。但附葛根汤加减之例于后，临证择用可也。

葛根汤

升麻　葛根　芍药　甘草

口渴加天花粉、麦冬、茅根汁。

腹痛加枳实、木通、山楂。

腰膝脚痛加苍术、黄柏、羌活、木通。

头痛加藁本、白芷。

惊搐加木通、竹沥、薄荷叶、灯心。

泄泻加人参、白茯苓、诃子肉、白术。

发狂评语加石菖蒲、栀子仁、木通、辰砂。

四肢冷加人参、黄芪、干姜、官桂。

呕吐加白术、半夏、陈皮。

衄血加茅根汁、山栀、黄芩、玄参。

咽喉痛加桔梗、牛蒡子、射干。

咳嗽加陈皮、苏叶、前胡、枳壳。

大便结加生地、紫草、红花、当归梢。

多叫哭加木通、山栀仁、黄连、麦冬。

吐舌弄舌加黄连、防风、山栀仁。

常用加桔梗、防风、连翘、荆芥穗、大力子。

---

① 若医者意也：原作“若医者重也”，据视履堂本改。

② 妨：原作“防”，据忠信堂本改。

卷之七

见形症治歌括

发热三朝痘出稀，此为吉兆不须医，
先期痘出浑无制，过此多因气血虚。

凡痘发热三日而出，此常期也。依期出而稀者，不须服药。如发热一二日而出者，此毒气太甚，冲击荣卫，一齐涌出，难以制服，大凶之象，必欲治之，不过解毒救里，使无陷伏耳。宜用：

消毒快斑汤

桔梗　甘草节　荆芥穗　防风　赤芍药　黄芪　牛蒡子　当归尾　玄参　连翘　前胡　木通　天花粉

水煎服。

如过期四、五、六日始出者，此血气本虚，不能载毒使之即出，当使之补中托里发表，宜用：

增损八物汤

人参　黄芪　白术　甘草　当归　川芎　牛蒡子炒　荆芥穗　赤芍　防风　连翘　桔梗　葛根

水煎服。

痘出迟迟有数般，皮肤闭塞属风寒，
里虚吐泄宜分治，痘壅三焦治却难。

凡痘出有常期，若应出不出，或外感风寒，六腑闭塞，不能即出，其症头痛身疼，发热无汗，喜盖覆偎倚怀中，此恶风寒之象也，当与发散之，宜用：

加减参苏饮

人参　紫苏叶　葛根　陈皮　前胡　白芷　桔梗　枳壳　甘草　羌活　防风

竹叶为引，水煎服。

若曾吐泻里虚不能快出，宜用：

加减调中汤

人参　白术　黄芪　木香　官桂　白茯苓　半夏　陈皮　甘草

生姜引，水煎服。

如发热烦躁狂妄，大渴唇燥，此毒气壅并，留而不泄。上焦主头面至胸，中焦主肚至脐，下焦主腿至足，毒火蕴于三焦，则荣卫不行，上下不通而死矣。

应出不出起如何，发表奇方效验多，
腹胀便坚烦闷苦，消斑承气救沉疴。

凡痘疮应出不出，或因外感风寒，内虚吐泄，治各不同。如前参苏饮、调中汤、败毒散、葛根汤之类，皆奇方也。若热甚，腹胀气粗，烦躁闷乱，大便秘结者，此毒火内蓄，急以消斑承气汤解之。

枳壳　厚朴　大黄酒炒　黄芩　黄柏　栀子　连翘　木通　甘草

甚者加芒硝。

生姜为引，水煎空心服。一方内加紫草。

痘出热退毒已尽，热如不减毒之甚，
累累常出无定期，外面最怕怪形症。

痘疮之热，毒火为之也。未出之先，其毒在内攻，故发热于外；既出之后，其毒发外攻，热当退者，毒本轻而痘亦稀也。若既出，热仍不减，是毒积于中未可为轻也。急用：

解肌化斑汤

升麻　葛根　木通　牛蒡　桔梗　天花粉　地骨皮　荆芥穗　甘草　黄芩　酒黄柏

大便结者加紫草。

水煎服。服后热渐退，方可言轻，更不退，其痘累累出，痘空，中始虽稀而终朝渐密者，最怕生出他症，或狂妄，或泄泻，或腹痛，或瘙痒，或寒战，或失声，或错喉，或[1]干燥，或喘促黑陷皆不可治矣。

出现先观面部中，其间吉凶妙难通，
绕唇夹颏方为吉，额上眉中总是凶。

凡人之面部，左颊属木，肝也；右颊属金，肺也；颏属水，肾也；鼻属土，脾也。又正额者，太阳之所会；唇颊者，阴阳脉[2]之所经；两耳旁，少阳脉之所过。痘为阳毒，故随阳先见于面。但阳明胃与大肠也，积陈受污，气血俱多，先于其位出现者，吉。若太阳则水火交战之位，少阳则木火相并之冲，若于其位出现者，凶。不但出形，忌于正额、眉间、耳之前后。凡浆收靥，但从此处先者，皆逆象也，多不可治。故不立方。

头面呼为元首尊，咽喉紧隘譬关津，
莫教痘疹多稠密，锁项蒙头事可惊。

经曰：头者，精明之府。又曰：春气者，病在头。可见头者，诸阳之会，为发生之本也。五脏精华皆见于面，是头面者，为人之元首，至尊至贵不可凌犯者也。咽者，胃脘水谷之道路也，主纳而不出。喉者，肺脘呼吸之往来也，主出而不入。人非此，则水谷绝、呼吸废而死矣。故在人身譬之关津隘口焉。痘疹最要头面颈项稀少，如头面多者，谓之蒙头，颈项多者，谓之锁项。蒙头则视听昏废，神明失居，锁项则内者不出，外者不入，正所谓神去则机息，气止则化绝，死之兆也。

头面胸前总要稀，四肢多也不须疑，
遍身碎密多惆怅，疏解当教发透齐。

头面者，诸阳之会也，胸前者，诸阳之所受气也。陈氏曰：痘疮轻者，作三四次出，头面稀少胸前无，以清阳之分，不可浊乱也。四肢虽为阳之本，乃身之所役使者，为卒伍卑贱之职，非若头面为元首之尊，胸膈为心肺之居，故不畏其多也。遍身稠密锁碎者，急为解毒，疏通荣卫，令气得其均，血得其活，一齐起发，无干枯黑痿之变可也。用：

疏毒快斑汤

人参　防风　荆芥穗　连翘　牛蒡子炒　当归　桔梗　甘草　赤芍

热甚加酒芩、酒连、地骨皮。

渴者加葛根、天花粉。

气虚者加黄芪、木香。

便坚者加紫草、枳壳。

溺赤者加车前子、木通。

食少者加白术、山楂、陈皮。

痒者加官桂。

腹胀者加厚朴、大腹皮。

喘咳者加知母、桑白皮。

泄泻加官桂、诃子、干姜。

痛者加白芍、酒芩。

水煎服。

痘疮磊落最为奇，只怕相粘聚作堆，
蚕壳蛇皮生不久，蚤斑蚊迹鬼相随。

凡痘初出，须看相去远近，相去三五寸者一粒，必轻而稀。相去一二寸者，颇密。如二三成丛而出者，必密而重，其候多变痒塌也。如蚕之壳，蛇之皮者，此气至而血不随也。当用行气补血之药，宜以：

防风匀气散

川芎　当归身　赤芍　麦冬　人参

---

① 错喉下原脱“或”，据视履堂本补。

② 阴阳脉：原作“阴阳肺”，据忠信堂本改。

防风　青皮　荆芥穗　木香　官桂　甘草

水煎，不拘时服。

如蚤之斑，蚊之迹者，此血至而气不随也，当凉血补气，宜用：

参芪和气饮

人参　黄芪　连翘　牛蒡炒　酒芩　葛根　蝉蜕　归身梢　木通　甘草　桔梗

水煎服。服后气血随者，吉；如旧者，凶。

一出形来艳色娇，定知皮嫩不坚牢，
溶溶破损生难久，个个成浆喜气饶。

痘疮出形如其平日正色者，吉。痘疮色带艳而赤，其后多皮嫩易破，痒而不可救也。但见带艳者，即防后日痒塌之变，早用疏风固表消毒之药，使血气充实，邪火渐退，正气不亏，光壮干收，如期不乱可也。宜用：

固阳散火汤

人参　黄芪　甘草　升麻　葛根　当归梢　连翘　防风　生地　木通　荆芥穗

水煎服。

最怕头焦乌焠焠，又愁皮嫩水溶溶，
头焦变黑多归肾，皮嫩须防痒塌攻。

痘疮初出，所喜明润而鲜也，坚实而厚也。若头焦带黑，此毒在血分，不急治之，则变归肾而难救矣。用：

凉血解毒汤

赤芍　归梢　甘草　生地　木通　牛蒡炒　连翘　紫草　桔梗　酒红花　山豆根

水煎，入烧过人屎一钱，同服。

若皮嫩浇薄[①]，此毒在气分，不急治之，则痒塌而死矣，当以补气散火为主，用固阳散火汤加白术、白茯苓，去生地。

痘疮切要解咽喉，喉痹咽疮毒火烧，
只恐一朝封管籥，锁喉声哑却徒劳。

凡痘疮未有咽喉不痛者，如烟窗之状。火焚于下，焰升于上，宜乎作痛也。即用：

鼠粘子汤即牛蒡子，大力子

射干　桔梗　甘草　连翘　鼠粘子

水煎，入竹沥和饮之。

如痛用一圣散吹之。苦参一味，研成细末，每用一点吹之，甚效。若不早治，咽疮烦躁，吸门肿塞，水入则呛，食入则呕，咽喉失声，救之难矣。

若恐斑疮入眼中，膏煎黄柏妙无穷，
但观眼内多红赤，急泻[②]心肝免毒攻。

痘疮之毒，眼即次之。所以古用黄柏膏为护眼之法，其虑深矣。用：

黄柏一两　甘草二两

二味研为细末，用鲜绿豆五合，新汲水三盏，浸豆一昼夜，去豆，入红花一两，煮之，其水约减二盏，又去红花，然后入前二味，慢火熬成膏，每用敷眼胞上下，厚涂之，则斑毒不入眼矣。若眼内有红筋萦缠，或目肿闭多生眵泪，急泻心肝之火。用：

蝉花散

蝉蜕　密蒙花　酒连　归梢　木通　柴胡梢　龙胆草酒洗　川芎　酒栀仁　防风　白豆蔻

淡竹叶为引，水煎服。

痘疮只出一般奇，疹斑夹出却非宜，
消疹化斑宜解散，若还不解势倾危。

钱氏曰：痘只一样为喜，若已见形，间有碎密若芥子者，此夹疹[③]也。皮肉鲜红成块，此夹斑[④]也，皆毒火熏灼于内，故使斑疹夹出于外，急宜解毒，使斑疹消散，痘得独成可也。用：

---

① 浇薄：原作“嚣薄”，据视履堂本改。下同。
② 泻：原作“泄”，今通常作“泻”，改。
③ 夹疹：原作“夹斑”，据忠信堂本改。
④ 夹斑：原作“夹疹”，据忠信堂本改。

荆防解毒汤

防风　荆芥穗　黄芩　牛蒡炒　黄柏　小甘草　玄参　升麻　知母　人参　石膏　连翘

淡竹叶为引，水煎服。若服此仍不见效者，凶也。

病标才见两三形，爬掐浑身痒不停，
此是火邪留腠理，急须发散泻肝心。

凡痘初出之时，遍身作痒，爬掐不止者，此火邪留于肌肉皮肤之间，不能即出故耳，与伤寒不出汗而作痒者同。况诸疮痒痛皆属心火。河间曰：痒为风痰者，火之变也。又肝生风，爬搔不定者，此风使之也。肝属筋而运乎爪，经曰：在变动为握。可见痛痒爱爬者，皆心肝二脏之症，宜泻心肝之火邪，其痒自除矣。用：

消风去火化毒汤

防风　升麻　白芍　桂枝[①]　荆芥穗　葛根　牛蒡子炒

淡竹叶为引，水煎服。

口中腥臭气来冲，邪火相冲作肺痈，
清金泻火须知急，如过七日枉施工。

凡痘初出，若口中腥臭之气勃出冲人者，此肺中邪火熬煎炎燥，故腥臭之气出于口也。急与：

清金泻火汤

知母　生地　枯芩　石膏　桔梗　山栀子仁　甘草　麦冬　天冬　木通　马兜铃　天花粉

水煎，和竹沥服。淹延不治，至七日而死矣。

经曰：肝绝者，七日死。此症之变，或失声，或喘，或干呕，皆其候也。

皮中簇簇如寒粟，肉肿隆隆似热瘤，
如此岂能多延日，哀哉不久赴冥都。

凡痘初出，欲其颗粒分明，皮肉柔嫩也。若簇簇生于皮中，似寒风粟子之状，此症变如反掌，不待起发，隐而不见，啼叫烦闷而死矣。或正面，或胸背手足肿硬成块，似痟瘤之状，此症待起发之时，其处疮先黑陷，破烂不能成浆，干较而死矣。此二者皆不治，故不立方。

出形未定先涵水，起发之时便戴浆，
脓水未成收靥急，十人得此九人亡。

凡痘初出一点血，血化为水，水化为脓，脓成而毒解，此自然之序也。若初出之时，半为水泡，或将起发便戴白浆，或脓水未成，忽然收较，此毒火太甚，失其自然之序。不应至而至，为之太过，不久倒陷入里而死，无有治矣。盖不应至而至，所谓早发还先萎也，此之应至不至者，因其气血不充，尚有补疗，所谓人夺天功，此则不相侔矣。

鼻如灶突面若黑，皮似涂朱或橘容，
咽喉唇舌痘丛聚，如此谁人得建功。

凡痘疮之症，始终归重于太阴、阳明[②]二经也。手太阴肺、阳明大肠，足太阴[③]脾，阳明胃也。鼻者肺之窍，贵于滋润，鼻干黑燥，如灶突之状，火刑金也。面，阳明经所聚也，贵于鲜明，面黑而枯，精华散矣。皮者，肺之合也，欲其色红白如常，若涂朱火之象也，或如橘也，火极。如土燥之色则黄矣。咽喉者，肺与胃之管籥也。唇吻者，脾之窍也。舌者，脾之络也。痘甚于此，其毒极矣。安可治也。

预稀痘神效方

茜草根半斤，切细，煮酒五瓶，大年二十四日及三十日夜，饮醉，其余腊月内常饮，勿令太醉，其痘自稀。

又方

辰砂一两为末，化蜜水与小儿常服，其痘自稀。

---

① 桂枝：原作“桂根”，据忠信堂本改。
② 阳明：原作“太阳”，据视履堂本改。
③ 足太阴下原脱“脾”，据忠信堂本补。

卷　之　八

起发症治歌括

凡二十六首。

五六日间起发时，时医计日强猜疑，
不知毒气分深浅，妄执方书只补脾。

时俗之医云：三日发热，三日出形，三日起发。此鄙论也。盖毒有深浅，气有厚薄，出之先后，壮亦因之。大抵不出五六日间。彼毒浅气厚者，其起发常易；毒深气薄者，至六七日始壮者有之，未可以常期准也。俗医见其起发之迟，不认毒之浅深，概谓正气不足，妄用补脾之药，殊不知曾吐泻不能食者，补脾以助长可也，若无吐泻能食者，而六腑坚固，复用补药，不免党邪为害，非徒无益而反害之也。

起发如期贵适中，过与不及类吉凶，
先期痘成充肤腠，过此斑疹腹里壅。

凡痘起发只在六七日，为之得中。盖自发热算起，正当六七日也。如未及期而骤发，此毒火太甚，荣卫气虚，直犯清道而出，谓之邪气太过也。法当固表解毒[①]以防痒塌之变，用：

黄芪芍药汤

黄芪　白芍　酒芩　连翘　防风　大力子　桔梗　甘草　葛根　人参　荆芥穗

淡竹叶为引，水煎服。

如过六七日不起发者，此脏腑虚弱，毒留于中，壅塞不出，谓之正气不及也，法当托里解毒，以防倒陷干黑之变，用：

内托护心散

人参　当归梢　防风　酒连　酒芩　大力子　酒柏　荆芥穗　甘草　木通　桂枝　蝉蜕　连翘

水煎，入烧过人屎调服。

便秘加大黄、紫草，去人参。

出形已定视根窠，红活充肥气象和，
若是青干并紫黑，急宜解散莫蹉跎。

凡痘出现已尽，时当起发，仅视根窠，以决轻重。如形充满，色红润者，此气血和畅，毒气发越，大吉之兆也，不须服药；若形扁而塌，色枯而黑者，此气血多乏，毒气壅遏不能起，急用解毒托里之药，用：

十宣内托散

黄芪　人参　当归　川芎　桔梗　荆芥穗　甘草　牛蒡炒　防风

大便秘加酒大黄、紫草。

小便涩加木通。

渴者加天花粉、葛根。

水煎，入烧过人屎同服。此痘疮必用之药。

大抵痘标只要稀，如斯平顺不须医，
若然稠密休轻易，解毒常常虑险危。

凡痘稀而少者，不须服药，若稠密，其毒必盛，防气血不足，起发不透，渐生变异。常服：

解毒托里散

桔梗　牛蒡子炒　人中黄　荆芥穗

---

① 解下原脱“毒”，据忠信堂本补。

酒红花　防风　当归梢　蝉蜕去土　升麻　葛根　赤芍　连翘

水煎，入烧过人屎同服之，令易壮易靥可也。如服此药红活光壮者，此气内实，毒不能留，即止后药。如服后病势淹延者，邪气甚，正气衰，不能成就，宜屡服之。如服此药当起不起，此必有变不可治之，反取人之怨尤也。

郛郭充肥完且坚，色多花蜡或红鲜，
如逢破损多浇薄，纵有良方命不全。

凡痘疮郛郭充实，皮囊坚厚，以指捺之坚实不破，其色苍蜡或红活者，此皆顺候也。不喜干燥淫湿，若疮虽红鲜反干燥而不能充肥者，此火甚而血不足，宜用退火凉血轻清之剂，用：

四物快斑汤

川芎　归梢　赤芍　升麻　葛根　地骨皮　连翘　紫草　荆芥穗　生地黄　牛蒡炒

水煎，和烧过人屎服之。

如充肥而带淫湿者，此湿盛而气不足也，宜泄[①] 湿补气兼风药治之。盖风能胜湿也，用：

四君子快斑汤

黄芪　人参　白茯苓　甘草　官桂　荆芥穗　白芷　防风　陈皮　白芍

水煎服。如红活充肥，以指捺之随破，此名皮嫩，易破后痘痒塌，不可治矣，宜用：

大补保命汤

黄芪　人参　归梢　川芎　赤芍　荆芥穗　生地　牛蒡　甘草　防风　连翘　官桂

水煎，入烧人屎调服。

如当起发，浮囊空壳如蚕之壳、麸之面，皮中无水色者，此血气俱虚，用大补快斑汤治之。若转而润泽，中含水色者可治，否则痒塌闷乱，叫哭而死矣。

痘起之时辨色形，气血虚寒实热分，
莫教差错分毫厘，仔细消详补泻清。

凡痘疮起发，须谛视形色，以定轻重吉凶。如根窠红润，顶苍蜡色者上吉；根窠红，顶灰白色次之；根窠赤，顶亦赤而带艳者，此火胜也。用：

解表泻火汤

酒芩　牛蒡炒　归梢　酒栀　连翘　山豆根　甘草　桔梗　升麻　葛根　地骨皮

水煎，入烧过人屎调服。服后热退者生，不退者死。

如纯白色者作寒看，此血寒气虚也。如纯紫赤色者，一齐涌出，作热看，此血热气实也。实则泻之，以平为期。服药疮色回者，十死一生。

四围起发陷居中，中气亏虚尚未通，
若是中枯成黑子，此名疔痘不相同。

痘疮起发，其形不一。有紧小而充实者，俗呼珍珠痘是也，此则易壮易靥。有粗大而饱满者，俗呼天痘是也，此则早壮迟靥。有四围起，中心落陷者，俗呼茱萸痘是也，此则有吉凶，有轻重，稀者轻而吉，密者重而凶。盖因中气不足，时日未到，但四围起发而中心尚是好肉，未得起发耳。时日既到，自然充拓而成血浆。轻稀者不须治，重密者用：

解毒化斑汤

黄芪　人参　甘草　归梢　川芎　牛蒡炒　防风　连翘　荆芥穗　寒月加官桂

水煎，入烧过人屎和服。

若先有水，忽干枯黑陷，此名疔痘，不可与中气不足者同例论也。

中心微起四围干，不久焦枯变一般，
毒火熏蒸津液竭，开关起窬治应难。

凡痘有中心微起含水色，四畔却干枯

---

① 泄：原作“泻”，今通常作“泄”，改。

者，此毒火熏蒸，津液竭之兆，急宜治之以疔痘之法，不则尽枯入腹烦躁叫哭，喘渴而死矣。

痘疔治法古多般，只要开通毒气先，
解毒透肌令发散，胭脂四圣保平安。

大抵痘疮初出一点血，此一点属正气被毒气冲击，随腠理而出现也。其后毒与血化为水，水化为脓，脓成毒解。若毒太甚熬煎阴血，其血干枯而变黑色不得化水，反闭塞毒出之路，以致毒气陷伏而不得出，此名倒陷者是也。其人烦躁腹胀喘渴，多不可救，故古方外或用针刺破而吮出其血者，或用火焠之者，无非欲其开关起籥而使毒气得出也。用：

四圣散、珍珠散

豌豆　绿豆

二味各四十九粒（烧灰），油发一握（烧灰），珍珠七粒（研为末），用胭脂取汁调匀，以针挑破，纳药于中，更用胭脂水涂四围，其疮便回，如不回反添黑陷者，此死症也，不可妄治。内多有服穿山甲烧人牙者，既非解毒发表之至，又非托里快斑之法，愚者执而用之，或偶中者，未遇其病也；若遇其病，宁免噬脐之悔哉！又不如加味四圣汤、快斑汤屡效。

木通　连翘　辰砂另研　丝瓜连蒂烧灰　黄芪　人中黄　酒红花　麻黄酒炒焦黑　紫草　牛蒡子炒　烧过人粪

水煎，和上末药服之。

钱氏用百祥丸、牛李膏者，必其人大小便秘结，烦躁又作渴，故宜服之。若其人大便自调，身无大热者，则不可也。今改用百祥丸、牛李膏，以宣风快斑散代之。

木通　枳壳　甘草　槟榔　大黄

水煎，半生半熟黑牵牛末和服之，以通为度。通后疮回，以君子汤调之。若或泄泻，其疮由灰白而变黑陷者，此名倒伏靥也，以木香快斑散治之。

木香　黄芪　人参　桂心　青皮　诃子肉　甘草炙　归身　白术　陈皮

生姜为引，水煎服。中病即止，不可多服，反增热证。

黑陷疮中最可嫌，此名恶候古今传，
莫教出见浑身上，纵有灵丹治亦难。

凡黑陷者，如用前药，其疮红活，依期光壮，此吉兆也；若服药如故，则不可治。但痘本稀，其中起发者多，略有数个黑陷者，此则可治。假如稠密又不起发，或灰白，或紫赤，或青干又加黑陷者，治之无功。大抵痘疮红鲜者吉，黑陷者凶。其变黑归肾之说当详下卷。

灰白迟延顶又平，紫红焮肿候须明，
只将气血分虚实，莫学庸医执一论。

凡痘疮喜红活充实，若不红活充实者，虚也，红肿太过者，实也。假如灰白色，当起不起，其顶平陷者，此气虚也。必问其人初起证候，如初起吐泻不能饮食，其后泻止而灰白顶平者，此正气虚弱。用：

十全快斑汤

人参　黄芪炙　甘草炙　白术　白芍　归身　川芎　木香　官桂　陈皮　藿香

大枣生姜，水煎。

其泻一向不止，用异功快斑汤兼豆蔻丸治之。

异功快斑汤

人参　黄芪炙　甘草　白术　木香　归身　桂心　陈皮　诃子　丁香　白茯苓

大枣为引，水煎。

豆蔻丸

木香　砂仁　白龙骨　诃子肉各五钱　白矾七钱五分　赤石脂　肉豆蔻面包煨，五钱

共为末，面糊丸，如粟米大，每服五十丸至百丸，米饮送下。如甚者用：

理中汤加附子

人参　白术　甘草　干姜炒　附子煨熟　诃子肉

水煎服。

若未吐泄，其人素怯，此元气不足，用：

补元快斑汤

人参　黄芪炙　白术　甘草炙　归身

水煎服。

如误服解毒凉药及饮冷水者，用：

调中快斑汤

人参　白术　白茯苓　甘草炙　半夏　桂心　木香　陈皮　苍术　厚朴　藿香叶

生姜引，水煎服。

若灰白色又加痒塌、顶陷、腹胀者，此不可治之证。

假如紫红焮肿，此血热也，用：

凉血快斑汤

连翘　归梢　生地酒　红花　升麻　牛蒡子　甘草

大便秘者加紫草，甚者加大黄。小便秘加木通。

水煎服。

若其人素实，初起误服热药以致斯症，用：

三黄解毒汤

酒芩　酒连　酒柏　木通　甘草　酒栀仁　升麻　连翘　牛蒡炒

淡竹叶水煎服。

若紫赤变黑，喘渴不宁者，此不可治。医者不知气血虚实之分，喜行温补者，不知内实，妄用陈氏木香异功之剂；喜行解毒者，不问中虚，妄用芩连栀柏之类，实虚虚实实，执于一偏，其误人多矣。戒之！慎之！

一发便如锡饼形，皮肤浮肿势峥嵘，
其人能食方无虑，不食昏迷鬼伴行。

凡痘疮稠密，要依次起发，红活尖者吉；一齐起发，遍身白色如锡饼形，头目浮肿者，此恶候也。但看其人饮食如何，若能食大便坚，小便清，无他症，往往延至日久，浑身皮脱而愈。若不能食，后加吐泄，热渴，瘙痒者，必死之症。能食者，宜服解毒之药，用：

助脾快斑汤

陈皮　山楂肉　荆芥穗　牛蒡炒　甘草　木香　青皮　枳壳　木通

水煎服。不可多服。

起发之初未试浆，口唇疮色早焦黄，
如斯恶候无人识，慢自多方立纪纲。

口唇者，脾之候也。脾司手足以养血气，所以痘疮不宜脾胃受病。如初出起发之时，浆水未试，口唇疮色内带黄浆者，此恶候也。时人不识，喜其成浆，便呼为吉，不知六七日间，其疮先靥，剥落一层，渐加而死矣。

起发疮头带白浆，不拘何处总为殃，
慢夸妙手通仙诀，七日之中见不详。

凡痘由红点而水疱，由水疱而脓疱而结痂，有自然之序。初起发头带白浆者，此疫疠也，不可治。

发时磊落最堪夸，相串牵连事可嗟，
若又四围添小粟，定然瘙痒症来加。

凡痘起发，颗粒分明、尖圆磊落者吉，若彼此串连成一片者凶。如上分气血虚实，用解毒快斑之药治之；若本痘发或于根窠四畔又旋出小者，攒簇本疮成丛似粟者，不待养浆即加搔痒而死矣。

起发常时验四肢，发如不透或凶危，
此缘脾胃多虚弱，发散还须当补脾。

凡痘疮之时，须视手足何如。若手足循序起发，此脾胃素强，毒气得越，不必忧虑。若遍身俱起，手足起不透，此脾胃本弱也。盖脾胃主灌溉四肢，今既虚弱不能行其津液，使毒得越，所以手足起发不齐，宜用：

补脾快斑汤

人参　黄芪　甘草　防风　防己　官桂少许

水煎服。

若手足痘见而复隐，起而复塌，此本根已掇，枝叶先萎之象，乃必死之候也。

变轻变重生斯时，调养看承勿纵驰，
祸发卒然难救治，噬脐束手悔时迟。

痘疹有轻变重者，犯禁或误医药、受寒也。有重变轻者反是。然轻重吉凶之变，存乎起发之时，调护不可纵驰也。或遇暴风骤雨迅雷，即当以密布帷帐，紧俙房户，以防客风怪气之侵。如失调护，为寒凉所郁，不能起发，用：

正气快斑汤

羌活　苍术　甘草　防风　桔梗　当归　干葛　白芷　川芎

冬月加官桂。

生姜为引，水煎服。

凡痘起发之时，遇久阴雨不能起发，用：

平胃快斑散

苍术　陈皮　厚朴　甘草　羌活　防风　官桂　猪苓　白茯苓

水煎服。

凡痘当起发，遇天气暄热，俗人不知，谓痘欲温暖，盖覆太厚，以致毒火遏郁不得越者，此壮火食气，反虚其气也。用：

白虎快斑汤

人参二钱　石膏煅　甘草　麦冬　葛根　升麻　淡竹叶

昏迷者加辰砂末，小便赤者加木通，大便坚者加生石膏。

水煎服。

凡痘疮当起发，误伤生冷，以致脾虚不能起者，用：

理中快斑汤

人参　白术　白茯苓　炙草　官桂　炙姜　木香

呕吐加半夏。泄泻加诃子肉。

生姜为引，水煎服。

凡痘疮起发，内伤饮食，腹中饱闷或痛，以致中气郁遏，不能起发透者，用：

宽中快斑汤

陈皮　半夏　白术　枳壳　神曲　山楂肉　砂仁　黄连　木香　甘草　厚朴　青皮　连翘

生姜为引，水煎服。

凡痘疮起发误服汤丸，偏寒偏热以致不透者，必详问其所服之药。若偏寒者，调中快斑汤主之；偏热者，以三黄解毒汤主之。二方见前。

自此常宜大便坚，如常调理保无艰，
若逢泄泻无休歇，寒热须叫仔细参。

痘疮自起发之后，大便要坚，虽三四日不大便亦无事；小便常欲流利，若见赤少者，用：

四苓新加汤

猪苓　泽泻　赤芍　木通　滑石　甘草梢　连翘

灯心、淡竹叶为引，水煎服。

如有忽然泄泻者，要分寒热治之，视其所泄之物，或焦黄酸臭者，此内热也，或伤饮食，用：

胃苓和中汤

猪苓　泽泻　白术　白茯苓　陈皮　诃子肉　甘草炙　黄连酒炒　木香　升麻　藿香

粳米饮，水煎服。

若出之物青白澄冷者，里寒也，用附子理中汤。方见前。

久泄不止者，用理中汤吞豆蔻丸。方见前。

其人能食素脾强，大便虽溏也不妨，

但用补中消导药，二陈君子是奇方。

如能食，虽有泄泻，不能为害，当服补中之药，用：

六君子汤

人参　白术炒　白茯苓　炙草　陈皮　黄芪炙　半夏　神曲炒　木香　升麻酒炒　砂仁

大枣，水煎。

起发头面预肿时，大头时气可兼医，

疮宜磊落色宜润，反此须防命必堕。

凡痘疮起发有头面由渐而肿者，此毒气发越，聚于三阳，欲作脓血，故皮肉焮肿，此虽正病，亦当解毒、护目、救咽喉而兼治之，用：

消毒化斑汤

桔梗　牛蒡　人中黄　连翘　防风　紫草　升麻　蝉蜕　密蒙花　龙胆草

水煎服。

若头面不肿者，必疮本稀疏磊落，痘根浅轻，虽作脓血却不占处，故宜不肿，不必治之。若疮稠密，应肿不肿者，此毒郁留于内，不能发越，急服：

托里快斑汤

羌活　防风　牛蒡　桔梗　升麻　荆芥穗　连翘　甘草　葛根　归梢　官桂少许

竹叶引，水煎服。

起者吉，不起者凶。至于肿时，又要观其皮色何如。磊落红活者吉，模糊黑暗灰白多不可治也。亦有痘疮将起发，便先头目肿者，此天行疫疠[①] 之气，名大头瘟是也，急宜解毒，用：

苦参散

羌活　防风　牛蒡　桔梗　连翘　人中黄　酒芩　荆芥穗

水煎，入竹沥姜汁[②]，细细咽之。

头面肿胖闭双睛，此为恶症谨关心，

未及收较生瘙痒，退肿开明事不宁。

痘疮起发，头面肿，有闭目者，有不闭目者，但观其疮之疏密轻重。若疏轻者，目自不闭；重密者，其目要闭。宜闭不闭者凶。但遇目闭之时，必待收较，而后渐开可也。若未及收较，渐生瘙痒，肿消目开者，凶。

痘疮痛痒作何凭，痒虚痛实自分明，

都来痛者终为吉，诸痒缘无一吉云。

大凡诸痛为实，痒为虚。谓之实者，邪气实也，谓之虚者，正气虚也。盖痘疮始终，气以载之，血以养之，气血充实，则禁固其毒，不得横行，所以紧实而为痛也，痛乃美事，不须服药。苟欲治之，用：

凉血芍药汤

白芍酒炒　归梢　生地　酒红花　地骨皮

水煎服。

若气血虚，则邪气横行泛滥，皮肉不任燎灼浸螫，是为痒也。盖痘疮惟回头作痒者容或有之，此否极泰来之兆也。若发热及养浆时作痒者，此危证也。内服托里解毒之药，外用世俗熏洗之法，令无致于痒塌破陷可也，仍要分虚实治之。若始能食而大便秘者，此邪气内实，正气外虚，宜用：

加味四圣解毒汤

紫草　木通　枳壳　黄芪　桂枝　大黄酒炒

水煎服。

浴洗法

升麻　苍术　麻黄　槐枝　柳枝

煎水，乘热拭之。

若泄泻者，此乃正气里虚，邪气外实也。宜用：

---

① 疫字下原脱“疠”，据忠信堂本补。

② 汁字下原衍“炒”，据忠信堂本删。

调元托里汤

人参 黄芪 甘草 木香 陈皮 诃子肉 桂枝 防风 赤芍 羌活 荆芥穗

生姜为引，水煎服。

俗熏法

用茵陈、白艾，二味燃火熏之。

如用上二法而痒止者吉，反甚者凶，莫治。

起发之时热渴加，火邪内迫事堪嗟，

急宜解毒生津液，休得俄然恨落花。

凡痘疮起发，身上作热者，不可除其热，若不热则疮不能发。如热太甚，过于常时，唇焦口燥，小便短少者，不可不治。用：

导赤解毒汤

木通 防风 甘草 麦冬 连翘 地骨皮 升麻 赤芍 葛根 生地 天花粉

灯心引，水煎服。

若痘疮作渴，此是常事，盖由胃中津液不能滋养本元，内则炽于毒火，外则灌润于疮，故宜渴耳。凡渴之时，一切瓜果生冷之物不可与食，只宜炒米汤频频饮之可也，虽椒姜汤亦不可饮。若渴太甚者，看其人虚实而治。如大便坚实而渴者，此内实作热也。用：

生津地黄汤

生地 麦冬 知母 甘草 天花粉

竹叶引，水煎服。

若泄泻而渴者，内虚也。用：

白术 人参 木香 甘草 藿香叶 白茯苓 葛根

水煎服。

几番起发便无声，咬牙憎寒神识昏，

干呕错喉痰气急，泻青腹胀总归冥。

痘疮始终要声气清朗，人事安静，五脏坚实，饮食如常。若起发之时，忽然失声，咬牙寒战者，烦躁昏迷者，呛水错喉干呕者，痰气喘急者，泄泻不止者，腹胀闷乱者，俱皆凶症。人皆云：疮出而声不变者，形病也；疮未出而声变者，气病也；疮出而声不出者，形气俱病也。将欲治之，诚难为力矣。咳嗽失声者，非此也。

病人呕哕势堪惊，莫认寒邪在胃停，

妄进汤丸如拙匠，内伤脏腑死将临。

凡痘疮干呕无物，或时常哕逆者，此脏腑内伤，冲[①]任之火上犯清道而出，故为呕哕之恶声。经曰：弦败者，声必嘶；木陈者，叶必落；脏败者，声必哕。针灸无功，汤药无效，此之谓也。若饮食而呕者，当分寒热而治。如曾伤冷物，受寒气，此寒呕也。用：

二陈理中汤

人参 白术 陈皮 白茯苓 半夏

生姜为引，水煎服。

如未伤冷物寒气，此热呕也。用：

二陈一连汤

陈皮 半夏 白茯苓 黄连酒炒

竹茹、生姜引，水煎。

若饮食哽塞而呕哕者，咽中有疮必作痛，闭塞而呕也。用：

加味鼠粘子汤

桔梗 牛蒡炒 射干 防风 甘草 山豆根 陈皮去白 荆芥穗 连翘

水煎服。

更用控涎散吹之。

辰砂二分 雄黄三分 儿茶五分 黄柏五分 硼砂一分

共研极细为末，少许吹之。即一圣散亦妙。方见前。

遍身稠密发未透，啼哭呻吟更烦躁，

狂言妄语见鬼神，脏腑败伤大限到。

凡痘疮稀者，自然易壮，密者，切防血气亏损，起发不透，即是病之所在，如前法治之。虚则补之，实则泻之，在气治

---

① 冲字下原衍“在”，据忠信堂本删。

气，在血治血，临机应变，每中权衡，不可执方以误人命。若补泻无功，反增沉重或啼哭不止，日夜呻吟，烦躁闷乱，狂言妄语，如见鬼神，此脏腑伤败，神魂离散，复何为哉！

治痘难起法：

腊月采梅蕊，于瓦上晒干，莫犯铁器，如不干，封在瓷罐内，明日又晒，俟干研末。每用一钱，同辰砂三分，麝香三分，共为末，收入瓷罐内，外以黄蜡[①]封固，临时看痘何如，热则以水调下，虚者以酒调下。大人三分，小儿一分。

---

① 黄蜡：原作“黄札”，据视履堂本改。

卷之九

成实症治歌括

凡二十首。

起发已透渐成脓，毒随脓化语无凶，
或成空壳及清水，毒气流连虑保终。

凡痘疮自起发之后，血化为水，水化为脓，至此脓已成，毒已化矣，饮食如常，不亦吉乎。若当起发，壳中出水者，此气至而血不随也，治之当益其荣，用：

四物化毒汤

川芎 归身 生地 甘草少许 白芍 官桂少许 麦冬 牛蒡 木通

水煎服。

或含水色平塌不起者，此血至而气不随也，当益其卫，用：

保元化毒汤

人参 黄芪 甘草 归身 川芎 荆芥穗 官桂 牛蒡 防风 赤芍

水煎服。

或窠囊浮肿，中含清水，如水疱之状者，此血气俱虚，不能制痘，反为痘逼，渐变痒塌。治之当托其毒，固其荣卫，使无痒塌，以十全化毒汤主之。其方补气血，内加解毒药。亦有饮食如常，六腑充实者，若见空壳清水之症，虽能敛收，未免为痈毒也，不可不早治之。

遍身毒已化为脓，只怕形生变症攻，
莫言无事因循过，凶吉灾祥反掌中。

痘疮至成脓疱，此收功之时，手足常要和暖，过热过寒者变也。人事常要安静，烦躁闷乱者变也。六腑常要充实，忽然吐痢者变也。声音常要响亮，忽然哑者变也。饮食要渐进，忽不食反作渴者变也。色要苍蜡，形要饱满，忽灰白平塌者变也。疮要安和，忽痒痛者变也。或触风寒，或犯禁忌，或伤食，或误以汤药治之者。

四肢温暖最相宜，寒热乖常势渐危，
补泻中间能谨慎，折肱端的是良医。

凡痘疮，手足常要和暖，不宜太热太寒。寒热太甚则水火偏胜而残矣。假如病人六脏闭结，狂妄烦躁，口干作渴，其脉洪数沉紧者，此实也。手足热者本病也，若冷者阳极似阴，谓之阳厥，宜泄之勿疑也。当用：

承气化毒汤

枳实 厚朴 大黄酒炒 槟榔 甘草

水煎服。

若病常吐泄痢，其脉微弱沉细者，此虚也。手足冷者本病也，若热者乃阴极似阳，谓之阴燥，宜补之勿疑也，用：

回阳化毒汤

人参 官桂 白茯苓 白术 甘草 熟附

水煎服。

养浆安静始为期，战惕鸣牙总不宜，
痛痒躁烦双足冷，纵然卢扁也难医。

凡痘疮已成浆，或寒战，或咬牙，单见一证者可治，盖寒战因疮出太甚，表虚而振振动摇也。用：

养卫化毒汤

人参 黄芪炙 桂枝 甘草 当归

水煎服。

若咬牙者，心肝火甚，其牙相戛而鸣也。用：

清神化毒汤

升麻 生地 麦冬 木通 防风 甘草

水煎服。

若寒战咬牙并作者，此阳脱神丧，不可治矣。若疮痛者，脓血绷急而胀痛也。用：

导神化毒汤

木通 麦冬 栀子仁酒炒 甘草 辰砂研调 酸枣仁炒

灯心引，水煎服。

若烦躁不止，反增昏闷者，死矣。若吐痢而手足冷者，宜用回阳化毒汤。如兼寒战咬牙，昏闷烦躁、痒塌者，难医也。

有脓有血毒归疮，只要其人正气强，
莫遣中虚生吐泻，功亏一篑费消详。

凡痘疮成浆之时，不宜吐泄。如吐而无物者，寒呕也，此冲任之火上冲于胃，直犯清道而逆出之，乃恶症也。吐而有物者，用：

养胃化毒汤

白术 陈皮 白茯苓 砂仁 黄连姜汁炒，少许

水煎。

若泄，视其所出之物何如，若色黄而臭者，热也，用：

香连化毒汤

木通 黄连炒 猪苓 甘草炙 白术

水煎服。

若所出之物清冷者，寒也。用：

理中化毒汤

人参 甘草 白术 白茯苓 干姜

水煎服。

如泄久不止者，不论寒热，通用理中化毒汤吞豆蔻丸。二方见前。若吐泻不止，手足冷者，用：

附子化毒汤

附子 干姜 白术 人参 黄芪 炙草

水煎服。

或陈皮香术散，皆可选用。但二方猛峻，不可不慎也。其有无时溏泻，手足和暖，饮食如常者，虽治之不止，亦可言无事也。

身外诸疮脓血成，咽喉从此要和平，
反加呛水声音哑，咽烂喉穿敢料生。

凡痘初出，失于调解，以致毒火熏蒸，喉舌生疮；又失于解毒，其疮稠密。然外疮未熟，至于养水之时，则先熟者又先靥矣，所以咽喉宜渐和平，声音清亮，饮食不难，此吉兆也。若当此之时，及饮食则呛，食谷则哕，甚者失声，此内疮糜烂，舌上成坑，咽门腐坏，肺管壅塞，则致呼吸皆废，饮食卒绝而死矣。亦有先本无疮，因食辛热之物，或误投辛热之药，其后旋生是症者，可急用：

甘桔化毒汤

甘草 桔梗 射干 连翘 牛蒡子炒

水煎，入竹沥服。病退者吉，不退者凶。

或喉门中无疮而暴哑者，此水阴之血不荣于舌也。用：

养心化毒汤

当归 生地 麦冬 升麻 人参

灯心引，水煎服。

有声而不清者，火乘于肺也。用：

泻白化毒汤

桔梗 石膏煅研 地骨皮 天花粉 甘草

水煎，入竹沥服。中病即止，不中者勿治。

起陷平尖脚润红，窠囊饱满尽成脓，

自然色气却如式，略见差池便不同。

凡痘养浆之时，若平日中陷者即尽起，顶平者尽尖，根脚红活，窠囊饱满，其色苍蜡，气如蒸豆，自然吉。若灰白者，虽脓之正色，亦由气之不足。用：

大补化毒汤

人参　白术　甘草炙　黄芪炙　归身　官桂少许　赤芍

水煎服。

或因泄泻而致此者，用：

固本化毒汤

人参　白术　甘草炙　干姜[1]炙　官桂　诃子肉炒　丁香

水煎服。

若气腥臭者，此有湿热，当解其标。用：

解肌化毒汤

升麻　葛根　连翘　赤芍　甘草　天花粉　黄柏酒炒　苍术米泔浸炒　荆芥穗

水煎服。

更用益元散薄敷疮上，令无至于溃烂。

滑石二两　甘草五钱

共为细末，蜜水调敷。焦痛者，入胭脂水敷。

养浆时怕痒来攻，用心调护拯疲癃，
不分干湿皆凶兆，只要成疮有血脓。

凡痘至成浆，切防瘙痒抓破，以泄其气。俗言抓破出血者吉，不血者凶。殊不知起发之时，其疮未熟而内是血攻，抓破宜出血；若养浆之时，其疮已熟而内是脓，抓破者有血无血，何足以定吉凶？大抵不宜作痒，如作痒而人事爽，自知其误抓破，或言其痒欲人拊之者，吉；若痒而烦躁闷乱，语之不听，禁之不止，摇头扭项，手足舞乱者，凶也。如其人清爽，瘙痒不住者，当视形体虚实，未曾吐泻，用：

四圣化毒汤

木通　归尾　赤芍　防风　官桂少许

水煎服。

如元气素弱而有吐泄者，用：

参归化毒汤

人参　当归　黄芪　赤芍　桂枝　白术　炙甘草

水煎服。

以上二症俱用熏法。见前。

又要看其抓破者，若复灌脓成疮则吉，破而不灌，皮肉焦黑者，不可治也。

正面将脓早破伤，依然肿灌后成疮，
莫嗟败面留残喘，肿若消时可断肠。

凡视痘疮以正面为主，盖五脏精华故聚于面也。如别处痘疮破损者，正面完全，可主无事；若正面成片破损，别处虽完全，亦何益哉？若破处后得肿灌成疮，脓血淋漓，却又无事，面虽败，穿鼻破唇，但留残喘耳，岂不愈于死耶？若破处不灌不肿，其肿又消而目开者，此毒气倒陷，决不可治也。

眉心鼻准耳轮边，唇口诸疮要活鲜，
但有焦枯并黑靥，慢求医卜早寻棺。

凡痘欲成脓之时，眉心、鼻准、耳轮、两颊，若先有焦枯黑靥者，此名倒陷，医之不能，祷之无益，凶兆也。

待得成浆便得浆，切防干塌见空囊，
是名倒陷多乖证，治此须知各有方。

凡痘自出现而起发，自起发而至养浆之时，便要成浆，如当养浆而反不成浆，依旧平塌者，与未起发时相似，或起发内却有空虚干枯无水，皆名倒伏。谓之倒者，脓根在里也。谓之伏者，毒伏而不出也。谓之陷者，毒出而复入也。此等时候，人事精爽，饮食如常，别而治之。小便大便秘结，壮热烦渴者，宜下之，以承

---

① 干姜：原作“干桂”，据忠信堂本改。

气化斑汤主之。方见前。若吐泻频数，六脉虚弱者，宜温之，以回阳化毒汤主之。若人事昏闷，寒战咬牙，足冷腹胀喘促者，死。

额上浑如沸水浇，溶溶破烂不坚牢，
渐延两颊多亏损，泄尽元阳死莫逃。

凡痘疮起发养浆，如额上似沸水之象，皮溶易破，不成颗粒，大片烦烂，此医生不主，毒火熏蒸，渐延两颊，破损水出而干，似靥非靥，则阳脱阴留，徒增烦闷呻吟而死矣。

疮头有孔出脓侵，聚结成堆鸡屎形，
此个未闻人救得，不须医治费辛勤。

凡痘最要皮囊坚厚，色裹完全，若疮头有孔，脓水漏出，堆聚干结，其色灰白，如天疱疮及癞疮之形者。或清水非脓，无事自破，水出干黑者，皆疠气所为[①]，传染相似，俗名漏疮，未有能治者矣。

臂膊腰臀久着床，好疮坚实自无伤，
如逢破烂无脓水，未见何人命久长。

凡痘稠密，最难为臂膊、正背、腰臀之间，其处久着床席，展转挨磨，若非坚厚，鲜有不破者，但破须要肿灌，若焦干黧黑，如火烧汤泼之状者，必死。又见其人手足破烂成片而不灌者，亦必死矣。

略见浆脓谨护持，莫教人物往来驰，
邪风秽气相侵触，变乱无常悔却迟。

凡痘疮起发之后渐渐养浆，即当谨悕房户，禁止人物，内者休出，外者休入，谨防秽厌触犯其疮，轻者作痒作痛变而为重；重者痒塌抓破烦闷而变死矣。故房户内外常要烧苍术、大黄以避不正之气。今人只用稻草烧烟，亦省易也。切不可烧诸香，香能助火，透入关门，所以禁之。其诸厌秽物，房事最毒，酒次之，五辛又次之。死尸之气烈于粪秽，狐狸之气甚于犬羊。烈风暴雨亦能为害，饮食之偏寒偏热者，勿恣于口也。天气太热则薄其衣被，常令清凉，太寒则温其盖覆，常令温暖，皆调治切要之法，不可不知也。世俗所用僧道于家诵咒，洒水解涤厌秽，此借密灵章以却不祥，用之无忌。但僧道恐有不洁者，反为害矣。解厌之时，每以法水与病者饮之，此害之甚者。盖痘饮冷水，收靥不齐，迷而后悟，自可叹也。所以医师僧道，必用老成之人，既能清心寡欲，且又经历多次，自然能司人之命也。凡被房事生产所厌者，以枣烧烟解之。被酒厌者，以葛根、茵陈蒿烧烟解之。五辛厌者，烧生姜烟解之。死尸疫疠厌者，以苍术、大黄烧烟解之。狐臭犬羊厌者，枫香球烟解之。凡遇风雨，烧苍术、枫香球烟以避之。

脓血淋漓心脏虚，舍空神乱似邪如，
妄言睡语难甦醒，养血安神病自除。

凡痘稠密者，成浆之时，或昏昏而睡，呼之不醒，口中喃喃，狂言妄语，如被邪之状，时人不知，多生惊恐，殊不知此由血气出多，心舍空虚，神无所依而然，当养血安神，其病自除，用宁神化毒汤及安神丸主之。

宁神化毒汤

人参　当归　生地　麦冬　木通　石菖蒲　赤芍　山栀仁

灯心引，水煎服。

安神丸

黄连炒，一钱　当归一钱五分　茯神八分　炙甘草五分　远志去心，一钱　石菖蒲一钱　酸枣仁去壳，五分

共为末，猪心血捣碎和丸，如粟米大，辰砂为衣，灯心汤下。如服药仍不醒，反加闷乱者，必死。

---

① 皆疠气所为：原作“皆疠气可为”，据视履堂本改。

疮成腹痛是何因，便秘腹中燥粪侵，

误伤生冷成斯证，补泻中和病即宁。

痘出之初腹痛者，可为毒气，疮成无脓而腹忽痛者，未可言毒也，当审其人便解饮食何如耳，向若未得大便，此燥粪在里而痛，用大黄化毒汤微利之。

升麻　归身　生地　麻仁研　桃仁泥　红花　枳壳　大黄酒蒸　槟榔研末

水煎后，入桃仁泥、槟榔末同服，不可拘首尾不可下之说，坐以待变也。若因误伤生冷，或饮冷水而痛者，用：

温中化毒汤

人参　丁香　木香　白术　桂心　炙甘草　白芍炒　砂仁　枳实　陈皮　干姜炙

水煎服。

痘毒无邪脓血成，忽然腹胀气攻行，

此因多伤饮食起，消导分明病自宁。

凡痘顺正，表里无邪，脓血已成，可无苦矣。忽然腹胀气喘，色变烦躁者，必伤食而得也。何以知之，以其疮正故也。轻者消导之，用：

助[①] 脾化毒汤

陈皮　半夏　厚朴　枳壳　苏子炒　莱菔子炒　槟榔

水煎服。

重者用：

不二丸

苍术制，二钱　草乌去皮尖，一钱　羌活两半　杏仁去皮尖用，四十九粒　巴豆去壳油，四十九粒

共为末，神曲糊为丸，如皂角子大，黄柏研末为衣，每一丸用原所伤之物，煎汤送下，再服补中化毒汤。

痘疮尽说待脓成，谁知脓成未足凭，

饱满坚牢诚可爱，塌平淫湿又堪惊。

世俗之见，但知痘过了一七，发起作脓，便言无事，不知脓成之时，尚未可凭信，若是郛郭坚厚，脓浆饱满，言其无事，信矣。如平塌不饱满，淫湿不坚厚，莫言无事。至于十二三日之后，尚有变异，延绵日久而有死者矣。

除却诸般险逆疮，且将顺正与推详，

缘何到得成浆日，又有凶危不可量。

凡痘分三等，有顺有险有逆。逆者不可治，险者治则吉，顺者不必治。今除险逆者，不必论矣。然顺者亦有成浆之日，反变为险逆者，此何故也？盖有失调理[②]，触犯禁忌，误服汤丸，喜其轻少而不调护，故令轻者变重，此人事害之也。又有只出一二粒而殒命者，气使然也，岂人能逆料者哉。

---

① 助：原作“功”，据忠信堂本改。

② 调理下原衍“纪”，据忠信堂本删。

卷之十

收靥症治歌括

凡一十七首。

收靥难拘日数论，但凭稀密实虚分，
缓收循序多坚稳，太急须防余毒侵。

痘疮收靥不可以日数拘也。大抵痘本稀，元气实者，易出易靥；痘本密，元气虚者，难出难靥。只要循序缓收，太急者，乃毒火熬煎，气血焦枯，非正收也，必发痈怪症[1]，甚则丧躯，微则残形矣。

人中上下分阴阳，收靥先于此处良，
若是足颅先靥黑，多凶少吉早提防。

人中者，任督二脉交会之衢也，痘疮先从此处出壮收靥，为阴阳和畅，若于额颅、手足心先靥者，乃邪气攻心，莫救。

收靥从来要整齐，臭腥烦烂便跷蹊，
中间顺逆宜详审，不可逡巡当日迷。

痘疮收靥贵于整齐，干圆如螺靥者上也。顶破脓出，结如鸡屎者次也。破损无痂者下也。凡遇此等收靥，便须询察曾犯何逆，如气血本实，曾误投补药者，以邪得补反蚀正气，如火灼烂，宜用天水散解之。

滑石一两　甘草五钱

共为细末，蜜水调，以鹅毛拂拭疮上，则邪火退而收靥齐矣。

如初饮冷水浸渍脾胃，以致收靥不齐者，用除湿汤治之。

羌活　苍术　防风　木通　猪苓　泽泻　白术　赤芍　薄桂

水煎服，则内渗其湿，外燥其表，令好收靥也。

若头面溃烂，其气腥臭，及遍身手足和皮脱去者，宜分顺逆。果脓成毒化，饮食如常，更无他苦者顺也。脓水未成是名倒靥，不可量。

痘自收时脓自干，封藏收敛壳团圆，
莫教腐烂和皮脱，此个还将倒陷看。

痘疮及成脓之后，结为螺靥，此毒从外解，若不能结痂反成腐烂，和皮脱去，此倒靥，毒气入内也。

但逢倒陷细推详，复肿翻生却不妨[2]，
头面肿消空不补，痘根深入剥肤床。

凡痘倒陷者，系中气不足，急用补中托里汤治之。

黄芪　人参　甘草　牛蒡　当归　连翘　薄桂　青皮　木香

水煎服。

服后已破者，复加肿灌，无痘处又复出一层者，谓之补空，俗云翻生痘是也。此是正气不亏，邪气不留，虽过期延日不为害也。如头面不肿，空处不补，即《易》所谓剥[3]以肤，切近灾者矣，安可救哉？

头面浑如堆屎形，鼻头黄黑势狰狞。

---

① 必发痈怪症：忠信堂本作“必发痈肿怪症”，于义见长。
② 妨：原作“防”，据忠信堂本改。
③ 剥字下，疑脱“床”字。

唇皮揭破多艰苦，呛水之时又失声。

满面烂臭不成形，咬牙寒战更无声。

饮食如常幸无事，食难呛水命须倾。

靥时泄痢忽频频，顺逆中间仔细论。

脓血成痂为顺候，不分水谷逆堪云。

收靥之时忽然泄痢，若脓血痂皮之物，此倒靥之症，乃脾强肾弱为顺。痢尽自愈，不可强施[①]。若痢不分水谷者，此肾强脾弱为逆，用陈氏木香散[②]送豆蔻丸治之。痢止则吉，不止则凶。

过期不靥病迟迟，臭烂浑身靥不齐，

粘席粘衣多苦楚，白龙败草任扶持。

凡痘成脓之后，过期不靥，浑身溃烂，以致粘衣粘席，用白龙败草散贴衬铺付最佳，用干牛屎烧灰，取中间白者，研细筛过敷之。用茅屋上陈茅烧过研细，筛过，铺于席上，任其展转，此草多受霜露，诚能解毒。

当靥不靥候须急，治法分来有数般，

纵意违师徒自毙，临危方觉噬脐难。

凡痘当靥不靥，须要详审，不可忽略。如冬寒之时，盖覆少薄，被寒风郁遏不能靥者，用：

桂枝解毒汤

薄桂　赤芍　牛蒡子　防风　蝉蜕

水煎服。

如夏月衣被太厚，热气熏蒸不能靥者，宜去其衣被，少令清凉，用：

甘露解毒汤

猪苓　泽泻　麦冬　木通　黄芩　地骨皮　甘草　官桂　连翘

水煎服。

如一向大便里热太甚不能靥者，宜用当归解毒汤微利之。

生地　归身　麻仁研　枳壳　连翘　酒大黄　紫草

水煎服。再用胆导法尤佳。

将大猪胆一个，以竹管插入胆内，用线扎定，吹气令满，另以线一根作活线，须纳其气，以竹管纳谷道中，解去活线，捏头，令胆汁射入肠中，直待气透，去胆便即通矣。如泄泻气虚不能靥者，此只收靥不齐，俗呼坐浆干也，不须妄治。如元气素弱，以致难靥者，宜用参归化毒汤解之。

黄芪　人参　当归　牛蒡　甘草

水煎服。

世人不知此等关系，视若泛常，不早求治，待毙至死，悲夫！

脓水将干结靥时，纷纷庸夫欠调持，

不知禁忌多翻变，却似为山一篑亏。

世俗于痘收靥之时，即杀鸡以食之，或椒姜之类，谓其和暖，殊不知鸡能动风，辛能助火，脾胃强者无害，弱者反助火邪，以致发痈伤胃，口舌生疮，则致坏病者多矣。或宜温而过热，宜凉而过寒，皆为犯禁，亦能生变，可不慎与。

一向浑身凉且和，靥时发热事如何，

微微发热干脓水，太甚焦枯病转多。

痘疮始终要有微热，不可尽去，若收靥之时反太热作渴，烦躁，此毒火在内，更防陷伏，急用：

生津凉血葛根汤

葛根　天花粉　地骨皮　归梢　木通　连翘　甘草　牛蒡子　酒芩　柴胡　人参　淡竹叶

水煎服。

先曾破损灌成疮，到得收时不敛浆，

此等顽疮须急治，淋漓脓血久难当。

凡痘疮犯着皮嫩易破者，本不治之症，但破损之时重复肿灌者，此正气尚强，毒不能入而发于外，亦当依期收靥。设不能靥，乃正气被邪气剥削，虽能逐邪

---

① 施：忠信堂本作“止”，于义见长。

② 陈氏木香散：原作“陈木散”，据忠信堂本改。

出外，不能逼邪成痂者，急用：

大补汤

人参　黄芪　当归　甘草　连翘　官桂　牛蒡

水煎服。不可因循，反生灾变。

数个顽疮不肯收，犯时鲜血却长流，

如逢此证休轻视，日久须教一命殂。

其痘疮破损灌肿作痛，不干脓水者，一名疳蚀疮，一名阳疮。犯着即出血不止[①]，乃难治之证也，内服大补汤，外以绵茧散[②] 敷之。若逡巡不治，以致灌伤筋骨，穿膜破空，夭人命者多矣。

灌疮满面血脓多，败面伤睛怎奈何，

却在良医施妙手，调和中外救沉疴。

如面疮尽破，反复肿灌，脓血浸淫者，却防坏眼残形，宜服：

升麻解毒汤

升麻　白芷　酒芩　连翘　蝉退　淮木通节　牛蒡子　甘草节　密蒙花　白蒺藜　荆芥穗　防风　当归

水煎服。

痘疮抓破状多般，出血干枯成坑陷，

搔痒焦疼微小事，破穿溃肉使形残。

其痘疮抓破之症非一般，有破而出血者，此阳疮也。宜用：

当归凉血饮

当归　红花　酒芩　连翘　黄芪　地骨皮　人参　甘草　生地　牛蒡

水煎服。

有破而无水便干枯者，此陷伏也。要疮复灌肉复肿者为佳，内服托里回生散。有破而成坑者，此内陷也，急用白龙散敷掩其疮，内服：

托里回生散

黄芪　当归　连翘　甘草　官桂　人屎烧过　牛蒡子

水煎服。

若不详审以上三症治之，微则残形，甚则伤命矣。

收靥依期更着痂，或时战栗或言邪，

三元正气将回后，不必巫医不必嗟。

凡痘收靥之时，皮痂圆净，但时或战栗，语急妄谈者，此皆正气将复不能自持，不必忧疑，须臾自定。

又、附一十二条三方于后

一自发热至此不可以日期论也，或七八日而结靥者，或十二三日而结靥者，或半月者，或一旬再旬又三旬者，盖毒气有浅深，血气有虚实，故收靥有迟速，今人以日期为限者，谬也。

一凡痘欲结靥，切防吐泻，恐伤脾胃，气虚而收靥不齐也，此以四君子汤加川芎、当归、黄芪、官桂、木香、青皮治之。

一凡痘疮收靥，先从两颊口唇者吉，当以人中分上下。人中以上，督脉所行，人中以下，任脉所行，此阴阳往来之道路也，故其痘收靥亦两因之，如有额上及手足先收者，多凶少吉。

一凡痘收靥者，热不可尽除，盖不热则脓水不得干也，宜详审细论其理。

一凡痘收靥有被床席挨破者，只以败草散敷之，或以干牛粪烧灰敷者，此不可用。或以豆藤烧灰者，不能干水，或以荞麦灰者，干燥作痛，惟败草散最佳。

一凡痘收靥，世俗见收过心窝之时，辄以鸡猪肉与之食，习以为常，不知脾土素健者，食之固无害。脾胃素弱者，或恣口腹，一食之后，吐泻者有之，饱闷者有之，久而不治遂成疳证而致夭折者多矣。不若淡滋味、节饮食之为愈也。但人知终身食某物，当初怀食某物，孰知脾土受物

---

① 止：原作“出”，据视履堂本改。

② 茧字下原脱“散”字，据忠信堂本补。

所伤，不止于食，不服而已也。有伤食者，即以二陈汤加木香、青皮、香附米、砂仁、白术、黄连、山楂治之。又有身不热则痘收，如肉食之中辄与煎炒，胡椒、茱萸、生姜辛热之物，痘虽干水而热毒尤生。或痢下脓血者有之；或成肿毒者有之；或成目疾者有之；或成口疳者有之；或成斑疹者有之；壮热不退者有之。轻者绵延费治，重者多致难救，此乃父母之过爱，谁任其咎哉！治法见下余毒条例。

一凡收靥后有痰响气喘者，即烧竹沥化消毒丸送下。

一凡收靥过期，脓水不干者，此表虚有湿也，用大补汤外加苍术、防风、荆芥穗治之。

一凡收靥有灌成疮，脓水不干者，内服消毒丸，外敷绵茧散治之。

一凡收靥忽然大热作渴者，用加减白虎汤治之。

一凡收靥之后宜常服白术散调治。

一凡收靥又当视其壳色以定吉凶。若壳如螺靥样，苍蜡色者吉，黑色者凶。不能成瘢，起白色皮者，亦宜调治，只要大小便调和无热渴者无害①。

加减白虎汤

知母　甘草　麦冬

竹叶引，水煎服。

绵茧散

用蚕蛾的绵茧不拘多少，以生白矾捶碎，置于茧内，炭火烧过，待矾汁尽，研细，干搽疮上即效。

人参白术散

人参　白术　茯苓　甘草　桔梗　薏苡仁

水煎服。

---

① “不能成瘢，起白色皮者，亦宜调治，只要大小便调和无热渴者无害”：原作“不能成瘢，起白皮者，只要大小便调和无热渴者，并诸证不宜。”据忠信堂本改。

卷之十一

落痂症治歌括

凡五首。

痂皮应脱却不脱，此际谁知还作恶，
补脾表实有奇功，不可逡巡便弃药。

其收靥痂壳自残若粘着皮肉不落者，乃表虚也，尤当禁忌，不可因循，恐生变异，用：

调元固表汤

黄芪　人参　当归　甘草　蝉蜕

水煎服。

收靥之后不落痂，昏昏喜睡自堪嗟，
只因脾胃多虚弱，调治专从戊己加。

如有此证者，乃脾胃虚而好睡也，戊己者，脾土也。宜用：

调元清神汤

人参　黄芪　当归　麦冬　陈皮　甘草炙　酸枣仁　黄连炒

大枣引，水煎服。

落痂之后察疮瘢，平整红鲜日渐安。
若是凸凹并黑黯，好将敷药拭迍邅[①]。

其疮落痂之后，瘢痕平整红活者，吉。若瘢肉凸起，或凹陷紫黑，吉凶未可知也，用灭痕散敷之。

将密陀僧研细末，以乳汁调搽疮疤，无乳汁，蜜调亦可，若此药搽上，凸凹者自平，紫黑者自退，应效者吉，不应效者凶。

疮痂自落不须忙，捋掐须教肌肉伤，
此日灌淫何足惜，终身常作血风疮。
痂落精神渐复初，缘何头足更迟留，
阴阳孤独如鳏寡，安得同时取次收。

凡阳生者，以阴成之；阴生者，以阳成之。经云：孤阳不生，孤阴不成。又云：孤阳寡阴即不中，譬取鳏夫及寡妇。其疮延收靥，自人中平分上下，发际以上阳之阳也，谓之孤阳；足膝以下阴之阴也，谓之孤阴。所以疮之收靥至此二处，每每迟留不能使干，不可服药，听其自然而已。

翳痘入目：

取鳝鱼血，用牙器磨，以鸭毛刷上，一日七次即愈。

起疮花眼：

青榄核切碎，焙干，为末，每用一两，取黄连一根，为末，同用。

痘痈方

胡椒　五倍子

共研为末，将糯米煮粥捶敷。

---

① 迍邅（zhūn zhān）：迟迟不进，此指难愈的凸凹紫黑疮疤。

卷之十二

余毒症治歌括

凡三十八首。

痘后缘何发痘痈，只因平塌少成脓，
毒邪蕴聚难消散，透节寻关出空中。

凡痘初出之时一点血，由血而化至脓，脓成毒解矣。

若出形之后，应起发而不起发，应成脓而不成脓，一片空壳，状如蛇皮，或平塌破损，都无脓水，本为死证，但脾气强又能饮食，亦可引日以收较，只是毒邪蕴蓄于里，必寻出路于关节之间，而为痈毒。但发一二处可治，若流注于手足，发之不止，肿灌不愈，久而死矣。

痈毒先要分经络，解毒调元兼里托，
决脓去毒急施功，莫待残形变为恶。

凡痈之发，先看在何经络，分血气多少而治，次看人之虚实，以解毒托里为先，不可乱施苦寒贴敷之药，使毒不得出，内炎筋骨。如肿而未成脓者，用必胜膏贴之。

马齿苋杵汁　猪膏脂　石蜜

共熬成膏，涂肿处。

若已成脓者，用铍针决去其脓，用生肌散敷之。

白芷一钱　龙骨五分　贝母二钱　赤石脂一钱　白及一钱

共为末，敷之。

若肿疡而元气素弱者，用：

十六味流气饮

川芎　归尾　赤芍　防风　人参　甘草节　木香　黄芪　桂心　白芷　桔梗　槟榔　厚朴　乌药　紫草　枳壳各五钱

水二盏，煎七分服之。

气血虚而利者，加熟附子。大便坚实者，加酒大黄。

若元气素实[①] 者，用：

连翘解毒汤

连翘　白芷　川芎　归尾　赤芍　甘草节　牛蒡　大黄　木通节　穿山甲炒

水煎服。

属太阳经者，加羌活、防己。

属阳明经者，加升麻、干葛。

属少阳经者，加柴胡、黄芩。

属太阴经者，加官桂、防风。

属少阴经者，加黄连炒、木通。

属厥阴经者，加柴胡、青皮。

若炎疡[②] 者，用：

十全大补汤

川芎　归尾　赤芍　生地　人参　甘草节　白术　赤茯苓　黄芪　桂心　白芷　金银花　连翘

依上引经药加入煎服。凡见痈毒，以上法治之，不可因循，恐成大患。微则残伤肢体，甚则脱腕腐筋而殒性命矣。

痘后缘何发大丹，只因毒火郁成然，
看他所发归何部，若归心肾治应难。

赤火丹瘤，此恶候也，流移红肿，其

---

① 实：原作“弱”，据忠信堂本改。
② 炎疡：忠信堂本作“溃疡”，于义见长。

痛手不可近，痘疮之后有发丹瘤者，因蓄火太甚不能发泄，郁于肌肉之间，故发而为丹。从头上起者，过心即死。从足下起者，过肾即死。内用玄参化毒汤解之。

玄参　归梢　生地　红花酒炒　连翘　地骨皮　石膏　赤芍　防风　木通节　荆芥穗

淡竹叶引，水煎服。外用蜞针法断之，取大马蝗三五七条放在红肿处，吮去恶血，毒亦从而消泄矣。

痘后缘何瘾疹成，只因毒火未全形，
若教发尽无停滞，免得重重怪证生。

瘾者，皮肤间泛泛成疙瘩也。疹者，皮间点点状如蚊蚤咬迹也。痘后如发瘾者，因毒火未发尽，藏于皮肤之间，或瘙痒因抓而成者，或因受风火相搏而成者，此皆吉兆，正欲发泄，无使停留，以变他证。如发太甚不已者，内服：

防风败毒散

防风　赤芍　升麻　葛根　甘草

水煎服。外用蚬子水洗之。

取活蚬子不拘多少，以水养五七日，旋取其水洗之，蚬子煮汤亦佳，如无蚬子，以天水散拂拭之。

痘后缘何靥不干，或时出血病难安，
只因毒气藏肌肉，蚀肉伤肌不忍看。

此与前一般顽疮不肯收者相同，但觉痘疮当靥不靥，即防此证，当内服大补汤，比前加川芎、白芍、白芷三味，外用绵茧散敷之。

取蚕茧出了蛾者，不拘多少，每个入白矾五分于内，火煅令枯，每一两加陀僧五钱，白芷末二钱，白蜜调敷。

痘后缘何翳膜睛，只因热毒壅肝经，
还睛去翳多奇术，点洗常教作废人。

小儿出痘之时，先用黄柏膏和胭脂涂眼者，防斑疮入眼也。但斑疮入眼，或不在初，多在收靥之时，或满面破烂，重复肿灌，脓血胶固，毒火郁蒸在内，其斑入眼，或痘出已甚，成就迟缓，医用辛热之药发之，亦令斑疮入眼。又或收较之时，喜啖辛热，谓之干浆，以致二火相煽，亦令斑疮入眼也。但在白珠上者不必治，久而自去，惟在黑轮上，或掩瞳人者，急用密蒙花散治之。

密蒙花酒洗，五钱　谷精草五钱　蝉蜕去足翅，五钱　望月砂一两

共为末，用獖猪肝一两，竹刀披破，每用药一钱擦在内，水煮肝熟，饮汁食肝神效。不可轻用点洗之药，反成大害。他本以谷精草散主之。兼便秘者，用泻青丸治之。目昏者，蝉壳明目散治之。方见别本。

痘后缘何目畏明，肝虚又带火邪侵，
凉肝养血功无比，解使双眸得见人。

凡痘疮之后，两目见明不开暗则开者，谓之羞明，用：

凉肝明目散

当归　龙胆草酒洗　柴胡　川芎　防风　密蒙花　酒连

用獖猪肝煮汤煎药服之。若向暗处亦不开者，却防目中有疮，当如上法救之。

痘后缘何痢血脓，只因倒陷热肠中，
利尽脓血应自愈，莫教饶舌枉施功。
脓血痂皮一路来，待他自止莫疑猜，
和中清热施残着，劫涩轻投病转乖。

如此之症，待其自止，然后用和中清里之剂，不可便投豆蔻丸及诸劫涩之药。但痢势甚者，用：

黄连解毒汤

黄连　条芩酒洗　枳壳　归梢　红花　酒大黄　甘草

水煎服。

脓血尽者，用：

和中汤

人参　当归　甘草　枳壳　木通

水煎服。

痘证曾无倒陷形，缘何脓血利频频，
只为大肠多火毒，通肠解毒效若神。

痘无倒陷之症，却有脓血之痢者，由于平日食煎炒，素有积热，今因痘后气血虚不能胜积，故利脓血，此名滞下，必然肠鸣作痛，里急后重。或因痘出之后，饮水太过，水停作泄，热毒乘虚入里，便下脓血，此名肠垢。宜先用调胃承气汤以彻其毒。

枳壳　酒大黄　槟榔末　甘草

水煎服。次用：

黄芩汤

条芩酒洗　黄连酒洗　当归　川芎　甘草　木通　木香　赤芍

水煎服。

久不止加升麻。

腹痛者加酒大黄。

痘后缘何泄痢多，看他所出物如何，
痂皮脓血斯为顺，无分水谷梦南柯。

痘后自利痂皮脓为顺，少以四君子汤调之。水谷无分为逆，以理中四苓汤主之。久而不止以豆蔻丸止之。方俱见别本。

痘后缘何呕哕频，只因胃家毒气停，
错喉呛水宜施治，失声干哕枉劳心。

胃之上口名曰贲门，纳而不出者也。凡痘之后，吐而有声有物者，谓之呕。有物无声者，谓之吐。有声无物者，谓之哕。食谷而吐出者，谓之错喉。饮水而喷出者，谓之呛水。此由热毒壅塞胃之上口，故令呕吐，咽门涩塞，故令错喉呛水也。惟干哕乃胃疮腐烂，不能纳谷，故时时张口，似吐不吐，乃不治之症也。亦有咽喉作痛而呕吐失声者，乃咽喉腐坏，亦不可治矣。但呕吐者，用：

陈皮竹茹汤

陈皮去白　白茯苓　黄连用吴茱萸同炒，去茱萸用黄连　竹茹

水煎服。

咽喉痛者，用：

甘桔汤

甘草　桔梗米泔水浸　牛蒡炒研

水煎服。

痘后缘何热不除，或因毒甚或元虚，
调元解毒分投用，引日须教损幼躯。

痘既收靥则毒解而热当除矣，如热一向不已，非毒气之余烈，必元气之素虚，惟以脉辨之，如脉数形勇，烦躁热者，此邪气实也。宜用：

知母解毒汤

知母　生地　软石膏　地骨皮　酒芩　牛蒡　升麻　甘草　天花粉

淡竹叶引，水煎服。

如脉迟形怯，热而喜睡者，此正气虚也，用：

黄芩调元汤

黄芩　人参　麦冬　炙甘草　当归

水煎服。

痘后浑身一向温，忽然发热不堪论，
内伤外感分投治，此个真机说与人。

痘靥之后一向温暖和平，并无余热，忽然发热者，不可以余毒未解，正气之虚同论也。必因外感风寒，其症头目昏痛，恶寒，其脉浮，用：

桂枝解肌汤

桂枝　赤芍　黄芩　甘草　人参　干葛　柴胡

淡竹叶引[1]，水煎服。

或因内伤饮食，其症肠肚饱闷，不喜饮食，其脉弦滑，以补中益气汤加消导药。

黄芪　人参　白术　陈皮　枳实　青皮　木香　黄连　神曲　麦芽　甘草

水煎服。

---

① 淡竹叶下原脱“引”，据忠信堂本补。

痘后缘何腹里疼，或因伤食不能安，
看他虚实行消导，方显良工是折肱。

收靥之后，忽然腹疼，或呕或利，不思饮食者，此伤寒之症也。虚则用上补中益气汤治之。如无吐利，腹满而痛，烦躁气急者，用脾积丸下之。若伤食腹满而痛，烦闷不宁者，此毒气入中，急用雄黄解毒丸利之，方见别本。不然渐加喘急，手足厥冷则难治矣。

收后缘何食不思，只因伤食少人知，
谁知消导为良法，强忍成疳悔是迟。

一向能食，收后反不能食，闻食气即呕逆，此必食伤甚，可以脾积丸治之。问其所伤者何物，即以原食为引送下，微则只以保和丸调之。若隐忍不急求治，久则羸瘦[1]，渐成疳痨，以集圣丸主之。

收后缘何寒气攻，只因正气受虚空，
战惕畏寒还作热，大补汤丸药有功。
寒热往来似疟形，不分早晚依期临，
只因脾胃多虚弱，补中益气有神灵。

补中益气汤

黄芪　人参　甘草炙　柴胡炙　白术　升麻　陈皮　桂枝　当归　木香

虚甚者加熟附子。

水煎服。

收后缘何手足寒，好将元气补虚看，
六脉细沉如欲绝，治若乖方自惹愆。

凡痘收靥之后，手足厥冷，六脉沉细者此元气本虚。用：

调元生脉散

人参　黄芪炙　麦冬　当归　桂枝

虚甚者加[2]熟附子，水煎服。不可错认手足厥逆，妄投木香异功散，以取败亡也。

痘后缘何神识昏，终朝喜睡不惺惺，
只因毒解神虚倦，气血平和四体宁。

收靥后而好睡者，乃毒解神虚，此常事也。有等苟且之医，愚人不知而取利；有庸见之医妄投药丸而致祸，不可不知。

痘后缘何不识人，口中妄语似邪侵，
只因热伏心包络，治此无差妙入神。

凡收后昏睡，连日不醒，口中妄语，或有醒时亦似醉人，每多错言，此邪热攻心而心君不肯受，邪传于胞络。用：

导赤解毒汤

木通　生地　麦冬　茯神　甘草　山栀仁　人参　石菖蒲

灯心引，水煎服。

安神丸亦佳。

牛黄五分　黄连炒，五钱　当归二钱五分　山栀仁炒，二钱五分

汤浸蒸饼，以猪心血调为丸，如粟米大，朱砂为末，灯心汤送下。

痘后缘何又发惊，只因毒火内攻心，
清心散火惊宜退，发作无休命必倾。

痘出发热多惊搐，此常症也。若收靥之后反[3]发搐者，乃疮发未透，毒火内侵故也。用：

清神散火汤

木通　玄参　麦冬　黄连　甘草　栀子仁

水煎去滓，研辰砂末调服。

大便秘加酒大黄。自利加人参。别本用粉红丸治之。

此症发于既收之后，血气已衰，治之甚难，药对症者可治，若一发连绵者，死症也。

痘后缘何手足挛，只因血少受邪干，
补脾养血神仙诀，不遇知音莫浪言。

凡痘之后，手足忽然拘挛，不能伸屈转运者，乃血少不能养筋，又或外被风寒水溢以致然耳，不可再发散耗其血，只用

---

① 羸瘦：原作“瘸瘐”，据忠信堂本改。
② 加：原作“如”，据忠信堂本改。
③ 反字下原衍“必”，据忠信堂本删。

补脾养血者，此秘法也。用：

当归桂枝汤

当归酒洗 川芎 白芍酒洗 黄芪酒洗 薄桂 炙甘草 苍术 黄柏

气虚加川乌、人参。

水煎服。

如感风寒，以致骨节疼痛者，加羌活防风散治之。

痘后缘何咳嗽多，只因毒火肺中磨，
清金降火平和气，肩息胸高梦南柯。

痘疹之后，惟肺受伤，至于收靥毒解宜乎宁矣。若反咳嗽喘急者，乃毒火流入肺中故也。宜清金降火，当用：

宁肺汤

知母 牛蒡炒 马兜铃 地骨皮 杏仁 桔梗 甘草 软石膏

咳甚加贝母、桑白皮（蜜水炒）、葶苈子（炒）。

水煎服。久而不止，胸高龟壳，更兼肩息者，不可治也。

痘后缘何肿胀生，或风或水食伤成，
肿属肺经宜汗解，胀属脾经利解宁。

凡痘收靥之后，或面目浮，四肢肿，此属于肺，因表虚多受风寒，宜汗解，用：

加味五皮汤

羌活 五加皮 苍术 桑白皮 桂枝 木通 防风 防己 甘草 猪苓 生姜皮

灯心引，水煎服。

若腹膨如鼓，眼胞微肿者，此属于脾，因脾胃素虚，饮水太多，蓄湿于内，所食过度，积热于中，宜利解之，用厚朴汤为主。

苍术 厚朴姜制 陈皮 猪苓 甘草 大腹皮 茯苓皮

因于食[①] 者，加神曲、山楂、三棱、莪术、枳实。

喘者加葶苈子、杏仁。

水煎服。

若虚胀者，不可妄攻，用：

莱菔子丸

莱菔子炒，另研，五钱 胡椒厚朴水浸过，晒干，二钱 白术去芦，一钱 陈土

共为末，汤浸，蒸饼为丸，陈皮汤下。

痘后缘何小便迟，膀胱蓄热少人知，
不将导赤为良法，只恐迟延有变时。

凡痘小便始终宜清，若收后不利，此热积膀胱，用：

导赤散

木通 甘草 车前子 瞿麦 滑石 赤茯苓 山栀子 淡竹叶

灯心为引，水煎服。

痘后缘何大便难，只因肠胃津液干，
润肠胆导宜兼用，纵有余邪粪后安。

凡痘大便始终宜调，一二日一次者为吉。但至于收靥后秘结者，乃痘出太甚，血枯气不润肠，用：

润肠丸

甘草 归梢 生地 火麻仁 桃仁

有热者加知母、石膏。

自利者加白术、升麻。

泥水煎服。

痘后缘何雨汗淋，只因弱卫热其荣，
自汗黄芪汤最胜，盗汗当归药有灵。

经云：卫气者，所以温肌肉，充皮毛，肥腠理[②]，司开阖[③] 也。疮疹之出，卫气最甚，故收靥之后，卫弱为汗出也。汗常出者谓之自汗。睡着出汗而醒则干者，谓出盗汗。用：

当归汤

---

① 食：原作"水"，据忠信堂本改。
② 肥腠理：原作"胞腠理"，据忠信堂本改。
③ 司开阖：原作"司开门"，据忠信堂本改。

人参 当归[①] 黄芪炙 甘草炙 黄连炒 桂枝

水煎服。

热热浑身汗不休[②]，肤濡发润亦堪忧，

卫中气弱常中热，若传亡阳治不瘳。

痘后缘何吐衄侵，只因毒甚血狂奔，

要他血止宜清血，不止终为薤露[③]人。

凡痘收靥之后，忽然鼻衄不止者，血出于肺也。吐血不止者，血出于胃也。尿血不止者，血出于小肠也。屎血不止者，血出于大肠也。皆因毒入于中，迫血妄行，急用：

凉血地黄汤

黄连 归尾 生地 玄参 甘草 山栀仁

鼻血加片芩、茅花。

吐血加石膏、知母、童便、香附。

尿血加木通、滑石。

屎血加秦艽、槐子、荆芥穗。

血不止者加蒲黄、藕节、侧柏叶。

水煎服。不止者，必死之候也。

血在身中莫妄行，火邪迫血血离经，

鼻中细出堪调理，屎尿中来祸不轻。

痘后缘何忽吐蛔，只因内热又常肌，

但闻食臭虫斯出，呕吐心烦急早医。

蛔动如从吐利中，必从肠胃热邪攻，

若闻鼻血虫应出，此属虚寒勿妄攻。

伤寒吐蛔责之脏寒，痘疹[④]吐蛔责之里热，由热气怫郁于里，又不能食，虫无所养，为热所逼，但闻食臭，即涌出者，用：

黄连止蛔汤

黄连 黄柏 乌梅肉 人参 白术

水煎服。若不治，则虫食脏肛而为狐惑之死症矣。

痘后缘何发口疮，只因辛热助诸强，

牙龈臭烂防穿颊，唇口生疮怕哑张。

凡痘疮后牙龈生疮，时时出血者，谓之牙宣。呼吸息露，谓之息露。此走马疳也，由热生阳明少阳，用蚕蜕散敷之。

枯矾二钱 尿桶垽[⑤]刮，以火煅，令白，二钱 五倍子二钱 蚕蜕烧灰，一钱

共为末，先以米泔水洗，用蛴螬虫翻转，蘸水洗净，败血后，以此药敷之。

又如唇肿面浮，鼻穿颊破，炎喉烂肉，饮食不出入者，不治。

又如唇口生疮破烂，上唇有疮，虫食其脏，谓之狐。下唇有疮，虫食其肛，谓之惑。由热在内，虫无所食，不肯吐出，内食脏腑及肛，而外见于唇也。其人如睡，默默不欲食，其声哑嗄，谓之狐惑。用：

黄连除䘌丸

黄连二钱 芦荟一钱二分 使君子炒，二钱五分 芜荑一钱五分 干蟾炒，一钱二分 川楝子肉二钱 夜明砂一钱二分

共为末，将乌梅肉洗去黑水，杵膏和丸，米饮送下。

如唇落鼻崩，牙脱无声者，不治。

如舌上生疮赤者，谓之赤口疮，此热在心脾二经也，用阴阳散治之。

黄连二钱 干姜一钱

共炒，研末，用地鸡[⑥]擂水，洗净后敷此药。

白者名曰口疮，一名鹅口疮，此热在心肺也。用：

朱矾散

---

① 原方中脱“当归”，据视履堂本补。

② 热热浑身汗不休：视履堂本作“热烁浑身汗不休”，于义见长。

③ 薤露：古代的一种挽歌。

④ 痘疹：原作“痘含”，据忠信堂本改。

⑤ 尿桶垽：尿桶内的沉淀物，即“人中白”。

⑥ 地鸡下原衍“卿”，据忠信堂本删。

朱砂二钱　白矾二钱

共研为末，先用鹅涎洗之，后敷此药。通以洗心散[①] 主之。

黄连　归梢　生地　大黄酒洗　麻黄　木通　薄荷　甘草　加桔梗　连翘　牛蒡

灯心引，水煎服。

痘后缘何不发肌，只因气血两相亏，

平和丸散常宜服，不可偏寒气血兮。

凡人素常肌肥，痘后羸瘦，虽能饮食亦不能发肌肤者，乃气血虚故也。治之能兼阴阳，不可偏胜。偏阳则伤血，偏阴则伤气。阴日服：

参苓白术散

人参二钱　白术二钱　白茯苓二钱　陈皮二钱五分　山药一钱二分　木香一钱三分　神曲炒，一钱二分　青皮一钱二分

若泻，加诃子一钱二分。

共为末，汤浸蒸饼为丸，米饮送下。

阳日服：

当归益荣丸

当归二钱　川芎二钱　黄连钱半　芦荟二钱二分　使君子肉一钱二分

共为末，汤浸，蒸饼为丸，米饮送下。

痘后缘何怪症多，详审从来犯若何，

汤丸饮食风寒事，须寻根底处消磨。

痘后生病，不从痘疹中来者，谓之怪症，必详问曾服何汤丸，啖何饮食，感冒风寒有无，即从犯处治之。

痘后浑身[②] 皮肤娇，调理提防要谨牢，

水湿风寒宜避忌，洗拭挦抓祸莫饶。

痘后腹中最易伤，辛生冷热莫轻尝，

若贪口味浑无忌，犯却中和变内伤。

此二条言收后调理之法。在外也皮肤薄嫩易于感冒，若不避风寒暑雨，梳洗挦掐，则致于痈肿者有之，生疮癣者有之。在内也肠胃虚弱难于克化，若不分生熟软硬，寒热温凉，则成膨胀者有之，至于泻痢者亦有之。可不慎与？

又、附二十一条

一凡收靥以后，皮肉尚嫩，脏腑尚虚，要避风寒，不宜洗澡，常节饮食，不可过于饥饱也。

一凡收靥以后，有犯风寒雨湿洗浴，以致四肢头面浮肿者，此风湿也，加减胃苓汤治之。如作热遍身汗出如水者，此虚气中风，补中益气汤加苍术、官桂治之。如大热作渴虚汗者，白虎汤加苍术治之。身不热而自汗者，补中益气汤治之。

一凡收靥以后，有伤食腹痛者有之，用脾积丸下之无害，下后便以四君子汤加消导药治之。如伤饮食者，并身作热者，三黄丸下之，更以四君子汤加消导药同调之。

一凡收靥之后，调治亦紧，无因而作热者，审其脉若洪数者，黄连解毒汤加升麻葛根治之。如迟缓者，是虚热也，补中益气汤主之。

一凡收靥之后，痢作大热，鼻血不止者，芩连栀子饮治之。

一凡收靥之后，痢下鲜血，里急后重者，先以三黄丸下之，次以香连丸调之。

一凡收靥之后，忽然咳嗽者，此乃感冒风寒，以参苏饮治。如不退，只以玉液丸调之。

一凡收靥之后，大热，两目如火，身发斑者，此余毒归心也，消斑青黛饮治之。

一凡收靥之后，肢节肿痛作热者，此

① 洗心散：原作“肥心散”，据忠信堂本改。

② 浑身：忠信堂本作“缘何”，于义见长。

余毒归胆也，内服十宣散，外用紫金丹涂之，又附一方在紫金丹方下。

一凡收靥之后，两目红肿者，此余毒归肝，密蒙花散治之。

一凡收靥之后，其目红活，失于医治，以致珠有白翳者，加味谷精草散治之。

一凡收靥之后，咳吐脓血者，此余毒归肺，清金散治之。

一凡收靥后，小便出血者，此余毒归膀胱，八正散治之。

一凡痘已收靥，大便出脓血，无腹痛后重者，此余毒归于大肠，黄连解毒汤加槐角、升麻治之。屎后腹痛者，黄连解毒汤加大黄（酒炒）治之。

一凡收靥后，作热，口生疮者，此心热也，黄连解毒汤治之。

一凡收靥后，齿生走马疳者，先将米泔水洗过，后以文蛤散搽之。又方在下。

一凡收靥后，遍身生疮生脓疱者，此名痘风疮，内服胡麻丸，外灸风池穴、血海穴、曲尺[①] 穴各三壮，断根之效。

一凡收靥后，脚软不能行者，此血虚不养筋也，四物汤加牛膝、续断、防风、川萆薢、薏苡仁治之。

一凡收靥后，睡不醒者，四物汤加酸枣仁汤治之。

一凡收靥后，四肢瘫痪不能动者，此血虚成风也。若不治恐成废疾，用羌活丸治之。

一凡收靥后，心常恐惧，闻人声即惊者，温胆汤治之。

加减胃苓汤

猪苓　泽泻　白术　赤茯苓　官桂　五加皮　厚朴　陈皮　甘草　防风　藁本　桑白皮　羌活　人参

灯心引，水煎服。

补中益气汤

人参　甘草　黄芪　当归　柴胡　升麻　陈皮　白术

水煎服。

白虎汤

石膏　知母　甘草

水煎服。

三黄丸

黄连三钱　黄芩三钱　大黄酒炒，三钱

共为末，炼蜜为丸，姜汤送下。

芩连栀子饮

黄芩　黄连　栀子　桔梗　甘草　生地　柴胡　川芎　赤芍　升麻

水煎，取茅根汁一钟，入内同服。

香连丸

黄连去芦，二十两，用吴茱萸十两同炒至赤色，不用茱萸　木香四两，不见火

共为末，醋糊为丸，如梧桐子大，每服二十丸，空心，米饮送下。

玉液丸

方见前。

消斑青黛饮

黄连　甘草　知母　石膏　柴胡　升麻　山栀仁　玄参　人参　青黛　生地黄

竹叶引，水煎。

紫金丹

见原本方。

又方

雄黄五分　铅粉三分　槟榔一个

共为末，鸡蛋黄煎出油调搽。

密蒙花散

人参　荆芥　当归　赤芍　川芎　密蒙花　藁本　黄芩炒　蝉蜕　升麻　白蒺藜　栀子仁　石决明

水煎服。

谷精草散

蝉蜕　密蒙花　白蒺藜炒，各等分　谷精草

---

① 曲尺：疑为曲池。

共为末，用獖猪肝一片，以竹刀切成路，擦药于内，丝线扎定，煮熟，量儿大小与之。

清金散

茯苓 陈皮 甘草 知母 贝母 桑白皮 桔梗 杏仁 前胡 黄芩 栀子 地骨皮 枳壳 胆星 款冬花 马兜铃 青木香

水煎服。

八正散

车前草 瞿麦 滑石 萹蓄俗名刷扫菜 栀子仁 大黄面煨 甘草 木通

水煎服。

文蛤散

五倍子炒焦，一钱 铜绿五分 蚕退纸一钱，烧灰

细研，搽牙。

人元散

用小儿天盖骨，火烧存性，研为末，擦牙。

胡麻丸

照旧方。

羌活丸

羌活密节者，一钱 当归一钱五分 川芎一钱二分 萆薢二钱 防己一钱五分 薏苡仁炒，一钱五分 虎胫骨用前爪短节者，酥油炙焦，一钱

以上七味，共为末，炼蜜为丸，汤水送下。

温胆汤

陈皮 甘草 枳实 半夏 竹茹 石菖蒲

生姜引，水煎服。

卷之十三

麻疹骨髓赋

麻疹之症，宜用清凉。解毒而已，其症属火。疹虽胎毒，多带时行。气候暄热非令，男女传染而成。其发也，与痘相似；其变也，比痘匪轻。愚夫愚妇每视为泛常，若死若生总归于天命。不知毒起于脾，热流于心。始终之变，肾则无症；脏腑之伤，肺则尤甚。闭门问途，不如路中寻径；扬汤止沸，不若灶内抽薪。

初则发热，亦似伤寒。目出泪而不止，鼻流涕而不干。咳嗽大急，烦躁难安。以火照之，隐隐皮肤之下；以手抹之，濈濈[①] 肌肉之内。其形如疥，其色若丹。随出随没，乍隐乍见。根窠若肿兮，疹而兼瘾；皮肤如赤兮，疹似夹斑。似锦而明兮，十有九效；如煤而黑兮，百无一痊。疹毒最重，治法不同。微汗常出，热势越而不流；清便自调，毒气行而无壅。腠理怫郁兮，即当发散；肠胃秘结兮，急与疏通。苟视大而若细，恐变吉而为凶。放衄不必忧，邪从衄解；利血不必止，毒以利松。所喜者，身中清凉；可畏者，咽中肿痛。饮水不休，法在生津养血；饮食欲减，方须救胃平和。

且如出之太迟，发表为贵；出之太甚，解毒堪宜。毋伐天和，常视岁气。寒气凛凛，毒气郁而不行；火热炎炎，邪气乘而作疠。或施温补，勿助其邪；若用寒凉，休犯其胃。制其过，但取其平；诛其暴，必欲其正。远寒远热，阴阳之胜复不齐；责实责虚，人品之强弱或异。

防风荆芥，散腠理之留邪；升麻葛根，解荣卫之蕴热。人参养气，地黄凉血。黄连入心而泻火，黄芩入肺而定咳。玄参石膏，治邪火之浮游；栀子连翘，开恶毒之郁热。瓜蒌润肺止渴，须合麦冬；知母生津降火，必同黄柏。芍药治乎腹痛，白术止乎脾泻。溺若涩兮苓通，咽常痛兮甘桔。心神惊妄兮，镇以辰砂；脏腑秘结兮，利以大黄。牙齿生疳，文蛤配乎马涧；咽喉若瘴，射干助以牛蒡。五味杏仁，治喘气之吤吤；薄荷竹叶，解肤热之洋洋。火烧人屎，蜜炒麻黄。发疹毒之出现，令邪气之舒张。枳实山楂，治食积[②]而化毒；兜铃地骨，清肺热以回疮。疮形既出，将息甚难。坐卧欲暖，饮食宜淡。

风寒若受兮，为肿为热；咸酸不禁兮，为咳为喘。异气纵感，变症宜参。便多脓血兮，仓廪血热；咳多涎沫兮，华盖易寒。口烂唇裂，心火之病未退；皮焦发槁，荣卫之液将干。苟不详于临证，何以见其折肱。

治此变证，各有奇方。身热不出，柴胡合乎四物；口疮若甚，甘桔对乎三黄。消肿定喘兮，葶苈助效；化痰止咳兮，顺气为良。气血已虚，八物增损而可饮；水谷不纳，二陈酌斟以堪尝。痢血兮，香连

---

① 濈濈（jí jí）：和的样子。

② 治食积：原作"助脾热"，据忠信堂本改。

丸去豆蔻，而加陈皮黄柏；咳血兮，五拗汤去麻黄，而加茅根地黄。此疹科之治法，继痘科而再详。

麻疹西江月

麻疹俗乎麻子，盖因火气熏蒸，遍身红点朱砂形，发自心脾二经。最忌黑斑死证，最宜赤似朱蚊，大都治法喜凉清，不可辛甘犯禁。

疹子因何咳嗽，只因肺与心连，肺经被火苦熬煎，以致咳嗽气喘。治要清金降火，不宜误用辛甘，譬如包子蒸笼燃，只要气松火缓。

疹子如何辨认，分明状似伤寒，此多咳嗽有红斑，喷涕[①] 眼中水现。或见腹中疼痛，或时吐泻相兼，疹家吐泻不须安，正要毒除热散。

疹与痘疮异治，二家不可同方，痘宜温解疹清凉，又要现形为上。若受风寒不出，其间凶险难当，急宜发散保平康，切怕神昏腹胀。

凡遇疹未出现，详看天令如何，假令日暖又风和，败毒荆防堪可。若是时行疫疠，芩连消毒宜多，用心调理救沉疴，坐井观天莫学。

且看荆防败毒，此为发散仙方，荆芥防风生地黄，酒炒芩连二样。桔梗人参甘草，连翘升麻牛蒡，玄参酒柏妙真良，竹叶水煎停当。

又有芩连消毒，散火解毒尤佳，芩连栀子及升麻，桔梗甘草多把。石膏人参知母，连翘蒡子红花，引用竹叶要多加，此个方儿无价。

若是发散不出，令人真个忧疑，麻黄酒蜜炒如煤，栀柏芩连一例。更着大黄酒炒，连翘蒡子相宜，石膏蝉蜕红花子，不效命离尘世。

如见出时紫黑，此般今古多凶，急求人屎路归东，火烧存性取用。细研酒调吞下，须臾黑色变红，若还依旧黑朦胧，劝你心肠休用。

疹子现形发热，常时只用化斑，石膏甘草及人参，桔梗连翘灵验。若是毒多热甚，芩连消毒为先，大便秘结大黄添，务令微通数遍。

疹子类多咽痛，火邪熏灼无他，连翘甘桔要多加，射干蒡子煎罢。外用十宣妙散，吹喉休要吁嗟，假如见效莫争差，消毒芩连妙也。

疹子再兼泄利，预先用药调医，泄时减桂五苓宜，加上甘草滑石。如是痢兼赤白，香连丸子相随，大端痢止便为奇，不效令人疑忌。

疹咳声声气促，只消降火清金，黄芩栀子赤茯苓，桔梗石膏一定。知母人参地骨，瓜蒌麦冬杏仁，玄参蒡子妙如神，竹叶将来作引。

疹后须防四症，不治常致误人，遍身余热欠清宁，咳嗽连声牵引。牙齿疳生走马，痢下赤白难禁，各求方法慢品论，才是医中之圣。

为何身间壮热，只因余毒留连，金花丸子是灵丹，栀子芩连龙胆。郁金雄黄解毒，灯心地骨汤吞，若还脾弱热绵延，集圣胃苓任选。

咳嗽频频不止，或因不禁酸咸，又如火毒肺家延，尤恐胸高气喘。体实兼行葶苈，神虚清肺神丹，如斯调理保平安，莫向风波弄险。

葶苈丸除肺热，杏仁防己葶苈，牵牛莱菔子相随，枣肉捣成为剂。清肺神丹降气，盐水煮焙陈皮，芩连甘草杏仁泥，苏

① 喷涕：据下文“咳嗽喷嚏鼻流脓”，为喷嚏、流涕之简称。

子稀糊为最。

口齿生疮臭烂，此名走马凶疳，金花丸子好求安，外用除疳妙散。先取尿桶白涧，火烧白色如盐，五倍铜绿退纸蚕，砒枣烧成黑炭。

赤痢下时鲜血，黄连柏叶槐花，枳壳荆芥穗同加，痢止血除才罢。白痢茱萸滑石，糯根枳壳升麻，乌梅取肉作丸佳，赤白香连可下。

四疾更防死证，临门休得殊差，儿多体热瘦如麻，咳嗽面青声哑。走马唇齿肉落，痢疾噤口吁嗟，此般即是死冤家，不可骑牛作马。

俗名麻子者，火疹也，治法与痘不同。盖痘之治，药有温有凉，若麻疹则惟有清凉解毒耳。

麻疹之症面必红，咳嗽喷嚏鼻流脓，
眼泪汪汪如哭状，莫作伤寒一样功。
麻子未出用荆防，升麻干葛炒牛蒡，
知母桔梗同国老，薄荷石膏多用良。
麻子出甚用桔甘，石膏知母加人参，
麦冬去心牛蒡炒，竹叶同煎名化斑。
麻后咳嗽仍不退，清肺散子调竹沥，
潮热人参麦门冬，木通知母甘草炙。
生地黄与地骨皮，解热清心又清肺，
若变痢疾同香连，走马疳疮文蛤最。

荆防败毒散、化斑汤、凉膈散

此三方乃麻疹中之圣方也。

麻子若不出，荆防攻毒先。
咳甚宜清肺，热多用化斑。

凡麻疹未起发时，喷嚏咳嗽，惊悸多啼，面红，两目含水，或身痛腹疼，是其症也。治法当以辛甘苦寒之剂，辛甘发表，苦寒解里，使毒散也，用前荆防败毒散。

凡疹初发热作渴，白虎汤神效，加麦冬。

凡疹初发热作泄者，用猪苓汤主之。

猪苓　泽泻　赤茯苓　滑石　甘草　阿胶

凡疹发热，一二日即出，初如蚊迹，次如朱砂，点小粒大，红色斑色见根窠，切忌温补，惟以清凉解之，庶免误耳。

凡疹既出，色红者吉，赤者重，黄者危，黑者死。

凡疹既出，其热即退，随出随收，其期不出三日。假令今日子时出，明日子时收尽，又热又烦又渴，而再出者，三日始定。如出而不收者，有郁遏不能出，此凶者也。

凡疹当出而过期不出者，反见烦躁闷乱，腹胀气喘，手足冷者，不治。

凡疹当出不出，而无他症者，先服荆防败毒散，用苎麻煎汤，就以苎麻遍身刮之，其疹即出见。如再不出者，急用向东行犬屎尖，火烧存性，温水调服，疹即涌出。

凡疹当出，参差不齐，即以黑芝麻擂冷水服之。

凡疹既出，延绵不收，此火郁也。用：

芩连化毒汤

黄连　黄芩　红花　石膏　升麻　牛蒡子　玄参　贯众　卷豆　甘草　桔梗　栀子

水煎服。

凡疹出太甚无他症者，服化斑汤。即白虎汤加人参。

凡疹既出作渴者，用白虎汤和益元散服，加辰砂一钱（研）服之。

凡疹既出作泄者，用猪苓汤。如不效，用豆蔻丸止之。

凡疹既出作衄者，用芩连栀子饮。

凡疹大小便不通，用凉膈散。

凉膈散

连翘　栀仁　大黄　薄荷叶　黄芩

甘草

凡疹既出，汗出如水者，不必服药，正欲其火发散也。凡疹已见形，有咳嗽者，不必服药，此正病也。

凡疹见形，传染成痢疾者，不问赤白，先以三黄丸下之，后以香连丸调之。

凡疹见形，余热不退，用：

知母石膏汤

知母　石膏　人参　麦冬　甘草　玄参　加竹叶

水煎服。

凡疹见形而咳不止[①]，又带血者，用：

甘桔汤

桔梗　甘草

呕血者加软石膏。

水煎，入茅根汁一钟服。

凡疹见形，咽喉肿痛者，用：

射干鼠粘子汤

射干　牛蒡子　甘草　桔梗

水煎服。

凡已见形有走马疳者，以米泔水洗文蛤散搽之。

凡疹子用药，只依前法调之，不可轻易妄投汤药。

凡疹初收，要避风寒，勿食煎炒、荤腥、酸咸之物，宜淡滋味，至一月可少与鸡鸭肉食之物。若食荤太早者，外毒虽泄，内毒复萌，再出者有之，或屡出者亦有之。若误食酸咸则增痰咳，迟延日久而难愈也。若误食煎炒则生热毒，或变余热。冒触风寒者，或咳而加喘，或生壮热，或成疟疾，变症百出，难以治矣。

附始终症治方略[②]

① 凡疹见形而咳不止：原作“凡见形而久不止”，据忠信堂本改。

② 附始终症治方略：原文未见，据原本目录补列标题于此，存疑待考。

痘疹心法

邵金阶　王咏初　秦建国　校注

痘疹世医心法自序①

家世业医，方脉悉有异传，吾奉先子之训，凡医者流，按图索骥，未免多歧亡羊也。吾乃本之《素》、《难》，求之《脉经》，考之《本草》，参之长沙、河间、东垣、丹溪诸家之书，抽关启钥，探玄钩隐，颇得其趣，日录所见，积久成帙。如《素问》则有浅解，《本草》则有拾珠，《脉诀》则有约旨，《伤寒》则有蠡测，又如《医门摘锦》、《保婴家秘》，皆恃井蛙之识，梧鼠之能，不敢自售以买笑也。惟痘疹一科，钱氏用凉泻，陈氏用温补，立法不同，执偏门之说者无以白二先生之心，先子为吾剖析发明：仲阳之用凉泻因其烦躁、大小便不通也；文仲之用温补，因其泻渴、手足冷也，虚则补之，实则泻之，所谓无伐天和，无翼其胜也。吾谨识之，但遇斑疹，如教施治，多所全活，乃叹古人立法之善，先子用法之精，非滞隅之能及。如是搜辑家教，汇成歌括，命曰世医心法，用寿诸梓与天下后世共之，庶先子之仁术，与钱陈二家同芳，不徒泯泯已焉耳。先子讳筐，字恭叔，行三，菊轩号也。

时嘉靖二十又八年岁己酉冬十二月既生魄后学楚万全拜手书

① 此序载于《痘疹世医心法》书首，底本无，据日本元禄五年壬申（1692）洛阳书肆中村孙兵卫等刻本补。

万全痘疹碎金赋题跋①

嘉靖丙午，予尝手作小儿及痘疹赋西江月，以教豚犬。至己酉冬，又著《痘疹心要》，久藏于家，不知有交相传录者，更剽窃为己作刊之。彼时见亦未定，信笔草草，安可示人。今特改正，以补前之罅漏耳。

隆庆戊辰秋九月全自述

① 此跋载于《痘疹世医心法》卷首《痘疹碎金赋》之后，底本无，据日本元禄五年壬申（1692）洛阳书肆中村孙兵卫等刻本及彭端吾刻《痘疹全书》康熙五十六年（1717）修补重印本补。

痘疹格致要论自序①

先子菊轩翁，豫章人也。成化庚子，客游于罗，以医鸣，小方脉为最。及生不肖，乃家焉。尝语全曰：吾活人多矣，尔后必昌。时玉泉张子、柳溪胡子，悉罗之巨儒，命全受业于二先生之门。业几成，而先子殁矣。孤弱不能自致。自经书子史律历，以逮百家，各有著述。暇则取先子方脉，手教读之。诸方脉中，惟天行斑疮为毒最酷。古人论治略相异同，怪其教外有别传也。沉潜秘旨，发挥奥义。如胎毒之论，归肾之辨，皆昔人所未及者。笔而成帙，自愿痘论至药性，凡十一卷。犹恐识之不精，语之不切，未敢轻以示人。胡子三溪、肖子楚梧、万子宾兰，见而说之，强予梓刻，命曰《格致要论》。予不能咈，并《世医心法》付书肆刻之。玩是书者，念吾心之独苦，或有取焉尔。②

---

① 此序底本无，据《痘疹心要》万历十一年癸未陈允升刻本补。

② 此序未见落款时间，《中国善本书提要》上海古籍出版社 1983 年本载王重民先生见过《痘疹格致要论》的“明·隆庆刻本”，云万全自序题嘉靖三十一年。

孙应鳌痘诊心要序[①]

隆庆纪元，予辖楚藩。以女病诸医用药皆不效，闻罗田有万生疗小儿有神验，亟延至之。命之诊治，女病果愈。予政暇时时与万生卮谈，乃万生非如他医，但了一方一脉自售其术。其为业，自《素》、《难》下级近代医书，靡不究悉源委，剖别是非，又能溯诸六经性理，根于吾儒之道，信有本矣。盖万生少尝从事科举，以不得志，遂隐于医，宜其世之为医者不能望而及也。万生著有《痘疹心要》一书，予为梓之，俾表见于世。以予爱女求医之心推之，则为父母之保赤子者，斯心犬略皆同。而赤子之最难保，莫过痘疹。得是书审察之，剂量调摄之，万生之术溥而大行，安谓其不得志耶。

淮海山人孙应鳌书

---

① 此序底本无，据《痘疹心要》万历十一年陈允升刻本补。

重刻痘疹心要自序①

盖有不知而作者，自用自专，愚孰甚焉。孔子表章六经，垂宪万世，犹曰述而不作，信而好古，示不敢专以自用也。予谓孔子徒，亦惟多闻多见，择而识之，虽百家众技之书可以利诸人者，靡不玩索，况医术之仁为斯民立命者乎！又乃先子专门之业所当记述者乎！窃思方脉之中，保婴最难，婴孺之疾，痘疹最酷，不敢自用自专。考诸前言往行，广询博访，不拘偏见迂说，务约于中，间亦附以己意，著为《痘疹心要》，凡三易稿。其初本，择焉未精，语焉未详，意浅辞俚，有好事者剽窃以为己述，刻之南赣。次乃改作，抚治郧阳右中丞孙公淮海，取其改本刻于行都司。黄州守孙公怀堂又取郧本刻之载归四明。其书既出，视初本虽颇精祥，然有未尽之证、未立之法，恐不足以活夭殇，广仁爱，垂久远也。于是，补其阙略，附以医案，属望有力者锓诸梓焉。庶天下后世之习幼科者无沧海遗珠之叹，为得鱼兔之筌蹄云尔。若夫不知而作者之罪，予弗敢辞。②

① 此序引自上海图书馆无名氏万历刻本，复见于清·万达刻本，但标题改为《痘疹心法序》，文字略有出人而稍逊。如“右中丞孙公”，万达本为“中孙公”；“附以医案”后，万达本脱“属望有力者锓诸梓焉”；“无沧海遗珠之叹”后，万达本脱“为得鱼兔之筌蹄”等。

② 此序原无落款。万达本序末据明代《万氏全书》落款题“己卯人日罗田万全自序”，可补此序之缺。“己卯人日”为万历七年正月初七日。

万全痘疹心要改刻始末①

一赣本《痘疹骨髓赋》及《西江月》，乃嘉靖丙午、丁未二年所作，以教诸子。故其意浅，其辞俚，使之易晓且易于记诵也。

其《世医心法歌括》，又嘉靖己酉、庚戌二年所作，欲以传后，未敢示人。

右前四年所作，乃吾长男万邦忠私授于喻朝宪，宪授于王濂，王濂得之以为己述，刻于赣州军门。

一郧本《痘疹心法格致要论》，吾于嘉靖壬子、癸丑二年所作，其书虽成，久藏于箧，未敢示人，恐为木灾。至隆庆己巳年，钦差抚治郧阳等处右佥都御史孙，取而刻之于行都司，临刻时，予取《骨髓赋》改之，曰《碎金赋》。

一黄本乃隆庆辛未年黄州太守孙所刻，与郧本同，重刻也。

一今本吾因刻过《世医心法》，尚有未尽之证、未立之法，阙略颇多，未为全书，况吾历年已老，尝事且久，故取其往日所治之证、经验之法，因案以立括，因括以附案，补其阙略，凡百余条，非曰尽之，如有未备者，以俟后之君子。

---

①　此序底本无，据上海图书馆无名氏万历刻本补。

孙光祖读世医心法叙①

予尝谓仁者以天地为一体，孔子之志在安老、信友、怀少。圣人岂能必天下无一物不得其所哉，愿其心欲使天下物各得所。苟可以安老、信友、怀少，圣人所必为也。此其心，天地万物一体之心也。予友父冈秦君，新元初年，子多痘疹不育。后得楚黄人黄廉痘疹书，阅其实实虚虚之辨，解毒补疗之法，分门别症，因病用药，井然有条，因录发归。遍授诸儿医，多所全活。己巳夏，予守黄，过梓里以书黄本，且素与予同志，以其详语予，欲得原本广传，斯固仁人一体之念也。予以郡事未逮。今年夏觐回，得罗田万全《痘疹心法》数卷，即万密斋《痘疹世医心法》故付梓而广之，遍授诸医，使因病溯源，随方投剂，海内生得其少而壮，壮而老，其有补于世，岂浅浅哉。予治黄逾二年，即未能扶摩教育，悉除民苛毒，出民疾苦，得是尽而传布之，俾黄少有长，壮有养，老有终，以复于隆古之治，则是刻也，所以体怀少之仁者在是，而于夫子之教可抚悖矣。遂漫笔书之，令业医者知取衷云。

岁癸酉秋九月黄守四明孙光祖书于怀古草堂

---

① 此序底本无，据《痘疹心法》（丛书）无名氏万历刻本补。

陈允升刻痘疹心要序①

医之难莫如小儿，小儿医之难则莫如痘疹。余初得子女，痘皆险甚，赖医药以生，于是科特究心焉。在楚时，到处求方书。至均州，而得万氏所著痘疹书，前为《世医心法》者卷十二，后为《格致要论》者卷十一，合而名之曰《心要》。其辨症最核而参方最精，根极于《素 》《难》微旨，而人人可以与知，是痘科指南也。携归四岁，而少女痘发，恶侯并见，医莫措手，余但按是书扶起之，则益敬重若神人授矣。均州本旧多舛讹，余手校成善本，常置箧中。大儿执之以请曰：儿常忆痘剧时，祖不食父亦不食，凡为人父子者情皆然也，梓是书以传世，于孝慈宁不广哉！余善其言而从之。

万历癸未夏六月吉赐进士第督学使者吴门陈允升识

① 此序底本无，据《痘疹心要》陈允升万历十一年刻本补。

曹继孝重刻痘疹心要序①

不佞孝至会稽之三月，日夕以励勦不逮为惧，遂谒慈溪怀堂孙公而请教焉。公昔在吾郡曾刻《痘疹心要》贻不佞，因恳致谢。公曰：何为谢也？不佞孝曰：往年旅食金台，值豚儿患痘，其症甚剧，于是遍诸善医者视之，及痘已布而善医者先后引去，亦危矣。乃为无聊计，据是书按方投剂焉，计数日，遂奏效。此其惠胡可弗谢，而其书又胡可弗传也！行将梓之，以广公惠。公曰：君可以语政矣。保赤子者，心诚求之则靡不少中，幼吾幼以及人之幼，盖王道也，君之爱其子如此，惟恐医之弗善而方之不良也。推是以概一邑之人，孰非吾之子乎！不务德惠而专务一切苛惨以绳之，虽可薄收精核之名，然民不得遇国医而饮良剂，亦失国家命医之意矣。以君之惓惓欲广其书，知君之必为此不为彼也，故曰可以语政。因次第其语，付王生钟瑞、王生杰校刻之。司理陈公旧得督学陈霁岩善本，请以互证，大得其益。夫上一书也，霁岩曾刻于苏，怀堂曾刻于黄，孙淮海先生又曾刻于郧阳。固不能使是书之家给人足也，则是刻亦非赘矣。况由是广之，使越之婴稚得是书以取效于十之六七，其于不佞孝保民素餐之咎，亦藉以少释，不犹愈刻诗文者乎！

万历十三年秋月曹继孝识

① 此序底本无，据《痘疹心要》秦大夔万历二十九年本补。

张鹤鸣刻痘疹心要后序①

衡南曹君欲刻《痘疹心要》，谋于余。余览其书目，叹曰：诚仁书也。古方书如丹溪、东垣，诸名家备矣。或且称其各成一家说，善医者务神其意，无执其方也。若痘疹之倏忽异症，至难执矣。其能出此刻之外而有异说，更以意加损其治方者耶？往余见时气偶值，以痘疹殇者比屋皆然，盖误于庸医之手者不少也。兹刻也，穷本源之妙，析症候之微，歌章便诵习而不忘，方类易检阅而可据，岂直业医者定执此以往称善也，凡有爱子之心如衡南君之按方投剂，罔不奏效矣。夫人而病，孰不需医，顾医所语症种种，人自有病有不病者，痘疹一症，其谁能免焉？要之，人之生，坐此症而殇强半也。君今爱其子以及天下之子，直欲广是刻家传而人诵之，固其仁天下之心也，其真为民之父母哉！继自今获，藉以全活者，何限罔非君仁之所锡矣。仁者之后必昌，正觇君家嗣伟然令器也，前痘症亦何虑之过也。越数月，书已校正于王生钟瑞、王生杰矣。于其成也，问序于余，遂书之。

万历乙酉秋山阴令彭城张鹤鸣书

---

①　此序底本无，据《痘疹心要》秦大夔万历二十九年本补。

丁此吕重锲痘疹心要序[①]

余兄弟少未布痘，先大夫日惟是为兢兢。执友汪公慕仙，专门国手也。先大夫居常以孺子为属，汪公亦慨然任之曰：是诚在我。逮岁辛酉（嘉靖四十年），余年十二，家兄十五，且受室矣。余一日对客方构思为文，忽称腰痛甚，至不能任坐起，先大夫亟命人掖之入。夜半，渴甚，饮水尽一石，犹索饮不置。时医二三人环视，咸谓是伤寒剧症耳。汪公至，稍一察之，独不言而退，私谓先大夫：次郎布痘矣。两辅间业已隐隐起，君独不见乎！其尽谢诸医，令我得展布，不尔，我且去矣。惟君慎图之。先大夫素神汪公，惟其言而莫之违也。始终惟公所调剂，不敢揉他医一语。余痘未结痂，家兄复布。兄既长而且新受室，日委顿，酬应间先大夫大惧不胜痘，乃痘色复不佳。汪公愈益狎视之，谓可旬日愈耳。已而一一符其言。大都余主泻，家兄主补，公未尝执一治也。而幸并无恙。先大夫与公固称平生欢，公亦自谓全二子以付先公，可无负生平矣。乃余犹能仿佛愦愦时记公所论说，率根极脉理而深探其源，然后因时以通其变，故投之辄效。是年所手起危证不下数十人，不独余兄弟俩也。间常问公：痘科有奇方乎？公曰：岂其无之，乃所谓奇者偶一倖中耳。非能正正奇奇，而要以本源胜者也。时医猥不察而偶有听觌，辄宝之如灵蛇，至杀人无悔，盖亦重可哀矣。余幸不即填沟壑，尚图有所论著与寓内有识者一印证焉，吾子识之。余比别公赴楚臬，二三稚子复相继布痘。公解中以道远无由得公一审视，方用恐恐。既乃得郡大夫萧君所授此书，余召医按书而求，酌方以治，二儿并次第愈。是书不必言，言与汪公合，要以大指则公所谓以本源胜，非如世之约一方一药为奇者可同日语也。原刻固在楚，久而骎湮，余因重付剞劂，以麥其传。书不必自汪公出，而余之刻此书则师公意也。且藉此以报公，不然，世岂乏方书而好以是勤梓人哉！

万历戊子上巳西昌丁此吕识大儿立先书

① 此序底本无，据《痘疹心要》丁此吕万历十六年刻本补。

秦大夔重刻痘疹心要引①

是编实余江右携归。江右人共珍之，而珍之亦不独江右。余亦因而珍之未试也。及余儿京天行增剧，诸国手辄望却引，余家侄位从旁袖出一编，是刻也，于以试诸孙子，无不应手辄验。予若梦醒，遂检方为药，计日顿愈。予益因而珍之。且时时向侍御梅公、大参朱公道及，两公更时时携去试验，亦足珍矣。奈家有和璧，什袭藏之，谓生齿何？乃相谋公诸梓。梓成，予览竟，笑曰：秦越人饮长桑君上池水，垣视一方人，则户喻家至，宁任疲耶？梓成无胫而驰，人持一荆山瑜矣。是梓也，予与家侄辨其璞，大参、侍御公赏其鉴，则思庵龚善人而钩铁画银及之矣。

万历辛丑夏秦大夔舜卿识

① 此序底本无，据《痘疹心要》秦大夔万历二十九年刻本补。

龚景福跋①

不佞雅嗜方书，获善方辄修饵施焉。无何自念曰：夫疴也，人所时有，施之能几？无若以方传之之为怿也。业有《外科杂集》等刻，廉宪朱公序之详矣。一日适侍御柳公所，睹其案头痘疹一书，询之，乃大参秦公宦游携来者。治法精备，此外不再得。侍御公曰：痘疹，凡厥育婴者不免，而医药比他科尤称难，盍以是书公之，令多所全活乎！遂授不佞以归，付之剞劂氏刻，再阅月而告竣。窃自喜曰：是刻也，庶可为人间广嗣者之一助云。

时万历辛丑中秋日清源龚景福汝承父识

① 此跋底本无，据《痘疹心要》秦大夔万历二十九年刻本补。

目　录

卷之一

痘疹碎金赋二首

赋　上

痘本胎毒，俗曰天疮，虽疠气之传染，实杀机之显彰，变迁莫测，酷恶难当。肌肉溃脱兮，若蛇蜕皮、龙蜕骨；精神困顿兮，如蚓在灰、蟮在汤。疮有疏密兮，疏者轻而密者重；毒有微甚兮，微则祥而甚则殃。笑彼拘于日数者，未达迟速之变；悲夫惑于鬼神者，不求医药之良。乾坤妙合，震巽分张。受气于父兮，得阳精而凝结；成形于母兮，赖阴血以资养。民多嗜欲，气匪淳庞，淫火炽于衽席，食秽蓄于膏粱。精血禀其毒气兮，甚于射菵；形体负其杀气兮，险于锋铓。或谓去其口血兮，不过脱空之语；或谓解其胎毒兮，未见抵圣之方。五运统于南北兮，有太有少；六气分于主客兮，曰阴曰阳。变化各正，胜复靡常。得其序而气治兮，国无疵疠；失其序而气乱兮，民有疹疡。应至而不至兮，其气徐，贵迎之以夺其势；未应至而至兮，其气暴，姑持之以避其强。不知此而妄作兮，违时者败；能审此而慎动兮，顺天者昌。春令温和而升生，夏令暑热而浮长，秋令清冷而降收，冬令寒冽而沉藏，是得四时之正，不为万物之伤。冬反燠暖兮，勾萌早发；春反栗冽兮，蛰虫且藏；夏反清肃兮，凉风袭肉；秋反蒸溽兮，暑汗沾裳。若此逆气兮，染之者即成疫疠；又有虚风兮，中之者必致夭伤。受父母之秽毒兮，隐于黝僻；触天地之疠气兮，发其伏藏。自内而出兮，布于四体；自外而散兮，根于五脏。肝主泪而为水疱，肺主涕而作脓囊，心则斑而且赤，脾则疹而又黄，肾乃封藏之本，变则黑陷之象。可喜者，苗而秀，秀而实，如鸟之脱距；所恶者，枯而陷，陷而伏，如虎之负冈。东赤，南白，西黄，北黑，各分布而有定；春生，夏长，秋收，冬藏，自流行而无疆。初出血点兮，红鲜得生之气；次化水液兮，白莹渐长之状。脓成而色黄兮，欲收之候；痂结而色黑兮，已藏之象。谓肾无证者，似去冬不能成岁；谓黑为逆者，如废北何以调阳。方其发生兮，春夏为顺，而秋冬非吉；及其收敛兮，秋冬为顺，而春夏不藏。应发生而反收敛者，谓之陷伏；应收敛而反发生者，谓之烂洋。顺者不必治兮，待其平复；逆者不可治兮，避其怨谤。若逢险症，必在奇方。治不乖方兮，险变顺而春回幽谷；药不对病兮，险变逆如火烈崑冈。病似顺而反逆兮，认之要惯；病似逆而反顺兮，察之贵祥。似粟堆聚坚硬兮，孰若磊落而稠密；如丹艳赤娇嫩兮，不如淡白而老苍。初出现而亟水，乍起发而戴浆；脓未成而干黑，囊未满而萎黄。早发先萎兮，如园林之花蕊；暴长遽消兮，似沟涧之潦潢。是谓夺命之症，休夸折肱之良。轻或变重兮，误服药而或犯禁忌；重或变轻兮，得遇医而且善调养。蚊迹蚤斑兮，不旋踵而告变；蛇皮蚕壳兮，惟束手以待亡；夹斑夹疹兮，斑疹消而足喜。顶平，顶陷者，平陷起而莫忙，切戒临病挥霍，最宜用药审详。病有标本兮，视急缓以立法；药有补泻兮，因虚实而立方。噫嘻兮，医无定法；迷乱兮，药有定方。大率贱攻而贵补，故多喜温而恶凉。设若病遇虚寒兮，温补有效；假如证属实热兮，辛香敢尝。辛热下咽，阳之盛者必困：苦寒入胃，阴之盛者乃戕。戒汗下于首尾兮，恶攻之说：补脾土以制肾水兮，喜补之常。不知补者之短，奚论攻者之长。形尖圆而光壮兮，气之充拓；色鲜明而润泽兮，血之涵养。可以勿药，是谓无恙。灰白平陷兮，气血虚而补之以温；红艳焮肿兮，气血热而泻之以凉。气至而血不足兮，虽起发，根窠不肥；血至而气不足兮，虽明润，郛郭不长。泥章句以举一隅者，守株安可得兔；驰辨说而执两端者，多岐必然亡羊。脾为水谷之本，固不可以不补；肾为津液之源，尤不可以不浆。土虽为水之坊，水能制火之亢。肾主骨髓兮，倒陷入于骨髓者莫救；肾司闭藏兮，变黑至于闭藏者可防。是皆归肾之害，岂可谓肾之强。毒火燔灼兮，肾水且涸；营气败坏兮，脾土亦伤。故补脾不如救肾，而养阴所以济阳。炅则气血淖泽而不敛，寒则气血凝涩而不章。气血失养，痘疹受伤。或受于热兮，为烦躁，为赤，为痛；或受于寒兮，为振栗，为白，为痒。顺时令之寒暄，禁人畜之来往。勿动溷[1] 厕之臭，勿烧檀麝之香，恐乘虚而易入，反助毒以为殃。痘虽吉而犯多凶，屡经怪变；症虽恶而调则善，终见安康。若夫痘疹之热，相似内外之伤。邪火煊赫兮，玉石俱焚；真水静顺兮，波浪不扬。喷嚏咳嗽兮，肺金流铄；项急顿闷兮，肝木披创。呵欠惊悸兮，心虽君主而不宁；吐泻昏睡兮，脾则仓廪而不藏。各脏有证，惟肾无象；不受秽毒之火，独见耳骪[2] 之凉。热微兮毒少，热甚兮火旺。大热安静兮，毒随热出而无虑；小热烦躁兮，毒与热留而可防。凶灾莫测兮，又热又渴；轻疏可许兮，乍热乍凉。吐泻勿止兮，便毒得越而无遏；惊悸不定兮，恶毒深入而反藏。血妄泄于空窍兮，死期速于弹指；语妄涉于鬼神兮，变候易于反掌。形证定其疏密，部位决其存亡。如痘分布兮，且颗粒而其疏已定；如麻堆聚兮，更模糊而其密堪伤。挨颊绕口兮，庚戊阳明之位；颧间额上兮，壬丙太阳之乡。头为元首之尊，最怕蒙头；项乃关津之要，偏嫌锁项。鼻准初出兮，淫毒犯于天根；耳轮先现兮，邪火侵乎玉堂。渐次出兮，吉兆；齐涌出兮，凶状。痘将出而热减兮，药勿妄服；痘正出而热剧兮，医宜早防。解其火毒兮，恐郁遏而干枯；养其气血兮，欲流行而舒畅。远寒热之犯兮，损之益之，而必使和平；助春夏之令兮，达之发之而必使长旺。治其未乱兮，彻桑土于迨雨；知其必渐兮，戒坚冰于履霜。出欲尽而不留，发欲稳定而齐长。苗渐成窠兮，气之所呴；血渐化水兮，血之所养。疏则毒少兮，头面不肿而休怕；密则毒多兮，气血不充而莫慌。时日既足兮自翘，翘而杂起；表里无邪兮，勿汲汲以作汤。所谓良将用兵，善攻不如善守；又云上农治田，勿助生于勿忘。咽喉急痛兮，勿违时而早治；头面预肿兮，但引日以必亡。小便欲清兮，大便却欲其坚实；淡味可食兮，厚味不可以啖尝。茹淡者，胃气不损；养厚者，火邪益亢。或见黑黯兮，点之速以胭脂；或遇干枯兮，浴之贵以水杨。瘙痒忽生兮，取茵陈以熏燎；爬搔不宁兮，虽卢扁而彷徨。痘长满

---

① 溷（hūn）：混浊之意，指厕所、猪圈。

② 骪（wěi）：骨曲也，同骫、通尻（kào），尾骨处。

水，毒化成浆。爱其稠浓兮，恶其清淡；取其满足兮，舍其虚洋。欲知透与不透兮，于手足而细察；欲知足与不足兮，于辅颊以端详。设四末之未透，取脾胃而服药；如一方之未足，视经络以求方。譬如为山兮，勿功亏于篑土；又如执热兮，宁濯洗于探汤。面颊最嫌破顶，肩背尤怕焦囊。肿忽消兮气脱，语忽妄兮神亡。食谷则呕兮胃烂，饮水则呛兮咽伤。咬牙兮，肝火炽而肾败；寒战兮，阳气弱而阴强。脓反干兮倒陷，脓不成兮伏藏。叫哭不止兮，毒攻肠胃；闷乱不宁兮，火烈膈肓。仓廪不藏兮，魂魄归于溟漠；水泉不出兮，姻亲泣于北邙。脓血已化，收靥相当。兆自唇吻兮，浆吐结如珠粒；断自人中兮，部分发默以意量。令行秋冬兮，依先后而不乱；气别阴阳兮，循上下而有常。颧上平干兮，应乎倒靥；额间先收兮，谓之不祥。痂不落而壅肿兮[1]，由荣血之淖溢；疮尽裂而皱揭兮，此卫气之残伤。当靥不靥，当藏不藏。便秘未通兮，里气热而凉导；便溏不实兮，中气虚而温养。热伤皮毛兮，怪肺金不收余气；温伤肌肉兮，责脾土不燥残浆。头疮堆脓不平兮，孤阳似鳏而不生；足疮包水不干兮，纯阴如寡而不长。饮食减少兮，迤逦引日而毙；烦热增剧兮，倏忽绝命而亡。若问痂皮之不脱，其间病气之相妨。痘若败坏兮，补空痘勿疑番次；疮如溃烂兮，成溃疮莫压脓浆。遍身浸淫兮，粘被席而最苦；正面肿灌兮，息腥臭而再妨。利多水液兮，此蓄水之病也，水去尽而自止；便多脓血兮，此倒靥之症也，脓去尽而可详。瘢痕凹凸兮，陷者虚而突者实；痂皮嫩薄兮，里则固而外则疡。邪气尽而正复，痂皮脱而身康。苟幼躯之多病，定余毒之有藏。出或未尽兮，无空痘须防卒暴；发或未透兮，无溃脓必发疽疡。不及期兮早收，毒火焰而可怕；或过期兮不靥，邪气留而堪怅。身热审其虚赢，咽哑观乎呕呛。忽洒淅而肌热兮，知风寒之外感；暴吐泻而腹痛兮，必饮食之内伤。病有苦而眩晕兮，凶多吉少之占；身无邪而昏瞀兮，否去泰来之象。声音不出兮，求诸肺肾之经；斑疹复现兮，责其心脾之脏。疳蚀出血者，难治；洞泄完谷者，莫讲。勿谓痘收而纵驰，勿谓毒去而追遑。正气浸长而未复，邪气方消而未殃。特犯禁忌兮，今即生变；恣食肥甘兮，后必有殃。疥癞腐溃兮，一面黥瘢而似鬼；痈疽流注兮，四肢残废而如尪。目肿赤痛兮，冷痘入而成翳；齿宣黑烂兮，热毒浸而溃床。虽曰余毒之为害，抑皆定数之莫防。形容顿改兮，令人骇愕；调治悔迟兮，空自惆怅。谓人不能胜天兮，何以立乎医药；谓医不如用巫兮，安能格乎穷苍。但逢出痘之岁，多求解毒之方。重者必轻兮，轻者不出；凶者变吉兮，吉者何妨。其方则有，其效未尝。与其先事而轻妄，孰若临时以消详。审天气之灾祥兮，必解其郁；视形气之勇怯兮，各平其脏。欲避疠气传染兮，必先择地之善；欲仗药力调护兮，尤要识医之良，惺惺参苏乃发散之妙剂（惺惺散，参苏散），人参通圣诚疫疠之奇方（人参败毒散，防风通圣散）。热而惊悸兮，导赤泻青合用（导赤散，泻青丸），热而焦渴兮，柴胡葛根作汤（小柴胡汤，升麻葛根汤）。自利兮黄芩（黄芩芍药汤），不便兮清凉（四顺清凉饮）。腹痛毒攻兮，匀气散再加枳实；腰痛病剧兮，败毒散更入木香。调元可补兮，表里实者勿饮调元汤；承气可攻兮，脾胃弱者莫尝小承气汤。养正兮，黄芪、人参、甘

[1] 痂不落而壅肿兮：原作“痂不而著壅肿兮”，据忠信堂本改。

草；解毒兮，连翘、山豆、牛蒡。咽喉痛苦兮，甘桔汤中加大力；斑疹夹出兮，防风散内去硝黄（防风通圣散）。小便赤涩兮，连翘导赤（连翘饮，导赤散）；大便滑泄兮，豆蔻木香（豆蔻丸，木香散）。疮若干枯兮，四物合乎凉膈（四物汤，东垣凉膈散）；痘如黑陷兮，夺命助以水杨（夺命丹，水杨浴法）。赤艳焮肿兮，解毒入生黄归芍（黄连解毒汤）；灰白平塌兮，异功用桂枝芪防（钱氏异功散）。气虚而毒盛者，无价四君枳实（无价散，四君子汤）；血虚而毒盛者，无价四物牛蒡（四物汤）；气血两虚兮，十全无价（十全大补汤）。便溺俱阻兮，八正三黄（八正散，三黄丸），再用胆导之法，以泄毒气之藏。黑陷审其虚实，虚者大补，实者凉膈（十全大补汤，河间凉膈散）。痒塌分其急缓，急者异功，而缓者调阳（陈氏异功散，调阳即调元汤）。昏闷谵妄兮，龙脑膏孰知其妙；虚烦迷乱兮，抱龙丸莫及其良。满面燥痛兮，百花调水（百花膏）；遍身溃烂兮，败草铺床（败草膏）。蝉蜕去目中之肤翳（蝉蜕散），苦参治身上之淫疮（苦参丸）。虚热多汗兮，调元汤引用浮麦；食积肠痛兮，脾积丸饮以原汤。饥不喜食兮，异功宜久（钱氏异功散）；渴欲饮水兮，白术可尝（白术散）。败毒通圣允矣，冲阵之先锋（人参败毒散，防风通圣散）；调元异功信乎，殿后之大将（调元汤，钱氏异功散）。大抵医要识症，药不执方。专行温补者，则宗乎文中，喜用凉泻者，则师乎仲阳。不解其书兮，似瞽冥行于溪径；未会其神兮，如矮仰望乎宫墙。叹吾年之耄兮，欲深造而力不足；惧斯道乎晦兮，特发明而言不章。呕尽心肺兮，非欲立异；劳费颊舌兮，岂敢恃长。幸取正于巨眼，徒见笑于大方。

赋　下

疹属君火，气本少阴。传于其子兮，故为脾胃之症；乘于其妻兮，现乎皮毛之分。亦胎毒之所发，因疫疠而成。咳嗽喷嚏兮，辛金烁于丁火；顿闷泣出兮，君主御乎将军。迎而夺之兮，其锋易挫；随而击之兮，其锐难胜。如折勾萌兮，斧斤不用；苟得燎原兮，玉石俱焚。其色如斑兮，摸之有迹；其形似痘兮，视之无津。朝出暮收兮，发之于阳，暮出朝收兮，发之于阴。变化莫测，出没靡定。大抵爱赤而恶黑，治者喜凉而忌温。赤如点朱兮，火明彰显之象；黑如洒墨兮，火郁曛昧之甚。制以酸凉兮，收炎光于丽泽；投以辛热兮，纵赫曦于重明。败毒防风开发斩关之将（人参败毒散，防风通圣散），解毒连翘制伏降虏之兵（黄连解毒汤、连翘饮）。如锦烂熳兮，服化斑而艳敛[①]（化斑汤）；似火熏蒸兮，饮凉膈而热清（东垣凉膈散）。咽痛兮，甘桔牛蒡止咳嗽更能润肺（甘桔汤）；溺涩兮，导赤芍药定惊悸又可凉心（导赤散，一名火府汤）。便秘兮承气胆导（调元承气汤，胆导法），便泄兮黄芩猪苓（黄芩芍药汤，猪苓汤）。大渴兮，膈焦置瓜蒌于白虎（白虎汤），苦烦兮，里热加山栀于安神（安神丸）。无伐天和兮，使阴阳之适调；勿犯胃气兮，虽攻补之不尽。痘欲尽发而不留，疹欲尽出而无病。或邪气之郁遏兮，留而不去，或正气之损伤兮，困而未伸。毒归五脏，变有四症；毒归脾胃兮，泄泻不止而变痢；毒归心肝兮，烦热不退而发惊；咳嗽久而血出兮，毒归于肺；牙齿烂而疳恬兮，毒归于肾。轻者，从制以向善，平之有功；重者，拒敌而肆恶，攻之不胜。热

① 艳敛：原作“艳欸”，据忠信堂本改。

不除者，调元汤加麦冬知母，作搐兮，药以抱龙温惊（琥珀抱龙丸，钱氏温惊丸），咳不止者，阿胶散（小阿胶散）加杏仁枳实，带血兮，专以补肺太平（钱氏补肺阿胶散，十药神书太平丸）。注下兮，异功猪苓泽泻（钱氏异功散），虚滑者大作参苓（参苓白术散），滞下者，异功当归芍药；休息者，少与真人（真人养脏汤），惟有牙疳之病，原呼走马之名，初息臭而腐肉，渐血出而穿龈。内服地黄兮，制其火怪（地黄丸）；外擦蚊蛤兮，杀其䘌精（蚊蛤散）。牙若脱落兮，崩砂之状可畏，声若哑嗄兮，狐惑之证难明。应出不出兮，发之初惺惺，次通圣夺命，大发而有准（惺惺散，防风通圣散，夺命丹）。应收不收兮，解之初葛根，次化斑凉膈，大解而最灵（升麻葛根汤，化斑汤，河间凉膈散）。色淡白兮为虚，四物去川芎加红花桂枝（四物汤），色紫黑兮血热，化斑去人参加玄参烧粪（化斑汤）。夺命发斑疹之圣（夺命丹），无价解疫疠之神（无价散）。发不出而烦躁兮，虞不能腊；黑不变而谵妄兮，食不及新。热蒸蒸兮色赤，痢滴滴兮气腥。羸瘦骨肉之脱，瘈疭神识之昏。喘急兮，胸高肩耸；疳烂兮，漏腮缺唇。休夸三世之妙手，难留一息之游魂。岂不闻误服汤丸兮，不如勿药；又不见特犯禁忌兮，可以自省。爱吃咸酸兮，咳嗽连绵而未已；喜啖辛燥兮，火热燔灼而不宁。甘甜过而齿䶏，生冷多而粪清。鸡则生风之畜，鱼则动火之鳞。鸡鱼贪而乱食，风火并而起衅。邪反滋甚兮，为斑疹而不息；毒反深入兮，值疫疠而再经。斯则疹之遗毒，亦若痘之余症。欲决内伤，须详外症。目常赤痛兮，青童抱火；鼻常衄血兮，素女卧薪。病牙齿以终身兮，玄武困于汤镬；发癫痫而连年兮，朱雀惊于烧林。溲数短涩兮，乃州都之遭火；便溏垢蛊兮，必仓廪之被焚。哮喘炎上之象，丹瘤赤熛之形。唇舌多疮兮，门户残烟未熄；咽喉常肿兮，管籥余烬犹存。敬求其故兮，则一言之可尽；欲拨其本兮，岂一旦之能平。噫！此赋之作，效蛙之鸣。词虽鄙俚兮，积如磊石；法则珍秘兮，故曰碎金。

原　痘　论

上古之时，未闻疮之症，《素》《难》之文，鲜有及者，岂其人淳庞朴野，积精全神，虚邪苛毒，莫之能害欤。或云，自建武征虏，遂染其毒，流布中国，谓之“虏疮”。或曰“圣疮”，言其变化莫测也。或曰“天疮”，言为天行疫疠也。或曰“百岁疮”，言人自少至老，必作一番也。或曰：“豌豆疮”，言其形之相似也。故病此者，如蛇蜕皮，如龙蜕骨，死生存于呼吸之间。夫上古所无，而末世有之，抑时世异耶！抑人将失之耶！予思其由天地之气，春夏生养之纪也；其物熙熙，秋冬杀戮之纪也；其物黪黪，时逮末世，已非泰和之景，不可谓非时世之异。然人日习伪，不知持满御神之道，七损八益之数，务快其心，以散其真，不可谓非人自失之也。有论秽毒者，有论淫火者，有论时行正病者，靡有定论；将谓秽毒淫火，邪则一岁之中，大而郡县，小而村落，病者相似，而死相继，比屋哭声，秽毒淫火，未必人人若此之甚也，将谓时行正病，邪何以自少至老，但作一度，厥后再无传染也？盖父母于子，一体而分，精血之毒已蓄于阳，施阴化之始，固不待诞生之顷，咽其血而后有是毒也。况男子惜其气以养其精，女子耗其气以养其血。苟失所养，即贻他日之患，子之受于父母者虽殊，其为毒则一也。岂有男子淫火起于气，为阳毒而易治，女子淫火起于血，为阴毒而难治之理耶？至于天行正病，亦有其时，但遇天年之所加，及有四时不正之气，即知有是正病也。然则待时而发者，胎毒也。或速而危，或徐而持，或暴而死者，气之微甚所使也。发则其毒泄矣。所以终身但作一度，后有其气，不复传染焉。

痘为胎毒昭昭矣，其间或疏而轻，或密而重，或重变轻，或轻变重，变化叵测，是又有说焉。疏而轻者，始终如一；密而重者，变怪百出。或因父母相传而然，或因疫疠相染而然，或因鬼疰相着而然。杳冥恍惚，出于闻见，思虑之所不及。此与智者道之，痴人前不必说梦也。何者？盖痘疹之毒，父母原自有之，虽尝作过一番，而脏腑、经络、皮毛、肌肉、骨髓之间余毒犹有存者，一旦分形化气，注之于子，其毒亦随之泄矣。所以子之疮瘢，多肖亲也。加之调摄失宜，放恣无忌，其毒益甚。疮痘之候，沉因危笃者，未必非父母之所致也。凡子之侏儒、跛躄，必肖于亲，况疹痘之毒乎？且人受天地之气以生，天地之气变，人之气亦变，或遇迁正失守，淫胜郁复之纪，德令乖常，异灾迭见，自然疠气传染，证候相似，所以轻则俱轻，重则俱重。若有主之者，是则疫疠之所为也。故人之疫疠而死者，精灵不散，游魂往来，随气而行。常以其气疰于平人而为之疾；如瘵疠之传染，然形质庞厚，福泽悠远者，不能相及。苟体虚福薄之人，阴为舛乱之岁，则膏肓之竖，台骀之祟，互相染著，反复变化，术不能禁，工不能治也，此非鬼疰之害乎？夫治此三者，当奈何？曰：必为之豫解其毒，平其气，迁其处，庶乎可免矣。

胎　毒　论

易曰：大哉乾元，万物资始。又曰：至哉坤元，万物资生。夫乾称父，资始者，气之始也。坤称母，资生者，形之始也。人之有生，受气于父，成形于母，是以毛发、皮肤、肌肉、筋骨、四肢百骸，其来固有自矣。然则胚胎造化之始，精施血受之候，辅翊调养，抑岂无道耶？奈何为父者，以酒为浆，以妄为常，以欲竭其精，以耗散其真，命门衰败，阳道勿兴，乃服助阳之剂。至于阳火益炽，阴水益枯，失其乾道，此父遗毒于气之始也。为母者，褊急妒忌，以致冲任气逆，月事不时，乃服暖宫之剂，煎熬真阴，血中伏火，失其坤道，此母遗毒于形之始也。且古之男子，必待妇人月水时下之后，与之交媾，以成其胎，妇人有孕，则居侧室，以保其胎，而又不妄作劳，饮食必谨。今之夫妇，不知此理，情欲妄动，饮食妄嗜，此父母之遗毒，又不特一朝一夕而已也。况子喘息呼吸，气通于亲，故蓄毒于肠胃、膈膜、皮毛、筋骨之间，待时而发，或为疮疟，或为惊忤，或为丹瘤。胎毒之间，惟痘最酷，加以天地肃煞之气，岁运乖戾之变，水土之不齐，疫疠之交作，则夭昏稚殪，难以枚举，是虽气数，抑人之所自致欤。诚使为父母者，以继嗣为重，以无后为虑，节其嗜欲，守其禁忌，父之有疾，责而治之，母之有疾，责而治之，必使精血和平，则阳施阴化，气清形粹，子亦不撄其毒，复何夭殇之恫耶？

或曰：儿在胎之时，其母不畏禁忌，恣意所欲，加添滋味，好啖辛酸，或食毒物，其气搏于胞胎之中，所以儿受此毒，发为疮疹也。殊不知人之有生，受气于父，成形于母，胞胎之毒，父当分任其咎，未可专责母也，如东垣所论红丝瘤是也。

又曰：胎在腹中，食母秽液。至生之时，啼声一发，口中所含恶血随吸而下，寄于右肾胞络之中。疮疹之发，乃下焦相火炽也，盖儿在胞中，赖母气以养其形，母怀胎之时，天食以五气，各有所凑也。如臊气凑肝，焦气凑心，香气凑脾，腥气凑肺，腐气凑肾之类。地食以五味，各有所入也。如酸味入肝，苦味入心，甘味入脾，辛味入肺，咸味入肾之类。至于五志之动，各有所伤。如怒伤肝，喜伤心，思伤脾，忧伤肺，恐伤肾之类。儿之受病于母者，不特始生咽血一事而然也。

又曰：小儿疮疹，五脏之中，惟肾无候，以在腑下，不能受秽故也。夫肾有两枚，左为肾，右为命门，男子以藏精，女子以系胞胎。胚之初，精血混合，设有其毒，肾先受之，岂有肾在腑下，而不受毒者哉？况肝生筋，心生血脉，脾生肌肉，肺生皮毛，肾生骨，设使肾无所受，何以能生骨也？既疮疹诸症，起于右肾之下，行足太阳之经，足太阳膀胱，肾之腑也，安得为肾无候乎？或曰：诸痛痒疮疡，皆属心火。今谓起于右肾者，君火在相火之右，但立名于君位，而天气不加，相火者守位而奉天之命，以宣行君火之气，所以心者，君火也，欲彰其德；右肾为命门，相火代君之令而行之耳，故曰起于右肾之下也。

昔人谓儿在胞中，饥则食母之血，渴则饮母之浆，予独谓其不然。盖儿始受气之时，一月胚，二月胎，不过一点精血，凝结中涵生意也，至三月以后，其形渐成，在胞之中，譬诸禽鸟雏在卵壳中，浑融变化，熏蒸滋养，惟所受太初之气，渐自生长，日月既足，乃破其胎卵而出矣。何以能饮食耶？必谓有所饮食，则胚胎之初，形象未具，何饮何食耶？且血者渣滓之物，入则有出，十月之前，所饮所食之血，又从何道出耶？若生下口含恶血，乃母临蓐之时，血秽流溢，入儿口中，未必便是先在腹中所食之血也。但云儿在胎中，滋养形体，长育变化。培根蒂者，则在母之血液也。

疮疹惟肾无候论

钱氏曰：痘疹始出之时，五脏证见，惟肾无候，但见平证耳，骫（尾骶骨也）凉、耳凉是也。骫、耳俱属于肾，其居北有主冷也，后人不知肾独无候之理，遽谓肾在府下，不受秽毒，所以无候，欲专补脾土以制肾水，又欲虚其肾，以免黑陷之变。《内经》曰：君火之下，阴精承之。五气不可以偏胜，苟失其平，则为灾孽。今疮毒之火，起于三焦，煎熬脏腑，燔灼皮肉，非肾水有以制之，则慓悍之势，莫之能御。惟肾无候者，所以存生生之源，见阴阳造化之妙也。又肾在下而主骨，肾独无侯者，此疮疹之毒升浮发散而出于外，不然，则反陷伏入于内矣。观其但见平者，乃耳骫如常，不似浑身之热，非谓真冷也。盖肾主骨，骫者骨之本也，肾通窍于耳，故骫凉耳凉，为肾不病，若反热，则火炎水涸，真阴败绝，而死不旋踵矣。或欲用四君子汤，专补脾土以制肾水者，殊不知白术之燥，肾之所恶，茯苓淡渗肾中津液，肾本无侯，而又伐之，所谓诛罚无罪也，或见钱氏用百祥丸，以下肾之实者，又欲虚其肾，以防黑陷之变，不知百祥丸正谓黑陷，为毒气入肾，故以百祥丸下。若不烦躁，大小便秘，安可下之乎。谓之实者，邪气实也，苟无黑陷而下之，宁不反虚其里，自取陷伏之变乎？或云：以泻膀胱，非泻肾也，此文饰之词，不足信也。然则保脾土以制肾水者非欤？曰：察其虚实，如果内虚泄泻，则补脾土，使里气实，疮疹不至于陷伏；若内实，则补脾之说，正犯实实之戒。但云补脾土使毒不陷伏而归于肾，则可；谓补脾土以制肾水，则不可。

肾主痘中之水论

论者皆曰，痘疮惟肾无证，肾不可实，肾实则为黑陷，有欲虚其肾之意，是未知五行生化之理也。盖心肝脾肺肾，五行之所属也，声色臭味液，五行之所化也。《难经》云：肝色青，其臭臊，其味酸，其声呼，其液泣；心色赤，其臭焦，其味苦，其声言，其液汗；脾色黄，其臭香，其味甘，其声歌，其液涎；肺色白，其臭腥，其味辛，其声哭，其液涕；肾色黑，其臭腐，其味咸，其声呻，其液唾。此五脏之中，各具一五行也。然肝主色，五色之变，在乎木也；心主臭，五臭之变，在乎火也；脾主味，五味之变，在乎土也；肺主声，五声之变，在乎金也；肾主液，五液之变，在乎水也。此一脏之中，统体一五行也。既曰肝为水疱，以泪出如水，泪则肾之液也；肺为脓疱，以涕出稠浊，涕则肾之液也；心为斑，以血色赤而小，血则肾之液也（在内为血，在外为汗）。夫五脏之液，皆本于肾如此。然则痘中之水，肾乃主之，至于结痂，则土来制水而干较[①]，所以脾主结痂，其色微黄也。肾又为封藏之本，痘之痂靥，肾又主之。观乎此，不可谓肾无证，亦不可使之虚也。虽曰肾主黑陷，乃火太过，水不能胜，津液枯萎而变矣。

痘疹五脏证见论

凡病发于一脏，惟痘疹之症，五脏悉见。盖儿受父母之气以成形，属毛离里，喘息毕通，肝气通于筋，心气通于血脉，脾气通于肌肉，肺气通于皮毛，肾气通于骨髓，至发痘疹之时，内连脏腑，外达百骸，所以五脏悉具也。故发热之初，呵欠顿闷，肝证也；乍凉乍热，手足稍冷，多睡，脾证也；面燥，腮赤，咳嗽嚏喷，肺证也；惊悸，心证也；骫凉、耳凉，肾之平证也。于其证之多寡，可以知其脏之主病矣。自是之后，初出一点血，心也，诸疮属心，其毒斩关而出，血先受之也。血化为水，肝也，肝主泣，水疱者，泪出如水也。水化为脓，肺也，肺主涕，脓疱者，似涕稠浊也。脓成毒解而结痂者，脾也，脾属土，万物功成于土，痂皮微黄者，土之色也。其所以收敛闭藏者，肺与肾也。肺主收敛，肾主闭藏也。如初出一点血，隐伏皮下，不成颗粒者，毒伏于心，其死至速。出如水珠，皮肉染丹者，毒伏于肝，必加痒塌而死，出如灰白，皮枯不润者，毒伏于肺，必喘呼闷乱而死。出于皮下，肉先浮肿者，毒伏于脾，必至灌烂，呕泻不食而死。出多血疱，黑陷者，毒伏于肾，必血妄行而暴死矣。如初出成颗，渐干黑者，玄府闭塞，毒无从出，其血先干，转添闷乱而死者，心之病也。血化为水，浮囊嫩薄者，肌肉已败，必至痒塌，肝之病也。脾主肌肉，肝木克之，脾败者，死。皮破复灌，饮食能进，此脾土尚强，肝木不能犯之也。水化为脓，脓未及成，忽然收较[②]，痂皮焦黑，

① 干较：罗田方言，“干爽”之意。下同。

② 收较：罗田方言，“收靥”之意，下同。

肺之病也。未至而至，是谓太过，反兼火化也。若于空中再出一番，此肾不受邪，复还于肺，从下上者，顺也。以痘疹言之，裹束于外者，脾也，脾虚则易破；充拓于里者，气也，肺主气，肺虚则不起发；荣于根脚者，血也，肝主血，肝虚则色不荣；痘中之水，肾也，肾虚则干枯，黑陷，痒痛者，心也，心主火，实则痛，虚则痒。以痘之色言之，红活者，心也，恶其娇艳；中黑者，肾也，恶其焦陷；浆白者，肺也，恶其灰褐；苍蜡者，肝也，恶其青干；淡黄者，脾也，恶其肉烂。临病之工，审察五脏以施方，治无不效矣。

脏腑主证治

肝者，罢极之本，魂之居也。主风，恶风，其色青，属木，其味酸，其臭臊，其华在爪，其充在筋，其液为泪；其声为呼，在变动为握，开窍于目。实则目直大叫，呵欠，顿闷，项急[①]，虚则咬牙多欠；热则手寻衣领及乱捻物。诸风振掉，皆属于肝。肝苦急，急食甘以缓之，甘草；欲散，急食辛以散之，川芎；以辛补之，生姜；以酸泻之，芍药。

心者，生之本，神之变也。主惊，恶热，其色赤，属火，其味苦，其臭焦，其华在面，其充在血脉，其液为汗，其声为笑，在变动为噫，开窍于舌。实则叫哭发热，饮水而搐；虚则困卧，悸动不安；热则合面睡，口中气温，上窜咬牙。诸痛痒疮疡，皆属于心。心苦缓，急食酸以收之，五味子；欲软，急食咸以软之，芒硝；以咸补之，炒盐；以甘泻之，甘草。

脾者，仓廪之本，营之居也。主困，恶湿，其色黄，属土，其味甘，其臭香，其华在唇四白，其充在肉，其液为涎，其声为歌，开窍于口，在变动为哕。实则困睡，身热饮水；虚则吐泻生风。诸湿肿满，皆属于脾。脾苦湿，急食苦以燥之，白术；欲缓，急食甘以缓之，甘草；以甘补之，人参；以苦泻之，黄连。

肺者，气之本，魄之处也。主喘，恶寒，其色白，属金，其味辛，其臭腥，其华在毛，其充在皮，其液为涕，其声为哭，开窍于鼻，在变动为咳。实则闷乱喘促；虚则哽气长出；气热则手掐眉目面。诸气愤郁，皆属于肺。肺苦气上逆，急食苦以泻之，诃子皮（一作黄芩）；欲收，急食酸以收之，白芍药；以辛泻之，桑白皮；以酸补之，五味子。

肾者，主蛰藏之本，精之处也。主虚，恶燥，其色黑，属水，其味咸，其臭腐，其华在发，其充在骨，其液为唾，其声为呻，开窍于二阴，又云开窍于耳，在变动为慄，虚则目无精光，畏明，然骨重肾怯，则猝失音。诸寒收引，皆属于肾。肾苦燥，急食辛以润之，知母、黄柏；欲坚，急食苦以坚之，知母；以苦补之，黄柏。

六气十二经所主证治

太阳所至为腰痛，太阳病，发热，腰痛脊强，项几几，头痛，小便赤涩。足太阳膀胱经，气病则肾痛腰似折，血病则狂颠疾。手太阳小肠经，气病则嗌痛颌肿，血病则颊肿。寒淫于内，治以甘热，佐以苦辛，以咸泻之，以辛润之，以苦坚之。寒淫所胜，平以辛热，佐以苦甘，以咸泻之。足太阳经，麻黄、桂枝、泽泻、黄柏；手太阳经，生地黄、赤茯苓。二经通用羌活、防风、藁本。

---

① 项急：原作“烦色”，据彭端吾刻《痘疹全书》康熙五十六年修订重印本（两淮运库本）改。

阳明所至为皴揭。阳明病，身热，目赤，作渴，谵妄，大便秘。足阳明胃经，气病则喜呻数欠，惊妄发狂，血病则唇胗喉痹。手阳明大肠经，气病则颈肿，血病则鼽衄，喉痹。燥淫于内，治以苦温，佐以甘辛，以苦下之。燥淫所胜，平以苦温，佐以酸辛，以苦下之。足阳明经，半夏、苍、白术、防风；手阳明经，连翘、秦艽、麻仁。二经通用升麻、葛根、白芷、石膏、大黄。

少阳所至为嚏呕疮疡，恶病暴死。少阳病，乍寒乍热，胸胁痛，干呕心烦。足少阳胆经，气病则口苦，善太息，血病则腋下肿。手少阳三焦经，气病则嗌肿、喉痹，血病则目锐眦痛，颊痛。火淫于内，治以咸冷，佐以苦辛，以酸收之，以苦发之。火淫所胜，平以咸冷，佐以苦辛，以酸收之，以苦发之，以酸复之。足少阳经，半夏、龙胆草、连翘；手少阳经，川芎，熟地黄、附子、细辛、黄芪。二经通用柴胡、青皮。

太阴所至为中满吐下。太阴病，自利，四肢逆冷。足太阴脾经，气病则舌本强，食则呕，善噫，血病则溏泄。手太阴肺经，气病则喘咳，血病则渴、烦心。湿淫于内，治以苦热，佐以酸淡，以苦燥之，以淡泄之。湿淫所胜，平以苦热，佐以酸辛，以苦燥之，以淡泄之。足太阴经防风、苍白术、当归、白芍药、吴茱萸、黄芪、人参、甘草、砂仁；手太阴经，升麻、白芷、桔梗、麻黄、黄芩、栀子、石膏、天麦门冬、桑白皮、杏仁。

少阴所至为疡疹。少阴病，咽痛、口舌燥。足少阴肾经，气病则善恐，血病则舌干，咽肿，嗜卧。手少阴心经，气病则嗌干，渴而欲饮，血病则衄衊血汗。热淫于内，治以咸寒，佐以甘苦，以酸收之，以苦发之。热淫所胜，平以酸寒，佐以苦甘，以酸收之。足少阴经，附子、丁香、桂、黄芪；手少阴经，麻黄、桂心、生地黄、黄连、当归。二经通用独活、细辛。

厥阴所至为呕泄。厥阴病，四肢厥冷，时作搐搦，舌卷卵缩。足厥阴肝经，气病则腰痛，嗌干；血病则呕逆，飧泄，遗溺，闭癃。手厥阴心包络，气病则臂肘挛急，腋肿胁痛，血病则烦心，掌中热。风淫于内，治以辛凉，佐以苦甘，以甘缓之，以辛散之。风淫所胜，平以辛凉，佐以苦甘，以甘缓之，以酸泻之。足厥阴经，羌活、吴茱萸、甘草、当归、龙胆草；手厥阴经，熟地黄、牡丹皮。二经通用柴胡、青皮。

凡痘疹发于三阳者可治，发于三阴者不可治。

卷之二

气　运

疮疹之候，或间数年而发，或发则连年不已，何也？经曰：不知年之所加，气之盛衰，虚实之所起，不可以为工矣。盖司天者，主行天之令，上之位也；岁运者，主天地之间，人物化生之气，中之位也；在泉者，主地之化，行乎地中，下之位也。一岁之中，有此上、中、下三气，各行化令，气偶符会而同者，则通其化，其中于人则病矣。所以疮疹必待其年而发也。六十年中，天符十二年：戊子、戊午、己丑、己未、戊寅、戊申、乙卯、乙酉、丙辰、丙戌、丁巳、丁亥。其中有四年为太乙天符：戊午、己丑、己未、乙酉。谓之天符者，司天与运同也。太乙天符者，司天与运及辰之同也。岁会八年：丙子、己丑、丁卯、甲辰、甲戌、戊午、己未、乙酉。谓之岁会者，运与支同也，同天符六年：甲辰、甲戌、庚子、庚午、壬寅、壬申。同岁会者六年：癸卯、癸酉、癸巳、癸亥、辛丑、辛未。谓之同者，谓岁运与在泉合其气化，阳年曰同天符，阴年曰同岁会也。五者杂而言之，共三十六年，合而言之，止有二十六年。经曰：天符为执法，岁运为行令。太乙天符为贵人。邪之中人，则执法者，其病速而危，行令者，其病徐而持，贵人者其病暴而死也。又子午之岁，少阴君火主之，寅申之岁，少阳相火主之。经曰：少阴所至为疡疹；少阳所至为嚏、呕、疮疡、恶病暴死。凡此数年，刚柔失守，升降窒抑，旧者不退，新者不迁，则连年发而不已也。

疫　疠

疮疹虽胎毒，必待时令不正之气相传染而发。盖春气温和，夏气暑热，秋气清凉，冬气冷冽，此四时正气之序。若春应暖而反寒，夏应热而反清，秋应凉而反热，冬应寒而反温，此非其时而有其气，为不正之令也。夫人感之，或为寒热，或为疟痢，或为喉痹，或为肿，或为斑疹，谓之天行正病。又云：疫疠是以一岁之中彼此传染，大小相似。又若冬温，阳气暴泄，至于来岁必发疮疹，何也？盖小雪以后为终之气，太阳寒水主之，水德不彰，使厥阴少阴木火之气反来乘之，阳气早发，奉生者少，故来春，民多病也。况疮疹之毒，藏于至阴之下，发于太阳之经，当其时而动其气，毒乃发矣。此冬温之后，必发疮疹也。凡此不正之气，发之泄之，解之平之，勿犯岁气，是谓良工。故治疫疠者，以解毒为急。

部　位

诸疮皆属心火，心之华在面，疮病之候，但以面之部各位占之，思过半矣。且痘疹阳毒，诸阳皆聚于面，吉凶善恶，尤易见也。额属心火，如印堂以上，发际以下，横两日月角位，先见红点，先作浆，先结靥者，此恶候也。盖心为君主，毒发于心，故先见于其位，君危则十二官皆危，其死速矣。左脸属肝木，右脸属肺金，如两脸先见红点磊落者，吉；如相聚作块，其肉硬肿者，死。盖肝藏魂，肺藏魄，生意既绝，魂魄将离，故不治也。颊属肾，承浆横抵两颊先见红点，先发先靥者，吉。此位虽属肾，然三阳三阴之脉皆聚于此，阴阳和，故可治也。鼻属脾土，若准头先出先靥者，凶。盖脾属土，四脏禀命于脾，毒发于脾土，败则四脏相随而败，故绵延日久后毙也。肾之窍在耳，又云心开窍于耳，心肾皆少阴君火也。又少阳相火之脉，行耳之前后，凡在耳轮先现红点者凶。盖君相二火用事，燔灼之势难以扑灭也。惟口唇四围，先出先起先靥者，大吉。盖阳明之脉，挟口环唇，胃与大肠主之，无物不受故也。

脉　　候

痘疹有形之证，无所用诊，又岁气主之，似不必诊。经曰：微妙在脉，不可不察，察之有纪，从阴阳始。是则不可不诊也。先哲有言曰：疮痘脉静身凉者生，脉躁身热者死。可见疮疹亦用诊矣。故小儿七岁以上，四至为平脉；七岁以下，六至为平脉。或云八至者，非也。大抵小儿之脉，多带紧数，《玉函经》云：自然紧数甚分明，都缘未散精华气。又疮毒之脉，多浮大而数。《伤寒论》云：浮为风虚，大为气强，风气相搏，必成瘾疹。又云：数脉不时，则生恶疮也。脉六至为数，如过于本脉为太数，邪气实也；不及本脉为迟，迟则正气虚也。诊脉之法浮以候表，沉以候里，浮而数，表热也，浮而迟，阳气衰也，沉而紧，里热也，沉而细，元气脱也。痘疹之阳脉，浮沉宜带洪实，弱而无力，为阳病见阴脉。仲景曰：阳病见阴脉者，死。凡诊得浮而无根，瞥瞥如羹上之肥，数而急疾，连来如雀之啄，细而欲散，萦萦如蛛之丝，迟而欲绝，滴滴如屋之漏，沉而时见，如鱼之跃，皆死脉也。

气　　血

人之一身，本乎荣卫。卫者，阳气，所以开阖橐籥，运动枢机者也。荣者，阴血，所以充溢脏腑，灌溉肢体者也。故气虚则神气息，血虚则化源绝，二者不可偏胜也。痘疹之毒，本于五脏之液，各随经络部位，直犯荣卫而出，气血从之。观其裹束坚厚，窠囊充长者，气之足也。根牙红活，形色润泽者，血之足也。气血既足，则痘易发易靥，不须施治，以蹈实实之戒。如平陷嫩薄者，气之病也，干枯紫黑者，血之病者，责而治之，不可因循，以贻后悔。然脾胃者，气血之父也，心肾者，气血之母也，肝肺者，气血之舍也。脾纳水谷，其悍气注于肾而为气，肾舍于肺而为卫，以温分肉，充皮毛，肥腠理，司开阖也。卫气虚则疮不起发，其毒乘气之虚而入于肺，肺受之则为陷伏而归于肾矣。脾纳水谷，其精气注于心而为血，心舍于肝而为荣，以走九窍，注六经，朝百脉也。荣血虚则疮不光泽，其毒乘血之虚而入于肝，肝受之，则为痒痛而归于心矣。凡治此者，气病治气，血病治血，寒则温之，热则清之，虚则补之，实则从之，仍以脾胃为主，不可犯之也。

阴　　阳

《内经》曰：阴在内，阳之守也；阳

在外，阴之使也。阴者，血也；阳者，气也。《难经》曰：气以呴之，血以濡之。言气以行其血，血以濡其气也。痘疮之出，其浮沉聚散，使于外者，阳之德也；灌注滋润，守于内者，阴之德也。阳守乎阴，阴使乎阳，互为其用，所以易发易收也。若阴不足，则阳不长而枯萎之变出焉；阳不足，是阴不生，而陷伏之变出焉。必阴阳相济，毒化而解矣。故治此者，春夏养阳，秋冬养阴；辛甘发散为阳，酸苦涌泄为阴，咸味涌泄为阴，淡味渗泄为阳。阴病治阳，阳病治阴，从阴引阳，从阳引阴，寒之而热者取之阴，热之而寒者取之阳。形不足者温之以气，阳也；精不足者益之以味，阴也。是皆《素》《难》之所秘，能达阴阳之理，可以为人司命矣。

标　　本

病有标本，治有后先，有从标者，有从本者，有先标后本者，有先本后标者，有标本兼治者，视其急缓，其法不同也。痘疮之候，自人身而言，气血为本，疮疹为标。自疮疹而言，疮疹为本，别证为标。如疮子稠密，在标之病也，视其气之不匀，血之不周，以匀气活血，兼行解毒，此则标本兼治也。疮若起发，气或虚者，补其气，血或虚者，补其血，此缓则专治其本也。气血充实，疮或壅遏者，单行托里解毒之剂，此急则专治其标也。疮势太甚，咽喉肿痛者，以治咽喉为主，此急则治其标也。疮热太甚，自利不止者，以止利为主，此急则治其标也。利久不止，渐成坏疡，救里发表，兼而行之，此亦标本兼治也。先救其里，后攻其表，此则先标后本也。大小便秘，烦躁喘呼者，急利之，此急则治其标也。疮热太甚，烦渴不止，以解毒为主，兼治其渴，此先本而后标也，凡此之类，扩而充之，以尽其余，则治不紊矣。

形　　色

或云：痘疮之候，无以脉诊，言形色可辨也。谓之形者，痘之形也。故尖圆坚厚，始出之形；发荣滋长，欲壮之形；饱满充足，成浆之形；敛束完固，收靥之形。与大豆、豌豆、绿豆相似者，皆正形也。或平或陷，形之变也。如初出时，空若蚕种之蜕，隐如蚊蚤之迹，薄如麸片，密如针头，若热之痱，寒之粟者，不能起发而死。粘聚模糊，肌肉虚浮，溶软嫩薄，皮肤溃烂者，不能收靥而死。谓之色者，痘之色也。喜鲜明而恶昏暗，喜润泽而恶干枯，喜苍蜡而恶娇嫩。红不欲焰，焰则易破；白不欲灰，灰则难靥。由红而白，白而黄，黄而黑者，此出形起发、成浆结痂之正色也。出形而带紫，起发而灰白，此色之变，惟辨痘之形色，可知死生之期。

疏　　密

痘欲其疏，疏则毒少，不欲密，密则毒甚，此古今确论也。疏密之分，各有喜忌，如头面欲疏，元气不可犯也。颈项欲疏，管龠不可塞也。胸背欲疏，脏腑俞募之所附也。若夫手足，不忌其密矣。谓之疏者，非但稀少也。铺排磊落，大小匀净，亦可以言疏。谓之密者，非必盛多也。攒聚粘连，片复亦片，虽只数处，亦可以言密。疏而凶者，亦有数等。如初出时才见红点三两处，其热便退，可以语其疏也。苟大热不解，唇口燥裂，大小便秘，烦躁不宁，或身无热，但增烦渴者，此由毒甚郁遏于中，不能遽出，日复渐出，渐加稠密，一也。又如初出一两点，顶尖焦黑，或三四粒作一堆者，仅见数处，他无所出，喜睡，不食，烦渴，大小便涩，此由毒伏于中。加谵妄者，不待起发而死，若能起发，后必发痈毒也，二也。亦有出现实疏，遂生玩忽之心，禁忌不守，风寒不避，饮食所伤，汤丸之试，变生不测，三也。设有密而吉者，治之早，卫之严，里无病而疮悉成也。

轻　重

痘有轻重，轻者不须服药，但加保护而已；重而未成坏疮者，可急治之，重而且坏，不可治也。何谓之轻？轻者作三四次出，大小不一等，根窠红，肥泽充满，头面稀少，眼中与喉舌无疮，能食，大小便如常，此毒之轻也。重者一齐出，起发收靥如期，能食，其重之可治者；若头面颈项，胸背喉舌皆疮，稠密无缝，或灰白色，或青紫陷下，或外白里黑，或外黑里赤，食谷则哕，饮水则呛，或自利不止，或大便不通，此重之不可治者也。然有轻变重者，以犯房室，触秽污，食生冷，冒风寒，惑于鬼神，误投汤药，此人事之失也。有重变轻者，以避风寒，节饮食，忌生冷，远人物，医不乖方，此人事之得也。吁！本轻本重者，诿之于命；变轻变重者，非人所自致欤！

顺　逆

古人谓：疮疹春夏为顺，秋冬为逆。春三月谓之发陈，万物以生；夏三月谓之蕃秀，万物以长，得其时，所以顺也；秋三月谓之容平，草木萎落；冬三月谓之闭藏，蛰虫坯户，违其时所以逆也。此亦语其生、长、收、藏之理，岂有春夏皆顺而吉，秋冬皆逆而凶者乎？如春失养生，夏失养长，则春夏亦逆；秋能养收，冬能养藏，则秋冬亦顺也。惟痘出一般，疏密得所，不愆其期，症之顺也。痘出来杂，带斑带疹，稠密无缝，常失其期，症之逆也。噫！春夏为顺，秋冬为逆，古人之言，岂真拘拘于时令之说耶？盖春夏发生之令也，秋冬杀伐之令也，痘疮之出，起发者，得春夏之令，所以为顺；陷伏者，得秋冬之令，所以为逆，其斯之谓欤？春脓疱（金克木），夏黑陷（水克火），秋斑（火克金），冬疹（土克水），为之逆者，此不经之谈。黑陷一症，四时不治，何但在于夏耶？故非其时而有是症者，气血和平，脏腑充实，莫不皆顺。如其时而有是症者，气血衰弱，脏虚惫者，莫不皆逆。

痘有怪变

夫痘曰圣疮者，谓之变化莫测也。若正而顺者，自然苗而秀，秀而实，以成造化之功。被邪而逆，则有许多怪变焉。

一曰试痘，初发热两三日，面上报出红点，磊落稀疏，十分可喜也，不起发，也不灌脓，至五六日后都不见了。其人面多青黑，精神困倦，再过两三日后遍身发热，其痘一齐涌出，善医者能保其一二，其实不可治者多矣。

二曰痘母，初发热四五日后，其痘不出，或肩背上或胸前忽然肿起一块，小者如杯，大者如盘；又有发热二三日后，面上遍身，其痘尽出，至起发时，中间有痘疮三五糊涂，根脚顽硬，但见此症，多不可治。

三曰鬼痘，发热三日出痘，又三日磊落稀疏，十分可喜，至起发时，痘顶作脓如绿豆色，根脚红圈戴艳，至六七日后，其疮自破，个个深孔如钱錾中心之状，必不可救。又有一等，起发之时，忽有疮顶变黑，抚之则痛者，急以法救之，以待传开，不可活矣。

四曰烂痘，初出之时，十分可喜，至于起发作脓之时，自然溃烂破损，此病甚危。

五曰干痘，出形之后，细密混杂，如疹如疥，皮肤干燥，疮头焦黑，不能起发而死。

六曰空痘，出现时好，起发时好，只到灌脓之时却不作脓，一片空壳，此症若不死，必发痈毒，大抵不可活者多矣。

七曰生痘，痘疮之出，即如枝头之果，以渐成熟。今起发之时，中心平陷，再不满顶。至于作脓之时，四围红紫，尤是生血，不化脓浆，其期已过，不见成熟之色，此症必死。

虚　实

不知虚实者，不可以为工。经曰：无虚虚，无实实。虚实之分，不可不知也。经曰：必先度其形之肥瘠，以调其气之虚实。此以形体别虚实也。又曰：谷盛气盛，谷虚气虚。此以饮食别虚实也。又曰：脉实血实，脉虚血虚。此以血脉别虚实也。又曰：邪气盛则实，精气夺则虚。此以邪正别虚实也。大抵实者，邪气实也；虚者，正气虚也。经曰：邪之所凑，其气必虚。留而不去，其病则实是也。又云：五实死者，谓邪气之实也；五虚死者，谓正气之虚也。疮痘之症，其人形体肥健，饮食能多，六脉洪实，素无疾病，大便如常，疮色红润者，此表里正气俱实也，不须服药。若形体羸怯，素多疾病，饮食减少，六脉微弱，吐利频频，疮色淡嫩，若此，表里正气俱虚也，陈氏温补之法可用。如疮热太盛，焮肿痛胀，大热不退，烦渴昏睡，大小便秘，此表里邪气俱实也，钱氏凉泻之法可用；如疮本稠密，焮发红活，吐利不食者，此表虚里实也，于补汤中加解毒药；如疮色淡白，发不透满，大小便秘，浩饮大嚼者，此里实表虚也，于解利中加发散药。又如疮痛者，邪气实也，当活血以开其郁。若痛如刀剜，闷乱大叫者，勿治。疮痒者，正气虚也，当补气以燥其湿。如爬搔不定，破烂皮脱者，勿治。灰白者，气虚也，参芪之功为大；干燥者，血虚也，归芎之力宜多。虚则补之，实则泻之，中病则已，无过其制，此治之权衡也。若本实而反补之，则毒气弥盛，或为溃烂，或为痈肿，或为目病，或为咽疮，或为失血，皆补之过也。如本虚而反泻之，则正气益虚，或为吐，为利，为厥逆，皆泻之过也。经曰：毋致邪，毋失正，绝人长命。其此之谓欤！

动　静

凡物得其平则静，失其平则动。经曰：阳气者，静则养神。柔则养筋。又曰：阴气者，静则神藏，躁则消亡。夫患痘者，阴阳俱病，息欲其匀，语欲其少，寐欲其定，寤欲其宁，饥则索食，渴则少饮，触其疮则吟，拂其欲则鸣，此平人之候，神清气定，谓之静而吉也。如呻者，身有苦也；自语者，神不清也；喘粗者，内热也；肠鸣者，泻也；坐卧不定者，心烦也；啼叫不止者，痛也；摇头者，风也；指欲搔者，痒也；咽物难者，咽痛也；咬牙者，必肝热也。若闷乱躁扰，谵妄昏眩，如见鬼状，摇头扭项，手舞足掷，目睛上翻，寒战咬牙，语音不出，则皆死候矣。如病向静，忽作扰动者，异也，以法求之。如疮色变，无他候者，此戾气所触也。如疮色不变，又无他症，此必有因，但俟自定。其有目瞑息微，四肢僵直，口噤疮坏，昏睡不醒者，此真气将脱，魂魄欲离之兆，又不可作静论也。

痛　痒

诸痛为实，诸痒为虚。谓之实者，邪气实也；谓之虚者，正气虚也。又疮疹为火，火盛则痛，火微则痒，故常作痛者，此邪气之实也。盖痘疮之毒，发于皮肤肌肉之间，气以束之，血以润之，酝酿其毒，以抵于化，正气周旋而不舍，毒气变化而未成，郁而作痛，此其常也。毒化脓成，其痛自止。若肉如刀割，肤如锥刺，一向痛而不止，大叫多哭，此则皮伤肉败，不胜其毒，又痛之变也。常作痒者，此正气之虚也。经曰：胃者，水谷之海，六腑之大原也。五味入口，藏于胃以养五脏。胃气既虚，则水谷不化，津液内竭，不能输精于皮毛，气失其卫，血失其荣，不能酝酿，毒气以至于成，使毒气浮沉隐伏，聚散倏忽，灼于皮毛，所以痒也。此其为异，补其气血，和中托里，其痒必止。若一向瘙痒，时甚一时，爬抓破坏，皮脱肉坑者，此毒气内陷，正气外脱，不旋踵而告变矣。如先痛后痒，此常候也。盖先则毒未解化，其火正盛，宜尔作痛，厥后脓成毒解，火气渐微，宜尔作痒也。

老　嫩

尝观朝华之草，夕而零落；松柏之坚，凌冬不凋。夫以草木坚脆不同，坚者难坏，脆者易伤，况于人质有厚薄，气有强弱耶？彼疮痘之毒，喜老而恶嫩。苍蜡娇红，色之老嫩也；紧实虚浮，形之老嫩也；浓浊清淡，浆之老嫩也；坚厚软薄，痂之老嫩也。老嫩之故，卫气主之。经曰：卫气者，所以温分肉，充皮肤，肥腠理，司开阖者也。是故卫气强则分肉坚，皮肤厚，腠理密，而开阖得也。所以收敛禁束，制其毒而使不得以放肆。故色苍而形紧而实，浆浓而浊，痂厚而坚，自然易壮易靥，虽有邪风秽毒，弗能害也。如卫气弱则分肉脆，皮肤薄，腠理疏，而开阖失也。所以不胜其毒，而毒得以恣其猖狂之性。故色娇而红，形虚而浮，浆清而淡，痂软而薄，易破难靥，不待邪风秽气而先败害矣。观夫疮之老嫩，则气不可不养也。

荣　枯

夫物湿则润泽，燥则干枯，荣枯之分，血实主之。故血者，所以荣阴阳，濡皮毛，流关节也。疮本疏者，血不在多而易充足；疮本稠密，贵乎血之有余矣。苟血有余，则经脉流行，沦于肌肤，浃于皮毛，灌溉滋润，肥泽长养，自然形色鲜明，根窠红活也。如血不足，则经脉壅遏，窠囊空虚，黑燥而不鲜明也，枯萎而不肥泽也，皮肤皴揭而启裂也。经曰：诸涩枯涸，干劲皴揭，皆属于燥。又曰：燥胜则干。由其人血常不足，加之以毒火熏灼，反兼燥金之化，精血并竭，是以有此症也。法宜活血养液，散火解毒，清金润燥，则干涸可回。观夫疮之荣枯，而得养血之理。其或湿气太过，疮本浸淫，犯之则破，溃烂难靥者，此又火极而兼水化也。脾强则生，脾弱则死。

善　恶

夫良工者，必知疮之善恶，善则就之，恶则去之。疮痘之症，有五善，有七恶。五善者：饮食如常，一善也；大小便调，二善也；疮红活坚实，三善也；脉静身凉，手足和暖，四善也；语声清亮，动止安宁，五善也。五善之证，不能悉俱，但得一二，自然清吉。七恶者：烦躁闷乱，谵妄恍惚者，一恶也；呕哕泻利，饮食不能者，二恶也；疮青干黑陷，痒塌破烂者，三恶也；头面预肿，鼻塞目闭唇裂者，四恶也；喉舌溃烂，食入则咳，水入则呛者，五恶也；寒战咬牙，声哑色黯者，六恶也；腹胀喘促，四肢逆冷者，七恶也。七恶之中，但见一症，势不可为。七恶之外，复有浑身血泡，心腹刺痛，陷伏不出，便溺皆血，寻衣撮空者，是又卒死之候也。

始　终

治痘之法，贵乎谨之于始，而虑其所终，庶无后日之悔。经曰：上工治未病，中工治将病，下工治已病。未病施治，十全八九，治将病者，十全四五，治已病者，功莫能施。发热之初，大热渴烦，大便秘，腹痛腰痛，鼻干唇燥，惊悸谵妄，此毒气郁遏于内，即当防其伏而不出也。吐利不止，即防其中气虚弱，不能助疮成就，或致倒陷也。故热则解之，便秘则利之，惊则平之，吐利则止之。且如初出一点血，此春之气，发生之令也；至于起发，此夏之气，长养之令也；水化为浆，此秋之气，成实之令也；脓干结靥，此冬之气，闭藏之令也。初出而便有水，将发而便戴浆，脓未成而便收靥，此未至而至，谓之太过，必有陷伏，发表托里，解毒切不可缓。应出不出，应起不起，应收不收，此当至而不至，谓之不及，必责以气衰血微，而匀气活血解毒之法，不可不急施也，又如初出色艳者，皮嫩，皮嫩则易破，当防其痒塌也；相聚成块者，不可谓之疏，此有伏也；壳空无水者，后必发痈；头面预肿者，防其易消而倒陷，咽痛者急解之，防其失声、呛喉也；中多水泡者，后必自利；目涩泪出者，防其有肤翳也；频更衣者，防其倒靥。疮破不结痂，此倒靥也。尧夫云：与其病后才服药，孰若病前能自防，其此之谓欤！

卷之三

发　热

疮疹发热，与伤寒相似。但伤寒只见一经形症，若杂疹则面燥腮赤，呵欠顿闷，乍凉乍热，多睡，咳嗽喷嚏，惊悸吐利，手足稍冷，骩凉耳凉也。然发热者，疮疹常候也，不可尽除之，但热微毒亦微，热甚毒亦甚。

初发热时，精神清爽，唇鼻滋润，更无他症者，此热在表，其痘必疏，不须施治。

初发热时，浑身壮热，然熇熇不渴，清便自调，此邪在表，拂郁于皮肤之间，宜以轻扬之剂发之，升麻葛根汤主之（一），甚则羌活汤主之（十）。

初发热时，其热烙手，目赤，鼻干，唇燥，小便赤，大便闭，烦闷不安，此表里俱热，毒气壅遏，宜发表攻里，双解散主之（四）。

初发热时，表不大热，其人烦躁不安，此热在里也，以三黄丸微利之（八）。

初发热时，腹中痛者，此毒气与谷气相并，宜利之，去菀陈莝，使毒气得泄，谷气得消，备急丸主之（九）。

初发热时，咳嗽甚者，参苏饮主之（三）。

初发热时，或乘疫疠之气，人参败毒散主之（二）。

初发热时，或为风寒所袭，出不快者，桂枝葛根汤（五），双解散（四）去大黄主之。

如疮既出，其热便退，疮本必疏。若一向热不衰者，此疮必密，急解其毒，连翘升麻汤（六），代天宣化丸（十二）主之。

如疮已出，但微发热，不须治之。盖疮疹属火，非热不能成就也。

如疮浆脓已成，毒气已尽，又复发热者，俗呼为干浆者是也，不须施治。

如结痂之后，其热不退者，此邪气未尽，正气未复。热微者不须治之；热甚者当视其虚实。

渴

疮疹渴者，里热也。盖三焦者，水谷之道路，津液者，水谷之精华，变化流行，以灌溉乎三焦也。疮疹之火，起之于内，销烁水谷，不得以变化津液，灌溉脏腑，故渴也。又疮本稠密，津液外泄，化为脓浆，不能滋养真气，亦渴也。小渴者，常病也，不须治之；大渴者，视其虚实，以法治之，切不可以冷水，红柿、梨、橘、西瓜等物与之，恐损脾胃，致生灾异也。

如发热时便大渴者，此热在里也，葛根解毒汤（二十一）主之。

如能食而渴者，肺热也。经曰：“心移热于肺。传为膈消。由心火上炎，乘于肺金，熏蒸焦膈，搏耗津液，故渴也。治在上焦，人参白虎汤（二十四）加黄连。

如不能食而渴者，脾虚也。叔和云：口干饶饮水，多食亦肌虚。由脾素弱，不能为胃行其津液，故渴也。治在中焦，参苓白术散（二十三）主之。

如自利而渴，邪传肾也。《正理论》云：自利而渴者，属少阳虚，故引水自救。盖肾主五液，其脉络于肺，系舌本。邪传于肾，则开阖不司，故自利，自利则津液不足①，肾水干，不能上润于舌，故大渴也。治在下焦，宜温之，陈氏异功散（二十六）主之。

如渴而大便秘者，宜利之，四顺清凉饮（二十七）主之。

腰　痛

疮疹发热，先腰痛者，最宜忌之。经曰：腰者，肾之府也。又曰：太阳所至为腰痛。盖足太阳膀胱经为十二经首，其脉侠脊，入循膂络肾。疮疹之毒，起于右肾之下，循足太阳膀胱，散于诸经，乃邪由里传表也。如初发热，其腰即痛，此邪由膀胱直入于肾，故关节不利而腰痛，亟解毒以泻少阴之邪，发表以通太阳之经，使邪气不得以深入，疮虽稠密，或可愈也。治若以缓，则太阳之邪由表以传于阳，少阴之邪由里以传于阴，表里受病，阴阳俱伤，荣卫之脉不行，脏腑之气皆绝，或为黑陷，或为痒塌，终莫能救。

凡发热便腰痛者，先服人参败毒散（三），次服五苓散加独活主之（二十八）。

腹　痛

《内经》腹痛，皆属于寒。惟有一症为热。疮疹腹痛，皆属毒热也。诀云：发热肚中痛，斑疮腹内攻，发多防不透，发少更防痈。是也。或有兼食积者。

如初发热，便腹痛者，此毒气内攻，须急治之，不可逡巡，以贻后悔；便调者，四君子汤（二十）去白术加青皮、木香、山楂肉、枳壳；便秘二三日未行者，承气汤（三十）主之。

如发热腹痛，大渴烦躁，大便秘，狂妄者，三乙承气汤（二十）主之。

如发热腹痛，大便如常者，化毒汤（三十二）主之。

如发热腹痛，大便自利者，黄芪建中汤主之（三十）。

如疮已出至收靥时，原无腹痛，忽然作痛，此必有饮食也。消息审问，曾因饮冷水者，五苓散主之（二十八），或用黄芪建中汤加白术、干姜、人参（三十一）。曾伤食者，问伤何物，丁香脾积丸主之（三十二），用原物汤送下。

如疮已出至收靥，原无腹痛，忽然作痛，亦未伤饮食，但观其大便何如。若便秘者，此燥屎也，以三黄丸（八）微利之；大便自利者，此虚痛也，黄芪建中汤（三十一）主之。

如因寒而痛者，理中汤（三十四）加白芍药、桂主之。

如发热时，心腹绞痛，烦闷叫呼，或疮陷伏，胀满疼痛喘促者，此恶毒之气，攻刺肠胃，燔灼脏腑，必不可治。

惊　狂

惊者，口眼㖞邪，手足搐搦，随发随止。狂者，手足扰乱，言语乖越，发而不止。惊者，心主火而恶热，肝风而善动。疮疹之火，内生于心，心移热于肝，风火相搏，故发为惊搐也。此其常候，俗呼惊痘。最吉者，以牵引伸缩，骨节开张，腠

① 不足：原作“不走”，据忠信堂本改。

理疏解中存发散之义，疮出而惊即止。若一向发而不已，此则可恶，乃毒内伏于心故耳。狂者，心为火而主神，肾为水而主志，火起于内，浊乱扰动，心神不守，肾志不宁，故发为狂也。有大便秘硬而狂者，此谓有燥屎，为阳明经。但数日不更衣，是以《难经》所谓重阳者狂也。如昏不知人，起卧不安，又为不治之症。

如初发热惊搐者，导赤散（三十五）加辰砂，兼羌活汤主之（十）。若发热不休，小便利者可治。小便不利者难痊，以导赤散（三十五）、牛黄清心丸（三十六）相兼治之。

如疮疹收靥之后又发惊者，此真气虚弱，火邪内攻，宜急治之，恐久成痫，以贻终身之害，宁神汤（三十九）、抱龙丸（四十）主之。

如初发热，大便自调，狂乱者，五苓散（二十八）加辰砂主之。

如大便秘者，轻则三黄丸（八），甚则承气汤（三十）主之。

谵　　妄

谵者，多言也；妄，虚妄也；谵妄者，妄有见闻而语言无伦也。皆邪气炽盛，正气虚弱，神识不清之所致。夫言为心声，心热则多言。睡中呢喃者，热之微也；寤而语言差谬，热则甚矣。亦有胃热而谵语者，大便必硬，数日不更衣方是。妄有闻见而谵语者，其候难治。盖肾主志，开窍于耳，在目为瞳子，毒邪入肾则志丧，志丧则耳目妄有闻见，故曰失志者死。《难经》云：脱阳者见鬼。

初发热，时谵语者，毒邪犯心，心为热冒，其神浮越，宜泻火镇神，导赤散（三十五）、牛黄清心丸（三十六）兼而治之。

如肠中有燥屎，三五日未更衣者，宜涤肠解毒，宜四顺清凉饮（二十七）、三黄丸（八）主之。

如起发成浆，欲靥之时，忽然神昏谵语，此由疮本稠密，精血外耗，不能养神，宜养血泻火，安神丸（四十七）主之。

如昏不知人，语言无伦者，死。经曰：衣被不敛，言语不避亲疏者，神明之乱也，故不可治。

如初发热，便妄有见闻，状如见鬼而畏怖者，不治。此症自始至终，皆不可有，乃神志俱丧，躯壳徒存，不过引日而已。

吐　　利

疮疹，吐利常候也。经曰：诸呕吐暴注，皆属于热。盖三焦为水谷传化之道路，热火内迫，则传化失常，而吐利并作，火性燥动迅欻故也。邪在上焦，但吐而不利，邪在下焦，但利而不吐，邪在中焦，则上吐下利。又里气上逆而不下则吐，气下而不上则利。疮症初发热时，有吐利者，不可骤止，令邪气上下得出也。吐利久不止，方可治之，更宜消息。

如初发热，自利青绿水或黄色者，皆热也，黄芩汤（四十一）主之；兼吐者，黄芩加半夏汤主之（四十二）。不可误用理中汤，反增内热也。

如初发热自利，一日夜只三四行者，此不必治，痘出利自止矣。

如初发热，自利清白色者，此里有寒也，理中汤（三十四）主之。

如自利久不止，此有湿也，宜分利小便，固涩肠胃，恐虚里气，致生陷伏也，以五苓散（二十八）、豆蔻丸（四十六）相兼治之。

如初发热，暴吐不止，此火气上逆也，茱连散（四十八）主之。

呕 吐 哕

仲景云：声物兼出为呕，物独出为吐，声独出为干呕。干犹空也，明其无物也。然干呕与哕，皆声之独出者，干呕其声轻小而短，哕其声重大而长。呕吐哕，疮疹最恶候也。盖胃为水谷之海，上通乎咽，内而不出。如初发热有是症，此火邪犯胃，其气上逆，治之则易（见上条）；若自出现以致收靥有是症者，乃疮集于咽门，攻于胃脘，吞咽不利，治之则难。由于不知预解咽喉之法，渐变为失音，呛水，而不救矣。

如因饮水过多而呕吐者，此水逆也，五苓散（二十八）主之。

如因伤食而呕吐者，以丁香脾积丸微利之（三十三）。

如无上症而呕哕者，人以胃气为本，胃者土也，土败则木来侮之。今木侠相火之势上乘乎胃，其气自脐下直犯清道，上出于贲门（胃上口也），微则干呕，甚则哕，土败之相也。《太素》曰：弦绝者，其声嘶败；木陈者，其叶落；病深者，其声哕，短针无取，毒药无攻，谓不治也。

泄 利

凡疮未出而利者，邪气并于里，肠胃热甚而传化失常也（治见上文）。疮已出而利者，邪气并于表，正气方逐邪气，主乎表而不主里，则里气虚不能停纳水谷，故亦自利也，宜从气虚而治。疮疹所忌，内虚泄泻，凡觉腹疼，或漉漉响趋小腹者，皆欲作利，宜先以法治之。治之不止，此开肠洞泄，惟二剂可以收之。《圣济经》曰：滑则气脱，欲其收者是已。如服涩剂而利不止，经曰：仓禀不藏者，是门户不要也。《金匮要略》曰：六腑气绝于外者，手足寒；五脏气绝于内者，利不止。五夺之中，此为最甚。但正气内脱者，淹延而死，邪气内陷者，烦渴而死，此为异耳。

自起发以至收靥，大便常宜坚实，忽然自利者，理中汤丸（三十四）主之。

如因饮冷水自利者，所谓湿胜则濡泄也，宜温中利小便。以理中汤丸（三十四），理中气，胜水寒；五苓散（二十八），利小便去水也。

如因伤食自利者，所出必酸臭，乃饮食自倍，肠胃乃伤也，宜先去积，以丁香脾积丸（三十三），后补脾胃，益黄散（四十五）主之。

如利久不止，先服陈氏木香散（二十五），兼豆蔻丸主之（四十三）。更甚者，陈氏异功散主之（二十六）。此药太峻，不可猛浪。

如结痂时，暴泄不止者，消息所出之物。痂皮脓血者，顺；水谷不分者，逆。如利脓血不止者，热毒下流也，香连丸主之（五十）。

大小便秘

凡病疮疹者，小便欲其流而长，大便欲其润而实，则邪气不伏，正气不病。经曰：小便数，大便必硬，虽二三日不更衣无苦也。如觉小水少，则病增进。盖心主疮而属火，心移热于小肠，小肠移热于膀胱，膀胱为津液之府，气化则出。气为火食，不能传化，而津液不出，故小便秘也。疮疹发热，大便欲润，若二三日不行，宜急利之，恐伤胃不通，荣卫不行，疮出转密也。惟疮起发之后，大便却宜坚实，如能食而大便常行者，不须忌；若过四五日不行，则热盛生湿，其疮难靥，亦宜微利之。设使大小便俱不通，则邪毒内蓄，三焦阻绝。经曰：一息不运，则机缄穷，故大小便不通者，死。”

凡疮疹小便少者，热微。导赤散（三十五）加山栀仁；热甚，八正散主之（四十六）。

如发热时，大便不行，热微者，三黄丸（八）；甚则承气汤主之。

如发热至收靥，大小便不行者，用胆导法（五十一），不可通用利药。但疮干黑陷，大便秘，烦躁者，百祥丸（五十二）牛李膏（五十三）主之。如无此药，以承气汤代之（三十）。

咳　　嗽

肺主气，其变动为咳。咳者，肺症也。疮疹发热之初，便有咳嗽者。肺为五脏之华盖，疮疹之火，挟君相二火之热，上熏乎肺，肺气焦举，故气逆而咳也。疮疹既出，其咳更增者，此喉咙有疮，淫淫如痒，习习如梗，故咳也。疮疹收后而咳者，此卫气虚弱，腠理疏开，风寒外袭，肺气逆而不收，故亦咳也。

如初发热咳嗽甚者，先以参苏饮发之（二），次以甘桔汤（七）合泻白散（五十四）加牛蒡子治之。

如疮已出咳甚者，甘桔汤（七）加牛蒡子主之。

如疮先壮，收靥身热，咳甚者，人参清膈散主之（六十一）。

如疮已靥，咳嗽者，不问形寒饮冷所致，宜人参清膈散主之（六十一）。

如斑疮咳嗽，身热而渴者，生地黄散主之（五十九）。

喘　　急

诸喘皆属于火。肺者，脏之长也，为心华盖。心火炎上，则肺焦叶举，气逆不利而喘也。有因风寒而喘者，有因伤食而喘者，惟疹疮之喘独属于火，若加泄利、腹胀、烦躁者，则不可治。

如初发热便喘者，前胡枳壳汤主之（五十六）。大便秘者，可用。服此不止，以葶苈丸治之。

如喘，大便自利者，黄芩汤（四十一）加五味子、人参主之。

如疮正盛，忽然喘急者，此恶候也，当详审。如因伤食，谷气蒸而为热，上乘于肺作喘者，宜利之，丁香脾积丸主之（三十三）。食去热除，喘自定矣。

如因感冒风寒而喘者，麻黄汤主之（六十七）。

如泄泻内虚，腹胀而喘者，陈氏木香散主之（二十五）。利止喘定者，生；滑利不禁，喘满增盛者，气脱候也。

如疮内伏不出，或出复陷，腹胀闷乱而喘者，必死。

自　　汗

自汗者，不因发散而自然汗出也。卫气者卫护皮肤，肥实腠理，禁固津液，使不得妄泄也。疮疹之火，由里达表，干于卫气，皮肤为之缓，腠理为之疏，津液外泄，故自汗也。凡病自汗，不宜遽止之。疮疹自汗，实为美症，乃阴阳气和，荣卫通畅，邪气不留，易出而解也。又心主汗，诸疮皆属于心，自汗出者，毒气外泄也。虽然热之甚者，亦为汗解，身腹清凉，此毒散也。若汗出不止，其热反剧，此邪气并于阳而阳虚，宜敛汗固表，清热解毒，使卫气充实，无痒塌溃烂之患。如疮已收较，痂皮脱落，自汗者，此气虚也，宜补阳救阴，使气无泄。睡中汗出，心有热也。其汗上至头，下至颈，不过胸者，乃六阳虚汗也，不须治之；上至颈下至脐者，此胃虚也；手足濈濈者，胃热也，宜止之；如汗出如油，发润如洗，喘不休者，此为肺绝之候。

如汗大出不止，身壮热者，当归六黄汤主之（六十八）。

如疮收后，汗出不止者，十全大补汤主之（三十八）。若更不止，调败蒲散（七十）同服，外用温粉扑法（六十九）。

胃虚自汗者，调元汤（十八）。不止，调败蒲散同服（七十）。

胃热，手足自汗多者，人参白虎汤（二十四）加黄连主之。

失　血

气为阳，血为阴，阳主动，阴主静。人身之血，不可妄动也。经曰：阳络伤则血外溢，血外溢则衄血；阴络伤则血内溢，血内溢则后血。今疮疹之火，熏灼于里，迫血妄行，血亦随火而动，阳络伤则血从上焦出，或衄血，或呕血；阴络伤则血从下焦出，或溺血，或便血。阴阳俱伤，血上下出也。诸失血，惟从鼻出者，或有可治之理，其余皆死症也。亦有痘疹灌烂不能收较，出血不止者，此阳疮出血，亦不可治。

凡疮疹衄血，内热也，玄参地黄汤主之（六十五）。衄血者，佳；一向不止者，勿治。

烦　躁

烦者，扰扰而烦；躁者，愤躁之躁。合而言之，烦躁皆热也。析而分之，烦，阳也，热之轻者；躁，阴也，热之甚者。《难知集》曰：火入于肺，烦也；火入于肾，躁也。疮疹烦躁，须宜忌之。若吐利厥逆，腹胀喘促而烦躁者，昏不知人；谵妄狂扰而烦躁者，谓之闷乱。皆不治之证。

如肺热而烦者，至卧不安，审于何时。若初发热便烦者，此毒火内郁，人参白虎汤（二十四）加栀子仁主之。若疮发见犹烦者，此毒伏于内，未尽出也，消毒饮（十六）、夺命丹（十七）合而服之，若疮出尽，又皆起发，犹烦者，此内热也，牛黄清心丸主之（二十八）。

如肾热而躁者，必曾自利。轻则陈氏木香散（二十五），甚则陈氏异功散（二十六）主之。

如扬手掷足，欲去衣被者，此热甚于表也，羌活汤主之。

如神识昏迷，反复颠倒者，此热甚于里也。导赤散（三十五）、牛黄清心丸（三十六）合而治之，龙脑膏甚妙。

吐利不食而烦躁者，正气虚也，陈氏木香散（二十五）主之。

如六七日不大便，腹满而烦者，内实有燥屎也。轻则用三黄丸（八）微利之，甚则承气汤（三十）下之。

如昼日烦躁，夜则安静者，此阳甚于昼，至夜则阳气退而安静也。人参白虎汤加栀子仁主之（二十四）。

如昼日安静，夜则烦躁者，此阳陷入于阴，夜则阴盛，阴阳交争，故烦躁也。四物汤（十九）加栀子仁主之。

夹　疹

疹，一名麻子，君火所为也。或曰：脾为疹。经曰：少阴所至为疡疹，在人则心火主之。夫心火亢甚则制己所胜，焚灼肺金，肺主皮毛，故疹毒见于皮肤之间，如蚊蚤所咬之状。疮痘只出一般者善；若与疹毒并出，谓之夹疹，其候极恶。惟痘本稀疏而夹疹者，庶乎可治。疮本稠密，与疹并出，彼此相混，琐碎莫辨，急用辛凉之药发而解之。如疹毒渐消，疮本磊落者，亦可治也。疹痘相并，毒不少减，此危恶之疾，孰能料其生乎？

疮出夹疹者，荆防败毒散主之（七十一），疹毒消者可治。如疮收靥后复出疹者，此余毒解散之兆，不须治之。

夹　斑

《活人书》云：伤寒下之太早，热气乘虚入胃发斑。下之太迟，热留胃中发斑，胃烂亦发斑。斑者，乃热毒郁遏，煎熬阴血，血得热而不解，浮于肌肉为斑，足阳明胃主之。痘疹初出，皮肉红肿，片片如锦文者，此夹斑也，以辛凉之药解之，其斑渐退。疮本坚实者，吉；否则皮肤斑烂，疮易瘙痒，所谓皮嫩易存者是也。如赤斑成块，其肉浮肿结硬者，又名丹瘤，其毒最酷。疮未成就，此先溃烂，工不可治。

疮出夹斑者，荆防败毒散主之（七十一），斑退可治。

痘　疔

痘疔者，热毒蓄积，气血腐坏而成也。状有数种，乃疫毒之气最为恶候，宜谨察之！有肌肉微肿，状如堆粟，不分颗粒者，此气滞血凝，毒气郁结也；有初出红点，渐变黑色，其硬如石者，此肌肉已败，气血中虚，不能戴毒而出，反致陷伏也；有中心黑陷，四畔突起戴浆者，此血随毒走，气不为用也；有中心戴浆，四畔干陷焦黑者，此气附毒出，血不为使也；有头戴白浆，自破溃烂者，此气血不充，皮肤败坏也；有为水泡，溶溶易破者，此火湿并行，气血不能敛束也；有为血泡，色紫易破者，此血热妄行，不能自附于气也；有疮头针孔，浆水自出者，此卫气已败，其液外脱也。此数症者，于五六日间候之，但见一症，即不可治。

凡痘疮及发之时，但见干燥，其痘焦黑者，即内服夺命丹（十七），外用四圣散（七十二）涂之。

如原有疮疹，或灌疮未愈，或疮将靥较，瘢嫩者，至痘出之时，其处痘本攒聚，形色黑溃，急以针刺破之，吮出毒血，外以四圣散（七十二）涂之，内服加味四圣散（六十四），调无价散（七十三），并夺命丹（七十）主之。

如疮焦黑，浑身皆是者，看大便何如。若大便秘者，内服承气汤（三十），调无价散（七十三），外用水杨汤浴法（七十五）；大便利者，内服十全大补汤（三十八）、陈氏木香散（二十五），调无价散（七十三），合夺命丹（十七），外用水杨汤浴法（七十五）。

痘　癞

痘癞者，热毒拂郁，气血虚弱，肌肉败坏。经云：热胜则肉腐者是也。《正理论》曰：脉浮而大，浮为风虚，大为气强，风气相搏，必成瘾疹，身体为痒。痒者名为泄风，久则为大癞。凡气血充实者，外无虚风，内无强邪，必无是病。惟气血素虚者，不能荣卫于身，易感天地肃杀之气。皮肉之内，虚风居之，兼以痘疹，疫疠恶气，击搏燔灼，流散四布，随空而出，所以疮本稠密，身无完肤，瘙痒难任，肌肉溃乱而痘烂成矣。急用大补气血，清热解毒之法，庶可求全。若得败面堕鼻，唇崩目盲，肢体伤残，不至殒命，亦为废人矣。

凡疮破成癞者，用十全大补汤（三十八）、苦参丸（七十七）合而服之，外用灭癞救苦散涂之（七十八）。

痒　塌

诀云：虚则痒，实则痛。此大概言之。痘疮之痒，其候不同。有方出而身痒者，初见红点，遍身作痒，此邪气欲出，皮肤闭密，其火游移往来，故痒也，与伤寒太阳经病身痒者同论。可发之，使皮肤纵缓，腠理开通，邪气得泄。疮出而痒，云所谓火郁则发之者是矣。有将收较而痒者，其脓已成，其疮将回，邪气散而正气复，荣卫和畅，故痒也，与痈疖将痊而痒者同论。不须服药，但谨护之，勿令挦掐，以致肿灌，所谓美疾者是已。有起壮泡浆而痒者，当血以化水，水未成脓之时，其毒未化，浑身瘙痒，爬搔不宁，此恶候也，与伤寒阳明经病皮中如虫行者同论。所谓虚风外搏，邪气内强，痒而不止，为泄风者是已。此视疮之干湿，以风药佐之，必令痒去，方为佳兆。若痒甚不休，疮坏皮脱，其毒复陷，谓之痒塌，必不能治矣。大抵出形而皮肉红艳，起发而皮嫩多水者，其后常致塌也。

如初出身痒者，可发之，桂枝葛根汤（五）加制麻黄、牛蒡子主之。

如起发养浆而痒者，通用十全大补汤（三十八），加防风、牛蒡子主之。

如疮干而痒者，宜养血润燥，以四物汤（十九）合消风化毒汤（八十二）、夺命丹（十七）主之，外用茵陈熏法（八十一）。

如疮湿而痒者，宜养气去湿，以四君子汤（二十）合消风化毒汤（八十二）、夺命丹（十七）主之，外用茵陈熏法（八十一）。

如疮痒溃烂粘衣，被席难任者，以十全大补汤（三十六）加防风，合夺命丹（十七）主之，外用败草散（八十）。

如疮将收而作痒，误犯破损，不肯干较者，用白虎散贴敷（七十九）。

陷　伏

伏者，毒蓄于里而不出也；陷者，毒出而复陷入也。此皆恶候。伏为一症，陷有数种。伏候于见形之时，其人疮出，热不少减，烦渴闷躁，此皆伏毒未得尽出也。陷则见形之后，其血渐干而变黑者，谓之黑陷。浆水未成，破损痒塌者，谓之倒陷。脓成复化为水，不肯结痂者，谓之倒靥，亦陷类也。其疮黑色，皆谓之黑陷。凡斑疹黑色，皆不治之。以肾为水，其色黑，乃肾之真脏色见也。粗工不知变黑归肾之理，妄谓肾不可实，欲泻肾而使之虚，不知人之一身，大言阴与阳，小言心与肾，即方家所谓真水真火也。疮疹之火发于中，赖此一点真水以制其亢，苟欲泻之，则火无所制，本先拔矣，岂治之要哉？然谓肾者，以肾主骨髓，又主闭藏也。盖痘疹秽毒，由骨髓而达于筋肉、皮毛之间，乃自内而外，其毒得泄。今既陷伏，则自外而复入于骨髓，谓之归肾也。又初出形之时，春气发生之令也。出形而黑，是春行冬令矣。起壮之时，夏气长养之令也，起发而黑，是夏行冬令矣。养浆之时，秋气成实之令也，脓干而黑，是秋行冬令矣。故皆谓之逆。结痂之时，冬气闭藏之令也，此肾之症候，若不著痂，脓水浸润，此冬行春夏之令。亦谓之逆。惟知造化之机，可以语归肾之说，其色黑者，火化也。观物之干者，其色黑，出于火者色亦黑，岂可谓之水乎？经曰：火发而曛昧，知此可以语黑陷矣。

凡疮伏而不出者，双解散主之（四）。

如倒陷者，看其六腑何如。大小便秘，四顺清凉饮（二十七）合夺命丹主之（十七）；泄利气弱者，十全大补汤（三十八）合夺命丹主之（十七），并外用胡荽酒（八十四）、水杨汤（七十五）。

如将起发，疮亦有水，但色黑黯者，以十全大补汤（三十八）调无价散（七十三）主之。或以快斑汤（十五）、夺命丹（十七）合而服之。

如倒靥者，亦视其大便何如？大便秘，宜利之，三黄丸（八）、四顺清凉饮（二十七）；泄利，宜补之，轻则十全大补汤（三十八），甚则陈氏木香散（二十五），并外用败草散（八十）主之。

壅　　肿

经曰：热胜则肿。大抵毒之盛者必肿，毒微者不肿。凡疮出尽，应期起发，头面以渐浮肿者，此毒火发起，聚于三阳之分，欲作脓血，故宜皮肉焮肿也。设当起发之时，头面不肿者，必疮本磊落，毒气轻浅，虽尔作脓，根不占处，所以不肿，不须治之。如疮本模糊，起发不肿者，此毒伏于内，不即发泄，不可以毒轻论也。如起发肿大，皮肉如常，疮尖而圆，粒粒分明者，此佳兆也。若皮色鲜红，疮本成串，粘聚平塌者，若疮色灰白成饼，如锡面者，若疮焦紫无水者，皆凶兆也。有先起发，头面预肿者，此兼疫毒之气，名大头瘟者是也。腮颐预肿者，此名蛤蟆瘟也，须兼疫气而治，多凶少吉。大凡疮肿者，直至干浆结痂之时，毒化而肿消矣。故应肿不肿，应消不消者，谨提防之。

凡疮肿胀面浮目闭者，急与解毒、护目、救咽喉，相兼治之，内用消毒化斑汤（八十四），外用神应膏（六十六）护目。

凡疮肿胀，初防瘙痒，正面之中，不可少有破损者。苟生痒破沙崩之势，渐不可为，邪气内伤，真气外泄，肿消而死矣。但得破者复灌，消者复肿，饮食如常，大小便自调者，变凶为吉，用十全大补汤（三十八）、苦参丸（七十七）合而治之。

如疮色灰白，面肿如锡饼者，但看其人脏腑何如。若能食，大便调，小便长，无他苦者，多吉；若不能食，吐利并作，或生瘙痒者，多凶。

如头面预肿，或腮颊预肿者，此时行疫毒也，并用羌活救苦汤主之（八十三）。

溃　　烂

痘疮所贵者，坚实不破，圆净成痂也。其有溃烂者，火胜也。经曰：热胜则腐肉。火之为用，猛虐峻暴，近之则燥痒不宁，迫之则焦痛难忍，灼之则糜烂成疮。故败物者，莫如火也。火生于空，非虚不燃，乘之以风，其焰益烈。痘疮溃烂，由肌肉素虚，邪风侵袭。风者，善行数变，行诸脉俞，散于荣卫之间，一旦毒发于里，风应于表，风火相扇，肌肉愤䐜，皮肤决裂而疮坏矣。如脓成而溃，则毒已化，但粘衣渍度，不能干较，古方以败草散主之，诚良法也。脓浆未成，其毒未化，痒破溃烂者，则卫气暴泄，津液不荣。譬草木剥削其皮，枯萎而死矣。经云：根于中者，命曰神机，神去则机息。根于外者，命曰气化，气止则化绝。此之谓也。

厥　逆

逆者，四肢逆而不温也。厥者，冷也，又甚于逆。四肢者，诸阳之本，常宜和暖。如指头微寒者，阳气衰也。阳气起于十指之端。足心冷者，阴气胜也。阴脉集于足下而趣于足心。如疮焦黑，烦渴顿闷，促而厥逆者，此阳毒内陷，热气逆伏，手足为之冷，所谓热深厥亦深，火极似水者。如疮本灰白，泄利而厥逆者，此元气虚惫，阴阳不相顺接，而手足为之冷也。疮疹之候，头常欲凉，足常欲温，故头温足冷者不治，厥逆乃疮家恶症也。

如因热深而厥者，大便不通，三乙承气汤（三十）主之。疮黑者，百祥丸（五十二）、牛李膏主之（五十三）。

如因泄利，气虚而厥者，陈氏木香散（三十五）、陈氏异功散（二十六）主之。

但十指头痛寒者，四君子汤（二十）、理中汤（三十四）并加桂主之。

如疮始出，手足便冷者，其人先有吐利。四肢者，皆禀气于胃，脾胃气弱，不得至经，理中汤（三十四）加桂主之。

寒战咬牙

战者，森然若寒，振振然摇动也。咬牙者，上下片牙相磨而鸣也。经曰：诸风振掉，皆属肝木。寒战而振振摇动，风之象也。火气冲物亦然。钱氏曰：肝主风，虚则咬牙多欠。又曰：上窜咬牙，心热也。然则寒战咬牙，心肝二脏主之。或以寒战为气虚，咬牙为血虚，或以咬牙为齿槁，谓精液不足者，皆不知此意。痘疹所恶者，寒战咬牙，或单见一症，或二症并见。若疮已坏，加之喘促闷乱，死无日矣。

如疮初出寒战者，此邪气将出，外与正争，故振振摇动，火之象也。疮出乃定，柴胡桂枝汤主之（八十五）。

如疮出稠密，焮发肿痛，经脉动摇，时时振动者，不可谓之寒战，待脓成痛去而解。

有筋惕肉瞤者，经络之血为疮所耗，不能荣养肌肉，主时筋脉，故惕惕然而手足自跳，瞤瞤然而肤肉自动也，不可谓之寒战。但养其气血，十全大补汤（三十八）主之。

咬牙呵欠者，肝虚也。肝属木，临官于寅，寅为相火，火盗木气，故肝虚之症形焉。阳引而上，阴引而下，则呵而欠也。阳上极而下，阴下极而上，则合而啮也。十全大补汤主之（三十八）。

上窜咬牙者，心热也。诸疮皆属心火。上窜者，火炎上之象也。咬牙者，火气动摇之象也。导赤散（三十五）加酒炒黄连、牛蒡子主之。

如寒战咬牙并作者，则少阴专主之，观其痘本密。

如疮出溃烂，寒战咬牙者，此手少阴心火也。经曰：热胜则肉腐。寒战咬牙，火气动摇之象也。

如疮本焦黑，寒战咬牙者，此足少阴肾水也。肾色黑，为主蛰，封藏之本。干黑者，真脏色见也。肾气寒，在变动为慄。寒战者，肾本病也。肾主骨，牙者骨之余。寒战则鼓颔而两牙相轧咬牙者，肾寒所发也。此二症者，在心热则清之，在肾寒则温之。其病已坏，治之何益？

暴哑失声

痘疮最要语声清朗，若有猝失音者，凶兆也。先哲有言曰：疮已出而声不变者，形病也；疮未出而声变者，气病也；

疮出而声不出者，形气俱病也。其候有三，须要识得。

有心刑肺而失音者。肺属金主声，中有二十四空，凡发诸语言者，皆其空中之气鼓动也。五行金空则鸣，实则哑。疮疹之火起于心，上熏于肺，肺气胀郁，故窍塞而无声也。以导赤散（三十三）合甘桔汤（七）加炒牛蒡子主之。或甘桔汤加炒牛蒡子、天花粉、苏叶主之。

有心虚而语声低小不出者。叔和心脏歌云：声言爽气清。盖心主血，痘疮稠密，其疮都要贯串得到，血为亏损故也。血去舍空，故声不扬。以导赤散（三十五）加人参、麦门冬、石菖蒲主之。

有毒归肾而失声者。经曰：足之少阴，上系于舌，络于横骨，终于会厌。会厌者，音声之户也；舌者意志之机也；横骨者，神气所使，主发舌者也。疮黑陷伏，则毒入肾，邪气上客于厌，则厌不能发，发不能出，开阖不利，故猝哑也。

有喉舌溃烂而失声者。咽喉者，所以司呼吸，纳饮食，发音声，犹管籥也。毒火上熏，咽喉先受，贲门、会厌、舌腭之位，皆疮所聚。初出之时，失于调治，以致咽喉肿塞，管籥窄狭，舌本强硬，呼吸不能，饮食不入，意志不出矣。此上二症，治之则难。

呛水吐食

《难经》云：会厌为喉门。胃为贲门。病痘之人，毒火上熏于肺，灼于胃，肺与胃之上口皆有疮而伤矣。水入则呛者，贲门伤则水不得入，溢于会厌，会厌掩而不内，故气逆喷出而呛也。食入则吐者，贲门伤则门户隘塞，食物不能直奔于胃，缓则汩汩而下，急则阻而吐出矣。此其恶候，鲜有生者。其或舌上有疮烂破，如蜂窠之状，舌痛强硬，不能为用，延纳水谷，亦使水入则呛，食入则吐，待舌疮平则安矣。

卷之四

验头面

论曰：轻者，头面稀少，又胡荽酒法，不欲喷头面。以诸阳之会在于头，心之华在于面，痘为阳毒而必主之，故痘疮头面稠密者，重；头面预肿者，凶；头面疮破烂腥臭者，凶。欲占疮之轻重、吉凶，莫如头面也。人之一身，内则心为君主，外则头为元首。言病有真心痛、头痛，见难轻犯也。经曰：精明之府，头倾视深，精神弃矣。故占人之生死者，亦莫如头。凡疮初出，从他处先见，渐登于头，起发收靥皆然。他处皆有疮而头独稀，此佳兆也。若于头额之间先出，先戴浆，先干收，先破损，其疮稠密无缝，肉下浮肿，皮上溅起粗肤者，皆凶。惟疮遍身俱收，而头上不收，或熟自破，或脓出结如堆积者，不须怪。盖天地之化，孤阳不生，孤阴不长，阳变阴合，彼此相成。头者，诸阳之会，无阴相济，所以难收也。

又病闭目摇头者，死。此阳脉不治，谓心绝也。经曰：十二经脉，三百六十五络，其气皆上走于面而走空窍。又肝开窍于目，肺开窍于鼻，脾开窍于口，心肾开窍于耳。又修真家云：面有七窍，内应乎心。又相术但观人之面以知祸福。可见面不可败也。凡疮稠密，七窍闭塞，败面者，凶。以脏腑经络之气皆病也。又诸阳皆聚于面，痘为阳毒，初出之时，必先于面，然面有部位，其候不同。额属心，离火之位，火性急烈，不可冒犯。凡疮出现，泡浆干收，先从额上起者，凶。左颊属肝，震木之位；右颊属肺，兑金之位。二处不论先后，但疮欲磊落坚厚。若模糊成块，浮嫩易破，溃烂灌肿者，凶。盖肝藏魂，肺藏魄，肝肺俱败，魂魄以离。故凡病痘两腮冷，或木硬者，死。颏[①]属肾，坎水之位。此处先出、先壮、先靥者，吉。疮疹出于肾则吉，入于肾则凶也。鼻属脾，坤土之位。亦不论前后，但不欲模糊早干收也。若未成浆，鼻头先干黄色凶，此脾土将败，真脏色见。

人中为阴阳之分，故南村辍耕录以泰卦象之。人中而上，分为三部，人中而下，变分为三部。发际之上，阳之上也；两眉之间，阳之中也；山根以下，阳之下也。自口至两乳间，阴之上也；自心蔽骨至阴毛际，阴之中也；自阴而下，阴之下也。凡疮之出现、起发、收靥，自人中而分，上下循序，阴阳和畅，虽多且密，亦可言吉。若或舛差，虽是稀少，亦可言凶，此有伏也。

发热之时，面色明莹者，吉；面赤若涂朱者，重。此邪气拂郁于阳明胃与大肠也。阳明之经上循于面，故面赤色，宜以清凉解毒之药少通利之。面垢惨黯者凶。疮疹之火，发自少阳，面垢者，少阳候见也。《针经》云：少阳病，甚则面微尘，

---

① 颏属肾：原作“颊属肾”，据忠信堂本改。

宜表里双解。盖少阳从中治也。

验耳目鼻

经曰：肾通窍于耳。耳者，肾之外候也。肾之为脏，水脏也。天一生水，受气之初，先生两肾，而一阴藏焉，又有相火存乎命门之中。疮疹发热，耳独凉者，疮疹为火，痛不受邪，存水之主，以制阳光也。如耳反热，则水不胜火，将有归肾之变。痘疮之候，先观耳后，有红缕者。盖手少阳三焦之脉，从膻中上出缺盆，系耳后，直上出耳角，红者火色也，此疮疹之火，发自少阳，自见于其经也。凡疮自耳先出，未及成浆，耳轮先靥者，渐萌归肾之势矣。

目者，心之使也，神所寓焉。发热之初，观其两目，神倦不欲开者，痘也。目中汪汪若水者，疹也。诸疮皆发于心，故候见于目也，目赤者，热甚也。心恶热，急解之。经曰：肝通窍于目。疮疹发热，目连眨者，肝有风也，风入于目，上下左右如风吹，不轻不重，儿不能任，故目连眨也。目直视者，肝有热也。热入于目，牵其筋脉，两眦俱紧，不能转盼，故目直也。得心热则搐者，风火相搏也，痘疮发搐，此其常候，但泻心肝之火，搐止则吉，搐不止则凶。《针经》曰：五脏六腑之气，皆上注于目，而为之精，精之窠为眼，骨之精为瞳子，筋[①]之精为黑睛，血之精为络，气之精为白睛，肉之精为裬束裹撷。痘疮之毒发于五脏六腑，毒之甚者，眼必受之，古人留护眼之法，其意深矣。凡疮出太甚，两眼常出泪者，肝热也，此时眼中无疮，但内服泻肝火之药。盖眼中之痘，常在收靥不齐之后有之，如疮入目成肤翳者，切不可用点药，损睛破瞳，成废人矣。痘疮收后，目不可开者，肝热则目涩不敢开，明暗皆然，心热是明则合，暗处则开，谓之羞明，此有余热在心肝也。如疮未成脓，肿去目闭者，疮已过期，收靥不齐，目闭不开者，疮坏欲变。目上窜者，心绝也；直视不转者，肾绝也；非泣而泪自出者，肝绝也；微瞑者，气脱也；血灌瞳子者，火胜水竭，皆死侯也。

经曰：肺通窍于鼻。疮疹发热之初，喷嚏者，火邪上干于肺，外应于鼻而痒则嚏，鼻干黑燥者，火刑于金，金体本燥，得火反甚，急宜清金泻火，以解其毒。鼻衄者，血得热而妄行，故衄出于鼻，急与凉血泻火以解其毒。鼻流清涕者，疹也，疹发于心，心肺相连，以火炼金，热极而反化为水也。疮出之后，鼻塞不通者，热也。火主瞋胀，疮已成浆收靥之时，鼻塞不得息者，此鼻内有疮，脓涕沾结，可用金银小簪以通之，如疮未成浆，鼻端先干者凶。经曰：脏真高于肺，以行营卫阴阳也。邪火刑肺，肺败不能输精于皮毛，故皮毛焦枯，先见于鼻，营卫不行，阴阳不续，以渐遍身皆干枯而死矣。凡疮变坏，鼻中血出者，涕自流出者，鼻孔开张喘急者，肺绝之候，皆死症也。

验唇口牙齿

脾之窍通于口，其华在唇四白，《脉诀》云：应唇通口气。疮疹发热之初，口中和，唇色红润者吉。如口燥唇裂，其毒必甚，急解之。疮出稠密，唇口疮子相粘，诸疮未发，此疮先已戴浆，诸疮未收，此疮先已焦黑者凶。面疮肿灌，唇上疮裂成块干溅者重。如疮出太密，口中臭

---

① 筋之精为黑睛：原作“金之精为黑精”，据忠信堂本改。

气者，脏腑败坏，故息出于口也。疮欲变坏，唇上缩者，脾绝也；唇下自呷者，鱼口也；口中涎如胶粘者，脾津竭也，皆不可治。疹家唇口生疮声哑者，狐惑症也，不急治之，杀人。上片牙隶于坤土，乃足阳明胃脉之贯络也，下片牙隶于乾金，乃手阳明大肠脉之贯络也。疮疹发热之初，口开前板齿燥者，里热也，宜以清凉之剂微解之。咬牙者，牙乃骨之余，肾主骨，寒战咬牙，毒归于肾，必死。如发热咬牙者，有欠则为肝热，目上窜则为心热，此欲作搐也。疮已收靨，牙龈溃烂者，此内疮未得平复也，勿作走马疳疮治之。疹后牙龈溃烂，血出肉黑气臭者。此乃是走马疳也。

验　喉　舌

咽者胃之系，主内而不出，所以司饮食也。喉者肺之系，主出而不内，所以司呼吸也。人之咽喉，乃紧要橐籥门户也。经曰：一阴一阳结，谓之喉痹，一阴者，手少阴君火心主之脉气也；一阳者，手少阳相火三焦之脉气也。二脉并络于喉。疮疹之毒，君相二火主之，其火上蒸，咽喉最为先受，故发热与出形之初，必问其咽喉痛与不痛，先与发散解利之，令毒得出，不留连于咽喉间也。若不知此义，以解利于先，则咽喉肿塞，饮食不入，呼吸不能，死在旦夕矣。如疮出太甚，审察咽喉，若内无疮，又不痛者，此毒已尽出，不须虑之。如内多疮，又加痛苦者，切防收靨之时，呛水吐食失声之变。如病益甚，喉中气响，汩汩如水声者，死。

舌者心之候。脉诀曰：外应舌将荣。又脾之脉络于舌。舌之在人，延纳饮食，主持声音，其用亦大矣。疮疹发热，其舌红润者吉，舌燥如芒刺者，里热甚也，急解之。《针经》曰：热病口干舌黑者死。吐舌者，脾有热也。脾微热则舌络微紧，时时舒舌，勿用冷药及下之，或饮水者，医疑为热而下之，误也。饮水者，脾胃虚津液少故耳。疮出之后，舌上稠密，出如堆粟，破如蜂窠者危。更加饮水则呛，食物则哕，声哑不出者，必死之症。疮出太甚，弄舌者凶。

验　颈　项

经曰：东风生于春，病在肝俞，在颈项。颈项者，生气之本也。又曰：天气通于肺，地气通于嗌。天食人以五气。喉者，气之所由也，故喉主天气。地食人以五味。咽者，味之所由也，故咽主地气。颈项者，咽喉之管束也。又三阳之脉自颈而上，三阴之脉自颈而还，颈项者，阴阳之道路也。痘疮之候，颈项欲疏，若缠项而出，稠密太甚者，谓之锁项，废其管束，阻其道路，上不得降，下不得升，内者不出，外者不入。经曰：出入废则神机化减，升降止则气力孤危。此死之征也。凡病深项软者死，骨败也。

验　胸　腹

经曰：“凡刺胸腹者，必避五脏。胸腹者，脏腑之郭也。又曰：鬲肓之上，中有父母。盖言心肺也。故痘疮轻者胸前无。胸腹出太甚者，必重也。其中于脏，各有期日。凡病深喘急，胸骨扇动者，肺焦胀也；左乳下动脉突出者，宗脉绝也，皆不可治。疮疹腹痛者，毒未尽也，更宜详审。

验　手　足

四肢者，诸阳之本，疮出欲疏，其发欲透，其靥欲齐。如应出不出，应发不发，应收不收，此脾胃气虚，不能旁达四肢也。发热，手寻衣领，乱捻物者，肝热也。手掐眉目鼻口者，肺热也。手足搐搦者，心肝风火相搏也。各随其脏而泻之。足凉者，此常候也，疮疹肾不受邪，肾主足，故足宜凉。手足冷者，脾脏怯也。四肢皆禀气于胃，而不得至经，必因于脾，乃得禀也。脾怯不能为胃行其津液，故冷耳，宜温之。疮已出现，手足多水泡者，此肝胜脾衰，为鬼贼，宜亟治之，不久便生痒塌也。如遍身皆发，手足不透，是空壳者，此脾胃虚弱，津液耗竭，荣卫凝沍，故其毒亦郁而不发也。不能食者死，能食者必发痈疽。疮热太甚，手足冷者，不治。疮未成浆，手足皮脱者，必死。疮已正靥，惟足不收者，足为纯阴，无阳相济，所以收迟。《玉函经》曰：孤阳寡阴即不中，譬诸鳏夫及寡妇。如疮始成浆，他处未收，手足心先靥者，其后必生怪疾也。疮靥之后，手足关节肿痛者，必发痈也。疮痒手足搔乱者凶。

验　寝　卧

夫卫气者，昼则行阳，夜则行阴，得阳则寤，行阴则寐，人之常也。疮疹发热便昏睡者，心主热，脾主困，心受气于脾，故发热昏睡，此常候也。起卧不时者，人有热也，必多陷伏之变。合面睡者，里热也。大抵疮疹始终安寝者吉。盖气血强盛，荣卫流行，邪气出于表而不在里则神安，神安则志定，是以得安寝也。若气血衰弱，荣卫滞涩，邪在于里而热，心恶热则神不安，神不安则志不宁，是以烦躁闷乱，谵妄而不得眠也。亦有毒伏于中，神丧气脱，僵卧如尸，呼之不应，饮食不知者，不可以嗜卧论，乃死痘也。

验　饮　食

经曰：人以水谷为本，故人绝水谷则死。仲景曰：水入于经，其血乃成，谷入于胃，脉道乃行。可见水谷之悍气为卫，精气为荣，水去则荣散，谷消则卫亡矣。凡痘疮能食者，虽重亦吉，不能食者，虽轻亦危矣。然有不能食而生，能食而死者，何也？盖不能饮食者，脏腑内实，大便不行，有平日之谷气为主，疮成之后，自消谷气而思食矣。其能饮食者，邪气杀谷，即叔和所谓口干饶饮水，多食亦饥，虚者是也。将不久而变生焉。惟疹家多不能食，以口中不和，不思饮食也。

卷之五

治痘要略

尝读汉史，高祖踞洗以待英布而辍洗进郦，其武帝登厕以召卫青，而不冠不见汲黯，盖于甲胄之士，狎嫚以折其猛悍之气，于缙绅之士，廉恭以励其耿介之操，甚有似于医之治病也。故毒药攻邪，武夫之狎嫚也，菖阳引年文士之谦恭也，抑其过，裨其不及，约之于中而已矣。

夫治痘者，必先视其人之勇怯，次审其邪之盛衰，又参以时之寒暖，逐日浅深，临时消息而施方治，无不效矣。黄帝与四方之问，岐伯举四治之能，厥旨渊矣。经曰：形不足者，温之以气；精不足者，补之以味。此因人之勇怯而施方治者也。盖形者，气之充也，形不足者气必虚，气为阳，而以之补气，如参、芪之属是矣。精者，血之化也，精不足者血必弱。味为阴，而以之补血，如归、芎之属是已。经曰：其在皮者，汗而发之；其实者，散而泻之。此因邪之盛衰而施方治者也。盖邪在表则留连肌肉，壅塞经络，以轻剂发之，轻可去实，麻黄、葛根之属是已。邪在里则三焦凝滞，五内郁遏，以泄剂泻之，泄可去闭，如大黄、牵牛之属是已。经曰：春夏养阳，秋冬养阴。此因时之寒燠而施之治者也。盖春夏乃岁半之前，天气主之，治在心肺，心肺为阳，故宜心肺之药为多，如芩、连、荆、防之属是已。秋冬乃岁半之后，地气主之，治在肾肝，肾肝为阴，故宜肾肝之药为多，如丁、桂、姜、附之属是已。此亦论其凡例耳。故用寒远寒，用热远热者，语其常也。发表不远热，攻里不远寒者，语其变也。治热以寒，温而行之，治寒以热，凉而行之，虚则补之，实则泻之，折其郁气，滋其化原，以平为期，治之要也。世俗治痘者，偏执首尾不可汗下之说，喜补而畏攻，取温而舍凉，不知形之盛衰，邪之表里，时之寒燠，而妄施治，习以成俗，莫之救正也久矣。经曰：诸痛痒疮，皆属心火。又曰：少阳所至为疡疹。则痘为火毒昭昭矣。苟皮肤闭密，应出不出，非用汗剂以微发之，则疮子何以得出耶？火郁则发之，是汗剂亦可用也。毒伏于里，焚灼肠胃，六腑闭结，大小便不通，非用泄剂以微利之，则毒气何以得解耶？是下利亦可用也。夫何权贵之家，据忌汗下之说，任己而不任人，无异于教玉人雕琢玉者。庸医之流，恐其逆人之意而不己用，不若顺人之心而可获利，亦任人而不任己，无异于仆厮以听人之役使者。幸遭轻疾，乃贪天功以为己有，病或不救，委之于数，良可悯哉！夫调瑟者，必移其柱，围棋者，务求其生。攻补之法，合宜而用，绳墨不拘，权衡自执，则桂附硝黄何妨于合饮，参苓芫遂无嫌于并进，所以能致中和，育万物，参三才也，其功岂小小哉！

攻补利害

经曰：毒药攻邪。谓之攻者，发汗、吐、下三法也。又曰：虚则补之，实则泻之。谓之虚者，正气虚也；谓之实者，邪气实也。泻即攻之谓也。痘疮轻疏，更无他苦，不须服药，攻补皆勿用也。设若邪气方盛，正气未衰，不知攻邪为急而反补之，贻祸非浅。诚以攻补利害言之，如发热之时，烦渴惊妄，目赤唇焦，大便秘，小便不利，不以轻剂发其表，凉剂攻其里，而反用参术之类以补之，则增闷乱昏愦，毒伏于内而不出矣。如疮出太甚，焮肿红艳，烦渴不止，大小便秘结，不以凉剂解其表，寒剂攻其里，而反补之，则增溃烂痈肿目病之变。凡若此者，医害之耳。世俗补者，喜用四君子汤，不知白术燥津液，茯苓渗津液，疮子干燥，宁不为害耶？内虚吐泻，疮色灰白者，则补为利，而攻则有害。内实能食，疮色紫赤者，则攻为利，而补之害不小矣。譬诸暴寇侵我都鄙，扰我人民，掠我府库，则必驱而逐之。虽至残害其民，亦不为虐，寇退之后吊死问孤，抚绥其民，未为晚也。痘疹之毒，犹暴寇也，人之元气，犹民也，攻即驱逐之也，补即抚绥之也。治痘疹之法，必欲发表攻里，使之尽出，然后补而调之。如元气素弱者，当未出之，先补之可也。俟其出而补之，如寇之来而修城池，何济于事耶？今之世不知攻补之理，喜补其虚，畏攻其实，问其用补药，则曰：此王道也。多饮之而不知戒。问其用攻药，则曰：此伯道也。宁逡巡就死而不敢饮吁！知攻之害而不知补之害，知补之利而不知攻之利。俗之不美，抑如是哉！故为工者，虚实在人，攻补在己，应变而施，合于权衡，斯得矣。

巫医得失

医为人药，所以寄死生也；巫为人祝，所以交鬼神也。《礼》曰：庖人虽不治庖，尸、祝不越尊俎而代之。言所职不同也。今之治痘者，率信巫而不信医，犹以庖人代尸祝之事，岂不瞶眊也哉，曾有龙树王禁咒科，为人治诸疾者，彼乃移精变气之术，以我正气攻彼邪气，非若今之所谓祷也。又如葛仙翁，许真君，尝以符水救人疾者，彼乃全精御气，谓之天人者，能夺造化于呼吸之间，亦非若今之所谓巫也。人之为巫者，秘篆灵文，不晓其义，曾有如龙树王、许旌阳之术者乎？今之祷者，不过杀牲以遍告于淫祀之神，曾有自陈过失，昭然惕悟者乎？噫！作善降之百祥，作不善降之百殃。福而可祈，则富者可以徼福，贫者不得以蒙其福利矣。况痘疹之毒，禀于父母，有生之初，藏于五脏、百骸之内，必饮之以汤液，攻之以药石，然后能驱而出之，使之解化，岂寻常符水所能治耶？符水且不可治，徒以杀牲，益见其谬矣。或曰《周礼》季冬大傩旁磔，季春九门磔禳，皆用牲杀以驱疫疠，然则彼皆非欤？曰：季冬之月，日经虚危，坟墓四司之气，能为疫疠以害乎民，故大傩旁磔以禳除之。季春日，从胃历昴有大陵积尸之气，疠鬼随之而行，九门磔禳以毕春气，此君相之事，所以燮调阴阳，参赞化育，为生民立命也。又岂若今之所为，矫诬上帝，亵渎神明者耶？经曰：拘于鬼神者，不可与言至德；恶于针石者，不可与言至巧。其斯之谓欤！

杂症宜攻

或谓病痘之人，脏腑动摇，血气亏

损，如有杂症，戒其峻治。殊不知痘之为病，贵于荣卫流通，血气充养也。调护保爱，常恐有杂症以介乎其间。人之气血，只有许多，苟添一症，则亏一分，亏一分则于痘上增一分病矣。谓之杂症者，不过内外伤而已。故天地之气，感则害人皮毛，谓之外伤，外伤则表病，表病则或出不快，或发不透，或靥不齐，是因外伤而贻患于疮也。须从外伤之症攻之，但发散中兼救表解毒之法。水谷之气，感则害人肠胃，谓之内伤。内伤则里病，里病则或吐或利，或腹痛或喘满，而致为伏、为陷，是因内伤而贻患于疮也。须从内伤之症攻之，但清导中兼补中托里之法。亦有不因内外伤而生异症者，此则毒之所为，专从痘症论之，亦须急治，勿使毒气滋蔓，以成大戾也。

坏病不治

治痘之法，常须识症。苟有杂病，迎而夺之，勿使滋蔓致成坏病也。病至于坏，治之无及。如发热吐利并作者，此毒火内攻，令其上下得出也，勿骤止之；疮出而吐利不止，宜急止之，恐其内虚，毒伏而不出也，自此以后，吐利不止者，坏病也。发热惊妄者，内热也，急止之；疮出之后，反加谵妄者，坏病也。发热腹痛者，毒也，急攻之；攻之不止，其疮乍见乍隐者，坏病也。疮出模糊者，急攻之；颗粒不成，但加虚肿者，坏病也。疮出皮红者，急解之；红艳不退，疮出嫩薄者，坏病也。疮出焦黑者，毒深也，急攻之；红润不回，反见干没者，坏病也。疮出带水者，肝病也，急解之；若生瘙痒，坏病也。疮痒破损，急治之；破者不灌，空中无痘，坏病也。疮败成痈，急救之；痂皮不结，深溃出血者，坏病也。头面预肿，疫毒也，急解之；其肿忽消者，坏病也。又于喘急而闷乱不宁者，肺绝也；直视摇头，心绝也；泄利水谷不化，脾绝也；手足搐搦，肝绝也；溲便遗失，肾绝也；寒战咬牙，手足厥冷，咽哑失声，皆坏病也。

饮食所禁

经曰：饮食自倍，肠胃乃伤。言平人也。病痘之人，肠胃先困，饮食可不谨欤？故五味之入，各有所宜，各有所禁，如芳草之气，美酒之气，盛而慓悍。肥者令人内热，甘者令人中满，煎者使人热中。食毒、负毒者，其毒必发，乘气、伏气者，其气则灵，以致偏热偏寒，动风动火。一切辛酸炙煿油腻之物，不知禁口，若贪食之，则肠胃仅存冲和之气，不但为之伤，而乖戾之渣滓，又能助毒为虐矣。所可食者，糜粥淡菜，间以猪猪精肉饲之，使肠胃常实，血气常充，以助痘之成就，仍无太饱，无太饥，热无灼灼，寒无苍苍，以伤脾胃也。吾见痘中喜饮酒者，多目疾，喜食甘者，多齿疾，喜酸咸者，多喘咳之疾，贻祸终身。诗曰：爽口物多终致病。邵子岂欺我哉？

异气所害

夫痘者，天行正病也。所居欲静，所御欲洁，但见真候，即当洒扫房室，修饰帷帐，避风寒，远人物，调护保养，以待收成。若犯异气之感，倏忽变化，留连反复，未免为坏病也。故保痘之法，毋太寒，寒则血凝冱而气滞；毋太热，热则血淖泽而气淫；毋焚诸香，香气窜而动火；毋扫地，毋掘沟，恐动尘草粪溺之气；毋使犬豕得入，毋使丧孝得近。如遇天地卒有风霾雷雨之变，宜谨护之，毋使乖戾之气乘空而入也。如有病痘死者，宜远避之，毋使疠气得相传染也。所居之室常要明亮，毋得太暗，使幽阴之气胜也。《西山记》曰：近秽气而触真气。观诸幼孩，血气未足，有客忤之症，破伤痈疽，少犯风寒秽恶之气，即增变异，况痘家乎？

起发不透

痘疮所喜者，起发成浆，斯无留毒也。疮出疏者，亦易起发，疮若稠密，则难起发矣。然应起发而不起发者，气虚也；应作脓而不作脓者，血虚也。曾未起发作脓，一向空虚者，谓之伏；将欲起发作脓而忽平塌者，谓之陷。遍身起发，手足独迟者，脾胃不足也。起发将半，不能充顶者，元气素弱也。此皆留毒于内，日后必有余毒也。惟背疮平塌，不须责之。

收靥不齐

痘疮脓成之后，应结痂而不结痂者，气虚也。盖气主外，虚则不能约束皮毛，收敛津液也。或因内实便秘，不能成痂者，或因内虚便泄，不能成痂者，或因饮水太多，湿伤脾胃不能成痂者，或因盖覆不谨，冲冒寒热不能成痂者，或因挦搐反复，灌烂不能成痂者，其候各不同也。惟头足收靥独后，此常症也。盖天地之化，生于阳者成于阴，生于阴者成于阳。头为诸阳之会，自额以上，阳之阳也，阴气不达。诸阴皆集于足，自膝而下，阴之阴也，阳气不盈。所以收迟，如遍身收靥不齐，不能成痂者，此倒靥也，日后必有余毒。手足不能成痂，彼此串连成泡，此脓已化，毒已解。外泡未破，内肤已生，针破之无妨也。间有不能收较，反增溃烂，脓水不干者，此疳蚀疮也。久而不愈必成陷，瘘烂见筋骨而死。如正面灌烂，脓血痂皮结成一片，焦裂溅起者，能食则吉，不能食则凶。

差后余症

痘疮已靥，其痂不脱，此脾胃弱也。其人少食，血气不充，不能填满肌肉，滋益皮毛，令痂不得脱也。如痂已落，发热作渴者，阴阳俱虚也。盖阳虚则外热，阴虚则内热，由疮出太甚，气耗血虚，津液枯涸，故热而渴也。微热不可妄治，甚者以补药求痊，亦不可多用凉药也。痘疮差后，脏腑未实，血气未平，疮瘢未老，肌肉尚嫩，腠理尚疏，风寒易感，若出风太早，或因澡洗则风寒乘虚而入，为寒热，为喘咳，为肿。于补药中微发之可也。如内伤饮食，肠胃新虚，不胜水谷，谷气留薄，或因内伤，或饱闷，或烦躁，或吐、或利，或腹中痛，于补药中消导之可也。戒勿因循，酿成坏病，此大虚之后，不任病者也。

痘后余毒

凡痘不分疏密，但要其出必尽而无留伏，其发以渐而透，其收以期而净。若出不能尽，发不能透，收不能齐，未免有余毒也。出之尽者，作三四次出，大小不一等，至成浆收靥之时，于疹空中犹出未已。若只始出一层，后无补空之痘，此有伏也。发之透者，谨于手足候之，充拓饱满，可以谓之透。盖手足位远，若只平塌，不能成脓，此毒虽出不能旁达四肢，必复陷而入也。收之齐者，自面而下，痂皮洁净，中无溃烂，可以谓之收齐。若收太急，或不成痂，此必有陷，收之急者，火逼之也。凡若此者，皆有余毒，须看部位，分经络，别脏腑，补之，利之，解之，以平为期。治之不已，此坏病也，不须再攻。

如毒留于肝，则为目病，或目肿痛，或肤翳内障，或羞明瘾涩难开。

如毒留于心，则为惊搐癫痫，为斑瘤，为诸血症。

如毒留于脾，则为痈肿，出于手足骨节之间。

如毒留于肺，则为喘为咳。

如毒留于肾，则为败疮而死。为骨节。

如毒留于肠胃，则为利脓血。

卷之六

痘疹症似伤寒辨

伤寒之邪自表入里也，前三日在表，可汗而散，后三日在里，可下而解。疮疹之邪，自里达表也。本与伤寒不同。先贤谓其相似者，盖恐人审候不明，误作伤寒失于汗下也。不特伤寒相似，内伤发热亦相似。凡外感之热，热在表也；内伤之热，热在里也。疮疹表里俱热也。外感则汗之，得汗热自平矣；内伤则下之，物去热亦去矣。疮疹不可妄汗下，虽汗下，热不少减。然三者发热虽同，症亦自别。外感发热，面赤，恶风寒，头疼，身重，腰重，呵欠，顿闷，昏睡，喷嚏，喘咳，惊悸；内伤发热，面黄红，恶饮食，腹痛，昏睡，烦躁则手足热，吐利则手足冷。疮疹发热，腮赤，昏睡，呵欠，喷嚏，咳嗽，吐利，身重腰酸，顿闷，烦躁，惊妄，耳凉，骫凉，手足时冷，热乍进乍退也。如值疮疹大行之时，不问外感内伤，但发热不退，皆作疮疹也。惟挟外感者，兼发散而治，挟内伤者，兼消导而治，无内外因者，只从疮疹治也。

痘疮首尾不可汗下辨

今之治痘者曰：首尾不可汗下。听者和之曰：痘宜温补，汗下不可也。此亦喜补恶攻之遗弊。殊不知痘疹之法，莫要于解毒，或攻，或补，务使毒气得解而已。如其气血和畅，荣卫流通，表里无邪，其出则尽，其发则透，其收则时，非但不可汗下，虽温补亦不可用也。设使外感风寒，约束皮肤，闭塞腠理，疮出不快，此当汗之，令阴阳和，荣卫通，而疮易出，毒得解散可也。苟不汗之，则毒无从得出，留伏于内，未免闭门留寇之祸矣。如大热不退，烦渴转增，谵妄昏沉，便溺阻塞，此毒蓄于肠胃之间，与谷气并，宜急下之，使脏腑疏通，陈莝涤去可也。苟不下之，则藏污蓄毒，煎熬于中，无养虎遗患之悔乎？故大要曰：谨守病机，各司其属，有者求之，无者求之，盛者责之，虚者责之，必先五胜，疏其血气，令其条达，而致和平。此之谓也。

痘疮不可以日期论辨

或曰：痘发于前七日，自现红点至疱浆也；结于后七日，自疱浆至结痂也。前后以十四日为限，此其大略耳。盖人禀赋有厚薄之殊，毒气有浅深之别，时有寒暖，治有工拙也。如壮实之人，疮本稀疏，能饮食，当和暖，守禁忌，故有八九日而愈者，不待十四日也。虚弱之人，疮本稠密，饮食俱废，气候乖常，调理失度，起发不透，收靥不齐，或延至一月而愈，又不止十四日也。治痘之工，不可拘于日数，苟拘日数，则出现未定，而先戴浆者有之，不可谓其成脓也；起发未透，而先干陷者有之，不可谓其结靥也。有收太急而凶者，有收迟而吉者，有绵延日久而毙者，是岂日数可限耶？或者取伤寒传经之日数，谓十二日已过，其邪传尽自愈，不知伤寒之邪，或在表，汗而已者；或在里，下而已者；或过经复传而不解者，亦未可以日期限也。痘疮之邪，初出一点血，血化成水，水化成脓，脓成毒解而收矣，何必拘以日数也。然欲知其易发易靥者，莫如以疮为主。如形紧磊落，色润红活，尖圆厚实者，自然易发易靥也；如稠密粘连，平塌灰白，嫩薄淫湿者，难发难靥，更有余毒也。经曰：知其要者，一言而终，不知其要，流散无穷，故医莫贵于知要也。

大人小儿富贵贫贱不同辨

疮疹之症，自王公以至庶民莫之能免者，天下之人莫有不本于父母，均是人则均是毒矣。有轻有重，有疏有密，何也？盖失精血者，治合异乎婴孩，粱膏饫者，疗莫同于藜藿。且如小儿变蒸未周之时，脏腑尚脆，气血尚少，其疾则多胎毒也。至于能食，则有伤食之症矣。大人天癸方动之时，欲火未淫，天真未耗，其疾则多内伤也。至于相感，则有阴虚之症矣。饭藜藿者，负饥渴劳役之伤；饮膏粱者，发痰火积郁之病，一旦有疮疹之症，当相兼而治之也。故治婴孩则急于解毒，常恐其不胜，而大人则兼气血之虚以治矣。治贫贱则急于解表，惟恐其难出，而富贵则兼表里之虚以治矣。虚则补之，实则泻之，不虚不实，守以待之，此治痘之要也。

升麻葛根汤辨

或因痘疮一见红点，便忌葛根汤，恐发得表虚也。人皆信之，愚独谓其不然。按本草，升麻解疫毒，又升阳于至阴之下，以助发生之气。痘乃疫毒，得此解之，令其升发，决无下陷归肾之症矣；葛根能解热毒，疏通荣卫之气，使疮易起发，无伏无陷；芍药养阴，阳胜则阴虚，痘本阳毒，真阴受伤，非此不可；甘草能解诸毒，泻邪火，犹不可缺，是皆痘家切要之药，宜常用之，岂有发得表虚之理，遂置之弗用也耶？但谓一见红点，磊落轻疏者，为毒少，不须再服。苟痘稠密，其毒太甚，安可弃之不用耶?!

疮疹顺逆辨

古者著书，有泛语其概者，有直道其实者，以意逆志，不以词害意可也。钱氏小方脉之祖，医中之圣，无出其右者宜，若所著之论，更无可议矣。然亦有未可尽信者，或泛语其要概，或后人补之者也。如云：先发脓疱，后发疹子者，顺，脾肺相生也；先疹子后斑子者，顺，心脾相生也；先发水疱后发疹子者，逆，肝克脾也；先发脓疱后发斑子者，逆，心克肺也；先发脓疱后发水疱多者，顺，少者，逆，肝多肺少，木乘金衰也；先水泡后斑子多者，逆，少者，顺，子衰母旺则顺，水衰火乘则逆也。此皆泛语其概耳。其曰：凡痘疹只出一般者善，此则直道其实者也。夫四毒之发，各有其时，脓疱最酷，疹次之，水疱又次之。斑为轻，分作四番，其毒则微，一并夹出，其毒则甚矣。如云春夏为顺，秋冬为逆。春脓疱，金克木也；夏黑陷，水克火也；秋斑子，火克金也；冬疹子，土克水也。此亦泛语其概耳。其曰黑者，无问何时，十难救其一二，此则直道其实者也。盖四者之毒，常乘天地不正之令而发，乃疫疠之气传染相似，时亦不得主之也。又云：冬月肾旺，又盛寒，病多归肾变黑，此则后人因秋冬为逆，而杜撰以补之者也。钱氏谓春夏为顺，秋冬为逆者，盖以疮疹属阳，春夏为阳，秋冬为阴，从其气则顺，违其气则逆，不过欲，人常和暖，而从春夏之比，未常拘定某症，必某时为顺也。即如冬月变黑之说，则凡冬月皆属肾，无分轻重，皆变黑而死。天地之气，必不如是之隘，钱氏之意，亦不如是之拘也。但曰冬盛寒，腠理闭塞，气血凝滞非和暖，疮难成就可也，何必以变黑归肾，独生于冬乎？彼夏盛热，腠理开张，气血淖泽，亦有变黑归肾而死，何不云夏有黑陷乎？设云夏火旺，肾不主事，则夏黑陷为逆之言，又何自而取乎？况黑陷为逆，四时皆然，亦不独在于夏也。吾固知非钱氏之言。孟子曰：尽信书，则不如无书。信哉。

疮疹变黑归肾辨

水火者，阴阳之迹也。坎离者，水火之位也。心肾者，坎离之配也。故水阴也，而生于阳，离中之阴，乃真水也；火阳也，而生于阴，坎中之阳，乃真火也。阴根于阳，阳根于阴，互为其根，此所以能变合而生万物也。孔子赞《易》以坎为血，卦为赤，离为鳖，为蟹，为螺，为蚌，为龟，其义可见。以人身言之，血阴也，气阳也，心配离而生血，阳中有阴乃真阴也；肾配坎而生气，阴中有阳乃真阳也。故心中之血，即肾中之真水也，灌溉滋濡，水之德也；肾中之气，即心中之真火也，呴嘘鼓动，火之象也。然水善而火恶，老子曰：上善若水，下恶如火。善恶之分也。况人之两肾，左为水，右为火。经曰：七节之旁，中有小心。小心者，命门相火也。以其为君之相，故云小心，行君之令，故云命门也。夫以一水立乎二火之间，其不胜也明矣。运之于中而使火不赫曦，水不涸流者，有神以主之也。所谓神者，何物也？太虚之中，神之栖也。然水火不并立，各有所胜，盛衰之变，此其常也。故盛则薄，所不胜而乘所胜也，命曰气淫；衰则所胜妄行，而所生受病，所不胜薄之也，命曰气迫。疮疹之火，起于命门之下，二火相合，所谓得助者强也。相火复挟君火之势，肆其狂獗，销铄燔灼，无所不至。可恃者，心中之真水尚有以制之。奈何阳道常饶，阴道常乏。赫曦者其气淫；涸流者其气迫，并真水亦亡之而已矣。经曰：成败倚伏生乎动，动而不已则变作焉。真水既亡，津液暴绝，其气滞，其发燥槁，不能润乎皮毛，滋乎腠理，而疮中之血，亦干而黑矣。是则变黑者，血色本赤，而干则变黑也。谓之归肾者，血本肾中之阴，血干则肾水亦干矣。此肾虚之症，岂有肾实为邪之理乎。

痘疮变黑有顺逆辨

邵子观物篇曰：东赤，南白，西黄，北黑，此正色也，验之于晓、午、暮、夜之时，可见之矣。由是推之，婴儿始生而赤，长稍变而白，病则黄，老死而黑。物生地下而赤，稍长而白，萎落而黄，枯槁而黑。凡物皆资一阳之气以生，此四色者，乃一阳之气，色之逆变者。夫痘疮由出现而起发，起发而成浆，成浆而结痂，亦人身中一阳之气之流行也。其出现而赤，起发稍变而白，成浆则黄，结痂则黑，此亦色之递变自然而然者，乃症之顺，未可全以变黑为不正之色也。夫以变黑为逆者，以四时言之，春主生，夏主长，秋主收，冬主藏，此自然之序，递相成功者也。痘疮出现，犹春之生也，起发犹夏之长也，成浆犹秋之收也，结痂犹冬之藏也，亦自然之序。苟出现而黑色，是春行冬令矣；起发而黑色，是夏行冬令矣；成浆而黑色，是秋行冬令矣，不循递变之次，故谓之逆。黑者，肾之色也，为启蛰封藏之本，故以变黑为归肾也。又肺主皮毛，心主血脉，脾主肌肉，肝主筋，肾主骨髓。疮疹之毒，由内而外为顺。内者不出曰伏，已出复入曰陷，不能成浆谓之倒陷，不能结痂谓之倒靥。曰伏，曰陷，曰倒，皆由外而内，入于骨髓。故曰：归肾为逆也。

诸痛痒疮皆属于心辨

经曰：少阴所至为疡疹。又曰：诸痛痒疮，皆属于心。夫疮疹之毒，发于五脏六腑之液，各随其经络部位而出，视其疏密，知其毒之多寡，不但少阴心脏专主之。而经专以心言者何？盖火之为物，微则痒，近则痛，灼之则成疮。心者火也，故诸痛痒疮，惟心主之。又心为君主之官，经曰：主不明，则十二官危。使道闭塞而不通，形乃火伤。疮疹之毒，虽出于五脏六腑，而其能为形病者，实君不务德，使邪火得逞也。《周礼》曰：夏时有痒疥病，亦此意也。

过饮冷水变生诸症辨

痘疮发渴，切不可与冷水。俗夫不知，谓水可胜火，习以与之，病者适中其欲，亦贪而不止。设值天时暄热，气血强盛者，犹或可胜；若精神痿弱，脾胃虚惫者，水寒相搏，未有不成坏病者矣。有饮水而黑陷痒塌者，脾虚不能胜水，水气寒反从肾化，故归肾也；有饮水而不发不靥者，脾恶湿，为水所淫，不能生肌肉布散血气也；有饮水而渴转增者，水停心下而不行，则肾气燥，肾恶燥，故咽干渴不止而死也；有饮水而喘或咳者，饮冷伤肺故也；有饮水而吐者，胃本虚，虚寒相搏，食入不纳也；有饮水而利者，胃为仓廪之官，水渍入胃，湿多成五泄也；有饮水而腹痛者，腹为阴，水寒犯之，故痛也；有饮水而咳逆者，中焦虚寒，又得冷水，使中焦之气不行，故气逆而咳也，其病曰饲[①]。凡若此者，皆饮水之过，临病之工，当须识此，勿令误也。

钱氏陈氏立法用药同异辨

世之论治痘者，皆曰：钱氏治痘，专用凉泻，陈氏治痘，专用温补。遂喜用陈氏之方，不惟不知钱氏立方之意，而陈氏急救之法亦并不知而已矣。姑摘取二公之言，参互考核而后知二公之治，未尝不同也。尝观钱氏曰：凡疮疹当乳母慎口，不可令饥及受风寒。陈曰：子母当须慎口，首尾不宜与吃，是同一调养也。钱曰：疮疹始出，未有他症，不可下也。陈曰：若无他症，不宜服药。是同一禁忌也。钱曰：疮疹属阳，故春夏为顺。陈曰：遇春而生发，至夏而长成，乃阳气熏蒸，自然易出易靥。是同一喜好也。钱曰：恶寒不已，身冷出汗，耳骫反热者，肾气太旺，脾虚不能制也。陈曰：其疮痒疡，寒战咬牙，是脾胃肌肉虚也，是同一归重于脾也。钱曰：惟用温凉药治之，是钱亦有用温补之时矣。陈曰：如六七日，身壮热不大便，与三味消毒散，微得利即住。是陈亦有用凉泻之时矣。钱曰：更看时月。陈曰：须分表里虚实。是二公之法，因时制宜，未必如今人一偏之说也。其不同者，

---

① 饲（yē 曳）：指气逆而噎塞。

惟于黑陷痒塌。钱则主大戟之寒以下之，陈则主丁桂之热以补之。人见其偏寒偏热之不同，即谓钱专用凉泻，陈专用温补，殊不知钱之所下者，乃邪气在里，里实之症也，观其烦躁，大小便不通是已。陈之所补，乃邪在表，表虚之症也，观其泄渴手足冷是已。虚则补之，即钱氏之惟用温凉药治之法也；实则泻之，即陈氏所谓与三味消毒散得微利即住法也，各因一症而发其实，未尝不同也。然钱急于解毒攻邪气也，陈重于和中补正气也。邪气解则正气自平，正气实邪气未有不去者矣，是又二公之异而同也。二公立法之善，未始不同如此。至用二公之法，乃有效者，有不效者，此不善用法者之过，非制法者之弊也。噫！医者意也，为上者，不惟其法，惟其意，则二公法外不传之意，自得于神会之下矣。

补脾土泻肾水辨

杨氏曰：痘疮毒根在里，妄下之则毒气得以深入，土不胜水而成黑陷。胡氏曰：若其救疮痘于黑陷之后，孰若保脾土于未下之先。由二公之言观之，因其妄下而虚其里，以致黑陷，此医责虚取实之过，非肾之疾也，故戒之。若救黑陷于妄下之后，孰若保脾土而不下之为善耶？钱氏曰：凡疮疹，当乳母慎口，不可令饥及受风寒，必归肾而变黑，难治也。又曰：治之宜解毒，不可妄下，下则内虚，多归于肾。上言即保脾土之法，下言即不可妄下而成黑陷之说也。盖痘疮始终以脾胃为主。经曰：脾者，土也，治中央，常以四时长四藏。各十八日寄治。若饮食失节，寒温不适，脾胃乃伤，所以不可令饥及受风冷也。疮疹之邪，自内而外，苟壮热烦躁，大渴，大小便不通，目赤，唇焦，此毒伏在内而不即出，下之可也。若疮尽发于外，清便自调，不烦不渴，此里无邪，不须服药。如妄下之，则诛罚无过，反虚其里，所以归于肾矣。然则变黑归肾，皆由外受风冷，内伤饮食，及妄下之所致，非肾本有之疾也。其曰：土不胜水者。①经曰：谷气通于脾，六经为川，肠胃为海。又曰：饮入于胃，游溢精气，上输于脾，脾气散精，上归于肺，通调水道，下输膀胱，水精四布，五经并行。可见水入于胃，必待脾为转化而达于川海也。今脾虚则不能转化使之四布，而潴蓄于胃。脾恶湿，为水所渍，则土益败，故曰：土不胜水也。肾虽主水，乃天元真一之气，道之本也，非此水则天地之生意息矣。若土所不胜之水，乃饮食形质之物，非肾之真水也。既非肾水而曰归肾者，肾主骨髓，又主闭藏，言妄下则里气虚，疮疹之毒，复自外陷入于里。其外黑陷者，肾之化也，其里入于骨髓，肾之主也。况汗之则亡阳，亡阳则心先受之；下之则亡阴，亡阴则肾先受之，所以归于肾也。其曰保脾土于未下之先者，谓不可妄下也，谓适其寒温，节其饮食也。时俗不识此理，乃谓四君子汤，保脾土之要药，宜常服之，以防变黑归肾之症。陈氏曰：凡疗疮疹，先分表里虚实，若虚实不分，则无所治。又曰：若无他症，不宜服药。如里气果虚，四君子汤，要药也，里实可以服之乎？盖参术补阳，芎归补阴，阴阳不可偏胜，偏阴偏阳则病矣。经曰：久而增气，物化之常也；气增而久，夭之由也。又曰：无盛盛，无虚虚，而遗人夭殃。脾胃素实，又服实补之药，正所谓盛盛也。常服之，则久而增气，两实相轧而变生焉。谓之变者，经云：阳盛则外热，阴虚则内热，外

① 水：原作“木”，据汉阳忠信堂本改。

内皆热则喘渴。又曰：阴不盛其阳，则脉流薄疾，并乃狂。又曰：阴气少而阳气胜，故热而烦懑也。又曰：两阳相得而阴气虚少，水不能灭胜火而阳独治。独治者，不能生长也。又曰：阳胜则身热，腠理闭，喘粗为之俛仰；汗不出而热，齿干以烦，竟腹满死。又曰：荣气不从，逆于肉理，乃生痈肿。又曰：脾移热于肝，则为惊衄。凡若此者，皆妄补之过也。夫妄下则脾虚而归肾，妄补则脾实而乘肾。经曰：岁土太过，雨湿流行，肾乃受邪乘之谓也。惜乎！人但知妄下之，则脾虚变黑而归肾，不知妄补之，则脾实反增溃烂倒靥，而亦归于肾也。然则百祥丸之所下者，何邪也？钱氏曰：青干紫陷，睡昏，汗出不止，烦躁热渴，腹胀，啼喘，大小便不通者，困也。若黑紫干陷者，百祥丸下之；不黑者，慎勿下。盖左肾，水也，右肾，命门相火也。相火相挟君火之势以侮肾。相火者，肾水之贼也，水火不并立，一胜则一负。疮疹之火起于命门之下，因相火之势，假君火之威，煎熬真阴，津液内涸，肾不能制，反为所胜，毒邪留连于内而不肯出，所以黑紫干陷也。其症昏睡汗烦，燥渴，腹胀，喘啼，大小便秘，皆里实之症，故宜以百祥丸下之。苟无是症，必不可下也。钱曰：所用百祥丸，以泻膀胱之腑，腑若不实，脏自不盛也。何以不泻肾？曰：肾主虚，不受泻。噫！钱氏一则曰妄下不可，一则曰肾主虚不受泻，其惓惓立命之心，抑何深长也哉！夫肾主虚，不受泻，如此安得妄补脾土，以为肾水之贼欤？其泻膀胱之腑，又有深意存焉。盖脾输精于肺，肺下输于膀胱，膀胱之水，乃是平日所饮渣滓之物，非肾之真水也。膀胱又是太阳之经，为十二经之属，四通五达之衢也。凡有邪气，必先经此而传。疮疹之邪，由膀胱之经，上风府，至巅，下额，会手太阳小肠之经于面。小肠者，丙火也，亦挟君主丁火之势而不受邪，其毒留于足太阳膀胱之经而不得散。膀胱者，壬水也，为火所迫，不免自附于肾，引癸水以自救。钱氏恐其毒归于肾，先于膀胱中泻之，即迎而夺之之意。二服不效而作寒战，则毒入于肾矣。肾变动为慄，真脏症见，故知死也。曰：腑不实者，邪气去也；脏自不盛者，不入于脏也。不实不盛，悉邪气也，岂有泻正气之理乎。可见由膀胱受邪而黑陷者，里实也，宜以百祥丸下之；由脾受邪而黑陷者，里虚也，不可以百祥丸下之。不审虚实之症，概以百祥丸下之，谓之里虚。经曰：候邪不审，大气已过，泻之则真气脱，此之谓也。其曰：下之复恶寒不已，身冷出汗，耳骫反热者，死，肾水太旺，脾虚不能治也。此即所谓无里症而妄下之者也。无里症而下之，则脾土无故而被转下之药，肾未受泻，脾已先伤，阴气内盛，阳气外绝，故恶寒不已，身冷汗出，耳骫反热也。肾何以旺？阴气盛也。阴阳相离，则受伤之脾，安能复为之主，而使之再合耶？故曰脾不能治也。其曰下后气温身热，欲饮水者，可治，以脾旺胜肾，寒去而温热也。治之宜解毒，此即所谓有里症而宜下之者也。盖先则烦躁，热渴，腹胀，啼喘，大小便不通，今下之身热气温者，火气去也；欲饮冷水者，余邪未尽也，故又曰治之宜解毒。脾旺胜肾者，大戟主行十二水，脾土本强，能运其物，注于下焦，以泄下焦之邪，此脾旺胜肾也。寒去而温热者，太阳寒水之邪已去，布散于经，小肠热火承之，故温热也。大抵阳并于阴，则阴实而阳虚，外寒内必热也；阴并于阳，则阳实而阴虚，邪自内而外，外热里必平也，故曰可治。不但痘疮恶变黑，如阳毒发斑，内伤发斑黑者，皆不可治，抑岂肾水为邪乎？故病疮、病虫皆恶黑者。北方属水，其色黑，入通于肾，居亥子之位，万物生于子而死于亥。肾者生死之户也，变黑而死。归根复命之时也。此天地之道，阴阳之化，生长收藏之机，非知道者，不足以语此。噫！此实出吾肝鬲之要，非有蹈袭，亦非好辨以乱人听，但恐世之曲学者，不知虚实之理，补所不当补，泻所不当泻，盛盛虚虚，遗人夭殇，无异于操刃之杀人也。借使钱氏复生，必谓吾言为信，观此者，不主先人之言，亦必谓吾言之不诬也。

泻脓血痂皮水谷辨

钱氏曰：疮黑而忽泻，便脓血痂皮者，顺；水谷不消者，逆。夫痘疮自内而外，谓之正出，自外而内，谓之倒陷。从外收者，谓之正靥，从内收者，谓之倒靥。倒陷倒靥，内穿膈膜，坏脏腑，皆恶候也。倒陷者，十无一生，倒靥者，十或救三。钱氏谓疮黑而忽泻，其倒靥之类乎？盖疮黑本是死症，里实者可下之。忽然作泻则不必下，毒气由外入内，脏腑之气不通，荣卫之气不行，表里俱病，不急下之，转增烦闷而死，故主百祥丸下之。若自利则火性急速，不少停于肠胃之间，肠胃热甚，亦自失其转化之常，故暴注而泻，泻则毒从利灭，亦若下之义。当时暴泻，未必便脓血痂皮也，抑将淹延数日，而后是脓血痂皮也。何以有是脓血痂皮者？痘疮内陷，则脏腑鬲膜之间，亦如外出之状；泻脓血者，内溃之症也；泻痂皮者，内靥之症也。泻脓血痂皮，为顺者，邪在腑也，在腑得由肠胃而出，故顺；泻水谷者，脏也，邪在脏不得由肠胃而出，所去者，肠胃之水谷耳。人绝水谷则死，故逆。然其水谷不化，不可误认为寒。仲景曰：邪热不杀水谷。水谷不化者，火迫而出也。钱氏谓泻痂皮者，是脾气得实，肾虽用事，脾可制之。泻水谷者，是脾虚不能制肾，故自泄也。读者不识此义，即谓脾土可以制肾水，有欲专补脾土之意，殊不知脾胃者，仓廪之官，以纳水谷者也。肾开窍于二阴，以司开阖者也，火气不迫，肾必受之，开阖不利，不能禁固便溺，所以暴泻也。曰肾用事者，肾为火所役也，若自用事，则能封闭约束而不泻矣。脾可制之者，言门户虽弛，仓廪犹藏，能制其水，不为湿所胜也。至于水谷不化，则泌别无统，幽阑不关，脾亦不能自胜其湿，故自泄也。然五虚之中，泄泻为甚，痘疮自利不止，鲜有痊者。予以言断之曰，能食者，吉；不能食者，凶。故经云：浆粥入口，泄住止，则虚者活。此其验也。

斑　疹　论

斑疹之症，布在方册者，或谓心为疹，或谓心为斑，脾为疹，或谓胃为斑者，何也？经曰：少阴所至为疡疹。少阴者，心与肾也。心配离，离中之阴己土也。丁己同生于酉。酉者，肺金，帝旺也。肾配坎，坎中之阳戊土也。戊癸化火而生于寅。寅者，三焦火长生也。斑隐隐在于皮肤中，大者成片，小者状如蚊蚤所咬，点点赤色。疹则成颗粒，见于皮肤之外，如疥子然，有形可摸，俗名麻子者是已。斑之方萌，又与蚊迹相类。发斑多见于胸腹，病人昏愦，先红后赤者是也，伤寒热病多有之。蚊迹只在于手足，病人安静，先红后黄者是也，内伤热病多有之。此二症，发斑，人常有之，非由胎毒，乃时行热症也。至于疹子，则与痘疮相似，彼此传染，但发过不再作也，乃心移热于脾，脾移热于肺，发而为疹。凡病疹者，必咳嗽，火刑肺也。丁心火，已脾土，辛肺金，皆隶于酉，造化之理同一位。谓疹为心者，语其本也；谓疹为脾者，语其标也。语心脾而肺在其中矣。肾主二阴，司开阖，三焦之火亢甚，妻从夫，化合于胃而为斑。凡病斑者，必自利，或大便结燥也。癸肾水，戊胃土，与寅三焦相火同位者，亦造化之理。语三焦，而心在其中矣。故发斑见于胸腹者，三焦之位也。蚊迹见于手足者，胃主四肢也。疹者，母传子也；斑者，妻从夫也，知造化之理，而治斑疹，不难矣。

五行生死论

按五行之理，生于阳者死于阴，生于阴者死于阳，抑隔别损益之数欤。夫五脏六腑者，所以配五行也，腑为阳，脏为阴。腑生于阴，脏生于阳，根阴根阳之义也。腑死于阳，脏死于阴，分阴分阳之义也。阳之所死，阴之所生；阴之所死，阳之所生。阳极而生阴，阴极则生阳之义也。自子至巳，为阳而统乎足；自午至亥，为阴而统乎手，亦阴阳互为其根也。以腑言之，水火者，南北之对也。壬膀胱水生于申。申者，手少阳三焦位也。经曰：三焦者，决渎之官，水道出焉。故壬水生于申，死于卯者，水月象也。生于西，死于东矣。丙小肠火生于寅，寅者，足少阳胆位也。胆为甲木，甲禄在寅，故丙火生于寅，死于酉者，火日象也。生于东，没于西矣。金木者，东西之对也，甲胆木生于亥者，风木之分。经曰：风生木。故甲木生于亥。死于午者，木[①]阳也，午则阴生而阳死矣。庚大肠金生于巳。巳者，六阳之位，卦应乎乾，乾为金，故庚金生于巳。死于子者，金阴也，子则阳生而阴死矣。此四腑生死之理也。然木主于东而生于北者，水流趋东以生木也。火主于南而生于东者，钻木取火，木所生也。金主于西而生于南者，金曰从革火所出也。水主于北而生于西者，水西而东，金所生也。以五脏言之，丁心火，生于酉。酉者，肺旺之位也。坎中之阳，乃火之原。坎位于子，辛金所生，不能再生丁火，故丁火乘辛金生旺之气而生于酉，所以心与肺相运而位乎上也。死于寅者，寅乃显明之地，丁为阴火，其光自伏矣。癸肾水生于卯。卯者，肝旺位也，离中之阴乃水之原。离位于午，乙水所生，不能再生癸水，故癸水乘乙木生旺之气，而生于卯，所以肾与肝相连而位乎下也。死于申者，申，手少阳相火，所谓一水不能胜二火也。又水生于一，一者，天元初动之气也，于卦为震，在卯之中，所以癸水生于卯，而震初爻为子水也。火生于二，二者，地元初动之气也，于卦为巽，阳自下而上，阴自上而下，兑为少阴，巽之反也，在酉之中，所以丁火生于酉，而先初爻为丁火也。乙肝木生于午者，乙震木也[②]，青龙之象，寄生于午，龙从火里出也。死于亥者，午为一阴，至于亥而极，阴老不能生乙木也。辛肺金生于子者，辛兑金也，白虎之象，寄生于子，虎向水中生也。死于巳者，子为一阳至于巳而极，阳老不能生辛金也。又肝在下，阴也，阴生于午；肺在上，阳也，阳生于子。此四脏生死之理也。夫阳则顺者，阳道常饶，故左行而有余，此六腑之气常盛，而病在腑易已也。阴则逆者，阴道常乏，故右行而不足，此五脏之气常弱，而病在脏难愈也。若夫脾者，己土也，离中之阴是已，

---

① 木：原作“水”，据敷文堂本改。

② 乙震木也：原作“乙震大也”，据忠信堂本改。

故离纳己。胃土，戊土也，坎中之阳是已，故坎纳戊。己土生于酉，死于寅者，心象离而生己土，故己与丁同生死也。戊土生于寅，死于酉者，肾配坎，肾有二枚，左为水不能生土，右为相火能生土，故戊与相火同生死也。然脾得心之气多而喜热，从火化也。胃得肾之气多而喜寒，从水化也。食热则损胃，食寒则损脾，养生之道，所以贵适其寒温，热无灼灼，寒无沧沧也。故伤风冷则胃强而脾弱，脾不主事，胃与右肾相火相合，而同归于火，所以戊癸化火也。伤热则脾强而胃弱，胃失清化之令，脾与心火相得而致敦阜，所以火炎则上益燥也。苟得其养，则脾胃禀中和之气，而阴阳无偏胜之疾；苟失其养，则脾气归于心，而成溃烂痒塌之疮，胃气归于肾，而成陷伏青黑之变，知乎此，可以语疮疹之治矣。

卷之七

先哲格言

凡一十八家。

钱氏仲阳曰：痘疹候，面燥腮赤，目胞亦赤，呵欠顿闷，乍凉乍热，咳嗽喷嚏，手足梢冷，夜卧惊悸，多睡，并疮疹症，此天行之病也，惟用温凉药治之，不可妄下及妄攻发。

凡痘疹若出，辨视轻重者，一发便出尽者，必重也；疮夹疹者，半轻半重也；出稀者轻，里外肥红者轻，外黑里赤者微重也；外白里黑大重也；疮端里黑，暗如针孔者，势剧也；青干黑陷，睡昏，汗出不止，烦躁热渴，腹胀啼喘，大小便不通者，困也。

凡疮疹，当乳母慎口，不可令饥及受风冷，必归肾而变黑，难治也。

有大热者，当利小便，有小热者，宜解毒。若黑紫干陷者，百祥丸下之，不黑，慎勿下。更看时月轻重。大抵疮疹属阳，出则为顺。治之宜解毒，不可妄下，下则内虚，多归于肾。若能食而痂头焦起，或未焦而喘实者，可下之。

身热烦渴，腹满而喘，大小便涩，面赤闷绝，大吐，此当利小便；不瘥者，宜风散下之。若五七日痂不焦，是内发热，热气蒸于皮中，故疮不得焦痂也，宜宣风散导之，用生犀磨汁解之，使热不生，必著痂矣。

惟斑疹能作搐，疹为脾所生，脾虚而肝旺乘之，木来胜土，热气相击，动于心神，心喜为热，神气不安，因搐成痫。斑子为心所生，心生热，热则生风，风属于肝，二脏相搏，风火相争故搐也，治之当泻心肝。

疮疹始出，未有他症，不可下也，但当平和药，频与乳食，不受风冷可也。如疮疹三日不出，或不快，即微发之。发之不出，即加药；加药不出，即大发之。如大发后，及脉平无症者，即疮本稀，不可更发也。有大热，当利小便，小热者当解毒，若出快，勿发勿下。

陈氏文中曰：小儿疮疹已出未出之间，有类伤寒之状。其疮疹病症，突然增寒壮热，身体疼痛，大便黄色，此乃正病也，若无他疾，不宜服药。

凡疮疹先分表里虚实，不分，则无所治。

小儿神气软弱，疮疹自初出两三日至十三日，当忌外人，恐有卒暴风寒秽恶之气，触儿疮疹。

小儿疮疹始出一日至十日，浑身壮热，大便黄稠，是表里俱实也，其疮必光泽，必起发，必肥满，必易靥，而不致损伤也。其疮不光泽，不起发，根窠不红，或腹胀，或泻渴，或气促，是表里俱虚也。其疮不光泽，不起发，根窠不红，谓之表虚也；或泻渴，或腹胀，或气促，谓之里虚也。

若泻频多，津液内耗，血气不荣，其疮虽是起发，亦不能靥也。

庞氏安常曰：若身疼壮热头痛，不与小汗，何由表散？六腑久闭，毒攻腰胁，或心腹胀闷，不与微利，何由释去？故当消息汗下，然则寒药固不当行，温药又增热毒，若热势太甚，脉候浮迟，则温性之药不阻表里之气者，可冀冰释。云不可汗下，寒热之药只可紫草一味者，乃滞隅之流。

天行发斑疮，须臾遍身皆戴白浆，此恶毒。

凡觉冬温，至春夏必发斑痘。

此患小便涩有血者，中坏也。疮黑陷无脓，十死不治。斑痘已出，不可正尔，发表，更增斑烂，以表虚故也。

河间刘氏曰：斑疹之病，其状各异。疮发掀肿于外者，属少阳三焦相火也，谓之斑，小红点，行于皮肤之中不出者，属少阴君火也，谓之疹，凡显斑症，若自吐泻者，慎勿乱治，则多吉，谓邪气上下皆出也。

大凡疮疹，首尾皆不可下，恐妄动而生变。此谓少阳通表里，宜和之也，当先安其里，以解毒，次微发之。如大小便不秘者，虽微发之，大便过秘，宜微利之。

首尾不可下者，首曰上焦，尾曰下焦。若已吐利，不可下也，便宜安里药三五服。如能食，大便秘者，宜微疏利之，若内虚而利者，宜安里药三五服，末后一服，调微发之药服之。大抵安里之药多，发表之药少，秘则微疏之，令邪气不壅并，而能作番次，使儿易禁也。

大凡小儿斑疹已发，有疮有声者，乃形病气不病也；无疮无声者，乃气病形不病也；有疮而无声者，是形气俱病者。

斑子者，是相火行于三焦，真阳气之所作也。若气入肺变脓疱，入肝为水疱，自病为斑。心乃君，心入于脾作瘾疹，为肺主皮毛，心不害肺金，此乃君德也。

已发便稠密，形势如针头者，当轻发其表，凉其内，连翘升麻汤。若斑已发稠密，甚而微喘饮水，有热症，当以去风药微下之。若出不快，清便自调，知为在表不在里，当微发之，升麻葛根汤。若清干黑陷，身不热，大小便涩，则知热在内，大黄汤下宣风散。身表大热者，表症未罢，不可利大便。若斑疹已出见小热，小便不利者，当利小便；已发后有余毒不散，为复有身热痈疮之类，当用解毒之药也。

刘提点曰：痘疹最要，大小腑分晓，所以钱氏四圣散用木通、枳壳极妙。若大小腑自流利，则不必苦泥。

痘疹发未透，宜用四君子汤加黄芪、紫草煎。方医云：百病不可损其胃气，故多用四君子汤及糯米等，助其胃气。

刘洙小儿痘子诀中云：疹子疮发如脓窠，不肯靥者，但调沙糖水与吃。亦曾试用，但吃沙糖水后，多是爬搔了，疮子成片去，结瘢不好。发斑用人齿散，但钱氏方中用麝香及酒调难用，盖疮痘家怕麝香与酒气触了。若用，只是紫草煎汤自好。

东垣李氏曰：其子在腹中，十月之间随母呼吸。呼吸者，阳气也。而生动作，滋益精气神，儿随日长，皮、肉、筋、骨、血、脉、形、气俱足。十月降生，口中尚有恶血，啼声一发，随吸而下。此恶血复归命门胞中，僻于一隅，伏而不发，直因内伤乳食，温热之气下流，合于肾中，二火交攻，致荣气不从，逆于肉里，恶血乃发。诸斑疹皆出于膀胱壬水，其疡后聚肉理，归于阳明，故始显之症，皆足太阳壬膀胱克丙小肠，其始出皆见于面，终归于阳明肉理，热化为脓者也。二火炽盛，反胜寒水，遍身俱出，此皆从足太阳传变中来也，当外发寒邪，使令消散，内泻二火，不令交攻其中，令湿气上归复其本位。此《内经》之法，览者详之。

夫斑疹出者，皆因内伤，必出斑，荣气逆故也，大禁牵牛、巴豆。

凡生脓疱、小水斑、疹瘾三色，皆荣气逆而寒复其表，宜以四味升麻汤中加当归身、连翘，此定法也。

如肺成脓斑，先嗽喘，或气高而喘，但加人参，少加黄芩，以泻伏火而补元气。如心出小红斑，必先见嗌干，惊悸，身热，肌肉肿，脉弦洪，少加黄连。如命门出瘾疹，必先骨疼身热，小加生地，又加黄柏。如斑已出，时时与桔梗汤宽胸膈，利咽喉，不可计服数。

海藏王氏曰：夫斑之为病，皆由子在母腹中时浸渍，食母血液，蕴而成毒，皆太阴湿土壅滞，君相二火之所作也。因而真气既盛，正气又旺，邪无所容。或因伤寒，或因伤食，斑由是而生焉，治当何如？外者外治，内者内治，中外皆和，其斑自出。至于恶寒者发之表，大热者夺之，渴者清之，大便秘结者下之，小便不通者利之，惊者安之，泻者分之，可以执一为哉。

前人言首尾俱不可下者，何也？曰：首不可下者，为斑未显于表，下则邪气不得伸越，此脉症有表而无里，故禁，首不可下也。尾不可下者，为斑毒已显于外，内于根蒂，大便不实，无一切里证，下之则斑气陷，故禁，尾不可下也。又如所言，温暖盖复不令通风，以其斑未出，或身表凉而恶寒，或天令寒而恶冷，温暖盖复不令通风可也。斑若已出，身热天暄，何必用盖覆而不使之通风乎？后人执此二句，首尾俱不可下，温暖不令通风，不知天令之所加，人身之所感，致使误人多矣。噫！首尾不可下者，以其终始脏腑原无凝滞也，若有一切里症及大便结者，安得不下？温暖不使之通风，以其发在冬时，故如此也，若在夏时，斑虽未出，亦不用于此也。

丹溪朱氏曰：调护之法，首尾俱不可汗下，但温凉之剂兼而济之，解毒、和里、安表而已。虚者益之，实者损之，冷者温之，热者平之，是为权度，借喻而言，亦如庖人笼蒸之法，但欲其松耳。盖毒发于表，如苟妄汗则荣卫一虚，重令开泄，转增疮烂，由是风邪乘间，变症者有之。毒根于里，如苟妄下，则内气一虚，毒不能出而反入焉，由是土不胜水，变黑归肾，身体振寒，耳骫反热，眼合肚胀，其疮黑陷，十无一生。

凡热不可骤遏，但轻解之，若无热则疮又不能发也。初起时自汗不妨，盖温热熏蒸而然故也。

疏则无毒，密则有毒，宜凉药解之，虽数帖亦不妨，庶无害眼之患。

炉灰色白静者，作寒看；齐涌者、燥者、掀发者作热看。黑属血热，凉血为主；白属气虚，补气为主；中黑陷而外白起得迟者，则相兼而治。

凡痘疮分表里虚实，吐泻少食为里虚；不吐泻能食为里实。里实而补则结痈肿，陷伏倒靥为表虚，灰白者，亦表虚。红活绽凸为表实，表实而补，则溃烂不结痂。

痘疮分气虚血虚，用补药。气虚者，人参白术加解毒药；血虚者，四物汤中加解毒药。

调解之法，活血，调气，安表，和中，轻清消毒，温凉之剂兼而治之。温如当归、黄芪、木香辈；凉如前胡、干葛、升麻辈。佐之以川芎、白芍、枳壳、桔梗、羌活、木通、紫草之属，则可以调适矣。

黑塌二种，因气虚而毒气不能尽出者，酒炒黄芪、紫草、人参辈。黑陷甚，亦用烧人屎。

痒塌者，于形色脉上分虚实。实则脉有力气壮，虚则无力。虚痒以实表之剂加凉血药，实痒如大便不通，以大黄寒冷之药少与之，下其结粪。

疮干者，宜退火，只用轻剂，荆芥、升麻、葛根之类；温者用泻，温乃肌表间热，宜用风药，白芷、防风之类。上引，用升麻、葛根；下引，用槟榔、牛膝，助以贝母、忍冬草、白芷、瓜蒌之类。

颜色正者为上。将欲成就，却色淡者，宜助血药，用当归、川芎、酒洗芍药之类，或加红花。将成就之际，却紫色者，属热，用凉药解其毒，升麻、葛根、酒炒芩连及连翘之类。

将靥时如豆壳者，盖因初起时饮水多，其靥不齐，俗呼倒靥不好，但服实表之剂消息他大小便，如大便秘，通大便，小便秘，通小便。

痘疹用药，固有权度，大小二便不可不通。其大便自所下黄黑，则毒气已成，不必多与汤剂；若大小二便一或秘焉，则肠胃壅遏，脉络凝滞，毒气无从发泄，眼闭声哑，肌肉黧黑，不旋踵而告变矣。

近时小儿痘疮，止宗陈文中木香散、异功散，殊不知彼立方之时，为运气在水运司天，时令又值严冬大寒，为寒气郁遏，痘疮不红绽，故用辛热之剂发之。今人不分时令寒热，一概施治，误人多矣。

陈氏亦可谓善求病情者矣，大率归重于太阴一经。盖以手太阴属肺，主皮毛；足太阴属脾，主手足。肺金恶寒而易于外感，脾土恶湿而无物不受。其用丁香、姜、桂，所以治其肺之寒，用附子、半夏，所以治其脾之湿。使脾与肺果有寒与湿，而兼有虚也，中病则已，何伤之有？今徒见出迟者、身热者、泄利者、惊悸者、气急者、渴思饮者，例与木香散、异功散，间有偶中之效，不思一偏之祸，若钱氏方固未尝废细辛、丁香、白术、参、芪辈，率有监制辅佐之药，但其用寒凉者多，而于补助一法，略示端绪。钱氏意深矣，亦将俟观者而扩充之。夫渴者，用温凉药；痒塌者，用补药。自陈氏发之，迥出前古，然其间多用燥热，或未适中，恐其造方之际，必有夹寒而痘者。

沧州吕氏曰：凡乳婴之与童丱[①]当歧为两头以治之，乳婴当兼治乳母，俾其气血清和，饮食有节，投以调气通荣之剂，以酿其乳，使儿饮之，则其疮必肥满光泽，无陷伏之忧，童丱之子必当备，切其脉，审其表里虚实以汗下之，苟不实不虚，则但保其中和，使脾气流畅，则肺金藉母之助，易于灌脓，速于成痂，无倒陷之患。或至壮盛而肤腠厚密，尤须预为汗解。或大便结与溲涩者，犹宜下之、利之，庶无患也。

足胫热，两腮红，大便秘，小便涩，渴不止，上气急，脉洪数者，已上七症，不宜服热药。

足胫冷，腹虚胀，粪青色，面㿠白，呕乳食，目睛青，脉沉微者，以上七症，不宜服寒药。

肺主气，气不足则致后三症：自汗，声不出，疮顶陷塌不绽肥，并宜十奇散。自汗倍黄芪，声不出倍桔梗。

心主血，血不足则致后三症：灰白色，根窠不红，不光泽，并宜芎归汤加芍药、紫草、红花，良验。

凡值天时不正，乡邻痘疮盛发，宜服禁方，不出方。

凡觉痘疮欲发，当先解利，与伤寒相类，疑似之间，兼用解毒。胡氏曰：非微汗则表不解，解表当于红斑未见之时宜

---

① 童丱（tóng guàn）：儿童束发两角的样子。

用。

凡痘疹出不快者有五症，临病审而调之。

一症天时严寒，为寒所折，不能起发，宜解寒温表。

一症炎暑隆盛，烦渴昏迷，疮出不快，宜解暑。

一症服凉药损伤脾胃，或胃虚吐利，当温中益气。

一症或成血疱，一半尚是红点，此毒气发越不透，必不能食。大便如常者，宜半温里，半助养之剂。

一症外实之人，皮肤厚，肉腠密，毒气难以发泄，因出不快，宜解毒。

身体温暖者，顺；寒凉者，逆。能食，大便实者，顺；不能食，大便利者，逆。

夫痘疮之毒，最怕秽恶之气触犯，切不可信僧道，看经解秽，况无纤毫之力，而反恐被其秽恶之气触犯，亦不可恃其能解，而不预防。戒之，戒之！

张氏焕曰：痘子气匀则出快。盖血随气行，气逆则血滞。

石壁胡氏曰：小儿难任非常之热，亦不可任非常之冷。如热药太过，轻则吐利腹胀，重则陷伏倒靥，宜温凉适中可也。

仁斋杨氏曰：诸热不可骤去，宜轻解之，盖痘疮无热，则不能起发。

痘疮发于肌肉，阳明胃气主之，脾土一温，胃气随畅，决无陷伏之患。

李氏曰：比之种豆，值天时暄暖则易生。

节斋王氏曰：若痘疮虚怯，淡白色，痒塌，此属虚寒，宜用陈文中方。若发壮盛，齐涌红紫色，躁痒，此属热毒，急宜凉血解毒。自陈文中方盛行后，属虚寒者率得生，属热毒者悉不救。痘是胎毒，古人法，治只解毒，然气血虚，则送毒气不出，及不能成就，故陈文中之法亦千载妙诀，补前人之未备者。但温补之法既行，而解毒之旨遂隐，故救得一边，又害了一边。痘是胎毒，自内出外，一二三日方出齐，毒气尚在内，出至六日则当尽，发于表，七八九日成脓而结痂矣。若毒气盛，不能尽出，过六日毒反内入脏腑，故须于六日以前，毒气该出之时，急服凉血解毒之药，以驱出之，六日以后，医无及矣。

痘疮多者，是毒气多，便先宜解毒。然多则恐气血周贯不足，故随后亦宜兼用补药，以助成脓血。

鳌峰熊氏曰：人有虚实之不同，病有浅深之各异，壮实之人，病无诸症，或疮发而轻者，皆得依期而愈。倘气候乖常，寒暄失度，毒气弥盛，当作血疱而不疱，当结脓窠而不结，遂生诸症，稽延日数，难以定期矣。

慈溪赵氏曰：痘疮灰白不发者，作寒看；红凸齐绽者，作热看，其要在解毒，和气活血，温中安表而已。寒者温之，热者减之。减之不可多，盖痘疮非热则不能发也，宜温和之剂扶而济之。

桂岩魏氏曰：夫气血盛，斯毒易解；气血损，则毒难愈。惟气血少弱者，虽毒不能顿解，然生意未始不出乎其中，故必加以补益扶持之功。治所当治，顺所当顺，斯其悔吝，无不平矣。

先翁菊轩公曰：痘疮不怕稠密，只要能食，无不痊者。丸用药不可犯其胃气，盖人以胃气为本。

卷之八

或　问

凡三十七问。

或曰：痘疮之名何义？

曰：古人谓之斑疮，后人因其形似痘，故曰痘疮，又曰豌豆疮。今又呼为珍珠痘者，以其形圆紧而小也。又呼为大痘者，以其形圆充实而大也。有呼茱萸痘者，以其二三成丛，中心落陷也。有呼为蛇皮者，因其空壳无水，如蛇蜕之皮也。有呼为锡面者，以其成饼带灰白色也。是皆因象取名，无别义理。但珍珠痘最轻，大痘次之，茱萸痘最重，锡面、蛇皮则死症也。

或曰：痘疮发热，何以能预识其轻重而解之耶？

曰：凡发热乍进乍退，气色明莹，精神如常，大小便调，能食不渴，目清神润，此毒轻也，痘必稀疏；纵出多，亦自易发易靥也。如壮热不减，气色惨暗，精神昏闷，大便或秘或泻，不能食，目赤唇焦，此毒重也。痘必稠密，宜预解之。其出疏者，防其有伏，未可便许其疏。但看热减渴止，精神爽快，清便自调，能食，更无他苦，是真疏且轻也。

或曰：既识其候，如痘稠密，何以解之？

曰：诸疮皆属于心，心之华在面。如初发热，青筋现露，目中泪出，此毒发于肝，肝木生心火，从后来者为实邪，肝为水疱，风火相煽，必作瘙痒，宜先解肝之毒。面赤如锦，额上红筋露现，谵妄多惊，此毒发于心，心火自旺为正邪，君主不明必有陷伏，不治。口干唇焦，面黄而燥，此毒发于脾，心火生脾土，从前来者为虚邪，脾为斑，心为疹，必有夹斑夹疹。又脾主肌肉，为火所灼，必作溃烂，宜先解心脾之毒。面色㿠白，鼻中干燥，或流清涕，或衄出，此毒发于肺，心火刑肺金，乘其所胜为微邪，宜略解肺之毒。面色黑，气如烟，目中见鬼，头热足冷，此毒发于肾，肾水克心火为贼邪，必成黑陷，不治。

或曰：痘子出形，轻重吉凶何以别之？

曰：痘子出形，其热便退，三五磊落，相去位远，其疮圆净，以火烛之，皮中无复红点，此候必疏而轻。如疮大出，热不少减，细碎丛聚，无有空肤，以火烛之，皮下通红，此必密而重也。

或曰：古方预解痘毒，谓重者能令出疏，轻者能令不出，其言信乎？

曰：痘之疏密，本毒之多寡，毒之所受，本于父母始生之初，区区药石，岂能解之，而使重者必疏，轻者不出耶？但谓解之，使无郁遏陷伏之患则可，谓解之使重者必疏，轻者不出，吾不知也。

或曰：解毒之方，若是不必用欤？

曰：何可废也！盖解毒之法要分三治：一则视其父母平日有余不足之病而解之，一则视其年气运疫疠之变而解之，一则视其人所见气色所禀虚实而解之。秤物平施，因时制宜，岂有定方耶？如代天宣化丸，只解得气运疫疠之变。

或曰：痘疮始终，何以能吉？何以能凶？请详言之。

曰：疮子之出，不问疏密，但其出必尽，其发必透，其靥必齐，不徐不疾，适如其期，能食，大小便调，此可言吉。如一齐涌出，其发不透，其靥不齐，或太急，或太迟，不能如期，食少，大便自利，此可言凶。与之期日，出不能尽而伏者，四五日死。起发不透而枯萎痒塌者，七八日死。收靥不齐而灌烂者，常在一旬之外，绵延日久而毙也。

或曰：何谓其出不尽？

曰：作三四次出，大小不一，等收靥之时，空中犹有出者，俗呼为落零痘子者是也。必有此候，方无余毒。

或曰：何谓其发必透？

曰：初出一点血，以渐长大，血化为水，水化为脓，其顶圆，其脚润，其脓稠，充实饱满，审察手足，莫下皆然，可谓透矣。盖手足位远，一时难透。脾主四肢，脾胃气虚者，手足疮子常发不透，至于靥后，多成痈毒也。

或曰：何谓其靥必齐？

曰：自上而下，循次收敛，无有溃烂，痂皮坚厚是已。

或曰：何谓不疾不徐，适如其期？

曰：自出现而起发，起发而成浆，成浆而收靥，先后循次，上下周匝，轻者七八日，重者十二三日，此其期也。若出未定而先涵水，将起发而便戴浆，脓未成而就干收，此失之太疾，由毒火并迫，气血奔腾，未至而至，谓之太过也。如应出不出，应发不发，应收不收，此失之太缓，由毒火郁遏气血，即当至而不至，谓之不及也。过与不及，皆死症也。

或曰：痘疮何以取能食与大小便？

曰：痘子之出，惟资气血以助其成。欲表里无邪也。人能食，则气血自充，大小便调，则里无邪。

或曰：亦有不能食而愈者何？

曰：大便必实，数日不更衣，赖平日之谷气以养之，虽不食无苦也，然起发收敛落痂，终不及能食者之易焉耳。

或曰：痘疮痛痒何以别之？

曰：出现之初，无有痛痒，至于起发养浆，其疮始痛。痛者毒欲出也，脓成毒解，其疮则痒。痒者，邪去而正气复也。如此痛痒，痘家常候。若当出现起发，脓水未成之时，忽然瘙痒者，此恶候，亦须分其虚实，如掀发红嫩，大热烦渴，大便秘，小便少，此邪太甚而痒也；形色灰白平陷，大便自利，此正气不足而痒也。其云，诸痒为虚，诸痛为实者，亦大略之言耳。

或曰：凡视痘子，先能识其作痒否？

曰：凡痘子初出，色娇皮嫩肉红者，疮子起发多成水疱者，其后皆痒塌死也。

或曰：疮子皮嫩色娇必作痒何也？

曰：皮肤者，皮在内约束经脉，肤在外分布腠理，皮深厚或肤浅薄，疮子之出，皮厚色老者，皮肤坚者，毒有约束，不得肆其猖狂之性，故能渐次成熟，以致收敛也。皮嫩色娇者，皮肉已虚，但层薄肤以包于外，不能约制毒邪，风火相煽，游散往来，故痒易破也。

或曰：尝见疮子有干痒者，有湿痒者，何也？

曰：干痒者，火甚也，其治在心；湿痒者，火湿并也，其治在脾。譬之火炙汤沃，皆能作痒，然疮干而痒者必死。心为君主不可犯也。疮湿而痒者，或有可治。脾属土，无定位故也。

或曰：疮子作痒，爬搔溃烂而不死

者，何也？

曰：其人能食，疮之破者，复加肿灌，脓血稠浊，痂皮润落，原无痘处，补出一番，语音清亮，此为里实表虚，毒不能入，故溃烂而不死也。若不能食，饭入则呕，水入则呛，声哑言微，面疮臭烂，痂皮焦起，大便不固，此为表里俱虚也，淹延引日而尽矣。

或曰：何谓陷伏？

曰：内者不出谓之伏。外者复入谓之陷。如应出不出，应发不发，伏也。谓毒气留伏于中而不出也。陷有二种，起发有水，不能成脓而遽干者，或已成脓复化成水者，谓之倒陷。脓已成就，不即结痂而溃烂者，谓之倒靥，皆陷也。谓里虚，毒气乘虚而陷入也。

或曰：痘疮何以能发渴？

曰：初发热便渴者，火邪内蒸，焦膈熏嗌，故渴也，宜以清凉之剂解之。痘出稠密而渴者，此气血分散，津液虚耗，故渴也，宜以滋补之剂收之。自利渴者，此脾胃虚，津液少，宜以补中之剂升而润之。若疮细密不起发，不光泽，不收靥，好饮冷水，不能食，或大便泻，邪火益炽，真水已枯，不治之症也。

或曰：痘疹咽痛者何？

曰：火性炎上，疮疹邪火熏灼于中，咽喉先受，宜急解之。不然，咽喉受伤，肿塞灌烂，呕食呛水，暴哑失声，治之无及矣。

或曰：痘疮呛食失声，有生有死者何？

曰：疮子之出，失于早治，咽喉都有，外者未成，内者先热。一旦收靥，饮食则喷而出，乃咽伤痛不能直入也。语音不清，乃咽干而语不能出也。但观疮子是属正靥则生，非正靥则死。能食则生，饮食俱废则死。

或曰：痘疹自利者何？

曰：肠胃受热，传化失常也，大凡疮疹发热类多吐泻，不须遽止，令毒邪上下得出也，待疮出定，里气和而利止。利不止者中气被伤，不能禁固也，宜急止之，恐表虚复生他变。

或曰：痘疮烦躁者何？

曰：痘家喜静，毒气外出，中无留邪，脏腑和平，心神安泰，如多寤少寐，啼哭不止，此内热也。心恶热，不能安眠而哭，谓之热烦。痘疮掀发光壮，欲待成浆而哭，此疮作痛不能忍，谓之疼烦，皆常候也，待疮平热退而安。若昏愦躁扰，循摸闷乱，此谓丧神失志，十无一生。

或曰：痘疮寒战咬牙，有生有死者何？

曰：以疮为主，无变候则生，疮坏则死。若疮密甚掀肿，身体摇动者，此转移艰难，主持不定，不可谓之寒战。时渴思饮，吞嚼牙鸣者，不可谓之咬牙。

或曰：痘后发痈毒者何？

曰：疮至成脓，则毒化而解，如未成脓，倏尔干收，则毒不化，故重发痈毒也。

或曰：痘后目中肤翳，此初出现便有痘子乎？

曰：初出那得便有，只缘收靥不齐，面疮肿烂，毒气攻眼，而后有之也。或因误服辛热之药，喜食炙煿之物，亦能令目肿痛。今人但见疮子初出，目中流泪，便谓眼有痘，殊不知肝热则泪出于目，肺热涕出于鼻，脾热则涎出于口，心热则汗出于面。大热液出，造化之理也。目中肤翳，乃疮瘢也。惟内服药，久自退去，不可妄用点割，自取损睛之患。

或曰：痘子收后，忽无故而暴死者何？

曰：非正靥也，于收太速太迫之耳，

毒气复入，真气先败，不死何为！

或曰：疮毒内陷，亦有不死者何？

曰：或发痈肿则毒得泄，更审毒归何脏也。如毒归脾肺则为痈肿，甚则烂见筋骨而死；毒归肝则为目病，甚则筋骨不固而死；毒归心肾，则无疾而暴死。

或曰：痘疮治法，皆言发表和中解毒而已，不识三者何先？

曰：发表最先。大凡痘疹只要发出得尽，不使伏于中。发表须兼解毒，非发表自发表，解毒自解毒也。疮疹已出，表里无邪，不须服药。如疮发太甚，里实能食者，解毒之法可单用也。疮出已甚，里气不和，或吐，或利，于和中法内略兼解毒可也。若疮疹无邪，惟里气虚者，只用和中，不必解毒。

或曰：发表和中解毒，以何药为主治？

曰：发表须辛甘清阳之剂，如羌活、防风、升麻、白芷、桂枝之类。盖辛甘发散，清阳发腠理也。和中须甘温浊阴之剂，如人参、当归、甘草、芍药之类。盖中不足者，以甘补之，又浊阴走五脏，归六腑也。解毒须苦寒之剂，如牛蒡、连翘、葛根、芩、连、栀、柏之类。盖毒者火也，若能泻火故耳。但解毒药须酒炒而用之，勿令犯胃气也。

或曰：古人云，痘疮首尾不可妄下，信乎？

曰："不可妄"三字，最宜详味。盖治痘之方，当时必有不问虚实，一概轻用巴豆、牵牛之属以下之，故戒之。首尾不可妄下，苟可下而下之，非妄也。可下之症，巴豆、牵牛亦不可轻用，况不可下者乎？如曰首尾不可汗下，乃拘泥之见，非通变之术矣。

或曰：疹爱清凉痘爱温，其然乎？

曰：此亦拘泥之说。疹爱清凉，设使天气大寒，气血凝冱，不用温复，何以能出？痘爱温，设使暑热之时，气血淖泽，更加温暖，宁不溃烂乎？故治疹者，宜专用清凉解毒之剂；治痘者，宜温凉解毒之剂，兼而用之可也。

或曰：陈文中治痘之法行之久矣，人或喜而取之，或畏而舍之，何也？

曰：舍之不敢用者，固不知文中立法之善，取而用之者，亦不知文中制方之本旨，胥失之矣。文中有言曰：热则气血和畅，自然出快。又曰：表里俱实则不致痒塌。此发前人所未发，乃千古不刊之秘也。观其痘疮引证，或因泄泻，或因寒战咬牙，足指冷，或因痒塌，或因泻渴不止，皆脾胃肌肉虚，气血衰，津液少，故用木香散、异功散，再加丁香、官桂以治之。今则不审虚实，于起发光壮，表里皆实者，概而用之，可乎？

或曰：人有终身不出痘者，何也？

曰：痘乃胎毒，又名百岁疮，天下之人岂有无父母而生，能逃于造化之外者哉？但云受天地之清气，禀父母之清气，气清质粹，无有秽毒，当天令种痘之年，亦曾发热，只出一两点而不觉也，岂真终身不出乎？

或曰：世俗保养痘子者，习用僧道洒水诵咒以解魔，可乎？

曰：世俗已久，不能遽改，用与不用，从其所好，不可阻止。设有变怪，归咎于医，而悔僧道之未用矣。

或曰：痘子收后，表里无邪，复作昏晕者，何？

曰：邪气已去，正气方生，乃否极泰来之兆。

卷之九

治痘凡例

凡四十三条。

凡发热疑似之间，宜用人参败毒散一剂（二）以发之，是与不是，一发便明。大抵疮疹只要发尽，不使伏留于中也。

凡初发表，要看天时。如天时大寒，则腠理闭密，气血凝涩，防其发泄得迟，有毒气壅遏之变，以辛热之药发之，宜桂枝葛根汤（五）、五积散（八十六）去干姜主之。如天时太热，则腠理开张，气血淖泽，防其发泄太急，有溃烂之变，以辛凉之药解之，宜升麻葛根汤（一）、双解散（四）主之。如不寒不热，天气温和，只人参败毒散（二）甚佳。

凡初发热二三日，间有惊搐者，以导赤散（三十五）、羌活汤（十）、辰砂散（八十七）主之。大便秘者，三黄丸（八）微利之；小便涩少者，导赤散（三十五）；渴甚者，葛根解毒汤（二十一）；腹中痛者，桂枝大黄汤（二十九）；腰痛者，人参败毒散（二）；自利者，黄芩汤（四十一）；吐利者，黄芩加半夏汤；如脾胃素弱，自利清白者，理中汤丸（三十四），或四君子汤（二十）、肉豆蔻丸（四十三）合而服之。

凡痘子出现，疏则毒轻，不可妄治。密则毒甚，却要磊落，大小分明，不相粘连，略与托里解毒之剂，快斑汤（十五）、消毒散（十六）主之，使之易发易靥。如出太密，粘连模糊，其毒犹甚，托里解毒之剂宜多饮之，以防痒塌黑陷之变，更察外症，可治则治，不可治则勿治。

凡痘子出形，皮肉如常，根苗明润，此毒轻也，不可妄治。如皮肉昏黑，或赤肿，根苗干枯青紫成灰白者，此毒甚也，以消毒散（十六）、夺命丹（十七）合服。

凡痘子已出，自放膘之日算起，如当起发，不应有浆，先有戴浆者，如当作浆，不应收靥便有干收者，此皆恶候，治之无功。

凡痘子之出，最要唇润舌润，红鲜如常，其毒则轻。如唇焦破裂，舌燥有芒，为毒火太甚，表里郁遏，急宜解之，黄连解毒汤（八十九）加大力子，东垣凉膈散（一四七）更妙。

凡痘已出，头面要稀疏磊落，颈项上宜少不宜多，胸前要少而疏，如此其毒则轻。如面上模糊一片，未发先肿，缠项稠密，胸前亦密，此毒甚也，慎勿治之。

凡痘子初出，磊磊落落似稀疏之状，其后旋加，日多一日，此毒伏于里，里气虚弱不能使之即出，要大补兼解毒，或十可救其二三也。十宣散（三十七）加无价散（七十三）主之。

凡痘子初出，便自手足先出者，他处未起而手足先起，他处未收而手足先收者，此阳火太旺，宜用解毒抑阳扶阴之剂，四物汤（十九）合黄连解毒汤（八十九）主之。如他处俱起而手足起迟，他处俱收而手足不收者，此脾胃虚弱不能行其气血，达于手足，宜补脾胃，十全大补汤（三十八）、桂枝芍药汤（九十）主之。

凡痘子出尽，正将起发，其中有发血疱者，此毒伏于心，即死。有发水疱者，此毒伏于肝，旋见痒塌而死。

凡痘子始出，须问咽喉痛与不痛，但有微痛，急与解之，令得疏通，甘桔汤（七）加牛蒡子主之。大抵痘家，要以解咽喉为急务，不知此义，以致失声干哕，水谷不入，喷吐而出，悔无及矣。

凡痘子不渴者，里无热也，不须妄治。渴者有热，此亦常候，切不可与冷水、瓜、梨、柑、柿、糖蜜之属，恐损脾胃，致生他变。小渴者，以炒米汤与之；大渴者，人参麦门冬散（二十二）主之。痘子稠密，津液少者，补中用十全大补汤（三十八），解毒用葛根解毒汤（二十一），相间服之。自利而渴，轻则白术散（二十三），甚则陈氏木香散（二十五）主之。

凡痘子要大小便自调，则里气和，无留邪也，故小便宜长而清。如小便赤涩，导赤散（三十五）；小便短少，八正散（四十六）；痘出太密，小便不通者，连翘汤（八十八）。盖疮子发热，不可骤去，惟利小便以折其郁。如痘稠密，小便少者，此气血衰少。津液虚耗，非热也，不可利之，反损真阳之气，十全大补汤（三十八）主之。能食者，大便宜润，有入必有出也；不能食者，大便宜实，存旧谷气以养气血也；如四五日不行，大便结燥者，用胆导法（五十一）导之，不通，以三黄丸微利之；如大结腹胀者，以三乙承气汤（三十）下之；如大便泄泻，即止之。盖痘疮要里气实，恐泻得脾胃虚也。轻则理中汤丸（三十四）、益黄散（四十五）、豆蔻丸（四十三），甚则陈氏木香散（二十五）、异功散（二十六）主之。

凡痘子，大便出血，看其血来何如，又看是何时？如疮子正壮，大便数日未尝行，血从粪出者，此肛门伤，血出也。如疮已收，大便脓血者，此倒靥之血也。非此一类，但溺血便血者，乃脏腑败坏，阴血妄行，必死之候。

凡痘子，腹中常宜宽舒，为里无邪。若腹胀满，须审其伤食否，及大小便何如。如曾伤食，微满不痛者，木香大安丸（九十一）；胀满腹痛甚者，脾积丸（三十三）；小便不通者，百祥丸（五十二）；大便不通者，宣风散（九十二）主之。此上诸症，皆实胀者也，故宜利之。若自利腹胀，乃虚胀也，陈氏木香散（二十五）主之。

凡痘子，手足常宜和暖，头宜凉，故头热手足冷者，不治。如因泄泻手足冷者，此脾胃虚弱也，陈氏木香散（二十五）、异功散（二十六）圣药也。如大热渴，大便秘，烦躁，手足冷者，此阳极似阴也，三乙承气汤主之（三十）。凡手足冷者，恶候也。手足诸阳之本，阳脱故冷。

凡痘家，能食者，不问稠密，皆吉；不能食，虽疏亦难发难靥。疮密者危，盖人绝水谷则死，表里皆病则困也。有欲食而不能食者，必喉舌有痘作痛，艰于吞嚼也，宜以烂粥米饮频频与之，以助脾胃之气，更以甘桔汤（七）加牛蒡子，以解咽喉、利胸膈也。

凡痘疮饮食之间，毋令太饥，毋太饱，毋太寒，毋太热，以损脾胃。但与糜粥烂饭，淡薄滋味以养之，切忌肥甘、煎炒、五辛，一切动风动火之物。

凡痘子出得稀疏者，自然易发易靥，不可妄治。若疮稠密，常患其发不能透，宜细视之。但红活不甚长大者，气不足也，用四君子汤（二十）合芍药散（十三）加烧人屎治之。如不润泽而干，此血弱也，用活血散（十四）加消毒饮（十六）与之。如不起发，不红活者，平灰白者，此气血俱虚也，用十全大补汤（三十八）加烧人屎、牛蒡子与之；如有青干者，内服快斑汤（十五）加烧人屎合夺命丹（十七）与之，外用四圣散（七十）合胭脂涂法（七十六），或用胡荽酒（七十四），或用水杨汤浴法（七十五），务求光壮红而后已。如中间有成水疱者，防其痒塌，宜先补脾胃，疏风泻火，使肌肉实，不作痒可也。十全大补汤（三十八）加防风、大力子主之。

凡痘子，贵在调养。如天大寒，盖覆常宜温暖，勿使受寒，恐毒气为寒所触而不得出也；如天大热，不可盖覆，却宜清凉，勿使客热与毒相并，致增烦躁，使疮溃烂也；如时有迅雷风烈暴雨之变，宜谨帷帐，添盖覆，多烧辟秽香（九十三），以避一时不正之气，勿扫房屋，勿动沟渠，勿起溷厕，恐秽臭触疮而增痒痛也。勿烧诸香，恐其动火也。

其门户常须关闭，伏事[①]之人，选其谨厚洁净者，无狐臭者，使之看守保护，内者勿出，外者勿入，恐有不洁触犯其疮也，痘家所忌，男女房事及尸气最毒，其他则妇人月事、酒气、五辛之气、远行染带之气，皆宜避。如夜房室中有虚响，此不祥之兆也。

其病者，卧处常要无风，又要通明，切忌幽暗。夜静不断灯火，不离亲人看守，恐有痒痛与之抚摩，或有饮食一时得具，恐他人未必尽心也。

凡痘子，脓成浆熟，或痒误犯破者，恐复灌烂不能成痂。若脓浆未成之时，不可犯破半个，必然痒塌而死。

凡痘子势重者，以脉候之。脉洪实者，吉；浮数虚小者，凶。故云脉静身凉者，生；脉躁身热者，死。又阳病得阴脉者，死。

凡痘子瘙痒者，须于形色上详审。如疮一向起发红活，光壮肥满，忽然瘙痒者，此秽气所触也，宜内服十全大补汤（三十八），外用茵陈蒿熏法（八十一）；甚破者，以白龙散敷之（七十九）。如疮本干枯，又添瘙痒者，火甚也；如疮厚带水，皮肉嫩薄又痒者，此温热也；摆头摇项，手动作，昏闷者，死症也。

凡痘子已熟，忽作瘙痒抓破者，此脾胃虚弱，不能荣养肌肉也，内服四君子汤（二十）加黄芪、官桂，外以败草散（八十）主之。如因自利，脾胃虚致痒塌者，陈氏木香散（二十五）、异功散（二十六）主之。

凡痘子出盛咳嗽者，此肺中有火，或咽喉有疮作痒也，只用甘桔汤（七）加牛蒡子多服良。如唾涎带血，此咽中疮或齿缝中出也，不须妄治。

凡痘子黑陷，古方用穿山甲者，取其穿肠透膜而善走也；用人齿者，取牙齿乃骨之余，肾主骨，可以入肾也。此二物者，但借为向导解毒之剂以施治则可，若单用之，何济于事哉？有用烧人屎者，盖屎大解疫毒，痘乃时疫所发，故宜用之，若加入发表和中解毒汤尤良。

凡痘子已出之后，最怕泄泻，恐脾胃虚，里气弱，不能助疮成就，反致倒陷，以理中汤（三十四）、肉豆蔻丸（四十一）合而治之。如泄久不止，疮痒塌，手足冷，寒战咬牙者，陈氏木香散（二十五）、异功散（二十六）主之。

凡痘子，寒战、咬牙、足冷者，恶候也，急用陈氏之法救之。疮坏者勿治。

凡病痘者，疮本稠密，转动之间，身

---

① 伏事：罗田方言，即“护理”、“服侍”。参见1998年版《罗田县志·附录》。

体振摇者，此一身被疮所困，不能支持，转动艰难之状，断不可便作寒战，妄投热药也。有只咬牙者，此心肝二经火旺也。盖肝虚咬牙，心热者亦咬牙，勿便作不治论。

凡痘子已熟，不肯结痂溃烂者，其人必不能食，或曾吐泻，脾胃虚弱也，内服十全大补汤（三十六），外用败草散（八十）主之。如大便不通，此内热也，用胆导法（五十）以去其结粪，外以天水散（九十四），蜜水调刷，以解肌表之热。

凡痘子收后，目瘾涩羞明，或泪出者，此肝火虚旺也，洗肝明目散主之（九十五）。如目中翳膜遮睛者，蝉蜕散（九十六）主之。

凡痘子收后发痈毒者，要分经络，论气血多少而治，不可妄用利药，宜大补气血，盖此时气血已虚，十全大补汤（三十六），忍冬草主之，外用敷贴，败毒膏（九十七）主之。

凡痘子用药，须分气血虚实、毒气盛微而治。故灰白者、不起发者、痒塌者、吐利者、寒战咬牙者、手足冷者，皆气虚也，宜用补气之剂；疮干者、不红活者、脓水少者，皆血虚也，宜用补血之剂；稠密者、掀肿者，皆毒甚也，宜用解毒之剂；陷伏者，气血解毒兼治。

凡用补气，宜四君子汤，如疮带湿，或有自利，用之可也。若疮干者，白术燥津液，茯苓渗津液，或便秘实者，不可用。

凡用补血宜四物汤，如疮干或色太娇，用之可也。若能食者，生地泥膈，白芍收敛肠胃，必不可用也。

凡解毒不过黄连、黄芩、黄柏、栀子、连翘、牛蒡子、升麻之属，俱用酒制，恐其寒凉反损脾胃也。若欲行表，须少加桂枝，他如紫草、山豆根、葛根之类，则不必用酒制矣。

凡用解毒药，要别脏腑，分阴阳而治之。如黄连解心火，黄芩解肺火，栀子解肝火，黄柏解肾与三焦火，石膏解脾胃火，木通解小肠火，黄柏又解大肠火，连翘、牛蒡子解疮毒火，山豆根、紫草解痘毒火，升麻解疫毒火，各有主治不同也。又岁半已上属阳，心肺主事，宜黄柏栀子多用之。

凡治痘子，要识症候。如症稀疏，根窠红润，不泻不渴，乳食不减，四肢温和，身无大热，如此候者，不须服药，惟善调护，以待成就而已；若痒塌，寒战咬牙，渴不止，痘紫黑色，喘渴不宁，灰白色，顶陷，腹胀，头温足冷，闷乱饮水，气促，泄泻，渴，如此候者不必服药，虽强治之，亦无功也。

凡治痘疮，善攻不如善守，表里无邪，不须妄治。有若贪利之人，不分虚实，妄投汤丸，谓曾治某病治其病，贪天功以为己有者，以致虚虚实实，致生变异，误人性命，此医之罪也。

时俗出痘子者，谓是天疮，不肯请医看治，但谓僧道咒水解厌，习以成风。毒之轻者，能食者，幸以痊愈；设或变症一出，不可救疗，诿之于命而不知省，此时人之罪也。

卷之十

药性主治及修制法

痘疹之法，其要在分气血虚实，及发表和中解毒三治而已。经曰：辛甘发散为阳，酸苦涌泄为阴。又曰：清阳发腠理，浊阴走五脏；清阳入四肢，浊阴归六腑。又曰：形不足者，温之以气；精不足者，补之以味。味归精，气归神。可见药有寒热温凉之性，酸苦辛咸甘淡之味，浮沉升降补泻之用，各有所宜，不可不知也。今将痘疹合用之药，分气血解毒三类，各具性味主用，修制于下，以便观览检阅之暇，未必无小助也。

气　类

凡四十五品。

人参　味甘气温，气味俱薄，浮而升阳也。入手太阴肺经、足太阴脾经。

补上焦元气，升麻为之使；补下焦元气，泻肾中之火邪，茯苓为之使；主补五脏，生津液止渴，治脾肺阳气不足，胃中冷，吐利。

择坚实白净者佳，去芦用，肺热咳甚者少用，以苦茶汤浸过无妨。

黄芪　味甘气温平，气薄味厚，可升可降，阴中阳也。入手少阳三焦，手太阴肺经，足太阴脾经。性畏防风，黄芪得防风，其功愈大，盖相畏而相使也。

补胃气，实皮毛，盖治脾胃虚弱，疮疡血脉不行，内托必用之药也。止虚汗，去肌热，止消渴，止腹痛泻利。

择柔韧皮微黄肉中白者佳。痘家宜生用，补虚宜炙用。痘子不发宜酒炙透用，手足疮不起，以桂枝煎，酒浸过，炙用。

白术　味甘气温，味厚气薄，可升可降，阴中阳也。入手太阳小肠，手少阴心。主足阳明胃，足太阴脾，足少阴肾，足厥阴肝经。

主温中，强脾胃，进食，止下泄，利小便，和中益气，生津止渴。

择内白而坚者，去芦，刮去外黄皮用。有油者，中腐者勿用。疮干者禁用，燥湿故也。止泄用东陈壁土炒过用。

苍术　味苦甘辛，气温，味厚气薄，可升可降，阴中阳也，入足阳明胃、足太阴脾经。

主除恶气，辟疫疠气，健胃安脾，宽中进食，发汗。故苍术发汗，白术止汗。

择坚实中白净者，刮去外粗皮令白，切片，以糯米浓泔浸透，漉出晒干，取向东陈壁土炒黄色用。疮湿痒者，及下结痂宜用之。痘家常宜烧之，以辟不正之气，勿制。

陈皮　味辛苦，气温，味厚气薄，浮而升阳也。

导滞气，止呕咳吐逆。去白，理肺气降痰；留白，理脾胃消食。

择红黄色陈久者佳。用温水洗净，去白者去白，留白者略去筋膜，切，晒干用。止吐者，以向东陈壁土炒过用。

青皮　味苦辛，气寒，气味俱厚，沉而降阴也，入手少阳三焦，足厥阴肝经。

散滞气，泻肝气，消食破积。

择小而皮薄陈久者佳。用温水洗浸，切开去中穰与白，令净，锉碎晒干。此痘疮必用之药，能泻肝，令不成水疱而作痒也。又起发迟者，痒塌者，并不可缺。

石菖蒲　味辛苦，气温。

通九窍，出音声，主痈肿疥瘙，遍身热毒痛痒。

于山涧中取之，不闻人声及不露生者。择节密者佳，刮去外粗皮，疮疹惊痫，神妄谵妄者必用之。疮后不著痂，溃烂成疮疥者，宜入丸用。

五味子　味酸，气温，味厚气轻，阴中微阳降也。入手太阴肺、足少阴肾经。

主咳逆上气，生津止渴。

择肥大润泽者佳。去梗，酒洗净，晒干，痘家咳甚者宜用。

贝母　味辛苦，气平微寒。

主咳嗽上气，消痰，又敷恶疮，能敛疮口。

择白而肥大生者佳。去心，温水洗过，切，晒干用。

细辛　味大辛气温，气厚于味，阳也，少阴经药。

散水寒，治内寒，消死肌，又主喉痹。

择细茎气烈者佳。去芦并叶，以温水洗过，晒干。宜少用。痘子初发表及痒塌者，用之良。

干姜　味辛，气大热，气味俱厚，半沉半浮，可升可降，阳中阳也。

能温脾理中，止吐泻，去脏腑沉寒。生用发诸经之寒，其余炮用。

择新者，温水洗浸，火炙令胖松用。惟内虚泄利不可缺，内实者戒用。

生姜　味辛，气微温，气味俱轻，阳也。

益脾胃，散风寒，治痰嗽，止呕吐，能杀半夏之毒。

择老者，水洗去泥，勿去皮用。痘疮不起发，灰白色者宜用之。如起发光壮红绽者不可用。若止呕吐，须去皮，纸包慢火中煨过用。

麻黄　味苦甘，气温，气味俱薄，阳也。轻清而浮升也。手太阴肺之药，入足太阳膀胱、手少阴心、阳明大肠经，荣卫药也。发散风寒，泄卫实，去荣中寒，又消赤黑斑毒。

《衍义》云：病疮疱倒靥黑者，麻黄去节半两，以蜜一匙同炒良久，以水半升煎，去上沫，再煎去三分之一，乘热尽服之。避风，伺其疮复出。一法用无灰酒煎，但小儿不能饮酒者难服，然其效更速。

择陈久者佳，摘去根节，先用沸汤泡过三次，晒干细切，又以蜜酒各半，浸良久，再晒干，用瓦器炒，令焦黑色。凡痘疹出迟，及痘子黑陷者，倒靥者，并宜用之。

白芷　味辛气温，气味俱轻，阳也。通行手足阳明经。

主一切疮疥，排脓止痛，内托生肌。

择白而坚实者，去蛀者，内青黑者不用。凡痘疮发表及溃烂者，手足发痈毒者，并宜先用之。

附子　味辛甘，气大热，其性走而不守，可升可降，阳也。

补助阳气不足，温热脾胃，治四肢厥逆。

择顶平而圆，重一两者佳。先以童便浸过，纸包慢火中炮，令极热去皮脐，切片，再用防风、甘草煎汤，乘热浸过，晒干用之。惟痘疹泄泻，内虚手足冷，寒战咬牙，灰白色，或痒塌者可用之，其余不可妄用。

半夏　味辛苦，气平，沉而降，阳中阴也。入足阳明胃、太阴脾、少阳胆经。

化痰，止呕吐，益脾胃之气。

择白净脐正而圆者佳，用沸汤泡洗，令滑尽，切片，晒干。若止咳化痰，再用生姜自然汁浸过。凡渴者禁用，燥津液故也。

木香　味辛苦，气温，味厚于气，阴中之阳也，沉而降。

主邪气，辟疫毒，能调气和胃，散肺中滞气，止泻渴。

《伤寒类要》云：天行热病，若发赤黑斑，木香二两，水二升，煮取一升，顿服。

择形如枯骨，粘牙者佳。不宜见火，诸汤中宜磨服之，此与青皮乃痘疹切要之药，以其能行气也，惟泄利药宜煎服。

肉豆蔻　味辛苦气温，入手阳明大肠经。

主调中下气，止泻利，开胃消食。皮外络，下气解酒毒，治霍乱。

择油色肥实者佳，用面包裹，慢火中煨熟，乘热以重纸包，捶去油，入丸药内用，乃内虚泄泻之要药，非此勿用。

砂仁　味辛苦，气温，入手足太阴经。

主虚冷泄痢，治脾胃气血结滞不散。

择无壳，米坚实者佳。研碎入药。凡痘疮内虚泻利者宜用，伤食者不可缺。若妇人妊娠出痘疹者，又宜用。带壳者，炒过研碎入药，乃安胎之圣药也。

桂　味辛甘，气热，气味俱薄，体轻而上行，浮而升阳也。入手少阴经，桂枝入足太阳经。

通荣卫，开腠理，和气血，散风寒。痘疮不起发，不光壮，非此不可，乃发表要药也。

择薄而味厚者佳。刮去粗皮用。手足痘子发不透者宜此引经，若疮痒塌，寒战咬牙者，宜加用之。若内虚腹胀，用厚而味辛者，刮取内肉，名桂心。惟妊妇出疮不可用，能堕胎故也。

茯苓　味甘淡，气平，气味俱薄，能升降，阳也。白者入手太阴，足太阳、少阳；赤者入足太阴，手少阳、少阴。

抱根生者，名茯神。

调胃气，伐肾邪，降肺火，益气力，止泻，利小便，生津液。凡补中气不足用白，欲利小便用赤，盖白者能补，赤者能利也。并削去皮用。如心热神昏者，用茯神去皮，与中木用。

丁香　味辛气温，纯阳，入手太阴肺，足阳明胃，少阴肾。

主温脾胃，止呕逆，去胃中寒。

凡痘疮泄泻，脾胃虚弱不足者，必用之。若痒塌，寒战咬牙，足冷者，此与桂并宜加用之。盖丁香救里，官桂发表也，非此症不可用。

藿香　味辛，气微温，气厚味薄，浮而升阳也。入手足太阴经。

助脾开胃，温中快气，治吐逆，为最要之药。

叶择取真者，带芳香之气者佳。去枝茎，以水洗去，晒干用。入乌药顺气散则理气，入黄芪四君子汤则理脾。

槟榔　味辛苦气温，气薄味厚，沉而降，阴中阳也。

消谷逐水，除痰澼，破滞气，泄胸中至高之气，能合药口①。

择形若鸡心，正稳尖长，心不虚，中有锦纹者佳。痘疹家惟利药内用之。研细末入药，能坠诸药至于极下也。

枳壳　味苦酸辛，气微寒，气厚味薄，浮而升，微降，阴中阳也。

---

① 能合药口：忠信堂本作“能使下行”。

主胸隔痞塞，散结气，逐水，消胀满，安胃，化痰涎，消食，又治遍身风疥，去风在皮肤中如麻豆，苦痒，通利关节，主皮毛胸隔之病。

择陈久坚厚、不烂、不蛀者佳。以温水洗浸，刮去穰白，麸炒令熟用。此痘疮必用之药，故四圣散有枳壳以能治遍身风疹苦痒，又能开胃消食，利五脏，通关节也。

枳实　味苦酸，气寒。

大抵与枳壳同。枳壳大，性平而缓治高。高者主气，治在胸隔。枳实小，性酷而速治下，下者主血，治在心腹，故有高下缓急之分。

消食散败血，化心胸痰，主风痒痹，通利关节，逐停水，消胀满。

择陈久肉厚，不蛀不烂者佳。以温水洗浸去穰白，麸炒令熟用。

厚朴　味苦辛，气温，气厚味厚，体重浊而渐降，阴中阳也

温中益气，厚肠胃，走冷气，消宿食，治腹痛、胀满、散结之神药。

择肉厚紫色者佳。削去粗皮，以生姜自然汁涂之，慢火上炙，令透，锉用。凡痘疮胀，非此不除。

乌药　味辛，气温。

主中恶，心腹痛，虫毒疰，忤鬼气，宿食不消，天行疫瘴，治一切气。

择肉白者佳，刮去外粗，去芦用，乃发表中药。

巴豆　味辛，气温。

此斩关夺命之将，不可轻用。荡涤五脏六腑，开通闭塞，利水谷道。

去壳，择取肉白者，去皮膜与心，以银石器慢火炒令黄色，捣烂如膏，又以重纸捶去油，自散如霜，入丸药中，惟伤食、腹胀、作痛可用。

大腹皮　味辛，气微温。

下一切气，健脾开胃。

鸩鸟多栖此树上，细分开，先以酒挼洗去浊，仍以大豆汁洗之，晒干用。

吴茱萸　味辛苦，气温。大热，气味俱厚，阳中阴也。入足太阴、少阴、厥阴经。

主温中下气，治脾胃伤冷，呕逆胸满。

择粒小者去枝梗，先以沸汤浸去苦汁，凡六七遍，晒干，于瓦器内慢火炒过，惟痘疮饮冷伤胃，呕逆不止者用之。

紫苏　味辛甘，气温。

解肌发表，治心腹胀满，开胃下食。

用叶惟发表，汤药用之，手挼令碎。

大枣　味甘，气平温。气厚，阳也。

安中养脾，助十二经，平胃气，补少气少津液，身中不足。

择肉厚味甘者佳，水洗过，劈去核。凡补药不可缺，若用作丸，去皮核，捣烂如膏用之。

牵牛子　味苦，气寒，善走。

主下气，利大小便，以气药引之则入气，以血药引之则入血，大泻元气，用者戒之！不胀满，不大便秘者，勿用。

取黑者炒过，研取头末入丸药内用，痘疹黑陷，大小便不通，烦躁者，宜用之。非此症，不可妄用也。

乌梅　味酸气平，阳也。

收肺气，止下痢，涩肠止泄，去痰止渴。

择肉多者，以温水洗去核，令净用。

杏仁　味甘苦，气温。入手太阴经。

主咳逆上气，下气定喘，润心肺，散肺经风咳嗽，消心下急满痛，散结润燥。

择去双仁者，以汤浸去皮尖，炒令黄色，研如泥用。

粳米　味甘，气平，微寒。入手太阴、少阴经。

益正气，止烦渴，止泻，平和五脏，补益胃气，其功莫及。杵令精凿为糜粥，常用之良，其泔水煮温，止渴犹佳。

陈仓米 味甘咸酸，气温。

除烦渴，开胃气，止泻。

取多年仓庾中香黄者佳。凡痘疮泄渴，甚者可用。此炒熟煮汤饮之。

酒 味苦甘辛，气大热，入行药势，能行诸经。

凡痘疹解毒药，须酒浸洗，炒用，可以通行一身之表。

赤石脂 味甘酸，气温。阴中之阳。

止泻利，涩可主脱。赤石脂为收敛之剂也。

择赤色细腻者佳。研极细入丸药内用。痘疮泄利者，非此不可。

枯白矾 味酸涩，气寒。

止泄利与赤石脂同功，又治疳蚀疮。

择白净光明者，以瓦罐盛之固脐，火煅过用。入丸药中，单以止泄。

浆水 味甘酸，气凉微温。

主调中引气，开胃止渴解烦，去脾胃中热。

以熟粟米入水洗，新鲜白花者佳，陈久者不可用。痘疹大渴，宜饮之。

龙骨 味甘，气平，微寒，阳也。

主脱，固气，涩肠。

择白者研极细入丸，痘疹惟滑泄者用之。

麝香 味辛气温。

取当门子，痘疮惟黑陷者，用此引发表解毒之剂，直入骨髓，透脏腑，拔除毒气，使之发散也，非黑陷与伏，切忌妄用。

穿山甲 气微寒。

取嘴爪上甲，以向东陈壁土拌炒，令焦黄色，研极细。此与麝香同功。痘疮陷伏者，借此引导诸药，非陷者勿用，反耗气血也。

血　类

凡一十七品。

当归 味辛甘，气温，气味俱轻，可升可降，阳也。入手少阴心、足太阴脾、厥阴肝经。头止血，身和血，尾破血，全用无效。

治血通用，能使气血各有所归，故名当归。和血补血，破血，大补不足。

择肥软者去芦，以酒洗净，晒干。如痘子血热者，用尾；血虚者，用头身。

川芎 味辛，气温，气厚味薄，浮而升，阳也。少阳引经，入手足厥阴经。

上行头目，下行血海，通肝经，血中之气药也。散肝经风，头面风不可缺。温中散寒，开郁行气，燥湿。

择形块重实如雀脑，色白者佳。凡头面疮不起发，或作痒者，非此不可。白芷为之使。

芍药 味苦酸，气微寒，气薄味厚，阴也，降也，阴中之阳。入手足太阴经。

益肝缓中，扶阳收阴，补血，散恶血，脾经之药。白者补，赤者泻。赤者，利小便下气；白者，止痛散血。冬月减芍药，以避中寒。

凡痘疮初发表，或血热，或小便不利，并用赤；如气血虚，脾胃弱及和中，并用白。俱酒浸透，切片，晒干，炒过用之。如疮痒塌，或手足不起发者，此脾虚也。只用白者，以桂煎酒浸炒用。

地黄 味甘苦，气寒，气薄味厚，沉而降，阴也。

生者大寒，入手太阳经、少阴经。凉血生血，补肾水，真阴不足，泻脾中湿热及血热。

熟者微温，入手足少阴经、厥阴经，

大补血衰。

择肥嫩大者，水浸验沉者乃佳。阴干，生者名干地黄，凡痘疹血热者，疮干枯者，身大热者，宜用之。酒蒸黑烂者，名熟地黄，凡血虚者，宜用之，并须酒洗浸，晒干用。

天门冬　味苦甘，气寒，气薄味厚，阴也。入手太阴肺、足少阴肾经。

泻肺火，疗热侵肺，吐衄妄行，定肺气咳逆喘息促急，润燥止消渴。

择肥大者，汤浸去皮去心，曝干用。肺火甚者，非此不除。

麦门冬　味甘微苦，气平微寒，阳中微阴。入手太阴肺经。

治心肺热，泻肺中伏火及治血妄行；主口干燥渴，病后虚热，能润经复脉，益血除烦。

择肥大者去枝梗，汤浸去心用，不则令人烦。痘疹躁渴，最宜多用。

红花　味辛甘苦，气温，阴中之阳。

多用则破血，少用则入心，养血和血，与当归同功。

子吞数粒，主天行疮子不出。汁及胭脂能点黑斑，凡痘疮色红紫者，血热也，用花以酒洗晒干入药。疮子黑陷，用子以酒浸晒干，慢火微炒，研烂入药。

牡丹皮　味辛苦，气寒，阴中微阳。入手厥阴、足少阴经。

主惊痫邪气，泻阴中火，除衄血吐血。

择肉厚者去心，痘疮血热者宜之。

牛膝　味苦酸，气平。

主四肢拘挛，不可屈伸，活血生血，能引诸药下行。腰腿之疾不可缺。

择长大而柔润者佳。去芦，酒洗阴干用。

蒲黄　味甘，气平。

主利小便，止血消瘀血，治一切吐衄、肠风、血痢、尿血。若破血消肿，即生用，补血止血，则炒用。

续断　味苦辛，气微温。

主伤，补不足，调血脉，止痛生肌。

择节节断，皮黄皱者佳。酒浸，晒干用。

茅根　味甘，气寒。

补中益气，利小便，除瘀血，止消渴，解肠胃热。

掘取新鲜者，择肥大白净者，捣碎，绞取自然汁入药。

大、小蓟梗　味甘苦，气温。

主养精保血，止吐血、衄血、下血。

妇人痘疹，经血妄行者，非此不可。

香附子　味甘，气微寒，阳中之阴。

能下血开郁，又逐去凝血，炒黑能止血。凡血气药必用之，能引血药至气分而生血。妇人之仙药也。

石臼中杵净，勿犯铁，以童便浸，晒干，炒黑，杵末用。

地骨皮　味苦，气寒，阴也。入足少阴、手少阳。

主五内邪气，热中消渴，及去肌热，凉血，凉骨。

择肉厚者，温水洗净，去骨，晒干用。此与牡丹皮同为解肌热之剂，但牡丹皮解无汗骨蒸，地骨皮解有汗骨蒸。

苏木　味甘酸咸，气平，阳中之阴。

主破血，排脓，止痛消痈肿。

锉细，酒浸，煮取浓汁入药。

桃仁　味苦甘，气平，阴中阳也。入手足厥阴经。

主瘀血、血闭、血结、血燥，通大肠。

择去双仁者，以汤浸，去皮尖，研如泥用。此与杏仁同润大肠，但杏仁治气秘，桃仁治血秘。

卷之十一

解　毒　类

凡六十八品。

甘草　味甘，气平，生寒，熟温，阳也，无毒。入足厥阴、太阴、少阴经。

主五脏六腑，寒热邪气，解毒，温中，止渴，解百药毒。缓能解诸急，热药用之缓其热，寒药用之缓其寒；生用，大泻热火，消疮疽；熟用，能补三焦元气，健脾和中，养血补血。梢子生用，除胸中积热，去茎中痛；节生用，消肿导毒。

刮去皮。凡痘疹常用。取小者生用。惟大补，取大者炙熟用。若欲解疫疠毒气，于冬至日，将甘草刮去皮，以竹筒一头留节，盛一头以物塞之，置厕缸中，四十九日取出用，名人中黄，解痘疹恶毒最佳。

黄芩　味苦，气平寒，味薄气厚，阳中阴也，可升可降。入手太阴肺经。

主诸热，解在肌风热，泄肺中火邪及胃中湿热，主天行热疾，利小肠。枯飘者名宿芩，入肺经，酒炒上行。圆实者名子芩，入大肠，除热。

刮去外粗，切细，以酒浸，晒干，再浸，再晒，酒尽为度，瓦器慢火炒焦用。如孕妇出疮疹者，择条实黄芩，以水浸试，沉者佳，生用，勿以酒炒，清热降火，为安胎圣药也。

黄连　味苦，气寒，味厚气薄，阴中阳也，可升可降。入手少阴心经。

解热毒，泻心火，止惊悸，止消渴，调胃厚肠，除脾胃中湿热。主热气目痛，及诸疮肿毒，必用之。

梅师方云：伤寒病，发豌豆疮，未成脓，以黄连四两，水三升，煎一升，去滓分服。

择肥大坚实者，刮去须毛，切细，以酒浸，晒干，再浸，再晒，酒尽为度，瓦器慢火炒焦用，暑月出疹生用。

黄柏　味苦，微辛，气寒，气味俱厚，沉而降，阴也。足少阴经药，太阳引经药。

主五脏肠胃中结热，泻膀胱，清小便，降相火。

择紧厚鲜黄者，刮去粗皮，切细，酒制，如上芩连法。

栀子　味辛，气寒，气薄味厚，轻清上行，气浮而味降，阳中阴也。入手太阴经。

主五内邪气，胃中热气，善除心中客气，虚烦不得眠。又大病后亡血亡津液，脏腑无润养，内生虚热，非此不除。又能屈曲下行降火。

择七棱及肉鲜红者。去内热用仁，以酒制，如上芩连法；去肌表热和皮用，如上制法。

连翘　味辛，气平微寒，气味俱薄，阳也。可升可降。手足少阳经、阳明经药，入手少阴心经。

泻心火，降脾胃湿热，除心经客热，主诸痈毒恶疮有神功。去核去穰，以酒浸过，晒干，研细用。

山豆根　味苦甘，气寒，主解诸毒，消疮肿，治咽喉肿痛，犹解痘毒。

经验方：患麸豆疮，水研山豆根少许服。

凡用，研水入药内。

牛蒡子（一名恶实，一名鼠粘，一名大力子）味辛苦，气平。

主疗风、毒肿、疮疹、喉痹、风热痰壅、咽隔不利、头面浮肿。

王氏博济治痘疱将出，以牛蒡子炒令熟，杵为末，每服一钱，入荆芥穗，水一盏，同煎至七分，放温服。如疮疹已出，更服亦妙。

以酒淘去砂土，又掠去浮面者不用，取沉重者晒干，瓦器上炒令声尽，研细用。此痘疹必用之药。

羌独活　味苦甘辛，气平微温，气味俱轻，浮而升阳也。

紫色而节密者为羌活，手足太阳引经药，又足厥阴少阴经药。黄色而作块者为独活，足少阴行经之药。俱透关利节，乃拨乱反正之主。

择去腐烂者。痘疮发表，必用之，二活皆不可缺。

升麻　味甘苦，气平微寒，味薄气厚，浮而升，阳也。阳明引经药，亦走太阴经。

主解百毒，辟瘟疫邪气、时气，疮家之圣药；解脾胃肌肉间热，及发散本经风邪。若元气不足，阳气下陷者，用此升提阳气上行。

《圣惠方》治小儿斑疮及豌豆疮、心燥、眠卧不安，用川升麻一味，不拘多少，细锉，水一盏煎，去滓取汁，以绵沾汁洗拭疮上。

《外台秘要》比岁有病：天行时病，发斑疮，头面及身须臾周匝，状如火烧，疮皆戴白浆，随决随生不治，数日必死。差后瘢点弥岁方灭，此恶毒之气所为，以水煮升麻，绵沾洗之。

择形轻而黑，坚实者第一，细小皮青绿色者佳，谓之鸡骨升麻。去黑皮及腐烂者，如疮出迟，起发迟者，以酒洗过用。

葛根　味甘，气平，性轻浮，阳也。足阳明胃行经药。

主消渴，身大热，解毒，解肌发表出汗。治脾虚而渴，能升提胃气，除胃热，治天行时病，壮热烦渴热毒。

择白净多粉者佳。削去皮，凡发表解肌热，切细用；若止渴捣碎，以糯米泔滤取粉用。

防风　味甘辛，气温，纯阳。脾胃二经行经药，太阳经本经药。乃卒伍卑贱之役，随所引而至者也。

泻肺实，散头目中滞气，除上焦风邪之仙药。

择实而脂润，头节坚者佳。去芦，并叉头叉尾者不用，发表不可缺。如疮痒密者，与黄芪同用；如手足疮不起发者，与白芍、桂枝同用，须以酒洗之。疮湿者用之，风胜湿也；疮干者亦用之。又药中润剂。

荆芥穗　味辛苦，气温。

辟邪气，通利血脉，传送五脏，能发汗动渴，又主疮疡，破结聚气。

取花实成穗者，去灰土用。凡痘子出发不快不透者，皆不可缺。

桔梗　味辛苦，气微温，味厚气清，阳中之阴。

治鼻塞咽喉痛及喉痹，利嗌咽胸膈之气。治肺热嗽逆，消痰涎肺痈，又能开提气血，能载诸药不下沉，故名舟楫。

择白净坚实者，截去头及两畔附枝，切片，以米泔浸一宿，阴干用。

柴胡　味辛，气平微寒，气味俱轻，阳也，升也。少阴经、厥阴经行经之药。

主寒热邪气，推陈致新，又有引清气行阳道，升提胃气，上行春令。

择独根柔软者，去芦叉尾者，发表退热用之。

前胡 味苦，气微寒。

主心腹结气，治时气发热，推陈致新，去痰实下气最要。

择肥实柔软独根者佳。去芦叉尾用。

石斛 味甘，气平。

治胃中虚热有功，平胃气，长肌肉，逐皮肤邪热痱痛及脚膝软弱。

择取新者，去枝节，酒洗，蒸过用。

车前子 味甘咸，气寒。

主利水道、小便淋漓。虽利小便而不走气。疗肝中风热冲目赤痛。

择去沙土，研细入药，凡痘疹小便不通，最宜。

白蒺藜 味苦辛，气温，微寒。

治身体风痒，去恶血，长肌肉，明目轻身。

择白者炒，先捣去刺后，研细入药。痘疹瘙痒溃烂者宜此。

玄参 味苦咸，气微寒。足少阴经君药。

此乃枢机之气，管领诸气，上下肃清，而不独治空中氤氲之气，无根之火。此乃圣药也。

择肥大者，去芦梢，勿犯铁。

郁金 味辛苦，气寒，纯阳。

主血积下气，凉心止血，破恶血。此芳草也，因轻阳之性，古人以治郁遏。

择圆而长如蝉蜕，色赤如姜黄者。痘疹陷伏，须此发之。

龙胆草 味苦涩，气大寒，气味俱厚，沉而降，阴也。

除胃中伏热，时气温热，止惊惕，治两目赤肿，睛胀疼痛不可忍。

去芦，酒洗净，再浸，晒干用。疮疹目赤痛，非此不除。

防己 味辛苦，气平寒，阴也。通行十二经。

主肺气喘嗽，杀痈肿恶结，诸蜗疥癣虫疮；除邪，利大小便。汉主水气，木主风气。

择纹如车辐坚鲜者佳。如治咳，生研末入丸用，如治痘疹陷伏，须酒洗浸，晒干用。

瓜蒌根 味苦，气寒，味厚，阴也。

主消渴身热，烦满大热，唇干口燥，排脓消肿毒，生长肌肉。

新取入地深大而有粉白净者佳。凡痘疹溃烂，削去皮用。如大渴者，削去皮，置石钵中擂烂，以糯米泔水搅开，滤取粉，名天花粉，阴干用。

苦参 味苦，气寒，沉，纯阴。

治时气恶病，大热及遍身热，细疹痒痛，治大风有功。削去皮，切细，酒浸，蒸，再浸再蒸，酒尽为度，阴干。凡痘疹痒瘙溃烂如癞，以此作丸，效；如咽喉痛，生研细末用。

茵陈 味甘辛，气平微寒，阴中微阳。入足太阳经。

解伤寒烦热，行滞气，化痰利膈。

择陈久者佳。凡夏月痘疹热甚，小便不利者宜用。如痘子瘙痒，可为熏药，以能去湿热也。

知母 味苦辛，气寒，气味俱厚，沉而降，阴也。足少阴经本药。

主消渴热中。补肾水，泻肾中火，消痰止嗽，润心肺，患人虚而口干者多用。

择取肥实肉白者，去皮毛，勿犯铁，惟疹子多用之。

马兜铃 味苦，气寒。

主肺热咳嗽气上逆，痰结喘促。

只取向里面子，去壳膜，炒用。

大黄　味苦，气大寒，气味俱厚，沉而降，阴也。入手足阳明经。

荡涤肠胃，推陈致新，通利水谷，性走而不守。泻诸实热不通，心腹胀满，下大便结燥。号将军，取其荡涤峻快也。

择坚实锦纹者佳。切，以酒浸，蒸，九浸九蒸，晒干用，痘疹惟大便不通，腹胀烦躁者宜之，不可妄用。

《圣惠方》治时气发豌豆疮，用川大黄半两，微烘，以水一大盏煎服。

葶苈　味辛苦，气大寒。

治肺壅上气，咳嗽，喘促，痰饮，通利水道。走泻为功，大降气，病人虚者宜远。

择味甜者，以酒淘净，晒干，纸上微炒，研，入丸用。惟疹子咳不止宜之。

猪苓　味苦甘而淡，气平，气味俱薄，升而微降。入足太阳、少阴经。

解伤瘟疫大热，除湿利水，治渴。

择坚实内白者佳。去黑皮，疮疹惟小便涩者用之。

泽泻　味甘咸，气寒，气味俱厚，沉而降，阴也。入足太阳、少阴经。

治淋闭，逐膀胱、三焦停水，泻肾邪，除湿行水，为最要之药。

择白净者，刮去皮毛，治与猪苓同。

木通　味辛甘，气平，气味俱薄，阳也。

除脾胃寒热，通利九窍、血脉、关节，治五淋，利小便，导小肠热，出音声，疗耳聋，治鼻塞，散痈肿、诸结不消。

择小者去皮用。凡痘疹小便不利者最宜之。如痘后发痈毒者，用木通节，酒洗，浸，晒干。

瞿麦　味辛苦，气寒，阳中微阴。

治关格，诸癃结，小便不通，决痈肿排脓，明目去翳。

摘去枝梗取实用。凡痘疹小便不利，与木通同功。

紫草　味苦，气寒。

治伤寒时疫，发疮不出者，利九窍，通水道。

经验后方，治婴儿童子患疹痘疾，用紫草二两，细锉，以百沸汤一大盏泡，便以物合定，勿令气漏放，如人体温，量儿大小，服半合至一合。服此药者，虽出亦当轻减。

择肥嫩者，去芦用之。如痘疮，大便滑利者，勿用。

大戟　味苦甘，气大寒，阴中微阳。

主行十二水，伐肾邪。

去芦，泔水浸洗，晒干。惟痘疹黑陷归肾，大小便不通，腹胀烦躁者，宜以泻膀胱之邪，非此勿用。

大青　味苦，气大寒。

主疗时气，天行热疾。解一切斑疹热毒。

凡出疹子用之，痘子勿用。

射干　味苦，气平，微温。

止喉疼咽痛不得消息，散结气，消肿毒。行太阴、厥阴之积痰，使结核自消甚捷。勿久服，令人虚。

掘取新者，去根，切片，以甘草水浸，晒干。疮疹咽痛者用之。

菊花　味苦甘，气平寒。

明目，养目血，去翳膜。

择花黄味甘，应候开者[①]佳。去枝叶用。主痘后目病。

木贼　味甘微苦。

主目疾，退翳膜，明目，益肝胆。

去节，以酒润湿，火上烘用，治痘后目疾。

谷精草　味辛，气温。

---

① 候开者：罗田方言，即“欲开而还未开者。”

主明目，去肤翳。

淡竹叶　味辛甘，气寒。

凉心经，除烦热，止渴。

择节间有白粉者是。不可以山谷中生者为之。

桑白皮　味甘辛，气温。入手太阴经。

泻肺气有余，喘嗽唾血，消痰止渴，去肺中水气。

新掘取入土深东行者佳，出土上者杀人。刮去青黄薄皮，勿令皮上涎落，细锉，以蜜水浸透，晒干，再浸，如此三次，炒黄色用。

蔓荆子　味苦辛甘，气微寒温。阳中之阴。太阳经药。

主风头痛，脑鸣，目泪出。散风邪，除目睛内痛。

择净以酒浸，晒干。痘疮头面大肿者宜用。

密蒙花　味甘，气平，微寒。

主青盲肤翳，赤涩多眵泪。消目中赤脉，小儿麸豆及疳气攻眼。

择净花以酒浸一宿，候干，又以蜜合调蒸之，晒干。痘后目病用之。

诃梨勒　味苦酸，气温。性急善降。

开胃，涩肠止泻痢，又治肺气因火极郁遏，胀满喘急咳嗽。味酸苦，故有收敛降火。

择六棱黑色肉厚者佳。去核，痘疮内虚泄泻，必用之药也。

马齿苋　味酸，气寒，性滑。

《肘后方》疗豌豆疮。马齿苋烧灰，敷疮根上，须臾逐药出，若不出，更敷良。

用叶小者。节叶根有水银，入药去茎节，烧灰不去。

胡荽　味辛，气温。

疗沙疹豌豆疮不出，作酒喷之立出。

经验方：小儿痘疹不出，欲令速出，用胡荽二三两切细，以酒二大盏，煎令沸沃，胡荽便以物合定，不令泄气，候冷去滓，微微从项以下，喷一身令遍，除面不喷。

香薷　味辛，气微温。

治伤暑，除烦热，调中温胃，利小便。肺得之则清化行而热自下。

用茎穗叶，去根以上半，夏月出痘疹不可缺，清暑故也。

薄荷　味辛苦，气凉，气味俱薄，浮而升，阳也。入手太阴，厥阴经。

主贼风伤寒，发汗，通利关节，又小儿风泛，惊风壮热。乃上行之药，能引诸药入荣卫。

择叶小如金钱者佳。去茎用叶，痘疹发表药用之。

山楂子一名球子　味甘酸，气温平，阴中阳也。

消食行结气、健胃。又摧疮疡，消滞血。

择色红肉厚，无虫者佳。蒸，去核用。

胡麻一名巨胜子　味甘，气平。

补五内，益气力，长肌肉，坚节骨，疗疥癣，浸淫恶疮。

择如油麻紫黑色者佳。酒淘，浸，晒干，炒用。痘后或烂疮者最宜。

生大豆　味苦，气平。

解诸毒，除胃中热，五脏结积。

《子母秘录》治小儿斑疹痘疮，熟煮大豆，取汁服之。

择黑而小者，其壳去目中麸翳。

淡豆豉　味苦，气寒。

治伤寒时疾，发汗，主寒热瘴气恶毒，烦躁满闷。

痘疹发表解表宜用之。择新者、无盐者佳。

赤小豆　味辛甘酸，气温平。阴中之阳药也[①]。

主下水，排痈肿脓血，热中消渴，止泻，利小便，解诸热毒。

以此煎汤，饮之甚佳。

绿豆　味甘，气寒。皮寒肉平。

治消渴，丹毒烦热，风疹，解诸毒未出。

疮疹者宜煮食，勿去皮，皮能去目翳。

丹砂　味甘，气微寒。

痘将出密，调服解毒，令出少。

大块光明者佳。细研水飞，用此物镇养心神。宜生用。

朴硝　味苦辛咸，气寒，气薄味厚，沉而降，阴也。

主诸寒热邪气，逐六腑积聚，破留血停痰痞满，大小便不通，推陈致新，治天行热疾，消肿毒，排脓，软坚。

梅师方：伤寒发豌豆疮未成脓，研芒硝，用猪胆相和，涂疮上，立效。非大小便秘结，烦闷欲死者，不可轻用。

滑石　味甘，气寒，性沉重。入足阳明经。

主燥湿，实六腑，化食毒，行积滞，逐凝血，解燥渴，补脾胃，降妄火之要药。

择白如凝脂软滑者佳，青黑色粗者不可用。研细，水飞过用。痘疮溃烂，宜此敷之良。疹毒发渴宜用。

石膏　味辛甘，气微寒，气味俱薄，体重而沉降，阴也。入手太阴、少阳，足阳明经。

主时气肌肉壮热，大渴引饮。清金制火，润肺，除三焦大热，泻胃火，解肌化斑毒。

择细理白泽者佳。研极细用。惟疹最宜，痘家少用。

腊雪　味甘，气寒。

解一切毒，治天行时气瘟疫。

腊月取，以瓶罂收贮，封固，埋土中候用。

密陀僧　味咸辛甘，气平。

主金疮，口疮，面上瘢黯。谭氏小儿方：疗痘疮瘢面黯，以密陀僧细研，水调夜涂之，明旦洗云，平复矣。

龙脑　味辛苦，气温，属阳。

经验后方：治时疾发豌豆疮及赤疮，心烦狂躁，气喘妄语，或见鬼神。取一盏细研，旋滴猪心血和丸，如鸡头肉大，每服一丸，紫草汤下，少时心神便定得睡，疮复发透，依旧将息取安。

犀角　味苦酸咸。又云甘辛，气寒。

主百毒，疗伤寒瘟疫，烦闷大热。

丹溪云：属阳性走，败疮痘后，用此散余毒。若无余毒而血虚者，不宜用。

蜜　味甘，气平微温。

色白如膏者佳。

《外台秘要》：比岁有病，天行疹发疮，头面及身，须臾周匝，状如火疮，皆戴白浆，随决随生。不即疗之，数日必死，此恶毒之气。世人云：建武中，南阳击虏，染惹流入中国，呼为虏疮，诸医参详治之方，取好蜜遍摩疮上，以蜜煎升麻，数数拭之。

蝉蜕　治目昏翳，又风气客热，皮肤瘙痒不止。又水煎汁，治小儿出痘疹不快，良。

凡痘疹出不快，或倒陷、黑陷者，择完全者，以温酒洗去土，勿去爪翅，研细入药，调服。若去目翳，去爪翅，研细，入汤调服。

人屎　气寒。

---

① 阴中之阳药也：原作“阴中之阳”，据忠信堂本改。

主疗时行大热狂走。解诸毒，治疮疹黑陷，烧过服之甚佳。

于腊月东行，取绝干者，以火烧令烟尽，研细用。

人牙齿　气平。

除痨，治痘虫毒气。

入药烧用。

忍冬藤一名金银花，一名左缠藤，一名鹭鸶藤，一名老翁须，一名水杨梅　味甘，气温，无毒。

主热毒。

蒲公英　味甘，气平，无毒。入阳明经、太阴经。

主化热毒，消恶肿结核者，大有奇功。

蟾酥　五月五日取者佳。

卷之十二

治痘歌括

有引。

治痘节要，诸家论之已详。大抵临病应变，因时制宜。其用归于使人正气不损，邪气得释而已。后世不知古人制方，一以中和为贵，曲学偏见，滞于一隅。喜行温补者，既昧乎解毒之巧；专用凉泻者，又失其和中之旨。妄投汤饵，侥幸成功，设遇脉症乖常，时势差异，惟束手待毙焉耳。况虚虚实实，令人夭折者，又纷然乎其间哉。予因此惧，乃蒐辑往哲诊治之法，及先君经验之方，汇成歌括，凡百九十四首，序次成书，庶临病之工，阅而取之，参详审论，斟酌施治，以收十全之功。幸无得鱼而忘筌也。

万全识

治痘总歌括

凡一十九首。

痘疹原因胎毒成，发生须是待天行，
如逢疫疠将成候，预解汤丸最可凭。

痘疹之病，皆由父母胎毒蓄于命门之中。命门者，右肾相火也，为人身生化之本，故毒藏焉。如遇冬令温和，阳气暴泄，人则感之，触动相火，至春夏生长之时，其毒乃发，传染相似，是谓天行疫疠也。未出痘疹者，但觉冬温，即当预防，宜服解毒之药，如辰砂散（八十七）、消毒保婴丹（十一）、代天宣化丸（十二）皆可用也。频与之，使疮疹之毒轻减，自然易出易收，无陷伏、郁遏、留连之患。其辰砂散、消毒保婴丹、代天宣化丸以解时行疫疠之毒则可，或因父母精血不足者，或其人素有他疾者，或发热之时，别脏形症发见者，并宜兼而治之，不可徒恃解毒，而竟忘其本也。

如脾胃素弱者，宜以养脾为重，解毒次之，养脾丸（一〇六）服三之二，解毒三之一。

如因父母奉养过厚，精血蓄毒，素多胎病者，宜二毒并解，以溯源解毒汤（一百零八）、代天宣化丸（十二）相兼服之。

邑人黄凤山为陈留丞归，一子五岁，请预解痘毒法，予曰：令嗣气色明润，胎禀壮实，痘出必疏，若更服药，则益疏矣。乃与代天宣化丸服之，后痘甚疏，不药而安。

未病先知是上工，能言轻重吉和凶，
不离气色分清浊，脏腑精微阿睹中。

经云：上工治未病者，或望而知之，或闻而知之，或问而知之，或切脉而知之，是谓神圣工巧。疮疹之毒，发于五脏而心主之，故曰：诸痛痒疮，皆属于心。心之华在面，吉凶轻重，可望见其气色之清浊而知之。如青气见者，此肝之色，肝木生心火，为实邪，宜先泻肝，羌活汤主之（十）。如赤气见者，此心本经，为正邪，宜泻心，导赤散（三十五）主之。如黄红气见，口唇燥者，此脾之形色，心火生脾土，为虚邪，宜先泻脾，泻黄散主之（一〇九）。弄舌者，亦脾热，以导赤散、泻黄散合治之。如白色见带燥，鼻中干，或清涕出者，此肺之色，心火克肺金，宜泻肺中之火邪，泻白散（五十四）加黄芩、山栀仁、天花粉、桔梗主之。如黑气色见者，此肾之真脏色见，水克火，为贼邪不治。

预知疮疹吉凶机，气色都于面部推，
年上山根尤紧要，红光可喜黯青疑。

五脏皆属于面，左颊为肝，右颊为肺，额上为心，颏为肾，鼻为脾。又目为肝之窍，鼻为肺之窍，口为脾之窍，耳为肾之窍，舌为心之苗。若未出疮疹之先，面部诸位明润者，吉；暗燥者，凶。又相书分山根为命宫，年上管疾厄。若二宫红黄光晶者，吉；青黑者，凶。故二处尤紧要也。

凡天行痘疹之时，传染流布，男女大小有未出痘疹者，视其形色情性，可以预言轻重吉凶也。此吾家传秘诀，贤于命卜远矣。

盖五脏精华皆见于面，而脏气独盛者，色亦应之。故肝气盛者色青，心气盛者色赤，脾气盛者色黄，肺气盛者色白，肾气盛者色黑。但欲明润，不欲枯槁，吉凶之兆于此决矣。

一、观其色红白明润，与平日同，无改变者，吉；如红赤而太娇，㿠白而无采，顿然改变，异于平时者，凶。又如额有青纹，目有赤脉，口有黑气，耳有尘痕者，大凶之兆也。

二、观其形精神爽畅，动止便利，言语清亮者，无病也，吉；如精神衰弱，动止迟留，言语低微，异如平时者，凶。又原具寿相者，吉；如有夭相，头破颅解，项小（不能任元），脚细（不能任身），目无精采，或睛露神，啼声断续，笑语无情（不由喜引自笑语也），聪慧太早，肉浮骨软者，凶之兆也。

三、观其情性，未发热时忽生喜心，若与父母爱恋不忍舍者，及闻见怪异言语妄诞者，凶之兆也。

邑令公云阁朱公义男，一子甫周岁，以示全，全曰：笑无情，恐出痘耳。诀云：喜引才方笑。此子不待喜引自笑，谓之无情。笑者心之声，火之象也。经曰：诸痛痒疮疡，皆属心火。故恐出痘也。朱公惑。次年果痘，头面肿痒死。

友人胡三溪中年得子，项小声小，予告之曰：项者，头之茎，名曰天柱，项不任元，天柱颓矣；声者，气之发，声微不扬，元气弱也。诚恐出痘不胜毒。果九岁出痘，乍见乍隐，鼻滴血死。

邑人李新芳子，四岁得惊风，予医愈，乃曰：以吾儿托公。予曰：令嗣胎禀怯弱，精神短少，若调理数年，胃气充实，出痘无妨。但恐痘太急耳。次年果痘密甚，不成脓死。

邑人周柳溪，止一子，五岁未出痘，癸丑正月廿三日，发热，请予视之，见面多青黑色，目无神，元气怯弱。予曰：当亟治。周不喜予言。予曰：邪气有余，元气不足，若不亟治，后发血疱不可为也。彼更请医张鹏，作外感治，且汗且下，至廿八日，果发血疱卒。

蕲水周蕙长男妇鲁氏，新寡，二男二女皆未痘，请予视之，予往见二男、长女面色娇赤，光太露，额有青纹，惟小女形实气充，面色明莹，乃告之曰：若出痘，惟小女吉也。鲁以言太直，不听。半月后长女、二男相继以痘殒，小女存。

蕲水徐长溪三子，癸丑春出痘，季子先病痘卒，次子又卒，惟长子存。亟延予治之。时未发热，予观长溪色忧情苦，予告之曰：令嗣当出痘时，精神爽健，气色光晶，年寿明润，印堂黄光，寿相，又顺候，其痘必疏，不须医治，毋疑虑也。顷之果出痘甚疏，未药愈。

发散为阳收敛阴，始终一气自流行，
试观春夏多蕃秀，才到中秋少发荣。

尝论痘之症，乃人身中一阳之气，始于发生，终于收敛，流行递变，以至于尽。譬诸草木，春生夏长，秋实冬藏，皆此一阳之气自为始终者也。故治痘者，先要识得此气，其来不可御，其序不可紊，尽其裁成辅相之道，以左右民，然后谓之良医也。所谓道者，明于阴阳，和于术数也。盖天食人以五气，寒热温凉平也；地食人以五味，辛甘酸苦咸也。天有阴阳，故温热为阳，而寒凉为阴；地有阴阳，故辛甘为阳，而酸苦咸为阴。一物之中，亦有阴阳，故气薄者，阳中之阳，厚者，阳中之阴；味薄者，阴中之阳，厚者，阴中之阴。清阳升浮，发腠理而实四肢；浊阴降沉，走五脏而归六腑。所谓明于阴阳者，此也。至于立方之旨，如辛甘发散为阳，则用辛凉甘寒之剂，味虽阳而气则阴也；酸苦涌泄为阴，则用酸热苦温之剂，味虽阴而气则阳也。气味相和，阴阳相济，必使阳毒之气顺其流行之势，而不失其递变之序。始于春夏，终于秋冬，所谓和于术数者，此也。今之医痘者，辛甘温热之群聚，偏于阳而不知济之以阴；酸苦寒凉之合同，偏于阴而不知济之以阳。使痘之气有春无秋，有冬无夏，是皆昧于阴阳之理，不知术数之奥，以夭人命，医云乎哉！

首尾汗下谓不宜，寻常执着岂通医，
若分虚实能权变，可夺乾坤造化机。

首尾不可汗下，古人必有所为而发。今徒拘执不可汗下之言，设若遇外感寒邪，腠理闭密，其出不快，其发不透，不与辛甘发散之剂，宁无壅遏之患乎？又如大小便秘结者，不与苦寒泄利之剂，宁无胀满烦躁乎？但察其虚实，与时权变，可汗即汗，可下即下，中病则已，勿过其制，然后谓之通医。

邑训导马公顺，蜀人也，一孙五岁出痘，至八九日脓成将靥，忽腹痛烦哭，大便秘，马骇甚。予曰：此结粪也，当急下之。马公曰：痘疮首尾不可下，今当收靥，中气要实，敢下耶？予思不急下，加腹胀、气喘且不救。乃作桂枝汤，暗入酒蒸大黄，煎服，下燥粪，腹痛即止，痘靥而安。马公知之，谢曰：非子通变，几误此孙。

痘疮无病勿服药，实实虚虚不可错，
几多狂瞽昧经文，壁上安鼠翻成恶。

痘疮一科，自始至终如无病者，不可服药。古人云：无病服药，如壁中安鼠。试确论也。盖治病之工，只有补泻二法，果虚则补之可也，若元气素厚，谷气素强者，而复补之，则有实实之变。果实而泻之可也，若元气素薄，谷气素弱者，而复泻之，则有虚虚之变。如此之类，岂不为壁中安鼠者乎？今之业医者，但思医不用药，何以为功而取利也，不论虚实，妄投药饵，幸而中病则大言以彰其功，一有误焉，则掩饰其过而推托于命矣。

痘疹伤寒疑似间，古人分证可相参，
莫将汗剂先轻试，发散惟令表里安。

疮疹发热与伤寒相似，但伤寒只见一经形症，若痘疮则五脏之症皆见。如呵欠顿闷，肝症也；乍凉乍热，手足梢冷，多睡，脾症也；面燥腮赤，咳嗽，喷嚏，肺症也；惊悸，心症也；骫凉耳凉，肾之平症也。如初发热，疑似之时，不可遽用发汗之剂，如麻黄桂枝汤类。盖疮疹表里俱热，苟轻发汗则腠理开张，表气益虚。脏腑阳盛，其气转增，但以升麻葛根汤（一）、人参败毒散（二）、羌活汤（十）、参苏饮（三）之属解之，使表里气和。

凡痘疹五脏见症，要察何脏之症为甚，即主其脏之毒多。如肝症毒多者，必发水疱，生瘙痒，成目疾，宜预解肝之毒，羌活汤（十）加青皮、柴胡。肺症毒多者，必增喘嗽、烦渴不止，手掐眉目鼻面，宜预解肺之毒，泻白散（五十四）合甘桔汤（七）加牛蒡子、天花粉。心症毒多者，必伏不起，谵妄，饮水，烦哭，咬牙，宜预解心之毒，导赤散（三十五）加黄连、辰砂。脾症毒多者，必成灰白色，痒塌吐利，宜预保养脾胃，以解其毒，四君子汤（二十）、调元汤（十八）加白芍药、防风、连翘。肾不见平症，耳骫俱热者，死候也。

痘疹主治，解表、和中、解毒三法也。解表兼发散之义，使邪气尽出于外，不使留伏于中，如防风、白芷、荆芥穗、升麻、葛根、柴胡、桂枝之属。和中专主脾胃兼助血气，使里气常实，血气不亏，助养痘疮而待其成，不致痒塌倒陷，如黄芪、人参、白芍药、当归、木香、陈皮之属。解毒只泻火、凉血、清气，使毒邪有制，不为正害，如山豆根、大力子、紫草、连翘、芩、连、栀子之属。

痘疹发热疑似时，伤寒伤食莫辨之，
试将解发真良剂，入口能令解却疑。

痘疮发热与伤寒伤食相似，疑似之间，可以解发之药服之。若是痘症，则痘子即出，不是痘症，则热退而解矣。如症似伤寒者，面赤，柴葛败毒散主之（二，附方）；症似伤寒者，面黄，香苏败毒散主之（二，附方）。

始终清便自调佳，便溺阻艰事可嗟，
腹胀喘烦多壅遏，急施疏导解留邪。

痘疮始终要小便长而清，大便疏而润，谓之里气和。若有阻艰，则毒邪留伏于里，肠胃壅遏，不得运化，但见少有阻涩，须微利之。小便涩者，导赤散（三十五）、连翘汤（八十八）；大便硬二三日不更衣者，柴胡饮子（九十九）良，胆导法（五十一）。大小便俱不通，胆导法（五十一）、柴胡饮子（九十九）。如逡巡不早治，以致腹胀喘气烦躁者，治无及矣。

痘疮为阳待热成，微微发热始和平，
假如大热身犹火，解毒常教小便清。

痘疹属阳，非热不能成就，故治不可尽除其热。但微发热，不渴，大小便自调，此肌表疮本之热，非里热也，谓之表里无邪，不可妄治。身热如火，疮势稠密，其毒必盛，宜解毒兼利小便，连翘升麻汤（六）、连翘汤（八十八）。

始终能食最为良，平日其人脾胃强，
食少却防中气弱，淹留引日变疮疡。

痘疮始终以脾胃为主，故人能饮食者，气血充实，自然易壮易靥；食少者，起发收靥，不能快易。治痘之工，于食少者必须详审，若平日能食，今因痘出而食顿减，或咽痛，饥欲食而不能，宜解利咽喉，甘桔汤（七）加牛蒡子。或咽痛，或咽不痛，不饥不欲食，又得大便何如。大便硬，此赖平日谷气以为主，虽数日不便无妨，不可妄补以增内热，亦不可妄解毒以损脾胃；大便一日一行，则内之谷气有限而气血易衰，须用和中四君子汤（二十）加炙黄芪、木香、青皮；不可解毒者，脾胃虚也，大便泻则里虚，宜急止其泻，四君子汤（二十）、黄芪建中汤（三十）、理中汤（三十四），并加诃子肉合肉豆蔻丸（四十三），或钱氏异功散（四十四）、益黄散（四十五），甚则用陈氏木香散（二十五）、异功散（二十六），此二药太峻，非内虚泻甚，不可轻用。若向能食，一旦忽减，不咽痛，但腹中满或痛，此必伤食，以养脾丸（一〇六）、木香大安丸（九十）消导之，甚则以丁香脾积丸

(三十三)、原物汤下，以微利之。复食，以四君子汤（二十）合匀气散（十三）或养脾丸（一百零六）调服之。

最宜安静号和平，表里无邪志自宁，

忽然烦扰宜详审，外怕神亡转闷昏。

痘疮以安静为贵，饮食坐卧如常，此表里无邪，号曰和平。忽然烦扰不安，多哭，宜审视疮势形色，如疮起发，光壮不渴，大小便调，此疮正发，毒邪散布气血，嗍急而痛，谓之痛烦，不须施治，待脓成毒化痛止而烦去矣。如疮正色，问之不痛，但觉心烦不安，此内热也。心恶热谓之热烦，以导赤散（三十五）加栀子仁、麦门冬，或以牛黄清心丸（三十六），灯心汤下。如疮红紫干燥，壮热口渴，狂乱昏闷，谵语，如见鬼状者，退火回生丹(一百零五，附方)。如疮瘙痒，此欲陷也。疮乍见乍陷，此有伏也。目闭妄言，谓之神衰，不治。

邑人汪我溪次女，丁卯冬出痘，延长儿邦忠视之，起发灌脓时，昏睡不思食，予谓忠曰：此心血不足，邪火内熏，神昏症也。命以龙脑安神丸与服，有倾苏，痘亦平。

程希文次子，辛未春出痘，发热现形时，烦躁谵语，来告予以病症，予授一方，用木通、山栀仁、麦门冬、牛蒡子、连翘、甘草，灯心作引，水煎调辰砂末，连服三剂，病退痘出，如期愈。

痒塌方将倒陷时，急凭妙剂强扶持，

空中痘出无番次，损处多脓功可施。

痘疮喜厚实坚牢，尖圆饱满，若顶平皮薄色淡，忽然瘙痒损塌者，此脾胃弱，肌肉虚，欲变倒陷也，宜十全大补汤（三十八）加防风、荆芥穗服之，外用茵陈熏法（八十一）。如痘空中原无痘处复出，大小不一，等作三四番出，其破损处复加肿灌成脓，能食，大便调者，可治。若痒不止，皮脱疮干，或利，或大便秘，闷乱者，此已陷也，不可再治。

陷伏需分实与虚，莫于临症更踌躇，

死生倏忽如翻掌，幽谷春回庆有余。

凡痘疹内者不出，谓之伏；外者复入，谓之陷。陷伏之症，有实有虚。如大热，渴，大小便不通，烦躁谵语，妄有见闻，狂乱腹胀者，此实也。实者，邪气壅遏，侵蚀正气，宜内服百祥丸（五十二）、牛李膏（五十三），或宣风散（九十二），枣变百祥丸（一二六）。外用水杨汤（七十五）浴之，得利，疮出者佳，更以仙圣散（六十二）、加味四圣散（六十四），并加烧人屎调之。

如因吐泻不止，渴喜饮水，腹胀，手足冷，或寒战咬牙者，此虚也，虚者，正气虚弱，不能制伏邪气，令得反复，宜内服快斑汤（十五）合匀气散（十三）、夺命丹（十），甚则陈氏木香散（二十五），异功散（二十六），外用水杨汤（七十五）浴之。得泄止疮出者佳，更以十全大补汤(三十八）加烧人屎调之。此上二症，并用神应夺命丹（十七，附方），如法施治。疮不出，反加烦躁昏不知人者，死症也。

大抵看痘之法，其出欲尽，出不尽者，伏也；其发欲透，发不透反平塌者，倒陷也；其收欲净，脓溃皮破收不干净者，倒靥也。陷伏之症，谓之逆症，非冲击猛峻之剂，安能成起死回生之功哉？时医欲以寻常之药治陷伏之病，其犹放雀搏鹯[①]，驱羊敌虎，其勿克也，明矣。轻者夺命丹（十七），甚者神应夺命丹（十七，附方）。如倒靥之症，气实者解毒内托散(一二二，附方)，气虚者调元汤（十八）加白芷、桂、防风、当归主之。服药之后有三验法：原疮复肿以成脓者，一验也；

---

① 鹯（zhān）：一种猛恶的飞禽。

原疮已干，别于空中复出一层，起发养脓，但如正痘收靥者，二验也；不肿不出，只变自利下脓血者，三验也。有此三验者，吉；无之者，凶。

四时分治候须明，暑湿风寒不可轻，
异气莫教相触犯，致令翻变乱其真。

古人养生或治病者，常顺四时之气，谓之勿伐天和。如春夏养阳，秋冬养阴，饮食起居，各有攸宜。凡痘疹发热之时，其初发表解肌各有主方，春用羌活汤（十），夏用五苓散（二十八），秋用参苏饮（三），冬用五积散（八十六）。四时通用人参败毒散（二）。又如春肝旺，风木主事，调养之法宜四物汤（十九）加防风、黄芩、木香、青皮、羌活，以折风木之胜，又以四君子汤（二十）加白芍药、桂心以补脾之受制，相间服之。夏心旺，热火主事，宜黄连解毒汤（八十九）合天水散（九十四）以清热火主事，宜以调元汤（十八）加麦门冬、五味子以补肺之不足。秋肺旺，燥金主事，宜泻白散（五十四）合甘桔汤（七）加牛蒡子、马兜铃以散肺中之邪，又以四物汤（十九）去川芎加天、麦门冬、天花粉以润其燥。冬肾旺，寒水主事，宜五积散（八十六）以散表之寒，理中汤（三十四）加炙黄芪、木香、丁香以胜里之寒，此四时之治法也。如天有暴风，连日不止，恐有风邪，桂枝葛根汤（五）；夏日盛暑，或非时之热，人参白虎汤（二十四）；冬月严寒，或非时之寒，四君子汤（二十）加桂枝、生姜；久雨湿盛，五苓散（二十八）加苍术。此四候者，必疮变色有异症，可依其法治之。苟无他候，不可妄治，惟谨帷幕，远风寒，毋令大热，毋令大寒，但常和暖，更常服蝉蜕膏（一〇五），盖此方能御风邪，避恶气，透肌快斑疹也。房屋中常烧辟秽香（九十三），勿得间断。

治痘皆言要补脾，补中有害少人知，
一朝阳盛阴先绝，到此临危悔却迟。

痘疮虽以脾胃为主，但谓不可攻击以损中和之气，然亦不可妄补，而使之太过也。若果吐利，饮食少者，四君子汤（二十），圣药也。苟得食，大便硬，此里本实，复以四君子与之，则为实实，阳胜阴亏，不久而生变矣。况白术燥津液，茯苓渗津液，气盛血枯者，其贻害岂小哉？吾见世人匀用补药者，或增烦躁，或成溃烂，往往不悟，良可慨夫。

痘疮脉候贵和平，胃气悠长最要清，
弦数浮洪为实候，微沉迟涩是虚因。

痘疮之脉，中和安平为贵，不可躁疾微小，故曰脉静身凉者生，脉躁身热者死。又阳病得阴脉者死。夫四时以胃气为本，胃气者，弦不弦，石不石也。故弦数浮洪为太过，为实，实者，邪气实也；沉迟微涩为不及，为虚，虚者，正气虚也。皆死候之脉，所以人无胃气则死。

痘逆症逆色脉逆，此候未闻人救得，
但观色脉有可为，对病真药须详细。

治痘之法，色脉为本，病症为标。若痘逆，如陷伏之类；症逆，如烦躁闷乱、腹胀足冷之类；色逆，如气色昏黯、皮肉黧黑之类；脉逆，如躁疾鼓搏，谓之阳盛阴虚，沉微濡弱谓之阴盛阳虚。四逆俱全，标本同病，表里皆伤，不可治也。若只痘逆症逆，六脉调匀，五色明润者，此标病本不病也，急治其标以救其本。对病之药，良工得之。

郧阳抚院孙公，一女七岁，己巳四月七日发热，全在幕下，见其面赤腮躁，知是痘症。次日，口角旁便见红点如蚊迹状，不成颗粒，一逆也；腰痛，腹痛，二逆也；昏睡谵语，三逆也；干呕，四逆也。初九日，公见其状，抚膺大恸，全以色脉无恙，再三慰之，不信，但垂泪曰：

尔痘疹书明言不治，何又相诳也？全告曰：此病在经络，犹可治也。但因中气久虚，不能驱毒外出耳。公乃命进药。予用保元汤以补中气，加羌活、防风、荆芥、柴胡发散表邪，木香、山楂驱逐里邪，调辰砂末以解毒。初九、初十、十一日连进三剂，十三日午时忽昏晕，目闭、口噤，神色俱变，公与夫人皆哭，全急告曰：此有冒汗来也，汗出痘亦随出，谓之冒痘。须臾视之，果得大汗而痘尽出矣，复用钱氏异功散加黄芪、白芷调理而愈。公拱谢曰：不负吾为尔梓痘疹书也。

壬申春，郡人王燕湘子出痘，请予往治，痘已尽出，问其详，时有董医在，答曰：正月廿七日发热，廿八日现形，自额上起，今三日矣。予思额上初出者重，三五成丛者重，五心俱有者重，锁项者重，乃逆痘也。及审其症，腹胀大而紧，肠中汩汩有声，大便如黄金色，乃脾败，逆症也。因其一子，讬治甚切，设法调治，腹胀不减，肠鸣如故，起发之初，心窝中有一痘戴浆者，随即破灭，背疮尽成水疱，目中泪出，两拳紧握，予甚恐，此脾土败，肝木胜之候也，盖肝为水疱，其为变也握，不泣而泪出，肝绝也。未五日而唇疮干黑，背疮尽破，诊其脉濡弱沉细，其脉又逆，六日而痒作，摇头扭项，逆症也，且求粥食且急，病名除中，又逆症也。予思急进保元汤合桂枝汤调独圣散服之，复见红点，燕湘喜曰：此有生意矣。予曰：若渐出一层小痘则吉，只恐膏之将灭也，必大明而后灭。果红点复隐，加喘而绝。

怪痘形容有数般，上医临症尽须谙，
谩夸君有如神术，纵疗何能得保全。

怪痘者，乃逆痘之中最甚者也，形症不一，宜辨之。

一痘子初出时，面胸手足已见红点，却不起发，不成脓水，随即收敛，若加闷乱气喘者，即死，此内陷症也。若无喘烦之症，名曰试痘。过五七日复发热出痘者，其痘必重。

一痘子出现，三两成丛，根脚坚硬成块者，此名痘母。不治，六七日死。

一痘子将出，身上有红肿结硬处，似瘤非瘤，似痈非痈，亦名痘母。不治，三五日死。

一痘子初出便成血泡，或水泡，随即破坏，此名烂痘。不治，二三日死。

一痘子出后，遍身都是空壳，不作脓水者，此名空痘。不治，八九日死。不死者，亦发痈毒难调。

一痘子出现，起发之时，中陷干黑者，此名鬼痘，宜用胭脂水涂，勿使蔓延。若不急治，当靥不靥，乍起乍塌，多作番次而出，连绵日久而死。

一痘子出现起发时，中间有痛如刀剜者，叫哭不止，此名痘疔。不治，五六日死。

一痘子起发时，枯燥不润，塌伏不起，皮肤皱揭者，此名干痘。不治，五六日加烦满喘急而死。

一痘子起发时，皮嫩易破，摸之湿手者，此名湿痘。不治，六七日痒塌而死。

一痘子起发时，疮色娇艳，皮肉绯红者，此名嫩痘。八九日后不能成痂，痒塌死。

一痘子起发养浆之时，疮头有孔，浆水漏出者，此名漏疮。五六日后，痒塌死。

一痘子脓水将成之时，其疮自破，有孔而深，此名倒陷，不治。

一痘子将靥时，不能成痂，皮脱肉黑者，此名倒靥，不治。

一痘子将靥之初，不能成痂，皮肉溃烂，脓水淋漓者，此名痘癞。能食生，不能食死。

卷之十三

发热症治歌括

凡一十九首。

痘疹发热似伤寒，症治分门不一般，
疏解透肌斑毒出，阴阳和畅少留连。

伤风寒，腠理闭密，阳气怫郁而发热，其症恶寒畏[1]人，怕露头面，以温热之剂发之，邪气去，阳气舒畅，汗出而解，再不传入于里，为痞满燥实也。痘疹毒发于里，阳气熏蒸而热，其症恶热，喜露头面，以温凉之剂解之，使荣卫疏通，阴阳和鬯，毒由筋骨脏腑而达于肌肉皮毛，渐化而解之，不留连郁遏于里也。

邑令公云阁朱公，子九岁，庚申三月发热呕吐，召全视之。全曰：痘也。公曰：不然，昔在蜀已出过，痘迹固在。全曰：此水痘瘢迹，非正痘瘢也。公又坚执为伤食。全辨之曰：痘疹发热，与伤寒、伤食相似，伤寒发热则面红，手足微温；伤食则面黄白，手足壮热；痘疹发热，男则面黄体凉，女则面赤腮燥，其足俱凉。今公子身热面黄足凉，乃痘疹也。经云；痘乃胎毒，五脏各具一症，发热呵欠、惊悸，心也；项急顿闷，肝也；咳嗽喷嚏，肺也；吐泻昏睡，脾也；耳凉骫凉足凉，肾也。以此论之，乃痘症，非伤食也。公又曰：未见五脏诸症，只呕吐足凉，恐非痘也。全曰：公子脾胃素弱，痘毒乘虚，故发在脾，但见呕吐一症，热才三日，姑俟明旦再议。次日以灯视之，皮下隐隐红点而唇边已报痘矣。公惟一子，心甚忧惧，全告曰：颗粒分明，部位正当，此顺痘也。公问宜服何药，全曰：痘无病，不宜服药，但适寒温，调其饮食，期十三日安。后果然。

发表时师少定方，古人专主葛根汤，
能通权变知增损，何必多方立纪纲。

古人治痘以葛根汤为主，后世好奇多立方法，法愈多而治愈难矣。苟能变通，自发热以至收靥，葛根汤皆可增损用之，不特发表解肌而已。今葛根汤一为主治，随症立增损法于后。

初发热解表加柴胡、羌活、白芷、桔梗、防风。口干渴，内热也，加葛粉、天花粉、麦门冬。自利加条实黄芩（生用）。呕吐加半夏、生姜。腹中痛加木香、青皮、枳壳、山楂肉。腰痛加独活、北细辛。头痛加羌活、藁本、蔓荆子。惊搐加木通、生地黄、灯心。小便少加木通、车前子、瞿麦。大便秘加大黄。衄血加山栀仁、玄参、生地黄。发热三四日，热甚不减，加解毒药大力子、连翘、紫草、桔梗。疮不出加防风、蝉蜕、荆芥穗、红花子。眼痛加密蒙花、柴胡、龙胆草。疮出后太稠密加人参、当归、木香、紫草、大力子、防风、桔梗。咽痛加桔梗、连翘。疮干或带紫，或色太赤者，血热也，加当归梢、生地黄、红花、地骨皮、牡丹皮。疮灰白色，平陷者，气虚，加人参、白术、木香、官桂。手足疮不起，脾胃不足

---

① 畏：彭端吾刻《痘疹全书》康熙五十六年修补重印本（两淮运库本）作“偎”，于义见长。

也，加防风、官桂、人参、黄芪。疮太密，起发不透又渴者，此津液不足，加人参、麦门冬、天花粉。泄泻者，里虚也，加人参、白术、诃子、白茯苓。疮不著痂者，湿热也，加黄芪、防风、官桂、白芷。

解表升麻汤最良，红斑虽见饮何妨，
时师胶柱无通变，才见红斑不敢尝。

古人谓，但见红点便不可服升麻葛根汤，恐发得表虚也。此盖为痘疏毒少者言，后人不达立言之旨，遽谓凡出痘子，才见红点，真不可服，殊不知升麻葛根汤四味乃发表解毒、疏通血气，升降阴阳之剂，痘出太密，正宜常服以解之，令陷者升，燥者润，郁者疏，过者平，阴阳不衰而阳毒不亢也。苟谓痘疏毒少者，虽他药不可服，况葛根汤乎？

痘疹未形先发热，吉凶轻重如何别，
热微毒少吉堪言，热甚毒多凶可决。

疮疹发热，热气微者，其毒必少，痘出自疏，易发易靥，不须服药。热气甚者，其毒必多，痘发自密，难发难靥，且多他变，宜预解之，宜连翘升麻汤（六）或如圣汤（一〇四）、解毒快斑汤（一〇四，附方），并合代天宣化丸（十二）主之。或有热微痘出反密者，其人必口燥渴，唇焦裂，小便赤少，大便秘，身虽不大热，却蒸蒸然，此毒深热亦深，故表不大热而里热也，宜急解之，柴胡饮子（九十九）。或有热甚，痘出反疏者，其人必不渴，唇润，目无赤脉，大小便调，身虽大热，但熇熇然，此毒浅热亦浅，故表热里气和也，只以升麻葛根汤。

发热大渴热在中，舌燥唇焦毒火攻，
莫比寻常些小渴，养阴解毒有神功。

此心经出痘症也，痘疹发热有不渴者，热在表不在里也。有小渴者，痘疹之热生于内，心主热，心移热于肺故渴，此常候耳，切不宜与冷水、红柿、西瓜之属，恐冷伤脾损肺，但与陈廪米作汤饮之。若大渴嗌干唇焦舌燥，此心火太炎，肾水不升，毒火妄蒸。血枯液耗，宜急解之，葛根解毒汤（二十一）大剂饮之，不止更加黄连以泻心火之有余，黄柏、知母以滋肾水之不足。舌润则生，舌如芒刺则死，盖舌为[①]心之苗，少阴之脉荣于舌也。如发热自利而渴者，此津液不足也，黄芩汤（四十一）加人参、白术、麦门冬主之。

热时腹痛阵难禁，脏腑之中毒气侵，
发热疏通如痛减，切防陷伏变非轻。

此脾经出痘症也。诀云：发热肝中痛，斑疮腹内攻，发多防不透，发少更防痈。可见痘疹腹痛乃恶候也。凡发热腹中便痛者，此毒气内攻也。宜发表疏里，桂枝大黄汤（二十九）主之。若原无腹痛，发热二、三日后，大便不通而痛者，此燥屎与毒相并而痛也，胆导法（五十一）、宣风散（九十二），择而用之。有谵妄狂乱者，内服退火回生丹（一百零四，附方），外用胆导法（三十四）加桂心。或因多食而痛者，此冷痛也，理中汤（三十四）加桂心。或因多食而痛者，此食积痛也，微则木香大安丸（九十一），甚则承气汤（三十），丁香脾积丸（三十三），原物汤下。已上诸可下者，若脾胃素弱之人，不可与下，反伤脾胃，宜补中顺气汤（九十一，附方）主之。原无腹痛，自利后痛者，此虚痛也，黄芪建中汤（二十一）加木香、青皮，或化毒汤（三十二）主之。如疮乍出乍隐，此伏也，防风通圣散（四）。疮出尽者，再以神应夺命丹（十七）大发之。疮不出者，勿治。

黄冈索希文为罗田吏，一子十三岁，

① 舌下原脱“为”，据忠信堂本补。

发热、腹痛、烦渴。万世乔先作伤食治，热不除，腹痛甚极。复延予，予曰：此痘也。腹痛者，毒气内攻也；烦渴者，神不得安，津液干也。法当解毒托里，不可缓也。世乔坚执为伤食症。五日后，其痘一齐涌出，未及起发，干枯内陷而卒，其母泣曰：悔不用万君之言。

发热腰疼最可讶，膀胱传肾变凶邪，
急宜解散阴中火，莫待流殃却痛嗟。

此肾与膀胱二经出痘症也。痘疮初发热便腰痛，其后多不可治之症。盖由太阳膀胱而传小肠，乃自下而上，自内而外为顺，今由膀胱传入于肾，乃陷于至阴之下而不得升，伏于骨髓之中而不能出，故疮疹归肾者死。但觉腰疼，宜急发散，令毒化解，复出于太阳而行阳道也，人参败毒散（二）或五苓散（二十八）加独活、细辛主之。

英山一富家子，年十六患痘。发热腰疼，来请予治，予问：曾婚否？曰：未也。连进人参败毒散，二服痛止，痘出而安。若曾有房室者，不可治也。

腰痛虽云大不祥，女轻男重更消详，
未婚可许真元固，已娶堪忧相火狂。

经曰：腰者，肾之府也。乃人身之枢纽，诸骨之根柢。痘疹腰疼，最为大忌。女子抱阴而生，其中有阳；男子抱阳而生，其中有阴。阳道常饶，阴道常乏，故男重女轻也。

男子未婚者，肾中真阴未损。已娶者，则阴水亏而阳火炽矣，此又男子轻重凶吉之辨，不可不知。

惟有斑疹能作搐，要识病源属肝木，
木能胜脾又归心，风火相争多不足。

此肝经出痘症也。斑疹发热之初，多有作搐者，盖疹为脾所生，脾虚而肝旺乘之，木来胜土。热气相击动于心神，心喜为热，神气不安，因搐成痫，斑子为心所生，心生热，热则生风，风属于肝，二脏相搏，风火相争，故发搐也。以导赤散（三十五）加辰砂末与泻青丸（一一〇）合而治之，如再不止，小便利者可治，以导赤散（三十五）送下牛黄清心丸（三十六）或粉红丸（一一一）。小便不利者勿治。其有不作搐，只多叫哭者，肝热也，目必直视，泻青丸（一一〇）。目不直视，烦渴多哭者，心热也，导赤散（三十五）加黄连、栀子仁主之。

邑人胡元溪，一子甚珍爱，未痘，延予视之，予曰：令嗣五岳端立，三关明润，骨坚肉实，神俊气清，出痘必疏。壬寅五月末旬，发热作搐，元溪夫妇忧惶无措。予曰：此佳兆也。以辰砂散投之，搐止痘出。予又曰：凡痘起胀，未有头面不肿者，此痘颗粒紧小，必不大肿面貌如常，期十二日而安。果然。

予次男邦孝，辛卯春，方四岁，发热卒惊而绝，其母大哭，予曰：此痘疹也。乃掐合谷，得苏，与导赤散、泻青丸一服而搐止，痘出甚密，幸无他病，十三日而靥。予时制满起复，追崔宗师至枣阳，往返半月抵家，又出疹愈。

发热吐利如并作，上下毒出无壅遏，
三焦火邪热中求，日久不休脾胃弱。

此脾胃二经出痘症也，疮疹发热吐利非寒症。经曰：诸呕吐暴注，皆属于热。三焦者，水谷传化之道路，为热所迫则传送失常，吐利并作，上焦多吐，下焦多利，中焦吐利俱多。不须骤止，吐利中有疏通之义，邪气上下得出，无壅遏也。如欲止之，自利者，黄芩汤（四十一）；吐利者，黄芩加半夏汤（四十二）；吐者，茱连散（四十八）、橘皮汤（四十九）。更详审吐利所出之物，如吐酸水者，利色黄或青绿者，其气臭者，皆热也；若吐清淡之水，利下清白不臭，未可作热治之，乃内虚也，四君子汤（二十）加诃子肉，益黄散（四十五）。利久不止，四君子汤（二十）送下肉豆蔻丸（四十三）。

邑人胡玉峰第三子，方二岁，染痘自利，三日不止，请予治之。彼欲进理中汤加诃子、肉豆蔻。予曰：不可。此协热利也，宜用黄芩芍药汤，便观其形色，利当自止，不必服药。次日痘出，利果止。

一小儿发热之时，自利大孔如竹筒状，清水流出，逆症也。予思乃火甚于内，肺金不收令也，以黄芩芍药汤加乌梅，一服而利止。

发热谵妄如见鬼，神识不清毒在里，
镇神解毒以平期，一向不休病不起。

此纯阳无阴之症。初发热便妄有所见闻，妄言如见鬼状，此为恶候。盖毒攻于里，心志昏惑，神识不清而然。况小儿神气怯弱，鬼魅易侵，又厉鬼常乘疫气而行，乘人之虚而疰之。故凡痘疹妄见妄闻，妄言如见鬼者，不可治也。须审发于何脏，如目直视，手寻衣领乱捻物，此发于肝，为亡魂；闷乱喘促，手掐眉目鼻面，此发于心，为丧神；困睡，手足瘈疭，不思饮食，此发于脾，为失意；目无精光，畏明欲坠下而缩身，此发于肾，为失志。故曰真脏见者不治。

或发热时无此症，因大便秘结却有之，此内热也，先以三黄丸（八）、胆导法（五十一），解利其热，后以导赤散（三十五）送下牛黄清心丸（三十六），或粉红丸（一百一十一），以镇其神。病已者，可治；连作不已者，勿治。

邑人胡三溪子，己酉冬痘，时常以手自掩其面，身下缩，频呼曰：我怕。若有所见者。请予视之，予曰：逆症也。经曰：肾败者失志，目中见鬼，死不治。钱氏云：肾病则下窜。此痘发于肾，不可为也。果然。

一妇人年二十余，发热，五日痘不出，常起摸床壁，昏不知人，口喃喃不休。请予视之，曰：死症也。果然。

本邑周璜子，年十三染痘，发热五日，痘不出，发狂谵语。请予治之。予往，见其族兄周尚贵在，亦明医也，乃问曾服药否？曰：连进保元汤三剂矣。予曰：误矣，犯实实之戒也。凡治痘者，发热之初，惊者平之，渴者润之，吐利者和之，便秘者利之，热甚者解之，如无他症，不须服药。今观此子元气素厚，饮食夙强，乃以保元汤，助火为邪，毒气郁遏，至于狂妄。热已剧矣，宜急下之。与三黄汤得利，狂止痘出，至十七日乃靥。

蕲水汪沙溪家，癸丑年出痘，请鲁家湖黑神托巫语云：尔家十八人，六人不可救也。初出痘，一婢死，急请予往，又一婢发热癫狂，予见之曰：热剧矣，当速解之。沙溪曰：专为吾孙请公，非为此婢也，且神言不吉者六人，奈何？予曰：人有贵贱，医无分别，仆到当悉治之，神言不足信也。乃作三黄汤大剂与之，得利，热减神清，痘出而安。余十七人，悉活之。

身上蒸人手足厥，曾多吐利脾虚怯，
补中发表要兼行，莫向人前浪饶舌。

此纯阴无阳之症。痘疮发热，手足却宜和暖，虽云足属肾要凉，凉非冷也，只与常人同，遍身皆热而此同常人，故称凉，亦和暖之意，非真冷也。若手足冷，由其人曾多吐泻，脾脏虚怯，脾主四肢，所以冷，冷为恶候，不可单用发表，反损脾胃，宜和中发表兼用；痘出以脾胃为主，又宜急与大补汤以饮之，不可因循空淡废事也。先以黄芪建中汤（三十一）加防风、羌活，或四君子汤（二十）加黄芪、桂枝、防风以发之，发后以四君子汤（二十）加黄芪、白芍、当归、桂心，以补脾胃，养气血而助痘疮之成就也。

发热之时血妄行，不知何道血先奔，
但从鼻出宜凉解，别道来时可痛心。

人身之血，不可妄动。痘疹发热有失血者，由毒火郁遏于里，煎熬燕灼，迫血妄行，血亦随火而动。但从鼻出者，此火刑于肺，鼻为肺之窍，宜泻火凉血清肺，以玄参地黄汤（六十五）调郁金末，加茅根自然汁，磨京墨汁饮之，衄止者佳，衄出不止者勿治。若从口出者，从大小便出者，皆卒死之候。

里中林霄，年二十余染痘，初发热，小便血，予闻之叹曰：不可为矣。或问其故，予曰：乙未春，蕲水桃树堌徐氏出痘，死者十八人，皆小便血也。霄越三日殒。

昼夜如蒸热不已，消详内外分调理，
假如咽痛食难尝，急解咽喉无后悔。

乍凉乍热，痘疹常候。若遍身如火，昼夜不休，此心火亢甚，脾土益燥，为失其常。宜消详表里症候以施治也。如口燥渴，目赤，唇焦，大小便不利，此表里俱热也，双解散（四），柴胡饮子（九十九）、胆导法（五十一）。如咽喉痛，甘桔汤（七）加牛蒡子或射干、鼠粘子汤（六十）加桔梗，使咽喉爽快，胸膈开豁。失今不治，他日咽喉闭塞，水入则呛，谷入则呕，暴哑失声，悔之无及。

发热浑身汗染染，阴阳和畅宜沾湿，
热从汗减毒从出，汗泄不休须早治。

痘疹发热有自汗者，此荣卫气和，腠理疏通，以染染然身常润湿为贵。盖热以汗减而无拂郁，毒从汗出而无壅遏也，不须治之。若汗大出则阳气暴泄，阴气反弱，痘必难发难靥，宜急止之，调元汤（十八）圣药也。热甚汗泄者，当归六黄汤主之（六十八）。

壮热恶寒形似疟，邪正交争荣卫弱，
莫将寒战妄猜疑，发热何曾闻此恶。

如初发热，时时恶寒，身振振摇动如疟之状，其人卫气素虚，荣血亦弱，不能逼毒快出，使毒邪留连于经络之中，欲出不出，与正相争，故振振者，火象也，以柴葛桂枝汤（八十五）加黄芪主之，疮出即愈。不可错认作寒战，妄投陈氏辛热之剂，以误人也。

吾长孙祖善，邦孝长子，二岁时染痘，发热，三日内忽寒战似疟，孝泣曰：死矣。予笑曰：尔为医救病如篙工，然忽遇风浪，手足自乱，何以渡人？此儿元气充盛，毒气微少，邪不胜正，故作寒战而退，试观其痘必少也。果只五七粒，七日愈。

发热之初便咬牙，心肝热壅势堪嗟，
早分形症施方法，莫向东风恨落花。

痘疹咬牙，乃恶候也。如发热之初便咬牙者，此与痒塌、吐泻脾胃弱者不同，须审形症，分治之。若多欠、咬牙、顿闷者，肝脏风热也，羌活汤（十）；目上窜咬牙者，心脏热也，导赤散（三十五）。不可妄用陈氏辛热之剂。

胡三溪子，己酉冬出痘，初发热便咬牙，戛戛有声，精神昏瞶，予见之叹曰：逆症也，乃肾虚症。盖肾主骨，齿者，骨之余，肾水不足则毒火无制；火气煽动，故上下相戛而有声。陈氏所谓齿槁者是也。果卒。

发热之时喘息频，喉中涎响势堪惊，
急宜解散真高火，勿使炎威烁肺金。

此肺经出痘症也。经曰：脏真高于肺。又曰：诸气逆喘急，皆属于火。如发热之初便喘急气逆，喉中涎响，此恶候也。故云：喘无善病。此毒火内蒸，上熏于肺，肺焦叶举，所以喘息涎响也。火郁则发之，宜清金散火汤主之（六十七，附方）。若眼闭口张，肩息足冷者，不治。

黄冈程旋溪子，未一岁，时值家中出痘，请予视之。予见此儿多笑，知其心火有余，乃令蔡朝泉用黄连一钱，山栀仁七分，辰砂五分，水为丸服之。三日后，笑渐减少。时辛未三月十九也，廿一日发热，忽作喘，喉中涎响，汩汩有声，旋溪惊，予曰：此肺热症，幸不肩息足冷。乃作清金散火汤，一剂而减半，再剂而喘定。

未发痘疮先发痈，根窠坚硬色鲜红，
此名痘母休轻视，纵有灵丹也不中。

凡发热，三五日内痘形未报，胸背手足先有团聚成块者，坚硬红肿，似痈非痈，此名痘母，乃逆症也，十发九死，真人解毒汤以主之（三十九，附方）。

麻城周愚斋长媳，寡，惟一女，出痘，使使延予。予问状，曰：发热五日余，未见痘出，但背上发一肿毒。予曰：不可治也。非痈，乃痘母也。三日后果有凶闻。

发热时辨生死诀

一发热三日之内，用红纸条蘸麻油点火照心窝间。若有一块红者，或遍身有成红块者，八九日后，决死勿治。

一发热三日之内，遍身一齐出红点，如蚕种样，摸之不碍手者，决死勿治。

一发热三日之内，腹内大痛，又腰疼及痘出干枯，亟痛不止者，决死勿治。

一发热三日之内，面上有一片红者，色如胭脂，六日后，决死勿治。

一发热三日之内，不问口鼻、大小便，但出血者，三日后，决死勿治。

一发热三日之内，妄见妄语，昏不知人者，三日后，决死勿治。

一发热三日之内，腹胀而痛，大叫不止者，三日后，决死勿治。

一发热三日之内，其热忽退，烦躁闷乱，坐卧不安，外虽清凉，内却热也。若见闷乱腹胀，手足冷，气喘者，即死勿治。

卷之十四

出见症治歌括（凡二十二首）

凡二十二首。

热蒸三日痘现形，此为常候不须评，
过期不及多乖气，论治先分虚实因。

痘疮之毒蕴伏在里，非热蒸则无自而出，是以古书云：热蒸三日而斑生，发热三日痘疮以渐旋出者，不论疏密皆吉。得常候也。疏者不须服药，密者以和中解毒之剂审而调之。如才发热一二日间，痘疮便一齐涌出者，须问其数日前曾有热否，如曾数日前进退热，以过期论，惟原未发热，至今才热，便斑现，此表气虚，荣热卫弱，腠理不密，肌肉不实，不能约束于外，使毒火冲击，故出太骤也，宜用实表之剂可已。无痒塌，无溃烂，实表解毒汤主之（一一二）。如发热四日至五六日后始出者，须审视曾有内伤外感否？盖伤风寒，伤食之热久而不去，则以蕴疮痘之毒，亦能乘间而出，不可以过期论，惟无内伤外感之因，一向热而不出，此里气虚不能驱逐其毒，使之即出，而毒邪得以留连、停伏于脏腑肠胃之间，宜先用托里之剂，令其快出，次以和中之剂多服之，可以无伏、无陷、无倒靥。托里宜托里快斑汤（一一三），或十宣散（三十七）；和中宜四君子汤（二十）加黄芪，或调元汤（十八）合匀气散（十三）主之。

发热微微报痘疏，未曾起发早先收，
此名试痘休空喜，一涌齐来甚可忧。

痘曰圣疮，谓变化莫测也。有等身无大热，报痘又疏也。不灌脓也不结靥，三五日后痕迹不见者，此名试痘，不可误作轻看，再过三五日忽作大热，其痘一齐涌出，此有险逆二症，宜审治之。

蕲水李双溪家出痘，长子病痘死，次子出痘三四粒，未起发而隐，身亦无热。幼子病，请予往。予曰：小令嗣神采明润，形体充实，出痘必轻。次令嗣气色昏黯，精神倦怠，出痘必重。众皆曰已出过三二粒收矣。予曰：不然，痘出虽有轻重，未有不成脓结痂者。先者试痘，其症为逆，身无热，伏在内也。时一日[①]者，言次君有大灾，如予言，众哂之，数日次子作大热，痘齐涌出，身无空肤。予用参、芪、归、芎、甘草节，以养气血，荆、防、木通、青皮、牛蒡子、连翘、金银花、酒炒芩、栀、桔梗以解毒，作大剂一日一服，调理至十三日后，遍身溃烂，不即收靥，予改用十全大补汤去桂加白芷、防风，外用败草散贴衬前后三十余日而安。日者亦抵掌曰：予言如何？

痘出迟迟有数般，皮肤闭密属风寒，
内虚自利须分辨，毒伏三焦治却难。

痘疹之出，自有常期，如过期应出不出，有数症不同，不可不辨。或内素实之人，皮厚肉密，毒气难于发越，一旦恃其体厚，不怯风寒，又为外邪所袭，或体素

① 日：彭端吾刻《痘疹全书》康熙五十六年修订重印本（两淮运库本）作“瞽”，于义见长。

弱者，风寒易感，以致腠理闭密，气血凝涩，故应出不出也。其症头痛四肢拘急，偎倚盖复，常恶风寒，此类宜发之。气强者用双解散（四），气弱者用参苏饮（三）或惺惺散（一一四）；或内虚者，脾弱食少，宜用补脾之剂加行气发表药，四君子汤（二十）、调元汤（十八），并加木香、青皮、黄芪、桂枝；或脏腑自利，宜用温里之剂，黄芪建中汤（三十一）、益黄散（四十五），并与夺命丹（十七）合进；利未止者，豆蔻丸（四十三）合进。盖里温则气不消削，气不消削则不陷伏矣。若依上法分治，犹不出者，此毒壅伏于三焦，不久而变生焉。

邑人王云野子，二岁，发热，出红点一二粒，请予视之见额纹青气，年上赤光，乃告之曰；此险痘也，先出者名试痘，中气不足，毒气隐伏，故出不快也。以调元汤加防风、木香，服后其痘旋出，喜无他症，十三日安。

数日蒸蒸出不齐，欲行疏发意生疑，
按方加药观疮热，表里平和痘本稀。

闻人氏观云：是疮疹之症，热数日而不发见者，进退皆难，便欲大发之。惧其本稀而成斑烂，不发之，又无以出其毒气。古人立论，始以药发之，微发不出则加药，加药不出则大发之，大发之后所出不多，气候和平，无他症者，即是治本。稀不可更发也。以此言之，发不至太过，守不至不及，乃用药之圆活也。愚按古方用发表者，升麻葛根汤，轻剂也；惺惺散，重剂也。谓微发，谓加药者，或先用轻剂，后用重剂，或只用本剂。先小作汤，少饮之；后渐加大，多饮之。非谓于本方之外，再加辛热大发之药也。

应出不出却如何，发表和中良验多，
腹胀屎硬烦躁甚，通肠解毒救沉疴。

凡痘疹过期应出不出者，或因外感风寒，依上发表之法；或因内虚泄泻，依上和中之法。如按调治，犹不出快，热反甚，大渴，腹胀满，大便硬结不通，烦躁不安者，此毒邪壅伏于内，三黄汤（八）、柴胡饮子（九十九），择而用之，甚则三乙承气汤主之（三十），并用胆导法（五十一）。闻人氏云：且身热脉数，大便秘而腹胀，此热毒壅遏，未见形状者，当微下之。非微下则热不减，此是始者，热在里，斑未出之时也。若斑点隐隐在皮肤中者，是已发越在里，疮正发时，则不可妄下也。又有结脓窠痂疕之际，脉尚洪数，能食而大小便秘，此表已罢，里有热毒，宜微利之。大抵脏腑有热，往往利大小便者，以其主出而不内故也。

邑人余光庭，庠生也，年十九岁染痘，发热五日不出，请予及韩雨峰治之，雨峰佳医，与予素善。予问其症，未更衣三日，诊其脉细而数，虽有下症，元气怯弱，不可下也。乃谓雨峰使作胆导法，不得通，病者烦躁，家人惶惶，予思发热日久，毒留其中，燥粪闭塞，肛肠干枯，气不得行，血不得润，胆导力小，不能通也。自立一法，取猪尿胞一枚，以猪胆汁半杯，清油半杯，蜜半杯，三物搅匀入胞中，如作胆导法，取下燥屎二十余枚，气通热解神清痘出。予笑曰：此法外意也。

胡三溪初生二子，丁酉年入监，乃以长子托予，次子托万绍，戊戌春，长子先出痘，予守治十一日而安。随次子出痘，予闻其乍热乍退，两足冷，数日不大便，痘先出者，犹是红点，亦不起发，念三溪之常好，往视之，惊曰：此逆痘也。绍曰：热微痘亦微，热甚毒亦甚。今热不甚，顺痘也。予曰：不然，毒本火毒，待热而发，如发热而不烦不渴，大小便如常，精神清爽者，此热在表，其里无邪，毒火发越而痘易出易靥也。若烦躁不安，大小便艰，昏昏喜睡，此毒火内蕴，不得发越，表热虽微，内热则甚。何谓热微毒亦微也？此子乍热乍退者，毒火往来也；大小便不通者，毒火郁遏也；痘见红点而不起发者，毒火之陷伏也；足冷者，火之极而兼水化，谓之厥逆也。绍不以为然。至次日红点俱没，烦躁转甚，绍曰：此内收也。予嘿而不应，因叹曰：医贵同心，执己见以误人命耶，此何为者？翌日死。

痘出面须令气匀，更宜和暖气如春，
气匀出快无壅滞，偏热偏寒气不行。

张氏从道云：疮痘气匀即出快，盖气匀则荣卫无滞。匀气之药如桂枝、防风、荆芥穗、薄荷叶，所以行在表之气，而使之无滞也，故凡发表之剂多用之；木香、青皮、枳壳、木通所以行在里之气，而使之无滞也，故凡和中之剂皆用之。又疮出之时，常宜和暖，如三春发生之气，则气血和畅，自然其出快，其发透，其靥齐；若偏于太热，则壮火食气，其气反虚而不能行；偏于太寒，则气凝涩而不得行矣。

疮出热退毒已尽，蒸蒸不减毒尤甚，
番次常出渐加多，外边只怕乖形症。

痘疮之症，其初不免于发热者，未出毒邪，在里煎熬气血，熏蒸脏腑而然。疮既现形则毒泄而热解，所以疮出热退者，疮本必疏；若疮已出热不少减，此毒蕴于中，其势方张，其疮必密，宜急解其毒，连翘升麻汤（六）加防风、荆芥穗、地骨皮，或解毒防风汤（一〇一）加升麻或东垣鼠粘子汤（一〇七）。服汤之后，疮或不出，或再出，其热顿减者，为气和也。热若不减，疮渐加多，再消详大小便何如。大便不通，柴胡饮子（九十九）；小便不利，连翘汤（八十八）；大小便俱不通，八正散（四十六）；自利者，黄芩汤（四十一）加白头翁，酒黄连调赤石脂末。里气和，解毒矣。如更加渴，烦躁不已，或谵妄，或腹胀满，气促，或自利不止，手足厥冷，此乖戾之症，勿治。

麻城邹清溪，一子五岁出痘。先请傅医治之，服保元汤热益甚，又请李医，至曰：险痘也。清溪不安，延予视之，曰：此顺痘也，期十八日安，不须服药。众曰：今自发热，日计已六日矣，何以须十八日？况痘不服药何以得痊。今进保元汤三剂，尚有一剂未服。予曰：痘不可以日期算，出已尽，发已透，脓已满而后收靥可期也。今痘出而热转甚者，出未尽也，由服保元汤犯实实之戒，故令出迟，靥亦迟矣。吾闻善攻不如善守，本无他病，何以药为？吾为尔保全是子，无忧也。已而果然。

出现先于面部中，其间凶吉妙难通，
绕唇夹颏方为吉，额角眉心总是凶。

经曰：诸痛痒疮，皆属心火。心之华在面，痘疮之火其出先在于面，但观其出之部位，可以知其候之凶吉。如先在唇四畔出者，吉。盖太阳之邪下传阳明，阳明者，胃与大肠，积陈受污，气血俱多，又口为水星，颏颐属肾水，火为水制，不能作虐也。如在额角眉心先出者，凶。盖太阳足壬膀胱水，手丙小肠火，丙火独旺，不受壬水之制，其毒并于膀胱之经而先自病。膀胱多气少血，又正额属心火，火不务德，妄行无忌，心为君主之官，主危，则十二官皆危矣。凡起发成浆结痂，亦如此论。

头面呼为元首尊，咽喉紧隘譬关津，
莫叫疮子多稠密，锁项蒙头总不应。

经曰：头者，精明之府。又曰：春气者，病在头。可见头乃人真元会聚之所，为发生之本。又面列五官，分五行，而五脏之华皆见于面，是头面者，人君之象，至尊至贵，不可凌犯者也。咽者，胃脘水谷之道路也，主内而不出，喉者，肺脘呼吸之往来也，主出而不内。在人之身，譬犹关津要路也。疮痘之出，最要头面稀少，头项无，方是吉兆。若头面多者，谓之蒙头，诸阳独亢，五官俱废，神明失守，精华自萎，经云：神去则机息，气止则化绝者，此也；颈项多者，谓之锁项，内者难出，外者难入，上者不升，下者不降，经云：一息不运则机缄穷，一毫不续则霄壤判者，此也。故皆不治。又五心有痘者，重。谓心窝及两手足心也（即劳宫、涌泉二穴）。

胸前头面总宜疏，手足虽多不用忧，
若是遍身都密甚，却愁气血不能周。

陈氏文中曰：痘疮轻者，作三四次出，头面稀少，胸前无。盖头面者，诸阳之会，胸者，诸阳之所受气。此数处痘子宜少不宜多，以清阳之分不可浊乱也。手足虽诸阳之本，乃身所役使，卒伍卑贱之职，非若头面为元首也；又居四末，非若胸膈心肺之居，神明之舍也。故虽稠密不必忧也。若头面胸项手足稠密琐细一样者，却悉气血衰微，脾胃虚弱，不能周流灌注，起发不透，收靥太迟，而生他变矣。

最宜磊落如珠豆，偏怕相粘聚[①]作堆，
蚕壳蛇皮生不久，蚤斑蚊迹死相随。

凡痘疮之出，不论疏密，而论磊落如珠如豆，颗粒分明，尖圆紧实，虽密无妨，此谓出尽无留毒也。如粘聚成丛，模糊作块，不分颗粒，恰如红瘤，虽只一二处，未可言疏，此谓之伏。出未能尽，若待后者再出，则先者或陷而复隐，或痒而俱溃成坏疮矣。此犹淹延引日，久而后毙。若如蚕之壳，蛇之皮，此气至而血不荣也，谓之干枯。如蚤之咬，蚊之嘬，此血至而气不充也，谓之陷伏。不能引日奄忽而死矣。

初出形来艳色娇，定知皮嫩不坚牢，
溶溶破损添愁绪，个个成浆喜气饶。

痘疮初出与未病时皮色一般者，善。若疮太赤，根下皮色通红，此血热气不能管束也，后必起发太骤，皮嫩易破，痒塌而不可救。宜急解血分之热，四物汤（十九）加升麻、地骨皮、红花、紫草或消毒饮（十六）、活血散（十四）合而饮之，待色少淡，急补气分之不足。四君子汤（二十）加黄芪、防风、木香，或调元汤（十八）、参苓白术散（二十三）合而饮之，仍用血气二方，相间而服。若成浆不破损，吉；服药不效，反增瘙痒者，凶也。

邑人胡近城次子，庚午冬未痘先两颊赤燥，请予八子邦靖视之，予谓靖曰：《伤寒论》云：面色缘缘赤者，阳明热也。若不预解，至出痘时，此处必甚稠密而赤，贯串难靥。教以升麻葛根汤加防风、牛蒡子、连翘，三服而红色尽去，痘出亦疏。

汪怀江次子，五岁，出痘甚密，且红艳。怀江恐其不吉，请予四子邦治医。予谓治曰：险痘也。气实血热，可治也。教用当归梢、赤芍药、生地黄、防风、荆芥穗、牛蒡子、连翘、桔梗、甘草，以解其毒，连进三剂，红色尽退，犹未发透。再教用黄芪、防风、甘草、赤芍药、牛蒡子、桔梗、青皮、山楂肉、连翘，调理十五日而靥。

最怕头焦乌焠焠，更愁皮嫩水溶溶。
肤中寒粟工知避，皮上针头治罔功。

痘疮初出有四善：红活明润，紧实坚厚，尖圆布散，磊落稀疏。盖痘子赖血以润之，血活则其色如丹砂、如鸡冠。若毒

---

① 聚：原作“不”，据彭端吾刻《痘疹全书》康熙五十六年修订重印本（两淮运库本）改。

凝血滞，则遂成黑色。今头焦黑者，乃荣血不能流行内外，毒气壅遏，此症甚危。其人必大小便秘，喘急烦躁，宜用柴胡饮子（九十九），当归丸（一〇〇），通关散（一一五），三乙承气汤（三十），看轻重紧慢用之，以解里之急。得利后，以紫草饮（六十三），加味四圣散（六十四）调无价散（七十三），以解表之毒，仍用胭脂涂法（七十六）。疮变红活以渐起发者，吉；若更干黑者，凶。庄氏云：斑疮倒靥而黑色者，谓之鬼疮。痘子赖气以束之，脾胃强，气实，而肌肉厚，皮肤坚，今痘皮嫩薄，溶溶如淫湿之状，乃脾胃气虚，其人必少食或自利，宜用十全大补汤（三十八）去生地黄，加防风、白芷，外用天水散（九十四），蜜水调拂疮上，以解表之湿热。疮若起发成浆者，吉；渐变痒塌者，凶。闻人氏云：痘疮作痒，深为可虑。能调和爱护，勿令有此，乃为上策。痘子初出，不成颗粒，但皮肤间济济簇簇如寒风粟子之状，或出形与针头相似，稠密无缝。此皆恶候，良工避之，勿与施治也。

痘疮初出解咽喉，喉痹咽疮毒火侥，
只恐后来封管龠，锁喉声哑治徒劳。

凡疮疹未有咽不痛者，心胃有热，上攻于咽，干涩而疼，宜于发热初出之时，预解之，甘桔汤（七）加牛蒡子，甚者东垣凉膈散（一四七，附方）加牛蒡子，令毒火解散，不停留于咽喉之间致生他变也。若初时陷忍不即解之，以致毒留咽喉，发而为疮，肿胀溃烂，水谷不入，呼吸不能，声哑难言，却欲呼医，悔无及矣。所以甘桔汤（七），疮出之后，常宜饮之，利咽喉，宽胸膈，清肺金，解毒火也。如无口舌生疮，齿浮龈肿者，宜甘桔汤（七）合黄连解毒汤（八十九）加牛蒡子。水浆 不入者，射干鼠粘子汤（六十）加桔梗、荆芥穗、山豆根。已上症候须能食，脏腑亦热方可用。如上焦虽热，却觉小便清，大便溏，饮食不进者，只用甘桔汤（七），不须加牛蒡子。盖其性凉为疮疹所宜服者，能透肌出痈疮，是以疮疹易出也。大便利则不可服。

英山马四衢，一子五岁出痘，痘不起发，延予视之，予曰：此顺痘也。马氏兄弟曰：不起发何如？曰：毒甚者，则头面肿，毒微者则头面不肿，非不起发也。又呼咽痛，四衢忧之，予曰：此痘家常病，喜喉舌无疮，颈项间痘稀，不足怪也。乃以甘桔汤加牛蒡子，水煎，细细咽之。咽痛即止，饮食无阻，十三日安。四衢曰：问吾小豚，咽痛服药辄效，何神也？予曰：痘疹者，火毒也，火气上熏咽喉，岂不作痛？故用桔梗之苦以开其结，甘草之甘以泻其火，牛蒡子之辛以解其毒，是以效也。若喉舌有疮，则壅塞溃烂，颈项多痘则封锁熏炙，必为呛水失声之症。令嗣无之，故曰不足怪也。马氏称善。

若恐斑疮入眼中，古方护目有神功，
眼多眵泪睛多赤，急泻心肝免毒攻。

痘疮方出之时，使不入目，以神应膏（六十六）涂眼四周，或只以胭脂取汁涂之，或传以水调黄柏末，或以白芥子末水调涂足心，此皆养护之良法也。若眼中流泪或多眵，或目中红赤，此肝火太旺，宜早解之，洗肝明目散（九十五）加蝉蜕。又有忌食之法，如浓厚滋味，牛鸡鹅鸭，皆不可食；往往食鸡鹅鸭卵，未有不为目害者，但令食淳淡之物，或少入盐，亦无害。如湫隘之家，不可煮鸡鹅鸭卵，其气相袭，亦能损目，不可不知。

痘疮只出一般奇，夹疹夹斑都不宜，
消疹化斑令毒解，若还不解势倾危。

钱氏云：痘疮只出一般者，善。凡痘初出，其间碎密若疥子者，夹疹也；皮肉红肿成片者，夹斑也。疹由心热，斑由胃热，宜急解其毒。消疹，用黄连解毒汤（八十九）合消毒汤（十六）；化斑，用人参白虎汤（二十四）合消毒散，或只用升麻葛根汤（一）。夹疹者，加防风、荆芥穗、木通、麦门冬、黄连；夹斑者，加石膏、人参、大青、玄参、淡竹叶。如疹散斑解，现出正痘，疏密停匀者，吉：痘被疹斑夹杂不能起发者，凶。

蕲水罗良制妻鲁氏，年二十七出痘，遍身红斑如蚊迹，众医视之，皆曰不治。请予往。予观其神识精明，语言清亮，诊其六脉调匀，问其饮食如常，大小便调，不烦不渴，但遍身红斑，稠密无缝，色且艳。予曰：此夹斑痘症也。鲁畏死，乞救甚哀，予曰：此病非吾不能治。斑痘相杂，故难识耳，解去其斑，则痘自现，汝切勿忧。亟作荆防败毒散加玄参、升麻作大剂一服，次早视之，则斑迹不见，痘粒可摸矣，再进一服，其痘起发，调理半月而安。

蕲水汪白石婢，方二岁，出痘，遍身红点，大小相杂，无有空处。白石曰：此女难治。予曰：此夹斑、夹疹、夹痘症也。乃教吾次男邦孝以升麻葛根汤加防风、荆芥、玄参、连翘、牛蒡子、淡竹叶、木通一服，减十之三；再服，减十之七；三服，痘磊落明白。白石曰：先生神术也。

热病相传发疱疮，须臾周匝尽成浆，
见而便没为肤疹，相类斑疮折后殃。

闻人氏云：伤寒热邪在表，里未能作汗，或当汗不汗，热郁于肌肤，故发疱疮。色白，或赤如火丹，头作浆，白脓者，轻；根下紫色隐隐，在肌肉者，重。甚者五内七窍皆有之，其形亦如痘。小儿肌肉嫩薄，尤多此症，非正疮痘也。又曰：六腑属阳，有热则易出，是以作肤疹，一出即遍身肌皮之上如痱疮，细疱子，见而便没，其所受气浅故也。五脏属阴，有热则难出，其为疮痘在肌肉血脉之间，必先发红斑而后如豆，故名疮痘，其所受气深故也。大抵暴热而便出者，必肤疹；久热而难出者，必是正疮痘。肤疹非正疮痘也。愚按疮痘初出，五脏不同，肝水疱，其色微青而小；肺脓疱，其色微白而大；心为斑，色赤而小；脾为疹，色赤黄而浅。及五七日之后，不问其初出自何脏，悉成血疱。血疱成脓疱，正如豆样；脓疱之后，结痂疕则愈，此方是正疮痘也。或人疑之，曰：肺既为脓疱，而血疱之后又成脓疱者，何也？盖脓疱之出于肺者，言其初时淡淡如脓，其色白而非黄，俗称白痘者是也，若血疱之后所结脓胞，则是其疮已熟，譬诸果之成实，饱足充满，包裹黄脓，其色黄而非白也。

热热红斑出复收，曾将形症细推求，
若无变症无他苦，折过天疮不用忧。

人有恒言，自少至老有不出痘者，乃天赦日生，不出也。予初不信，岂有天赦日生便不出痘者？痘乃胎毒，一名百岁疮，谓其自少至老不能免也，或在痘疹大乱中曾发热来，但见一二三四粒而不觉也，此痘之最轻者；近见有出红斑者，数日尽收，痘亦不出，更无陷伏，恶痘痈疥余毒，自后痘疮再不出者，或是之类欤。盖胎受之。毒，在心为斑，在脾为疹，在肝为水痘，在肺为脓痘，惟肾无病。故斑疹、水痘、脓痘，俱同一类。但受毒甚者，四病悉具；受毒微者，平生只见一病矣。

本邑各衙出痘，先二衙一子一女出，长子后发热，见红斑，予疑是夹斑症，三四日后其斑尽收，热退身凉，痘不出。四衙小男女正出痘，一子发热，亦出红斑，亦无恙。乃信人有不出痘者，或发斑，或发疹，或发水痘，皆可折过也，必在正出痘时方论。

热甚从来出亦难，平和汤剂解烦冤，
莫将辛热轻催并，猛虎何当有翼添。

疮痘本因热而出，热势甚则其出愈难，故斑点未见之时，惟当用平和药，如升麻葛根汤（一）、参苏饮（三）、东垣鼠粘子汤（一〇七）、惺惺散（一四〇）等解利之。或有不问虚实，便以辛热之剂大发之，施之，虚者犹庶几焉，若盛实之人，热毒弥漫，荣卫闭塞，里毒甚者，大便不通，小便如血，是谓郁毒不散，毒气无所从出，反攻脏腑。表毒甚者，疮凹而不起，遂成倒陷，或为溃烂，或为痈疮，当此之际，不能解利至于毙者多矣。是阳盛热炽，无阴气以感之也。用消毒饮（十六），柴胡饮子（九十九），得毒气解散，荣卫流通，痘将自起矣。

痘子依稀略见形，浑身瘙痒苦难禁，
皮肤拂郁宜疏解，莫作肌虚一类评。

凡痘疮初出之时，便身痒爬搔不宁者，此毒火留于肌肉之间，应出不出，游散往来，故作痒也，与伤寒太阳证，身痒汗不出者同论，桂枝葛根汤（五）加荆芥穗、牛蒡子主之，不可作肌肉虚痒也。

英山郑斗门，一子出痘，将见形，作痒不能禁，亟请予治，迎谓曰：吾只此子，今痘作痒奈何？予曰：起发时作痒者，逆也；贯脓时作痒者，逆也；将靥时，作痒者，险也。险者可治，逆者不可治也。出见便痒，经传中原无是症，待吾思之。顷之，予谓之曰：吾思仲景伤寒正理论云：太阳经病，身痒者，此邪在表，欲出不得出也，桂枝麻黄各半汤。阳明经病，皮中如虫行者，此肌肉虚也，建中汤。令嗣身痒正是痘欲出不得出，与太阳症同，非阳明肌肉虚症也。乃以各半汤方内去桂、杏，加升麻、葛根、牛蒡子，一服而痒止，痘出甚密。留予守治半月而安。斗门谢曰：非公达仲景之妙，安能有此子也？

夹斑夹疹利清水，妄见妄言摸床被，
烦渴唇裂眼珠红，不遇明医病不起。

此险痘也。夹斑夹疹，眼红唇裂者，表热也；烦渴，利清水，妄见妄言，循被摸床者，里热也。其利清水者，内有燥屎，所饮之水自肠中渗泄而下也。谵妄摸床，神识不清也。表里俱热，不与发表攻里，其病难痊，双解散（四）不去，加芒硝主之。若增闷乱，足冷，腹胀，气喘，决不可治。

吾第七子妇徐，患痘大热大渴，眼红唇裂，自利清水，妄见妄语，循衣摸床，遍身红斑俱如蚊迹，皆逆症也。人皆危之。予议曰：此毒在三焦，表里俱热，非大发大下之剂，不可救也。乃以通圣散全料大剂与之，才一剂而前症悉去，痘即出现甚密，复用十全大补汤去桂加防风、金银花、连翘、桔梗调理愈。其痘自下收起，亦奇事也。

发热过期痘未彰，红斑隐隐肉中藏，
忽然大汗人昏倒，冒痘谁知是吉祥。

凡发热至五、六日，痘应出而不出，以灯照之，只皮肤中隐隐有红点，其人色脉平和，精神爽畅，虽烦不躁，虽渴不消，虽腹痛而不苦，虽便实而不硬，忽然眩冒大汗出者，此名冒痘症也，毒气一齐从汗而出，再无壅遏之患，乃吉兆也。

出痘时辨生死诀

一痘出时，心腹大痛不止，口中出臭气，疮出紫黑色黯者，决死勿治。

一痘出色白皮薄而光，根窠全无红色，或根下带一点红，三五日后如绿豆样，此痘决不能成脓，只成一泡清水。抓破即死。勿作好痘治之。

一痘出色红带艳，皮肤尽红者，必不能成脓，痒塌而死，勿治。

一痘出疮顶焦黑，根窠枯燥者，必不能起发，四、五日死，勿治。

一痘出全不起，顶如汤泼及灯火焠者，六七日后决痒塌死，勿治。

一痘出都是紫黑血疱者，即死，勿治。

一痘出不快，乍见乍隐，口臭血出者，即死，勿治。

一痘出就是清水，皮薄脚太红者，五六日后痒塌而死，勿治。

一应出不出，只见红斑如蚊迹者，即死，勿治。

一痘出都是空壳，不成脓水者，死，勿治。

一痘出便是黑斑，如痣大，又肌肉有成块黑者，即死，勿治。

一痘未出，胸背手足后有一块红肿如痈者，即死，勿治。

卷之十五

起发症治歌括

凡三十五首。

五六日间起发时，俗师计日岂曾知，
不分虚实论轻重，偏执方书只补脾。

痘疮之症，热三日，出三日，后方起发，此常论也。盖先出者先起，后出者后起。痘疏毒轻，气禀厚者，自易出、易发、易靥；痘密毒重，气禀薄者，自难出、难发、难靥。未可拘定日数。时师不知虚实补泻之理，但于起发初便用补脾。果内气不足，少食者，用之允当；若内实便秘，能食之人，宁不党邪为恶乎？非徒无益，而反害之。

蕲水罗野松，年十六出痘，其父月湖延予视之。予往，先有张医在。张之言曰：凡出痘者，春夏为顺，秋冬为逆，今冬出痘时逆也。痘起发头面要肿，今被寒气郁遏，毒不得出，故头面不肿，证逆也。奈何？予曰：不然。春夏为顺，秋冬为逆，非以时言，以痘症言也。盖春夏者，发生长养之令也；秋冬者，收敛闭藏之令也。痘本阳毒，自出现而起发，自起发而成脓。如苗而秀，秀而实，故曰春夏为顺；如应出不出，应发不发，谓之陷伏，故曰秋冬为逆。头面不肿者，顺痘也；头面浮肿者，险痘也；头面预肿者，逆痘也。今痘本磊落，尖圆坚实，其毒轻微，故起发而头面不肿。若顶平根阔，肌肉鲜红，此为毒甚，不待起发而头面先肿矣。张曰：起发太迟，由虚寒始，宜服温补。予曰：痘无病，不须服药。吾观此痘红润鲜明，表气实也；大小便调理，气实也；无热无渴，无他病也。于此补之，谓之实实。公且止。吾计十数日必收靥矣。果未尝进一刀圭药也。

大抵疮标只要稀，毒轻疮少不须医，
若逢稠密毒邪甚，解毒和中早烛机。

凡痘疮疏则无毒，密则有毒。痘疏毒少者，邪不胜正，其气和，其势顺，不须服药；痘疏密布散，邪正相持，其气病，其势险，此宜抑邪扶正，使邪气亟夺，不为正气之贼；痘稠密无缝，正不胜邪，其气乖，其势逆，善治者十可救二三，不善治者束手待毙而已。故顺者不必治，逆者不可治，险者贵治。此以下专言险逆者之痘治也。

几多先密后稀疏，便有先疏后稠密，
不是良工曾见惯，他将怪变问师巫。

凡看疮痘有先密后疏者，此夹斑、夹疹也；初出看之，一片红点，斑疹相杂，难以分辨，至起发时斑疹尽散，惟痘独在，故先似密而后实疏也。有先疏后密者，此一顺一逆也。痘科云：轻者作三四次出，大小不一等，故先似疏而后渐密，此顺痘也，吉；若初出看时，只见面上胸前有三五处颗粒，模糊，根脚肿硬，待至起发则一齐涌出，故先虽疏而后尤密，此逆痘也，凶。

先后大小尽出齐，以渐起发适如期，
尖园红活都光壮，表里无邪福所归。

痘子轻者，作三四次出，大小不一等，其起发亦先后循次，大小分明，不相连串，颗粒尖圆，根窠红活光壮肥泽，此表无病。饮食如常，小便清，大便润，此里无病，大吉之兆，不须服药。

起发如期贵适中，太迟大骤类成凶，
谁知骤发亦骤陷，发若迟时毒复壅。

痘子起发，只以出匀为期，不可拘定日数。疮出以渐，其发亦以渐，谓之适中。若以一齐涌出，便皮肉虚肿。一齐焮发者，此表气虚，毒气奔溃而出，表虚不能收敛，必生痒塌，或成溃烂，急宜救表，十宣散（三十七）调无价散（七十三），活血散（十四）合消毒散（十六），相间服之。若出已尽，当起不起或起不透，此里气虚，毒气留伏，壅遏而不出，必增烦躁，腹满喘促，若后为痈毒，急宜救里，十全大补汤（三十八）合匀气散（十三），或参苓白术散（三十）调无价散（三十七）服之。

痘子如今出已匀，可知形状重和轻，
莫将汤液求奇中，治不乖方藻鉴明。

痘疮之出，有重有轻，观其形状即可知之。如一发便出尽者，必重也；痘夹疹者，半轻半重也；出稀者轻。里外肥红者，轻；外黑里赤者，微重也；外白里黑者，至重也。疮端里黑点如针孔者，势剧也。青干紫陷，昏睡汗出，烦躁热渴，腹胀啼喘，大小便不通者，困也。善用药者，能使轻者易安，重者不至大困，斯可谓之十全矣。

变轻变重转移间，莫道人为不胜天，
堪笑愚夫多不晓，空谈气数盖前愆。

古人云：轻变重，重变轻。轻者，指出稀者，里外肥红者，人见其轻，遂生怠忽之心，不避风寒，不节饮食，不慎禁戒，不择医巫，以致感风则生外热，伤饮食则生内热，热气熏蒸，或翻生痘疮稠密者，或痘后目盲发痈，或腹胀，或烦躁，或吐利。犯禁戒则为瘙痒，为溃烂；医之误，则补所不当补，泻所不当泻；巫之误，则咒水洒之，以伤其表，令之饮水以伤其里，往往变成重疾。设有不幸，归之气数，抑何愚哉。重者，指出密者，外黑里赤者，外白里黑者。人知其重，能存忧惧之心，适其温寒，慎其饮食，禁戒必守，医巫必择，自然易发易靥，故能变为轻也，如此者，非人能胜天乎？

闻人氏云：禀气实者，夏酷暑而不甚畏热，冬严寒而不甚畏冷；禀气怯者，易寒易热，天寒阴雨，则感寒湿而濡泻，天气稍炎，则伏热中暍。是故先知节候者，能辨阴阳寒暑之盛衰。经云：阳盛人耐冬不耐夏，阴盛人耐夏不耐冬。此亦知人禀受之不同，且自立夏气变纯阳，万物盛大，治药者，用热远热，如桂枝、麻黄之辈，必加知母、升麻、石膏等服之。立冬气合纯阴，治药者，用寒远寒，如用诸凉剂，中病即止，不必尽剂。又如冬温暖，则虚者安而实者病；夏寒凉，则实者安而虚者病。冬温暖，夏寒凉，非节之气，来暴而去速，在人将摄之如何耳。

钱氏云：凡痘疹，当乳母慎口，不可令饥及受风冷。闻人氏云：凡人一日不食则饥，触风冷则病。况小儿当疮痘之际，正欲赖谷气以助其内，避风寒以护其外，苟谷气亏少，风寒侵袭则为患，可胜言哉。乳下婴儿宜常令其母饮食充足，居处避风。能食童子，专令老成耐事人，时时管顾，虽然事亦贵得其平，或者以失饥、冒风寒为戒，遂致过饱极温，非徒无益而又害之。疮痘之家宜备知之。

闻人氏云：疮痘之出，盖热邪内外蒸发，其有当热作之时，忽遇天气大寒，热气方运出而暴寒折之，外寒为内热拒而不得入，内热为外寒闭而不得出，毒气壅于肌皮之间，如隐疹，如痣点，或青或紫，俚俗云鬼捻青者是也。壮年出者，皮肤厚，肉理密，多有此症。凡是却寒、温肌、透表之剂，皆可选用也。

凡冬春之间，常有暴寒，忽为寒气所侵，其痘色变，或灰白，或青，顽木凝冻不能起发者，桂枝葛根汤（五）、麻黄汤（六十七）去杏仁、石膏合服，待痘略起，再以十宣散（三十七）发表托里也，外用胡荽酒（七十四）。

凡春夏久雨，为寒湿之气所害，不能起发者，五苓散（二十八）加苍术、防风主之，多服更佳。

闻人氏云：婴儿、童子必竟纯阳。当疮痘未出之先，或遇天气暄热，当与疏利，庶几起发之日，其热必轻。疏利之说，非是转下。疏者，疏散热气；利者，滑利九窍，使无壅遏之患而已。疏利用轻清之剂。彼转下者，非猛浪不可。疏利转下，相去远甚，不可不辨。

凡夏秋之间，常有酷热，忽为热气所蒸，其痘色变，或大赤焮发，或糜嫩不坚实，先以五苓散（二十八）合黄连解毒汤（八十九），或升麻葛根汤（一）合人参白虎汤（二十四）以解其热，次以调元汤（十八）加麦门冬、五味子以补其气，外用天水散（九十四）合百花膏（九十八）遍涂之。

凡伤冷水、沙糖、西瓜、红柿、菱芡、柑橘、水梨一切生冷之物腹痛者，丁香脾积丸（三十三），原物汤下。有泻者，钱氏异功散（四十四）加丁香、诃子主之。如伤肥甘油腻糕粽一切热物腹痛者，备急丸（九）、原物汤下。此上二症，得利后并用四君子汤（二十）加陈皮、木香，或钱氏异功散调之（四十四）。

凡食过饱，稍觉不快者，木香大安丸主之（九十一）。损谷则愈，不可妄下。钱氏云：惟用温凉药治之，不可妄下及妄攻、发。又云：疮痘始出，未有他症，不可妄下也。此言常候，戒人猛乱。若有前外伤内感之症，安可徇常。

闻人氏云：木得桂则枯，雌黄遇胡粉则黑，柑得脯则坏，物之相畏，有如此者。痘疮之畏秽恶杂气，其理亦如是也。仲景云：疮痘欲出之间，宜烧苍术、猪甲二物，仍令人谨伺门户，勿使生人辄入，亦忌劳力人、狐臭人，若行房触犯，最为大害。妇人经水适来，尤当回避，床帐左右前后宜挂胡荽，以酒喷之，或烧乳香尤妙。盖荣卫得香则运行甚速，或可使疮毒易出。苟防备一不如法，则祸患踵至。欲出者，使之不出；已出者，斑烂成片，甚者，疮黑陷伏，加以烂臭，痛如刀剜，闷乱而死。其中纵得安者，亦令瘢痕经年黑色或反成疥癣，不可不戒。

凡病疮起发即当禁戒房事，室中常烧辟秽香（九十三），令烟不绝，更多烧硬石以水浇之，若有触犯，疮或色变，或作痒者，以茵陈熏法解之（八十一）。

徽人吴印墩子出痘，胡三溪邀予同往。视之，磊落红活，顺痘也。其儿脾胃素弱，起发略迟，复请医万世乔，见不起发，谓其气虚，妄投陈氏木香散一剂，痘转平不起，又投陈氏异功散一剂。其家惊惧，再请予同三溪，视之曰：噫！死矣。

蕲水一屠家子出痘，正灌脓时，请一巫者诵咒噀水解厌后，忽加瘙痒，痘形容塌，其色青白而气腥臭。予往，视之曰：此犯房室秽气也。急令买胶枣三斤，烧烟熏之，疮转红活而痒亦止。问其故，老巫他往而子代之，有房事。

疮痘起发辨形色，人身之中惟气血，
虚实寒热此中求，仔细消祥行补泻。

痘疮之毒，必气以呴之，血以濡之，而后可得成熟也。故于起发之时，光壮者，气有余也；肥泽者，血有余也。气血有余，表里俱和，不须服药，如形长大，如色枯燥者，此气至而血不荣也，宜四物汤（十九）加人参、麦门冬；色红润而形平陷者，此血至而气不充也，宜四君子汤（二十）加黄芪、官桂、川芎；形平陷，色枯萎者，此气血俱不足也，宜十全大补汤（三十八）合无价散（七十三）主之；色灰白者，气虚也，四君子汤（二十）加黄芪，当归、官桂；色红紫者，血热也，四物汤（十九）加红花、地骨皮、牡丹皮。

起发迟迟顶又平，色多灰白气虚论，
紫红血热须清解，枯萎还从不足云。

凡痘疮起发迟滞，顶平色灰白者，气虚也。其人平日食少，脾胃不足，人参白术散去干葛加桂（二十三），十全大补汤（三十八）去地黄加木香主之。如曾有吐泻以致气弱者，四君子汤（二十）合益黄散（四十五）主之。泻未止者，四君子汤（二十）吞肉豆蔻丸（四十三）；甚者，陈氏木香散主之（二十五）。若红紫色掀肿者，血热也，四物汤（十九）合消毒散饮（十六）加红花，外用胭脂涂法解之（七十六）。干枯者，血虚也，四物汤（十九）加人参、麦门冬、地骨皮，外用胭脂涂法（七十六）、水杨汤浴法（七十五）。

疮痘起发视根窠，红活充肥血气和，
若是干枯青紫黯，急宜养[1]血莫蹉跎。

起发之时，根窠红活，形见润泽者，此血随气行，灌注诸疮，自然红活肥泽，不须服药。如虽起发，干枯无水，谓之不肥泽；带青紫黯色，谓之不红活。其变为黑陷，乃血虚也，四物汤（十九）加人参、麦门冬、紫草、红花，间进调无价散（七十三），或吞夺命丹（十七），外用胭脂涂法（七十六）。

渐长尖圆厚且坚，其形光壮色红鲜，
气充血旺无亏欠，平陷浮囊气不全。

起发之时，不徐不疾，以渐长大，尖圆磊落，光壮坚实，根脚红活。此气充足，载血而行，透彻诸疮，自然尖圆光壮，不须服药。如虽红活，顶平中陷，不成尖圆，色嫩皮薄，不能坚厚，其变为痒塌，为留伏壅遏，乃气虚也，四君子汤（二十）合匀气散（十三）加黄芪、官桂，或人参白术散（二十三）加黄芪、官桂、防风，或调元汤（十八）加官桂，防风、白芷、荆芥穗，或十全大补汤（三十八）去地黄，加防风、白芷，或十宣散（三十七），皆可选用。若疮皮薄色嫩娇淫，淫而湿者，此气不胜血，宜补气凉血，四君子汤（二十），四物汤（十九）去川芎、地黄，加官桂、黄芪、防风、荆芥穗。如浮囊虚起，壳中无水者，此气不依血，血不附气，其变为痒塌，为痈肿，十全大补汤（三十八）去白术加大力子、连翘、防风、烧人屎。

邑人胡半峰，子五岁出痘，起发时，顶平而陷，请予视之。予曰：顺痘也。凡出痘者，以气血和平为主，尖圆坚实者，气也；红活明润者，血也；红活平陷者，血至而气不足也；圆实而色白者，气至而血不足也；平塌灰白者，气血俱不足也；掀肿红绽，气血俱有热也。令嗣痘出既密，时日未到，气血未周，以渐起发，得其常也，故曰顺痘，不须服药。已果然。

四围沸起陷居中，胃气亏虚发未通，
外白中心成黑点，是名鬼痘急宜攻。

痘疮起发，尖圆为贵，如四围起，中心平陷者，此有二种：有血化成水，四围高起，中心略低凹者，俗呼为茱萸痘，此

---

① 养：原作“解”，据彭端吾刻《痘疹全书》康熙五十六年修订重印本（两淮运库本）改。

中气不足，发未透彻故耳；能食者，至养浆之时，尽充满而起矣；不能食者，宜扶中气，人参白术散（二十三）主之。有四围沸起，中心落陷无起，尤是死肉，其形如钱，宜急攻之，若待渐变黑点，不可为矣，此名鬼痘，四君子汤（二十）合九味顺气散（一百零二），加烧人屎或紫草饮（六十三），或紫草饮子（一百一十七），连进服之，外更用胭脂涂法（七十六）。

中心凸起四沿平，外黑里红一例论，
此是表邪多壅遏，疏邪发表令调匀。

痘疹起发有中心凸起，四围干平无水者，或里红外黑者，此由平日感受风寒，皮肤坚木，以致痘毒郁而不散，宜桂枝葛根汤（五）、十宣散（三十七），以散表邪，外用水杨汤浴之（七十五）。

发时磊落最堪夸，三五粘连便不佳，
若是糊涂成一块，切防瘙痒又来加。

痘疮起发贵于颗粒分明，如痘彼此相串，皮肿肉浮，或于本痘四旁旋出小痘，攒聚胖长，渐成一块，此候最重，宜以快斑汤（十五）合消毒饮（十六），加烧人屎服之。更宜禁忌，以防毒犯。

自此常宜大便坚，如常调润更清安，
莫将汤剂轻投试，偏热偏寒变易生。

痘疮自起发之后，大便常宜坚实，缘小儿脆弱，身热而大便不通者，则易实，大便自利者，则易虚。虽四五日不大便，无忧也。不能食者，听其自便，赖旧谷气为养，至四五日后则脓化毒消，解利之剂可用也。能食者，三日后不通，不腹满，不里急后重，则亦不必攻之，可用胆导法（五十一）导之，不通以当归丸（一〇〇），令微润过，使气道升降，无壅遏之患，不可妄下。

其人能食素脾强，大便虽溏也不妨，
切莫汤丸将峻补，反增里热作余殃。

凡能食者，大便喜润，赖新谷以为养，而旧垢之不留，自然脏腑流利，血气和平。不可妄用温补，反增里热。

忽然暴泄势堪惊，毒入大肠亦有因，
勿待内虚成倒陷，上工治病贵能迎。

胃主腐熟水谷，大肠主传送已化之物，故食多少，可以知人谷气之虚实；大便滑涩，可以知人脏腑冷热。大便如常是亦痘疹之一顺也。如起发之时忽然泄泻，此宜急止之，恐肠胃虚，真气脱也，须辨冷热虚实。如泄泻而手足冷，面色青白，疮不红绽者，冷症也，理中汤丸（三十四）、肉豆蔻丸（四十三）、益黄散（四十五），甚则陈氏木香散（二十五）、异功散（二十六），皆可用也。泻下之物黄又酸臭，渴，手足心热，面赤，疮红绽掀发者，热症也，黄芩汤（四十一），五苓散（二十八）主之。脾胃怯弱，精神慢而不食者，为虚，当温养之，益黄散（四十五）；身热中满，渴而不食者，为实，当清利之，五苓散（二十八）。其人或脏气自脱，或因服寒药致令疮毒陷于大肠，泻下如豆汁或便脓血，或便黑汁，口内臭气，唇焦目闭加腹胀者，必亡也。

起发时常验手足，发如不透多反复，
此宜脾胃弱中求，尚怕差迟作痈毒。

痘疮起发欲透，惟四肢稍远，不宜均齐，必脾胃素强，能食多者，不须虑此。若脾胃素弱，又食少者，手足上疮常发不透。盖脾主四肢，脾虚则不能行其津液，灌溉四肢，所以发迟，以补脾为主，快斑越脾汤（一一九），如不令透，其后手足必作痈毒。又手足痘疮多发水泡者，此肝乘脾也，先泻肝，羌活汤（十）加柴胡；后补脾，人参白术散（二十三）去葛根加桂。如见而复隐，越而复塌，色紫黑者，此肾乘脾，不可治。

蕲水汪沙溪子痘出脓成时，头面腹背皆饱满，惟手足自肘膝至掌指犹未起发，予惊曰："脾主四肢，此子脾胃何甚弱也"。祖母叶氏曰："吾孙生三日母即死，是吾嚼粥饭养大也"。予用建中汤加黄芪、防风，只一服而疹尽起，肿作脓矣。时沙溪夫妇信奉鲁湖黑神于家，此子寄名于神，未出痘先神降童云：坛保吾老黑承管，只要痘出得少，至是痘甚密。予等朝夕笑玩，以计逐之使去。

头面斑疮总属阳，升生浮长类相常，
微微渐肿疮红润，骤肿疮平可预防。

头面属阳，痘疮亦属阳，以类相从，故出现起发收靥自头面始。升生浮长，阳之性也。痘疮起发，头面以渐肿大，升生浮长之性，不须忧恐，只要疮子磊落红活，光壮肥泽，待至成脓之后，毒化结痂而肿亦渐消矣。

如疮粘连，通串模糊成饼者，又要红活润泽，以快斑汤（十五）、消毒饮（十六）合而饮之，或消毒化斑汤（八十四）以解其毒，更以甘桔汤（七）加牛蒡子相间与之，以利咽喉，宽胸膈，令饮食无阻也。又以神应膏护目（六十六）。若灰白青黄干燥，疮面肤起者，皆死症也。其头面肿有不闭目者，毒浅而轻。有闭目者，毒深而重。亦待疮熟肿消而目自开。若疮未成，肿消目开者，此陷也，勿治。详见后头面预肿条。

凡痘将起发，头面预肿者，此时行疫疠之气，名大头瘟，其毒最酷，急用羌活救苦汤（八十三）解之。

起发之初未试浆，口唇疮色早焦黄，
如斯恶候无人识，待得收时作祸殃。

口唇者，脾之外候。人以脾胃为本，不宜受伤，如初发热唇焦裂者，此毒发于脾，便宜解之，泻黄散（一百零九）。不知早治，痘子之出，丛集于唇，及至起发，其疮先熟，内带黄浆，此恶候也。待诸痘成浆，此疮已靥，唇皮揭脱，渐变呕食呛水，昏睡而没矣。

起发疮头带白浆，不知何处便非祥，
谩夸国手移天力，空自叨叨说验方。

痘疮由红斑而水泡，水疱而脓疱，脓疱而结痂，有自然之序，若初起发，疮头便带白浆者，不分何处，并非佳兆，不特口唇为然也。

出形未定先涵水，起发之初便戴浆，
脓水未成收靥急，不堪有此命终亡。

痘疮初出一点血，血化为水，水化为脓，脓成毒解，此自然之序也。若初出之时，半是水疱，或才起发便有戴浆者，或未成脓即干收者。火性躁急，失其自然之序，不应至而至，所谓早发还先萎也。此毒火所为，倏急之间，焰息气尽而死矣。

蕲水李望松在监时，其子一岁，在家中出痘，请吾往视之，起发时都是水痘。予曰：痘乃胎痘，五脏各具一症：肝为水疱，肺为脓疱，心为斑，脾为疹，肾为黑陷。此乃肝脏之症，喜皮厚肉坚而色苍蜡。若皮薄色娇不可治也。乃以四君子汤加黄芪、防风、牛蒡子，母子同服，十三日安。

邑令君梁厚村公子出痘，起发时多成脓疱，请予治之。予告曰：此险痘也，治太晚矣。公曰：但尽尔术。二日瘙痒作而殒。

英山郑雨川子，九岁出痘，起发时额上两颊皆成水疱，吾曰：逆痘不可治也。痘症自有次序，初出一点血，化为水，水化为脓，脓成而毒解矣，有如苗而秀，秀而实。今方苗而秀，吾恐早发还先萎也，七日后再论。未及七日，大痒而死。

最爱尖圆成个个，生憎坚硬作堆堆，
非瘤非核非痈肿，怪事令人叹几回。

凡痘疮起发之时，磊落分布者，乃表里疏通，上下发泄而毒气解散，顺痘也；若颗粒丛聚，根窠坚硬者，乃气血凝滞，肌肉败坏而毒气郁积，逆痘也。瘤者，丹瘤也，似瘤之红而不痛。核者，结核也，似核之坚而不动。痈者，痈疽也，似痈之肿而不溃。此荣血不流之病，十无一生，不出四五日，必瘙痒闷乱而死。

起发浑如汤火伤，粘连成疱水洋洋，
皮肤溃烂真元散，鹤唳猿啼到北邙。

凡痘疮初出细密，模糊不成颗粒，至于起发之时，尽成大疱，清水虚痒，此卫气不敛之病，逆痘也。不出二三日，皮脱肉干，闷乱而死。

此上二症，乃恶毒之气，须于出现起发之时候之，若到成脓则无之矣。

起发一齐如锡面，皮肤浮肿形容变，
其人能食乃为佳，食减气虚作凶断。

痘疮最要以渐起发，磊落红活。如一发都起，无复颗粒，模糊串连，不红活带灰白色，面上浮肿如锡饼形，此恶候也。其人能食，大小便如常，无他症候者，吉；若食顿减，或原不能食者，凶。

一男子年二十余，出痘甚密，起发时肿异常，面如锡饼，形状可畏。人皆危之，予所喜者，饮食如常，大小便调，安静而睡。一医欲投木香散，予曰：痘疹无疾，不须服药。色白者，痘出太多，气血未能周遍也，数日之后自然收靥矣。果二十余日而安。

一小儿出痘甚密，不甚起发，面如锡饼，食少而渴。一医欲投木香散，予曰：此儿无吐泻里虚之症，不可用也。乃以保元汤加当归、赤芍、防风、桔梗、牛蒡子，调理而安。

一妇人二十四五，出痘甚密，面肿甚，身无完肤，七八日后眉心、唇上有成白浆者。或谓正当作脓之时，予曰：未也。面疮带赤，犹是血色，未曾化水，遽尔成脓，此恶候也，后必溃烂而死。果然。

热有大小治不同，古人取譬似蒸笼，
不知邪气分深浅，妄治何能得适中。

钱氏云：有大热则当利小便，小热者当解毒。大热谓身热脉实，大小便秘结而渴。惧其变生他疾，故利小便八正散（四十六），通关散（一一五）。大便秘者连翘汤（八十八），导赤散（三十五）加人参、麦门冬，使心火有所导引，则虽不用冷药，热亦自减去矣。疮痘不至热过，不为冷误，甚为良法。小热解毒之说，谓小热不解，大热必生，利其小便，则虑损气，故但可解毒而已，甘桔汤（七）加牛蒡子、荆芥穗。

发热痛痒是何因，痛实痒虚理自明，
大凡痛者终多吉，诸痒曾无一吉云。

经云：痒为虚，痛为实。内快外痛为外实内虚，内痛外快为内实外虚。又曰：诸寒为痛。痘疮起发，痛者有二：一则毒邪欲出，气血随之肌肉弸急而痛，九味顺气散（一〇二）合活血散（十四）主之，一则皮肤厚，肉理密，为外寒相搏而痛，桂枝葛根汤（五）主之。身痒亦有二症：一则气血不足，其痒为虚，十全大补汤（三十八）主之；一则能食淡以致，蝉蜕膏（一〇五）主之。凡痘疮作痒，深为可虑。

一小儿起发作痒，予曰：诸痒为虚，此非虚也，乃火邪也，人以汤沃之，火炙而痒，可以例推。乃用升麻葛根加防风、荆芥、紫背浮萍，只一服而痒止。

一小儿痘起发时，痘疮作痛而呻吟。予曰：痘胀作痛者佳，脓成痛自止矣。今痛太甚者，血热也。升麻葛根汤加红花、连翘、牛蒡子、忍冬花，服之即止。

腹胀之候最不佳，痘疮有此可伤嗟，
气和自尔无烦满，毒气壅留势渐加。

痘疮起发而腹胀者，有二症：一则阴阳不和，盖痘疮正发，热毒方盛，必生烦满，宜以葛根解毒汤（二十）、人参麦门冬散（二十二）、人参白术散（二十三）之类与之。不知此理，或饮冷过多，或误投凉剂，热为冷所激，欲出而不能，冷热相搏，毒不发越，故令腹胀。且伤于冷者，必不能食，大小便利，腹中虚鸣，此伤冷，阴阳气不和也，急当以温中药，疏逐冷气，冷气散则腹胀自消，益黄散（四十五）去甘草，加姜制厚朴；甚者气喘发厥，疮白而无血色，多至不救，陈氏木香散（二十五），圣方也。昧者反用峻下之药，致令重困，死。一则毒气陷伏入里，必有他症相杂，或烦躁大渴，或大小便秘，或啼哭不止，但用温平解毒快气之剂，紫草饮子主之（一一七）若腹胀而目闭，口中如烂肉臭者，其症为大恶。

出尽方将起发期，个中干黑令生疑，
此为黑陷休轻视，渐变加多不可为。

凡痘疮以起发光壮，红活肥泽为顺，若将起发之时，中间有干黑不起者，须急治之，不可因循以致传变加多，不可药救矣。

邑令君朱云阁公子出痘，至起发时，项后手背有二痘变黑者，摸之则痛。此痘疔也，急取胭脂数贴，水浸取汁涂之，尽汁而止。次日视之，已红莹起发矣。

邑人汪我溪子出痘，起发时有变黑者，予以云阁公子之事语之，教取胭脂汁涂其内，周氏不听，予谓我溪曰：不用吾言，蔓延不可为也。后果一身尽成黑痘而塌，复出一层又塌，如此者三而卒。

王思泉子出痘，起发时渐变黑，急请予治，已蔓延一身矣。其兄少峰议曰：吾闻痘疮变黑归肾者不治。公谓何如？予曰：黑痘有二症：一则干枯变黑者，此名倒陷，乃邪火太炽，真水已涸，故曰归肾不治。一则痘色变黑未至干塌，此疫毒之气所谓火发而曛昧者也。令侄之痘，正是此类，吾能治之。乃用当归梢、生地黄、赤芍药、酒红花以凉血，黄芪、人参、生甘草以泻火补元气，酒炒芩、连、牛蒡子、连翘、升麻以解毒，防风、荆芥以疏表，每剂入烧人屎一钱。连进十三剂，痘色转红，脓成而收靥矣。少峰曰：吾未见能治黑痘者，人夺天巧，信哉！

李良臣子出痘，至起发时变黑而干，急延予治，乃问：其大小便何如？乳母答曰：自初发热到今，未大便。曰：此热盛于内，宜急解之。因制一方，用麻黄，酒蜜拌炒焦黑，红花子、紫草、人中黄、连翘、酒蒸大黄、烧人屎，水煎服，外用胆导法取下燥屎，痘转红活，后以四物汤去川芎，加紫草、木通、枳壳、生甘草，调理收靥而安。

陷伏恶候古今传，变黑谁知有数般，
痘疹不宜轻见此，徒夸五色大还丹。

痘疹自内不出谓之伏，自外伏入谓之陷。痘疮黑陷，当分四症：一则感风寒，肌窍闭塞，血凝不行，必身痛，四肢微厥，斑点不长，或变黑色，或变青紫隐疹，此为倒伏也，宜温肌发散，桂枝葛根汤（五）加麻黄、蝉蜕，或以紫草饮（六十三），吞夺命丹（十七），外用胡荽酒喷之（七十四），水杨汤浴法（七十五），须令温散寒邪，然后热气伏行，则其斑自长矣。二则毒气太盛，内外蒸烁，毒气入里，必心烦狂躁，气喘妄言，如见鬼神，大小便秘，渴而腹胀，此为倒陷伏也。病邪轻者，宜利小便，解毒连翘汤（八十八）、通关散（一一五）；甚者以百祥丸（五十二）、牛李膏（五十三），以泻膀胱之毒，令阳气复还，脾胃温暖。服之身温欲饮水者，可治，是脾强胜肾，陷者当复出矣；若加以寒战身冷，汗出耳尻反热，死。然百祥丸太峻，今以宣风散（九十二）、三乙承气汤（三十）、枣变百祥丸

（一二六）代之，外以水杨汤浴之（七十五）。三则内虚而不能使阳气以副荣卫者，出而复没，斑点白色或黑色，其人必不能乳食，大便自利，或呕或厥，此胃虚而不出，谓之陷伏也。宜用温中之剂，令其胃暖，荣卫复行，则当自出矣，宜调元汤加丁香、官桂（十八），理中汤（三十六）加黄芪、官桂；甚则陈氏木香散（二十五）、异功散（二十六），皆可用也；外用胡荽酒喷之（七十四）。或因误下之后，毒入里而黑陷者，则宜温养而表出之，先以理中汤（三十四）温养其里，后以桂枝葛根汤（五）疏解其表也，不出再加麻黄。四则被房室等杂秽恶气冲触而黑陷者，则宜熏解之，内服紫草饮子（一一七），外用胡荽酒喷之（七十四），茵陈熏法（八十一）。

痘疔治法果多方，只要疏通解散良，
不使毒邪当伏陷，得行权处勿泥常。

痘疹之毒，自内而出，冲突气血，发散腠理，初出一点血，乃身中气血被毒驱逐见于皮肤之外。其成形者，气也；成色者，血也。毒火太甚，煎熬气血，先至之，气则削矣，血则枯矣，气削血枯，腠理反闭，毒不得出，未免复入于底，遂成陷伏。时人以黑疮子为痘疔，又曰鬼痘者，深恶而畏之词也。此乃毒气郁遏，非外感风寒，内虚吐利，杂气触犯者可比。古人立方，如大小便秘，腹胀烦躁者，则下之；但大小便秘者，则利小便解毒；自利者，以泻脓血为顺，水谷为逆，却不立方，以毒虽入腹，皆泻出也。攻之则无所攻，补之则不可补，昏闷不醒者，用龙骨膏（一〇五）以去心中之邪；枯黑不起者，或内用无价散（七十二）以解在内之邪，或外用水杨汤（七十五）、四圣散（七十二）、胭脂涂法（七十六），以解其表，使邪气得出，皆良法也。为工者，合下即下，合利即利，合发即发，或解其里，或解其表，应变出奇，勿泥常法可也。

蕲水汪白石出痘，方八岁，请予往治。起发时有黑枯者，予曰：此痘疔也。乃用四圣散，胭脂汁调，银簪拨开痘头涂之，即转红活，亦不延蔓，数日后应收不收。问之，不更衣七日矣，知其肠内燥结，其家信佛事，禁杀，予强取猪肉，烂煮，和汁与食，果肠润便通，痘旋收靥。

英山郑鄙子，三岁出痘，请予往治。起发时肩膊腰臀间，有数个干黑者。急以胭脂汁调四圣散，银簪拨开痘顶，入药于中，须臾起发红活，亦不延蔓。时鄙叔郑斗门善医，同在调理，因问予曰：痘疮变黑有可治者不可治者，何也？予曰：痘疮变黑，其症为逆，治之贵早，不可缓也。缓则延蔓。传变，倏出倏没，迤逦而死矣。治此症者，亦有数法，如四围有水，中心黑陷者，只用胭脂涂法，须频频作之，直待转红起胖而止；如痘子干黑，概括脚坚硬者，可用四圣散，即今之治法也；若皮肉不活，根脚不肿者，决死勿治；若起发有水，顶平而黑者，宜内服凉血解毒药加烧人屎，外用胭脂涂法；若大便不通者，此里热熏蒸得之，宜内服四物、三黄汤，外用胆导法，得利后而变红活也；若泄泻者，此虚寒也，宜用保元汤加木香、桂；如尽干黑，烦躁闷乱者，决死，不治。斗门拱手称谢曰：名下无虚士，敬受教。

几经发疱多凶恶，原有疮瘢休认错，
痘集成丛肌肉败，色多青紫宜敷药。

痘疮发疱，亦与黑陷相类，外内出入虽不同，而毒气壅郁则一也。或发水疱，或发血泡，或赤、或紫、或黑，但见此症，十无一生。然亦有似是而非者，不可不辨。其人身上原有瘤疮，或破伤未痊，或虽痊，瘢痕尚嫩，一旦痘出，则疮瘢四围痘必丛集者，物从其类之理也。发生之后，必然作泡者，腐败皮肉气色先变，宜与完肤有别也。治此者，先以针刺破，吮出恶血后，以胭脂涂法（七十六）合百花膏（九十八）敷之。此疮又易作痒，起发之后，常宜以茵陈熏法（八十一）熏之。勿令抓伤，若被爬搔则反复灌烂淹延不愈，变为疳蚀坏疮，以致不治者多矣。

疮多平陷发未透，时日已过增烦躁，
啼哭呻吟不忍闻，何堪谵妄又狂叫。

疮痘起发欲透，磊落尖圆，光壮肥泽者，上也；根脚横开，皮起水涨者，次也；顶皮不起，根脚不开，犹是先出之形，不见新生之水，此谓起发不透。审察症候，如气本实者，必曾感风寒，以桂枝葛根汤（五）合夺命丹（十七）发之；如气本虚，必不能食，或吐利，以人参白术散（二十三）合夺命丹（十九）以补中气而发表邪；如欲成陷伏者，依前四法治之；若时日已多，发犹不透，或烦躁不安者，此毒热在里，心恶热，以导赤散（三十五）送服牛黄清心丸（三十六），以解散热毒，导此心火也。或啼哭者，凡人五脏平和则神宇安静，今五脏蕴毒，内外蒸郁，神不安舍，以导赤散（三十五）送服安神丸（四十七）、通关散（一一五）。使郁热解散，神宇清快也。若谵言妄有见闻，时狂叫者，此五脏热毒蕴积，阳气独盛，无阴气以和之，退火回生丹（一〇四，附方）；大便必不利，以当归丸（一〇〇）。微利之，再行胆导法（五十一），使无留滞，易快利也，甚则防风通圣散主之（四）；若昏不知人，腹胀喘呼，死症也。

发热推来几日经，时时烦躁未曾停，
如狂屎黑知瘀血，不尔还为燥屎论。

凡痘疮出不快，发不透，靥不齐，有烦躁者，此有二症：如面黄大便色黑，烦躁喘渴，或如狂，或喜忘，腹胀或痛，此为有瘀血在里也，宜当归丸（一百），或四顺清凉饮（二十七），并加桃仁、酒红花；甚者桃仁承气汤主之。如便血下黑粪，而又睡不醒者，心为血之主，睡不醒则心之神昏矣，玄参地黄汤（六十五）加木通、麦门冬。若无面黄、屎黑，如狂喜忘之症，只大小便不通，烦躁腹胀者，此有燥屎也。此却真狂谵妄，以三黄丸（八）、四顺清凉饮（二十七）、三乙承气汤（三十）、当归丸（一百）、胆导法（五十一），看病轻重，择而用之。如偏执不可下之说，以致陷伏而死者，医之咎也。

口中气出臭冲人，饮食俱难又失声，
寒战咬牙多闷乱，体寒呕泻总归冥。

凡起发之时，痘疮稠密，又见陷伏烦躁狂叫之症，或口中出臭气者，此毒火熏煎，肺烂胃败之气也；或不饮食失声者，此咽喉肿烂也；寒战咬牙者，邪传肾也；或闷乱者，神已丧也；或体寒者，阳脱也；或呕、或泻者，肠胃俱败也。经云：五脏气绝于内者，利不止；六腑气绝于外者，手足厥。凡见以上诸症者，皆不治也。

痘疮起发肿为奇，头面预肿又不宜，
五脏精华从此散，真人独跨彩凤归。

凡痘疮起发时，头面不肿者，毒微，上吉之兆也。痘以渐长，头面以渐肿，待至脓成收靥，而后肿渐消者，常候也。如痘未起发头面先肿，皮光色艳如瓠瓜之状，此恶毒之气上侵清虚之府，与大头瘟病同。况五脏精华皆聚于头面，而泥丸宫者，又元辰真人出入之处也。恶毒上侵则五精俱丧，元辰亦忘，精丧神亡，其后必痒塌而死矣。初肿之时，急以羌活救苦汤（八十三），多服有效。

痘疮起发辨生死诀

一起发时，根窠太红，头面皮肉红肿如瓠瓜之状者，七日之后死，勿治。

一起发时，遍身痘顶皆黑，其中有眼如针孔紫黑者，三日后死，勿治。

一起发时，两腮虚肿成块，肩膊腰臀皆有成块坚硬者，五日死，勿治。

一起发时，有痘变黑干枯者[①]，延及遍身俱干黑者，七日后死，勿治。

一起发时，先出痘形，以渐不见者，三日内死，勿治。

① 有痘变黑干枯者：原作“有痘变黑干如者”，据忠信堂本改。

卷之十六

成实症治歌括

凡三十四首。

痘疮成实作脓窠，只要脓成饱满多，
根脚红鲜色苍蜡，刻期收靥保元和。

痘疮初出一点血，只成小小血疱，起发则渐长大，血化成水，为水疱，至水疱转作脓疱，始成实矣。成实之时，却要个个成脓，肥泽饱满，根脚红活。又苍蜡色，如此者，可以刻定日数，而知收靥之期。

陷起平尖根脚红，窠囊血水尽成脓，
自然表里无邪毒，莫使汤丸又妄攻。

疮痘初出或中心陷下者，或顶平者，或根窠白色者，其人能食或治不乖方，以致起发之后，陷者尽起，平者复尖，白淡者变红活，窠中血水以化为脓。夫陷起平尖，起发可谓透矣；红活饱满，气血可谓足矣；水化为脓，毒亦解矣；表无痒痛之症，里无吐泻之症，是表里又无病矣。如此坐视收靥，不可妄投汤剂。

一面起发如初出，一面成脓有后先，
发已透时脓又熟，毒随脓化病除根。

痘子轻者，常作三四次出，有大小，有先后，起发亦作三四次。先出者，先起；后出者，后起。大者，自大；小者，自小，亦如初出之样。待至养浆，则先长者，先作浆；后长者，后作浆。大小亦如之，磊落分明，不相粘连者，上也；痘子密者，长大胖壮，以至作浆未有不相串，只要陷者尽起，无起不透，转成脓浆，次也。脓成之后，毒气已解，无复留伏矣。

痘熟浑如果熟形，外无娇色内多津，
脓浆饱满回苍蜡，可许如期结靥成。

凡痘疮发热三日，出现三日，起发三日，养脓三日，结靥三日，共三五一十五日，乃大率常数也，惟痘密毒甚者，常过其期，痘稀毒微者，常不及期，虽不可以日期计，亦当以常数为定则也。初出见时，其形小，其色红，乃是一点血。至起发，其形圆，其色红白，乃血化为水也。养脓，则其形大而坚，其色红而黄，乃水化为脓也。结靥则其形大而软，其色红而黑，谓之苍蜡，此脓熟欲靥之状，如果之熟，自然外皮软而内肉烂也。假如十日以后，正当成脓结靥之时，其形平陷，其色红紫，外不胖壮，内无脓水，此名生痘，血至而气不至，乃倒陷也，不出十日内，腹胀气喘，闷乱而死。

李廷让子四岁，出痘十日后，予视之。见其痘顶平陷，根窠红紫，昏睡不食。予曰：不可救也。次日死。

起发圆圆不作脓，一身郛郭总成空，
如斯空痘真凶险，若不伤残也发痈。

痘疮起发，小者渐大，平者渐高，陷者渐起，外带红色，内涵清水，以至养脓，则皆胖壮红润，脓浆饱满，此顺痘也。若形色灰白，脓水清淡者，险痘也。虽不伤残，亦发痈毒。外若虚胀，内无水浆，此名空痘，气至而血不至，亦倒靥之类，乃逆痘也，不出十三日，必痒塌而死。

待到成浆却要浆，切防清水及空囊，
囊空无水邪犹伏，清水非浆痒莫当。

凡痘疮，出欲尽，发欲透，至于养脓，便要成脓饱满者，脓已成也，浑浊者，脓之形也；黄白者，脓之色也。若当作脓之时，犹是空壳，此气载毒行，血不附气，毒在血也。血既不至，则毒犹伏于血中而不出，四物汤（十九）合紫草饮（六十三）加蝉蜕主之。如已成水，清淡灰白，不能作脓，此气血俱虚。所有之水，乃初时一点血气，解而为水，非自内潮起之水，十全大补汤（三十八）。此二症者，为痒塌，为痈毒，不可不知也。

张月山妹出痘，起发只空壳，延予视之。予曰：此气有余而血不足也，则在肝经，用四物汤、小柴胡汤服之，虽作脓，亦未饱满而收。予曰：凡痘疮不成脓，或脓少者，皆发痈毒，此足厥阴肝病，必发顶疽。已果然。

痘疮只说待脓成，谁晓成脓未足凭，
饱满坚牢诚可喜，湿淫软薄又堪惊。

人言痘疮只到成脓则毒气化解，便称无患，不知脓亦有凶有吉。如疮皮坚厚，脓浆浑浊，约束完固，无少破损，此真吉兆，若疮皮软薄，脓水清淡，渗漏淫湿，易于破损，此尤凶也。惟疮久熟，时日已过，当靥不靥者，则脓复化为水，皮亦易破，勿依此论。

正作脓时不作脓，此于黑陷理相同，
但将四症分虚实，那得多方指聩聋。

痘疮起发后，正待作脓，却不成脓者，此与不起发而黑陷者，分四症同论。如感风寒则当温散，桂枝葛根汤（五）加黄芪、白芷、防风；毒气盛则宜托里解毒，利小便，紫草饮子（一一七）连翘汤（八十八）相间服之；大便秘者，宣风散（九十二）；内虚宜温里，十全大补汤（三十八），陈氏木香散（二十五）；触犯宜熏解，内服紫草饮子（六十三），外用茵陈熏法（八十一）；若烦躁昏闷者，龙脑膏（一〇五）。

脓浆方作谨看承，勿比初时一例论，
毒气从今将解散，病人到此减精神。

痘疮起发之初，当避风寒，远人物，节饮食，守禁戒也。到此养浆之时，比之起发，尤加谨焉可也。盖前此，人病未久，气血犹强，足以御乖戾之变；至此则气耗血亏，精神减损，少有乖戾，不能任之，况疮始成就，尤易触犯，不可不加谨矣。如天大热，则撤去衣被，令常清凉，但谨门窗帷帐，勿使邪气透入；天大寒，则添厚盖复，令常温煖，更用亲人左右夹之。房室中可明亮，勿绝灯火，常烧辟秽香（九十三）加乳香，令香气袭人，日夜常用人看视，互相更代，勿令疲倦，恐或作痒为之抚摩，莫使误破，以致溃烂结痂不美。

遍身痘疮欲成浆，只要其人脾胃强，
食少便坚中气足，便清能实却无伤。

痘疮已长，脓浆欲成之时，专以脾胃为主，脾胃强则气血充实，自然脓浆易成，饱满坚厚，不须服药；脾胃弱则气血衰少，不能周灌于身，使之作浆虚软清淡，虽有浆亦水而已，宜十全大补汤（三十八）去地黄，加木香，或人参白术散（二十三）去葛根，加黄芪、官桂，多服佳。然脾胃强弱，于食多少，大便坚利求之。食少，大便坚者，脾胃之气犹足也；若泄泻，则脾胃益虚，四君子汤（二十）送下肉豆蔻丸（四十三），利止复以人参白术散（二十三）去葛根加黄芪、官桂服之。便清能食，不能食者，亦依上法，如能食，大便坚，数日未更衣者，用胆导法（五十一）通之，使气得疏通，荣卫和畅，不致斑烂也。

先时泄泻总非佳，到此非佳尤可佳，
津液已衰脾胃弱，岂堪泄痢又来加。

痘疮出形起发，并不宜泄泻，恐里气虚，毒邪不出，反成陷伏，故以泄利非佳兆也。若成浆之时，尤不宜泄，比之于前又甚焉。盖前此为病未久，脾胃尚强，足以任之；今则病久，津液已衰，脾胃已弱，若复泄泻，则仅存之气，重竭于内，方张之毒不能成于外，或为痒塌，或为倒靥，或寒战咬牙，虚惫而死，轻则人参白术散（二十三）去葛根，加木香、官桂、黄芪，甚则陈氏木香散（二十五）、异功散（二十六）、肉豆蔻丸（四十三）并进。

予长子邦忠，三岁出痘，先君年八十始得一孙，与先母珍爱甚笃，至脓成将靥时，忽作泄泻，疮变灰白，先君曰：此虚寒症，命作木香散服之，未尽其剂，泄止疮复红活。时邻居曾显荣长子，出痘密甚，将靥亦泄泻，痘变灰白又作痒，亟来请药，先君即以前未尽剂，姑与服之，泄亦止而疮转红活不痒矣。

泄泻古人原有别，肠垢鹜溏分冷热，
痘中泄水泄血脓，勿使汤丸轻止涩。

经云：协热而下痢者，其肠必垢；协寒而痢者，其溏似鹜。寒则温之、涩之，热则通之、清之，此古人治法也。痘疮养脓收靥之时，有泄泻者，此为大忌，恐中气虚而毒复陷也，故专以温补止涩之法为正。然有痢清水者，有痢脓血者，又不可与虚寒者，衮衮同论治也。盖痢清水者，曾有大渴，饮水过多，蓄积于中，渍灌肠胃，今乃作痢，此蓄水泄也，水去尽则止；痢脓血者，因痘不收，以成倒靥，中气充实，毒不得留，乃自大便而下，此倒靥泄也，泄尽脓血自愈。若不知此二症，待其自愈，若妄投止涩之剂，则根蒂未除，枝蔓滋长，源泉欲塞，决溃更多，吾见其误死者多矣。

郡别驾，壬峰肖公女，七岁出痘，先请杜近林治之，连服保元汤。公因疮密忧甚，延予视之。予曰：表里俱实，虽密，顺痘也，不必服药。公江西永丰人，彼处出痘者，专食鸡。予以里实，告鸡不可食，公不听，日取大鸡烂煮，以汁饮之，至脓成将靥时，忽大泄，日夜五六次，所下皆清水。公命止之，全曰：里气太实，正须泄耳。次日泄益甚，予视其痘饱满红润，不与药服，公怒曰：吾女好痘，莫有失也。予曰：保无他。杜亦惑，欲进肉豆蔻丸，予止之。至第三日大泄水一行，予告公曰：泄止矣。公问：未服药，何以止？予曰：此坐饮鸡汁太多，汁水留薄肠胃之中，今泄者，名蓄水泄也，水尽泄自止，与四君子汤加陈皮调理而安。公甚称服。

失气原来足太阴，肠中喷响足阳明，
相同泄泻休差误，谷气消亡大限临。

按《灵枢经》：足太阴脾经，是动则病得后，与失气，则快然而衰。足阳明胃经是动则病腹胀喷响，可见失气者，脾败而谷气下脱也；肠鸣者，胃败而中气下陷也。病痘之人，不宜有此，与泄泻同，皆是死症。泄泻者，水谷糟粕之物；肠鸣失气，肠胃生养之气也。

痘疮手足最宜温，热甚须知毒亦深，
若是四肢多厥逆，此为恶候必归冥。

痘疮，手足和平为贵。养浆之时，手足发热，手足必有汗，此毒热郁于中，必大小便不通，脉滑沉数疾，宜利之，三乙承气汤（三十）去芒硝主之。手足厥逆者，此阳气欲脱，必自利不止，或吐，脉沉细微弱或浮大而虚，急温之，理中汤丸（三十四）加熟附子，或陈氏异功散（二十六），服药后，手足和暖者，生；厥者死。若大小便秘，烦躁狂妄，腹胀喘渴，脉沉滑数，疮不起者，此陷伏之症，为阳厥，百祥丸（五十二），三乙承气汤（三十）主之。

浆成毒解贵安宁，脏腑平和神宇清，
烦躁不眠何以辨，但从疮痘认分明。

痘疮始终贵于安静，脓成之时，毒已化解，脏腑平等，神宇爽快，尤宜安静也。若忽加烦躁不得眠者，但就痘子上辨之，如脓多清淡，尚不满足，此毒犹在里，未得尽出也，龙脑膏主之（一〇五）；如脓已成又饱满，因发热干浆而烦者，此宜利小便，导赤散主之（三十五）；如痘太密，脓成之后，心血亏虚，虚烦不得眠者，四物汤（十九）去川芎加人参、麦门冬、栀子仁，又酸枣仁汤（一二一）主之。

几见成浆饮食难，锁喉呕秽病相干，
语言清亮终须吉，暴喑无声疗莫痊。

凡痘疮密，咽中亦有之，成浆之时，咽疮早熟，肉虚皮薄，易致破损，疮瘢新嫩，触之即痛，痂皮粘滞，痰涎缠裹，所以堵塞饮食难人，勉强吞咽，则为疼痛所苦，痰涎所格，是以水入则呛，谷入则呕也。如语言清亮者可治，甘桔汤（七），加牛蒡子、天花粉，利咽膈，化痰涎，惟多饮之，自然平愈。若声哑嗄，言语不出者，咽喉溃烂，不可治矣。

一小儿痘本轻疏，因伤食，腹痛而呕，用平胃散加砂仁、藿香叶、煨生姜而呕止。

一小儿，因食生冷，伤脾胃而呕，痘变灰白，用钱氏异功散加砂仁、丁香、官桂而呕止。

一小儿，痘密甚，喉舌都是，将靥时呛水呕食，杂脓血、痂皮、痰涎而出，用甘桔汤加牛蒡子频呷之，调理而安。

一小儿，脓成浆靥，忽作干呕，虽不饮食，常自呕哕，予视其痘不作脓，不满顶，曰：此逆痘也。乃诵木陈叶落、弦绝声嘶之言以告之。后失声闷乱而死。

痘疮皮嫩色娇红，待到成脓痒又攻，
调理勿令今有此，除非肿灌痘重重。

凡痘疮，皮嫩色娇者，到成脓时多生瘙痒，先当调理，勿令有此可也。若失于早治而发痒者，内服消风化毒汤（八十二），外用茵陈熏法（八十一），破者以白龙散（七十九）敷之。大抵痘疮作痒乃是恶候，吉少凶多。如其人能食或大便坚，抓破之处，复灌成脓，原无痘处，续出大小不等，虽尽痒破，可内服十全大补汤（三十八）、苦参丸（七十七），间与之，外以灭瘢救苦散（七十八），合百花膏（九十八）涂之。若瘙痒之时，其人颠倒闷乱，抓破之处不复肿灌，或成坑窟；或即干黑；或皮自脱，又加以呛水、呕食，水浆不入，或泄泻，或寒战，或咬牙，或失声，或手足厥逆，或狂叫，皆死症也。

待到成脓结靥时，最嫌瘙痒又相催，
苗而不秀空惆怅，雨打梨花落树枝。

痘疮始终所忌者，瘙痒也。到得成脓将靥，十分凶险，已过大半，若无瘙痒，可计日求安矣。如作瘙痒，吉凶犹未可知，必视其所发，观其所因，察其情状，以施治法，以决生死，可以谓之良工也。视其所发者，或发于手足，或发于胸背，拂之则止，禁之则听者，吉；若发于正面，瘙痒不止，皮脱肉干者，凶。观其所因者，或因吐泻少食，脾胃既弱，气血不荣者，虚痒也，可用陈氏温补之法，则痒可止；或因秽恶之气，触动邪火者，暴痒也，惟用熏解之法即止，或因痘疮之熟，邪气尽解，正气渐生，气血调和而痒者，此美疾也，不须服药；若无所因，自生瘙痒者，原是恶痘，不得善成。察其情状者，如瘙痒之时，乍作乍止，精神清爽，不自抓搔，欲人抚摩者。生；若瘙痒无时，神识昏沉，胡抓乱舞，摇头扭项者，决死，勿治。

胡三溪女，七岁出痘，初发热，两手如捻物状。时喻正甫亦在，予曰：此肝病也。经云：其为病也，握，宜平其肝，以泻青丸方去大黄加甘草、柴胡、青皮，一服而握止。予欲再进一剂，其母匡氏不喜，喻顺其情呼曰：好痘勿药。予曰：噫！凡肝病者，多水疱而作痒。吾欲止之未发之前，既不听，七日后再议。予但言用心守护。果至第六日夜，面疮尽抓破矣，匡乃大哭，请予治之，喻亦叹曰：何变之速耶？予曰：向欲预防此变，尔等不信，今何叹惜哉？请勿忧，予能治之。乃用保元汤加防风、白芷，一服痒止，再服著痂，而疮亦平。

正面诸疮不可伤，略伤一处便非祥，
当时即止浑无忌，破尽须教日下亡。

凡视痘疮，以正面为主，五脏精华皆萃于面故也。身上疮有痒者，或至抓破不能为害，惟正面疮不可犯动。苟于眉目鼻面之间抓破一处，此肺有热也，急用甘桔汤（七十）加牛蒡子以解之，其痒既止，乃佳兆也。若痒不止，津淫渐开，气愈泄而痒愈急，必满而抓破，死。

额上疮如沸水浇，溶溶破烂不坚牢，
渐诞面颊都如是，泄尽元阳限倒头。

凡痘疮起发，养浆之时，额上疮如火烧汤浇之状，溃烂破坏，无复完肤，或两颊之旁亦如是样，不待抓搔而自破烂者，以渐而开沙崩之势，莫之能御，谷焦水去，似靥非靥，阳气脱而死。

准头唇上与眉心，耳畔诸疮不可轻，
脓未得成先黑靥，莫将干较与时人。

痘疮作浆之初，面上诸疮未尽成脓，或鼻准头疮先干，如橘子色者，或眉心疮自干黑者，或唇上疮自焦黑者，或两耳上疮自收者，或两颊疮如饼，中间干陷者，此名倒陷，乃死之候，不可认作正收，对人妄言。

邑痒生吴近滨二女出痘，请予调治。长女顺吉，次女将养脓，面上有干靥者，犯倒陷，逆症，原无治法。乃主一方，用黄芪、人参、甘草节、当归、赤芍药、生地黄、金银花、牛蒡子、连翘、麻黄（蜜酒拌炒黑）、红花子水煎，调穿山甲末，且告之曰：此药服后，若疮先干者，复起作脓，未干者胖壮饱满，痘空地上再出小痘，上也；痘不作脓不补空，或发痈肿，次也。否则无可为计矣。连进三服，已干者不肿，未干者饱脓，空中补痘不多，手足发痈，后以十全大补汤加金银花、连翘调理而安。

蕲水邱莲塘季子出痘，正作脓，瘙痒烦哭。亟请予往，见其面痘磊落红绽，脓浆未熟，两颊先干，皮肉木硬。因其珍爱，难以凶告，但曰左颊属木肝也，肝主血藏魂；右颊属金肺也，主气藏魄。两颊木硬，气血不荣，魂魄不靖，所以烦哭也。莲塘固请用药，予辞不能治，欲解其毒，则中气反伤，欲补其中，则邪火正盛，故告退。是夕加烦而死。

手足诸疮要饱浆，充肥苍蜡喜脾强，
淡清虚瘪多灰白，纵得干收有后殃。

手足痘疮最要脓浆饱满，乃脾胃强，气血足也。若灰白色，或清淡水，或虚馁瘪瘪，此脾胃弱，快斑越脾汤主之（一一九）如此者，纵得收靥后，必手足腕膝及关节之处，发痈毒也。

两臀肩背诸疮子，展转揩摩最受亏，
惟有正疮能耐久，不然粘着便无皮。

痘疮初出起发，邪气虽旺，正气亦强，足以任之。至于成浆则气血渐耗，精神渐弱，有不胜之状，起止艰难，多喜仰卧，惟肩膊背臀之疮，展转摩迭最受亏苦。若痘好者，自然坚厚，耐久不破；其次则收靥稍迟，脓自溃；最可恶者，如汤火之疱，水去皮脱。又疮自破，清水非脓，黑鼾干焦，是不治之症。

才试浆时未饱囊，疮头有孔漏脓浆，
依然团聚封疮口，泄去真津毒气藏。

痘作脓窠之时，最要皮厚，包裹完固，若脓未成，忽然疮头有孔，其水漏出，或结聚成团，堆于孔外者，或水去窠空自干黑者，俗名漏疮，必死。若脓熟之后，窠皮亦熟，浆水拂出，因而结靥，此头额正面之间，多有之，俗谓之堆屎收，不可以漏疮例论，盖痘疮脓未成，堆屎收脓，过熟也。

遍身疮痘作脓窠，涕唾稠粘咯吐多，
强忍直当收靥后，自然毒解得平和。

痘疮者，每至作脓窠之时，咯唾痰涎稠粘脓结，或有脓血夹杂者，咽喉不利，饮食亦少，此肺受火邪，津液不足，故多粘痰。喉舌牙齿之间，疮溃血出，惟用甘桔汤（七）加牛蒡子、天花粉清肺化痰，利咽膈。直待收靥之后，自然和平，不可妄用大凉之剂。

疮痘脓浆赖血成，几何津液受熏蒸，
舍空血耗神明乱，睡里呢喃唤不醒。

痘内之脓，皆身中之血熏蒸而成，疮痘稠密，脓血周遍，津液消耗。心主血，血虚则舍空，故心热者，虚烦不得眠，酸枣仁汤主之（一二一）；心虚者喜睡，梦中呢喃如与人言，多怪诞之事，唤之不醒，安神丸主之（四十七），若昏闷甚者，先以龙脑膏（一〇五）开其心窍，后以安神丸（四十七），人参麦门冬汤送下。

蕲水徐桂山子文祯，年十七出痘，请予调治，至脓成将靥时，忽发狂，妄语、起舞，或殴人骂人，皆平日仇恨者，一身之疮尽迸破，父母恐有魇咒，亟延田巫禳之。田尽其术，病者不少宁，乃问予。予曰：信巫不信医，待巫无验，吾方治之，田亦自知非魇，乃告予曰：请用药勿相拘也。予用安神丸一百粒，作二次服，良久始省，问其所为梦也。

起发成脓未失期，渴而饮水不须疑，
气亏血少无津液，润燥生津法更奇。

痘疮之出，全资血气之养，以致成就，今痘出太密，取用过多，气不期而自亏，血不期而自少，故津液不足，咽干膈焦而渴也。法宜养气生血，益津润燥，人参麦冬散（二十二）、葛根解毒汤（二十）主之，切不可以冷水、西瓜、红柿、梨、蔗、菱、藕生冷之物及寒凉之药，损其胃气，则津液不生，烦渴不止，而变生焉。

麻城邹渍溪子出痘，至养脓时大渴不止，予议用人参麦门冬散，傅医即依本方修合，予谓曰：此乃疮出太甚，津液不足之症，白术燥津液，茯苓渗津液，皆所禁也。予借古方而行己意，教以本方去白术、升麻，加生地黄、天花粉、知母、淡竹叶，一服渴止。

邑孝廉万宾兰子出痘，至养脓时大渴不止，予用人参麦门冬散，去白术、升麻，加生地黄、天花粉作大剂代汤饮之，一服渴止。

脓窠已作中无毒，腹痛多因燥屎攻，
若是便清曾受冷，好将汤散急温中。

痘疮初出腹痛者，毒在里也。桂枝大黄汤（二十九）。起发不透，腹痛者，陷伏也，三乙承气汤（三十）、宣风散（九十二）。作脓腹痛者，毒已出，又无陷伏，其人不大便者，必燥屎也，当归丸（一百）胆导法（五十四）以通之。便清者，必受冷也，急与理中汤（三十四）加肉桂，或黄芪建中汤（三十一）加木香主之。

表里无邪一向安，忽然腹痛又加烦，
痘疮色变成灰木，此候曾因饱食干。

痘疮其出已尽，其发已透，其脓已成，表无邪也。能食，小便清，大便润，里无邪也。一向平安。忽然腹胀作痛，烦躁喘促，痘疮色变如灰木之状，此必伤食得之，先以丁香脾积丸（三十三），原物汤下，去其宿食；后以人参白术散（二十三）去葛根加青皮、橘皮，与养胃丸（一〇六）相间调之。

蕲水李宅一女出痘，至脓成将靥时，忽腹胀且痛，气喘呻吟，请予治之，予视其病，疮既胖壮，脓又饱满，诊其脉弦滑，予曰此非痘毒，乃伤食也。因问曾食鸡肉糯米饭。予曰：急下之。女之祖知医，乃曰：痘疮首尾不可下，恐虚其里，不靥也。予曰：病不执方，药贵对症，有是病则投是药，下之无妨。遂以原物作汤吞丁香脾积丸，得利而安。

英山金宅一子出痘，成脓时忽腹胀作痛，气喘烦闷，延予视之，其痘光壮饱满，非毒也，必曾伤食。问之果因面食过饱，乃用原物汤送下丁香脾积丸得利，病稍定，再用钱氏异功散加青皮、山楂，一服而愈。

未得成脓先溃烂，此候得之轻发散，
除非脾胃本来强，曾见几人成倒陷。

夫痘疮脓熟溃烂者，常候也。若未成脓，先即溃者，此名斑烂。斑烂之由，病当发散而不发散，则毒气闭塞，喘促闷乱；不当发散而误发散，则热毒随阳气暴出，遍身皮肉溃烂，此不善发表之过，治之宜调脾进食，令大便得所，安养荣卫，生肌解毒，解之不至于冷，调养不至于热，方为良法，宜十全大补汤（三十八），去桂加防风、荆芥穗，多服佳。大便秘，以胆导法（五十一）润之。脓水不干，以败草散（八十）衬之，斑烂作脓痛甚者，以天水散（九十四）和百花膏（九十八）涂之。又有发表过甚，外为斑烂而内虚，阳气不守，脏腑自利，此又急当救里解表，陈氏木香散主之（二十五），厥阴者，异功散（二十六）。

邑丞雷省斋次孙五岁出痘，延予四子邦治视之，此孙尝拜医万世乔为恩父，世乔恃熟，专恣无忌，邦治用药，必力阻之。其孙衣以厚绵，围以厚被，日夜向火，任其饮酒，未七日而靥。予闻日期未足，其收太急，亲往视之，见其自面至腰，溃烂平塌，无作痂者，乃告曰：此非正收，是倒靥也，亟用托里解毒之药，减去衣被，再勿近火饮酒，可保无事，因立一方，以黄芪、白芷排脓托里，防风、蝉蜕以疏表，青皮、桔梗以疏里，牛蒡子、甘草以解毒，只一服而溃疮腹胀，大便脓涎，此毒气中外无留矣。予辞归，又告曰：勿再服药，恐生他病也。

痘疮磊落本无多，到得成脓不结窠，
不是脾虚常食少，定知陷伏认差讹。

曾见痘疮初出磊落，起发亦透，只待结脓窠之时却不作脓，往往变为坏症者，或因其人不能食，脾胃虚，又自利不知调理者，或出未匀，发未透，毒气陷伏，妄谈稀疏者，此皆人事之不修，非干时毒而然也。

失声四症要端详，肺浊心微声不扬，
哭语无闻因肾怯，哑嗄不出是咽伤。

失声之症，痘疮所忌，当于养脓收靥时候之，有吉有凶，不可一概作凶断也。此有四症：如声浊不清响者，此火毒上熏，肺先受之。肺主五声，肺热则胀，孔窍闭塞，命书云：金空则鸣，金实无声是也，甘桔清金散主之（七，附方）；如声小气短，近听则闻者，此心火太亢，血槁气消，故虽有声而不远扬。叔和云声言爽气清是也，导赤通气汤（三十五，附方）。此上二症可治。若啼哭无声，而见其泪出，语言无声而见其口动者，肾败也；其声哑嗄如破、如硬者，此喉溃烂也。此上二症不治。

予长子邦忠妇李氏，年十八岁出痘，至成脓时经水忽行，所下血块且多。吾妻钱氏以告，未逾日，妇猝失声，问之但摇头垂泪，自知必死，家人惧甚，予思痘疮变黑归肾，宜有猝失声之症，今痘已成脓，饱满红润，何以有是逆症也。沉吟良久，亟呼邦忠曰：勿乱，吾得之矣。内经云：妇人重身九月而哑者，少阴之脉不荣于舌也，夫少阴者[①]，心也。心主生血，诸疮皆属于心，疮毒之火内起于心，迫血下行，故经血来也。舌者心之苗，血去则心血虚，不能上荣于舌，故舌萎缩而猝失声不能言也。乃以生血散去五味子，加当归身、生地黄服之，良顷之，愈。后以十全大补汤，加麦门冬调理而起。

蕲水肖家一子，三岁出痘，请吾长子邦忠治，将靥时忽然失声，邦忠以问予，予乃示以四症。忠曰：啼哭有声，但言语重浊不清响也。予曰：此肺热也，教以甘桔清金散，服之而安。

寒战咬牙虽不祥，养脓结靥更宜防，
能将形症分凶吉，可许婴童司命长。

痘疮所忌者，寒战咬牙二症也。单见且凶，况双见乎？养脓结靥之时，尤不可见，然亦有凶有吉，不可不辨也。如掀肿红紫，大小便秘，烦渴饮水，此表里俱实之症，战者疮痛而振摇也。咬牙者，忍痛而咬其牙也，乍作乍止宜四顺清凉饮（二十七），加连翘、木通、金银花主之。如青干黑陷，大小便不通，烦躁大渴不止者，此纯阳无阴之症，宜防风通圣散（四）合枣变百祥丸主之（一二六），若腹胀气喘，谵妄足冷者，倒陷也，不治。

如溃烂灰白，泄泻不止者，此纯阴无阳之症，宜陈氏木香散（二十五）、异功散（二十六）主之，若瘙痒闷乱，腹胀气喘，足冷者，倒陷也，不治。

邑人胡玉峰子，出痘甚密，请予调治。予曰：此儿脾胃素弱，当用补胃之剂，便气血旺而痘易成就也。玉峰不听，至成脓后过期不靥，遍身溃烂，寒战咬牙，失声悉具。玉峰恐不祥，三倩匠合木而吾三逐之。玉峰问故，予曰：战者，变身溃疮，坐卧艰难，不能自任，非鼓颔寒战也。咬牙者，龃疮相痒相戛而鸣，非神昏斗齿也。失声者，欲得肉食，公不与，日夜啼哭得之，非咽烂呛水也。公不用吾言，以致此极，若肯进补脾之药，则即靥矣。乃从吾言，予用调元汤加防风、白芷，暗入熟附子一片，连进三剂而安。

咳逆原知有几般，此名恶候古今传，
若逢呕哕须同论，莫作寻常小病看。

咳逆呕哕，三者皆恶候也。诸病深者，不宜有此，况痘疹乎？咳逆者如噎食噫气之状，俗呼吃逆者，是也。咳逆之声小且短，其气似入而非入；呕哕之声大且长，其气似出而非出。呕者声清，哕者声浊，皆有声无物也。大抵诸病之症，曰火、曰痰、曰虚，惟痘疮专主火、主虚也。经曰：木陈者，叶必落；弦绝者，声必嘶；病深者，声必哕。由此观之，其为死症明矣。

邑庠生余光庭十九岁出痘，延予与韩凤岐治之。十日后脓成将靥，忽作咳逆，诊其脉促而代，予谓韩曰：咳逆者，恶症也；促代者，怪脉也。痘疮顺症，饱满明润，何以得此脉症也。韩亦忧疑。予思咳逆三症：一曰胃寒，二曰水逆，三曰胃败，皆不相干。经曰：诸气逆冲皆属于火。此火气炎上之象，乃问其大便何如？曰：自出痘到今，七日未更衣。予曰：燥屎壅塞，下窍不通，毒火炎上，出于上窍，故咳逆也。促代之脉，得之咳逆，气逆脉亦逆也。又取猪胞导之，取下燥屎，

---

① 夫少阴者：忠信堂本为“手少阴者”，于义见长。

咳逆即止，而脉亦调匀也，随起。

痘疮正色喜红鲜，到得脓成又不然，

曰白曰苍皆正色，若犹红嫩转成愆。

邵尧夫曰：东赤，南白，西黄，北黑，此正色也。验之于晓午暮夜之时见之矣。此一阳之气色，色之递变也。故东赤者，乃一阳发生之气，如木之始萌也。递而变南白者，乃长养之气，如火之大明也。谓之白者，非素白之白，乃洁白之白也。递而变西黄者，乃收敛之气，如金之从革也，递而变北黑者，乃闭藏之气，如水之潜伏也。若痘疮初出一点血，东赤也。血化为水，南白也。水化为脓：西黄也。脓干为痂，北黑也。亦一阳之气色，色递变，皆正色也。假如痘疮脓成将靥之时，犹带红鲜之色，反为逆症，故以为灰白苍蜡为得秋冬正气也。

蕲水徐淑道，十三岁出痘，请先君菊轩医治，一日归家而叹。全问曰：有何事？先君曰：蕲水徐生出痘，父丧母寡，今不可治矣。全问其症，先君曰：痘已成脓，只待收靥，今变黑归肾，故不可治。全曰：全能治之。乃往视之，见其痘磊落，脓浆饱满，神识清爽，语言清亮，自告予曰：先生救我。问其大便，五日未通。全告先君曰：此痘正宜收靥，里实热蒸，故溃烂也。其色苍黑，亦正色也，但解其里即靥矣。先君问以何方？全曰：四顺清凉饮与之。一服，下燥屎二十余枚，痘随收靥而安。先君问全曰：汝未习医何以知其变色为正气色，非归肾也？全曰：此在邵子皇极经世中，乃诵其东赤、南白、西黄、北黑之言，而详解之。先君喜曰：汝以儒为医矣。

邑人汪汝愚，乃大宾次子，大川之侄也，大宾早被雷厄。有三子，长子幼子皆死于痘。汝愚痘将靥，灰白溃烂，神昏不醒，大川亟请予往，谓此侄之病，与前相似，幸而得生，吾弟有后，但恐不可治也。予视之曰：无伤，不必服药，但与公同守三日，收靥也。川问曰：若不服药，何以能痊？予曰：疮白者，乃热太过而白，如果熟溃烂之状，非虚也。神昏者乃邪尽正回，否极泰来之兆，非昏瞀也，再待三日则正气复而病痊矣，果然。

痘疮养脓决生死诀

一养脓时，只是清水，皮薄如水疱者，三四日后决瘙痒抓破而死。设不痒塌，亦发痈死，勿治。

一养脓时，干枯无水，都是空壳，决作瘙痒或发痈死，勿治。

一养脓时，未成脓浆，犹似血水，忽然干收者，决死勿治。

一养脓时，忽然作痒，正面抓破，皮脱肉干黑者，决死勿治。

一养脓时，忽然泄泻，日夜无度，汤丸不效，足冷者，决死勿治。

一养脓时，或疮色青紫，或带灰白，寒战咬牙，失声者，决死勿治。

一养脓时，腹胀气喘，足冷闷乱者，决死勿治。

卷之十七

收靥症治歌括

凡十九首。

脓窠结就正鲜肥，疮顶微焦欲靥时，
渐次干收无急慢，痂皮圆净转春晖。

痘疮成脓之后，鲜明肥泽，饱满坚实，以手拭之，疮头微焦硬者，此欲靥也。大小先后，以渐次靥，不失太急，不失太缓。已靥者，痂壳周圆无有突凸陷凹者，干净无淫湿破溅者，此为正靥，否极泰来之象也。

痘疮收靥有真诀，面上身中要合格，
面上吐浆顶聚珠，身中结痂坚如墨。

凡痘疮收靥之时，面上是一样收，身上是一样收，谓之合格，乃正靥也。面上痘疮收格，痘顶吐脓，结聚如珠子样，满面皆然，磊落可观，惟两耳与身上同。身上痘疮收格，皮脓干结如螺，靥样紧净坚厚，易自脱落。

收靥如将日数拘，几曾等得不差殊，
但凭本痘分疏密，更向其人论实虚。

俗谓几日发热，几日出形，几日起发，几日作浆，几日收靥，此大略之言耳。痘有疏密，毒有微甚，人有虚实，岂可一切拘以日数。如疮本疏者，其毒微，其人中气实，又能食，自然易出易靥，固不待于旬日者。如疮本密者，其毒甚，其人中气实又能食，荣卫调和，内外无诸伤犯，至十二三日，可以刻期收靥也。若其人中气虚，食少，或内外曾有伤犯，或遇气修乖变，因而难靥，岂可必拘以日数哉。

痘疮收靥已无邪，不疾不徐乃更佳，
太疾却防余毒壅，太迟溃烂不成痂。

凡痘疮收靥之时，毒邪已解，只要先后有次，疾徐得中，如收太急者，毒邪未尽，煎熬津液，以致速枯，必为目病，为痈毒，为诸怪疾，甚至横夭，宜微利之，以御其毒，当归丸主之（一〇〇）。如收太迟者，中气已虚，脾胃太弱，不能荣养肌肉，使之完就，以致溃烂。内服十全大补汤（二十八），外用败草散（八十）衬之。

英山沈翰女，年十九出痘，其婿请予视之，起发未透，脓浆未成，收靥太急，非正靥也。适占得涣之巽，予曰：病既逆，卦象又凶，不可为矣，果死。一子十岁出痘，将靥亦与其姊症同，及卜亦得涣之巽，人皆惧。予曰：勿忧，此可治也。其婿曰：同一病，固一卦象，有可治不可治，何也？予曰：以病言之，令正收靥太急，面无完疮，故曰不治。令舅面疮半靥，脓肿尚存，故曰可治。以卦言之，先以夫占妻，用财为主，卦中无财，兄弟发动，又克妻财，所以凶也。后以父占子，用子为主，子孙旺相，兄弟发动，能生其子，所以吉也。已而果然。瀚曰：公何？但神医，亦神卜也。

当收不收疮溃烂，内外审候是何变，
以法求之要著痂，痂不得成为倒靥。

痘疮过期不收，遍身溃烂者，此与斑

烂不同，乃热太过也。其候不同，或于天寒，失于盖复，使疮受冻而不收者，宜服五积散（八十六），外用乳香烧烟于被内熏之。或因天热过求温暖，使疮被蒸而不收者，宜内服人参白虎汤（二十四），或五苓散（二十八），外减去衣被，令少清凉，以天水散（九十四）扑之。大便秘结，内外极热，毒气散漫，无阴气以敛之而不收者，宜内服宣风散（九十二），或三黄丸（八）、四顺清凉饮（二十七），外用胆导法（五十）以败草散（八十）衬之，或泄泻气虚，脾胃弱，津液少，肌肉虚而不收者，宜内服陈氏木香散（二十五），外用败草散（八十）。或渴饮冷水过多，以致水渍脾胃，湿淫肌肉而不收者，内服五苓散（二十八）。或因食少气虚而不收者，人参白术散（二十三）去葛根加桂主之。已上诸症，以法治之，已溃者，结薄痂，未溃者结痂方为佳兆，若痂皮俱不结者，成倒靥矣。

邑文学胡小山，长女未嫁，出痘甚密，脓成过期不靥，请予调治。此女平日脾虚食少，性不肯服凉剂，予乃以钱氏异功散加木香、青皮、炼蜜作丸，米饮送服，调理而愈。

小山子胡仁山，幼时出痘甚密，脓成不靥，渐至溃烂，请予调治。予问自起发以来，未得大便，里实热蒸，故不成痂，议欲下之。小山曰：此子素弱，恐不可下之，时有一术士王克廉符水甚验，乃书一符，焚而服之，少顷腹中鸣而利下清水，众皆称谢，予亦喜之。但思久未更衣，岂无燥粪？至次日痘亦溃烂，予作胆导法，取下燥粪十四枚后，皆溏粪始行，痘亦收尽而安。

一小儿，因渴饮水过多，湿伤脾胃不能收靥，以四君子汤，以人参补中，白术燥湿，茯苓渗水，甘草解毒，加防风以胜皮毛之湿，白芷以逐肌肉之水，桂以利关节而去寒水之邪，砂仁以温胃止渴，调理而安。

一小儿，大便不通，热蒸于内，而生其湿，以致浸淫不能成痂，用当归梢，生地黄以凉血，麻子仁以润燥，酒大黄以泻热开结，生甘草以和中，得利而安。

一小儿，泄泻不止，食少。此里虚不能收靥，用陈氏木香散合肉豆蔻丸服之，愈。

遍身溃烂少完肤，脓血淋漓势已痛，
坐卧不能惟用衬，瘢痕欲灭却宜敷。

痘已成脓之后，过期不靥，以致溃烂，脓汁淋漓，不可着席，粘惹疼痛者，用败草散（八十），或荞麦粉（一二三）以绢袋盛于身体上扑之，更多布席上衬卧尤佳。面上欲成瘢黚者，用灭瘢散（七十八）和百花膏（九十八）敷之。

邑人蔡承盛子出痘甚密，先延甘大用，衬脓成后，过期不靥，面疮溃肿，起止呻吟，呛水吐食，语音不清，甘谓不治而去，复请予。予视其病，面疮肿起，正在灌脓，遍身皆然，非倒靥也。呛水呕食者，口唇肿硬，吞咽不便，非咽喉溃烂也。语音不清者，鼻中壅塞，气不得通，非失音也。疮毒尽出，表病里和，可治也。乃制一方，用苦参酒浸牛蒡子、白蒺藜、何首乌、荆芥穗各等分，为细末，酒糊为丸，淡竹叶煎汤下，调理一月起。

时邻居一小儿，病症相同，亦请予视。予曰：不可治也。或问何故，予曰：症不同也。彼痘过期，痘熟宜靥，此痘犹生未得成脓，不宜靥者一也。彼痘肿胀犹灌脓血，此则面平目开，皮脱肉干二也。彼痘喉舌无疮，此则咽舌溃烂，呛水失声三也。彼家私与蔡氏求药，服之无效，死。

胡三溪长女十二岁，出痘甚密，延喻

南麓视之，以参芪大补之剂服之，二十日后过期不靥。予往视，见其疮已溃烂，幸非倒靥，乃犯温补药多，里邪尽出，表毒不解，急宜解表，勿使皮肉腐烂。喻犹强执为是，又过五日不收，复请吾长子邦忠。予教用防风、荆芥、升麻以解表胜湿，白芷以蚀脓逐水，连翘、牛蒡子、甘草以解其郁蒸之毒，肺主皮毛，因参、芪之补肺热且甚，时值夏火正旺，用黄芩（酒炒）以泻肺中之火，解时令之热。调理一月而安。

但到收时脓自干，收藏敛束贵周圆，

莫教溃烂痂皮嫩，至此还将倒靥看。

痘子初出磊落成个，后来长大作脓，始相连串，外虽相串，皮下犹一个是一个，至于结痂肿消脓干，现出初来本形，所以收藏敛束要完全坚厚，复成个数为贵。或根脚相通皮肉尽串者，结痂之时，亦要干净，无有淫湿及溅破者，次也。若未成痂者溃烂，已成痂者只是嫩皮，此倒靥也。

蕲水董希周女，十九岁，辛丑十二月中旬出痘，请江万吉治，延至岁终不得收靥，精神已昏，饮食俱废，江不能治而去。予往视之，僵卧如死人，任其开衾，详看无所知，及诊其脉，洪实调匀。其祖父廷宪在，素知医者。予告曰：此痘倒靥，逆症也，不可治，惟脉洪实调匀，不疾不徐，予今弃症从脉治之，若得坏疮复起，新痘复出，人事清爽，饮食如常，则无事矣。乃用升阳散火汤加黄芪、当归、木香、青皮，连进三剂，初三日复出一层新痘，旧者尽干，初五日出尽，周匝一身，病者亦渐苏省，能言语，求饮食，依期起发养脓，至十三日靥，后以十全大补汤调理。希周父子拱手谢曰：此病皆曰不可为，非公神手，何以生此女耶？予曰：痘倒靥，必归于肾，今幸愈，尤当慎目疾也，宜预解之。希文又不听，半月后，右目痛不能开，果丧明。

痘臭须知有几般，时师莫把混同谈，

养脓有觉为凶兆，结靥才知作吉看。

《难经》云：心之臭焦，肝之臭臊，脾之臭香，肺之臭腥，肾之臭腐。五臭皆属于心，故曰臭从火化也。《内经》云：诸痛痒疮疡，皆属心火。故痘疮之症，心火主之，凡论痘疮到结靥时才有臭者。此痘子成熟之气，邪气自内而出也，吉。若养浆之时，即有臭者，此毒火薰蒸之气，积于中而见于外也，凶。又或瘙痒抓破及溃烂肿灌之时，其臭焦者，心火盛者，危。其臭臊者，肝火盛也，死。其臭腥者，肺火盛也，危。其臭腐者，肾火旺也，对为腐痘之气，必死不治。惟臭香者，脾也，水谷之府，无所不受，故吉。

收靥原来贵整齐，臭腥溃烂事生疑，

过期见此还为顺，未及收时作逆推。

痘疮收靥，圆净坚厚。如螺靥者，上也；头穿脓出。堆聚成痂，如鸡屎者。次也；皮破脓出，痂薄如纸者，又其次也；皮烂脓溃，不成痂皮，脓汁腥臭者，期为下矣；如已过期，譬如瓜果熟久则烂，此造化之常，还作顺看；若未及期，则为斑烂，乃逆候也，变倒靥而死。

邑文学卢半默妻李氏，出痘甚密，未及成脓，面疮自破，皮肿脓聚，气多腥臭，过期不靥，饮食渐少，锁喉呛水。请予视之曰：形症俱恶，恐不得痊。延二十余日殒。

倒靥谁知毒入里，死中求活治得理，

便秘腹胀急下之，自利则将来物取。

痘毒当靥不靥，复入于里者，谓之倒靥，此死症也。元气素怯，又不食，常自利者，陈氏木香散（二十五）、异功散（二十六），死中求活，圣药也。如原无泄泻，大便久秘，今添腹胀喘呼，此毒之盛，薄蚀元气，复入于里，宜急下之，排毒散（一二二）。若不急下，则肠胃不通，荣卫不行，益加喘满燥闷而死矣。若毒入里，忽自利者，此人脾胃素强，毒气难留，故自利之，须看利下之物，如利痂皮脓血者，毒气得出，为顺，不可止之，待利尽脓血自愈。如利水谷者，此毒气反驱水谷，脾虚不能制之，其症为逆，不可治也。

原疮溃烂复成疮，痘出重重渐作浆，
此候未曾成倒靥，便坚能食得为良。

如痘疮破损溃烂者，复肿灌作疮不致干枯，原无痘疮处复出一层，如初出之状，亦以渐起发作脓者，此里气充实，毒不得入，犹在于表，未成倒靥，逆中之顺症也。但疮子重出一番，必其人能食，大便坚，足以胜其再作之毒。如食少，大便润者，用十全大补汤（三十八）、人参白术散（二十三）相间服之。自利者，陈氏木香散（二十五）、异功散（二十六）、肉豆蔻丸（四十三）主之。盖病久气虚，惟利温补，不可再解毒也。

一小儿痘靥后，复出一层小痘，其家惊忧，请予视之，曰：佳兆也。痘科云：轻者作三四次出，大小不一等。重者一齐涌出此痘最轻，且无余毒，发已尽矣，其人大悦。

邑人吴若泉子，三岁出痘，请予长男邦忠视之，予偕往，予曰：毒气有余，谷气不足，此儿食少，故不靥也。问服何药？予谓邦忠曰：无药可解，能食则生，不能食则死。次日思食，所食且多。予闻叹曰：死急矣。邦忠亦疑曰：能食而曰死急，何也？予曰：谓之能食者，久不食而今思食，自少加多，胃气复也。今忽多食，乃胃败火盛，邪火杀谷，名曰除中，况膏之将灭，必大明而后灭，死在旦夕间矣。次日果死。

一痘将靥，忽作泄泻，口渴饮水，小便短少，其痘胖壮红润，此内热也。用五苓散加黄芩、芍药煎，调益元散服之，愈。

一痘起脓成能食，一向溏泄未止，用钱氏异功散加木香、诃子肉服之，愈。

一痘成脓，面部将靥，因渴引饮过多，以致自利，用白术散服之，渴泻俱止，愈。

一痘成脓少食，忽作泄泻不止，痘变灰白，用木香散、豆蔻丸服之，愈。

一滑泄不止，食少腹胀，足冷，痘灰白色，脉细无力，此犯五虚不治，必死。

靥时表解里当和，忽尔通肠泄奈何，
不是里虚元气脱，必然倒靥毒邪多。

痘子初出以来，表里俱病，收靥之时，表邪已解，里气当和，大便宜润，小便宜清，忽尔洞泄水谷者，此中气暴虚不能禁固水谷，或毒气乘虚入里，欲作倒靥，并宜陈氏木香散（二十五）、异功散（二十六）、肉豆蔻丸（四十三）主之，利止者佳；利不止者，阳脱而死。

溃疮最毒面居先，阳毒从阳心火炎，
能使便调无别苦，可投良剂保伤残。

痘疮溃烂先伤于面者，面乃诸阳之会，痘乃纯阳之毒，以类相从，如水就湿，火就燥也。又心之华在面，诸疮皆属于心。心火上炎之象，如面疮已破，肿消目开者，此不著痂，先以干燥，病为倒靥，死在旦夕。如已破复灌，满面成饼，焦裂溅起，脓血淋漓，食谷则呕，饮水则呛，咯唾粘涎，语音哑嗄，口中气臭者，此脏腑败坏，故诸症尽见也，淹延闷绝而死。如疮溃肿，饮食无阻，大小便调，更无他苦，如上症者，此则可治，内用十全大补汤（三十八）、升阳解毒汤（一二四）相间服之。外用灭瘢救苦散（七十八）、百花膏（九十八）合而敷之。

阴阳界限在人中，任督分来上下通，
宜向此间渐收靥，阴阳相济得和同。

人中为任督交会之衢，督乃阳脉，自人中而上，任乃阴脉，自人中而下，故自准头至印堂，与项至鸠尾相应，印堂至发际以上，与膝以下相应。痘疮收靥，但观面上收到之处，则知身上收到之处矣。凡痘自人中上下左右，先出先靥者，吉。阴阳变合，相济之理也。若自额角先靥者，孤阳不生；足下先靥者，孤阴不长，皆凶兆也。

蕲水柴大愚妻周氏廿七岁，出痘甚密，脓成时请予治之。予见鼻准先干，曰：此凶症也，不可治矣。或问此痘将收而不治，公误耶？予曰：起发未透，脓浆未熟，不当靥也，况痘疮收靥自有次第，形色亦殊，先自口唇两旁收起。漏浆堆脓，面疮皆然，自项而下，则成瘪壳。今痘未熟而靥，乃倒陷也，自鼻先收，失其序也。不漏浆者，干枯也，予不能治，辞去，后三日死。

阴阳相济得相成，阴寡阳孤势不行，
不信但看头与足，痘疮难靥自分明。

造化之理，生于阳者，阴成之；生于阴者，阳成之。痘疮收靥，头自发际以上，阳气独盛，谓之孤阳；足自膝以下，阴气所聚，谓之寡阴。所以诸疮皆靥之后，此二处难靥，乃造化自然之理，不可作倒靥论。

曾见伤犯灌成疮，待到收时不靥浆，
脓汁淋漓多痛楚，急宜治疗免残伤。

痘疮结脓窠之先，或曾伤犯破损者，灌烂成疮，至于收靥，此独不靥，脓汁不干，更多痛楚。若不急治，渐成疳蚀疮，损骨伤筋，以致横夭，宜内服十全大补汤（三十八），外用灭瘢散（七十八）和百花膏（九十八）敷之。

几个顽疮不肯收，无时痛楚血常流，
此成疳蚀难调理，日久堪嗟一命休。

痘以成疳蚀疮者，若在肢节，及诸虚怯软弱，血气俱少之处，色青紫黑，肿痛溃烂，以渐延开，血自出者，难治。若所生之处，在于阳分，不痛不烂，色不变，血不出者，以绵茧散（一二五）主之。

一向浑身只温暖，忽加烦热减精神，
干浆焦靥宜如是，只怕生来内外因。

痘疮常宜温暖，有热不可尽去。如一向身温，今又发热者，俗名干浆，此亦常候。只怕内伤饮食，外感风寒，以致发热，又当别论。然病久气虚，不敢轻用汗下。因外伤者，桂枝葛根汤（五）加人参。因内伤者，木香大安丸（九十一）主之，并宜用连翘汤。凡痘出太密，身有壮热可嫌者，连翘汤，圣药也（八十八）。

待到浑身脓水干，纷纷时俗怠心生，
不知禁忌多翻变，一篑难成九仞山。

收靥之时，人心怠忽，居处饮食，不知禁忌，以致变生异症，滔滔皆是也。

痘靥辨生死诀

一痘靥时，面上遍身臭烂不可近，目无神采者，死，勿治。

一痘靥时，遍身瘙痒，抓破无水，皮捲起如豆壳干者，决死。勿治。

一痘靥时，两腮干硬，按之如石者，决死，勿治。

一痘靥时，泄泻不止，遍身溃烂足冷者，决死，勿治。

一痘靥时，瘙痒不止，寒战咬牙失声者，决死，勿治。

一痘靥时，呛水失声，干呕者，决死，勿治。

一痘靥时，痂皮不脱，不思饮食，昏愦闷乱者，决死，勿治。

卷之十八

落痂症治歌括

凡一十一首。

疮痂自脱痘瘢明，无凹无凸皮肉平，

容貌不殊原未病，泰来否去一番新。

收靥之后，其痂亦先后以渐自脱，其瘢鲜明，光润平整，无赤黑，无凸凹，容颜依旧，五官，四肢并无伤残，此大顺吉者，人生过此，又一番新也。

满面天黥黑黓添，形容变尽发毛更，

旁人乍见应难识，恰似重来生一般。

靥后痂落，满面瘢痕，或赤或黑，五官废缺，四肢伤残，毛发尽脱，形容大改。此险中得生者，如再生一般也。

落痂之后瘢赤黑，爱养能教瘢自灭，

突起还将风热论，凹陷却因虚里得。

疮痂落后，其面瘢或赤或黑者，用四白灭瘢散（一二七），临睡以清蜜水调搽面上，至晓以水涤去之，自然白莹脱去，更宜爱护，不得早见风日，经年不灭。如疮瘢突起成凸者，此热毒未尽，解毒防风汤（一百零一）主之，外更用蚬子肉水摩之。如陷下成凹者[①]，此脾胃虚不能长肌肉也，人参白术散（二十三）加黄芪主之。

靥后痂皮令自脱，日久不脱脾胃弱，

莫教挦掐又伤肤，番复成疮肤似剥。

痘疮收后，其痂自脱者佳，不脱以百花膏润之（九十八），令其速脱，稍迟则干硬深入肌肉，经久方脱，遂成瘢痕。然久而不脱者，脾胃虚也，人参白术散（二十二）加黄芪、官桂主之。不可挦剥去，若不禁手，反伤皮肤，复灌作疮，番复溃烂，一时难愈，其后多成疥癞也。

一小儿靥后，痂皮不脱，问予。予曰：此脾肺二经不足也。盖肺主皮毛，脾主肌肉，其气不足，故痂难脱。乃用钱氏异功散加黄芪、桂服之，愈。

一小儿痘后，一身尽靥，痂皮尽脱，惟头与足不靥，其家甚忧。延予治之，予曰：此常候也，何劳治。盖天地间物，以阳济阴，以阴济阳，阴阳相济而成造化，人之一身诸阳，皆聚于头，乃阳中之阳，谓之孤阳。诸阴皆会于足，乃阴中之阴，谓之寡阴。孤阳不生，寡阴不育。所以头疮不收者，孤阳无阴也；足疮不收者，寡阴无阳也。久当自痊，但迟迟耳，不须服药，亦无方也。请者喜而退。

痂皮不脱日时深，陷入肌肤必作瘢，

胸背四肢由自可，面颜岂可著瘢痕。

凡疮痂日久，当脱不脱者，胸背手足无妨，惟面上不脱，必成瘢陷。未脱者，以百花膏润之（九十八），令其易脱，脱尽之后，瘢痕黑黯者，以四白灭瘢散涂之（一二七）。

痂脱瘢痕黑暗多，劝君未可许无疴，

毒邪归肾谁知得，只要其人表里和。

凡痘瘢头面浑身并黑暗者，未可便说

① 如陷下成凹者：原作“如陷下吐凹者”，据忠信堂本改。

无事，犹恐目前未甚作脓，收靥太急，此倒靥归肾也。但察其表里，如壮热大渴未除，烦闷昏睡少食，或大便不通，或自利，此真倒靥归肾也。若身温暖爽快，食渐加，大小便调者，此疮瘢本色，无虑也。

一小儿痂落后，其瘢白色，或问予，予曰：此气虚也。肺为气之主，其色白，当用参芪大补之剂，否则有变。其人曰：痘已收完，何变之有？一月后大喘而死。

收靥迟迟不脱痂，神昏喜睡此无他，
只因气弱神先倦，缓治求痊不必嗟。

如收靥既迟，疮痂不落，昏昏喜睡者，此邪气已退，正气未复，脾胃虚弱，宜调元汤（十八）加麦门冬，合安神丸（四十七），或只用酸枣仁汤（一二一）缓缓调理，待气血平复，荣卫和畅而安矣。

脱痂胃气未全舒，饮食安能便有余，
若使食多休浪喜，胃中邪热不曾除。

疮痂既落，中气暴虚，多不能食，必藉人参白术散（二十三）去葛根，加陈皮、木香以调养之。其间或有疮痂起而能食者，是胃中宿有蕴热故也。盖胃热则消谷，所以能食。其人必大便稍秘或难，当用三黄丸（八）利之，否则恐胃热不去，郁为口臭、齿腐、生风之症，流散四肢，则发为痈疽肿毒。然有一等脾胃素壮实者，平素能食，大便亦不至有秘结之患，此又不可一概论也。凡痘自成脓后，先四五日未大便者，最惟胆导法（五十一）。

痂起浑身一扫空，瘢痕凸肿尽成脓，
依然个个如先样，形症轻微却不同。

痘疮收靥后，痂皮尽脱。曾见瘢痕凸起，复作脓窠，依旧结一层疕子者，或因收靥太骤，毒气未尽，或因误服温补之药，或多啖肥甘之物，饮酒，喜食煎炒辛热，或因出风太早，荣卫郁而不通，皆能复成此症，亦与前日一般，但无苦耳。若此者，毒邪外散，决无留毒之患。

邑丞雷省斋次孙出痘，落痂后月余，面瘢凸肿，今始发泄也。凡毒自内而外者，吉。乃用当归梢、赤芍药、防风、荆芥、连翘、牛蒡子、玄参、蝉蜕、升麻作散，淡竹叶煎汤调服，安。

一小儿落痂后，瘢内凸起，且作痒，请予。予曰：此风热也。用人参败毒散加防风、荆芥，一服安。后有患此者，用荆芥败毒散加人参服之，外浴水杨汤，皆效。

一小儿落痂后，瘢毒不平。人问予，予曰：痘家戒食姜，恐靥不齐，瘢不平也。问之果然。

一小儿落痂后，瘢肿复成，疮久不愈。请予治，予曰：此痘毒疮也，由犯手挦掐，不得自脱，故皮肉受损而复作疮，以苦参丸与服而愈。

疮痂起处落纷纷，几处犹然脓水浸，
硬疹蓄脓原毒壅，空囊停水里肌平。

痘疮溃烂不结痂者，此倒靥也。或三五处肿溃烂不结痂者，疳蚀疮也。若已正靥，痂起自脱，或面上，或手足成片结硬，疮头虽焦，中蓄脓浆者，此是原出痘子之初，其处太密糊涂成片，无复颗粒，所以毒壅于里不能起发作脓结痂也，但用灭瘢救苦散（七十八）和百花膏（九十八）涂之，待脓尽痂起自愈。或手足腕膝之间，疮窠连串。作大一块，脓化作水，停蓄于中，恰如囊袋，皮不破，水不出，日久只如是者，此里面肌肉已好，原日疮皮剩于外也，宜用针决去其水，自干脱矣。

差后心虚气未平，便宜调护保安宁，
皮肤嫩薄风寒袭，肠胃残伤水谷停。

痘疮新差之后，气血未复，视之未靥，尤加调护可也。盖痂皮起落，肌肉新嫩，不宜澡洗，增减衣服，则表已虚，寒暑之气易袭也。疮毒内作，脏腑俱伤，毒虽外散，肠胃已弱，不宜饮冷，伤饥过饱，则里气虚，饮食之物易伤也。时俗不知此理，谓之已痊，再无他变，怠玩纵弛，致生后灾，一旦病生，悔之晚矣。

卷之十九

痘后余毒症治歌括

三十六首。

痘疮靥后喜无邪，人渐清宁食渐加，
若此痘中还更苦，莫言无事便矜夸。

或问痘后余毒可前知乎？曰：痘未靥时，毒气未除，正气未舒，如蟮在汤，如蚓在灰之状。痘已靥后，毒气已尽，正气将复，如困鱼入水，囚鸟出笼之状。但察其身无热，口不渴，大小便调，腹中无痛，精神渐壮，饮食渐加，此真安乐之时，岂有余毒哉！若身热而渴，腹痛吐泻，或小便赤涩，大便坚秘，精神昏愦，四肢倦怠，饮食减少，坐卧不安，此有余毒伏藏，必生后灾。以此决之。可前知也。

痘疮轻者自无乖，逆重从来有后灾，
不是毒邪根里得，或自调治误中来。

凡痘疮轻者，其本疏，其毒微，其症顺，自然易靥，无余毒也。重者其本密，其毒盛，其症险，自然难出难靥，有余毒也。逆者，或伏，或倒陷，或倒靥，幸脾胃素强，调治又早，不至大困，亦作余毒。钱氏云：其病有三：一者疮，二者痈，三者目赤，以症求之，尚不止，此亦有出已尽，发已透，靥已齐者，复作余毒，此由温补之过，饮食之失而得之。故治痘后余毒，或补，或发散，或解利，要在分表里，论虚实，不可一概妄投汤剂也。

痘疮靥后难调理，表里俱虚勿纵施，
此与伤寒复同病，补虚为本而已矣。

痘疮之后，表里俱虚，要避寒暑，戒频洗以养其表；节饮食，远房室以养其里。《伤寒赋》云：劳食再复，病名内伤，言其虚也。又云：诸食皆复，饮酒则甚，诸劳皆复，御女必死。言犯其虚者，不可治也。如小儿则在父母调护，大人宜自保而勿失焉。治其病者，惟以补虚为本，所因之病，以末治之。

古云痘毒只三门，自我推求未足凭，
五脏有邪皆有症，各随形症审来因。

痘科云：痘后余毒，一者疥，二者痈，三者目赤。夫疥者，心病也；痈者，脾病也；目赤者，肝病也。胎毒之发，五脏各有一名：如心为斑，脾为疹，肺为脓疱，肝为水疱，肾为黑陷是也。发热之初，五脏各具一症：如呵欠、惊悸属心，项急、顿闷属肝，喷嚏、咳嗽属肺，吐泻、昏睡属脾，耳凉、足凉属肾是也。何以余毒只心肝脾三脏有之乎？以三脏之症，又不止于此乎！或者举其重而言之，欲人推广之耳。如毒归于心则为斑疹，为惊悸，为痒痛，为壮热，为咽干而渴，为汗，为丹瘤。毒归于肝，则为闷乱，为水泡，为腰痛，为目病，为卵肿，为干呕，为手足拘挛，为吐蛔，为寒战咬牙。毒归于肺则为咳，为喘，为衄血，为疮干燥皱揭，为肩臂痛。毒归于脾则为吐，为泻，为肿，为胀，为腹痛，为唇疮破裂，为舌本强，为手足病，为不食。毒归于肾，为黑陷，为猝失声，为手足逆冷，为咽中干痛，为饥不欲食，为多睡。毒归于肠胃，为泄，为利脓血，为肠鸣、失声，为大便不通。毒归于膀胱，为小腹满痛，为溺血，为遗尿，为头肿痛，为目上视。已上五脏之症，略举其概，临病之工，不可不审。

郡别驾壬峰肖公女，乙丑冬出痘，请全调治，缘娇惜太过，非鸡与煎熬厚味不食，而彼处风俗有病者，必服附子，食雄鸡，灸关元。全请戒之，不听，全告曰：不肯慎口，他日蓄毒作病，必费调理。公不肯信，自丙寅年后，两目出泪，眼弦赤烂。全曰：此毒发于肝，肝火旺也。公曰：目上下弦属脾，脾有热乎？全曰：此因泪，泪不止，浸淫烂溃也。乃用泻青丸方去大黄，加柴胡、黄芩、密蒙花，炼蜜为丸。服半年后而目不出泪，眼弦平复。丁卯夏，又小便如靛青点滴，着肉处皆烂成疮疱。全曰：此亦肝火也。公曰：膀胱之热。全曰：肝色青，乃肝移热于膀胱也。又用泻青丸方去大黄，加柴胡、木通、车前子、炼蜜为丸，服之安。公曰：悔不早听佳论耳。

痘后留邪作肿痈，或为结核论相同，
但将毒气分深浅，莫使余邪透骨缝。

此下二条言痈毒也，皆由毒气留藏经络，故于肌肉虚变，或关节动摇处红肿而成痈。又或既平之后，失于解利，余毒太盛，外不得泄于皮肤，内不得入于脏腑，聚而不去，遂为之痈。如毒气浅者，止生结，皆肿毒疮疖而已，甚者至头项、胸胁、手足肢节，尽掀肿作痛，但发一二处，或根浅者，可治。若流注起伏，根深蔓引者，小则溃筋脱骨，必为残废之疾，甚则绵延日久，死。

邑文学胡近滨长女，出痘不甚密，亦不十分光壮饱满，与药，点滴不入口，盖平生不肯服药也，收靥时一片薄壳，逆痘也，足膝发痈毒，与药一饮而尽。近滨夫妇喜。予曰：勿喜，病不可为也。近滨问故，予曰：脾主味，开窍于口。经云：口和则知五味矣。令爱素不肯服药，今肯服药，且尽是不知味而脾败矣，况膝膑之处，脾实主之。脾败则亦不能成脓，及请方士蔡谷阳针之，果皆清水，次日死。

蕲水夏佐南长子，痘后手足发痈，请予视之。见其面色黎黑，精神疲困，饮食且少。予曰：令嗣之痘，未得起壮，收靥太急，今发痈毒，乃倒陷归肾症也，必不能成脓而死。果然。

一小儿痘后发痈，即请予治之。予用十全大补汤加连翘、金银花治之，愈。盖其痈已溃，故用是方。凡溃痈者，以是治之，未有不愈者。

一小儿痘后发痈，即请予治。予用解毒内托散调理，愈。

黄冈蔡丹泉子，痘后卵肿，吾子邦正视之，作厥阴肝经病是也。丹泉不自安，使人问予。予曰：非痈，乃厥阴肝病。因寄一方，用小柴胡汤加青皮、木通、山楂肉调理，愈。

看在何经用引经，肿时不与溃时论，
补中托里分虚实，决毒排脓视浅深。

凡治痘痈，先看在何经络，分气血多少用引经药。如太阳经，羌活、防风；阳明经，升麻、白芷；少阳经，柴胡；少阴经，独活；太阴经，防风；厥阴经，柴胡。若初红肿硬痛者，以针刺之，口吮去恶血，以拔毒膏（九十七）敷贴，解毒内托散（一二二，附方）。气实能食，大便坚者，用排毒散（一二二）疏利之。气虚食少者，用十宣散（三十七）或流气饮（一二八）。毒泄而小者，只内服小柴胡加生地黄汤（一二九），外用神功散，或拔毒膏贴之（九十七），此治肿疡之法也。

若已成脓而未溃者，以铍针决去其脓，勿使内溃。已溃者，用十全大补汤主之（三十八），此治溃疡之法也。大抵痘毒发痈，在手肘腕，足膝腘中者多，若在手腕发者，属手太阴肺经；在足腘发者，属足太阴脾经，并用解毒内托散主之（一二二，附方）。

遍身疥癞候何宁，败面残形亦可矜，
挦掐肤伤为毒浅，薰蒸肉烂受邪深。

此一条言疥毒也，痘后遍身疮癣如疥如癞，脓血浸淫，皮肤溃烂，日久不愈，此毒气弥漫，散于皮肤，宜升麻葛根汤（一），解毒防风汤（一〇一），苦参丸（七十七）主之。若因挦掐成疮者，只以百花膏（九十八）涂之。

疳蚀顽疮亦可嫌，时时流血不曾干。
穿皮销肉成瘢陷，腐骨伤筋作夭残。

此毒在脾也。痘后疳蚀疮者，毒壅肌肉，内透筋骨，外连皮肤，时痛出血，日久不痊，亦恶候也，内服十全大补汤（三十八），外以绵茧散贴之（一二五）。

毒败皮肤有几般，或为瘾疹或成丹，
丹瘤凝结从深论，瘾疹分疏作浅看。

此毒在心肺二经也，痘后毒气散于皮肤肌肉者，病有数般，或为瘾，皮上起如疙瘩，瘙痒抓搔更多，内服解毒防风汤（一〇一），外以箪衣汤（一三〇）洗之。或为疹皮上如蚊虫所咬之迹，或如小疥子，即麻子也，升麻葛根汤（一）加防风、荆芥穗主之，热甚渴者，与以人参白虎汤（二十四）相合服之。或为丹瘤红肿作痛，手不可近，流移上下，过心肾者，即死。宜内服小柴胡加生地黄汤（一二九），外用蜞针法吮去恶血自消（一三一），或用砭法。若但红不肿不痛者，斑也，人参白虎汤（又名化斑汤，二十四）加玄参、大青叶、生地黄主之。

眼中膜翳忽遮睛，瘾涩难明若雾云，
但用汤丸频解毒，勿[①]轻点洗反伤明。

此下二条言目病，毒在肝也，疮痘毒气之为目翳也。盖自脏而达外，治之法，但活血解毒而已，活血不致于热，解毒不致于冷，五脏平和则翳当自去，不可轻用点药，反致损睛，宜蝉蜕散（九十六）、四物汤（十九）加柴胡。

暗中强视泪盈腮，略见阳光不敢开，
此是羞明差别法，莫将肤翳混同猜。

痘后目闭，泪出不敢见明者，此羞明症也，唯于黑暗处则能开，才见明则阳光烁之，泪自溢出，瘾涩难开，宜洗肝明目散（九十五）加密蒙花。目中赤者，洗肝明目散（九十五）主之。

邑丞雷省斋一孙出痘，七日倒靥，予往视，发出，雷公问曰：再服何药？予曰：痘既发出，毒犹太甚，欲解其毒，中气素虚，恐伤中气，又致倒靥；欲补其中，恐助毒火，又伤其目，不如节饮食，适寒温，以待自安。时万世乔欲进补中药，闻予言，止。偶因伤食发热，予不在，世乔言于众曰：昔欲用药，密斋力阻，今亟矣，奈何？公怒，乃作参芪温补剂服之，韩观岐与吾子邦治不敢止，予闻之往问曰：劝勿服药，恐其伤目，何求效速耶？雷公曰：但得生，虽带疾何妨？盖谓必不得生也。予又告曰：令孙必无事，他日损目，须记吾言。今果两目俱盲，雷公始悔不用予言，遽疏世乔。

邑司训月山王公公子，痘后两目畏明。予曰：肝火太旺，宜服泻肝散加柴胡、蝉蜕、黄芩，初一剂，用酒制大黄，公子畏苦药，果成内障，目盲。

邑人徐少柳子，痘后两目不开，吾儿

---

① 勿：原作“忽”，据彭端吾刻《痘疹全书》康熙五十六年修订重印本（两淮运库本）改。

邦治医不效，乃请予视之，予曰：两胞高肿而不流泪，决非痘翳，乃脾经湿热也，遂制一方，用苍术（童便浸）、黄连（酒炒）、防风、升麻、生甘草。为末，蜜水调服，愈。

邑人肖天秩一子，痘后目有白翳，延予视之，曰：此痘瘢也，治之无功。果盲。

蕲水徐淑道，出痘不靥，先君命全治之。肖桂屏再请团风李医视之，用陈氏木香散一服。予曰：误也，必损目矣。果损一目。

蕲水周望峰女，出痘后目闭不开，予曰：令爱痘顺，无余毒，必羞明症也。乃试之，向暗则开目，目不赤，向明则闭，又不流泪，此肝经火邪未除耳，乃用羌活、防风、当归梢、川芎、柴胡、蔓荆子、密蒙花、生甘草、淡竹叶，一服而目开，遍身痘瘢肿凸而起，再用四物汤加防风、荆芥、人参、连翘、生甘草，服之，愈。

吾邑多云山周宅一小儿九岁，痘后出外忽头肿，两目不开。请甘大文视之，大文问予，予曰：此非痘毒，乃风热也。口授一方，用羌活、防风、升麻、柴胡、当归、川芎、藁本、蔓荆子、细辛、甘菊花、黄芩（酒炒），往治之，愈。

热毒乘虚入腹中，大肠干涩便难通，
如逢热结膀胱里，溲不来时又病癃。

此言毒在大肠、膀胱也。痘后毒入腹中，热气并于小肠，则小便不通；并于大肠，则大便不通；如前后部俱不通者，热势愈甚。小便不通者，五苓散（二十八）、导赤散（三十五）；大便不通者，三黄丸（八）、四顺饮（二十七）、三乙承气汤（三十）；大小便俱不通者，八正散（四十六）、通关散（一一五）斟酌用之。凡靥后余毒未尽，有诸热症者，并宜大连翘汤（八十八），多服佳。

而今泄利又何如，治法难将一例拘，
能食渴多知是热，脉微食少又为虚。

此下皆毒在肠胃症也，痘后泄泻，其症有二：如能食而渴，脉盛者，此热入大肠也，渴者，内热也，食能多者，邪热杀谷也，脉盛而数，热症谛也，宜黄芩汤（四十一）加黄连；如食少不渴，脉微小者，此里气虚不能禁固水谷也，宜四君子汤（二十）加诃子，肉豆蔻，或理中汤丸（三十四）加熟附子。甚者以肉豆蔻丸止之（四十三）。

泄利频频见脓血，此是大肠多蕴热，
莫将倒靥一般论，只宜解毒不宜涩。

痘后便脓血者，此热毒入大肠也，宜四物汤（十九）加黄芩、黄连、枳壳、荆芥穗，或黄连解毒汤（八十九）加生地黄，勿作倒靥及用劫涩药也。

邑人张国重子，痘靥时面疮溃肿，脓水浸淫，泄下脓血后重不食，先请闻延南作噤口痢治，不效，请予治之。予察其症，乃是倒靥，非痢也。在痘科中，利下脓血痂皮者，生；水谷不化者，死。在伤寒厥阴经病论则曰：热蓄于里，当便脓血，勿治；利尽脓血，自愈。予思此疾不死，不可亟治，乃买药制药，故延缓以待之，数日后，度其脓血将尽，乃用四君子汤加白芍药、枳壳、黄连、木香，一服，后重除，利稍止，再服而能食，三服而痘靥。

胃家有热难留食，胃冷无缘纳水浆，
若是痘家多属热，呕家圣药是生姜。

此言毒在胃也，胃主纳而不出，大小肠主出而不纳。痘后呕吐者，是余毒在胃也，然有冷热二症；如心烦作渴，食乳甚急，聚满于胸中，然后吐出如射，其人面色带赤，手足心热，居处喜凉，此热毒也；如乳食水浆随吐，面色青白手足冷，大小便自利，此冷吐也。热吐者，橘皮汤（四十九）加黄连、竹茹；冷吐者，益黄散（四十五）。痘后余毒多是热邪，但闻食臭，即吐不能食，木香大安丸（九十一），或养脾丸（一百零六），并用生姜汤下。有饮水而吐者，必吐清水，名水逆，五苓散主之（二十八）。

一向蒸蒸热未除，治宜详审勿差殊，
便难烦渴方为实，清便饥疲本是虚。

此毒在心经也，痘疮自初以来，一向发热，至于差后犹不少减者，此有虚实二症。如大便难，小便赤，能食而烦渴者，此实热也，三黄丸（八）或四顺饮（二十七），先解利里热，后用升麻葛根汤（一）加地骨皮解表热也。盖升麻葛根汤治疮疹未发之先，已发之后，身热药也。如大便不秘，小便不赤，坐立振摇，饮食不甚进者，此虚热也，以调元汤（十八）加知母、麦门冬。虚甚者加炒干姜，或熟附子少许以调之。

一小儿痘后发热，大小便难，疮瘢带赤，他医言虚，欲用保元汤，予曰：不可，此实热也，因食辛热之物得之。果因食鸡而得，以连翘饮服之，愈。

一小儿痘后发热不止，食少喜睡，延予视之，疮瘢黑黯，乃知痘毒有陷也。予问：此儿痘疮脓水必清，痂皮必薄否？其家答曰：果然不成脓不结痂，但水出皮脱而干也。予告之曰：凡痘出初，壮热昏睡，常侯也，痘既收后，则邪气已尽，正气当复，热渐退，食渐加，精神渐爽，亦常候也。今皆不然，吾恐术无用矣。遂辞归。半月后，忽昏冒死。

邑染匠徐姓者一子，痘后发热，诸医或用小柴胡汤，或用竹叶汤，或用黄连解毒汤，皆不效，热益甚，请予治之。予用保元汤加当归（炒）、黑干姜，一服热去。

遍身青黑色非常，口噤涎潮身反张，
手足时时频瘈疭，不逢识者少安康。

此毒在肝经也，此中风也。痘疮方愈，荣卫正弱，不知避忌，忽遇节令气交，八方不正之气乘虚而入，故为此症，宜消风散（一三二）二钱，入蝉蜕末一钱，分为三服，投生姜、薄荷汁及酒各数点。温汤进之，连进二三服，或作瘾疹，或再出肤疹而愈，后以抱龙丸调理（四十）。

搐搦非时俗曰惊，只因热毒内归心，
若有伤食增潮热，腹满多烦乃食蒸，

此毒在心肝二经也。痘后非时搐搦者有二症：一则心热留而不去，热甚生风，风火相搏，其人必喉中有痰，目直上视，面赤引饮，居处喜冷，宜导赤散（三十五），泻青丸（一一〇）清心泻肝，后以抱龙丸（四十）调之。一则病后多食，胃弱不能胜谷，谓之食蒸发搐，其人必潮热，大便酸臭，秘泄不调，或呕吐腹痛，先以备急丸（九）、丁香脾积丸（三十三）利之，彼用木香大安丸（九十一）、钱氏异功散（四十四）调理。取愈不如只用抱龙丸（四十）更佳。

手足拘挛不得伸，起居艰苦只呻吟，
要知养血真良法，莫误终身作废人。

此毒在肝脾二经也，痘后手足拘挛，屈伸不便者，乃血耗气虚，不能荣养于筋，宜十全大补汤（三十八）去地黄、白茯苓，加川续断，多服佳。气虚者少加川乌炮过。行经，不可误作风治，妄行发散，反耗阴血也。

邑令君唐肖峰以公子十二岁，戊辰正月出痘时，唐公要吾偕入京，乃延予四子邦治，八子邦靖，同韩凤岐医治，痘靥后右肩发一红肿，非痈也。韩以针刺之，其手不能举，三月末，肖峰北归，至上蔡闻之甚忧。予慰之曰：勿忧，及至察之，其手不痛，但软弱无力，不能自举，必用左手持之，乃能举。唐公问故，予曰：此肝热气虚也。盖肝主筋，资血以养，寒则缩，热则张，惟补气养血则病自痊。乃制一方，用人参、黄芪、当归、川芎、白芍药、川续断、甘草节、白术、桔梗、木香、薏苡仁、防风，共为细末，山药作糊为丸，服至半月而愈。

终日昏昏似醉人，口中妄语若邪侵，
谁知热入心包络，解毒安神泰宇清。

此毒在心也，痘后昏昧不解识人，口中常妄语如邪祟状，此热移入心包络，宜导赤散（三十五），吞安神丸（四十七）也，待醒后以调元汤（十八）加麦门冬、生地黄，四物汤（十九）加石菖蒲、木通、山栀仁相间服之，以抱龙丸调理而安（四十）。

卒然昏睡不知人，饮食俱忘唤不醒，
邪毒从今都解散，精神自此渐和平。

此差后虚病也，痘后卒然喜睡，状如眩晕，身无热，口中无妄语，其人痘出必重，又少食。今毒气已解，正气未复，故邪退而喜睡，乃否极泰来之象，不须妄治，逡巡苏醒矣。用抱龙丸（四十）调理。

蕲水汪元士子，癸丑四月出痘，靥后忽然闷绝，目闭口合，一家大哭。予曰：勿哭，吾固知有此病也。乃命吾次子邦孝作调元汤加麦门冬浓煎汁，斡开口，少与咽之，又令煮粥汤相间进之，须臾，平复如故，元士曰：神哉，先生之术！敢问何以预知有此？予曰：正气素弱，邪气方盛，壮火食气，气益弱矣。今邪气既退，正气将生，乃否极泰来之兆，所以戒勿扰乱，待其自苏。人不知此意，卒见闷绝，便将抱动，呼唤号哭，神气一散，其不救者多矣。时有二医在侧，周医云：向者起病，日犯太乙天符，尚恐有变。予曰：运气之论，岐黄之秘旨，专论其年，非谓起病日也。况主客之气，胜复之变，一岁之中，难以预料，岂可以是料病吉凶也？信如尔言，太乙天符日起病者凶，然则太乙天符年有病者，皆不可治也。向医曰：尚有余毒。予笑曰：取钱氏小儿书来，痘后余毒有样，一者疥，二者痈，三者目赤，未尝言有昏瞀也。盖痘疮或出不尽，发不透，靥不齐，或空壳无水，或清水非脓，此则有余毒也。今此痘起发胖壮，脓水饱满，有何余毒哉。

一朝手足冷如冰，盖覆重加不得温，
痘正盛时为逆症，病今差后作虚论。

厥逆者，痘疹逆候也。若在正盛之时，十无一生，今病已愈，气血久虚，脾胃大困，宜有此厥逆也，用调元汤（十八）加当归身、熟附子以主之。

咳嗽时多不得安，更兼涕唾尽稠痰，
莫拘死局轻调理，好把权宜用散丸。

此下皆毒在肺症也。咳嗽者，痘疹常症也，有寒有热，有虚有实，不可拘泥一定之法，如自初出咳嗽到今未愈者，此肺中余邪未尽也。宜甘桔汤（七）合泻白散（五十四），加牛蒡子、马兜铃主之。如咳而热，大便难，小便赤者，此热毒也，宜黄芩泻肺汤（五十五）主之。大便润者，人参白虎汤（二十四）合甘桔汤（七）主之。如咳而大便溏，小便清，无大热渴者，此虚也，宜人参清膈散（六十一）主之。如咳而血出者，甘桔汤（七）加牛蒡子、软石膏、茅根汁主之。如向不咳，今始咳者，此风寒外感也，麻黄汤（六十七）主之。

黄冈陶前墩子，出痘将靥时，咳嗽喘急，吾子邦正医，用甘桔汤加牛蒡子、麦门冬服之，未效，请予视之，予谓邦正曰：汝用方是，此症肺有火邪，火郁宜发之，即如前方去麦门冬，加紫苏、地骨皮，服一剂即效。

咳嗽之时两胁疼，阴阳左右被邪干，
不能升降多壅滞，解毒平和病早安。

经云：左右者，阴阳之道路。左右，两胁之谓也。疮疹后咳嗽胁疼，由余毒在中，阴阳之气不能升降也。胁居一身之左右，阴阳二气之所行也。胁痛是气不能升降之故，但解毒，毒气去则真气行，所苦自平，宜小柴胡加枳桔汤（一三三）服之。

未出腹疼斑毒攻，而今解毒已无壅，
不因燥屎或伤食，必是中虚要建中。

此毒在脾也，疹疮未出而腹痛者，乃斑毒内攻也。今毒已解，无复壅遏，腹中痛者，一则因大便未通，燥屎作痛，备急丸（九）主之。一则因食过多，胃虚不能消谷。腹痛者，便秘，丁香脾积丸（三十三）；便利，木香大安丸（九十一）主之。但燥屎痛者，病在下焦；伤食痛者，病在上焦，手不可按。若原食少，大便常润，忽尔作痛，此虚寒症也。病在中焦，用手按摩，黄芪建中汤（三十一）主之。

余毒留居心胃中，膈焦咽燥渴来攻，
若是脾虚津液少，自然形症不相同。

此毒在心胃也。痘家作渴，亦是常事，如痘后不宜有渴，忽然渴欲饮水，心胃二经受邪热故也，其人必能食，大便秘，小便赤，舌燥咽干，宜人参白虎汤（二十四）加黄连主之。若食少，大小便自调，虽好饮汤，咽舌不燥，此脾胃虚津液不足也，宜人参白术散（三十三），不愈，人参麦门冬散（二十二）加天花粉主之。

病后那堪猝失音，语言不出意沉沉，
咽伤苦痛痰多结，心热留邪舌不荣。

此毒在肾也，痘后失音有二：咽痛不能言者，此毒气结于咽喉之间，痰壅作痛而不能言，天花散（一〇三）主之。心热不能言者，心中邪热未彻，肾虚不能上接于阳，虽有声而不能言，四物汤（十九）去川芎，加麦冬、白茯苓主之。

正气将回食渐加，缘何恶食却堪讶，
不因食壅脾重因，或食中虚病未差。

此下毒在脾经也，痘后邪气尽退，正气将复，脾胃略舒，宜渐能食也。若原不食，今日喜食太过，或原能食，今又骤加，以致恶食、不食者，此皆内伤有余症也，宜木香大安丸（九十一）主之。如向未食，今犹不喜食者，此脾胃中气不足，宜人参白术散（二十三）去葛根，加陈皮、木香，研末，取二两，另用糯米二两、绿豆二两，各炒研末相和，枣子汤调服，稍能食更兼进养脾丸（一〇六）、抱龙丸（四十）。

寒热往来形似疟，不问早晚如期作，
只因调护少疏违，故惹风寒相击搏。

痘后忽发寒热如疟状，至后如期即发者，此脾虚气弱，失于将息，重感风寒，宜先以柴葛桂枝汤（八十五）发去新受表邪。后以调元汤（十八）加当归、陈皮、白术调之。

面目虚浮忽改形，腹中胀满喘声频，
邪风入肺疏通去，宿垢伤脾解利行。

此毒在脾肺二经也。痘后面目虚浮，或久则一身皆肿者，此表气不足，出风太早，风邪乘虚而入，其治在肺，宜五皮汤（一三四）先加桂枝，微汗之后，只服本方。若遍身皆肿，以胃苓汤（一三六）合五皮汤（一三四）主之。痘后腹虚肿胀满，或气喘粗者，此有宿垢在里，不问余毒、食积、蓄水，并宜先利之，以塌气丸（一三五），利后以胃苓汤（一三六）去甘草，加人参、黄芪、大腹皮调之。其治在脾，如因新食作胀不肿者，只木香大安丸（九十一）。

一小儿痘后洗浴，面目一身尽肿，请予治。予曰：此水气也，用四君子汤以补脾去湿，加黄芪以实表，防风以胜肌表之湿，麻黄以逐皮间之水，一服而肿减，后以钱氏异功散加猪苓、泽泻调理而安。

漐漐浑身汗未休，肤濡发润亦堪忧，
卫中气弱荣中热，若到亡阳治不瘳。

此毒在心也。痘后自汗盗汗，皆卫气弱，荣血热，肌肉虚也，宜调元汤（十八）、当归六黄汤（六十八）相间并调败蒲散（七十）服之，如汗出甚，再用温粉扑法扑之（六十九）。若浑身如水，发润者，或汗出如珠者，皆亡阳症，不治。

血在身中怕妄行，火邪迫血血离经，
鼻中衄出堪调理，便溺中来祸非轻。

此毒在心肝二经也。痘后失血，症乃余毒，热邪迫血妄行也。自鼻出者，玄参地黄汤（六十五）主之，外用栀子炒焦黑，研末吹之。自溺出者，八正散（四十六）主之。自大便出者，桃仁承气汤（一二〇）主之。此与上自汗症同为热也。上是热在卫，故汗出；此是热在荣，故血出。二症大便秘者，并与四顺清凉饮（二十七）主之。

蛔动如从吐利中，必然肠胃热邪冲，
若闻食臭虫才出，此症虚寒勿妄攻。

此毒在肝也。痘后或吐蛔者，皆热毒入里也。热在胃则吐蛔，热在肠则利下蛔。利者，黄芩汤（四十一）加桃仁、艾叶；吐者，黄芩半夏汤（四十二）加乌梅、川椒。若不吐利，但闻食即吐蛔者，此胃久虚，虫无所食，故闻食臭即吐，食已易饥，宜理中汤丸（三十四）加乌梅肉、黄连、川椒主之。

狐惑之症声哑嗄，唇口生疮诚可讶，
龈根溃烂疳蚀疮，息臭血出名走马。

此毒在肾也。痘后吐利蛔出者，此虫为热所蒸而为蛔厥。若不吐利，内蚀脏腑者，为狐惑。狐惑之症，其人好睡，默默不欲食。上唇有疮，虫蚀其肝；下唇有疮，虫食其脏。其声哑嗄，上下不定，故名狐惑。此候最恶，麻疹后尤多，化䘌丸（一三九）主之。如大便结者，以桃仁承气汤（一二〇）加槐子利之，或只牙齿龈肉溃烂者，此痘疕脱去，痰水浸渍为疳蚀疮，用绵茧散（一二五）敷之。若气臭血出者，又名走马疳疮，内以黄连解毒汤，（八十九）加雄黄为丸，竹叶汤下，外以马鸣散敷之（一三八）或口舌生疮者，并宜洗心散（一三七）。已上诸症，大便秘者，并用四顺饮（二十七）利之。

痘后宜行解利良，勿令热毒得为殃，
若逢余毒为诸症，缓药安能得早康。

痘疹后须当解利，勿使余毒或在表，或在里，变生诸症也。解利之剂，如三黄丸（八）、四顺饮（二十七）之类。若失于解利致生诸症，须当用切中病源之药急治之，不可缓，恐令病势滋蔓，反害人也。今人不能究其病因，一概用不急之药，如四君子之类，其意但欲逃差谬耳，何尝实能究其致病之由而药之耶？急治之中，惟在识其虚实，苟禀受既实，荣卫充壮，病后有热者，即与解利，缓治不可也。所禀怯弱，病后荣卫大虚，坐立振摇。饮食少者，却宜和缓之药以扶持之，候其饮食如故，荣卫既充，然后微微解利，未为之晚。或至虚之人，不必解利可也。

能医恶疮是良工，不宜怪异及虚惊，
若然乍见成凶兆，枉请师巫祷鬼神。

祯祥者，福之基。妖孽者，祸之萌。出痘之家，最宜内外肃静，大吉之兆也。若有鸦鸣鼠闹，虚响火光，蝙蝠入室，葱蒜扑人，夜生怪梦，病见死人，是皆不详之兆也。苟非积善之家，方兴之世，鲜能免其祸者矣。

胡松山子出痘，在母黄氏怀中，半夜后此儿却在地下。肖楚梧子出痘，日中时忽闻一阵蒜气过。胡三溪子出痘，有鸦日日聒噪。胡叔卿子出痘，近夜时楼上忽闻桌倒声，视之无他。王来楼子出痘，有蝙蝠飞入室，后皆凶。

卷之二十

疹毒症治歌括

凡二十六首。

疹为胎毒发于心，肺与相连热毒侵，
咳嗽鼻中清涕出，且观双目泪盈盈。

痘疹皆胎毒所发，毒者火也。故痘子大而掀肿者，少阳三焦火也。阳道常饶，故大而肿。疹子小而碎密者，少阴心火也。阴道常乏，故小而密。三焦水谷之道路，脾胃主纳水谷，治痘专以脾胃为主。心肺[①]属阳而位乎上，心火旺则肺受之，治疹先以肺为主，观其咳嗽者，火炎则肺叶焦举也，鼻流清涕者，鼻为肺之窍，以火烁金而液自流也。目中泪出者，肺热则移于肝，肝之窍在目也，或手掐眉目，唇鼻及面者，肺热症也。

凡遇冬温最不祥，民多疫疠发疮疡，
或逢斑疹相传候，可用汤丸最解良。

春温夏暑秋清冬寒，此四时之主气也。冬应寒而反温，阳气暴泄，火令早行，人感之者，至于来春必生疮疥。未出痘疹者必感而出，虽曰胎毒，未有不由天行者，故一时传染，大小相似，但见痘疹之出，宜先服消毒保婴丹（十三）、代天宣化丸（十二）以预解之，可使毒散，不为已甚也。

斑疹须明岁气先，勿轻汗下作伤寒，
察人虚实施方法，莫犯天和损寿元。

痘疮之症，其初发热，与伤寒相似，但疹子则面颊赤，咳嗽喷嚏，鼻流清涕，目中泪出，呵欠喜睡，或吐泻，或手掐眉目鼻面，宜用升麻葛根汤（一），不可作伤寒妄用汗下也。汗之则增其热，为衄，为咳血，为口疮咽痛，为目赤痛，为烦躁，为大小便不通。下之则虚其里，为滑泄，为带下。经曰：必先岁气，毋伐天和。言不可妄汗下也。如手足稍微冷，恶寒而无汗，面色青惨而不舒，左额有青纹者，伤寒之热也。手足稍微温，发热有汗，面赤而光者，伤风之热也，并宜惺惺散（一一四）发散之。目胞肿而右颊有青筋，发热而头额腹肚最甚，或兼呕吐腹疼者，伤食之热也。备急丸（九）下之。面色青红，额正中有纹，手掌心有汗，时作惊惕，手络脉微动而发热者，此惊热也，泻青丸（一一〇）、牛黄清心丸（三十六）主之。身热而倍能食，唇红颊赤，大小便秘，胁下汗者，此风热也，宜宣风散（九十二）。已上诸热，久而不去，内外感发则所蕴疮疹之毒，亦能乘间而出矣。

疹喜清凉痘喜温，能知疹痘不同论，
疹苗痘实无人解，谨始虑终用意斟。

疹喜清凉，痘喜温暖，此法人皆知之。然疹子初出，亦须和暖则易出，所以发苗之初，只要发出得尽，则毒便解，若痘必苗而秀，秀而实，而后毒解也。痘子成实之时，若太温热则反溃烂不收，是痘之后亦喜清凉也，故治痘疹者，无过热，

① 肺：原作“肝”，据彭端吾刻《痘疹全书》康熙五十年修订重印本（两淮运库本）改。

无过寒，温凉适宜，阴阳自和，是为得之。

疹毒从来解在初，出形毒解却无忧，
腹中胀痛邪犹伏，喘促昏沉命必殂。

疹子只怕不能得出，若出尽则毒便解。故治疹子者，发热之时，当察时令寒暄，以药发之。如时太寒，以桂枝葛根汤（五）发之，太热以升麻葛根汤（一）合人参白虎汤（二十四）发之。不寒不热，以荆防败毒散（七十一）发之。如兼疫疠之气，以人参败毒散（二）发之。如尽一剂不出，再作本汤发之，外用胡荽汤（七十四）以苎麻蘸酒遍身戛之，务令亟出。如三四作，更不出，加腹中胀痛，气上喘促，昏闷谵妄者，必死症也。

邑人胡道松，四岁病疹，先请甘大文视之，三日疹不出，烦躁甚，乃请予，文又作荆防败毒散，予止之曰：此皆发热之药，无解毒之用，况天大热又无时令之药一二味在内，则阳愈胜，阴愈亏，阴阳不和，此疹所以不出也，吾作东垣凉膈散加玄参、升麻，一服疹出，三日起。

过期不出势淹延，毒伏身中出现难，
急用透肌休怠玩，岂堪脏腑受熬煎。

发热六七日已后，明是疹子，却不见出，此皮肤坚厚，腠理闭密，又或为风寒袭之，曾有吐利乃伏也，急用托里发表之剂，麻黄汤（六十七）去杏仁，加蝉蜕、升麻，外用胡荽酒（七十四）、散麻刮之。如一向未更衣者，毒甚于里，伏而不出，河间凉膈散加牛蒡子（一四七）主之，发之解之再不出者，死症也。

甘大文从吾学医，长男发热，予见之曰：疹也。三日不出，身凉神倦，坐卧不宁。予谓大文曰：汝子疹毒不出，外凉内热，毒火内伏，故烦而坐卧不安也。不急治且危，文泣求医。予乃用葛根汤加麻黄、石膏以发之。一服疹尽出，色白不红。予曰：此血虚也。用四物汤加防风，一服色变红，遂愈。

蒸蒸发热咳声频，目胀面浮气上行，
坐卧不安痰唾少，肺焦叶举热邪蒸。

疹子初发热时，未见出现，咳嗽百十声不已，上气喘急，面浮目胞肿，时卧时起，此毒火内蒸，肺叶焦举，宜甘桔汤（七）合人参白虎汤（二十四），去人参加牛蒡子、薄荷叶主之。

火热熏蒸汗润身，毒邪并迫血违经，
汗多卫表邪从散，血去荣中毒少轻。

疹子发热，或自汗出，或鼻衄者，不须止之，亦发散之义。故汗者，毒从汗散。衄者，毒从衄解，但不可太过。如汗太多，人参白虎汤（二十四）合黄连解毒汤（八十九）主之。衄太多，玄参地黄主之（六十五）。

发热之时吐利并，任他所出不须惊，
胞胎蓄毒从今解，肠胃停污自此清。

疹子发热吐利，纯是热症，不可作寒论，乃火邪内迫，上焦出吐，下焦多利，中焦吐利，并多自利，宜黄芩汤（四十一）。吐利宜黄芩加半夏汤（四十二），自利里急后重者，宜黄连解毒汤（八十九）合天水散（九十四）主之。

毒火熏蒸气上炎，咽喉自此正烦疼，
从来痘疹多咽痛，莫作寻常喉痹看。

痘疹咽痛亦是常候，乃毒火上熏而痛也，勿作喉痹同论，妄用针刺。喉痹内作痈肿，故宜针决去恶血，痘疹只是咽干作痛，宜甘桔汤（七）加牛蒡子，或射干鼠粘子汤（六十）细细咽之。

痘疹如焚引水饶，炎邪未许一杯浇，
咽喉干燥心家热，津液枯虚胃脘焦。

疹子渴喜饮水，纯是火邪，肺焦胃干，心火内亢故也。

初发热渴者，升麻葛根汤（一）加天花粉、麦门冬。渴甚者，人参白虎汤（二十四）合黄连解毒汤（八十九）主之。

一齐涌下莫惊惶，顷刻浑身朱锦装，
似痘出时随又没，如斑红处却成疮。

痘疮贵三四次出，谓出匀。麻疮贵一齐涌出，谓出尽。麻子只要得出便轻减，以火照之，遍身如涂朱之状，此将出之兆。出形细密，与痘疮密者相似，但疹子粒粒成疮，非若斑之皮红在片，如蚊咬之迹也。

痘疮赤艳痒来攻，疹子红鲜毒得松，
白疹血虚犹可疗，黑斑候恶莫相逢。

疹痘之色，不可同论。大抵痘怕太红，皮嫩易破，必生瘙痒。疹喜通红，疹发于心，红者火之正色也。若疹色淡白者，心血不足，养血化斑汤（一四一）主之。色太红焰或微紫者，血热也，或出太甚者，并宜大青汤（一四一）主之，黑者死症也。

疹子出没合阴阳，出以温和没以凉，
连出不收阳气盛，迟迟间出是阴强。

疹子出没常以六时为准，假如子后出，午时即收，午后出者，子时即收，乃阳生阴成，阴生阳成，造化自然之数也。凡此旋出旋收者轻，若一出连绵三四日不收者，乃阳毒太盛，宜大青汤（一四一）解之。逡巡不出者，乃风寒外束皮肤闭密也，宜荆防败毒散（七十一）。

疹出浑身似火烧，毒邪壅甚急难消，
解肌只许皮肤暖，救里宜令便溺调。

疮疹非热不出，疹子欲出则遍身发热，或烦躁，或头眩，或身拘急，及既出则身便凉，诸病悉解，此一层疹子随收矣。如疹子既出，热甚不减，此毒壅遏，宜大青汤解其表（一四一）。便涩者，以黄连解毒汤（八十九）合化斑汤（二十四），或大连翘汤（八十八）解其里。大便不通者，河间凉膈散加牛蒡子（一四七）。

疹疮出尽得安宁，邪未尽时气未平，
拂拂热烦邪尚炽，频频呕泄毒犹蒸。

凡疹子只要出得尽，则毒邪解散，正气和平。如拂拂发热，烦闷不宁，如蛇在灰，如蚓在尘之状，或呕吐，或注泄，此毒邪壅遏尚未出尽。烦热者，黄连解毒汤（八十九）。呕泄者，柴胡橘皮汤（一四二），并外用胡荽酒（七十四），以苎麻蘸酒遍身戛之，待疹出尽则烦热自出，呕泄自止矣。

疹毒余邪最作殃，几经恶候致张皇，
时行疠气传相似，疫鬼勾魂赴北邙。

疹子欲出未出之时，宜早发散，以解其毒，则无余灾。若不预解，使之尽出，以致毒蓄于中，或为壮热，日久枯瘁，或成惊痫，或为泄痢，或咳血喘促，或作疳虫而死，此虽一时疠气之染，未有不由于人事之未尽者。

疹后流连热不除，蒸蒸烙手发毛枯，
肉消骨立成疳瘦，得遇良工病可苏。

疹子收后，身有微热者，此虚热也。不须施治，待气血和畅自然退去，若热太甚，或日久不减，以柴胡麦门冬散（五十七），甚则以黄连解毒汤（八十九）合人参白虎汤（二十四），与前方相间服之，如发枯毛竖，肉消骨立，渐渐羸瘦者，柴胡四物汤（一四三）主之。

发热无休神渐昏，忽然瘈疭事堪惊，
莫将风痫同调治，小便宜多患早宁。

疹后热不除忽作搐者，不可与急惊风同论，用导赤散（三十五）加人参、麦门冬送服安神丸（四十七）。小便清者可治，短少者不可治，宜抱龙丸（四十）。

疹毒流殃走马疮，牙龈溃烂食难尝，
唇疮声哑成狐惑，漏颊穿喉旦夕亡。

凡疹后牙根黑烂，肉腐血出，臭息冲人者，曰走马疳，马鸣散（一三八）主之。若面颊浮肿，环口青黑，颊漏齿脱，唇崩鼻坏者，死症也。如唇口多疮，其声嗄哑者，曰狐惑，以化䘌丸（一三九）主之。更烦躁昏闷失声者，死症也。

疹毒渐成休息痢，昼夜不停多窘急，
勿轻劫涩图霸功，切忌噤口成恶疾。

疹后泄利日久不已者，曰休息痢，不可妄施涩剂，以成霸功，宜黄芩汤（四十一）合天水散（九十四），与香橘丸（五十）相间治之。若呕吐不能食者多噤口，更肠滑不止，或下鲜血，或如尘水者，皆死症也。

郧阳杨举人子，疹后利下鲜血，予授一方，用当归梢、生地黄、白芍药，条芩（炒）、黄连（炒）、人参、生甘草、枳壳、乌梅肉调理而愈。时郡中出疹，但病利血者，杨公授此方皆效。

疹后连绵上气咳，发作百声终不歇，
胸高肩息目虚浮，摆手摇头泉下客。

疹子收后微咳者，此肺气未平也，不须调治。若咳转甚，喘气逆气，发则连绵不已者，此肺中伏火，金虚叶焦，故咳也。宜人参清膈散（六十一）主之。身热者，麦门冬清肺汤（一四四）主之。若咳久不止，面浮目胞肿，胸高而喘息，则耸肩血自口鼻出，面色青或赤，鼻燥昏闷，摇头摆手者，皆死症也。

郡人周小川族人，一小女疹后咳嗽失声，予授一方，以甘桔汤加炒牛蒡子、炒枯芩、天花粉作散，薄荷叶汤调，再煎一沸，服之愈。

疹家禁忌法须防，盐醋鸡鱼不可尝，
欲莫从心终是福，物多爽口定为殃。

疹家通禁鸡鱼炙煿盐醋之类，直过七七之后，方可食之，惟宜食淡，不可纵口，致生他疾也。

疮疹收还幸平复，饮食如常无䑋𦨶[①]。

心腹绞痛忽倾亡，还是气虚中恶毒。

曾见痘疹收后，动止出入，饮食如常，忽然心腹绞痛而死者，还是元气怯弱，乘以疫疠之气，正不能胜邪，伏于中，外若无病，内已亏损，故一中而死，谓之中恶。

婴稚初离胎壳中，遍身斑驳似朱红，
胎中热毒皮中现，莫作时行斑疹同。

凡小儿初生未满月者，遍身红点，俗呼奶麻子是也。此由胎中受热，故生下发见于皮肤，不可作时行疹子论，妄用汤剂。盖脏腑娇脆，气血怯弱，不能胜汤丸也。宜用溯源解毒汤（一〇八）与乳母服之。

发热蒸蒸便已硬，皮红似锦是名斑，
莫将疹毒雷同论，笑煞时人丑类看。

凡天行若病，大便硬结，热留胃中，故发斑不可以疹子同治，妄用发散之剂，反增危剧，宜人参白虎汤（二十四）去人参，加大青、玄参、生地黄主之。大便秘者，以三黄丸（八）微利之。

---

① 䑋𦨶（niè kuì）：同䑋卼”，动摇不安貌。

卷之二十一

妇人痘疹症治歌括

凡一十二首。

妇人痘疹最难医，阴质从来血已亏，
待得疹疮将发日，只愁天癸有当期。

正理论云：婴儿女子，益以滋甚，以女人阴质，血常不足也。痘疹始终以气血为主，一或不足则变生焉，故女子十四已后，有出疮疹者，常恐天癸之行，血走气虚而成陷伏也。

发热经行非正时，火邪迫血血奔驰，
急须凉血停为美，莫待中虚悔却迟。

痘疹发热，经水忽行，却非天癸之期，此毒火内蕴，扰乱血海，迫经妄行，月事不以时下，以玄参地黄汤（六十五），或四物汤（十九）合黄连解毒汤（八十九），以凉血为主，必欲其止。如久不止，中气虚弱，致生陷伏者，有之。

发热期逢经水行，毒邪行解免烦蒸，
过期不止须当虑，补气温经令出匀。

发热之时，经水适来如期，此积污得去，毒亦轻解，不须治之。若过四、五日犹不止者，此热邪乘血室之虚，迫血妄行，宜先服小柴胡加生地黄汤（一二九）以清血室之热，后用十全大补汤（三十八）以补气血之虚，令其出匀，易发易靥也。

发热适逢经水断，血室空虚防他变，
若然谵妄神不清，热入血宫治勿缓。

发热之时，经水适断，宜早服柴胡四物汤（一四三）加桂枝，以防血室空虚，毒邪乘虚而亦致生他疾也。若已增寒壮热神识不清，妄诞见闻，言语错乱，此为热入血室。血室者，冲脉是也，肝主之。肝藏血，肝为血海，天癸之后，血室既空，热乘而入，宜四物汤（十九）合导赤散（三十五），加麦门冬，与安神丸（四十七）相间服之。

女子居经日已赊，岂堪疮疹病来加，
却愁血海停污垢，更怕胞门伏毒邪。

女子经闭，谓之居经，满而不泻，病在心脾。经云：二阳之病发心脾，女子不月。疮疹之毒属于心，又以脾为主。心脾先病，血室不行，冲任之间，已多积垢，一旦疮疹之火郁于命门胞户之中，当出不出，毒邪留伏，致生乖戾者有之。故发热之初，即当涤除停垢，桃仁承气汤（一二〇）主之，后以四物汤（十九）合匀气散（十三）加红花、木通治之。

崩漏无时血已枯，泻而不满脏中虚，
岂堪当此天行病，济弱扶危救幻躯。

女子一向崩漏未止，气血已虚，若当天行疮疹，必不能任其毒，惟宜大补气血为主，十全大补汤（三十八）。疮出灰白平陷，难发难靥者，更加熟附子一二片。

起发疱浆忽动经，血虚气弱事堪惊，
食多气壮无他虑，不用须防陷伏临。

痘子出现已后，最宜表里俱实，饮食能多，若当起发疱浆之时，天癸忽动，人但知恐被秽气触动正气，不知自身之血不足为靥。但血出而气亦虚，毒邪乘虚陷入于里，惟元气素壮，又能食者，必无是变。如气虚食少之人，未有不成陷伏者。宜十全大补汤主之（三十八），虚甚加熟附子。

经行暴喑猝无音，血出津枯舌不荣，
养血通心言语出，一朝身价重千金。

女子种痘，经水忽行，暴喑不能言语者，心主血，舌乃心之苗，血去则心虚，心虚则少阴之脉不能上荣于舌，故猝失音不语也，先以当归养心汤（一四五），养心血，利心窍，待其能言，以十全大补汤（三十八）调之。

月事如行变坏疮，内虚陷伏已乖常，
药灵中病终须吉，症逆违师倏忽亡。

月事大行，其疮不起发，不光壮，不饱满，不红活，顶平陷，色灰白或青干黑陷者，此里虚之候。疮复陷入也，宜十全大补汤（三十八），夺命丹（十七）相间服之。其疮胖胀红绽，或疮空中再出一番者，大吉之兆。若加腹胀喘促，谵妄闷乱，寒颤咬牙，手足厥逆者，必死也。

妊娠疮疹治应难，惟有安胎法最先，
不可令胎轻触动，胎元触动命将残。

孕妇出痘，始终以安胎为主，不可犯动其胎。其初发热，以参苏饮（三）发之，疮出现后，多服安胎饮为佳（一百四十六）。渴者，人参白术散（二十三）；泄者，黄芩汤（四十一）合四君子汤（二十）加诃子；色灰白，起发收较迟者，十全大补汤（三十八）去桂。

邑文学程文达一女，年二十出痘，且有娠五月矣，请予治之。诊其脉男胎也，惟以清热解毒和中安胎为主，乃用黄芩、白术为君、人参、生甘草、当归身、生地黄、白芍药、紫苏叶佐之，自初出至成浆无他苦。予闻家中被盗而归。适有蕲水郭医至，进药一服，胎堕，果男胎也。亟请予至，痘变灰白，平塌成倒陷也，里虚故耳，询所用方，乃独圣散。予曰：噫！穿山甲、麝香，皆堕胎药，胎去气血益虚，疮毒内陷不可救也。遂辞归，三日卒。

疮正甚时正临产，几人束手功莫展，
涤除恶露相时行，补益元神休忌惮。

孕妇出痘，正当甚时，忽临正产蓐者，只以大补气血为主，十全大补汤（三十八）。若腹中微痛，此恶露未尽也，宜去之，四物汤（十九），用熟地黄去芍药，加干姜、桂心、木香、黑豆。

产后如逢出疹疮，此时胎去免忧惶，
只凭补益收功效，莫犯寒凉生气伤。

妇人产后出痘疮者，只以大补气血为主，十全大补汤（三十八），白芍药用桂、酒炒用，不可妄用寒凉，恐损发生之气。

卷之二十二

古今经验诸方

凡八十五方。

一、升麻葛根汤　解发痘疹之良方。

葛根　升麻　白芍药　甘草各等分

上锉细片，水一盏，煎七分，去滓，温服无时。

二、人参败毒散　解疫疠，发痘疹之良方。又主腰痛。四时通用。

羌活　独活　前胡　柴胡　川芎　白茯苓　枳壳　桔梗　人参各等分　甘草减半

上锉细末，加生姜三片，水盏半，煎一盏，去滓，温服无时。

一方加薄荷少许。

附方：柴葛败毒散　疑似伤寒，以此解发。

柴胡　葛根　人参　羌活　防风　紫苏叶　荆芥　桔梗　甘草

生姜三片，水煎服。

附方：香苏散毒散　疑是伤食，以此解发。

香附子　紫苏叶　苍术　厚朴　青皮　甘草　山楂肉

生姜一片，水煎服。

附方：升阳散火汤。

升麻　葛根　独活　羌活　防风　柴胡　人参　甘草　赤芍药

水煎服。

三、参苏饮　解发痘疮之良方。

人参三分　紫苏叶　桔梗　干姜　前胡各四分　陈皮　茯苓各五分　枳壳三分半　半夏二分　木香一分半

上锉细末，加生姜三片，水一盏，煎七分，去滓，温服无时。

四、双解散即防风通圣散、益元散二方也

痘疮表里俱实，非此不解。

防风　川芎　当归　白芍药　大黄　薄荷叶　连翘各五分　石膏　桔梗　黄芩各八分　白术　桂枝　荆芥穗各三分　滑石二钱四分　甘草一钱

上锉细末，加生姜三片，水二盏，煎一盏，去滓，温服无时。

五、桂枝葛根汤

葛根　桂枝　赤芍药　升麻　防风　甘草各一钱

上锉细末，加生姜三片，淡豆豉一钱，水一盏，煎七分，去滓，温服无时。

六、连翘升麻汤

连翘二钱　升麻　葛根　桔梗　甘草各七分　白芍药五分　薄荷叶少许

上锉细末，加淡竹叶、灯心，水盏半，煎一盏，去滓，温服无时。

七、甘桔汤　解咽喉之良方。

甘草二钱　桔梗一钱

上锉细末，水一盏，煎七分，去滓，食后温服。

附方：甘桔清金散　治肺热声不清响者。

桔梗一两　甘草五钱　牛蒡子炒，七钱　连翘去心，五钱　诃子皮五钱

共为细末，每服一钱，薄荷叶少许，

同煎服。

八、三黄丸　解毒。里实者可用。

黄芩五钱　黄连　大黄各二钱半

上为细末，雪水捣丸，绿豆大，朱砂为衣，每服五七丸，食前灯心汤下。

九、备急丸

木香二钱半　大黄　牵牛末各五钱

上为细末，神曲糊丸，绿豆大，每服五七丸，食前山楂煎汤下。

十、羌活汤　解发痘疮，兼治肝热。

羌活　川芎　防风　山栀仁　龙胆草　当归各等分　甘草减半

上锉细末，加薄荷叶少许，淡竹叶，水一盏，煎七分，去渣，温服无时。

十一、消毒保婴丹

缠豆藤或黄豆、绿豆根上缠绕细红丝者，于八月福生生炁日采之，阴干，听用一两五钱　黑大豆三十粒　赤小豆七十粒　新升麻七钱半　山楂肉一两　荆芥连穗，五钱　防风去芦，五钱　生地黄酒浸，焙，一两　川独活五钱　甘草生，五钱　当归酒洗，五钱　赤芍药七钱半　黄连去枝梗，五钱　桔梗五钱　辰砂另研，水飞，一两　牛蒡子炒，一两　老丝瓜隔年经霜者，取连藤蒂五寸，烧存性，二个

上十七味，各研细末，和匀，用净沙糖拌丸如李核大，每服一丸，浓煎甘草汤化下。其药味味预备，须待春分秋分，或正月十五日，七月十五日，十月十五日，洒扫静室，至成修合，忌妇人并孝服人、猫犬见之，合毕焚香叩齿，日出时，望东吸气一口吹布药上，向太阳密咒曰：神仙真药，体合自然，婴儿吞服，天地齐年。吾今奉太上老君、急急如律令敕（一气七遍）。

十二、代天宣化丸即韩氏医通五瘟丹①

甘草甲巳年为君土　黄芩乙庚年为君金　黄柏丙辛年为君水　山栀丁壬年为君木　黄连戊癸年为君金　连翘佐　山豆根佐　牛蒡子佐

先视其年所属者为君，次四味为臣，君药倍用，臣药减半，佐视臣又减半。共为细末，于冬至日修合，取雪水煮升麻汁打面糊为丸，辰砂为衣，淡竹叶煎汤下。

嘉靖甲午春，痘毒流行，病死者十有八九，乃一厄也。时有预服三豆子汤、丝瓜辰砂散者，凡方书所载预解痘毒之法，靡不用之，未见效者。予窃思痘疹疫疠之毒，因岁运灾眚之变，难以药解，而人事未尽，又不可诿之天数也，于是检阅上方，乃于韩氏医通得五瘟丹，以五运为主，喜曰：此解毒神药也。依方修合，施售与人，但服之者，莫不轻疏，人皆神之。因命之曰：代天宣化丸。

十三、匀气散

木香　青皮各五钱　山楂肉二钱半

上为细末，每服一钱，甘草汤调服。

十四、活血散即芎归汤

当归　川芎各等分

上为细末，每服一钱，红花汤调下。

十五、快斑汤　治起发迟。

人参五分　当归　防风　木通各一钱　甘草三分　木香　紫草　蝉蜕各二分

上锉细末，水一盏，煎七分，去渣，温服无时。

十六、消毒饮　解痘毒。

牛蒡子　连翘　甘草　绿升麻　山豆根　紫草各等分

上锉细片，水一盏，煎七分，去渣，温服，不拘时。

十七、夺命丹

麻黄酒蜜炒焦　升麻各三钱　山豆根　红花子　大力子　连翘各二钱半　蝉蜕　紫草　人中黄各三钱

上研细末，酒蜜和丸，辰砂为衣，薄

---

① 即韩氏医通五瘟丹：原作“即钱氏医通瘟丹”，据彭端吾刻《痘疹全书》康熙五十六年修订重印本改。

荷叶煎汤下。

附方：神应夺命丹

辰砂择墙壁镜面者，白纱囊盛之，用升麻、麻黄、紫草、连翘四味，同纱囊放沙罐内，入新汲水，以桑柴火煮一昼夜，取出辰砂，研细，仍将煮砂药汁重纸滤去渣，水飞取末，待干听用，二钱　麻黄不去根节，酒蜜拌，炒焦黑色，八分　蝉蜕水洗净，去足翅，三分　紫草酒洗，五分　红花子五分　穿山甲酒炙拌，五分　真蟾酥三分

上药共研细末，用醋酒拌丸，分作十粒，周岁者半丸，二岁者一丸，服至三丸，热酒化服，厚盖取汗，汗出痘随出也。择天医生炁日修合。

此方与三酥饼同。

十八、调元汤即保元汤　痘科良方。气壮实者不宜。

人参二钱　黄芪三钱　甘草一钱

上锉细，加生姜一片，水一盏半，煎一盏，去渣温服，不拘时。

十九、四物汤　养血。

当归　川芎　芍药　地黄

上锉细片，水一盏，煎七分，去渣，温服无时。

二十、四君子汤　补气。

人参　白术　茯苓　甘草

上锉细末，水一盏，煎七分，去渣，温服不拘时。

二十一、葛根解毒汤　痘中止渴良方。

葛粉　天花粉　麦门冬　生地黄　升麻各等分　甘草减半

上锉细片，取糯米泔水一盏，煎七分，去渣，入茅根自然汁一合服之。

二十二、人参麦门冬散　治痘中渴。

麦门冬　葛粉各二钱　人参　甘草　升麻各等分　白术

上锉细片，加糯米一合，淡竹叶七片，水一盏，煎，米熟去滓，温服。

二十三、人参白术散又名参苓白术散　治痘泄渴。

人参　白术　藿香　木香　甘草　白茯苓各一钱　干姜二钱

上锉细，加生姜一片，水一盏，煎七分，去渣，温服无时。

二十四、人参白虎汤又名化斑汤　解斑疹良方。

人参一钱　知母三钱　甘草一钱　石膏五钱　糯米一合

上锉细，水二盏，煎待米熟，去渣，温服无时。

二十五、陈氏木香散　治虚寒证，纯阴无阳者。

木香　大腹皮　人参　肉桂　半夏　青皮炒　赤茯苓　前胡　诃子肉煨　炙甘草　丁香各等分

上锉细，加姜一钱三分，水一盏，煎。如虚加黄芪等分，糯米一撮，同煎。

二十六、陈氏异功散　治虚寒症，纯阴无阳者。

木香　当归　茯苓各三钱半　肉桂二钱　人参　陈皮　肉豆蔻　丁香　半夏各二钱半　白术　厚朴　附子各一钱半

上锉细，每服三钱，加生姜三片，枣二枚，煎，先服，去附子亦可，若里虚泻甚，又不可无附子。量儿岁数加减服之。

四十七、四顺清凉饮　治里热症，大便结。

当归　白芍药　大黄　甘草

上锉细片，水一盏，煎七分，去渣，食前服。

二十八、五苓散　治表里有热，小便不利。

泽泻一钱半　白术　赤茯苓　猪苓各一钱　肉桂五分

上锉细，加生姜一片，枣一枚，水一盏，煎七分，去渣，温服。

二十九、桂枝大黄汤　治腹痛、大便

不通良方。

桂枝 白芍药各二钱半 甘草五分 大黄一钱半

上锉细，姜一片，水一盏半，煎一盏，去渣，食前温服。

三十、三乙承气汤 治实热症，纯阳无阴者。

大黄 厚朴 枳实各一钱 升麻五分

上锉细，水一盏，加姜一片，煎七分，去渣，食前服。

三十一、黄芪建中汤 治里虚腹中痛。

黄芪 人参 桔梗 白芍药 甘草各等分

上锉细，加姜三片，枣二枚，水一盏，煎五分，去渣，温服。

三十二、化毒汤 治痘未出腹痛者。

肉桂五分 白芍药 甘草各一钱 青皮 木香 枳壳各七分 山楂肉 连翘各五分

上锉细，水一盏，煎七分，去渣，温服，不拘时。

三十三、丁香脾积丸 治痘中伤食。

三棱去毛，醋浸，煨 莪术去皮，加土制，各五钱 丁香 木香各五钱 青皮去穰 乌梅烧存性 猪牙皂烧存性，各三钱 巴豆去壳取肉，四十九粒

上为细末，醋调神曲糊为丸，如绿豆大，每服五七丸，原物汤送下。

三十四、理中汤九 治虚寒。

人参 白术 甘草 干姜各等分

上锉细，水二盏，煎一盏，去渣，温服。若欲为丸，研细末，炼蜜为丸，如弹子大，每服一丸，白汤送下。

三十五、导赤散 治心热发搐。

生地黄 木通 甘草炙，各等分

上锉细，加淡竹叶七片，水一盏，煎七分，去渣，温服。

一方加人参、麦冬。

附方：导赤通气 治心虚声不扬者。

木通 生地黄 甘草 人参 麦门冬 石菖蒲 当归身

灯心作引，水煎服。

三十六、牛黄清心丸 治心热神昏。

黄连生，五钱 黄芩 山栀仁各三钱 郁金二钱 辰砂一钱半 牛黄二分半

共研细末，腊雪调面糊丸，如黍米大，每服七八丸，灯心汤下。

三十七、十宣散一名十奇散，一名托里十补散 治痘痈。

黄芪 人参 当归各二钱 厚朴 桔梗 川芎 防风 甘草 白芷各一钱 桂心三分

上为细末，每服一钱，或二钱，木香汤调下。

附方：真人解毒汤 治痘母。

忍冬花半斤 甘草节一两 木通 防风 连翘各三钱

分作三剂，用酒水各半煎服，以肿消痘出为度。

三十八、十全大补汤 补养气血，痘科良方。

黄芪 人参 当归 白芍药 白术 生地黄 白茯苓各一钱 川芎 甘草各五分 官桂三分

上锉细，加姜三片，枣一枚，水一盏半，煎一盏，去渣，温服，不拘时。

三十九、宁神汤

人参 当归身 生地黄 麦门冬各一钱 山栀仁 甘草炙 黄连炒，各五钱 石菖蒲三分 辰砂末，一分

上锉细，加灯心半钱，水一盏，煎七分，去滓，调辰砂末，搅匀，食后温服。

四十、抱龙丸又名琥珀抱龙丸

治痘惊

真琥珀 天竺黄 白檀香 人参 白茯苓各一两半 粉草去节，三两 枳壳面炒

枳实面炒，各一两　辰砂水飞，五钱　山药去黑，炒熟，一斤　牛胆南星一两　金箔一百片

各取细末，再筛和匀，每药一两，取新吸水一两，重入乳钵内杵匀，丸如皂角子大，阴干，勿用日晒，则燥裂矣，每服一丸，薄荷煎汤化下。

四十一、黄芩汤　治协热而利。

黄芩一钱半　甘草炙，一钱　白芍药六钱。

上锉细，加大枣二枚，水一盏，煎七分，食前温服。

四十二、黄芩加半夏汤

即前黄芩汤内加半夏二钱，生姜一钱。

四十三、肉豆蔻丸　治协寒而利。

木香　砂仁　白龙骨　诃黎勒各五钱　赤石脂　白枯矾各七钱半　肉豆蔻五钱

上为末，面糊丸，黍子大，一岁服三、五十丸，米饮汤下。

四十四、钱氏异功散　补脾胃。

人参　白茯苓　白术　甘草　陈皮各等分

上为末，每服二钱，生姜五片，枣二枚，水一盏，煎七分，去渣，食前服。

四十五、益黄散　补脾虚寒。

陈皮一两　青皮　诃子肉　甘草炙，各五钱　丁香一钱

共为末，每服二钱，水一盏，煎六分，去渣服。

四十六、八正散　大小便不通。

滑石　瞿麦　大黄　木通　扁蓄　车前子　栀子仁各一钱　甘草五分

上锉细，加灯心一钱，水一盏，煎七分，食前服。

四十七、安神丸

黄连　当归身　麦门冬　白茯苓　甘草各半两　朱砂一两　龙脑二分半

上为末，汤浸蒸饼，和猜猪心血捣匀，丸黍米大，每服十丸，灯心汤下。

四十八、茱连散　治干呕。

黄连半两　吴茱萸二钱　青竹茹一团

上二味同炒，研细末，每服半钱，生姜汤调服。

四十九、橘皮汤

橘皮半留白，半去白，炒，二钱　半夏一钱　白茯苓一钱半

上锉细，加姜五片，水一盏，煎七分，去渣服。

五十、香连丸一名香橘丸

黄连以吴茱萸五钱同炒，去吴茱萸不用，一两　木香半两　石莲子肉二钱半　陈皮半两

上为细末，醋调神曲糊为丸，如麻子大，每服二、三十丸、陈仓米汤下。

五十一、胆导法　此通大便秘结之良法也。不损中气，强如用药。

用大猪胆一枚，以鹅翎筒两头截齐，一头入胆中，钱牢扎定，吹令气满，纳入谷道中，直待气通取去。

又：猪胞导法：

用猪尿胞一个，以竹管插放胞口中吸起，又取猪胆汁、生蜜、清油各半杯搅匀，灌入胞中又吹起，以线扎定如上胆导法，尤捷。此因治余先庭新立法也。

五十二、百祥丸一名南阳丸

红牙大戟不拘多少，浆水煮极软，去骨，日中晒干，复内原汁中，煮汁尽，焙干为末，水丸如粟米大，每服一、二十丸，研末芝麻汤下。

五十三、牛李膏一名必胜膏

牛李子不拘多少，取汁，石器中熬成膏，牛李子野生道边，至秋结实，黑丸成穗，每服皂子大，煎杏胶汤化下。

此上二方，治痘疮黑陷，便秘里实症。

五十四、泻白散又名泻肺散　治肺热而喘。

桑白皮 地骨皮各一两 甘草炒，半两

上为末，每服一二钱，加粳米一百粒，水一盏，煎六分，食后服。

五十五、黄芩泻肺汤 治肺热里实症。

黄芩 栀子 枳壳 甘草炙 薄荷 连翘 杏仁去皮尖 大黄 桔梗炒

水煎，食后服。

五十六、前胡枳壳汤

前胡 枳壳 茯苓 大黄 甘草各五钱

上锉细，每服三钱，水煎。如身温脉微，泻者，勿服。

五十七、柴胡麦门冬散

柴胡五分 龙胆草三分 麦门冬分分 甘草二分 人参 玄参各五分

上锉细，水煎服。

五十八、葛根麦门冬散 治斑疹毒，大热而渴。

干葛 麦门冬各半钱 石膏 升麻 赤芍药 甘草 茯苓 人参各五分

上锉细，加淡竹叶七片，水一盏，煎七分，去渣服。

五十九、生地黄散 治斑疹肺热喘咳。

生地黄一钱 麦门冬五分 杏仁 款冬花 陈皮各八分 甘草

上锉细，水煎服。

一方加桔梗五分。

六十、射干鼠粘子汤 治咽喉痛。

鼠粘子炒香，四两 甘草 升麻 射干各一两

上锉细片，每服二钱，水一盏，煎服。

六十一、人参清膈散 治肺热鼻干、涕唾稠粘。

人参 柴胡 当归 白芍药 知母 桑白皮 白术 紫菀 茯苓 黄芪炙 甘草 地骨皮 桔梗各五分 黄芩二分半 石膏七分

滑石七分半

上锉细，加姜三片，水一盏，煎七分，食后服。

六十二、仙圣散 治痘疹不起发，因内实者。

紫草 木通 甘草 黄芪炙 枳壳各等分

上锉细，加糯米一百粒，水一盏，煎，待米熟，去渣服。

六十三、紫草饮 治痘疹黑陷不起。

紫草 芍药 麻黄 当归 甘草各等分

上锉细，水一盏煎，不拘时服。

六十四、加味四圣散 治痘疮黑陷、倒陷。

紫草 木通 木香 黄芪炙 川芎 甘草 人参各等分 蝉蜕十个

上锉细，加糯米一百粒，水一盏，煎服。

六十五、玄参地黄汤 治痘疹衄。

玄参 生地黄 牡丹皮 栀子仁 甘草 升麻各一钱半 白芍药一钱

上锉细，加炒蒲黄半钱，水一盏，煎七分，去渣服。

六十六、神应膏 护目方。

黄柏一两 真绿粉一两半 甘草四两 红花二两

上为末，用胭脂水和蜜水调涂两眼四畔之疮痘上。

六十七、麻黄汤

麻黄 杏仁 甘草各等分 石膏倍用

上锉细，加腊茶叶一钱，水一盏，煎七分，去渣，不拘时服。

又方去石膏，加桑白皮。

附方：清金散火汤 此上二方治痘疹初发热而喘。

麻黄炒　苏叶　桔梗　甘草　牛蒡子炒

水煎服。如腹胀，加川厚朴、大腹皮，大小便秘，加葶苈（炒）、栀子仁（炒）。

六十八、当归六黄汤　治自汗盗汗。

当归　生地黄　熟地黄　黄芪炙，各一钱　黄芩　黄连　黄柏各五分

上锉细，水一盏，煎服。

六十九、温粉扑法　治汗出太多不止。

黄连　牡蛎粉　贝母各半两　粳米粉一升

上为细末，敷于身上。

七十、败蒲散又名止汗散　止汗。

用败蒲扇烧灰，每服三钱，温酒调服，不拘时。

七十一、荆防败毒散　治痘疹之发散药也。

柴胡　甘草　人参　桔梗　川芎　荆芥穗　茯苓　枳壳　前胡　羌活　独活　防风各等分

上锉细，加薄荷五叶，水一盏，煎七分，去渣，温服。

七十二、四圣散

凡痘不起发，变异而痛者，痘疔也（一名鬼症）。此下二方治痘疔。

绿豆　豌豆俱烧存性，各四十九粒　珍珠一分　油头发烧存性，一分

上为末，胭脂汁调，先以银簪拨开黑疮，此涂之。

附方　治痘疔。

雄黄一钱　紫草三钱

上为细末，胭脂汁调，银簪挑破黑疔，入药在内。

七十三、无价散　治黑陷疫毒良方。

用人、猫、猪、犬粪，腊月内烧为灰，沙糖水调服。

七十四、胡荽酒　治倒陷。

胡荽四两，切，以好酒二盏，煎一二沸，入胡荽，用物盖定再煎，勿令泄气，放冷，每吸一口微喷从背至足遍，勿喷头面。病人常令闻荽气。

七十五、水杨汤　治倒陷良方。

水杨，即忍冬藤也，春冬用枝，秋夏用枝叶，锉断，用长流水一大釜，煎六七沸，先将三分中一分置浴盆内，以手试不甚热，亦不可太温，先服宜用汤药然后浴洗，渐渐添汤，以痘起发光壮为度，无次数。

七十六、胭脂涂法　治黑痘良方。

先以升麻一味，煎浓汤，去渣，却用胭脂于汤内揉出红汁，就以本绵蘸汤，于疮上拭之。

七十七、独圣散　治痘疮倒陷。

牛蒡子炒，五钱　白僵蚕二钱半

上味入紫草三茎同煎，连进二服。

七十八、苦参丸　治痘后溃烂成疥。

苦参一两　白蒺藜　何首乌　牛蒡子　荆芥穗各一两半

共为末、酒调面为丸，竹叶汤下。

七十九、灭瘢救苦散　治烂痘以此敷面，如误抓破者，用之敷贴最良。

密陀僧　滑石各一两　白芷半两

上为细末，湿则干擦之，干则好白蜜调敷。

八十、白龙散　治烂痘及抓破者。

用干黄牛粪，在风露中多久者，火煅成灰，取中心白者为末，薄绢囊裹，于疮上扑之。

八十一、败草散　治烂痘及不成痂者，用此铺摊被席。

多年屋上烂茅草，择净者，为末擦之。墙上烂草亦佳。以多受风露之气，故能解痘疮毒。

八十二、茵陈薰法　治痘疮瘙痒。

用于茵陈研末捣枣膏和丸，如鸡子大，晒干，烈火烧烟熏之。

八十三、消风化毒散

防风 黄芪 白芍药 荆芥穗 桂枝 牛蒡子 升麻各等分 甘草减半

上锉细，加薄荷七叶，水一盏，煎七分，去渣，温服无时。

八十四、羌活救苦汤

羌活 白芷 川芎 蔓荆子 防风 桔梗 黄芩 连翘 升麻 大力子 人中黄各等分

上锉细，加薄荷叶七片，水一盏，煎七分，去渣，食后温服。

八十五、消毒化斑散

升麻 柴胡 桔梗 甘草 龙胆草 牛蒡子 连翘 防风 蝉蜕 密蒙花各等分

上锉细，加淡竹叶十片，水一盏半，煎一盏，食后服。

八十六、柴葛桂枝汤

柴胡 葛根 甘草 桂枝 防风 人参 白芍药各等分

上锉细，加生姜三片，水一盏，煎七分，去渣，温服，不拘时。

卷之二十三

古今经验诸方

八十六、玉积散　冬月痘出不快，用此发之。

白芷　川芎各二分　桔梗一分半　芍药　甘草炙　茯苓　当归　桂枝　半夏各二分　陈皮　枳壳　麻黄各五分　苍术一钱　厚朴四分

上除桂、枳二味，别为粗末，外十二味锉细，慢火炒令转色，摊冷，次入二味末，令匀，水一盏半，姜三片，煎一盏，去滓，温服，不拘时。

八十七、辰砂散　预解痘毒。

好辰砂一钱　丝瓜近叶三寸，连子烧灰存性，此物发痘疮最好

上研末，密水调服，尤佳。

八十八、连翘汤　此解里热良方，痘疹通用。

连翘　防风　瞿麦　荆芥穗　木通　车前子　当归　柴胡　蝉蜕　赤芍药　黄芩　白滑石　山栀子　甘草各五分

上锉细，加紫草五分，水一盏半，煎一盏，去滓，食前温服。

八十九、黄连解毒汤　此解火毒，痘疹通用。

黄连　黄芩　黄柏　栀子各等分

上锉细，水一盏半，煎一盏，去渣，热服。

九十、桂枝芍药汤

桂枝　白芍药　防风　黄芪炙　甘草各等分

上锉细，加枣二枚，水一盏半，煎七分，去滓，温服。

九十一、木香大安丸　治伤食。

木香二钱　黄连　陈皮　白术各三钱　山楂肉　莱菔子炒　枳实　连翘　神曲炒　麦蘖炒　砂仁各一钱半

上为末，神曲糊为丸，陈仓米汤下。

附方：补中顺气汤

人参　当归　木香　青皮　山楂肉　厚朴　甘草炙

上锉细，水煎服。

九十二、宣风散　治黑陷里实，以代百祥丸、牛李膏。

槟榔二个　陈皮　甘草炙，半两　牵牛四两，用半生半熟，取头末一两

上为细末，二、三岁，蜜汤调下半钱，已上一钱，食前服。

九十三、辟秽香　痘家常宜焚之。

苍术一斤　大黄半斤

上锉细研末，放火炉中烧之，不可间断。

九十四、天水散　治痘干燥而痛。

白滑石四两　甘草一两

共为细末，白汤调服，或用涂痘，甚佳，以蜜水调刷之。

九十五、洗肝明目散　治痘后目疾。

当归　川芎　羌活　防风　山栀仁　龙胆草　柴胡　木贼　密蒙花各等分

上锉细，共为末，每服一钱，淡砂糖水调服。

九十六、蝉蜕散 治痘后目疾良方。

蝉蜕 密蒙花 黑豆蔻 望月沙各等分

共为细末，每用一钱，以猪羊肝一片，批开，入药末在内，用苎麻扎定，米泔煮热，频与食肝饮汤。

九十七、拔毒膏一名必胜膏 治痘痈。

马齿苋杵汁 猪膏脂 石蜜 生绿豆末 赤小豆末

上，以三味，共熬为膏，涂肿处，如干，以水润之。

九十八、百花膏 治痘燥，以痂皮溅起作痛。

石蜜不拘多少，略用汤和，时时以鹅翎刷之，疮痂亦易落无痕。

九十九、柴胡饮子 治痘疮表里俱实良方。

防风 当归 白芍药 柴胡 黄芩炒 人参 甘草 大黄各等分 滑石倍用

生姜一片，水煎服。

一〇〇、当归丸 治便坚，三五日不通者。

当归半两 黄连钱半，炒 大黄二钱半 甘草炙，一钱 紫草三钱

先以当归、紫草熬成膏，以下三味研为细末，以膏和为丸，如胡椒大，三岁以下儿服十丸，七八岁儿服二十丸，食前米饮下。渐加，以和为度。

一〇一、解毒防风汤

防风一钱 地骨皮 生黄芪 白芍药 荆芥穗 鼠粘子各五分

上锉细，水煎服，或加升麻五分。

一〇二、九味顺气散又名匀气散

白术 白茯苓 青皮 白芷 陈皮 乌药 人参各半钱 甘草二分 木香二分

上锉细，水一盏，煎七分，去滓，温服。

一〇三、冯氏天花散 治痘失声。

天花粉 桔梗 白茯苓 诃子肉 石菖蒲 甘草各等分

上为细末，用水调半匙在碗内，外以小水竹七茎，黄荆七条，缚作一束，点火在碗内煎，临卧服。

一〇四、如圣汤

芍药 升麻 干葛各一钱 甘草 紫草 木通各五分

上锉细，加姜一片，水一盏，煎七分，去渣，温服，不拘时。

解毒快斑汤

羌活 防风 升麻 葛根 柴胡 川芎 白芷 紫草 桔梗 甘草 麻黄炒

上锉细，生姜葱白作引，水煎服取汗，解去热毒，则痘自易出易靥也。

附方：尤胆安神丸 治痘中昏闷谵妄良方。

水辰砂一钱 龙脑五厘 牛黄五厘

共研为细末，取猜猪心中血，小猪尾尖血，和丸，如绿豆大，每服一丸，新汲水化下，灯心煎汤亦可。

附方：退火回生丹 治痘中狂妄神方。

滑石一钱 辰砂一钱 冰片三厘

共为细末，冷水调一分服，得睡少时，神安气宁，痘转红活矣。

一〇五、蝉蜕膏

蝉蜕去毒 当归 防风 甘草 川芎 荆芥穗 升麻 白芍药 人参

共为末，炼蜜丸如芡实大，每服一丸，薄荷汤下。

一〇六、养脾丸

人参 白术 当归 川芎各一钱半 木香 青皮 黄连 陈皮各一钱 砂仁 山楂肉 神曲炒 麦芽炒，五分

共为细末，水调神曲糊为丸，如麻子大，每服三、五十丸，陈仓米饮汤送下。

一〇七、东垣鼠粘子汤

鼠粘子炒香 当归身 甘草炙，各一钱 柴胡 连翘 黄芪 黄芩各一钱半 地骨皮

共锉细，水一大盏，煎六分，去渣，温服。腹空服药，毕日休与乳食。

一〇八、解毒汤又名溯源解毒汤 解胎毒良方。

当归身 川芎 生地黄 白芍药 甘草生 人参 连翘 黄连 陈皮 木通各等分

共锉细，加淡竹叶十片，水一盏，煎半盏，去滓，温服，无时。

一〇九、泻黄散一名泻脾散 治脾热。

藿香叶七钱 山栀仁一两 石膏半两 甘草七钱半 防风二两

共锉细，用蜜酒微炒香，为末，每服二、三钱，水一盏，煎七分温服。

一一〇、泻青丸一名泻肝丸 治肝热作搐良方。

羌活 大黄炒 川芎 当归 防风 山栀仁 龙胆草各等分

上为末，炼蜜丸，鸡头子大，每服半丸至一丸，竹叶汤同沙糖水化下。

一一一、粉红丸一名温惊丸

牛胆南星四两 朱砂一钱半 天竺黄半两 坯子胭脂一钱 龙脑五分

共为末，用牛胆汁和丸，鸡头子大，每服一丸，小者半丸，沙糖温水化下。

一一二、实表解毒汤

黄芪 人参 当归梢 生地黄 白芍药 甘草 柴胡 地骨皮 酒片芩 玄参 升麻

共锉细，加薄荷叶少许，淡竹叶十片，水煎温服无时。

一一三、托里快斑汤

当归 黄芪 川芎 木香 青皮 牛蒡子 紫草 连翘 木通 防风 桂枝 蝉蜕

共锉细，加淡竹叶十片，水煎，温服，不拘时。

一一四、惺惺散 解发痘疹良方。

桔梗 人参 甘草炙 白茯苓 白术 瓜蒌根各等分 细辛少许

共为末，每服二钱，水一盏，入薄荷叶五片，煎七分，温服，不拘时。

一方有防风、川芎。

一一五、通关散 此药通心经，利小便，良方。

山栀仁 大黄炒，各一分 木通 甘草炙 赤茯苓 车前子炒 瞿麦 滑石 人参各二分 萹蓄炒，五分

共锉细，水一盏，灯草十根煎半盏，温服。

一一六、蝉壳明目散 治痘后目疾。

蝉蜕去足翅 地骨皮 黄连 牡丹皮 白术 菊花 苍术米泔浸，切，焙，各一两 龙胆草五钱 甜瓜子半斤

共为末，每服一钱半，荆芥煎汤调下，食后及临卧时各一服治时疾后余毒，上攻眼目甚效。忌热面，炒豆，醋酱等物。

一一七、紫草饮子 治倒陷腹胀，大小便秘。

紫草茸 人参 山楂肉 蝉蜕 枳壳 穿山甲土拌炒 木通各等分

共锉细，水一盏，煎五分，作三四次温服。

一一八、经验方 治痘眼。

白菊花 绿豆皮 谷精草去根，各半两

共为细末，每服抄一大钱，干柿一个，生粟米泔一盏，熬米泔尽，将柿去核食之，一日可食三枚，无时。病浅者二十日，远者一月必效。

一一九、快斑越脾汤 治痘疮手足不起发者。

黄芪炙 白芍药 桂枝 防风 甘草

炙

上锉细，加生姜一片，枣一枚，水煎，不拘时服。

一二〇、桃仁承气汤

桃仁二十个，去皮尖，研泥，勿煎　大黄二钱　官桂研末，勿煎　红花各一钱　甘草五分

上三味研细，水一盏，煎七分，去滓，入官桂末、桃仁泥化开，食前服。

一二一、酸枣仁汤

酸枣仁去壳取仁　甘草炙　生地黄　栀子仁　麦门冬　人参　当归身各等分

共锉细，如灯心，水一盏，煎七分，去渣，不拘时服。

一二二、排毒散　治痘毒发痈。

大黄一两　白芷　沉香　木香各半两　穿山甲上炒焦卷，七片　当归梢一两

上为细末，看虚实大小加减，长流水煎沸调服。

附方：解痘内托散　治痘痈。

金银花　黄芪　当归　防风　甘草节　赤芍药　荆芥　连翘　木通

水煎，入酒少许服。

一二三、荞麦粉　治痘疮溃烂。

荞麦一味，磨取细面，痘疮破者，以此敷之，溃烂者，以此遍扑之，绢袋盛扑以此衬，卧尤佳。

一二四、升麻解毒汤

当归　升麻　柴胡　桔梗　牛蒡子　甘草　蝉蜕　连翘　防风　密蒙花　荆芥各等分

上锉细，水一盏，煎七分，去渣，食后温服。

一二五、绵茧散　治痘后疳蚀疮。

出蛾绵茧不拘多少　白矾捣碎入茧内，以炭火烧令矾汁尽

共研极细末，每用干贴疳疮口内。

一二六、枣变百祥丸　此可代百祥丸、牛李膏用。

红牙大戟去骨，不用白者，一两　青州枣去皮核，三十个

上用水一盏，同煎，水尽为度，去大戟不用，将枣捣烂为丸，从少至多，木香汤吞，以利为度。

一二七、四白灭瘢散　治痘后面瘢，以此敷之。

白芷　白附子　白僵蚕　鹰矢白　密陀僧各等分

共研极细末，以水调搽面鼾，神效。

一二八、流气饮　治痘痈。

川芎　当归梢　白芍药　防风　人参　木香　黄芪　紫苏叶　甘草节　桂心　桔梗　白芷　厚朴　乌药　枳壳　鸡心槟榔各四钱

共锉细末，水一盏，煎七分服。气血虚而自利者，加熟附片，大便实者，加大黄。

一二九、小柴胡加生地黄汤　治痘痈。

柴胡　人参　黄芩各三钱　甘草炙，二两

生地黄　半夏汤泡七次，姜汁拌炒，各二两

共为粗末，每服三钱，水一盏，生姜三片，枣一枚，煎半盏，去渣，温服。

一三〇、筚衣汤　治瘾疹疙瘩作痒。

炊饭筚衣煮水，洗瘾起疙瘩者神效，如无，以炊筚煮汤亦好。

一三一、蜞针法　治痘痈及丹瘤。

取水蛭大者五六条，放肿处，吮去恶血，可以消丹瘤，可以消痈肿。

附方：砭法　治丹瘤。

用细瓷器，击碎取有锋铓者，以箸一根劈开头夹之，用线缚定，两指轻捉箸梢，令瓷锋正对患处，悬寸许，再用箸一根，顿击箸头，今毒血遇击，刺之皆出。

一三二、消风散

人参　羌活　川芎　甘草炙　防风

荆芥穗　白茯苓　蝉蜕去毒　厚朴　白僵蚕炒　陈皮去白　藿香叶各半两

共为末，每服二钱，清茶调下。

一三三、小柴胡加枳桔汤

柴胡一钱　半夏　甘草各半钱　人参　黄芩各三钱　枳壳　桔梗各一钱

共为粗末，每服三钱，水一盏，姜一片，煎六分服。

一三四、五皮汤　治痘后面肿。

桑白皮　地骨皮　生姜皮　大腹皮　五加皮各等分

共锉细，取长流水一盏，灯心十二茎，煎七分，温服。

一三五、塌气丸　治腹胀。

木香半两　鸡心槟榔白者，一只　黑牵牛二两半生半炒，取头末，一两

共为末，神曲糊为丸，如黍米大，姜汤下。

一三六、胃苓汤　治痘后遍身浮肿。

猪苓　泽泻　白术　白茯苓　苍术　厚朴紫油者，姜汁炒　陈皮　桂心　甘草

共锉细，水一盏，煎七分，去渣，温服不拘时。

一三七、洗心散　治口舌生疮良方。

当归　生地黄　木通　黄连　麻黄　大黄　薄荷叶各等分

共锉细，水一盏，加灯心引，煎七分，去渣，温服。

一三八、马鸣散　治走马牙疳良方。

人中白即溺桶底白垢也，以物刮取，用新瓦盛之，火煅过，如白盐，乃佳，半两　马鸣退即蚕退纸也，火烧过，二钱半　五倍子生一钱，另用一钱，同矾煅枯　白矾二钱，捶碎，另取五倍子一钱，入矾于内，以火煅枯

共为极细末，以米泔浓汁浸洗，以此敷之。

一三九、化䘌丸

黄连半两　蜀椒去闭目者，用开口者，炒去汗，二钱　苦楝根白皮阴干，二钱

共为末，用乌梅肥者七个，艾汤浸去核，捣烂和丸，艾汤下。

一四〇、养血化斑汤　治白疹。

当归身　生地黄　红花　蝉蜕　人参各等分

共锉细，水一盏，姜一片，煎六分，去渣，温服无时。

一四一、大青汤　解斑疹火毒良方。

大青　玄参　生地黄　石膏　知母　木通　甘草　地骨皮　荆芥穗各等分

共锉细，水一盏，淡竹叶十二片，煎七分，去滓，温服无时。

一四二、柴胡橘皮汤

柴胡　橘皮　黄芩　半夏　人参　白茯苓各等分

共锉细，加竹茹一团，生姜一片，水一盏，煎七分，去渣，无时服。

一四三、柴胡四物汤　治疹后余热。

柴胡　人参　黄芩　当归身　川芎　生地黄　白芍药　地骨皮　麦门冬　知母　淡竹叶

共锉细，水一盏，煎七分，去渣，温服不拘时。

一四四、门冬清肺汤　治疹后咳嗽不止。

天门冬　麦门冬各去心　知母　贝母　桔梗　款冬花　杏仁去皮尖，炒研　马兜铃　甘草　地骨皮各等分

共锉细，水一盏，煎七分，去渣，温服。

一四五、当归养心汤

当归身　麦门冬　升麻炒　甘草炙　人参　生地黄酒洗

共锉细，加灯心十二茎，水一盏，煎七分，去渣，食后服。

一四六、安胎饮　娠妇痘疹常宜用之。

条实黄芩沉水者，二钱　白术　当归身

白芍药 人参各一钱 川芎 陈皮 大腹皮黑豆水浸，酒洗净，各八分 甘草 紫苏叶八分 连壳砂仁炒研，五分

共锉细，水一盏半，糯米一撮，煎一盏，去渣，温服，无时。

一四七、河间凉膈散 解痘疹表里俱热，纯阳无阴之痘。

大黄 朴硝 甘草各五分 连翘一钱 栀子 黄芩 薄荷各二分半 淡竹叶五片

共锉细，作一服，水一盏，煎八分，去渣，入蜜一匙，和匀服。

附方：东垣凉膈散 解痘疹里热良方。

即前方去大黄、朴硝，加桔梗。

万密斋医学学术思想研究

傅沛藩　姚昌绶　王晓萍

万密斋医学学术思想研究

万全是我国明代著名的临证医学家。本书以校注本的方式收录了他的10部医学著作，即《养生四要》5卷、《保命歌括》35卷、《伤寒摘锦》2卷、《广嗣纪要》16卷、《万氏女科》3卷、《片玉心书》5卷、《育婴家秘》（又名《育婴秘诀》）4卷、《幼科发挥》2卷、《片玉痘疹》13卷、《痘疹心法》23卷，共108卷，为今人提供了一套较为翔实的文献资料。读者可因书而考订其人事，据人事而辨析其思想、挖掘其医疗经验，或者对万氏作更全面、更深入的综合研究。笔者以下所述仅为引玉之砖，疏漏在所难免，盼读者不吝指正。

一、生　平

万全，字全仁，号密斋，湖北罗田人，生于1499年，卒于1582年，明代著名医学家。世医出身，祖、父均为儿科医生。祖父万杏坡，豫章（今江西南昌）人，为万氏家传幼科第一世，早卒。父亲万筐（号菊轩），成化庚子（1480年）因兵荒而迁居罗田大河岸。数年后，医名大噪，树立了“万氏小儿科”的声望，为二世。至万全更以儿科驰名，为三世。

万全自幼习儒，曾师从同邑大儒胡柳溪、张玉泉攻读经史律历之学，颇得其传。19岁入邑痒为诸生，28岁补廪膳生。在此期间边修习举子业，边继承家学，攻岐黄之术。常代父出诊，或为学中师友治病，渐有医名。曾参加过几次乡试，惜未中。30岁时其父卒世，遂弃举从医。

万全治医，除承继家学外，更以《内》《难》为本，精研《脉经》《本草》，博采仲景、河间、东垣、丹溪诸家之说，兼通内、妇、儿科及养生之学，医术日精，噪闻于隆万年间。行医足迹遍及罗田、蕲水、英山、麻城、黄冈，远至武昌、郧阳等地，活人甚众。万氏不仅医术精湛，医德亦十分高尚。他痛斥庸医误人，反对巫医惑乱，奉行“老吾老以及人之老，幼吾幼以及人之幼”，“视人之子如己之子”，治病不记嫌隙宿怨，不论贫富贵贱，同情劳苦，施医赠药，深受民众爱戴。县、府、布政使司乃至巡抚，各级地方官亦常邀他治病，曾两获知县和布政使赠予的“儒医”匾额。临证之余，勤于著述，今所传世的著作大部分是他晚年完成的。

万全虽然于早年弃举从医，但对儒学的崇奉并未稍减。他多次开办学馆，教授生徒，至老不辍。他还撰著了许多儒学著作，自称“自经书子史律历，以逮百家，各有著述”。惜其儒学著作均不见传。

万全家学渊源，很早就有条件理论联系实际地钻研《内》《难》经典，博极各家之说，具有深厚的儒学功底是促成他取得医学成就的重要条件。

二、著述及版本

（一）著述始末与部分著述版本源流

万全治学勤奋，著述甚丰。据考，自

撰者16种，由孙辈补辑者1种，共17种。万全在嘉靖二十八年写的《痘疹世医心法·序》中提到自己撰有《素问浅解》《本草拾珠》《伤寒蠡测》《脉诀约旨》《医门摘锦》《保婴家秘》6种著作，为51岁以前的早期著述。前5种为当年读书和临证的心得笔记，后1种为早期整理的家传幼科经验。自以为诸书并不成熟，“不敢自售以买笑”，故未付梓，亦无抄本流传。

付梓刊刻的万全著作主要有《痘疹心法》《养生四要》等10种。这10种专著被后世合刊而为《万密斋医学全书》，各子目成书情况如下。

《痘疹心法》的成书过程、书名、卷帙较为复杂，其23卷本经多次修订才成定局。万氏先于嘉靖二十八年撰《痘疹世医心法》10卷，又于嘉靖三十一年撰《痘疹格致要论》11卷，两书合称《痘疹心要》，此书仅以手抄本流传，未予刊行。由孙应鳌首刊于郧阳者是其隆庆二年修订本。修订本前为《痘疹世医心法》12卷（卷首另有《痘疹碎金赋》两篇），后为《痘疹格致要论》11卷，仍名《痘疹心要》。继孙应鳌《痘疹心要》刻本之后，已知的刻本有孙光祖本、陈允升本、曹继孝本、丁此吕本、秦大夔本等，诸刻本与隆庆修订本内容相同，遂形成《痘疹心要》的刻本系统。至万历七年，再次修订，补前本之阙略，附往日之医案，最终更名为《痘疹心法》。

《伤寒摘锦》成书于隆庆二、三年，上、下共两卷，反映了万全研究《伤寒论》的心得。

《保命歌括》成书于隆庆四年二月以后，共35卷前33卷论内科杂病，后2卷为养生方与医案。

《广嗣纪要》成书于隆庆六年，通行本为16卷本，另有5卷本梓行，但流传不广。该书是一部有关生育问题的专书，内容涉及种子、养胎、妇科、儿科等。现存最早的16卷本为顺治年间的万达刻本——《万氏家传广嗣纪要》。属5卷本者，今有上海图书馆所藏建邑书林余良史刻本，其底本是万历元年二月怡庆堂余秀峰梓本，前有李之用《广嗣纪要》序。又中国中医研究院藏有“据建邑书林余良史刻本抄本”4册，内容与余良史刻本相同。5卷本中，前四卷的篇目与16卷本相同。第五卷篇目：附秘传经验小儿拿法、小儿十八面部图、小儿握拳图、足图、小儿脉诀、脐风、胎热、急惊、胎寒、吐泻、慢惊、夜啼、疳积、胎毒、喉痛、耳痛、伤寒、伤风、痢疾、死症诀法共20篇，为16卷本所无。5卷本初刊于万历元年，为万全在世时刊行的足本，后来在流传过程中可能佚去末卷，亦或为后人有意删去（因该卷内容与《片玉心书》多所重复，所载方剂亦为万氏其他著作中罕见，疑为后人伪托），而将前4卷重编成16卷。16卷本广为流行，原来的5卷本遂隐而不显。

《万氏女科》又名《万氏妇人科》，成书时间约在明·隆庆年间。本书有两个版本系统：一为《万密斋医学全书》本（3卷本），其现存最早版本是万达刻本。继万达刻本之后，有视履堂刻本、清畏堂刻本、敷文堂刻本、同人堂重印本、忠信堂刻本等，内容相同。卷一为总论及调经、崩漏、种子，卷二为胎前诸病，卷三为产后诸病，共载妇科常见病症90余种。二为裘琅氏校订重刊本（增订本）。《万氏女科》3卷本在流传过程中，又有人增附一些医方刻于卷首或卷末，形成了《万氏女科》3卷、首一卷（或末卷）的所谓增订本（或称4卷本）。现存最早的增订本是裘琅氏校订重刊本。裘琅本的后续刻本甚多，如宏道堂本、鸣盛堂本、善成堂本、承荫堂本等，篇目版式大致相同。

《幼科发挥》成书于万历七年，此书自序之末题记“万历己卯夏至日自书味玄精舍密斋识”，可以为据。现存《幼科发挥》的版本可分为三大系统：第一是《万密斋医学全书》本，由万达刊刻，承袭了明代的“万氏全书”本。第二是日本元禄、宝永刻本。以上两种均为上下两卷，书名、篇目、内容相同。元禄、宝永日刻本载有万全“叙万氏幼科源流”，落款署为“万历己卯年万全自书”。次为李之用《幼科发挥》序，落款题“万历己亥春三月上巳，中宪大夫黄冈李之用书”。此两序在《万氏全书》视履堂本中均有刊载，但无落款，此本落款齐全，尤具考证意义。1937年上海医界春秋社曾影印日本宝永刻本，名《新刻万氏家传幼科发挥》。第三是上述两卷本在流传过程中形成的《幼科发挥》增订本，一般分为4卷。其主体部分内容与《万氏全书》本相同，惟首尾两处增加了若干内容。如卷一起始部分增论文及歌赋7篇，其中“小儿正诀指南赋”移自《片玉心书》，其余6篇如“形气发微论”等，内容肤浅，与万氏诸书观点不同，疑非万全所著，而出处不详。卷末“家传幼科发挥汤方”自“天保采薇汤”至“参竹汤”共75方，系移自清·夏鼎《幼科铁镜》卷六“幼科铁镜汤方”，为该书前5卷中方剂之汇编，亦非万氏原书所有。现存之增订本除保婴堂梓本外，还有绮文居本、二思堂本、萃英书局本、民和书局本等，内容无大异。

《育婴家秘》共4卷，成书时间在《广嗣纪要》之后，《幼科发挥》之前，相当于万历一、二年。万全撰写此书之前，在《广嗣纪要》中已将求嗣之道总结为10条。其中，“修德”、“寡欲”、“择配”、“感孕”、“风水”、“祈祷”是属于社会人事方面的；“调元”、“保胎”、“护产”、“育婴”是属于医药方面的。今撰此《育婴家秘》，另从育婴的角度出发，将属于医药方面的4条整理为“育婴四法”，强调“预养以培其元”，“胎养以保其真”，“蓐养以防其变”，“鞠养以慎其疾”。突出“预养者，即护产之法也；鞠养者，即育婴之教也”，反映了万氏主张广嗣以“生”为主，育婴以“养”为主。“生”必赖于（父）母，故《广嗣纪要》中，同时论述妇人胎前与临产诸症，以实现优生；“养”则重在小儿，故《育婴家秘》中同时论述小儿从初生到长成各种疾病的辨治，以实现优育。可见，从内科到女科、广嗣、育婴、养生这一系列著作既各有侧重，也有着密切的内在联系。

万全在《幼科发挥》卷首“叙万氏幼科源流”中曰：“又著《幼科发挥》以明之者，发明《育婴家秘》之遗意也”。此言系判定《育婴家秘》成书于《幼科发挥》之前的重要依据。

《养生四要》约成书于万历三、四年。此书共5卷，前4卷论寡欲、慎动、法时、却疾四要，末卷为养生总论。卷一论寡欲云：“予尝集《广嗣纪要》，一修德，二寡欲。然则寡欲者，其延龄广嗣之大要乎”。表明《养生四要》成书于《广嗣纪要》之后，也指出了养生与广嗣之内在联系。广嗣与养生目的稍有不同，前者在生育聪明健康的下一代，后者在自身健康长寿，但两者大要均为寡欲。养生是广嗣的重要措施之一，从这个角度来看，《养生四要》也是从《广嗣纪要》中派生出来的一部著作。

《片玉心书》5卷为儿科著作；《片玉痘疹》13卷，为痘疹著作。两书成书时间在万历七年至十年，为万全生前定稿的最后两部著作。

万全在“痘疹碎金赋”之后说：“嘉靖丙午，予尝手作小儿赋及痘疹赋、西江月，以教豚犬”。这里指出小儿及痘疹赋、西江月是当年万全指导儿子们学医用的教习本。其中，“小儿赋、小儿西江月”为儿科部分，即《片玉心书》的前身；“痘疹赋、痘疹西江月”为痘疹部分，即《片玉痘疹》的前身。两种教习本由子、徒间流传而逐渐扩散到社会，先后产生了多种文字稍有不同的传抄本。与此同时，万全在两种教习本写成后第三年（嘉靖二十八年）写成的《痘疹心要》初稿也在社会上抄录传播。其中，《世医心法》与痘疹教习本的主要内容是相同的。万全后来在撰写《广嗣纪要》（第五卷）《育婴家秘》《幼科发挥》时，也不同程度地采纳了儿科教习本中的内容。所以，今本《片玉心书》与上述儿科诸书的内容有某些重复。

万氏经过隆庆以来10多年的辛勤撰著，内、妇、儿科及广嗣、养生等系列著作已基本完成，其时年逾八旬，仍奋志修订儿科及痘疹教习本，著成《片玉心书》《片玉痘疹》两书，书成而秘藏于家，没有付梓。万氏卒世后，其孙万机重新修订《片玉痘疹》抄本，增补“痘疹始终验方”及“痘疹始终歌方”各一卷，编入原抄本中作为第三、第四两卷，合为《片玉痘疹》13卷，此本仍未付梓。又取《片玉心书》及修订过的《片玉痘疹》，加上自己读书与临证所得，删订后编成《幼科指南》4卷。

《片玉心书》与《片玉痘疹》的最早刻本始于清代顺治年间。万全的五世孙重刻《万氏全书》时将这两种家藏秘本增刻于全书之中，而对其祖父万机所整理的《幼科指南》却未刊刻，可能见其内容与前两书大多重复，抑或书稿已佚。今可见《幼科指南》的最早刊本为康熙末年郑翥校梓之《静观堂校正幼科指南家传秘方》，共4卷。

万全在世时，其著作已开始流传。前期的儿科及痘疹传抄本曾被人剽窃，带到江西赣州、浙江湖州、河北长芦等地刊刻传播；《痘疹心要》二修本经郧阳巡抚，黄州知府一刊再刊，流传甚广；《育婴家秘》刊出不数年，便已流传于荆、襄、闽、洛、吴、越之间，可见其影响之大。万全去世后，与他同时而稍晚的万历间名医如王肯堂、张景岳、孙一奎等人的著作中，就已引用了万氏书中的内容。明清以降，多次刊行万氏著作的单行本及其“全书”，除在国内广为流传外，还传到日本、朝鲜等地。

（二）《万密斋医学全书》版本源流

明代所刊“万氏全书”早佚，现存最早版本为顺治十一至十六年万全五世孙万达刻本，其次为康熙五十一年汉阳张坦议视履堂刻本。再次为雍正二年金溪胡略清畏堂刻本，此本复经敷文堂、同人堂两次挖改重印，后者在乾隆六年重印时定名为《万密斋医学全书》。乾隆四十三年之后，又有忠信堂刻本。当代通行本是1981～1986年罗田校注的铅印单行本，其所选底本驳杂，就整体而言不属于上述诸版本体系中的任何一种。1996年中国中医药出版社所出激光照排本，基本上是对罗田13种单行本中10种隶属《万密斋医学全书》者加以合订。

1．明代万氏丛书八种本

明代的万氏丛书由黄冈李之用万历二十至二十八年刻于邵武知府任上。包括《伤寒摘锦》2卷，《保命歌括》35卷，《万氏女科》3卷，《广嗣纪要》5卷，《养生四要》5卷，《育婴秘诀》4卷，《幼科发挥》2卷，《痘疹心法》23卷，共8种，

79卷。无总书名，亦无前后次序。刊成后在“三湘”（今湖南）一带流行甚广。

2．万达刻本

万达，字通之，系万全五世孙，约生于明末。清·顺治十一至十六年间据其家藏旧刻，复增入家藏旧抄本，重新刊刻了一套万氏医学丛书，即《万氏全书》，共10种，108卷，其中增刻的两种为《片玉心书》《片玉痘疹》。这是现存《万氏全书》的最早版本，也是其后各书的祖本。凡万达所刻书中，卷端都有“玄孙通之万达刻”字样。万达本是一种民办官助的坊刻本，刊刻周期长，流传不广，当今存世数量少，且非全本。据《全国中医图书联合目录》的记载从全国各大图书馆仅能检索万达本中《育婴秘诀》（原名《育婴家秘》）《保命歌括》《片玉心书》《幼科发挥》《片玉痘疹》等5种“单行本”。经毛德华先生和我们实地考察，发现，罗田万密斋医院收藏有几种万达刻本，上述10种子目书基本可拼凑齐全。

万达本刊刻情况如下：

顺治十一年刻《万氏秘传片玉痘疹》13卷，此书每半页9行，每行20字，手写字体，四周单边，无界行，版框20.5厘米×12.5厘米。版心刻简称书名“片玉痘疹”、卷次页码，无鱼尾。刻书底本为家藏旧抄本。

顺治十二年刻《万氏秘传片玉心书》5卷，此书版式、行款与《片玉痘疹》同，其底本仍然是家藏旧抄本。

顺治十三、十四两年刻《新镌万氏家藏育婴家秘》4卷、《新刻罗田万氏家藏妇人秘科》3卷，此二书版框、书口等大体形式如前，但行款稍异。每半页10行，每行27字。

顺治十五、十六两年，官方资助刻书6种：《保命歌括》35卷，《广嗣纪要》16卷，《伤寒摘锦》1卷，《养生四要》5卷，《幼科发挥》2卷，《痘疹心法》23卷。这6种书的板式均为9行，20字，与《片玉痘疹》《片玉心书》相同，但版框略小（19厘米×10.5厘米）。各书名前均有“万氏家传”4字，有的还冠以“新刊”或“新刻”字样。

万达本刊印后，其版片曾由欧阳氏修补重印，其书与万达原本版式相同。

3．视履堂刻本

康熙五十一年壬辰（1712）汉阳张坦议编刻“万氏全书”，总书名为《万密斋书》，共32册。10种书的书名及次序是：一、《养生四要》，二、《保命歌括》，三、《伤寒摘锦》，四、《广嗣纪要》，五、《女科要言》（卷端题“万氏家传女科”），六、《片玉心书》，七、《育婴秘诀》，八、《幼科发挥》，九、《片玉痘疹》，十、《痘疹心法》。在重印本的跋中记述了《万密斋书》排序的依据和规律：“先知所以养生，次知所以保命，继知所以广嗣、保产、育婴”。即按养生、内科、伤寒、广嗣、女科、儿科顺序排列，反映学科的系统性。张坦议对万全幼科诸书排定次序问题亦作了精辟的分析：“万先生育婴书，始以分门心诀，继以各脏发挥，终以痘疹科目，反复论辨，再三开导，可谓无症不备，无法不全，无理不透者矣”。（见视履堂本《片玉心书·幼科》序）可见张氏对万全著作研究的深入。

视履堂本版式为半页10行，每行20字，手写字体，此本在文字和版式上沿袭了万达本的特殊标记，板框19.8厘米×12.2厘米，四周单边，无界行。

张坦议卒世后，其子张任大、张任佐鉴于蜀中坊刻本字迹舛错，曾于乾隆四十三年（1778）启用家藏旧板重印此书。

4．清畏堂刻本及敷文堂、同人堂挖

改重印本

清畏堂本《万氏全书》，雍正二年（1724）由金溪胡略编刻，其原本传世不多，然而其原板经过敷文堂、同人堂先后两次挖改后的重印本却流传较广，影响亦大。清畏堂刻本半页10行，每行20字，底本为万达本，改订总书名为《万密斋医书》，还重订了10种子目书名及次序。正文版框约19.3厘米×11.8厘米，四周单边，无界行。半页10行，每行20字。同人堂挖改重印于乾隆六年，首次启用《万密斋医学全书》为丛书名。

5．忠信堂刻本

忠信堂主人不详，刊刻于乾隆四十三年之后。此本为巾箱本，版型较小，正文第一页板框12.8厘米×9.4厘米。仿宋字体，全书24册，总书名《万密斋书》，10种子目书中，《养生四要》《伤寒摘锦》《广嗣纪要》《育婴秘诀》《片玉痘疹》5书的卷端题名同胡略本；《保命歌括》《万氏女科》《片玉心书》《幼科发挥》《痘疹心法》5书的卷端题名同张坦议本。同胡本者每半页10行，每行20字；同张本者每半页10行，每行22字。忠信堂本兼取张、胡二本，而取张本尤多。

6．当代罗田校注铅印本

1981～1986年间，罗田县卫生局及万密斋医院先后校注出版了一套《万密斋医学全书》共13种，129卷。在罗田校注本问世之前，万达及其后的视履堂、清畏堂、忠信堂等所刊《万氏全书》都是10种，108卷，且各子目书的篇卷内容相同。罗田校注者在前代10种著作的基础上，抽换了其中的两种，即抽出原《幼科发挥》二卷，代之以《幼科发挥》增订本4卷，抽出《万氏女科》3卷，代之以《万氏女科》增订本4卷；又在十种之外补辑3种，即补入刻本《幼科指南》2卷，补入旧抄本《外科心法》12卷和《点点经》4卷，总共13种129卷。罗田校注本虽存在某些不足之处，但作为全面收辑万全著作的第一套铅印本，为保存和传播万全著作作出了重大贡献。

三、学术思想

（一）儿科学术思想

1．倡“三有余、四不足”，完善小儿生理病理

万全在总结前人经验和个人临床实践体会的基础上，进一步完善了小儿生理病理学理论，他提出了“三有余、四不足”之说，即肝常有余、心常有余、阳常有余，脾常不足、肺常不足、肾常虚、阴常不足。如《育婴家秘》云：“人皆曰肝常有余，脾常不足、肺常不足、肾常虚、阴常不足”。又云：“人皆曰肝常有余，脾常不足，予亦曰心常有余而肺常不足。有余为实，不足为虚。《内经》曰：邪气盛则实，真气夺则虚。此所谓有余不足者，非经云虚实之谓也”。《幼科发挥》亦云：“云肝常有余，脾常不足者，此都是本脏之气也。盖肝乃少阳之气，儿之初生，如木方萌，乃少阳生长之气，以渐而壮，故有余也。肠胃脆薄，谷气未充，此脾所以不足也”。由此可见，万氏所提出的“不足、有余”论是首先以小儿生理发育特点来立论的。根据这种生理特点，进一步论证小儿病理特征。如“肝常有余”，首先是指小儿生长发育迅速，如草木萌芽，生机勃勃。此全赖肝主生发之气的旺盛。这种功能状态在生理上称为“肝常有余”。若由于肝生发之气太过，阴阳之气未及调和，则易造成肝气横逆、肝阳上亢、肝火上炎等病理变化，临床多见高热动风等阳实证，这是病理状态下的有余之象。

又如“脾常不足”，在生理上指小儿

生长发育迅速，对精血津液的需求迫切，而脾主运化功能尚未健全，为适应机体不断增长的需要，脾胃必须不断完善，增强其腐熟运化各种营养精微物质的能力。反映在病理上则易出现由于饮食不调、寒温失度造成的脾胃病症。同时也可因其它脏腑疾患、药物影响等，使脾胃运化功能失常。

万全提出的小儿“不足有余”论，从小儿生理特点出发，进一步明确、完善了钱乙所论小儿“易虚易实，易寒易热”的病理特征，大大丰富了中医儿科学的理论体系，为临床根据五脏特点辨证论治，充实了依据。

2. 小儿方术，号曰哑科，尤重望诊

儿科又称哑科，乃因小儿或口不能言，或言而不确，加之小儿脉气未充而难凭，故万全临证注重望诊。《片玉心书》云：“惟形色以为凭”，“凡看小儿疾病，先观形色，而切脉次之”。全书5卷，其中近三卷内容皆为察形观色的论述。对于望神色、面色、形态、苗窍、斑疹，察指纹、二便等，一一分列，论述极详。如在“水镜诀”、“指掌形图”、“额印堂山根论歌”、“入门候歌”、“辨虎口指脉纹诀”等篇章中，详述了自己对小儿指纹、形色等方面的独到经验，这些简便易行的诊病方法，大大丰富了儿科诊断学的内容，对儿科诊断学进行了充实和创新。又如《育婴家秘》云：“小儿有病观形色，青主惊风红主热，黄为伤食白主疳，若中恶时其面热……肝病须观眼目中，脾唇心舌自相通，肺有病时常在鼻，肾居耳内认其宗”。又云：“临病之时，观形察色，便知五脏之症治，所以补之泻之，意之所生，有通神之妙也”。可见万氏在小儿诊断中对望诊的重视。

万全在强调望诊的同时，也注重望闻问切，四诊合参。《幼科发挥》云：“望闻问切，医家之大法也”；“儿有大小之不同，病有浅深之各异。观形察色之殊，望闻问切之间，若能详究于斯，可竭神圣工巧者矣。盖望者鉴貌辨其色也；……闻者听声知其症也；……问者问病究其原也；切者切脉察其病也”。经云：“能合色脉，可以万全”。万氏临证时时处处遵循这一原则。如在辨虚实寒热时，强调望诊与其它诊查结合，细心辨析。其实热者，见两腮红，此为色实；脉急数，此为脉实；大便秘，小便黄，渴不止，上气急，足胫热，此为证实。只有见到色、脉、证三实，才可辨为实热证，宜予寒凉之药治之。同理，如面皖白，脉微沉，便青，腹虚胀，呕乳，目青，足胫冷，见此色、脉、证三虚，方可辨为虚寒证，宜予温热之药治之。

3. 谨守病机，发展五脏证治学说

(1) 五脏分证统病，详究病因病机

脏腑辨证始于钱乙《小儿药证直诀》，万全在遵从钱乙之说的基础上，将小儿五脏证治理论逐步完备。《育婴家秘》卷一之中，以五脏分类，从各脏生理病理特点出发，详细论述了五脏辨证原则和治疗大法，开宗明义，示人以规矩。《幼科发挥》更是以钱乙“小儿五脏主病”理论为基础，以五脏为纲，病证为目，用五脏各自主病、兼证、所生病分别统领具体病证。这种五脏分证方法，提纲挈领，条目清晰，适合于临床运用，便于后人学习掌握。

在对小儿常见病、多发病的病因病机探讨上，万密斋根据自己和祖传经验，结合前人论述，提出了不少新见解。如对惊风病，提出急惊风有三因：有感受风寒湿热发热而失治者，为外因；有内伤饮食发热而失治者，为内因；有由惊恐客忤中恶得之者，为不内外因。在急惊风的发病学上，万氏分为急惊风证，包括脐风发搐、丹瘤发搐、疟疾发搐等；急惊风变证，指由惊风反复发作可成痫证；急惊风类证，分别列出天瘹似痫、痓病似痫等9种疑似证与急惊风证进行鉴别；急惊风后遗症，指出有惊风后成瘫痪、惊风后瘖不能言者。这种详尽阐述，丰富了前人理论，为后世进一步的研究认识，提供了依据。

(2) 治疗注重脾胃，用药精炼轻灵

由于小儿具有“心肝常有余，肺脾肾常不足”的特点，万全在补泻之中，对各脏有所侧重，提出“心肺脾三脏有补有泻，肝则有泻无补，肾则有补无泻”的原则。万氏参照东垣脾胃学说，强调小儿“肠胃脆弱”、“脾常不足”，论治中，尤重顾护脾胃。认为“胃者主纳受，脾者主运化，脾胃壮实，四肢安宁，脾胃虚弱，百病蜂起。故调理脾胃者，医中之王道也，节戒饮食者，却病之良方也”。又说：“人以脾胃为本，所当调理，小儿脾常不足，尤不可不调理也。调理之法，不专在医，唯调乳母、节饮食、慎医药，使脾胃无伤，则根本常固矣”。小儿脏腑娇嫩，形气未充，脾胃功能尚未健全，加之饮食不能自调，寒温失度，最易伤及脾胃而成伤食诸症，甚而形成疳积。也有因妄服药石，补泻无度而伤及脾胃者。故万氏把“节饮食、慎医药”列为小儿保健防病的首要原则。即使在病后论治时，也应“以治病为主，慎勿犯其胃气”，用药调理“但取其平，补泻无过其剂，尤忌巴牛，勿多金石，辛热走气以耗阴，苦寒败阳而损胃”。临证习用平胃散、胃苓丸、异功散、参苓白术散等。反对当时滥用丁香、砂仁等辛香温燥药物的风气。

万氏临证，用药讲求精炼，如他对“泄泻”的分步治疗：“初次且行淡渗，温中以次施行，三升四塞救儿婴”，对我们现在仍有临床指导意义。又如他治惊风，先以雄黄解毒丸利去痰热，后用凉惊丸退火，再用保命丹、安神丸调之等等，层次分明，条理清楚，目标明确，处处考虑到小儿生理病理特点，非经验老到者，难以臻此境界。其所用方药多为祖传或自创，剂型多为丸散，用量轻而效力专，便于小儿服用。同时也倡导应用推拿、针灸、熨脐、药物沐浴等外治法。万氏家传十三方，因屡试屡验曾广为流传，其中“万氏牛黄清心丸”不仅至今仍属儿科常用首选药物，而且早就被视为经典成药，运用到了内科的许多病证之中。

4. 预防为先，注重胎养蓐养鞠养

“夫男女之生，受气于父，成形于母”，胎儿孕在母腹，受母体五脏之气濡养，若母体一脏受损，则胎儿一脏之气失养而易出现不足。只有先天发育充足，才能确保后天生长健壮。因此，万全强调孕中胎养之道。他在《育婴家秘》卷首，用大量的篇幅详述有关胎养及保育的原则和方法。具体分为：预养以培其元，即“调元之意也”；胎养以保其真，即“保胎之道也”；蓐养以防其变，即“护产之法也”；鞠养以慎其疾，即“育婴之教也”。万氏认为胎养之道，关键在于孕期母体安健。因此，必须做到“调喜怒，节嗜欲，作劳不妄，而气血从之，使诸邪不得干焉”。有疾之时，必须仔细审度病势轻重，药性宜忌，处以中和之品，当视其病势已衰则止，勿伤胎孕。

小儿出生后，断脐之法十分重要。万氏主张以剪刀放火上烧热后剪脐，以防脐风发生。对于婴幼儿的卫生保健，万氏还重视精神调摄，防止大惊卒恐伤及神志。此外，万氏十分强调幼儿早期教育的重要性，指出要“教以诚实，勿使欺妄”，即品德教育；“遇物则教，使其知之”，以培养其好学精神；“教以恭敬”，“教之以正言”，以讲究文明礼貌等。这种重视小儿身心健康的观点，是十分难能可贵的。在婴幼儿的养护方面，他提倡节乳食，适寒温，“常带三分饥与寒”，反对过分饱暖和溺爱。他说：“善养子者，似豢龙以调护；不善养子者，如舐犊而爱惜”。同时还重视小儿体质的锻炼，不能“深其居，简其出，过于周密”，注重增强机体的抵抗力，无病时防患于未然，有病则反对“信巫”、“求鬼”。

5. 施治灵活，力戒胶柱鼓瑟

万全一生治学严谨，无论是前贤之论还是祖传之法，他都在反复临证实践后，方下评断，决不轻易盲从。如《小儿药证直诀》载以益黄散补脾胃，时人多效之，而万氏在《育婴家秘》中指出：“益黄散治脾胃虚寒太甚，神品之药也，以补脾胃之虚则误矣”。因为方中丁香辛热助火，火旺土愈虚；又因为青陈皮泻肺，丁香大泻肺与大肠，肺为脾之子，脾实当泻子，今脾虚本当补而反泻其子，则脾土更虚。故补脾胃不宜用益黄散，而以异功散为宜。另外，万氏对钱乙遣方用金石毒药过多，也提出了中肯的批评。

又如在《痘疹心法》中，万全对痘疹的病因、病机、预防、诊断、预后判断作了精辟的论述。将痘疮分为4期进行治疗：发热期发表透疹；见形发起时清热解毒，透邪外出；成实期温补气血兼以托毒；收靥时则以收敛为主，兼清余毒。对痘后余毒，痘疮逆证等也一一指出了治则方药。反映了他治疗痘疮遵循常法，继承前人经验的一面；与此同时他又针对前人“治疗痘疹首尾不可汗下”的观点，指出“今徒拘执不可汗下之言”的危害，一针见血的说：“设若遇外感寒邪，腠理闭密，其出不快，其发不透，不与辛甘发散之剂，宁无壅遏之患乎？又如大小便秘结者，不与苦寒泄利之剂，宁无胀满烦躁乎？”所以他主张“俱察其虚实与时权变，可汗即汗，可下即下，中病则已，勿过其制”，可谓独具慧眼。这也从一个侧面反映了他临证知常达变，施治灵活，决不因循守旧的辨治特色。正因为有此特色，清·陈复正在其辑订的儿科专著《幼幼集成》中，特意指出：“痘疹之书，如冯氏、翟氏、陈氏、万氏，又尤以万氏明显，可以济急”，给万氏以很高评价。

总之，万全对中医儿科学的发展有着突出的贡献。他总结了唐宋以来的儿科理论与实践，结合自己的经验，发展了中医儿科学，并为其后的进一步完善奠定了基础。

（二）妇科学术思想

1. 调经注重情志、体质与痰湿，主以理气补心脾

（1）病归三因，执简驭繁

月经不调，前人多强调寒热所致、气血之因，而万全则认为妇人经候不调主要有三大原因。一因心脾两虚，万氏遵从《内经》之说法：“二阳之病，发于心脾，女子经病”。他解释道：“夫二阳者，阳之海，血气之母也。忧愁思虑则伤心，心气受伤，脾气失养……故气日渐耗，血日渐少，斯有血枯，血闭，及血少，色淡，过期始行，数月一行之病”。二因冲任损伤，多由“女子之性，执拗偏急，忿怒妒忌，以伤肝气。肝为血海冲任之系，冲任失守，血气妄行……为崩为漏，或一月再行，不及期而行者矣”。三因脂痰凝塞，万氏说：“膏脂充满，元室之户不开，挟痰者痰涎壅滞，血海之波不流，故有过期而经始行，或数月而经一行，及为浊为带为经闭，为无子之病”。

(2) 辨证三要，独辟蹊径

在病机上，万氏十分重视情志、体质、痰湿对月经病的影响。万全认为，妇人疾病，多与情志有关，医者处方用药时必得考虑在内。例如对月经不及期而先行者曰："如德性温和，素无他疾者，责其血盛，且有热也。用赤芍、生地、知母、麦冬、地骨皮、归身、川芎、甘草。如性急躁，多怒多妒者，责其气血俱热，且有郁也。用归身、川芎、白芍、生地、条芩、黄连、香附、生草"。又如对一月而经再行者说："如性急多怒者，责其伤肝，以动冲任之脉，用四物加柴胡主之"。

根据患者的体质胖瘦施治是万氏的又一特点。例如对经行先期者曰："如形肥多痰多郁者，责其血虚气热也"。再如对经行后期者曰："如形瘦素无他疾者，责其气血俱不足也，用十全大补汤主之。如形瘦食少，责其脾胃衰弱，气血虚少也，用异功散加当归川芎汤主之。如肥人及饮食过多之人，责其湿痰壅滞，躯肢迫寒也，用六君子加归芎汤主之"。又如对数月而经一行者曰："瘦人，责其脾胃弱、气血虚，用十全大补汤及地黄丸主之。肥人，责其多痰兼气血虚，用六君子加苍莎导痰丸主之"。

此外，对于素体痰涎壅盛者，万氏说："盖妇女之身，内而肠胃开通，无所阻塞，外而经隧流利，无所碍滞，则血气和畅，经水应期。惟彼肥硕者，膏胎充满，元室之户不开，挟痰者痰涎壅滞，血海之波不流。故有过期而经始行……为经闭、为无子之病"。《万氏女科》中还详述了由痰湿引起的"经过期后行"、"数月而经一行"、"经闭不行"等证的具体辨证及治法方药。万氏认为痰阻所致月经不调的辨证要点有三：一是多见于体质肥硕或素多痰湿之妇人；二是除见经候不调的见证外，必兼有痰湿为患的其它见证；三是用调肝肾、理气血等法罔效。在治则上，万氏主张以祛痰为主，具体治法有健脾祛痰、行气导痰、利湿燥痰、开郁化痰等。在方药上，多选用六君子加归芎汤、苍莎丸、参术大补丸、苍莎导痰丸、开郁二陈汤、半夏茯苓汤等方。

(3) 对证辨治，以平为期

万氏提出，调经之法大抵为"热则清之，冷则温之，虚则补之，滞则行之，滑则固之，下陷则举之，对证施治，以平为期"。在以上诸法中，尤重于理气血，补心脾。理气血多用四物汤与二陈汤，补心脾多用六君子汤与人参知母麦冬汤。此外常规用药，清经多用芩连栀柏；温经多用丁桂参附；补虚常用参术归茯；行滞常用川芎、香附、青皮、玄胡；固经用牡蛎、赤石脂、棕榈炭、侧柏叶；升提用升麻、柴胡、荆芥、白芷。只要"随其证而用之，鲜有不效者"。

2. 妊娠强调择时、优生与养胎，主以清热益脾胃

(1) 种子有法，倡导优生

万氏认为："男女配匹，所以广嗣，厥系匪轻，勿谓无预于人事"。所谓配匹，是指年龄相当，身体健康，血缘不亲。因为只有男女婚配适当，身体健康，才能优生。

清心寡欲，注重保养。婚后的性生活是否节制、适时，不仅关系到能否孕育，也关系到能否优生。万氏强调："种子者，男则清心寡欲以养其精，女则平心定气以养其血"。并认为这对于种子为"第一紧要"。后代的孕育是由男精女血相合而成，所以在"合而成形"前，必须男女精血旺盛，才能使孕后的子女健康。

交会应期，三虚四忌。夫妻性生活是孕育子女的必要条件，而过性生活的时

间、环境及情志等好坏，也关系到能否优生。万氏强调“欲种子，贵当其时，……交会应期”，是指男女交媾时必经选择适当时候才易受孕。如遇“三虚四忌”等恶劣环境，或情感不畅、劳倦过度等情况则不宜交媾。否则“交而不孕，孕而不育，疾病日生”，或“不惟令人无子，且致夭也”。万氏提出的“三虚”是天地晦冥，日月薄蚀，雷电风雨，晦朔弦望，天之虚也；地震土陷，山崩水溢，地之虚也；忧怒悲恐，醉饱劳倦，人之虚也。“四忌”是：一忌者，本身正冲甲子庚申灭没休废之日；二忌大寒大暑、大醉大饱之时；三忌日月星辰，寺观坛庙，灶厕冢墓之处；四忌触忤恼犯、骂詈击搏之事。万氏的以上主张对种子、优生至今仍具有重要意义。

(2) 注重胎养，定法数条

所谓胎养，主要是指妇人在怀孕期注意自身保养、宜忌，以对腹内胎儿加强护养。胎养，历代妇科医家都很重视，而以万氏的“胎教数条”内容较为完善、系统，已具有与现代“围产期医学”相似的某些内容。

万氏把胎养内容归纳为六大方面，即：“妇人受胎之后，所当戒者，曰房事，曰饮食，曰七情，曰起居，曰禁忌，曰医药”。

戒房事。这是万氏强调胎养必须注意的第一条。他说：“古者妇人有孕，即居侧室，不与夫接。所以产育无难，生子多贤，亦少疾病”。他批评社会上“不知禁忌，纵情恣欲”的人，常因触动胎气而致胎堕、难产，或导致生子多疾等。

节饮食。万氏认为“妇人受胎之后，最宜调饮食、淡滋味……，如喜啖辛酸煎炒肥甘生冷之物，不知禁口”，则“脾胃受伤，胎则易堕；寒热交杂，子亦多疾”。既指出了孕期调节饮食的重要性，也指出了饮食不当的不良后果。

调七情　是指孕期要注意调神怡志，避免情绪波动。万氏认为人的精神情志与脏腑功能关系密切，孕期情志变化最易造成脏腑功能异常、气血紊乱，不利于养胎。他指出：“过喜则伤心而气散，怒则伤肝而气上，思则伤脾而气郁，忧则伤肺而气结，恐则伤肾而气下。母气既伤，子气应之，未有不伤者也。其母伤则胎易堕，其子伤则胎气不完，病斯多矣。”

适起居。是指孕期要注意起居有常，劳逸适度，生活规律。万氏认为“妇人受胎之后，常宜行动往来，使血气流通，百脉和畅，自无难产。若好逸恶劳，好静恶动，贪卧养骄，则气停血滞，临产多难。”

慎医药。是指孕期使用医药要谨慎，以免影响胎儿。万氏认为“孕妇有疾，必择其专门平日无失者用之。若未试之，或有毒之药，不可轻用，以贻后悔。又不可轻用针灸，以致堕胎。”

重禁忌。万氏列为胎养一条，但未另述其内容，实贯于房事、饮食、医药等方面均须注重禁忌。

(3) 清热养胎，治重脾胃

对妊娠病的治疗，万氏以为“妇人妊娠养胎全在脾胃。非缩砂不止，必择连壳者研用之”。如“脾胃素弱，不能管束其胎，气血素衰，不能滋养其胎，不以日月多少而常坠者，以安胎饮主之，更服杜仲丸、胡连丸尤佳。”万氏还认为，安胎要在清热养血。曰：“黄芩为安胎圣药，清热故也。谓温经之药可养胎气，误人多矣。”对妊娠目、鼻、咽、唇、口诸疾，专以清热为主，俱用东垣凉膈散随症加减，对妊娠伤寒、中风、中暑、中湿、咳嗽、泄泻、子烦、子痫、子肿、子气、子满、子淋等，均各有方治。

3．产后分辨虚实、败血与聚散，主以行滞补气血

（1）失血致虚，败血成瘀

对于产后病，前人只笼而统之曰多虚多瘀，然因何多虚多瘀却很少论及。万全发前人所未发，进行了深入详尽的论述。万氏认为，虚证多由产时失血过多，冲任受损，导致气血亏虚，脏腑衰弱而致病。如谈到产后腰疼时说："女人之肾，胞脉所系，产后下血过多则胞脉虚、肾气不足，故令腰疼。"又如分析产后喉中气急喘促："产后血下过多，荣血暴竭，卫气无主，独聚肺中，故令喘也。"此外，血晕、产后子宫脱出、腹胀满闷呕恶、口干痞闷、头痛、发热、中风、伤寒、咳逆、吐泻、便秘、小便不通、淋症、乳少、恶露不止等，多属虚证。

实证多由产时败血未能及时顺利排出体外，流散脏腑经络而成病患。如："产后恶露上攻流入肺经，乃成咳嗽"；"恶露未尽，败血流入肝经，肝经开窍于目，故眼见黑花"；"新产之后败血不尽，乘虚流入经络，与气相杂，凝滞不行，腐化为水，故令四肢浮肿"等等。这里万氏提出了"败血"的概念及"败血流散而致病"的观点。他认为："女人之血，未有胎时则为经水，经水不行则病；产时则为恶露，恶露不来则病。产妇中气多虚，不能行血，血斯凝滞，或闭而不来，或来而不尽。败血入腹，故为腹痛，乍作乍止，其痛如刺，手不可近"。这里明确提出败血是产妇中气虚弱，不能行血，血液凝滞的产物。败血流于心之络脉则心痛，流于肺经则咳嗽，流于肝经则目见黑花，流于脾胃则腹胀呕逆，流于肾经则腰胀腰痛，流于膀胱则尿血，败血停留、久而不散则成癥瘕。

（2）血虚宜补，败血宜除

产后病的治疗，万氏提出，虚证以补气血为主，如血晕者用清魂散，乍见鬼神者以茯神散，喘促者以夺命丹，腰痛者以补肾丸等。实证以行滞为主，如心痛者以大岩蜜丸，腹痛以黑神散，尿血者以小蓟汤，腰痛者以加味复元通气散等等。

综上所述，万全对妇科病的病因、病机及辨治均有独到的认识。万氏家传的妇科经验方有些至今仍广泛用于临床，对后世产生了重大影响。无怪乎名儒裘玉声称《万氏女科》"于妇人一道自调经以迄产后，条分缕析，洞悉源委。虽穷乡僻壤，罕遇良医，但能别其句读，明其意义，按方剂药，亦可立起沉疴，真寿世之金科也"。

（三）伤寒学术思想

1．阐述六经形证，独具慧眼

宋代朱肱倡言六经即足三阴三阳经脉（然亦未尝舍却脏腑），自此以降，有关六经名实问题，诸子争鸣，各言其说。或云经界，或谓气化，或言形层，仁智互见，各有所取。而万全却以整体分析的方法，融脏腑、经络、气化于一体，阐述六经形证。其曰，阳明经脉证治法者，含胃与大肠也。余经类之，即太阳合膀胱、小肠，太阴合脾与肺……。更言少阴"心肾同经，寒热兼化"，"手之三阳接于足之三阳，足之三阴接于手之三阴，上下周流，脉络通贯。风寒之中，未有不俱受病者。不明乎此，故谓只传足经不传手经也。且如太阳病发热，小肠也；阳明病鼻干，大肠也；少阳病耳聋，三焦也；太阴病嗌干，肺也；少阴病舌干口燥，心也；厥阴病舌卷烦渴，心包络也。以类求之，斯如伤寒之邪，手经亦有之矣"。万全吸取了朱氏六经经络学说之精华，而又否定其伤寒传足不传手之说；并认为脏腑和经络为一有机整体，六经形证当以脏腑经络参合

而论，其见解确有高人之处。虽然，其论述仍以足经病变为主，此乃继承之脉络，也符合《伤寒论》之实际内容，不容否认。其言“太阴者，足脾己，湿土也，此经布腹中，贯胃上膈，络咽连舌本，故有腹满或痛、吐利嗌干之证；主营四末，又有四肢烦痛之证，脾属土，其色黄，又有发黄之证”。释太阴病证，以足经脾土为中心，脏腑经络相合而论，可以为证。

金元医家刘河间，首倡六经气化说，为六经名实之研究另辟蹊径。万全继承其说，言太阳者，足膀胱，壬，寒水也，一曰巨阳，其标热，其本寒。释少阳寒热往来，曰少阳者，足胆，甲，风木也。此经行身之侧，后有太阳，专主表；前有阳明，专主里。在于表里之间，故曰不从标本，从中治也。太阳之本寒，阳明之本热，少阳居其中，乃有寒热往来之证。将经络、气化参合而论，复证以三阳关系，别有旨趣。

2．诠释六经传变，多有发挥

六经传经之论，滥觞于《内经》，其一日太阳、二日阳明、三日少阳之逐日传递次序，揭示了外感热病发生衍变规律。《伤寒摘锦》一书，禀承其旨，于六经传变理论，大加发挥，其说不乏可取者。

关于传变分类，根据传变情况之不同，而有不同之概念。按顺序而传者，名曰循经传；不以序而传者，概谓之越经传。其太阳传厥阴者，谓之首尾传（又曰循经得度传），盖太阳、厥阴各居六经之首尾而相接也。厥阴复传太阳为自愈，不愈为再经。太阳等表之经腑对应传入少阴等里之经脏者，又曰表里传。因脏腑相配，表里相通，则里邪亦可传表，此亦属表里传者。若经邪入脏入腑，足经病传手经，皆本经自传之类也。

关于传经日数，万氏认为，病至厥阴，其经已尽，邪之轻者，调理不乖者，六日之后邪气渐衰，正气渐复，其病愈矣。若邪或甚，或医之咎，病且不间，将为再经。或在于阳，或在于阴，安可必其如前六日以次再传耶？经之所序，盖云以是经得病，亦以是经终也。数其日者，自当发之日计之，皆得六日也。六经病均有本经自发，其传之始，当始于其所发之经。《内经》倡言日传一经，乃言其大略也，伤寒有循经传者，有越经传者，有始终只在一经者，有始在阳经，即传阴经者，有在经即入腑者，入腑不再传矣。若如经言，前六日以次而传，后六日以次而衰，则前后合并，阴阳混杂，脉证难辨，而治法莫知适从也。是以治法应随脉证而定，不可拘于日数也。其不拘日数，治随证转之论，颇具辨证思想。

不过，万氏于六经传变的某些观点亦有欠妥之处，如以传邪与直中而分寒热；三阴无并病之言；两感之证仅据《内经》之旨而立汗、下二法等，未免过于拘泥，此又是其认识上局限性的一面。

（四）温病学术思想

1．论温病病因，着眼火与湿

自《内经》提出“温病”之名直至宋代以前，历代医家均把温病置于伤寒的范畴之中，将感受寒邪作为温病的主要病因来认识。金代刘完素提出“六气皆从火化”的理论，喜用寒凉药物，为温病的治疗开辟了新径。明初王履明确提出“温病不得混称伤寒”，使温病脱离伤寒体系而独立发展，但他认为温病的病因是“火自内生”，又说明了他对温病病因的认识模糊不清。万全对温病的病因，不仅认识到“疫疠之病乃天地之戾气所致”，具有强烈传染性，而且将戾气的性质用六淫进行归纳，明确提出“大抵疫病，皆属火湿，虽似伤寒，不可作伤寒正治而大汗大下”的论点，指出了温病（包括温疫）的发生多为感受火、湿之邪，抓住了温病发病的主要原因，从而为后世温病医家从火热、湿热等主要方面论治温热病提供了重要依据。万全在温病学派形成之前能提出上述真知灼见，实属难能可贵。现代温病学认为温病的病因，除“戾气”外，多与感受温热和湿热之邪有关，并根据其病证是否兼湿，将温病分为温热和湿热两大类。这说明了万氏所言温病主要病因为火、湿之邪的观点，是经得住实践检验的。

2．论温病传入途径和传变规律，对后世多有启迪

明代之前，多数医家认为，外邪侵袭人体，都是从皮毛而入。明代万全明确提出温疫的传染途径是由口鼻而入。指出了“邪从口鼻而侵入，气乱神危造化穷”的严重后果。告诫人们“凡入疫室，饮食之物，不可便咽”，防止病从口入。还说：“有触犯（恶毒之气）者，从鼻而入，上至脑中，流入诸经之中，令人染疾”。对后世创“戾气”学说，当有一定的影响。

对于温病的传变规律，万氏在指出口鼻为传染途径的同时，还阐述了上受之邪，先犯肺卫，次犯心血的传变规律及病位。他说：“邪气之中人者，入脑之后，一日在皮毛，则肺受之；二日在血脉，则心受之”。心包乃心之屏障，可“代君”受邪。上述思想与清代叶桂提出的“温邪上受，首先犯肺，逆传心包”之温病“十二字纲领”可谓异曲同工。

3．叙小儿疮疹，属伏邪温病

万全认为温病既有新感，也有伏邪。并较早提出小儿疮疹属伏邪温病之说。万全在《幼科发挥》中明确提出：“经云：冬伤于寒，春必病温。温者，温热之病也。况冬月暄热令行，则阳气暴泄，不能闭藏，为寒所折，至春则发为热病也。小儿得之，则发疮疹病者，亦温热之类也。”并主张用代天宣化解毒丸（即五瘟丹）等药预防。对小儿疮疹病的防治具有重要意义。

4．言戾气可以防备

万氏认为“疫疠之病，乃天地之戾气也。天地有斯戾气，还以天地所生之物以防备之。盖天食人以五气，地食人以五味，合气味而服之，可以祛邪，可以解毒，古有预防疫病之方，不可不知也”。明确指出天地所生之戾气，当用天地所生之物以防备之。并根据戾气的不同种类，给予相应的药物治疗，这一认识是符合事物发展规律的。他还总结前人经验，提出了用远志煎汤服；或用川芎、苍术、白芷、藁本、零陵香等药煎汤洗浴；或用摩风膏常摩其身；或服五瘟丹或加味三黄丸等药预解温疫病的方法。万氏“以物制气说”对后世医家认为“戾气”是一种物质（“气者物之变”、“物者气之化”）以及药物可以制气（“夫物之可以制气者，药物也”）的思想，堪称不谋而合。

5．对温病治疗学的形成与发展有一定贡献

从万氏治疗温病所用方药及随证加减情况看，现在治疗温病的大多数治法，如解表、清气、和解、祛湿、通下、清营、凉血、开窍、滋阴等，皆已被其应用到温病不同阶段的治疗过程中。如：温疫病初起，当以汗解，用香苏散、人参败毒散；邪入少阳半表半里，当以和解，用小柴胡汤加减；邪入阳明经，身热口渴饮水，当清气热，用白虎汤合升麻葛根汤；如发狂、谵语、大便结，宜急下之，用三仁承气汤合黄连解毒汤；疫病衄血不解者，宜清热凉血，用凉膈散合四物汤治之；疫病渴不止，宜清热滋阴，用人参白虎汤加生地黄、天花粉治之；疫病发黄，宜清热利

湿，用五苓散加减治疗等。这表明万氏治疗温病已具有较丰富的经验，掌握了一整套温病的治疗原则和方法，对后世温病治疗学的形成和发展，有一定贡献。万氏所创牛黄清心丸、玉枢丹等方，用于温病的治疗，也有良好效果，至今仍为医家所常用。

万氏的痘疹著述亦属温病学范畴，书中所论病症，现已罕见，但其辨治理论和经验，足以为后世所借鉴。

总之，万全对温病的认识，在温病学形成之前，已具有相当高的水平，不仅吸收了前人治疗温热病的理论和经验，还提出自己的独特见解。有关温病的病因、传染途径、传变规律及防治等方面的论述，为温病学的形成和发展，提供了重要的理论依据。因此，万全在温病学发展史上应当占有一定的地位。

（五）养生学术思想

1．节食寡欲，固护脾肾

万氏在《养生四要》一书中，列寡欲为养生学之第一要义。其所言之寡欲，不专指房室而言，而包括有食色两方面。例如他在该篇中曾说："饮食男女，人之大欲存焉，口腹之养，躯命所关"。是人类赖以繁衍生命，维持生理机能活动正常进行的两大需要与本能。他坚决反对方士们那种"谢绝谷，必休妻，而后可以长生"的荒谬言论，指出谢绝谷则"枵腹之瘠，救死不赡，使天下人尽坠厥宗"。反对佛门道流那种"弃人伦，绝生理"，以绝欲为长寿康健重要途径的说教，认为男女既达成熟的媾和条件，婚嫁则是无妨之事，谈不到对人体有什么害处。恰恰相反，如是时不能实现婚欲，则会志欲弗伸，抑之于内，产生病端。关于房室对人体是否能带来损害，他则以"欲不可纵，纵欲成灾，乐不可极，极则生悲。"的道理来解释，指出只是在过度的条件下才会造成损害。房室的过度，必致肾精先耗。"肾之精不足，取给于脏腑，脏腑之精不足，取给于骨髓。"以致日久天长，精气耗竭于中，病象见诸形外。病到此时，又须从根本上"远色断想，移精于清静法界"。万氏的这些见解，是完全符合客观现实的。

食物为维持人体生命活动的必需物质。《素问·脏气法时论》云："五谷为养，五果为助，五畜为宜，五菜为充"。人体的构造复杂，故对饮食的需要也是多方面的，若过多地偏嗜一味，或不知约束、暴饮暴食，又必然会超出了肠胃的容纳、吸收和消化限度，从而引起脏气的偏盛、偏虚或损害而引致病变。故万氏特别强调饮食的多源与食量的自节。"饮食多少，当有分数"，"喜食之物不可纵口"，"五味虽能养人，多食则反伤人"。他还以酒为例，取类说明。对于饮食的次数，他主张以一日三餐为宜，"三餐之外不多食也"。脾胃有疾，则分别寒热肉面丰厚所伤原委，分施以消导之品。主症一除，则主张立停峻剂，而嘱以节食慎疾，从根本上消除病源，维护根基。

2．动静适度，养心益肝

《内经》曰："成败倚乎生乎动……"，故历代医家都主张动静结合，无使形精过劳，认为这是健身益寿的主要途径。万氏对此发挥尤精，他在强调养生必倚乎"动"的同时，强调了"和"的作用。其所言"和"，指的是无使过激的慎动。如其所言过激之动即"失性之动"，计有：五色乱目，使目不明；五声乱耳，使耳不清；五臭熏鼻，困恼中颡；五味浊口，使口厉爽；趣心滑心，使心飞扬。其实质是对《素问》"久视伤血，久劳伤气，久坐伤肉，久行伤筋，久立伤骨"的补充与阐发，至于治动之法，书中列举了药饵、打坐与五行相胜等多种方法。在治疗侧重点上，则又以心肝为先。因心藏神，肝藏魂，魂离神乱，为病变之源。心神不安，血不归舍，则悸动不宁；肝失条达，则逆窜中外，变证滋起。故《内经》云："怒气上逆呕血，下乘脾虚飧泄"。横逆于中，则胁痛支满，食饮不下。至于厥晕烦躁、暴聋瘈纵，亦为常见之候。故万氏书中所罗列的定志丸、安连丸、平肝汤诸方，无不为此二脏所设。

万氏所说的打坐，实是在吸收了古代医家、佛门、道士诸打坐方法之后的融汇与创新，乃是瞑目闭口、静心养志、呼吸定息，以养元真。这与现代气功师的静思发功、修生却疾的养生之术颇为相似。与传统不同的是，万氏根据自身的实践体会，认为打坐不仅限于静坐，不应"如聋哑痴呆一样全然不思外界事理"，而是要"将一件事，或解悟精义，或思索某首诗文"，亦能静下心来，收到传统打坐不能得到的好处。万氏的这一发挥性论述，是其长期的亲历体验。再就人体的各个脏器部件而言，既有以运为健者，又有以静为养者。故万氏又根据不同的脏器特性与不同的形体部分的特点，提出了不同的保养措施。如："目宜常瞑，瞑则不昏"，"齿宜数叩，叩则不龋"，"腹欲常摩，摩则谷不盈"。这种根据不同脏器、形体部分而采取的不同保育方法，足见万氏对养生学研究之入微。

3. 法时应天，调摄阴阳

顺应天地四时，以养脏腑形体，是中医学的一大特色，万氏在这方面，领会颇深，且多心得。他对于"春夏养阳，秋冬养阴"的认识，首先从"阴阳平和，精神乃治"着眼，认为"阴阳和则气平，乖则生病"。养阴养阳，都是为了使阴阳之气趋于平和。其所养之法，亦颇丰富，针对五脏的属性喜恶，他提出了"春食麦与羊，夏食菽与鸡，秋食麻与犬，冬食黍与彘。"的具体食疗措施，以根据不同的季节进行相应的调理。在天气节令来到，气候变化明显之时，则嘱咐人们在起居活动时应予以相应的适应性调整。"月令冬至则君子斋戒，处必掩身。身欲宁，去声色，禁嗜欲，安形性；事欲静，以待阴阳之所定"。"春生夏长，乃阳气发泄之时，教以礼乐者，歌咏以养其性情，舞蹈以养其血脉，亦养阳之道也。"

针对当时流行的"春月喜服过药利数行"，并谓可宣发阳气的习俗，他提出了不同的看法："若无寒折之变，则宣剂亦不必服也，岂可下之，以犯养生之禁，以逆上升之气也耶。此春行秋令，肝必受伤，至秋乃发病也。"其"法时"的中心思想乃在于如何顺应天时，未病先防，以避免妄行逆动，自身受戕。

4. 防病却疾，要在中宜

所谓中宜，指的是临证用药遣方，既要药能对证、随症化裁，又要在中病之后，把握机要，适可而止，以避免邪去正虚，变乱又起。"与其病后才服药，弗如药前能自防"，"不治已病治未病"是万氏"却疾篇"的立论宗旨。他说："善养生者，当知五失：不知保身一失也；病不早治二失也；治不择医三失也；喜峻药攻四失也；信巫不信医五失也"。道出了医患俱应遵守的准则。至于其治病施方，更一本以上宗旨，不妄投峻剂。但并不是说他完全反对用通泄汗吐峻剂，如其对于邪实重证，不但主张用，还把"汗、吐、下、针、灸"五法融于一体，以达邪祛正安之目的。认为"外感风寒，不急汗之，何以得解？内伤饮食，不急吐下之，何以得解？惟虚怯之病，贵乎用补，不可攻也。故攻其邪气者，使邪气退而正气不伤，此攻中有补也；补其正气者，使正气复而邪气不入，此补中有攻也。”万氏力陈“误服壮阳辛燥之剂鼓动真阳之火，煎熬真阴之水”的危害，告诉人们勿滥用金石补剂，“金石功速易生疾，不可轻饵，恐毒发难治也”。发皇古义，针砭时弊，实为难能可贵。万氏《养生四要》的理论精辟而通俗，方法效宏而易行，全书列方110余首，载药240余种，为妊娠、婴幼儿至百岁老人提供了一套完整的防病治病、强身用药的措施，是我们今天研究优生学、保健医学、老年医学、长寿医学的珍贵文献资料。

综合全篇所述，万全的著作与学术思想源清流洁，本盛末荣，涉及儿、妇、内科及优生、优育、延龄、广嗣、养生、保健，堪称博大精深。回溯过去，因其承前启后，发皇古义，务实求是，颇多创见，对明清临证医学发挥了深刻的影响；瞻望未来，因其以人为本，方药齐备，施治灵活，实用性强，对当代中医药理论研究与临床工作也具有重要的参考价值，故值得深入研讨，发扬光大，以为全人类造福。

附：万密斋医学研究论文题录
（1949～1997）

1．江静波．明代万密斋先生对小儿痉挛症的认识．广东中医　1957，(4)：35
2．曾应占．明代儿科医家万全论小儿证治．成都中医学院学报　1957，(4)：62
3．朱锦善．万密斋小儿脾胃学术思想评介．中医杂志　1982，(6)：7～9
4．柯新桥．明代儿科医家万密斋小传．湖北中医杂志　1985，(6)：7
5．吴佐忻．万密斋的《外科心法·外科赋》．上海中医药杂志　1986，(4)：38
6．沈霖等．论痰治痰是万密斋学术思想的重要特色．陕西中医　1986，7（10)：474～476
7．江淑安，等．《万氏妇人科》学术思想探讨．新中医　1986，18（1)：48～49
8．罗文理．万密斋治疗小儿泄泻方法初探．成都中医学院学报　1986，(2)：42～43
9．李润洪．万密斋儿科辨证论治的方法及特点初探．北京中医学院学报　1986，9（2)：16
10．丰明德．略谈万氏学说对儿科的指导意义．内蒙古中医药　1986，(3)：33
11．邓明德．略谈万氏学说对儿科的指导意义．湖北中医杂志　1986，(1)：55
12．肖文新．万全《幼科发挥》调理脾胃法浅谈．湖北中医杂志　1986，(3)：56
13．秦建国．万密斋及其著作评介．湖北中医杂志　1986，(4)：44～45
14．李文龙．试述万全对“肝常有余，脾常不足”的儿科认识．四川中医　1987，5（9)：3～5
15．胡培德．《幼科发挥》的学术成就．浙江中医杂志　1987，22（6)：280
16．秦建国．万密斋与《万密斋医学全书》．中华医史杂志　1987，17（1)：31
17．邓末送．万密斋养生四要及延寿诸法．上海中医药杂志　1987，(10)：36
18．黄明贵．浅谈万密斋对《内经》“法时”理论的运用．湖北中医杂志　1987，(2)：2～3
19．傅沛藩，等．万密斋小儿五脏有余不足说发微．湖北中医杂志　1987，(3)：4～6
20．李润洪．万密斋儿科临床经验举隅．上海中医药杂志　1988，(7)：13～14
21．徐宜厚．万密斋外科学术思想初探．湖北中医杂志　1988，(2)：4～6
22．卜平．万密斋酒病辨治学术思想探析．湖北中医杂志　1988，(3)：5～6
23．轻舟．简介《万密斋医学全书》．湖北中医杂志　1988，(4)：16
24．韩祥，等．明代医学家万密斋儿科学术思想探讨．中医研究　1988，1（2)：13～14
25．王振熹．浅谈万全对中医儿科学术的贡献．广西中医药　1989，12（4)：172～173
26．丁高年．浅谈万密斋的优育思想．浙江中医学院学报　1989，13（3)：36～37
27．李万庆．幼科发挥用药特色浅析．中医药信息　1989，6（4)：8～9
28．丁高年．略论万密斋养生长寿学术特点．山西中医　1990，6（1)：4～6
29．李积敏．万全诊治小儿热证探要．陕西中医　1990，11（8)：383
30．王文才．《养生四要》学术思想探析．吉林中医药　1990，(5)：38～40
31．胡义保．试述“肝常有余”说对儿科临床的指导意义．四川中医　1990，8（2)：6～7
32．张牧寒，等．万密斋儿科学术思想评介．江苏中医　1990，11（3)：35～37
33．吴江霞．小儿脾常不足说浅谈．湖北中医杂志　1990，(5)：43
34．沈敏南．《万氏家传伤寒摘锦》述评．国医论坛　1990，5（6)：36～37
35．李积敏．万全论“胎毒”初探．　陕西中医　1991，12（6)：382

36. 赵延坤．明代医家万全对温病学的贡献．山东中医学院学报 1982，16（2）：98～99
37. 严茂祥，等．万密斋养生思想浅识．浙江中医学院学报 1992，16（3）：52～53
38. 毛德华．《万密斋医学全书》成书年代辨证．江苏中医 1992，13（7）：330～333
39. 林乾良．古今养生方概述．中华医史杂志 1992，22（1）：26～29
40. 周刚顺．万全小儿脾病证治思想初探．湖北中医杂志 1992，14（2）：32～33
41. 柯新桥．万密斋“胎养胎教”学术思想管窥．湖北中医杂志 1992，14（3）：30～32
42. 毛德华．万全家世及生卒考．湖北中医杂志 1992，14（4）：21～23
43. 秦建国，等．万密斋的养生学思想．大众中医药 1992，（1）：4～5
44. 胡义保．万密斋“肺常不足”说对儿科临床的指导意义．四川中医 1992，10（4）：12～13
45. 毛永森．万全用药谈．甘肃中医学院学报 1993，10（4）：4
46. 易红春．万氏方灌肠治疗小儿痢疾的护理．护理学杂志 1993，8（5）：224
47. 戴裕光，等．抗衰七宝液对小鼠抗应激、记忆力、过氧化脂质及脂褐质的影响．第三军医大学学报 1993，15（1）：69～71
48. 尹新中．万密斋儿科脾胃论治初探．天津中医学院学报 1993，12（2）：8～11
49. 万晓刚．《伤寒摘锦》学术思想述评．国医论坛 1994，9（5）：38～40
50. 袁期焱．万氏肥儿糖浆的制备．时珍国药研究 1994，5（1）：31
51. 毛德华．《万氏家传点点经》非万全著作．湖北中医杂志 1994，16（2）：35～36
52. 刘秀顺，等．略论《幼科发挥》一书的学术贡献．贵阳中医学院学报 1994，16（4）：41～42
53. 长青．万全．山西中医 1995，11（3）：31
54. 毛德华．万全生平若干史事考．中华医史杂志 1995，25（2）：108～110
55. 万芳，等．万全小儿脾胃观论说．中国医药学报 1995，10（5）：30～32
56. 江淑安．万密斋的优生观．大众中医药 1995，（5）：45
57. 陈家柏．万全儿科急症思想探讨．甘肃中医 1995，8（5）：1～2
58. 濮正琪．万全的“寡欲”养生观．江西中医药 1996，27（3）：2～3
59. 濮正琪，等．万全论“慎动”养生．江西中医药 1996，27（4）：56
60. 赵国平．万密斋医事活动编年．中医文献杂志 1996，（4）：34～36
61. 毛德华．焦川太守李之用首刊《万氏全书》考．湖北中医杂志 1997，（1）：25
62. 毛德华．《万密斋医学全书》版本源流考．中华医史杂志 1996，（2）：97～102
63. 罗田县卫生局校注．万氏秘传片玉心书．武汉：湖北人民出版社，1981
64. 罗田县卫生局校注．万氏妇人科．武汉：湖北人民出版社，1983
65. 罗田县卫生局校注．万氏家传伤寒摘锦．武汉：湖北人民出版社，1984
66. 罗田县万密斋医院校注．万氏秘传外科心法．武汉：湖北科学技术出版社，1984
67. 罗田县万密斋医院校注．万氏家传养生四要．武汉：湖北科学技术出版社，1984
68. 罗田县万密斋医院校注．万氏家传痘疹心法．武汉：湖北科学技术出版社，1985
69. 罗田县万密斋医院校注．万氏家藏育婴秘诀．武汉：湖北科学技术出版社，1986
70. 罗田县万密斋医院校注．万氏家藏广嗣纪要．武汉：湖北科学技术出版社，1986
71. 罗田县万密斋医院校注．万氏家传幼科指南心法．武汉：湖北科学技术出版社，1986
72. 罗田县万密斋医院校注．万氏家传点点经．武汉：湖北科学技术出版社，1986
73. 罗田县万密斋医院校注．万氏家传片玉痘疹．武汉：湖北科学技术出版社，1986
74. 罗田县万密斋医院校注．万氏家传保命歌括．武汉：湖北科学技术出版社，1986
75. 李今庸．湖北医学史稿．武汉：湖北科学技术出版社，1993
76. 张海凌校注．万密斋医学全书．北京：中国中医药出版社，1996
77. 邵金阶．万氏儿科精华．武汉：武汉大学，1996
78. 毛德华．万全生平著述考．武汉：华中师范大学出版社，1997

后　记

在本书版本考查及校注工作中，承蒙中国中医研究院马继兴研究员，湖北中医学院李今庸教授、副院长王子谟教授等惠予指导，特致谢忱。另外，在辨章学术、考镜源流过程中，参考了有关典籍及毛德华等众多学者公开发表的文献资料，特此说明。